MANUEL PRATIQUE

DES

MALADIES DE L'ENFANCE

LIBRAIRIE J.-B. BAILLIÈRE ET FILS

19, RUE HAUTEFEUILLE, PARIS

La Pratique des maladies des enfants dans les hôpitaux de Paris, par le professeur Paul LEFERT. 1893, 1 vol. in-18 de 300 pages. cartonné . . . . 3 fr.

Traité pratique des maladies des nouveau-nés, des enfants à la mamelle et de la seconde enfance, par E. BOUCHUT, médecin de l'hôpital des Enfants malades. 8e édition. 1 vol. in-8 de XVI-1138 pages avec figures . . . . 18 fr.

Clinique de l'hôpital des Enfants malades, par E. BOUCHUT. 1 vol. in-8 de 700 pages. 8 fr.

Hygiène de la première enfance. Guide des mères pour l'allaitement, le sevrage et le choix de la nourrice, par E. BOUCHUT. 8e édition. 1 vol. in-18 jésus de 460 pages, avec 52 figures. . . . . . . 3 fr. 50

Les Maladies de l'enfance. Description et traitement, par le docteur M. JOUSSET, ancien interne de l'hôpital des Enfants malades. 1888. 1 vol. in-16 . . . . 3 fr. 50

De la Chorée, par G. SÉE, professeur à la Faculté de médecine de Paris. 1 vol. in-4 . . . . 3 fr. 50

L'Athéose double et les chorées chroniques de l'enfance, par J. AUDRY, médecin des hôpitaux de Lyon. 1 vol. in-8 de 411 pages, avec 2 photogr. et 1 pl. 10 fr.

Les Maladies de la peau chez les enfants, par le docteur CAILLAULT. 1 vol. in-18 jésus . . . . 3 fr. 50

Chirurgie orthopédique. Thérapeutique des difformités congénitales ou acquises. Leçons cliniques professées par le docteur L.-A. DE SAINT-GERMAIN, chirurgien de l'hôpital des Enfants malades. 1 v. in-8, 651 pages, avec 129 fig. 9 fr.

Thérapeutique des maladies chirurgicales des enfants, par T. HOLMES, chirurgien des hôpitaux de Londres. 1 vol. gr. in-8, avec 330 fig. 15 fr.

Précis d'hygiène de la première enfance, par le docteur Jules ROUVIER, professeur à la Faculté de médecine de Beyrouth. 1892. 1 vol. in-18 de 500 pages, avec fig., cart. . . . . 6 fr.

La Santé de nos enfants, par le docteur CORIVEAUD. 1890. 1 vol. in-16 de 300 pages, avec fig. . . . . 3 fr. 50

Conseils aux mères, sur la manière de nourrir les enfants et de se nourrir elles-mêmes, par le docteur BACHELET. Nouvelle édition. 1894. 1 vol. in-16, de 278 pages, cart. . . . . 4 fr.

LIBRAIRIE J.-B. BAILLIÈRE ET FILS
19, rue Hautefeuille, près le boulevard Saint-Germain, Paris.

BIBLIOTHÈQUE DE L'ÉTUDIANT EN MÉDECINE
ET DU MÉDECIN PRATICIEN

COLLECTION D'OUVRAGES POUR LA PRÉPARATION
AUX EXAMENS DE DOCTORAT, AU CONCOURS DE L'EXTERNAT
ET AU CONCOURS DE L'INTERNAT.

Nouveau dictionnaire de médecine, de chirurgie, de pharmacie et des sciences qui s'y rapportent, par E. LITTRÉ (de l'Institut). 17e édit., 1893, 1 vol. grand in-8, 1,894 pages et 600 fig., cart. 20 fr., relié. . . . . 25 fr.

Nouveau dictionnaire de médecine et de chirurgie pratiques, par le Dr JACCOUD. 40 vol. in-8. . . . . 400 fr.

Encyclopédie internationale de chirurgie, par GOSSELIN, VERNEUIL, DUPLAY, BOUILLY, etc. 7 vol. gr. in-8. . 122 fr. 50

Traité de médecine et de thérapeutique, par P. BROUARDEL, A. GILBERT et J. GIRODE. 1895-1897, 10 vol. grand in-8, de 750 pages et fig.; prix de chaque volume. . . . . 12 fr.

Traité de chirurgie clinique et opératoire, par A. LE DENTU et Pierre DELBET. 1895-1897, 10 vol. grand in-8, 750 pages et fig., prix de chaque volume. . . . . 12 fr.

Certificat d'études physiques, chimiques et naturelles.

DUCHARTRE. **Botanique.** 1 vol. in-8, cart. . . . . 20 fr.
DUVAL (Mathias) et CONSTANTIN. **Anatomie et physiologie animales** 1 vol. in-8 . . . . . 6 fr.
ENGEL. **Traité élémentaire de Chimie** I. *Métalloïdes*, 1 vol. in-8. . . . . 4 fr.
— II. *Métaux et chimie organique*. 1 vol. in-8. . . . . 4 fr.
GÉRARDIN. **Zoologie.** 1 vol. in-8 . . . . . 6 fr.
— **Botanique.** 1 vol. in-8. . . . . 6 fr.
GIROD. **Manipulations de zoologie.** 2 vol. in-8, cart. . 20 fr.
— **Manipulations de botanique.** 1 vol. in-8, cart. . . 12 fr.
GIRARD. **Aide-mémoire de zoologie.** 1 v. in-18, cart. . 3 fr.
— **Aide-mémoire d'anatomie comparée.** 1 vol. in-18. . 3 fr.
IMBERT et BERTIN-PARIS. **Traité élémentaire de physique.** 1 vol. in-8.
SAPORTA. **Chimie moderne.** 1 vol. in-16 . . . . . 3 fr. 50
SICARD. **Zoologie.** 1 vol. in-8, cart. . . . . 20 fr.

Premier examen.

Physique, Chimie, Histoire naturelle médicales.

ACLOQUE. **Flore de France.** 1 v. in-8, 800 p. et 3,000 fig. 12 fr. 50
BLANCHARD (Raphaël). **Zoologie médicale.** 2 vol. in-8. . 20 fr.
BOUANT. **Dictionnaire de chimie.** 1 vol. in-8, avec fig. 25 fr.
BUIGNET. **Manipulations de physique.** 1 vol. in-8, cart. 16 fr.
CAUVET. **Histoire naturelle médicale.** 2 vol. in-18. . 12 fr.
— **Cours de botanique.** 1 vol. in-18 jésus, cart. . . 10 fr.
ENGEL. **Chimie médicale et biologique.** 1 vol. in-8. . 9 fr.
GÉRARDIN (L.). **Zoologie.** 1 vol. in-8, avec 500 fig. . 6 fr.
— **Botanique.** 1 vol. in-8, avec 500 fig. . . . . 6 fr.

MANUEL PRATIQUE

DES

MALADIES DE L'ENFANCE

PAR

A. D'ESPINE
Professeur à l'Université de Genève,
Membre correspondant
de l'Académie de Médecine de Paris,
Ancien interne des Hôpitaux de Paris.

C. PICOT
Médecin de l'Infirmerie
du Prieuré à Genève,
Ancien interne
des Hôpitaux de Paris.

CINQUIÈME ÉDITION REVUE ET AUGMENTÉE

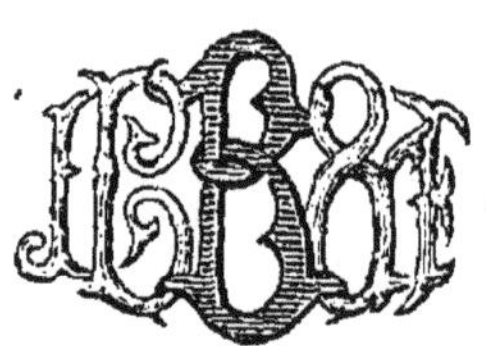

PARIS
LIBRAIRIE J.-B. BAILLIÈRE ET FILS
19, rue Hautefeuille, près le boulevard Saint-Germain.

1894

PRÉFACE DE LA CINQUIÈME ÉDITION

La pathologie infantile n'est pas une spécialité ; il n'y a pas, à proprement parler, de maladies de l'enfance ; toutes les maladies étudiées chez l'adulte peuvent se rencontrer avant l'âge de quinze ans, et, à part quelques affections spéciales aux nouveau-nés, toutes les maladies observées chez les enfants peuvent affecter les sujets plus âgés.

Néanmoins un certain nombre d'entre elles sont surtout fréquentes dans le jeune âge; telles sont la coqueluche, la rougeole, la diphtérie, la chorée, le rachitisme, etc.

D'autres, telles que la fièvre typhoïde, la bronchopneumonie, la syphilis, la tuberculose, bien que communes à tous les âges, peuvent présenter dans l'enfance une physionomie spéciale.

C'est à l'étude de ces deux catégories de maladies que nous avons consacré cet ouvrage.

Quant aux affections qui présentent les mêmes caractères chez l'enfant et chez l'adulte, nous n'avons fait que les mentionner brièvement.

Nous avons soumis notre travail à une revision générale pour cette cinquième édition, et la plupart de nos articles ont reçu des additions plus ou moins importantes.

Quelques-uns d'entre eux, en particulier ceux relatifs au *Tabes spasmodique infantile*, à la *Typhlite et pérityphlite* et à la *Cirrhose du foie* (qui de simple paragraphe est devenu un article complet), ont été entièrement remaniés.

Les articles *Anémie*, *Pseudo-leucémie et leucémie*, *Perlèche* et *Tumeurs adénoïdes du pharynx* figurent pour la première fois dans notre Manuel.

Genève, novembre 1893.

TABLE DES MATIÈRES

MANUEL

DES

MALADIES DE L'ENFANCE

INTRODUCTION

CONSIDÉRATIONS PHYSIOLOGIQUES. — **Taille.** — Au moment de la naissance, le corps du nouveau-né présente une longueur moyenne de 496 millimètres pour les garçons et de 483^{mm} pour les filles; il offre alors le tiers environ de sa taille définitive. La taille s'accroît en moyenne de 40^{mm} dans le premier mois, de 30^{mm} dans le second, de 20^{mm} dans le troisième, et de 10^{mm} à 15^{mm} dans les mois suivants; l'augmentation totale dans le cours de la première année est de 198^{mm}, de 90^{mm} dans la seconde, de 73^{mm} dans la troisième, de 64^{mm} dans la quatrième et la cinquième, et de 60^{mm} dans les dix années suivantes. La taille se double dans les six premières années de la vie (Quételet); à quatorze ans, il ne manque plus à l'enfant qu'un douzième de sa taille définitive.

Une alimentation insuffisante, la scrofule osseuse, le rachitisme, retardent la croissance; les maladies aiguës fébriles l'activent au contraire; une croissance trop rapide affaiblit les enfants, les fait pâlir et maigrir.

Poids. — Le poids des nouveau-nés, dont l'appréciation a pris une si grande importance depuis les travaux de Chaussier, Quételet, Breslau, Siebold, Bouchaud, etc., atteint en moyenne au moment de la naissance 3,250 grammes. Sur 480 enfants pesés par Altherr, 353, soit près des trois quarts, pesaient de 2,500 à 3,500 grammes; le poids minimum était compris entre 1,000 et 1,500 grammes, le poids maximum entre 4,500 et 5,000 ; ces poids extrêmes n'étaient atteints chacun que par un seul enfant. Le poids moyen des garçons l'emportait sur celui des filles de 120 grammes ; celui des enfants nés de multipares sur celui des enfants de primipares de 120 grammes pour les garçons, de 57 pour les filles.

Immédiatement après la naissance, l'enfant perd de son poids sous l'influence de l'évacuation du méconium et de l'urine, ainsi que par les éliminations qui se font par la peau et les poumons, perte que ne répare pas une alimentation encore peu abondante. Cette diminution de poids se continue pendant les trois ou quatre premiers jours de la vie : elle est en moyenne de 113 grammes pour le premier jour, et en tout de 100 à 300 grammes ; elle cesse à partir du troisième ou du quatrième jour. L'enfant commence alors immédiatement à augmenter de poids ; il atteint de nouveau son poids initial le dixième jour, s'il est allaité au sein, un peu plus tard s'il est nourri artificiellement. *Il s'accroît en moyenne de 20 à 40 grammes par jour* pendant les cinq premiers mois de la vie, de 10 à 15 grammes pendant les sept suivants et pèse 9 kilos à un an (Bouchaud), soit presque le triple de son poids initial. A sept ans, le poids est encore doublé ; il est de 18 kilos et de 36 kilos à quatorze ans. D'après Vierordt, l'accroissement total moyen de l'enfant de 0 à quatorze ans est de 34 kilogrammes ; il est en moyenne de 2 kilos plus fort chez les garçons que chez les filles, mais, le poids moyen de la femme adulte étant de 8 à 9 kilos inférieur à celui de l'homme, il en résulte que, relativement à son poids définitif, la petite fille augmente plus que le garçon avant quatorze ans. Le poids de l'adulte est vingt fois celui du nouveau-né.

Il importe, pour s'assurer que l'alimentation de l'enfant à la mamelle se fait d'une manière satisfaisante, de vérifier par des pesées régulières si l'accroisement de son poids est normal. L'instrument le plus commode pour cette constatation est une petite romaine portative, comme celle d'Odier et Blache. L'enfant doit être pesé immédiatement après la naissance, après avoir été seulement essuyé ; il est placé dans un linge pesé à l'avance et attaché à la romaine; s'il est habillé, ses vêtements seront pesés ensuite à part, et leur poids sera déduit du poids total. La pesée sera répétée tous les trois ou quatre jours à la même heure pendant les premières semaines, puis tous les huit jours jusqu'à six mois et tous les quinze jours jusqu'à un an. On doit choisir pour cet examen l'heure la plus éloignée de la dernière tetée, et l'on inscrira les résultats des différentes pesées sur un registre spécial, car, ce qui importe, c'est moins le poids actuel que la série des poids successifs, qui représente l'accroissement réel de l'enfant (Odier).

Une augmentation de 20 à 30 grammes par jour pendant les premiers mois peut être considérée comme normale, et tout enfant qui ne gagne pas 20 grammes par jour doit être envisagé comme mal nourri ou malade. Cependant cette loi peut subir des exceptions. R. Blache a rapporté l'exemple d'une petite fille d'un poids un peu au-dessous de la moyenne et dont la santé a toujours été irréprochable, quoiqu'elle n'ait jamais gagné plus de 12 à 18 grammes par jour pendant les cinq premiers mois. D'autre part, l'augmentation de poids peut dépasser de beaucoup la moyenne; chez les enfants nourris au sein et placés dans de bonnes conditions hygiéniques, il est très fréquent de voir un accroissement journalier de 40 grammes et même plus; dans un cas cité par R. Blache, il atteignait parfois 80 grammes.

Température. — Au moment de la naissance, la température moyenne du nouveau-né est de 37°,25 et elle dépasse d'un demi-degré celle de la mère (H. Roger). Au bout de quelques minutes, la température tombe à 36° ou même à 35°, 5; le lendemain, elle dépasse de nouveau de quelques centièmes 37°. Sur 38 enfants âgés de un à sept jours, Roger a trouvé une température moyenne de 37,08.

A partir de ce moment, l'enfant se comporte comme l'adulte au point de vue thermométrique; les seules différences consistent dans un plus grand écart entre la température normale du matin et celle du soir, dans une résistance moindre au froid extérieur et dans la plus grande fréquence d'oscillations thermométriques brusques sous l'influence de causes minimes, telles que le travail de la dentition, une indigestion, etc.

Pouls. — Le pouls bat, d'après Gerhardt, 120 à 140 fois par minute pendant les premières semaines de la vie, 110 dans la seconde année, 100 jusqu'à cinq ans et 90 jusqu'à huit ans. Les recherches de Rilliet et Barthez montrent combien ces chiffres sont variables; ils sont néanmoins d'une manière générale plus élevés chez l'enfant que chez l'adulte et chez les garçons que chez les filles. En outre, le pouls est très impressionnable chez les jeunes sujets, et il suffit de la moindre émotion pour l'élever notablement. Rilliet et Barthez font également remarquer qu'on observe souvent chez les enfants bien portants un pouls irrégulier en force et en vitesse, fait important à connaître pour éviter des erreurs de diagnostic.

Mouvements respiratoires. — Le nombre des mouvements respiratoires est de 44 par minute chez le nouveau-né; plus tard il est de 35 à 40 jusqu'à la troisième année, et de 25 jusqu'à la cinquième année. Cette accélération de la respiration dans le jeune âge, qui se traduit par une expiration relativement plus abondante d'acide carbonique, est en rapport avec la plus grande quantité de chaleur que doit produire l'enfant, son corps étant plus exposé par sa petitesse à se refroidir que celui de l'adulte.

Pendant les premiers temps de la vie, la respiration est surtout diaphragmatique, à cause du peu de développement des muscles de la poitrine.

Sang. — Immédiatement après la naissance, le sang renferme encore quelques globules munis de noyaux ; ces débris du sang de l'embryon disparaissent rapidement (Neumann). D'après les recherches de Parrot, Lépine et Hayem, la proportion des hématies ne diffère guère chez le nouveau-né de ce qu'elle est chez l'adulte, mais celle des leucocytes est beaucoup plus considérable ; on observe parfois 30,000 globules blancs par millimètre cube, alors qu'il n'y en a chez l'adulte que 5,000; cependant ce chiffre est rarement atteint, la moyenne est de 18,000 pendant les deux premiers jours de la vie, puis s'abaisse peu à peu à 7,000 ou 8,000 (1).

Denis a constaté une densité plus grande du liquide sanguin chez le nouveau-né que chez l'adulte; le sang de

(1) Cuffer, *Revue mensuelle de méd. et de chir.* 1878, p. 519.

l'artère ombilicale d'un enfant qu'il a observé, présentait une proportion de 29,85 % de matériaux solides, tandis que le sang de la mère n'en avait qu'une proportion de 21,9 %. Cet excès paraît porter surtout sur l'hémoglobine, comme l'a confirmé Wiskemann au moyen de l'analyse spectrale. Cet observateur a constaté dans le sang pendant les quatorze premiers jours de la vie une moyenne de 1,275 d'hémoglobine, tandis qu'elle n'est que de 1,075 chez l'adulte. D'après Denis, cette proportion d'hémoglobine paraît diminuer jusque vers le milieu de la première année pour s'élever de nouveau peu à peu.

Le sang du nouveau-né est peu riche en fibrine, il ne se coagule qu'imparfaitement.

La masse totale du sang ne formerait, d'après Walker, que la dix-neuvième partie du poids du corps du nouveau-né, tandis que chez l'adulte elle en forme la treizième partie.

Urine. — Chez les enfants morts entre le second et le vingtième jour après la naissance, on retrouve souvent les extrémités inférieures des canalicules droits du rein, au voisinage des pyramides, remplies d'un dépôt orangé ou rouge clair, connu sous le nom d'*infarctus urique*. Ce dépôt est formé d'urate d'ammoniaque amorphe, mélangé à quelques cristaux d'acide urique et à des cellules épithéliales. Bartels explique cette production exagérée d'acide urique par la diminution momentanée de l'oxygène dans le sang du nouveau-né pendant la période qui sépare l'interruption de la circulation placentaire de l'établissement complet de la respiration pulmonaire; les matières protéiques se transforment alors en acide urique, produit d'oxydation moins avancé que l'urée. C'est à cette cause ainsi qu'à la faible proportion d'eau absorbée par l'enfant dans les premières heures de sa vie, qu'il faut attribuer ces dépôts uratiques. Pour Parrot, leur présence est l'indice d'un déficit notable de l'élément aqueux de l'organisme; ils s'observent le plus souvent chez les enfants qui ont succombé à une diarrhée chronique, aux vomissements ou au sclérème des nouveau-nés(1). Chez l'enfant vivant, les

(1) D'après Virchow, la présence des infarctus uriques dans les canalicules droits serait une preuve certaine que l'enfant a respiré au moins 24 à 36 heures. Les recherches de Hoógvin et de Martin n'ont

dépôts uriques sont pendant les jours qui suivent la naissance en partie dissous par l'urine, en partie éliminés sous forme d'un sable rouge qu'on peut retrouver dans les langes. Quelquefois ils deviennent l'origine d'une véritable gravelle rénale.

Plus un enfant est jeune, plus il rend d'urine relativement à son poids, et plus cette urine est pauvre en matériaux solides. Chez le nouveau-né, la densité de l'urine est de 1003 le jour de la naissance, de 1006 le dixième ou le quinzième jour (Quinquaud), et va en augmentant progressivement jusqu'à 1012 à 1015 de la deuxième à la cinquième année.

Méconium et selles. — Presque immédiatement après la naissance, l'enfant évacue par l'anus le contenu de l'intestin sous la forme d'une matière visqueuse, d'un brun noirâtre, presque inodore et légèrement acide, connue sous le nom de *méconium*; quelquefois cette évacuation se fait attendre pendant trois ou quatre jours; on doit alors la provoquer par l'administration d'un purgatif léger.

Le méconium renferme des cellules épithéliales de la muqueuse de l'intestin, ainsi que des cellules épidermiques, des poils et des globules graisseux provenant de la surface cutanée du fœtus qui ont été avalés avec les eaux de l'amnios. Il contient en outre les matières constituantes de la bile. Sa masse totale s'élève en moyenne de 60 à 90 grammes, renfermant 20 % de matières solides (Vierordt).

Pendant les deux premiers jours de la vie, l'enfant n'évacue en général que du méconium; le troisième jour, cette matière est mélangée aux selles véritables. Chez les enfants qui tettent bien, celles-ci se montrent déjà le second jour.

Le méconium est rendu en plusieurs fois en quantités très inégales; son évacuation rapide est un signe de bonne alimentation; chez les enfants mal nourris, elle ne se fait que lentement.

Les selles de l'enfant à la mamelle présentent leur aspect caractéristique vers le quatrième jour; elles sont

malheureusement pas confirmé la valeur de ce signe, qui ne donne en médecine légale qu'une probabilité et non une certitude.

alors bien liées, d'une consistance moyenne ; leur coloration est jaune clair, passant quelquefois au vert par l'exposition à l'air. Elles sont au nombre de deux à quatre dans les vingt-quatre heures pendant les premiers jours, plus tard d'une à deux seulement. Des selles liquides, fréquentes, colorées en vert ou mêlées de grumeaux de caséine et de gouttelettes graisseuses, à odeur très acide et fétide, sont toujours l'indice d'une digestion mal faite.

Chute du cordon. — La partie du cordon ombilical qui est restée adhérente au ventre de l'enfant après sa section, commence à se dessécher aussitôt après la naissance et tombe du troisième au dixième jour. Plus la gélatine de Wharton est abondante, partant plus le cordon est épais, plus aussi sa dessiccation et sa chute sont retardées.

La chute du cordon et le travail d'élimination qui l'accompagne exposent l'enfant à plusieurs accidents, dont quelques-uns peuvent être fort graves : telles sont l'hémorragie ombilicale, l'érésipèle et la gangrène de l'ombilic, la plébite ombilicale, le tétanos des nouveau-nés. On doit chercher à les éviter au moyen d'un pansement à l'ouate stérilisée, qui protège le cordon contre tout tiraillement et contre toute infection, et on laissera celui-ci se détacher spontanément.

Grande fontanelle. — Au moment de la naissance, la grande fontanelle placée entre les os frontaux et pariétaux présente une largeur de 21mm,6 en mesurant la distance comprise entre deux côtés opposés du quadrilatère osseux. Elsæsser a constaté, par cette mensuration répétée périodiquement, que la fontanelle augmente de volume pendant les premiers mois de la vie en même temps que s'accroissent les os du crâne ; son diamètre atteint au neuvième mois 31mm,3. A partir de ce moment, les os qui l'entourent s'étant soudés entre eux, et continuant à s'accroître, la fontanelle diminue et se ferme entièrement à une époque assez variable, mais qui, chez les enfants bien portants, ne s'étend jamais au delà de trois ans et demi (H. Roger) ; ce n'est que dans les cas de rachitisme ou d'hydrocéphalie qu'elle peut rester ouverte plus longtemps.

Dentition. — Les premières dents commencent à paraître presque toujours dans la première année dans un ordre assez régulier ; elles se montrent, dans la majorité des cas, aux époques suivantes :

Entre	4 et	7 mois :	les deux incisives inférieures médianes.
—	8	10 —	les quatres incisives supérieures.
—	12	14 —	les quatres petites molaires internes et les deux incisives inférieures externes.
—	18	20 —	les quatre canines.
—	28	34 —	les quatres molaires externes.

La première dentition est alors terminée. Entre quatre ans et demi et cinq ans et demi apparaissent les quatre premières grosses molaires qui sont permanentes. Entre six et quinze ans, les vingt dents de la première dentition sont remplacées dans un ordre variable par de nouvelles dents, en même temps que quatre nouvelles grosses molaires apparaissent ; enfin, entre dix-huit et vingt-cinq ans, quelquefois même plus tard, sortent les dernières grosses molaïres ou dents de sagesse.

L'époque et l'ordre de l'apparition des premières dents sont sujets à quelques variations : on a vu quelquefois des enfants naître avec une ou deux dents, comme aussi il n'est pas très rare que la première dent ne se montre que dans la seconde année. Le retard dans l'évolution dentaire est habituellement l'indice d'une nutrition vicieuse et se lie au rachitisme.

Dans un grand nombre de cas, l'éruption des dents se fait silencieusement et ne s'accompagne d'aucun phénomène subjectif. D'autres fois elle est précédée d'une vive douleur dans la gencive, qui est rouge et tuméfiée au point où la dent va sortir. L'enfant y porte les doigts ; il salive abondamment et tette avec peine ; il est très irritable et perd le sommeil, puis tout rentre dans l'ordre avec l'apparition de la dent ou même quelques jours auparavant.

Quant aux accidents plus graves attribués à l'éruption des dents, nous admettons volontiers que chez certains enfants particulièrement impressionnables, le travail de la dentition augmente la susceptibilité du tube digestif ou du système nerveux, mais il ne suffit jamais pour expliquer à lui seul une forte fièvre (39°,5 à 40° et au delà) ou une convulsion. Les causes prochaines de ces accidents dits *de dentition* sont le plus souvent une pneumonie congestive, une indigestion ou une entérite. Parmi les causes chroniques, le rachitisme en est une cause prédisposante fréquente.

Ces divers troubles morbides doivent être combattus par les moyens appropriés indiqués à propos de chacun d'eux; disons seulement avec Rilliet et Barthez que les bains tièdes sont le meilleur moyen de calmer l'agitation nerveuse liée au travail dentaire. Quant à l'incision de la gencive pratiquée dans le but de favoriser la sortie de la dent, ce moyen n'est indiqué que lorsque la gencive est le siège d'une tuméfaction inflammatoire. Les accidents de la dentition se calment d'ailleurs généralement d'eux-mêmes au bout de peu de temps.

Alimentation. — Le seul aliment qui convienne à l'enfant pendant les premiers mois de la vie est le lait; voici, d'après Bouchaud, les quantités moyennes de lait que prend à cette époque un enfant bien portant :

1er jour.	30	grammes.
2e —	150	—
3e —	450	—
4e —	550	—
Après le 1er mois	650	—
Après le 3me —	750	—
Après le 4me —	850	—
De 6 à 9 mois	950	—

Le seul lait parfaitement approprié aux besoins de l'enfant est celui de sa mère ou d'une bonne nourrice; l'âge du lait de la nourrice ne doit pas s'éloigner trop de l'âge du nourrisson; un lait de plus de trois mois est trop riche en caséine et en matières grasses pour l'estomac d'un nouveau-né.

On ne doit recourir à un autre mode d'alimentation (*allaitement artificiel*) que dans les cas de nécessité absolue, car on ne prive jamais sans danger l'enfant de sa nourriture naturelle. Le succédané le plus usité du lait maternel est le lait de vache. Ce lait renferme une proportion beaucoup plus considérable de matières grasses et de caséine que le lait de femme; il est moins sucré et subit plus rapidement la fermentation acide, aussi ne peut-il convenir au nouveau-né qu'à la condition d'être modifié artificiellement.

Pour nourrir un enfant avec le lait de vache dans le premier mois, on se procurera du lait trait le matin, parce que c'est à ce moment qu'il est le moins riche en matériaux solides, on le sucrera convenablement et on l'étendra d'une quantité égale d'eau ; on diminuera cette proportion dès le second mois, et on arrivera à donner le lait pur à la fin du troisième ou du quatrième mois ; on se dirigera pour déterminer la proportion du mélange et le moment où il doit être abandonné d'après l'état des selles, qui indiquera si le lait de vache est plus ou moins bien digéré.

En outre cet allaitement exposant l'enfant à de sérieux dangers par l'introduction de germes infectieux qui peuvent provenir de la vache elle-même, des manipulations de la traite ou du milieu ambiant (vases, etc.), doit être attentivement surveillé et soumis à des règles fixes. Le lait de vache sera toujours bouilli, quelle que soit sa provenance ; quand il peut être obtenu immédiatement après la traite, il suffit de le soumettre à l'ébullition ordinaire et de le conserver dans des flacons bouchés et stérilisés par la chaleur ; mais, s'il n'est pas frais, et pendant la saison chaude, on substituera à l'ébullition simple une purification méthodique au moyen d'*appareils stérilisateurs*. Le principe de tous ces appareils consiste à prolonger l'ébullition pendant vingt minutes au moins, de manière à détruire tous les germes par l'action de la vapeur à 100°. Le lait bouilli ou stérilisé nous a toujours paru être aussi bien digéré, si ce n'est mieux, que le lait de vache frais.

Certaines préparations artificielles, telles que le lait de Liebig et la farine Nestlé, ont été prônées comme succédanés du lait maternel ; elles peuvent rendre de grands services comme moyens adjuvants, lorsque l'alimentation naturelle est insuffisante, mais elles ne peuvent convenir comme aliment habituel, au moins pendant les premiers mois.

Le meilleur succédané du lait de femme est le lait d'ânesse ; malheureusement son prix élevé le rend inabordable pour les petites bourses. Ce lait, qui nous a rendu des services après le sevrage chez les enfants qui ne veulent plus teter, a l'inconvénient de ne pas bien supporter la cuisson et par conséquent la stérilisation. Il doit être recueilli du pis de l'ânesse deux fois par jour ; on le conserve dans un vase clos, préalablement stérilisé et maintenu à une basse température pendant les chaleurs de l'été.

Nous avons dit que, pendant le cours de la première année, l'enfant devait être pesé régulièrement ; toutes les fois que la balance accusera pendant un certain temps une diminution de poids ou seulement un écart notable entre l'accroissement de l'enfant et l'accroissement normal, on sera certain que la nutrition se fait mal. Si aucun désordre pathologique apparent ne vient révéler la cause de ce trouble nutritif, il faudra s'en prendre à l'alimentation, examiner la nourrice, la changer si son lait est insuffisant et ne convient pas à l'enfant, ou bien, si celui-ci est déjà sevré, revenir si possible à l'allaitement naturel. L'examen des selles donne également des renseignements importants sur la manière dont l'enfant assimile sa nourriture. (Voir les articles *Entérite* et *Dyspepsie de la première enfance.*)

Dès la fin de la première année, on peut ajouter au lait des panades, des bouillies faites avec l'arrow-root, le gruau d'avoine, etc. Le sevrage se fera entre neuf et quinze mois ; autant que possible on évitera les mois d'été et on choisira un intervalle dans le travail de la dentition. Fonssagrives recommande comme très favorable l'intervalle généralement assez long qui sépare l'éruption des premières molaires de celle des canines.

THÉRAPEUTIQUE. — Un grand nombre de maladies aiguës de l'enfance guérissent d'elles-mêmes et ne réclament d'autres soins qu'une hygiène bien entendue. Le médecin n'en exercera pas moins une surveillance active et sera prêt à agir dès que l'apparition de quelque symptôme grave ou d'une complication nécessitera son intervention.

Certaines préparations doivent être employées de préférence dans la thérapeutique de l'enfance.

Il est presque impossible de faire avaler des *pilules* aux

jeunes enfants ; aussi prescrira-t-on de préférence les médicaments internes sous formes de *poudres* qui seront prises avec le lait, dans des confitures, de l'eau sucrée, etc., et de *potions* dont la base sera d'une saveur agréable ; un looch blanc est habituellement le meilleur véhicule.

Gargarismes. — Ils sont inapplicables avant un certain âge, et on doit leur substituer pour les affections de la gorge les irrigations et les badigeonnages.

Lavements. — Ils sont très utiles ; ils se recommandent par la facilité de leur administration et la rapidité de leur action. Pour les très jeunes enfants, la quantité de liquide employée pour un lavement ne doit pas dépasser 60 à 90 grammes; pour les enfants de deux à cinq ans, 120 à 150 grammes ; pour ceux de cinq à huit ans, 240 grammes. La dose sera moindre si le lavement ne doit pas être rendu. On armera le bec de la seringue ou la canule en os de l'irrigateur ou de la poire, d'une canule molle en gutta-percha, pour éviter de blesser le rectum et faire pénétrer le liquide plus profondément.

Émissions sanguines. — Elles sont le plus souvent contre-indiquées dans le jeune âge ; dans les cas exceptionnels où elles sont indispensables, on se sert habituellement des sangsues, dont on doit surveiller l'application avec soin ; l'hémorragie consécutive à la piqûre d'une seule sangsue peut entrainer un état anémique sérieux chez un jeune enfant. Quant à la phlébotomie, elle est très difficile à pratiquer au pli du coude chez les sujets au-dessous de trois ans ; dans le cas où on la jugerait urgente (cas qui ne s'est jamais présenté dans notre pratique), on devra préférer la saignée de la saphène qu'on fera précéder d'un bain de pied chaud.

Vésicatoires. — Ils sont rarement indiqués chez les enfants, à cause de la grande irritabilité de la peau à leur âge ; ils sont absolument contre-indiqués chez ceux qui sont atteints de diphtérie, d'une fièvre à forme adynamique ou d'une affection cachectique, car ils peuvent devenir alors le foyer d'une infection de la peau. Que de fois dans la thérapeutique infantile on a oublié ce précepte : *primum non nocere !* Nous estimons même que, à part les cas d'épanchements séreux, on doit s'abstenir de placer un vésicatoire tant que la fièvre est l'élément dominant de la maladie, car ce traitement, d'une efficacité douteuse obligerait à renoncer à l'emploi, souvent beaucoup plus utile, des bains tièdes. En tout cas, si l'on croit devoir appliquer un vésicatoire, on fera bien de suivre les règles suivantes, qui sont celles de Barthez.

1° Le vésicatoire doit être petit; on pourra en continuer l'action en en appliquant successivement plusieurs.

2° Il doit être laissé peu de temps en place; dans la première enfance, une à deux heures au maximum suffisent et, jusqu'à l'âge de huit à dix ans, on ne doit pas dépasser quatre à cinq heures. Si, après ce temps, l'ampoule n'est pas formée, il suffit d'appliquer sur la peau rougie un cataplasme de fécule pour voir au bout de deux heures l'épiderne soulevé par une abondante sérosité.

3° Il faut recouvrir l'emplâtre vésicant d'une feuille de papier de soie huilé pour empêcher l'adhérence trop intime de la cantharide à la peau.

4° Dès que l'ampoule sera formée, elle sera incisée et recouverte aussitôt après l'écoulement du liquide par un morceau d'*emplâtre diachylon*; celui-ci sera laissé en place jusqu'à dessiccation complète de la surface dénudée, qu'il préservera ainsi de toute contamination. C'est grâce à ce simple procédé que nous avons vu, à l'hôpital Sainte-Eugénie, éviter toutes les complications ulcéreuses si fréquentes dans les hôpitaux sur les plaies de vésicatoire.

Bains. — Ils comptent parmi les agents les plus puissants de la thérapeutique infantile.

L'usage des *bains froids* est excellent au point de vue hygiénique, et il faut y accoutumer les enfants de bonne heure. Chez les enfants faibles, qui ont la réaction lente et peu accusée, on pourra les remplacer par des lavages froids; il sera quelquefois utile dans ce cas d'additionner l'eau d'un tiers d'alcool camphré pour favoriser la réaction.

Les *bains tièdes* sont les meilleurs antipyrétiques à prescrire; leur action est plus puissante dans le jeune âge que plus tard, car la surface relative de réfrigération présentée par le corps augmente en proportion inverse de son volume. Ces bains sont à la fois régulateurs de la température et sédatifs du système nerveux. Ils favorisent les forces expiratrices, et par leur action révulsive décongestionnent les organes thoraciques; aussi leur attribuons-nous de remarquables succès dans des cas de broncho-pneumonie avec prédominance de la fièvre et de la dyspnée, dans la pneumonie franche, dans la fièvre prodomique des pyrexies exanthématiques. Les craintes exprimées contre l'emploi des bains dans la pneumonie nous paraissent chimériques; elles tiennent à ce que cette médication n'a pas été essayée avec les précautions nécessaires, qui sont:

1° Ne jamais donner un bain tiède de plus de dix minutes chez les petits enfants.

2° Le bain doit être au début de 30°, et on diminue peu à peu sa température jusqu'à la limite supportée par l'enfant.

3° Les bains sont répétés aussi souvent que réapparaissent les symptômes qu'ils ont amendés (délire, convulsions, torpeur, hyperthermie).

4° Si les enfants sont très faibles et si la circulation paraît se faire mal, il faut, dans un bain, leur donner quelques cuillerées d'une potion alcoolique (porto, cognac) et les frictionner vigoureusement avec des linges chauds ou les envelopper pendant un quart d'heure dans une couverture de laine.

Les *bains sinapisés* sont employés contre l'asphyxie du croup, de la bronchopneumonie, etc., et contre l'adynamie par déperdition de liquides qui résulte du choléra infantile, des hémorragies graves, etc. 500 grammes de farine de moutarde sont délayés dans un peu d'eau froide et versés dans un bain de son chaud. Pendant tout le temps du bain on agite ce mélange, et on frictionne l'enfant. On ne le retire de l'eau que lorsque sa peau commence à rougir.

Doses. — Les médicaments doivent être d'une manière générale prescrits à des doses d'autant plus faibles que l'enfant est plus jeune; Gaubius a donné à cet égard les règles suivantes: En représentant par 1 la dose médicamenteuse qui convient à un adulte, celle des divers âges sera représentée par les fractions suivantes:

Pour un enfant au-dessous	de 1 an	par	1/15 à 1/12
—	de 2 ans	—	1/8.
—	3 ans	—	1/6.
—	4 ans	—	1/4.
—	7 ans	—	1/3.
—	14 ans	—	1/2.

Médicaments dangereux ou difficiles à manier chez les enfants. — Certains agents thérapeutiques doivent être maniés avec une extrême prudence chez les petits enfants. Nous devons entrer à ce sujet dans quelques détails :

Opiacés. — Le danger de l'opium en général et de la morphine en particulier chez les petits enfants est connu depuis longtemps. Ce qui rend le maniement des opiacés très délicat dans la première enfance, c'est le passage rapide de la dose inactive à la dose toxique, et l'impossibilité de fixer exactement où commence cette dernière pour chaque cas particulier ; on a vu des doses minimes, le plus souvent inoffensives, produire chez certains enfants les accidents les plus sérieux. Trousseau a signalé la possibilité de l'empoisonnement d'un nouveau-né par une seule goutte de laudanum, et bien d'autres faits plus ou moins analogues ont été publiés. Quelques auteurs attribuent la mortalité par convulsions des nourrissons, si élevée en Angleterre, à l'abus de la tisane de pavot, qui est fort en usage parmi les gardeuses d'enfants.

Les signes prodromiques de l'intoxication par l'opium sont, chez l'enfant : la constriction des pupilles, l'irrégularité de la respiration, qui prend quelquefois le type de Cheyne Stokes, la rougeur du visage, la somnolence alternant avec l'agitation, quelquefois des convulsions. L'apparition de ces symptômes devra faire suspendre immédiatement la médication opiacée ; mais quelquefois l'intoxication survient presque subitement, et sans prodromes, aussi doit-on être d'une excessive prudence dans le maniement des narcotiques.

On ne doit administrer d'opiacés avant l'âge de deux ans qu'en cas de nécessité absolue. Le *chloral* peut remplacer avantageusement l'opium comme hypnotique ; il est très bien supporté par les petits enfants à la dose de 5 centigrammes répétée jusqu'à l'effet voulu. Dans le cas de diarrhée, où l'opium ne peut être remplacé par le chloral, on ne l'administrera qu'à la dose d'une goutte de laudanum étendue dans une potion de 60 à 100 grammes, qui ne sera prise que par fractions pendant un certain nombre d'heures. Ce procédé nous paraît préférable à l'administration du laudanum en lavement ; dans ce cas, le médicament ne peut pas être aussi facilement donné à dose fractionnée, et l'absorption rapide même d'une seule goutte de laudanum n'est pas toujours, comme nous l'avons dit, exempte de danger. La dose de laudanum pourra être légèrement augmentée pour les enfants qui ont dépassé les premiers mois de la vie.

Alcaloïdes. — La plupart des alcaloïdes doivent être exclus de la thérapeutique des enfants comme trop actifs; nous ne ferons exception que pour la *quinine* généralement bien tolérée dans le jeune âge.

L'*atropine* est souvent assez bien supportée par les enfants (Gubler), mais il ne faut pas se fier à cette tolérance parfois trompeuse, car, chez certains enfants, en vertu d'une idiosyncrasie particulière, des doses relativement très minimes d'atropine ont suffi à provoquer l'intoxication. On l'a signalée en particulier à la suite de l'emploi prolongé d'un collyre au 1 0/0.

La *pilocarpine* doit également être employée avec de grandes précautions; des doses, même très faibles, surtout lorsqu'elles sont administrées en injection sous-cutanée, peuvent amener chez les enfants un collapsus grave et mortel. Un fait curieux signalé par Frenzler (1), c'est la tolérance que présentent les enfants pour la pilocarpine dans les cas d'empoisonnement par l'atropine; une dose de 5 centig. de chlorhydrate de pilocarpine pourra être tolérée dans ce cas sans provoquer les symptômes qui caractérisent son action, tandis que 5 milligr. du même médicament suffiront à déterminer de la sueur et de la salivation chez le même enfant dès que l'atropine aura été éliminée.

Acide phénique. — Cet agent est d'un emploi très dangereux chez les petits enfants; il suffit d'applications externes sur la surface cutanée d'une solution phéniquée pour provoquer chez un nouveau-né des accidents mortels. Lucas Championnière en a rapporté un exemple. La ouate phéniquée, une solution à 1/500, sont même dangereuses. A plus forte raison devra-t-on s'abstenir de l'acide phénique donné par la bouche, en lavements ou en injections.

Les principaux symptômes de l'intoxication phéniquée

(1) *Centralblatt f. Kinderheilk.*, I, p. 3.

sont des convulsions alternant avec la somnolence ou le coma, le collapsus avec abaissement de la température, un pouls petit et très rapide, une respiration difficile, des urines d'un brun foncé et la coloration bronzée de la peau.

La plupart des faits d'empoisonnement phéniqué ont été signalés chez des enfants au-dessous de deux ans, mais Billroth en a observé chez des enfants de trois et même de six ans et demi ; aussi fera-t-on bien de proscrire généralement cet agent de la chirurgie infantile et de le remplacer par des solutions d'acide borique ou d'acide salicylique.

Chlorate de potasse. — Ce médicament, communément prescrit pour la plupart des affections de la gorge et de la bouche, n'est pas aussi inoffensif qu'on le croyait. Depuis que Seeligmüller a vanté son action à doses massives, on a eu l'occasion de constater une série d'accidents rappelant d'une part ceux de la maladie bronzée hématique des nouveau-nés et qui seraient dus à la suroxydation du sang par le chlorate de potasse, d'autre part ceux d'une néphrite aiguë, avec convulsions et hydropisie. Marchand (1) et Jacobi (2) ont les premiers signalé l'intoxication par le chlorate de potasse à la dose relativement peu élevée de 3 à 5 grammes, prise dans les 24 heures. Quelquefois les accidents se sont terminés par la mort (Satlow) (3). Il est probable cependant que, dans ces cas, l'action déprimante de l'empoisonnement diphtérique venait se joindre à celle du chlorate de potasse qui, à la même dose, aurait été toléré sans inconvénients par un organisme sain. On n'en devra pas moins user de ce médicament avec plus de prudence qu'on ne l'a fait jusqu'ici.

(1) *Virch. Arch.*, LXVII, 1879.
(2) Art. DIPHTÉRIE in *Gerhardt's Handb. f. Kinderkrankh.*
(3) *Jahrb. f. Kinderheilk*, XVIII, 8811.

CHAPITRE PREMIER

MALADIES GÉNÉRALES

Article I. — SCARLATINE

ÉTIOLOGIE. — La contagion paraît être toujours la cause déterminante de la scarlatine, mais, pour contracter cette affection, il faut une prédisposition spéciale qui n'existe pas chez beaucoup d'enfants ; aussi, contrairement à ce qu'on observe pour la rougeole, un grand nombre échappent-ils à la scarlatine. Nous étudierons successivement la cause déterminante et les causes prédisposantes de la maladie.

Cause déterminante. — La seule cause connue de la scarlatine est la *contagion*. Dans la plupart des cas où un enfant contracte cette affection, on peut constater qu'il a été en rapport avec un autre scarlatineux. S'il est impossible d'établir la source de la contagion, on ne peut cependant affirmer que celle-ci n'a pas existé, quand on connaît la ténacité extrême du contage scarlatineux et la facilité avec laquelle il peut être transporté à de grandes distances ; aussi est-il bien difficile de prouver l'origine spontanée de la scarlatine, admise par quelques auteurs.

La scarlatine paraît se transmettre surtout par la voie respiratoire, car on peut contracter la maladie en respirant dans le voisinage d'un scarlatineux, même sans le toucher.

La contagion peut se faire aussi médiatement par les vêtements, les draps, les objets qui ont été en contact avec les malades, par les personnes qui leur ont donné des soins, même sans avoir pris elles-mêmes la scarlatine. On a cité un cas où la maladie a été transportée par une lettre. En Angleterre, des épidémies de scarlatine ont été attribuées au lait ou aux objets qui servent à le porter, la maladie s'étant déclarée seulement dans les maisons où on recevait le lait d'une laiterie où régnait la scarlatine (Bell, Taylor, Airy). Pour Power et Klein (1), ces faits s'expliqueraient par l'existence d'une maladie de la vache, capable de transmettre la scarlatine à l'homme et caractérisée par l'existence de vésicules et d'ulcérations des mamelles, mais cette opinion a été contestée.

L'*inoculation* de la scarlatine a été plusieurs fois tentée. Stoll aurait réussi à la pratiquer en introduisant des écailles épidermiques d'un scarlatineux sous la peau d'un sujet indemne de la maladie, mais cette expérience a échoué dans les mains de Petit-Radel. Rostan parle de cas où la scarlatine éclata sept jours après l'inoculation. Miquel d'Amboise, en employant le sang recueilli au niveau des plaques scarlatineuses, n'a obtenu qu'une auréole rouge au voisinage du point inoculé. Cette inoculation paraît, il est vrai, avoir suffi à préserver les enfants inoculés de la contagion et les a rendus réfractaires à une nouvelle inoculation, mais elle n'a pas reproduit la scarlatine avec tous ses symptômes. Leroy d'Etiolles a répété sans aucun succès sur lui-même l'expérience de Miquel, et Ashmead (2) n'a pu reproduire la véritable scarlatine en inoculant les produits de la desquamation à des Japonais. La question de l'inoculabilité de cette affection reste donc douteuse.

Les recherches bactériologiques récentes ont démontré la présence constante de streptocoques soit dans le sang, soit dans les viscères des scarlatineux, ainsi que dans les produits des diverses complications de la maladie (angine à dépôts blancs, otite, bubons suppurés, pleurésie, néphrite), mais ces microbes ont été identifiés par Raskine (3), Bourges (4), etc., avec le streptocoque pyogène vulgaire et sont considérés par eux, non comme les microbes de la scarlatine, mais comme des agents d'infection

(1) 15e *Annual Report of the local governement Board*, 1885-86; Suppl., p. 33 et 90, et 16e, *id.*, 1886-87, p. 367.

(2) *Med. Rev.* de New-York, 1891, XL, p. 270.

(3) *Centrabl. für. Bact.*, 1889, V, p. 433 et 465.

(4) *Th. de Paris*, 1891.

secondaire, causes de la complication; d'autres auteurs, comme D'Espine et Marignac (1), et Sieber-Schumoff (2), ont décrit des réactions spéciales au streptocoque retiré du sang des scarlatineux que ne donne pas le streptocoque vulgaire. La question est encore à l'étude.

Tout ce que nous savons de certain sur le poison scarlatineux, c'est qu'il est d'une ténacité extrême et qu'il conserve sa puissance infectante beaucoup plus longtemps que celui de la rougeole.

Il est probable aussi que le contage siège, pendant la période de desquamation, dans les écailles épidermiques qui se détachent de la peau du malade. C'est en effet pendant la période de la desquamation que la scarlatine paraît être le plus contagieuse; mais elle l'est également pendant la période d'éruption et peut-être aussi pendant les prodromes. Elle peut se transmettre lors même que l'éruption est nulle ou insignifiante et ne se manifeste que par une angine.

La contagiosité persiste assez longtemps; elle s'étend à toute la période de desquamation, et, si l'on en croit quelques faits rapportés par les auteurs, elle peut se continuer même au delà. Daly rapporte le cas d'un enfant qui infecta sa sœur après sept semaines de réclusion. Un malade observé par Sanné (3) et qui avait eu la scarlatine à Sedan, étant venu à Paris après sa guérison, transmit la maladie soixante-treize jours après le début des accidents.

La scarlatine s'observe quelquefois par cas isolés, mais sévit le plus souvent par *épidémies*. Ces épidémies présentent souvent un génie propre, tantôt bénin, tantôt malin ou caractérisé par la prédominance de certaines complications. De là la variabilité des opinions des anciens auteurs sur le pronostic de la scarlatine à une époque où, cette affection étant encore peu étudiée, chacun jugeait d'après le degré de gravité de l'épidémie dont il avait été témoin.

Les épidémies de scarlatine se distinguent de celles des

(1) *Arch. de méd. exp.*, 1892, p. 458.
(2) *Arch. des Sc. biol.* de St-Pétersbourg, 1892, I, p. 265
(3) Art. SCARLATINE, du *Dict. encycl. des Sc. méd.*, *1879.*

autres fièvres éruptives par la lenteur avec laquelle elles se développent et disparaissent, aussi ont-elles en général une longue durée ; dans les grandes villes la scarlatine ne disparaît jamais complètement.

Causes prédisposantes. — *Age.* C'est dans la seconde enfance qu'on observe le plus de sujets atteints de scarlatine ; elle sévit principalement de trois à dix ans et surtout de six à dix ans, époque de la vie scolaire. Les très jeunes enfants y sont moins exposés ; on voit souvent des nourrisons rester indemnes au milieu d'une épidémie de scarlatine qui frappe leurs alentours et même leur mère qui les allaite. Cette immunité du premier âge n'est cependant point absolue. Bernouilli, de Bâle, a observé la scarlatine chez un petit garçon de trois semaines et chez une petite fille de deux mois. Baillou et d'autres ont rencontré des cas de scarlatine congénitale chez les enfants dont la mère était atteinte de la maladie.

Le *sexe* ne paraît jouer aucun rôle important ; d'après quelques statistiques, les garçons sont atteints de la scarlatine un peu plus souvent que les filles, ce qu'il faut attribuer à leur genre de vie, qui les expose davantage aux chances de contagion.

La scarlatine est de toutes les *saisons*, et on a vu les épidémies débuter dans toutes les périodes de l'année. Elle s'observe sous tous les *climats* ; mais il est certains pays, l'Angleterre en particulier, où elle est particulièrement fréquente et où les épidémies revêtent souvent une gravité exceptionnelle ; il y a peut-être là une question de race plutôt que de climat, et une prédisposition spéciale de la race anglo-saxonne, car la scarlatine observée sur des Anglais à l'étranger a paru plus grave que chez les habitants du pays.

Aucun *tempérament* ne confère l'immunité contre la scarlatine ; d'après Stoll, Rilliet et Barthez, la maladie atteint de préférence les sujets lymphatiques, les enfants blonds à peau fine et doués d'une intelligence précoce.

Les *tuberculeux*, d'après Rilliet et Barthez, prennent rarement la scarlatine ; Sanné, sur 86 cas de scarlatine secondaire, n'en a trouvé que 7 chez des tuberculeux, bien qu'il observât dans un service d'hôpital où les phtisiques sont nombreux.

Le *traumatisme* a été considéré comme une cause de scarlatine; les scarlatines traumatiques signalées pour la première fois en 1864 par Paget ont été surtout observées en Angleterre, où un certain nombre de cas en ont été publiés; Trélat en France, Riedinger, Treub et Hoffa en Allemagne, en ont aussi fait connaître quelques exemples. Il s'agit généralement de scarlatines qui ont éclaté peu de jours après une plaie ou une opération, parfois le jour même (Soerensen), et, dans plusieurs cas, l'éruption a débuté au voisinage de la plaie. On peut se demander si le traumatisme a ouvert une porte d'entrée à l'infection scarlatineuse ou s'il a seulement hâté l'apparition de l'éruption. La question est encore à l'étude, mais il s'agit évidemment de faits de contagion : en effet, il résulte d'une communication de Marsh au Congrès des sciences médicales de Londres (1881) que la scarlatine chirurgicale était fréquente à « Children's Hospital » tant que les opérés étaient traités sous le même toit que les scarlatineux, tandis qu'elle est devenue fort rare depuis que ceux-ci sont isolés dans un bâtiment séparé et que les cas de scarlatine dite chirurgicale ont été plus fréquents pendant les épidémies de scarlatine qu'à toute autre époque. Il faut ajouter cependant que la maladie n'a pas toujours les allures franches de la scarlatine régulière; le début en est plus soudain, et l'angine est souvent peu prononcée. Le diagnostic reste alors incertain; aussi plusieurs des cas attribués à la scarlatine chirurgicale étaient-ils très probablement des érythèmes toxiques ou septicémiques, et nous estimons qu'on ne doit considérer comme de véritables scarlatines chirurgicales que celles qui s'accompagnent d'une angine et sont suivies d'une desquamation tardive.

Une attaque de scarlatine détruit en général la prédisposition à contracter de nouveau la maladie; cependant la scarlatine peut récidiver. Il faut distinguer les *récidives* des cas où une nouvelle poussée éruptive se montre avant que la fièvre soit tombée et des *rechutes* observées pendant la période de desquamation et dont il sera question plus loin. Les récidives vraies, qui ne se montrent qu'après la guérison complète de la maladie, dans les années qui la suivent, sont exceptionnelles; cependant, on en trouve des exemples nombreux ; Kœrner (1) a pu en réunir 79 observations. Quelques auteurs (Stiebel, Jahn) ont même constaté des cas où la scarlatine se serait reproduite avec tous ses symptômes quatre ou même sept fois de suite.

ANATOMIE PATHOLOGIQUE. — Les lésions de la *peau*, dans la scarlatine, sont constituées par une congestion du derme, qui varie avec l'intensité de l'éruption et qui va quelquefois jusqu'à la production de l'œdème de la peau. Dans l'examen de la peau d'un enfant scarlatineux faite par Rémy (2), les lésions les plus évidentes étaient une dilatation des capillaires du derme avec agglomération de globules blancs. Il est probable que c'est sous l'influence d'une exsudation très abondante dans les couches de l'épiderme que celui-ci se détache et que se produit la desquamation si caractéristique de la scarlatine. L'éruption miliaire, les ampoules observées quelquefois sur la peau des scarlatineux, paraissent être également sous la dépendance de la congestion cutanée.

La portion supérieure de la muqueuse du *tube digestif* (pharynx, langue) est le siège d'une congestion plus ou moins intense, qui peut aller jusqu'à l'inflammation et s'accompagner d'une exsudation abondante.

L'*estomac* et l'*intestin* ne paraissent pas présenter, dans les cas légers, d'altérations notables ; mais, chez des sujets ayant succombé à la scarlatine maligne, on a trouvé la muqueuse de ces organes très congestionnée, son épithélium en état de desquamation et sa consistance plus ou moins ramollie ; les glandes en tube étaient distendues par de petites cellules ou de la matière granulo-graisseuse (Fenwick).

Le *système lymphatique* est celui qui présente les altérations les plus importantes ; non seulement les amygdales et les ganglions cervicaux, mais encore les ganglions mésentériques, la rate, les plaques de Peyer et les follicules clos de l'intestin sont, dans la majorité des cas, notablement tuméfiés.

(1) *Jahrb. f. Kinderheilk*, 1876.
(2) *Soc. anatomique*, 9 avril 1880.

Le *foie* présente parfois les lésions de l'hépatite interstitielle.

Les *séreuses* peuvent présenter des lésions inflammatoires qui seront mentionnées à propos des complications; ces lésions ne présentent rien de spécial dans la scarlatine, sauf l'existence de la suppuration, plus fréquente que dans les inflammations primitives des mêmes organes.

Les *reins* sont souvent le siège d'altérations; cependant ces organes ne sont pas toujours atteints dans la scarlatine, comme l'ont admis quelques auteurs, et il est probable que, dans les cas exempts de complications, ils restent complètement sains. Foot a constaté leur intégrité absolue à l'autopsie de deux scarlatineux.

La néphrite scarlatineuse rentre dans la classe des néphrites mixtes; elle est caractérisée par sa localisation primitive dans le glomérule (*glomérulite*) et par la prolifération, la tuméfaction trouble et la dégénérescence graisseuse des cellules de la capsule de Bowman; elle est souvent hémorragique et s'accompagne habituellement d'un œdème congestif de la trame conjonctive du rein.

DESCRIPTION. — La scarlatine présente tantôt une marche régulière et une série de symptômes, toujours les mêmes, tantôt des anomalies plus ou moins considérables dans la succession ou l'intensité de ses divers symptômes; de là l'obligation de décrire successivement la *scarlatine régulière* et les *anomalies de la scarlatine.*

Scarlatine régulière. — Incubation. — Le temps qui s'écoule entre le moment où se contracte la scarlatine et celui où elle se manifeste est difficile à préciser, l'inoculation, qui serait le seul moyen de l'établir exactement, n'ayant donné que des résultats douteux. Les cas où le moment de la contagion a pu être établi avec précision ont donné des chiffres variables; dans quelques-uns, dont l'un appartient à Trousseau, l'incubation n'aurait duré que vingt-quatre heures; d'autres auteurs ont vu la scarlatine apparaître au bout de deux, trois ou quatre jours. Dans la majorité des cas, la période d'incubation ne dépasse pas sept à huit jours, mais on l'a vue quelquefois se prolonger au delà. Elle est moins longue que dans les autres fièvres éruptives.

Invasion. — Cette période est généralement très courte ; elle peut même échapper complètement à l'observation, la scarlatine n'étant reconnue qu'au moment de l'éruption. Cependant, le plus souvent, l'enfant accuse des symptômes plus ou moins intenses avant l'apparition de l'exanthème.

C'est d'abord un mouvement fébrile bien marqué, avec frissons et nausées et quelquefois des vomissements, de la céphalalgie et une agitation qui peut aller jusqu'au délire, même dans des cas qui resteront bénins. Il est rare, même chez les petits enfants, d'observer à ce moment des convulsions. Les épistaxis, la diarrhée sont exceptionnelles; on observe plus souvent de la constipation. La fièvre présente, en général, une intensité remarquable dès le début ; la température dépasse parfois 40° le premier jour et le pouls 150 pulsations. La peau est sèche et brûlante.

En même temps, l'enfant accuse de la sécheresse et une douleur au fond de la gorge, qui se manifeste surtout au moment où il avale, et l'inspection fait constater une rougeur assez vive du voile du palais et des amygdales, qui sont déjà quelquefois légèrement tuméfiées.

Éruption. — L'éruption caractéristique de la maladie se montre, comme nous l'avons dit, très rapidement, souvent dès le premier jour, rarement plus tard que le second dans la scarlatine régulière. Si l'éruption est retardée, on doit redouter une scarlatine anomale.

C'est, en général, sur la partie antérieure du cou et supérieure de la poitrine, sur le tronc ou sur l'abdomen qu'elle apparaît en premier lieu pour s'étendre de là assez rapidement sur le reste de la surface cutanée. Elle se montre sous forme d'un érythème diffus ou formé de larges plaques rouges, non saillantes, tendant à s'unir par leurs bords. Ces plaques, tout à fait irrégulières, ne sont pas nettement circonscrites, mais se confondent à leur périphérie avec la rougeur moins foncée des parties de la peau non encore envahies. Leur coloration n'est pas uniforme; elles présentent, sur un fond rose vif, une multitude de petits points plus foncés, qui leur donnent un aspect granité caractéristique. Quand ces plaques se sont réunies, la surface du corps tout entière, d'un rouge pourpre, semble avoir été barbouillée avec du jus de framboises. Si l'on vient à promener le doigt ou l'extrémité de l'ongle sur la peau, la rougeur s'efface et on obtient une ligne d'un blanc net, tranchant avec la coloration des parties voisines, mais qui ne tarde pas à disparaître.

A la face, l'éruption est quelquefois peu marquée, ou bien sa teinte, plus uniforme qu'ailleurs, pourrait facilement être prise pour la coloration habituelle de la fièvre, si l'on n'examinait en même temps le reste du corps. Dans quelques régions, où la peau est très fine, comme l'abdomen, les plis articulaires, les aines, la nuance est particulièrement foncée, et c'est là que, dans les cas douteux, on reconnaît le plus vite la présence de l'exanthème.

L'éruption croît, en général, en étendue et en intensité pendant deux ou trois jours; elle prend une teinte d'un rouge pourpre tirant sur le violet et se maintient à son apogée pendant un ou deux jours au plus, puis elle tend à diminuer, le pointillé disparaît, la rougeur s'efface progressivement et la peau reprend sa teinte normale, mais reste sèche et rugueuse. C'est généralement vers le sixième jour que l'érythème a complètement disparu; quelquefois, il persiste un peu au delà; Rilliet et Barthez ne l'ont jamais vu dépasser le dixième jour.

Il se développe très souvent pendant l'éruption de petites *vésicules miliaires* sur le cou, la poitrine, les parties inférieures de l'abdomen. Ces vésicules, transparentes au début, deviennent rapidement opalines, puis se dessèchent au bout de deux ou trois jours. Elles sont probablement le résultat de la vive hypérémie cutanée qui accompagne l'éruption et n'ont pas de valeur pour le pronostic. Elles manquent souvent au-dessous de cinq à six ans.

Lorsque la poussée exanthématique est très intense, elle s'accompagne parfois d'une tuméfaction de la peau surtout manifeste au visage, où elle gêne les mouvements des paupières, et au niveau des pieds et des mains; les doigts sont gonflés et difficiles à mouvoir. Ce phénomène disparaît rapidement avec l'éruption.

L'apparition de l'exanthème scarlatineux ne s'accompagne d'aucune rémission dans les autres symptômes de la maladie.

L'angine va en augmentant; on constate une rougeur générale et uniforme des piliers et des amygdales; celles-ci sont augmentées de volume, la déglutition est douloureuse. Cette douleur manque cependant quelquefois, aussi ne faut-il jamais négliger l'examen de la gorge chez un enfant suspect de scarlatine. Au bout de deux ou trois jours, on aperçoit souvent sur les amygdales une sécrétion pultacée peu adhérente; les ganglions sous-maxillaires sont plus ou moins tuméfiés et douloureux à la pression. Ces symtômes s'atténuent, puis disparaissent à partir du cinquième jour de la maladie, s'il ne survient pas de complication.

La langue est au début recouverte d'un enduit blanc jaunâtre sur la partie centrale, tandis que sur les bords et la pointe elle est d'un rouge vif, puis elle se dépouille; toute sa surface présente alors une rougeur framboisée et un aspect velouté dû à la saillie des papilles. Les lèvres sont rouges, sèches, couvertes de croûtes, quelquefois ulcérées et saignantes.

L'anorexie et la constipation persistent; les vomissements du début cessent en général après l'apparition de l'éruption.

La fièvre est remarquable par la rapidité avec laquelle elle peut atteindre une grande élévation et par la persistance avec laquelle elle s'y maintient. Le thermomètre marque quelquefois 40° le premier jour, continue à monter lentement les jours suivants avec de légères rémissions le matin et peut s'élever jusqu'à 41°, même 42° et 43° (43°,3, Boning). La scarlatine est la maladie dans laquelle on peut observer les températures les plus élevées, sans que le pronostic soit nécessairement fatal : c'est ainsi que Bloch et Vicente ont vu guérir (1) un enfant de cinq mois chez lequel le thermomètre avait atteint 43°.

La défervescence se fait graduellement; le thermomètre descend d'un quart de degré à un degré d'un matin à l'autre avec une légère exacerbation dans la soirée, et revient ainsi lentement normale ; il n'y a pas une chute

(1) *Revue mens. des mal. de l'enf.*, 1885, p. 453.

brusque de la température comme dans d'autres affections aiguës. Exceptionnellement cependant, la fièvre peut suivre une marche différente ; elle s'élève graduellement au début ou tombe rapidement (Henoch).

Dans les cas légers, la fièvre est modérée ; elle peut rester dans tout le cours de la maladie au-dessous de 40° et même faire presque entièrement défaut.

Le pouls suit généralement les oscillations de la température ; quelquefois seulement une grande fréquence des pulsations peut coïncider avec une chaleur modérée ou persister après le retour à la température normale.

L'urine est très colorée et peu abondante ; sa quantité ne redevient normale qu'à la fin de l'éruption ; la proportion d'urée qu'elle renferme est également diminuée.

L'hypertrophie de la rate a été signalée par Litten comme un symptôme très fréquent, surtout dans les cas graves de scarlatine.

Quand la maladie est légère, les symptômes généraux sont peu marqués, le sommeil est un peu agité, l'anorexie persiste, la soif est vive, mais, si la fièvre est intense, on observe souvent de l'anxiété, de la somnolence, de l'agitation, une céphalalgie vive, du délire ou même des convulsions ; on a vu quelquefois des malades succomber rapidement à l'intensité des accidents nerveux et à l'élévation de la température, sans que rien au début ait révélé la malignité de la maladie.

Desquamation. — L'éruption une fois terminée, la peau devient le siège d'une desquamation générale. Lorsque la fièvre et la poussée exanthématique ont été vives, l'épiderme peut même commencer à se détacher au visage et au cou avant que la rougeur et l'élévation de la température aient complètement disparu. Si la maladie a été légère, il se passe au contraire quelques jours avant que la desquamation commence, et ce n'est parfois que deux semaines après la fin de l'éruption qu'elle est générale.

La peau commence généralement à se dépouiller sur les parties par lesquelles l'éruption a débuté et qui ont pâli les premières, c'est-à-dire sur le cou, la poitrine, l'abdomen, la face ; la desquamation des membres, celle des pieds et des mains, se fait la dernière.

L'épiderme se ride en formant de petites saillies sèches

et parcheminées, grosses comme une tête d'épingle, qui s'agrandissent, se réunissent souvent aux exfoliations voisines et se déchirent par leur centre, laissant à découvert une couche nouvelle d'épiderme, entourée par une collerette de minces écailles dues à l'épiderme détaché. Peu à peu les surfaces desquamées se rejoignent, s'étendent, les écailles tombent, et la peau reprend son aspect normal. Quelquefois l'épiderme se détache, sans se rompre, en larges plaques formant sur la peau un revêtement inégal et rugueux, d'un aspect opalin, qui finit par se déchirer et tomber en lambeaux. C'est surtout dans les régions où l'épiderme est épais, comme la plante des pieds ou la paume des mains, qu'on observe cette forme de la desquamation. On peut quelquefois enlever comme un doigt de gant tout le revêtement épidermique de la dernière phalange des doigts, et on a vu l'ongle entier tomber avec l'épiderme. Ce mode de desquamation est spécial à la scarlatine et permet de reconnaître l'existence de cette maladie longtemps après que l'éruption a disparu.

La desquamation est généralement en rapport avec la durée et l'intensité de la maladie, et dans les scarlatines légères elle est de peu d'importance ; cependant on a vu parfois une exfoliation abondante succéder à une éruption presque insignifiante ou se montrer dans des régions qui n'avaient pas même été rouges. On a cité quelques cas où la desquamation aurait manqué complètement, mais ils sont tout à fait exceptionnels.

La durée de la desquamation varie en général entre dix et trente jours, mais elle peut se prolonger beaucoup au delà, même jusqu'au soixante-dixième jour, comme dans un cas cité par Trousseau. Dans quelques cas, on a observé plusieurs desquamations successives (Sydenham). Pendant que l'épiderme se détache, la gorge et la langue se dépouillent également de leur épithélium.

L'enfant se rétablit rapidement après la disparition de l'éruption ; l'appétit et l'entrain reparaissent ; l'apyrexie est complète, s'il ne survient pas de complications, et souvent, sauf un peu de pâleur, le malade, pendant qu'il desquame, paraît être en parfaite santé ; il est cependant encore sous la menace d'une néphrite et d'une anasarque scarlatineuses, et son état exige la surveillance du médecin jusqu'au renouvellement complet de l'épiderme.

Pendant les premiers jours de la desquamation, la quantité de l'urine et la proportion de l'urée qu'elle renferme, sont généralement augmentées, mais cet état n'est que passager.

Rechutes. — On observe dans quelques cas pendant la desquamation ou peu après sa terminaison, dans la quatrième on cinquième semaine à partir du début de la maladie, une nouvelle poussée éruptive, et l'on voit réapparaître tous les symptômes de la scarlatine. La rechute est tantôt moins, tantôt plus grave que la première atteinte de la maladie; souvent elle se termine fatalement. Les rechutes ont été surtout observées chez des enfants de 7 à 14 ans. Elles sont du reste très exceptionnelles.

Thomas a décrit sous le nom de *pseudo-récidive* l'apparition d'une poussée exanthématique légère et passagère dans la seconde ou la troisième semaine de la maladie, lorsque la fièvre n'était pas encore tout à fait tombée. Il s'agit évidemment dans ces cas d'une prolongation de la poussée éruptive primitive et non d'une véritable rechute.

On peut observer aussi exceptionnellement, immédiatement après la chute de la fièvre qui avait accompagné l'éruption ou quelques jours après, une nouvelle poussée fébrile sans exanthème, durant de quelques jours à deux semaines, qui paraît être indépendante de toute complication. Cette hyperthermie scarlatineuse secondaire, signalée par Thomas, a été observée par Gumprecht (1) chez treize enfants chez lesquels elle se termina en général favorablement sans avoir été accompagnée de symptômes graves. Dans trois cas observés par Bouveret (2) chez des jeunes gens ayant dépassé l'âge de seize ans, elle revêtit une intensité plus grande, rappelant celle du rhumatisme cérébral, mais guérit cependant sous l'influence des bains froids.

Anomalies. — Les anomalies observées dans les symptômes de la scarlatine peuvent porter isolément ou simultanément sur les trois facteurs principaux qui constituent

(1) *Deutsche med. Wochenschrift*, 1888, p. 540.
(2) *Rev. de méd.* Avril 1892, p. 286.

cette affection, c'est-à-dire sur l'*éruption*, sur l'*angine* et sur les *symptômes généraux*.

1° **Anomalies dans l'éruption**. — Quelquefois l'érythème, au lieu de s'étendre uniformément sur la peau, se présente sous forme de taches plus ou moins larges qui restent isolées pendant toute la durée de l'éruption (*scarlatina variegata*) ; cette forme de l'exanthème reste souvent limitée à une partie du corps, comme le voisinage des coudes et des genoux, tandis qu'elle est normale sur le reste de la surface cutanée.

D'autres fois l'éruption peut être papuleuse (*scarlatina papulosa*) ; elle débute par l'apparition de petites élevures d'un rouge sombre faisant saillie à la surface de la peau, qu'elles rendent rude au toucher ; cette forme est quelquefois embarrassante pour le diagnostic, surtout si elle ne s'accompagne pas d'une angine bien manifeste ; dans un cas que nous avons observé, nous ne reconnûmes la scarlatine que parce que la maladie fut suivie de desquamation et fut transmise à une sœur du petit malade.

Quelquefois l'*éruption miliaire* est très confluente, les vésicules se réunissent entre elles et forment de véritables *phlyctènes* semblables à celles qui succèdent aux brûlures.

La rougeur cutanée peut être anomale par son intensité ; dans quelques formes graves de la scarlatine, la peau présente une coloration violacée, qui persiste jusqu'à la mort, malgré un commencement de desquamation ; cet exanthème s'accompagne d'une fièvre vive et de l'ensemble des symptômes généraux que nous décrirons à propos des formes malignes.

Dans d'autres cas, on voit l'éruption s'accompagner ou être précédée d'une poussée pétéchiale ou d'un véritable purpura ; l'enfant est pris en même temps d'épistaxis, d'hématurie, ou d'hémorragies intestinales ; les amygdales, les gencives prennent une teinte foncée ; cette *scarlatine hémorragique*, plus rare que les formes analogues de la rougeole et de la variole, s'accompagne des symptômes généraux les plus alarmants et est d'un pronostic presque toujours fatal ; elle n'a guère été observée que dans les épidémies de scarlatine maligne.

Enfin l'éruption scarlatineuse peut être extrêmement atténuée et ne se manifester que par un érythème passager, limité au cou, à la poitrine ou à l'abdomen, et difficile à distinguer de la teinte naturelle des téguments. Le diagnostic ne pourra alors se fonder que sur les antécédents, sur l'existence de l'angine et plus tard sur celle de la desquamation qui manque rarement complètement.

Ces cas où l'éruption est presque nulle ou fait même complètement défaut (*scarlatine fruste* de Trousseau), sont souvent très bénins et ne s'accompagnent que d'une légère réaction fébrile. Ils peuvent néanmoins se compliquer de néphrite et d'anasarque et sont aussi contagieux que les scarlatines les plus intenses. D'autres fois la forme fruste s'allie aux accidents de la scarlatine maligne ou à des manifestations angineuses. Il semble, dans ce dernier cas, que tout l'effort du poison scarlatineux se soit porté sur la muqueuse du pharynx.

Les éruptions atténuées s'observent également quand la scarlatine survient chez des enfants chétifs ou comme complication d'une affection chronique.

2° **Anomalies dans l'angine.** — Elles ne sont tantôt que l'exagération des symptômes habituels de l'angine scarlatineuse qui vient prendre la première place dans le syndrome pathologique (*forme angineuse*) ; tantôt la pharyngite prend les caractères de l'angine diphtérique qui vient s'ajouter à la maladie primitive (*forme diphtérique*) ; tantôt, enfin, elle se complique de gangrène du pharynx ou des amygdales (*forme gangréneuse*). Nous étudierons successivement ces trois formes, et nous ne mentionnons ici que pour mémoire le cas où l'angine est très atténuée ou fait complètement défaut. Ce dernier cas est tout à fait exceptionnel. Sanné en a cependant observé deux exemples. Parfois aussi, mais très rarement, l'angine survient après l'exanthème ; Cadet de Gassicourt en a signalé un cas.

Forme angineuse. Lorsque l'angine prend un développement exagéré, elle se manifeste dès les premiers jours par une douleur plus ou moins vive dans la déglutition ; cette douleur est extrême dans certains cas, et le malade est incapable d'avaler les aliments solides. Le fond de la gorge présente une rougeur violacée, foncée, quelquefois limitée à une partie de la muqueuse et un gonflement considérable portant surtout sur les amygdales, qui sont le plus souvent inégalement tuméfiées. Le gonflement va quelquefois jusqu'à gêner la respiration et provoquer de la toux. L'enfant éprouve un besoin continuel de cracher, son haleine est fétide, sa voix est nasonnée, les mouvements du cou sont douloureux. Les amygdales se recouvrent bientôt d'un dépôt blanc pultacé ou de véritables fausses membranes qui peuvent s'étendre au voile du palais et à la paroi postérieure du pharynx; parfois les amygdales s'ulcèrent. On ne constate à ce moment à l'examen bactériologique que la présence de streptocoques et presque jamais celle du bacille de Loeffler (Heubner, Bourges).

Cette angine survit en général à l'éruption; elle peut s'étendre jusqu'à la troisième semaine, se compliquer d'épistaxis et d'accidents adynamiques et revêtir une gravité extrême. Elle présente cette intensité anormale surtout dans les cas où la poussée exanthématique est très marquée. Quelquefois cependant elle semble faire à elle seule tous les frais de la maladie; l'éruption est retardée parfois jusqu'au huitième jour ou bien insignifiante; nous avons déjà dit que les scarlatines frustes s'observent quelquefois dans la forme angineuse.

L'angine scarlatineuse, même dans les cas où elle n'est pas violente, peut s'accompagner d'une tuméfaction considérable des ganglions cervicaux; ceux-ci s'abcèdent parfois simultanément ou successivement et donnent lieu à une suppuration prolongée (*bubons scarlatineux*). Quelquefois la tuméfaction ganglionnaire prend de telles proportions qu'elle gêne la respiration et peut même déterminer la mort par asphyxie (Mondière).

L'inflammation se propage habituellement au tissu cellulaire avoisinant; quelquefois on voit s'y développer, surtout chez les enfants chétifs ou déjà affaiblis par la maladie, un *phlegmon diffus*. Cette complication s'annonce par un retour de la fièvre qui s'accompagne de symptômes d'adynamie; bientôt on voit se former sous l'angle de la mâchoire une tuméfaction molle et œdémateuse qui peut s'étendre jusqu'à la clavicule et qui au bout de quelques jours devient fluctuante en plusieurs points; la peau à son niveau, d'abord pâle et luisante, s'amincit, rougit, s'ulcère et livre passage à un pus fétide mélangé à des lambeaux de tissu cellulaire gangrené. Le petit malade succombe au bout de quelques jours à la septicémie ou à un épuisement cachectique. Quelquefois il est emporté par une hémorragie foudroyante à la suite de l'ulcération des veines jugulaires ou des carotides [Gross (1), Baader (2)]. Dans un cas rapporté par Roth (3), un enfant de quatre ans mourut subitement au milieu d'une hémorragie buccale de médiocre abondance, le quinzième jour d'une scarlatine grave, avec otorrhée et diphtérie bénigne ; l'autopsie révéla une perforation de l'œsophage et de l'aorte thoracique due à un ganglion suppuré.

Parfois la scarlatine est suivie, même chez des sujets non scrofuleux, d'un engorgement ganglionnaire chronique du cou qui peut se terminer par une adénite suppurée après un temps plus ou moins long.

Forme diphtérique. La diphtérie n'apparaît pas en général dès le début de la scarlatine ; c'est du septième au neuvième jour de la maladie, lorsque la fièvre diminue ou est tombée et que l'éruption a disparu, qu'on voit survenir cette redoutable complication ; de là le nom d'*angine tardive* qui lui a été donné. Elle s'annonce par le gonflement des ganglions du cou ; les amygdales se recouvrent de fausses membranes épaisses et abondantes qui se propagent à la muqueuse du nez ; l'haleine prend une fétidité extrême, et il s'écoule par les narines un pus sanieux ; quelquefois la diphtérie s'étend à l'orifice glottique, et l'enfant peut succomber aux accidents du croup; cependant cette terminaison est plutôt rare. Le plus souvent la maladie prend les caractères de la diphtérie infectieuse ; la fièvre se rallume, s'accompagne de délire et de prostration, et le malade peut être emporté en trois ou quatre jours. La terminaison est fatale dans la majorité des cas.

L'angine tardive s'observe assez communément dans les hôpitaux d'enfants où les scarlatineux sont trop souvent traités dans les mêmes salles que les enfants atteints de croup ou d'angine couenneuse : elle a également caractérisé un certain nombre d'épidémies de scarlatines, comme celles observées par Huxham, Guérétin, etc.

(1) *Arch. gén. de méd.*, nov. 1871.
(2) *Correspondenzbl. für schweizer Aerzte*, 1875, n° 21.
(3) *Ibid.*, 1878, n° 24.

Sur 605 cas de scarlatine recueillis par Sanné, la diphtérie s'est montrée dans 95.

Forme gangreneuse. L'angine gangreneuse, complication du reste fort rare, appartient aux formes les plus graves de la scarlatine et peut compliquer l'angine diphtérique. Les amygdales ou le pharynx sont frappés isolément ou simultanément de sphacèle, et ces accidents sont souvent suivis d'une gangrène de la bouche, de la vulve, du pourtour de l'anus ou d'autres organes. Ils se terminent presque toujours fatalement ; cependant, quand la mortification des tissus se limite et se borne à produire une simple escarre du pharynx ou des amygdales, on ne doit pas désespérer de la guérison. La gangrène est du reste beaucoup plus rare dans la scarlatine que dans la rougeole.

3° **Anomalies dans les symptômes généraux.** — Nous avons déjà mentionné les cas où la fièvre est très modérée et où la maladie se borne à l'apparition d'un érythème de courte durée accompagné d'une légère angine. Dans quelques cas, des symptômes gastro-intestinaux s'ajoutent aux manifestations habituelles de la scarlatine, et l'enfant présente, en même temps que l'éruption, des signes d'embarras gastrique (*forme muqueuse*) ou une diarrhée souvent assez intense (*forme intestinale*). Cette diarrhée peut se montrer à une époque quelconque de la maladie; lorsqu'elle survient dès la période d'invasion, elle retarde quelquefois l'éruption, qui se montre à son apparition peu intense ou incomplète.

A côté de ces formes bénignes, il en est d'autres où les symptômes généraux revêtent une acuité extrême, modifient complètement le tableau ordinaire et la marche de la scarlatine, et amènent le plus souvent rapidement une terminaison fatale. Ces formes qui s'observent le plus fréquemment dans les épidémies graves, ont été décrites sous le nom commun de *scarlatine maligne*, mais, par la diversité de leurs allures, elles peuvent être divisées en variétés nombreuses.

Quelquefois les accidents éclatent dès la période d'invasion et peuvent emporter le malade avant même que l'éruption se soit montrée (*forme foudroyante*). La maladie débute par une fièvre d'une intensité extrême; c'est dans ces cas qu'on a vu la température atteindre ou même dépasser 43 degrés ; en même temps surviennent de l'agitation, du délire, des convulsions, de la contracture ou du trismus; à ces symptômes se joint souvent une dyspnée considérable, que l'état des organes thoraciques ne peut expliquer. Enfin, l'enfant tombe dans un coma profond, bientôt suivi de la mort ; quelquefois celle-ci survient le jour même du début des accidents, et il est rare que la vie persiste au delà du second jour.

Dans d'autres formes malignes, la terminaison fatale est amenée par l'algidité après une diarrhée incoercible (*forme algide*) ou elle succède sans convulsions à un état de collapsus précédé de lipothymies et de syncopes (*forme syncopale*).

La scarlatine maligne ne suit pas toujours une marche aussi rapide. Dans la *forme ataxique*, ce sont les symptômes nerveux, délire, convulsions, qui prédominent ; l'éruption est retardée, incomplète, sort mal, et la mort arrive avant la période de desquamation. Si les symptômes viennent à s'amender, la guérison est possible, mais trop souvent apparaît alors une angine grave, ou bien le petit malade tombe dans un état adynamique, l'éruption prend une teinte livide, et le délire persiste jusqu'à la fin avec des convulsions et des soubresauts des tendons.

Quelquefois l'adynamie se manifeste dès le début des accidents (*forme adynamique, typhoïde*) ; la scarlatine s'annonce par une céphalalgie intense, l'éruption n'apparaît que du second au quatrième jour, elle est livide et violacée, la fièvre est violente ; la mort arrive au milieu des symptômes typhoïdes après un temps plus ou moins long, parfois seulement au bout de plusieurs semaines.

Ces diverses formes de la maladie peuvent se compliquer des hémorragies que nous avons décrites plus haut, et qui constituent la *scarlatine hémorragique*.

On a décrit sous le nom de *forme tardive* une variété de la scarlatine maligne, dans laquelle les symptômes ataxiques n'apparaissent qu'au bout de quelques jours dans le cours d'une scarlatine qui avait paru suivre jusque-là sa marche normale; d'autres fois ce sont des accidents cardiaques, des lipothymies, une syncope, des phénomènes d'algidité, qui viennent emporter brusquement un scarlatineux dont l'état n'inspirait jusqu'alors aucune inquiétude.

Il est impossible de donner une description complète de toutes les formes que peut revêtir la scarlatine maligne, tant elles varient suivant les cas, mais ce qui les caractérise toutes, c'est une gravité extrême des phénomènes généraux dont aucune localisation ne peut rendre suffisamment compte. Pour quelques auteurs, les symptômes dits malins de la scarlatine seraient dus à une action spéciale du virus scarlatineux sur le cœur, mais le plus souvent les autopsies n'ont pas révélé d'altération notable de cet organe. L'hyperthermie, bien que fréquente dans la scarlatine maligne, ne peut pas expliquer tous les accidents, car il est des cas où la température ne présente pas une élévation exagérée. Il y a évidemment dans ces cas anomaux une action particulière du génie épidémique, analogue à celle qu'on a constatée dans beaucoup d'autres maladies infectieuses, mais dont la cause nous échappe.

COMPLICATIONS. — Un grand nombre d'affections peuvent compliquer la scarlatine; les unes en sont les complications spéciales en ce sens qu'elles surviennent plus particulièrement dans le cours ou à la suite de cette affection, d'autres plus rares ne sont que les complications banales de toutes les maladies infectieuses, enfin il en est d'autres dont l'apparition dans le cours de la scarlatine est toute fortuite et ne peut être considérée que comme le résultat d'une simple coïncidence. Nous étudierons successivement ces trois genres d'affections en insistant plus particulièrement sur les premières.

Les complications qu'on peut considérer comme plus spéciales à la scarlatine sont : la *diphtérie* et les *abcès ganglionnaires*, qui ont déjà été décrits à propos des anomalies de l'angine scarlatineuse, le *rhumatisme scarlatineux*, les *phlegmasies des séreuses* qui accompagnent quelquefois celui-ci ou qui peuvent survenir isolément, enfin la *néphrite scarlatineuse*.

Rhumatisme scarlatineux. — Cette complication s'observe souvent à la fin de la première semaine à partir du début de l'éruption ; d'autres fois, elle n'apparaît que pendant la période de desquamation ; dans un cas, elle se montra un mois après le début de l'éruption (Rendu).

C'est généralement par les jointures découvertes que

débute le rhumatisme scarlatineux, ce sont souvent les poignets qui se prennent les premiers ; aussi, pour Roger, cette complication est-elle toujours le résultat de l'impression du froid. Cependant il n'est pas rare de voir le rhumatisme commencer par un genou. Il peut rester limité à une seule jointure ou s'étendre à d'autres articulations, particulièrement à celles des doigts; il est plus fixe que le rhumatisme ordinaire, cependant il se généralise quelquefois et atteint successivement un grand nombre d'articulations. Dans quelques cas, il siège dans les jointures des vertèbres cervicales, principalement dans celle qui unit l'atlas à l'axis. Graves a rapporté quatre cas de cette localisation.

Les douleurs et la tuméfaction qui acccompagnent le rhumatisme scarlatineux sont parfois aussi marquées que dans le rhumatisme ordinaire, mais le plus souvent elles sont moins accusées, et ce n'est qu'en pressant sur les articulations malades qu'on détermine de la souffrance. La complication n'a généralement qu'une courte durée ; quelquefois elle ne dure pas plus de quarante-huit heures, mais on l'a vue se prolonger une ou deux semaines. La terminaison est presque toujours favorable.

Le rhumatisme scarlatineux peut se compliquer, surtout chez les enfants, comme les autres formes du rhumatisme, d'accidents du côté du cœur ; nous allons y revenir à propos des phlegmasies des séreuses.

Le rhumatisme musculaire, particulièrement le *torticolis*, a été également signalé dans le cours de la scarlatine.

La *chorée*, qui s'observe quelquefois aussi à la suite de cette maladie, paraît souvent liée au rhumatisme scarlatineux ; plusieurs observateurs l'ont vue succéder à cette complication.

La fréquence du rhumatisme scarlatineux est diversement appréciée : Trousseau considérait cette complication comme très commune; nous n'avons eu que rarement l'occasion de l'observer, si nous n'y faisons pas rentrer les douleurs articulaires qu'on observe si souvent dans la seconde semaine des scarlatines d'une certaine intensité et qui font partie du tableau de la maladie.

Nous en distinguons également les *arthrites purulentes*, qui sont une des manifestations de l'infection purulente dans le cours de la scarlatine; le pus de ces arthrites renferme en culture pure le streptocoque pyogène (Lenhartz, Heubner). Cette complication est presque toujours fatale, mais heureusement fort rare.

Phlegmasies des séreuses. — L'inflammation des séreuses cardiaques a été assez souvent signalée dans le cours de la scarlatine; tantôt elle accompagne un rhumatisme scarlatineux, tantôt elle survient isolément.

L'*endocardite scarlatineuse* est généralement légère et peut échapper à l'observation, si on n'ausculte pas avec soin le malade; elle atteint le plus souvent la valvule mitrale seule; elle guérit fréquemment chez les enfants sans laisser aucune trace. Nous avons observé un de ces cas de guérison complète et d'autres exemples semblables ont été rapportés par Blache, Roger, Larcher, Martineau. Cependant, l'endocardite scarlatineuse peut devenir quelquefois l'origine d'une affection chronique du cœur.

La *péricardite scarlatineuse* s'observe moins souvent que l'endocardite; elle est tantôt bénigne, tantôt au contraire purulente ou hémorragique, et est alors presque toujours fatale; ces formes graves sont très exceptionnelles.

La *pleurésie* se montre quelquefois dans le cours de la scarlatine; d'après Trousseau, elle serait assez commune; d'autres auteurs ne l'ont rencontrée que rarement; il est probable que sa fréquence varie suivant les épidémies. On l'a vue quelquefois coïncider avec le rhumatisme scarlatineux. Elle se développe, en général, rapidement et s'accompagne d'un épanchement assez abondant, mais les symptômes fonctionnels sont souvent peu accusés. La pleurésie scarlatineuse guérit habituellement; elle devient cependant souvent purulente, surtout dans les cas où la maladie primitive a présenté une grande intensité ou s'est compliquée de néphrite, mais même alors son pronostic n'est pas nécessairement fatal.

La *méningite* est une complication assez rare de la scarlatine, cependant les auteurs en rapportent quelques exemples. Cadet de Gassicourt a observé une méningite cérébro-spinale suppurée chez un petit garçon de huit ans et demi, dans la convalescence d'une scarlatine. Cette complication a été aussi signalée dans les premiers jours de la maladie.

La *péritonite* est rare dans la scarlatine ; elle a été quelquefois observée en même temps que les autres phlegmasies des séreuses ; elle s'accompagne alors d'un épanchement abondant ; son acuité est moindre que celle de la péritonite aiguë primitive.

L'*hydrocèle* de la tunique vaginale a été signalé quelquefois comme complication de la scarlatine (1) ; cette affection présente alors les caractères d'un épanchement passager qui disparait sans opération.

Néphrite scarlatineuse. — Cette complication est la plus fréquente de toutes celles qui succèdent à la scarlatine, et elle suffit souvent à faire reconnaître l'existence antérieure de cette maladie. Il faut la distinguer de l'albuminurie de la période d'éruption, qui est généralement peu abondante et ne s'accompagne pas d'anasarque ; cette dernière, qui est loin d'être constante, ne s'observe que dans les scarlatines à fièvre vive et disparait rapidement, même si elle est compliquée d'hématurie. Il n'y a pas de relation entre elle et la véritable néphrite scarlatineuse. Celle-ci est un phénomène de la période de desquamation ; elle se manifeste généralement dans la seconde ou la troisième semaine qui suit l'éruption et ne commence, pour ainsi dire, jamais après la sixième semaine.

Son début est quelquefois insidieux et peut passer inaperçu, si on n'examine pas journellement les urines ; la complication ne se reconnait alors que par l'apparition de l'anasarque, mais le plus souvent elle s'annonce par des symptômes plus ou moins marqués. Lorsque ceux-ci sont légers, on observe un peu de fièvre, des nausées, de l'insomnie, de l'agitation la nuit ; *la quantité d'urine diminue*, et l'œdème du tissu cellulaire apparaît. D'autres fois, le début de la néphrite est beaucoup plus accentué ; l'enfant est pris d'une douleur lombaire accompagnée d'une fièvre vive, de frissons, de vomissements ; l'urine devient rare et sanglante. Dans quelques cas, on observe une anurie complète qui peut persister pendant plusieurs jours, puis la miction se rétablit progressivement. L'urine renferme de notables proportions d'albumine et laisse déposer un

(1) Voir en particulier un cas relatif à un enfant de neuf ans, dans Depasse, *Revue mensuelle des maladies de l'enfance*, 1886, p. 403.

sédiment dans lequel le microscope fait reconnaître l'existence de globules blancs et rouges du sang, de cellules d'épithélium rénal et de cylindres fibrineux. En même temps ou peu après, on observe de la bouffissure au visage et de l'œdème des malléoles.

Si la complication est légère, la fièvre tombe au bout de quelques jours, les urines reprennent leur coloration naturelle et deviennent plus abondantes, mais elles sont encore albumineuses. La quantité d'albumine qu'elles renferment est assez variable ; quelquefois très minime, elle est le plus souvent de un à deux grammes par litre, et dépasse rarement cinq grammes. Cette proportion diminue progressivement et au bout de dix à quinze jours l'urine est redevenue normale. L'anasarque persiste quelquefois un peu plus longtemps ou bien disparaît avant l'albuminurie. Ces deux symptômes n'ont pas une corrélation constante, et il n'est pas rare d'observer, à la suite de la scarlatine, l'*anasarque sans albuminurie*.

D'autres fois, la maladie s'aggrave ; l'anasarque peut s'étendre à tout le corps. Les paupières, les mains sont le siège d'un œdème considérable ; des *épanchements séreux* se forment dans les plèvres, le péricarde, le péritoine, l'arachnoïde, ou bien on observe un *œdème des poumons*, qui se manifeste par de la dyspnée et des râles sous-crépitants. Cette dernière complication surtout est d'un pronostic grave et peut amener rapidement une terminaison fatale. Plus rarement, les plis aryténo-épiglottiques sont envahis par l'infiltration, et le petit malade est emporté par l'*œdème de la glotte*.

On observe aussi assez souvent, sous l'influence de la néphrite scarlatineuse, les *accidents encéphalopathiques* qui ont été attribués à l'urémie. Ces accidents éclatent de préférence lorsque l'anasarque est peu marquée, ils peuvent même parfois devancer l'apparition de celle-ci. Ils sont toujours précédés par une diminution brusque dans la quantité de l'urine et de ses produits excrémentiels. Leur début peut être insidieux. Quelquefois ils ne se manifestent que par de l'assoupissement et des troubles visuels, mais en général ils provoquent des attaques de convulsions précédées de céphalalgie et de vomissements. L'enfant est pris parfois d'accidents simulant en tous points une crise épileptique avec contractions toniques et stade de ronflement; plus souvent l'attaque se borne à des convulsions cloniques générales ou partielles, accompagnées de coma ou plus rarement d'un véritable délire maniaque. Ces attaques se suivent à des intervalles plus ou moins rapprochés et peuvent se répéter plusieurs jours de suite. Elles se terminent quelquefois par la mort ; plus souvent cependant elles cessent au bout de quelques jours, et le rétablissement est complet. Une statistique de 29 cas d'encéphalopathie albuminurique aiguë dans l'enfance, rapportée par Louis Monod, donne 22 guérisons et 7 morts ; sur 14 cas observés par Sanné, 5 seulement se terminèrent fatalement.

On a signalé, dans le cours de la néphrite scarlatineuse comme dans celui des autres néphrites, l'*hypertrophie du ventricule gauche* ; cette hypertrophie peut être insuffisante et se compliquer d'une *dilatation aiguë* du ventricule qui serait parfois une cause de mort rapide à la suite de la scarlatine. Nous avons observé comme premiers signes de l'insuffisance cardiaque une augmentation de la matité du cœur à droite et la présence d'un bruit de galop.

Dans quelques cas rares, la néphrite scarlatineuse, au lieu de disparaître, prend une marche chronique et devient l'origine d'une *maladie de Bright* persistante.

La néphrite scarlatineuse a été attribuée à l'action du froid; souvent, en effet, on peut en expliquer l'apparition par un refroidissement, mais dans bien des cas elle survient sans cause extérieure appréciable. En outre, sa plus grande fréquence dans certaines épidémies montre que le génie épidémique joue un rôle dans sa production. Elle est évidemment liée tout d'abord à l'élimination par les reins de l'agent infectieux, et peut-être aussi à la suppression plus au moins complète des fonctions de la peau pendant la période de desquamation; le refroidissement ne peut jouer dans son apparition que le rôle de cause occasionnelle.

Autres complications. — Parmi les complications plus rares de la scarlatine, nous mentionnerons :

La *glossite,* qui n'est que l'exagération de la tuméfaction de la muqueuse linguale habituelle dans la scarlatine (dans un cas observé par Sanné, la langue était largement ulcérée) ; les *abcès rétro-pharyngiens*, qui compliquent quelquefois l'angine scarlatineuse ; le *coryza*, qui peut coïncider avec une angine intense, ou se montrer sous forme d'*ozène*, pendant la convalescence ; la *pneumonie*, accident rare, observé surtout pendant la convalescence ; le *ramollissement de la cornée*, l'*érésipèle de la face*, des *gangrènes* diverses, la *leucorrhée* qui ont été signalés par quelques auteurs, mais sont exceptionnels.

Il est assez fréquent d'observer des *accidents du côté des organes auditifs* dans le cours ou à la suite de la scarlatine (Burckhardt-Merian, Gottstein). Ils sont dus quelquefois à une simple irritation de la muqueuse de l'oreille moyenne qui accompagne la pharyngite et se traduisent par un catarrhe ou une suppuration de la caisse du tympan qui se terminent presque toujours favorablement. Mais, lorsqu'ils sont constitués par une inflammation diphtérique de la muqueuse, leur pronostic est beaucoup plus grave : ils entraînent fréquemment la perforation ou la destruction complète du tympan ; ils sont suivis alors d'une otorrhée prolongée et d'une surdité plus ou moins complète et persistante qui, chez les petits enfants, peut amener la surdimutité. C'est également à la suite de l'otite scarlatineuse que l'on observe quelquefois la *carie du rocher*.

Pendant la convalescence de la scarlatine, on voit, comme à la suite d'autres affections fébriles, survenir des *abcès sous-cutanés*.

L'urticaire, des *paralysies* diverses, l'*amaurose*, la *tétanie*, ont été observées consécutivement à la scarlatine, mais moins souvent qu'à la suite d'autres maladies infectieuses. Taylor a vu un enfant succomber, quinze jours après le début d'une scarlatine, à une attaque d'hémiplégie due à une embolie cérébrale d'origine cardiaque.

Coïncidence avec d'autres affections. — Parmi les maladies qui ont été observées en même temps que la scarlatine, nous signalerons les autres *fièvres éruptives* dont la coïncidence a été surtout constatée dans les hôpitaux d'enfants où l'isolement n'est pas pratiqué. Il est rare que la scarlatine se développe en même temps que la *variole;* la plupart des cas cités comme des exemples de cette coïncidence n'étaient probablement que des faits de rash variolique scarlatiniforme; cependant Bez(1) en a rapporté quelques-uns qui semblent incontestables. La scarlatine peut aussi se compliquer de *rougeole* et de *varicelle*. Dans ces cas de coexistence des fièvres éruptives, d'après Bez, l'exanthème scarlatineux, bien que se montrant le premier, est en fait presque toujours une affection incidente secondaire. Les périodes d'incubation et d'invasion de la rougeole, de la variole et de la varicelle, étant beaucoup plus longues que celles de la scarlatine, il en résulte que l'éruption scarlatineuse a déjà disparu lorsque apparaît l'autre éruption. Dans les cas de rougeole et de scarlatine, les accidents locaux, les complications viscérales, sont le plus souvent de provenance scarlatineuse. Dans les cas de coïncidence de la variole et de la scarlatine, la variole est le plus souvent légère, les accidents secondaires qui peuvent survenir sont presque toujours dus à la scarlatine. Bez fait remarquer que, chez les enfants, le pronostic des scarlatines compliquées d'autres fièvres éruptives est toujours assez grave.

La *fièvre typhoïde* n'a guère été observée en même temps que la scarlatine; il n'en existe pas, d'après Sanné, d'exemple probant, mais on a vu quelquefois la scarlatine succéder à la fièvre typhoïde, sans que sa marche fût notablement modifiée.

Les *éruptions chroniques* de la peau et celles de la *gale* se suspendent en général pendant le cours de la scarlatine, pour reparaître peu après la guérison de cette maladie.

DIAGNOSTIC. — Le diagnostic de la scarlatine se fonde sur l'aspect spécial de l'éruption et sur l'existence de l'angine; il n'offre pas de difficulté dans les cas où ces deux symptômes sont bien marqués. Lorsque le médecin sera appelé après la disparition de l'exanthème, l'existence de la desquamation de la langue, puis plus tard celle de la peau et souvent l'apparition de l'anasarque et de l'albuminurie lui permettront de faire rétrospectivement le diagnostic.

La scarlatine n'est difficile à reconnaître que dans la

(1) *Th. de Paris*, 1877.

période d'invasion ou dans les cas où les symptômes caractéristiques sont anomaux, peu marqués ou font entièrement défaut. Les *scarlatinettes* sont souvent méconnues et causent parfois de désagréables surprises (anasarque, accidents urémiques) à la période de desquamation. Dans les cas douteux, c'est aux aines et aux aisselles qu'il faut chercher l'éruption ; c'est là son lieu d'élection.

Pendant la période d'invasion, l'intensité de la fièvre, les vomissements et la très rapide apparition d'une douleur au fond de la gorge permettront cependant le plus souvent de prévoir l'apparition de l'éruption scarlatineuse.

Au début d'une scarlatine maligne, les symptômes ataxiques ou adynamiques peuvent faire croire à une *méningite aiguë* ou à une *fièvre typhoïde*, et le diagnostic restera incertain jusqu'à l'apparition de l'exanthème et de l'angine ; cependant une hyperthermie considérable et l'existence d'une épidémie de scarlatine permettront déjà, dans biens des cas, de soupçonner le véritable caractère de la maladie.

Les autres fièvres éruptives ne peuvent être confondues avec la scarlatine.

La *rougéole* s'en distingue par la longueur de ses prodromes, par la congestion oculaire, le coryza et la bronchite qui l'accompagnent, par l'absence habituelle d'une véritable angine, et surtout par l'aspect si différent de l'éruption, qui est formée de taches disséminées, séparées par des intervalles de peau saine, au lieu d'être étalées en larges plaques confluentes comme dans la scarlatine.

La *variole* ne peut être confondue avec la scarlatine que lorsque l'éruption pustuleuse qui la caractérise est précédée d'un *rash scarlatiniforme*, mais, même alors, l'ensemble des phénomènes du début de la maladie, tels que la rachialgie, les pustules de la gorge, devront empêcher une confusion qui sera d'ailleurs rapidement dissipée par l'apparition des papules varioliques.

Les *érythèmes scarlatiniformes* donnent lieu souvent, au début, à des erreurs de diagnostic ; on les distinguera à l'absence d'angine et de desquamation de la langue, au peu d'intensité des symptômes généraux et au prurit dont ils s'accompagnent souvent et qui est généralement plus marqué que dans la scarlatine; ces éruptions sont d'ailleurs souvent symptomatiques d'une affection déjà reconnue, telle que la grippe, la septicémie, la diphtérie, ou sont provoquées par l'ingestion d'un médicament (belladone, antipyrine, quinine); dans ce cas, les commémoratifs éclaireront le diagnostic. Nous avons cependant observé chez une petite fille un cas d'érythème scarlatiniforme spontané, accompagné d'une fièvre si vive qu'il était impossible au début de ne pas le prendre pour une véritable scarlatine. L'absence d'une angine bien caractérisée et la chute rapide de la fièvre nous firent bientôt rectifier le diagnostic.

PRONOSTIC. — Le pronostic de la scarlatine est généralement peu grave; la terminaison de cette maladie est favorable dans la grande majorité des cas, mais cette bénignité habituelle souffre de nombreuses exceptions; dans quelques épidémies de scarlatine, la mortalité a été effrayante, et on peut dire que dans certains cas rien n'est plus perfide que cette affection; même dans des épidémies en apparence légères, il survient quelquefois des cas malins rapidement mortels.

Certaines conditions étiologiques aggravent également le pronostic de la scarlatine : c'est ainsi qu'elle est plus grave dans le très jeune âge que dans la seconde enfance et que la scarlatine secondaire a souvent une terminaison fatale. Nous avons dit que la question de race jouait aussi un certain rôle dans les chances de gravité de la maladie; c'est ainsi que la scarlatine est plus à redouter en Angleterre qu'en France, et dans la Suisse allemande qu'à Genève.

Parmi les symptômes qui doivent faire porter un fâcheux pronostic, il faut mentionner en premier lieu l'élévation extrême de la température; tant que le thermomètre reste au-dessous de 40°, il n'y a pas lieu de s'effrayer, mais, s'il atteint 41° et surtout s'il se maintient pendant quelque temps à une pareille hauteur, le danger est imminent; il l'est beaucoup moins si l'exacerbation thermique n'est que passagère. L'apparition de symptômes ataxiques, de syncopes, d'une diarrhée incoercible, d'hémorragies, tous phénomènes qui caractérisent les formes malignes, est aussi d'un pronostic très grave.

Parmi les complications, les phlegmasies suppurées, l'angine grave, la diphtérie, la gangrène, sont surtout redoutables. La néphrite scarlatineuse guérit le plus souvent, mais, lorsqu'elle amène une anasarque considérable, des épanchements dans les séreuses, de l'œdème pulmonaire ou des accidents d'encéphalopathie, le pronostic, sans être nécessairement fatal, est notablement aggravé. Enfin, la possibilité de l'établissement d'une affection organique du cœur, d'une maladie de Bright chronique, de troubles persistants de l'ouïe à la suite de la scarlatine, font que cette maladie ne doit jamais être considérée comme indifférente, et qu'il est du devoir de tout médecin d'en combattre la propagation par une sérieuse prophylaxie.

TRAITEMENT. — **Prophylaxie.** — Un certain nombre de médicaments, particulièrement la belladone, ont été vantés comme préservatifs de la scarlatine ; l'expérience a prouvé que leur action prophylactique est absolument illusoire. Le seul moyen d'empêcher la propagation de la scarlatine est de séquestrer rigoureusement les enfants atteints de cette affection jusqu'à la fin de la desquamation. C'est là un des principaux avantages de la réclusion de six semaines généralement imposée aux scarlatineux. Dans les hôpitaux, l'isolement des malades atteints de scarlatine, comme de toute autre affection contagieuse, doit être toujours pratiqué.

La désinfection de ceux qui sont guéris s'impose avant qu'ils soient admis à la libre pratique. On prescrira dans ce but, pendant quatre ou cinq jours de suite, un lavage à l'eau et au savon noir de tout le corps sans oublier le cuir chevelu (Sevestre) (1); cette opération sera suivie d'un grand bain tiède d'une demi-heure et terminée par une onction générale avec la vaseline boriquée. Après le dernier bain, donné hors de la chambre d'isolement, on habillera l'enfant de vêtements nouveaux, et il ne restera plus qu'à désinfecter la chambre et les habits portés pendant la maladie.

(1) Sevestre, *Études de clinique infantile ;* Paris, 1890, p. 255.

Traitement curatif. — Lorsque la scarlatine est légère ou d'intensité moyenne, elle ne demande pas un traitement actif. Des boissons rafraichissantes, un gargarisme émollient, une tisane légèrement diaphorétique, parfois un laxatif, rempliront toutes les indications. L'alimentation sera diminuée sans être entièrement supprimée pendant la période fébrile, et on prescrira surtout le lait, dont l'usage exclusif a été recommandé comme un moyen préventif de la néphrite. On tiendra le petit malade dans une chambre bien aérée, à la température de 15 à 18° centig., et, tant que la desquamation ne sera pas terminée, on prendra les plus grandes précautions contre l'action du froid. On veillera à ce que le lit né soit pas placé dans un courant d'air entre les fenêtres et la porte ou la cheminée, et, lorsqu'on ouvrira les fenêtres pour renouveler l'air de la chambre, l'enfant se blottira soigneusement sous ses couvertures. Toutes les fois que la chose sera possible, on mettra deux chambres également chauffées à sa disposition, et il se tiendra dans l'une pendant qu'on aérera l'autre. En hiver, les convalescents de scarlatine ne devront sortir que cinq ou six semaines après la disparition de l'exanthème, et il sera prudent, pendant quelque temps, de les vêtir entièrement de flanelle. Dans la saison chaude, les précautions seront moins rigoureuses; on ne devra cependant pas permettre aux malades de circuler tant qu'ils seront encore en desquamation.

Si la scarlatine présente une grande intensité ou des anomalies inquiétantes, diverses indications se présenteront.

Lorsque la violence de la fièvre menace sérieusement la vie, il est nécessaire de combattre avant tout l'hyperthermie. L'*eau froide* rendra alors de grands services, et on a pu attribuer un certain nombre de guérisons, à l'emploi des affusions froides, dans des cas qui semblaient désespérés. Ces affusions se font en versant deux ou trois seaux d'eau, entre 15 et 20°, sur le corps de l'enfant placé nu dans une baignoire ou déjà plongé dans un demi-bain tiède; on obtient ainsi un abaissement assez rapide de la température, et généralement une diminution dans l'intensité des troubles cérébraux; le malade éprouve un grand bien-être, et l'éruption, loin de pâlir, est plutôt ranimée; sa sortie est activée, si elle se faisait mal. Mais l'amélioration n'est en général que passagère, et le remède, pour être efficace, doit être renouvelé plusieurs fois dans la même journée. Il est souvent difficile à faire accepter par les parents, dont il contrarie les idées reçues, mais le médecin doit passer outre, lorsque l'indication est évidente, en représentant qu'il y a là une chance suprême de salut qu'il est de son devoir de ne pas négliger.

On peut remplacer les affusions froides par des bains frais administrés comme dans la fièvre typhoïde ou par l'enveloppement de tout le corps dans un drap mouillé. C'est au traitement systématique par les bains de 20 à 30° suivant les cas que l'on recourra dans toutes les scarlatines à hyperthermie prolongée. Quelque utile que soit ce traitement, il doit être employé avec certaines précautions. On l'a accusé de provoquer facilement chez les enfants le collapsus, aussi fera-t-on bien d'administrer, dans le bain ou immédiatement après un cordial (porto, cognac).

Les antipyrétiques internes, tels que la quinine ou l'antipyrine, donnent de moins bons résultats que le traitement par les bains.

Dans la scarlatine à forme adynamique, on prescrira le quinquina, l'alcool, le vin de Champagne et, s'il survient des hémorragies, les acides, le sulfate de quinine, le perchlorure de fer, l'extrait de ratanhia. Les injections sous-cutanées d'*éther* seront indiquées dans les cas de collapsus.

Lorsque l'éruption se fait mal, l'acétate d'ammoniaque ou un vomitif seront indiqués.

Si l'enfant se plaint d'une sensation pénible de chaleur à la peau, on y remédiera par des lavages froids ou tièdes et par des onctions avec la vaseline, moyen bien préférable aux frictions avec le lard, préconisées par Schneemann.

Lorsque l'angine est vive et s'accompagne d'un gonflement notable des ganglions du cou, l'application d'une ou deux sangsues à la région cervicale sera parfois indiquée, mais il faut être très sobre de ce moyen chez les enfants. De petits morceaux de glace, avalés de temps en temps procureront un soulagement notable. Pour peu que l'angine présente une certaine intensité, nous pratiquons la désinfection de la gorge au moyen d'irrigations avec l'*acide salicylique* à 1 1/2 pour mille répétées toutes les trois heures et de badigeonnages au jus de citron. Les abcès ganglionnaires du cou seront traités par l'incision, le drainage et le pansement antiseptique.

S'il survient, pendant la convalescence, une néphrite s'annonçant par de la fièvre et des douleurs rénales vives, on fera sur la région lombaire une application de ventouses sèches ou scarifiées, en même temps qu'on prescrira des boissons légèrement diurétiques. Nous ordonnons en pareil cas l'infusion de sommités de genêt (3 : 150) additionnée de 2 à 3 grammes d'*acétate de potasse*. Si la diurèse ne se produit pas suffisamment et qu'un bruit de galop ou la diminution du premier bruit cardiaque indiquent une dilatation du ventricule gauche, nous recourons à l'*infusion de feuilles de digitale* (0,05 à 0,10 : 150,0).

Contre l'anasarque, on ordonnera avant tout le *régime lacté* qui agit à la fois comme tonique et diurétique ; on tiendra le petit malade au lit, on fera entourer tout son corps de ouate, pour empêcher le refroidissement et faciliter la diaphorèse, et on cherchera à exciter celle-ci par des frictions chaudes ou mieux encore par des bains chauds suivis de l'enveloppement dans d'épaisses couvertures. On y joindra l'usage d'une tisane diurétique additionnée de 5 à 10 grammes d'acétate de potasse par litre, et, dans les cas urgents, l'administration d'un purgatif, tel que les poudres de *jalap* et *scammonée* (gr. 0,20 à 0,30 de chaque) ou l'*eau-de-vie allemande*, à la dose de 5 à 10 grammes, suivant l'âge.

Si l'anasarque s'accompagne d'œdème pulmonaire, on ajoutera aux moyens précédents des applications de *ventouses sèches* à la base de la poitrine et l'emploi des *vomitifs*, surtout de l'ipécacuanha, alternant avec celui des *stimulants diffusibles* (alcool, éther sulfurique, ammoniaque, camphre). Les épanchements séreux seront traités comme l'anasarque, et seront ponctionnés au besoin.

Ce sera aux drastiques qu'on devra recourir en cas d'accidents d'encéphalopathie albuminurique ; en outre, si l'enfant n'est pas trop anémié, on n'hésitera pas, dès les premiers indices du mal, à appliquer une ou deux sangsues derrière les oreilles ; chez les enfants vigoureux, au-dessus de dix ans, lorsque le pouls est fort et vibrant, la saignée générale sera faite séance tenante, si le coma a résisté aux sangsues. Quand les convulsions dominent, et que les attaques sont subintrantes, on emploiera en outre les *inhalations de chloroforme* et surtout le *chloral*, administré par le rectum à la dose de 20 à 30 centigr. par lavement, ainsi que la glace sur la tête.

ARTICLE II. — ROUGEOLE

ÉTIOLOGIE. — La seule source actuellement connue de la rougeole est la contagion. Aucun âge, aucune saison, aucune maladie ne met à l'abri de la rougeole, sinon la rougeole elle-même, aussi est-elle une de ces maladies à laquelle peu d'enfants échappent. Néanmoins certaines circonstances prédisposent à la contracter.

Cause déterminante. — La rougeole est très contagieuse, comme le prouve sa présence permanente dans les salles d'enfants des hôpitaux où l'isolement n'est pas pratiqué et où elle atteint presque tous les enfants qui ne l'ont pas encore eue. Le contage aérien paraissant peu diffusible, c'est par la contagion immédiate que se propage le plus souvent la maladie. Dans l'épidémie des îles Feroë, dont Panum (1) put suivre pas à pas la propagation, pas un cas ne se manifesta sans que l'individu atteint n'eût été en rapport avec un malade ; c'est à la suite de cohabitations, de visites dans la chambre d'un malade, que la rougeole se prenait, si bien que Panum nie l'existence du contage atmosphérique, puisqu'un isolement rigoureux a suffi pour préserver un millier d'habitants. La contagion médiate par des habillements ou des objets qui ont été en contact avec le malade est beaucoup moins à craindre dans la rougeole que dans la variole et la scarlatine ; néanmoins Panum croit avoir démontré dans plusieurs cas que la maladie a été propagée par l'intermédiaire du médecin.

La rougeole est surtout contagieuse à la période d'invasion et pendant l'éruption ; d'après Béclère (1), il n'est pas

(1) *Virch. Arch.*, I, 1848, p. 1492.

démontré qu'elle le soit après le cinquième jour de l'éruption. Les essais d'inoculation, datant de plus d'un siècle (Home, 1758) et répétés depuis avec succès (Katona, 1842; Mayr, 1852), établissent que le contage existe non seulement dans l'épiderme et le chorion de la peau pendant l'éruption, mais aussi dans le sang et les diverses sécrétions telles que le mucus nasal, les larmes, etc., à la période d'invasion. Par contre, les écailles furfuracées de la période de desquamation ont été inoculées sans résultat par Monro et par Mayr. Rien de certain n'est encore acquis sur la nature du contage morbilleux, quoique plusieurs auteurs aient décrit des microorganismes qui leur ont paru spéciaux à la rougeole (Coze et Feltz, Canon et Pielicke (2), etc.).

La rougeole règne endémiquement dans tous les grands centres de population ; elle subit néanmoins, même dans les villes, des fluctuations considérables, suivant les années et l'époque ; ces *recrudescences épidémiques* qui, dans les campagnes, et surtout dans les îles, sont séparées par des intervalles de disparition complète de la maladie, sont d'autant plus considérables que l'intervalle entre les deux épidémies a été plus long. On a pu remarquer dans quelques villes une certaine périodicité dans le retour des épidémies de rougeole, qui a varié de deux à quatre ans. Cet intervalle doit différer d'une localité à l'autre, suivant le nombre d'individus épargnés par l'épidémie précédente ou nés depuis lors, l'intensité des rapports sociaux et les occasions de contagion ; c'est ainsi qu'il a été de 65 ans aux îles Feroë (Panum). Citons principalement les hôpitaux d'enfants et les *écoles* comme des agents très puissants de dissémination de la maladie.

Les épidémies ne durent jamais très longtemps, elles atteignent rapidement leur maximum d'extension et s'éteignent aussi très vite. La rapidité d'extension dépend de la densité de la population ; aussi est-elle plus grande à la ville qu'à la campagne. La durée, par contre, dépend du chiffre de la population agglomérée ; elle est d'autant plus faible que le nombre des habitants est plus restreint.

(1) *Th. de Paris*, 1882.

(2) *Berl. klin. Wochenschr.*, 1892, nº 16.

Causes prédisposantes. — *Age.* — La rougeole peut être transmise à l'enfant dans le sein de sa mère. Ainsi V. Gautier (1) a pu rassembler six observations de rougeole chez la mère dans les premiers jours de la grossesse, qui fut suivie chez le nouveau-né d'une éruption morbilleuse à la naissance ou dans les cinq premiers jours de la vie. Dans un autre cas, l'enfant resta indemne, quoiqu'il fût nourri par sa mère qui était en pleine éruption de rougeole. D'autres observations paraissent démontrer qu'à une époque moins avancée de la grossesse la rougeole peut être une cause d'avortement et de mort pour la mère et le fœtus.

Dans la première année de la vie, la réceptivité morbilleuse est certainement moindre que dans les années suivantes. L'immunité, sans être absolue, est très réelle dans les six premiers mois. Il est fréquent de voir tous les enfants d'une même famille être atteints de rougeole, à l'exception du nouveau-né, quoiqu'il couche dans la même chambre ou le même lit que ses frères et sœurs. A partir d'un an, la réceptivité augmente ; le nombre des malades est presque triple d'un à deux ans et atteint son maximum de trois à cinq ans. Il est encore considérable de cinq à dix ans ; c'est en effet l'âge des écoles, une des causes les plus puissantes de diffusion du contage morbilleux.

Le *sexe* ne change en rien la réceptivité pour la rougeole ; la proportion des deux sexes varie d'une épidémie à l'autre et dépend de circonstances accessoires.

Si l'on en excepte l'été où la rougeole est exceptionnelle, on peut établir qu'il n'y a rien de constant dans la *saison* où apparaissent les épidémies de rougeole. On a cité, en faveur de l'influence prépondérante de la saison froide, la statistique de Hirsch sur 309 épidémies de rougeole, dont 190 ou les deux tiers ont sévi de décembre à mai et 119 seulement de mai à décembre. Mais il y a trop de différences de ville à ville et d'une épidémie à l'autre pour retenir autre chose que la rareté de ces épidémies en été.

Maladies antérieures. — La rougeole se développe aussi bien chez des êtres chétifs et cachectiques que chez des en-

(1) *Annales de gynécologie*, 1879.

fants vigoureux et en parfaite santé. On l'a vue souvent survenir dans le cours d'autres maladies aiguës, telles que l'érésipèle (Habisreutinger, Rilliet et Barthez), la fièvre typhoïde (Kesteven), la variole et la scarlatine (Bez et nombreux observateurs), les oreillons (Liverani), et même la méningite tuberculeuse (Bierbaum). Faber et Heyfelder ont fait la remarque, quand une épidémie de rougeole coïncidait avec une épidémie de scarlatine, que les convalescents de scarlatine, prenaient beaucoup plus souvent la rougeole que ceux de rougeole ne prenaient la scarlatine.

ANATOMIE PATHOLOGIQUE. — Les lésions trouvées à l'autopsie des enfants morts de la rougeole appartiennent pour la plupart aux complications de la maladie ; l'exanthème ne laisse de trace que lorsqu'il est accompagné d'une extravasation sanguine. A la suite de rougeoles malignes, on a trouvé la rate hypertrophiée et ramollie, les glanglions mésentériques altérés comme dans la fièvre typhoïde, le sang pauvre en fibrine et d'une fluidité extrême.

Ce sont surtout les organes respiratoires qui sont atteints par les complications de la rougeole.

La muqueuse du larynx est quelquefois simplement hypérémiée, d'autres fois elle présente de véritables ulcérations. Coyne (1) a décrit plusieurs variétés d'altérations du larynx consécutives à la rougeole. Dans une forme dite catarrhale, le chorion muqueux est infiltré de leucocytes surtout au voisinage des vaisseaux et des glandes; celles-ci sont tuméfiées et remplies d'une matière visqueuse albuminoïde qui fait assez souvent saillie au dehors. Les follicules lymphatiques sont gonflés et saillants. Dans la forme ulcéreuse, que Coyne n'a rencontrée qu'à l'autopsie d'enfants ayant succombé à une période tardive de la rougeole, les ulcérations sont tantôt diffuses sur la surface de la muqueuse, tantôt elles sont localisées dans le voisinage de l'extrémité postérieure de la corde vocale inférieure ou le long du cartilage aryténoïde qui quelfois est dénudé.

Les poumons et les bronches présentent souvent les lésions de la broncho-pneumonie qui seront décrites à

(1) *Th. de Paris*, 1874.

propos de cette affection. C'est surtout à la suite de la rougeole qu'on a constaté la présence d'*abcès pulmonaires*.

La muqueuse intestinale est le plus souvent simplement hypérémiée avec tuméfaction des follicules clos; mais quelquefois elle est ulcérée, surtout au niveau du gros intestin.

Les reins sont presque toujours sains.

DESCRIPTION. — La rougeole suit le plus souvent une marche régulière ; cependant, quoique plus rarement que la scarlatine, elle peut être anomale. Nous décrirons donc successivement la *rougeole régulière* et les *anomalies de la rougeole*.

ROUGEOLE RÉGULIÈRE. — **Incubation** — L'incubation dure en général une dizaine de jours; l'éruption apparaît de douze à seize jours (Béclère, Sevestre), le plus souvent le treizième ou le quatorzième jour après celui de la contagion. Dans les cas de rougeole inoculée, l'incubation a une durée de huit à neuf jours. D'après Bohn et Rehn, les enfants présenteraient déjà pendant la période d'incubation de la rougeole un léger malaise et quelques-uns des symptômes de la période d'invasion.

Invasion. — La rougeole débute par un mouvement fébrile qui peut atteindre 39° et des phénomènes congestifs du côté des muqueuses, tels que picotements dans les yeux avec photophobie et larmoiement, enchifrènement des fosses nasales avec coryza, éternuement et souvent des épistaxis assez abondantes. Le nez et le pourtour des yeux sont gonflés, ce qui donne au visage un aspect boursouflé; l'enfant est pris d'une toux rare et sèche, il ressent de la courbature, parfois il est assoupi ou au contraire agité; si la fièvre est vive, on peut observer du délire, mais rarement des convulsions, au moins le premier jour.

Les jours suivants, la fièvre diminue; elle affecte un type rémittent ou intermittent, bien différent de celui de la scarlatine, et peut même disparaître entièrement. La toux prend un timbre plus rauque et chez les enfants d'un certain âge s'accompagne d'une expectoration claire.

Vers la fin du troisième jour, la fièvre reprend une nouvelle intensité; les phénomènes de catarrhe s'accentuent, la voix est altérée, quelquefois même on observe une véritable attaque de *laryngite striduleuse*.

On aperçoit souvent à ce moment un piqueté rose sur le voile du palais. Ce phénomène signalé pour la première fois par Marc D'Espine et par Heim est du reste loin d'être constant; son intensité paraît être en rapport avec celle de l'exanthème. Il n'apparaît en général que quelques heures ou un jour au plus avant celui-ci, mais exceptionnellement, quand l'éruption cutanée est retardée, il peut la précéder de beaucoup; c'est ainsi que chez un petit garçon de huit ans nous l'avons constaté cinq jours avant l'exanthème.

Au moment de la recrudescence fébrile qui marque la fin de cette période, les petits enfants sont quelquefois pris de *convulsions* qui disparaissent dès que l'éruption est faite et n'ont pas habituellement de conséquences fâcheuses.

La diarrhée n'a été observée à ce moment que chez les très petits enfants.

Eruption. — Celle-ci survient le quatrième ou le cinquième jour, rarement plus tôt; son apparition peut être encore plus tardive, surtout dans le cas de rougeole anomale, principalement dans les formes bénignes. Barthez l'a vue dans un cas tarder jusqu'au seizième jour.

L'éruption de la rougeole se présente sous forme de taches d'un rouge rosé, semblables à des piqûres de puce, disparaissant à la pression, légèrement saillantes, irrégulières, déchiquetées, tendant à s'unir par leurs bords et formant ainsi des figures en forme de croissant. Elle se montre d'abord au visage, sur le menton, le nez, puis se généralise au reste du corps, mais n'envahit jamais, comme la scarlatine, toute la surface cutanée; il reste toujours entre les taches des intervalles de peau saine.

L'éruption s'accomplit en un ou deux jours; au bout de ce temps l'exanthème change de teinte, devient plus terne; les taches ne disparaissent plus sous la pression du doigt, passent à l'état de marbrures d'un bleu violacé et donnent à la peau un aspect tigré; elles s'effaçent au bout de quatre à sept jours dans l'ordre de leur apparition. On observe souvent alors, mais non d'une façon constante, une desquamation furfuracée de l'épiderme, surtout marquée à la face.

L'éruption peut présenter quelques variantes à ce tableau, même dans les cas réguliers. On l'a vue exceptionnellement débuter par l'abdomen ou les membres, d'autres fois rester limitée à la face ou au cou. Les plaques peuvent présenter une largeur inaccoutumée, ou bien former une saillie très marquée à la surface de la peau (*rougeole boutonneuse*); ces papules peuvent même, dans certains cas, être surmontées d'une vésicule.

Enfin, dans quelques cas où l'hypérémie cutanée est très vive, on peut voir de petites extravasations sanguines se faire dans le derme, sans que la maladie présente pour cela les caractères d'une rougeole hémorragique grave (*rougeole ecchymotique*).

Pendant l'évolution de l'exanthème, les symptômes du début de la maladie continuent à se développer; il est rare que les épistaxis reparaissent après le premier jour de l'éruption, mais le coryza et le catarrhe oculaire persistent, le visage est bouffi, les lèvres sont sèches, rouges, volumineuses, les gencives quelquefois saignantes et couvertes de pellicules blanchâtres. La langue reste humide, elle est d'un rouge vif sur les bords et recouverte sur le dos d'un enduit blanc jaunâtre. La gorge est congestionnée, mais il est rare qu'elle soit le siège d'une véritable angine; la toux est rauque et présente un timbre caractéristique (*toux férine*); au moment où l'éruption est à son déclin, elle s'accompagne, chez les enfants d'un certain âge, de crachats muco-purulents, nummulaires, analogues à ceux des phtisiques.

L'auscultation de la poitrine ne révèle quelquefois rien d'anomal; en général on entend des ronchus sonores mêlés à des râles humides plus ou moins abondants. La voix est rauque ou même éteinte. Du côté du tube digestif, on observe tantôt de la constipation, tantôt de la diarrhée; un léger catarrhe intestinal est fréquent chez les enfants au-dessous de cinq ans. Dans tous les cas l'intestin est très susceptible, et une diarrhée opiniâtre peut être provoquée par le moindre purgatif. Tant que la fièvre dure, l'urine est rare, colorée et chargée de sels qui se déposent par le refroidissement; elle est quelquefois légèrement albumineuse. Tous ces symptômes diminuent avec l'éruption, à moins qu'ils ne deviennent l'origine de quelque complication.

La fièvre, qui s'était relevée au moment de l'éruption, continue à augmenter pendant un ou deux jours. La courbe thermique présente une ascension régulière, atténuée par des rémissions matinales jusqu'à un maximum qui peut atteindre 40°,5 dans l'aisselle et qui correspond en général à l'acmé de l'éruption ou plus rarement à son début. Puis, entre le second et le cinquième jour de l'éruption, en général dans la nuit du troisième ou quatrième jour, la défervescence se fait brusquement; le thermomètre tombe en vingt-quatre heures au-dessous de la normale. Parfois cependant la défervescence est graduelle et dure de trois à cinq jours.

Aussitôt la fièvre tombée, l'enfant entre en convalescence et se rétablit promptement. Quelquefois les symptômes de catarrhe oculaire et de laryngo-bronchite persistent encore pendant quelques jours après la disparition de toutes les autres manifestations de la rougeole.

Rechutes. — Les rechutes sont plus rares après la rougeole qu'après d'autres pyrexies infectieuses. Elles se montrent dans un espace de temps qui varie entre quelques jours et un mois au maximum après la première atteinte. Elles sont en général d'autant plus fortes que la première atteinte a été plus bénigne: ainsi Seidl a observé deux fois une rechute mortelle trois à quatre semaines après la rougeole. On a remarqué aussi que les rechutes sont plus fréquentes après les rougeoles abortives ou incomplètes; Rufz cite deux cas d'infection morbilleuse sans éruption, suivie, deux ou trois semaines après, d'une rougeole régulière. On peut ranger dans la même catégorie les rougeoles à prodromes très prolongés, dans lesquels il y a une série de petits mouvements fébriles accompagnés de quelques flux catarrhaux et aboutissant à l'éruption seulement après trois ou quatre efforts successifs; ces rougeoles sont en général bénignes.

Parfois même, comme dans les cas observés par Meissner, l'exanthème commence à paraître, puis s'efface et est suivi d'une seconde poussée qui est complète et régulière; c'est en partie sur de pareils faits qu'a été fondée la fameuse théorie de la rétrocession de l'exanthème.

Quant aux *récidives* proprement dites, qui supposent une nouvelle infection par le poison morbilleux, on les a observées quelquefois après plusieurs années, par exemple, à l'âge adulte, chez des sujets qui avaient eu la rougeole dans leur enfance, mais ces faits sont tout à fait exceptionnels.

Anomalies. — Nous distinguerons les rougeoles anomales en *bénignes et malignes*.

Formes bénignes. — Elles se distinguent de la forme régulière par l'atténuation de tous les symptômes ou de l'un des trois facteurs principaux du syndrome morbilleux : la fièvre, le catarrhe ou l'éruption. Nous désignerons les premières sous le nom de *rougeoles abortives*, les secondes sous le nom de *rougeoles frustes* ou incomplètes.

Les *rougeoles abortives* présentent deux variétés principales dont on retrouve l'analogue dans l'histoire de la varioloïde. Dans la première, la période d'invasion est semblable à celle de la rougeole régulière ; la fièvre et le catarrhe sont bien développés, l'éruption est abondante, mais se fait très rapidement et disparaît vite, en même temps que les autres symptômes s'effacent. Dès le cinquième ou le sixième jour, le malade entre en convalescence, au moment où les parents et parfois le médecin lui-même, effrayés par la rétrocession de l'exanthème, redoutent une issue fatale. Dans la seconde variété, véritable rougeole en miniature, les prodromes ont une longueur inusitée, mais la fièvre n'est jamais très élevée. L'éruption et le catarrhe sont si peu développés, qu'on prendrait volontiers la maladie pour une roséole. Souvent ces rougeoles légères méconnues engendrent par contagion des rougeoles sérieuses. Les rechutes sont plus fréquentes dans cette forme abortive que dans la rougeole régulière.

Parmi les formes *frustes*, nous signalerons la rougeole sans catarrhe et la rougeole sans éruption. La *rougeole sans catarrhe* est très difficile à distinguer de la roséole ; c'est le milieu épidémique qui permet seul de la reconnaître. D'après Thomas (1), cette forme s'observerait surtout chez les jeunes enfants; elle serait accompagnée de peu de fièvre et préserverait d'une nouvelle infection aussi bien qu'une rougeole régulière. Quant à nous, nous ne l'avons jamais observée et avons toujours rapporté à la roséole les cas qui s'en rapprochaient par leurs symptômes. La *rougeole sans éruption* (*morbilli sine morbillis*), quoique contestée par Grisolle, a été observée par des auteurs dignes de foi. Ainsi Seitz a vu dans un cas le catarrhe fébrile de la rougeole être suivi d'une desquamation furfuracée sans exanthème préalable. Il est possible que parfois l'éruption ait échappé à l'observateur par son peu d'étendue et sa durée éphémère. Il n'en reste pas moins vrai que, dans toute grande épidémie de rougeole, on voit un certain nombre de fièvres catarrhales suspectes, non suivies d'éruptions, à côté des formes ordinaires.

Formes malignes. — Contrairement à la scarlatine, ce n'est pas dans les premiers jours que la rougeole est le plus à craindre, c'est au moment de son déclin. Néanmoins, si dans la majorité des cas les périodes d'invasion et d'éruption se passent sans accident, il est un certain nombre d'épidémies dans lesquelles, indépendamment des influences individuelles, la rougeole s'est montrée grave d'emblée, où l'apparition de symptômes insolites ou l'exagération d'un des trois facteurs : la fièvre, le catarrhe ou l'éruption, dénotaient une intoxication plus intense. Ce sont ces formes redoutables que la tradition a appelées rougeoles malignes. Cette malignité peut se révéler de trois manières différentes : par une dyscrasie hémorragique, par des accidents nerveux ou par des accidents pulmonaires ; de là trois formes qui parfois se rencontrent dans une même épidémie ou, ce qui est plus rare, chez le même malade : la forme hémorragique, la forme ataxo-adynamique et la forme dyspnéique.

La forme *hémorragique* ne doit pas être confondue avec la rougeole régulière, dont l'éruption prend une teinte ecchymotique vers le troisième ou le quatrième jour. Dans ce dernier cas, comme nous l'avons dit, le pronostic est rarement sérieux ; l'apparition des taches sanguines sur

(1) *Ziemssen's Handbuch der Pathologie*, 1874, II, 2me partie.

la surface cutanée est postérieure à la sortie de l'éruption et coïncide avec une chute considérable de la fièvre, qui est de bon augure. Au contraire, dans la forme maligne, la *rougeole noire de Willan*, il s'agit d'une diathèse hémorragique qui se manifeste aussi bien du côté des muqueuses par des épistaxis, des hématémèses, du melæna, de l'hématurie, que du côté de la peau par des pétéchies ou de vastes ecchymoses, et dans l'épaisseur des tissus par des apoplexies. La dépression des forces est considérable dès la période d'invasion ; l'éruption sort mal et pâlit rapidement, si les accidents hémorragiques se produisent après sa sortie: La rougeole hémorragique est presque toujours mortelle ; cependant, si les accidents graves ne surviennent que tardivement, le pronostic n'est pas absolument désespéré. Cette forme est du reste fort rare, du moins de nos jours. D'après Thomas, elle serait habituellement secondaire et ne s'observerait que chez des individus déjà malades, cachectiques, ou chez de très jeunes enfants.

La forme *ataxo-adynamique* est tantôt accompagnée de convulsions et de délire, tantôt d'un état typhoïde avec prostration des forces qui est souvent le résultat de l'hyperpyrexie. Il est bien rare en effet que l'adynamie se déclare avant le stade de l'éruption, et les convulsions elles-mêmes ne sont un indice grave de malignité que lorsqu'elles se reproduisent après la sortie de l'exanthème. La mort peut survenir au bout de quatre ou cinq jours, dans le coma, au milieu d'une fièvre ardente.

Nous désignerons sous le nom de *forme dyspnéique*, la rougeole maligne à détermination broncho-pulmonaire d'emblée, qui tue avant que l'hépatisation ait eu le temps de se produire. La malignité de cette forme, qu'il ne faut pas confondre avec la rougeole compliquée de broncho-pneumonie, est démontrée par le fait qu'elle frappe en masse et imprime son cachet fatal à presque toute une épidémie. On l'observe en particulier chez les petits enfants, où elle est caractérisée par l'existence d'une congestion broncho-pulmonaire dès la période d'invasion. Cette congestion s'annonce par une grande dyspnée et de l'angoisse, sans que les signes physiques révèlent autre chose que l'obscurité du murmure vésiculaire et quelques ronchus disséminés. L'éruption est en général retardée et fruste;

quand elle sort bien, la dyspnée diminue, et l'enfant peut guérir sans complication de pneumonie proprement dite, pourvu qu'on fasse une dérivation active à la fluxion interne par une saignée, comme la pratiquaient les anciens. West rapporte un exemple heureux de cette pratique, dans la forme congestive de la rougeole. Cette forme est néanmoins une des plus redoutables de la rougeole maligne, et elle se termine ordinairement par la mort dans l'espace de cinq ou six jours, quelle que soit la médication employée. Parfois aussi la maladie traîne en longueur ; il y a des rémissions trompeuses, et l'enfant finit par succomber à une hépatisation pulmonaire. En pareil cas, complication et malignité se confondent chez le même sujet.

La *rougeole secondaire* appartient aux formes anomales graves par l'irrégularité de sa marche et la fréquence de ses complications. Plus l'enfant est cachectique et affaibli par la maladie primitive, plus l'invasion de la rougeole est insidieuse et difficile à reconnaître. L'éruption est terne dès le début ou bien se fait mal et pâlit rapidement ; elle s'accompagne parfois d'hémorragie du côté de la peau et des muqueuses. La rougeole est alors souvent terminale ; la fièvre ne cesse pas, et l'enfant s'éteint au bout de deux ou trois jours dans le coma ou dans une attaque de convulsions. S'il résiste, il est exposé, plus que dans la rougeole primitive, aux complications pulmonaires. Le pronostic n'est pas d'ailleurs nécessairement fatal et dépend autant de l'état des forces que du milieu dans lequel se trouve l'enfant.

COMPLICATIONS. — La rougeole s'accompagne toujours d'un catarrhe bronchique ; quelquefois cet accident revêt une intensité inusitée, l'inflammation envahit les petites bronches et les vésicules pulmonaires et constitue alors une des complications les plus redoutables de la maladie, la *broncho-pneumonie.*

Celle-ci s'observe beaucoup plus souvent à l'hôpital qu'en ville ; elle attaque de préférence les enfants au-dessous de cinq ans ; sa fréquence varie suivant les épidémies. Elle se développe quelquefois dans les premiers jours de la maladie, pendant la période d'invasion ou au début de l'éruption, le plus souvent pendant la décroissance de l'exanthème, ou plus rarement après sa disparition. Son invasion est signalée par un redoublement de la fièvre. Lorsque, dans le cours d'une rougeole, la température atteint 41° et se maintient à cette hauteur, lorsque surtout la fièvre reste élevée ou augmente après le troisième jour de l'éruption, on doit toujours redouter une complication pulmonaire. Un autre indice est l'accélération des mouvements respiratoires qui atteignent le chiffre de 40, 50 et même 80 par minute : l'enfant présente de la dyspnée, et l'auscultation fait entendre dans quelques points de la poitrine du souffle pneumonique mêlé aux râles muqueux fins, qui existaient déjà précédemment. Si la complication précède l'éruption, celle-ci sera retardée et irrégulière, les taches seront pâles ; si elles sont déjà développées, elles disparaîtront quelquefois au moment de l'explosion de la phlegmasie pulmonaire. Cette rétrocession de l'exanthème est l'effet et non l'origine de la complication. Celle-ci guérit assez souvent, si l'enfant a déjà un certain âge et est d'une constitution vigoureuse ; dans les conditions inverses, elle est habituellement fatale. C'est à la broncho-pneumonie due à la viciation de l'air qu'il faut surtout attribuer la mortalité relativement si grande de la rougeole dans les asiles et hôpitaux d'enfants.

Les complications *intestinales* sont les plus fréquentes après les complications pulmonaires ; on les observe avec un degré d'intensité très variable sur le quart environ des enfants atteints de rougeole. L'entéro-colite se développe en général pendant le cours ou vers la fin de l'éruption ; néanmoins Trousseau l'a signalée aussi dans les premiers jours de l'invasion chez les enfants en bas âge. Elle se présente tantôt sous la forme de selles bilieuses et abondantes, tantôt sous la forme de selles décolorées cholériformes, tantôt enfin avec du ténesme et des selles glaireuses teintées de sang. Worthington (1) cite un cas où ces symptômes furent suivis d'une perforation de l'intestin par ulcération. Cette complication aggrave singulièrement le pronostic de la broncho-pneumonie morbilleuse ; quand elle existe seule, elle n'est dangereuse que chez les enfants en bas âge, surtout pendant les chaleurs de l'été ou bien

(1) *Brit. med. Journ.* 30 nov., 1889.

dans le cas où elle détermine, par la fréquence et l'abondance des selles, une algidité cholérique. Enfin l'entérite morbilleuse peut passer à l'état chronique et devenir le point de départ d'une caséification des ganglions mésentériques, chez les enfants prédisposés à la tuberculose.

La *laryngite* n'est que l'exagération d'un des symptômes les plus fréquents de la rougeole ; elle est assez souvent ulcéreuse, mais, même alors, elle ne présente pas en général de gravité. Habituellement en effet les ulcérations sont superficielles et n'intéressent que la muqueuse, et elles n'entraînent jamais à leur suite un œdème de la glotte, comme celles de la variole ou de la fièvre typhoïde. D'après Gerhardt, qui les a constatées sur le vivant à l'aide du laryngoscope, elles se trouveraient surtout à la partie postérieure du larynx, au niveau de la glotte inter-aryténoïdienne ; elles peuvent exister déjà à la période d'invasion et être la cause d'accès de faux croup. La présence d'ulcérations laryngées se traduit par une toux continuelle, parfois douloureuse, toujours pénible et d'un timbre creux ; souvent même la voix s'éteint complètement. Dès que l'éruption paraît, les accès de suffocation deviennent rares. L'aphonie et la toux persistent parfois plus d'une semaine après la disparition de l'exanthème. Dans certains cas qui sont l'exception, la laryngite simple ulcéreuse peut causer chez l'enfant de la dyspnée et faire croire à l'existence du croup.

La *diphtérie* vient se greffer quelquefois sur la laryngite morbilleuse sous forme de croup, qui en est alors la seule manifestation, ou bien elle s'étend de là aux bronches, au pharynx ou au nez. Néanmoins, l'angine diphtérique primitive est rare après la rougeole. Sanné donne la statistique suivante, empruntée au service de Barthez : sur 93 cas de diphtérie consécutive à la rougeole, 20 occupaient le larynx seul, 34 le larynx en même temps que les fosses nasales, la bouche ou les organes génitaux ; 19 seulement étaient localisés au pharynx et au larynx, et alors presque toujours le pharynx avait été pris après le larynx (croup remontant). La diphtérie est toujours une complication fâcheuse de la rougeole ; indépendamment de la gravité qui lui est inhérente, son pronostic est assombri par le mauvais état général créé par la maladie primitive ; elle entraîne souvent la mort, en dépit de la trachéotomie.

L'*angine catarrhale*, bien que beaucoup plus rare qu'au début de la scarlatine, peut se montrer pendant les prodromes de la rougeole. Nous en avons observé deux exemples bien nets.

Le catarrhe oculaire de la rougeole est quelquefois l'origine d'une *conjonctivite* très tenace ; pendant plusieurs mois après la guérison de l'exanthème, l'enfant présente des paupières gonflées, sécrétant un muco-pus qui en agglutine les bords, la photophobie persiste. Quelquefois, la conjonctivite devient granuleuse, surtout chez les enfants scrofuleux ; elle peut se compliquer d'une kératite ulcéreuse et même d'une destruction de la cornée.

L'*otite* complique parfois aussi la rougeole ; tantôt l'enfant accuse quelques bourdonnements d'oreilles et une légère surdité qui se dissipe rapidement, tantôt la maladie prend une forme chronique et devient l'origine d'une carie du rocher, d'un écoulement purulent par l'oreille et d'une surdité incurable. D'autres fois elle affecte une forme aiguë ; elle débute du troisième au huitième jour de l'éruption et s'accompagne d'une douleur très vive qui s'exaspère par la mastication et la succion et qui se trahit par des cris, de l'agitation, du délire et même des convulsions; l'apparition de ces symptômes doit faire soupçonner l'otite chez les très petits enfants (Trousseau). Au bout de quelques jours survient un soulagement soudain amené par la perforation du tympan, et le pus s'écoule par le conduit auditif ou la trompe d'Eustache (Cordier).

La *néphrite albumineuse* s'observe quelquefois à la suite de la, rougeole, mais beaucoup moins communément qu'après la scarlatine.

La *gangrène*, surtout celle de la bouche, plus rarement celle de la vulve ou des poumons, est une des complications les plus graves de la rougeole ; elle n'apparaît en général qu'après la disparition de l'éruption ; on ne l'observe guère que dans les hôpitaux et chez les enfants cachectiques. Cette complication est devenue plus rare depuis qu'on comprend mieux l'hygiène des petits malades et qu'on ne les soumet plus à une diète trop rigoureuse (Sanné).

Quelques auteurs ont signalé des cas de *paralysies* diverses, de *névrite optique* (1), d'*atrophie musculaire progressive* (2) et de *démence* (3) temporaire chez les enfants à la suite de la rougeole.

La rougeole joue un rôle important dans l'étiologie de la *phtisie pulmonaire*, dont elle paraît provoquer l'explosion chez les sujets prédisposés et dont elle hâte la marche lorsqu'elle vient la compliquer. Elle est souvent le point de départ de la méningite tuberculeuse, ainsi que de manifestations scrofuleuses, telles que la kérato-conjonctivite, l'otorrhée, les adénites, les caries osseuses multiples, les tumeurs blanches, etc.

DIAGNOSTIC. — Le diagnostic de la rougeole avant l'éruption est souvent difficile. Les symptômes observés peuvent être attribués à un simple *coryza*, à la *grippe*, quelquefois à la *laryngite striduleuse* ou encore à une *fièvre typhoïde*, à une *méningite*, s'ils s'accompagnent de diarrhée, de vomissements ou d'accidents nerveux. Les commémoratifs et l'ensemble des symptômes permettent, dans la plupart des cas, de reconnaître la véritable nature de la maladie; mais, s'il y a coïncidence d'une épidémie de grippe avec une épidémie de rougeole, si la rougeole est compliquée dès le début ou si elle survient dans le cours d'une autre affection, on sera quelquefois embarrassé dans le diagnostic; le seul signe qui permette d'affirmer l'existence de la rougeole avant l'apparition de l'exanthème cutané est le piqueté rubéolique sur le fond de la gorge, qui précède de douze à vingt-quatre heures l'éruption de la face.

Une fois l'éruption faite, la rougeole se reconnaît facilement; le diagnostic avec la *scarlatine* a été indiqué plus haut. La rougeole boutonneuse a été souvent prise pour une *variole* au début; on évitera cette erreur en se fondant sur les prodromes et en constatant l'absence de toute vésico-pustule déjà formée parmi les papules. Le diagnostic avec la *roséole infantile* ou *rubéole* sera indiqué plus loin.

PRONOSTIC. — Le pronostic de la rougeole est, en gé-

(1) Wood, *Arch. of opht.*, 1892, vol. I.
(2) Ormerod, *Brain*, oct. 1884.
(3) Casson, *Lancet*, 27 nov. 1886.

néral, sans gravité ; l'immense majorité des enfants atteints de cette maladie se rétablissent complètement ; il faut cependant faire une exception pour les enfants chétifs, affaiblis par une maladie antérieure, prédisposés à la tuberculose ou à la scrofule, et pour ceux qui sont traités dans les salles d'hôpitaux où l'on observe si souvent des rougeoles compliquées ou secondaires. L'*encombrement* et le *confinement* sont toujours d'un fâcheux pronostic ; de là la plus grande mortalité morbilleuse dans les villes qu'à la campagne, et à l'hôpital que dans la pratique privée. Une expérience récente, due à Sevestre (1), est une démonstration intéressante des inconvénients du confinement. Grâce aux mesures hygiéniques, la mortalité de la rougeole à l'hôpital des Enfants assistés de Paris, qui depuis longtemps atteignait le chiffre moyen de 42 à 45 % et même 47 % en 1884, a considérablement diminué depuis lors.

L'âge est aussi un élément important à considérer pour le pronostic ; les statistiques prouvent que la plus grande partie des enfants qui meurent de la rougeole est comprise dans les premières années de la vie ; la proportion des décès au nombre des enfants atteints décroît déjà rapidement de un à cinq ans et devient très faible à partir de dix ans ; d'après Ollivier (2), la mortalité de la rougeole à l'hôpital des enfants malades de Paris a été en 1886 et 1887 de 54 % pour les enfants au-dessous de trois ans, de 38 % pour les enfants de trois à cinq ans, et de 10 % pour ceux de cinq à quinze ans.

Parmi les complications, celle qui enlève de beaucoup le plus d'enfants est la broncho-pneumonie, qui est presque toujours fatale dans la première année ; dans l'épidémie de rougeole observée à Kiel, en 1860, par Bartels, les complications pulmonaires ont donné une mortalité de 100 % pour la première année, de 39 % de 1 à 5 ans et de 37,5 % de cinq à dix ans.

La violence inusitée des prodromes, l'apparition d'accidents nerveux au début de la maladie sont peu inquiétants, si l'on a affaire à un sujet jusque-là vigoureux et bien

(1) Sevestre, *Études de clinique infantile*, Paris, 1890, p. 281.

(2) Ollivier, *Leçons cliniques sur les Maladies des enfants*, Paris, 1889, p. 348.

portant; presque toujours ces symptômes disparaissent dès que l'éruption est sortie. Chez de très jeunes enfants cependant, les convulsions de la période d'invasion peuvent entraîner la mort.

Quant aux formes malignes, heureusement fort rares, leur terminaison est presque toujours fatale.

TRAITEMENT. — La seule prophylaxie de la rougeole est l'isolement; mais, comme tous les individus sont presque fatalement destinés tôt ou tard à subir cette maladie, il est inutile de chercher à en préserver les enfants lorsqu'ils sont doués d'une bonne constitution et que l'épidémie est bénigne. La séquestration se fait, d'ailleurs, presque toujours trop tard, c'est-à-dire après la période prodromique, dans laquelle la maladie est déjà contagieuse. On devra cependant chercher à éviter la contagion pour les très petits enfants, car à leur âge les complications pulmonaires sont plus à craindre, et pratiquer l'isolement dans les hôpitaux où la rougeole est plus grave, en étendant celui-ci aux suspects, c'est-à-dire aux enfants qui ont été en contact avec un morbilleux (Sevestre).

Le traitement de la rougeole non compliquée doit consister avant tout dans une *hygiène* bien entendue. On pourvoira à une aération convenable en plaçant le petit malade dans une pièce spacieuse, à l'abri toutefois d'une lumière trop vive; on évitera l'encombrement en reléguant, si faire se peut, dans une autre chambre les autres enfants; on ne craindra pas d'ouvrir les fenêtres plusieurs fois par jour, en évitant néanmoins tous les courants d'air. On a signalé récemment la possibilité de la propagation de la broncho-pneumonie d'un malade à l'autre, principalement dans le cours de la rougeole (Bard) (1). Il sera donc prudent de préserver les malades de tout voisinage avec d'autres malades atteints de broncho-pneumonie, même morbilleuse. L'hygiène de la peau ne devra pas être oubliée : des lavages fréquents, un linge de corps propre, sont toujours bienfaisants, même pendant la période fébrile qui précède l'éruption. Les yeux, en particulier,

(1) Bard, *Lyon Médical*, 13 janvier 1889, et Gontier, *Th. de Lyon*, 1888.

doivent être lavés fréquemment à l'eau tiède pour les débarrasser des sécrétions glandulaires et pour diminuer la congestion de la conjonctive. Chez les petits enfants et chez ceux qui sont affaiblis, il est important de combattre l'hypostase pulmonaire par le décubitus latéral et le changement fréquent de l'attitude au lit. On continuera aussi l'alimentation en l'adaptant au pouvoir digestif du petit malade pendant la fièvre.

Quant au traitement *médical* proprement dit, nous nous bornons en général à prescrire des boissons diaphorétiques chaudes, quelquefois additionnées d'un peu de cognac quand l'éruption tarde à se faire, et à ordonner des inhalations de vapeur contre la laryngite, quand elle est très prononcée; une cravate mouillée entourée de flanelle autour du cou est également utile dans ce dernier cas. La bronchite simple ne réclame une intervention spéciale que chez les petits enfants, parce qu'elle peut facilement déterminer de l'atélectasie du poumon, accident qui favorise singulièrement le développement de la broncho-pneumonie. Nous prescrivons alors l'ipécacuanha à dose vomitive et des badigeonnages de teinture d'iode sur la partie postérieure du thorax.

La fièvre ne nécessite une médication active que lorsqu'elle dépasse les limites normales ou détermine des accidents du côté du système nerveux, du délire, des convulsions ou de la stupeur. Les bains tièdes doivent ici avoir le pas sur tout autre antipyrétique. Si le malade tombait dans le coma, il ne faudrait pas hésiter à ordonner des affusions froides, comme dans la scarlatine. Le bain froid a donné des succès remarquables dans certains cas de rougeole maligne (Dieulafoy, Juhel-Renoy) (1).

La rougeole hémorragique réclame les préparations de quinquina, un vin généreux, la limonade citrique ou sulfurique et quelques gouttes de perchlorure de fer, données toutes les deux heures dans un quart de verre d'eau sucrée.

Le meilleur traitement de la convulsion fébrile consiste dans un bain tiède prolongé, accompagné d'affusions froides sur la tête.

(1) *Soc. méd. des hôp.*, 9 mai et 20 juin 1890.

Dans le cas de rougeole anomale à forme dyspnéique, dans laquelle l'éruption tarde à se faire ou sort mal, si l'enfant est vigoureux, nous n'hésitons pas, suivant en cela les préceptes de West et Barthez, à ordonner une petite saignée ou quelques sangsues sur la poitrine. Lombard cite un cas très remarquable d'amélioration et de guérison rapide après une application de sangsues ; il va sans dire qu'en pareil cas il faut individualiser. Il s'agit d'une saignée révulsive et non déplétive ; il sera donc inutile de faire perdre à l'enfant beaucoup de sang, et il faudra avoir soin, après l'application des sangsues, d'empêcher que le sang continue à couler. Un autre remède très utile en pareil cas est la *poudre de Dower* donnée à doses réfractées (de 0,05 à 0,20 suivant l'âge). On pourra joindre avec avantage à cette médication l'administration des stimulants diffusibles : l'acétate d'ammoniaque, le musc et l'alcool.

Le traitement des complications sera indiqué à propos de chacune d'elles.

Pendant la convalescence de la rougeole, on prendra soin de garantir l'enfant contre le froid, et, s'il est d'un tempérament débile ou paraît prédisposé à la phtisie, on cherchera par un traitement tonique, l'usage de l'huile de foie de morue, une bonne alimentation et le séjour à la montagne ou au bord de la mer, à fortifier sa constitution et à prévenir autant que possible le développement de la tuberculose.

ARTICLE III. — ROSÉOLE (RUBÉOLE)

Plusieurs affections ont été décrites sous le nom de roséole; les unes sont des éruptions artificielles produites par l'ingestion de certaines substances ou par l'action de la chaleur, de la sueur (*roséole æstivale*) ; d'autres sont symptomatiques d'une maladie générale, particulièrement de la syphilis; enfin il en est une qui présente tous les caractères d'une maladie exanthémique essentielle et qui s'observe particulièrement chez les enfants. Cette roséole infantile ou rubéole (*Rœtheln* des auteurs allemands) se rapprochant, par beaucoup de points de son histoire, des fièvres éruptives, c'est avec elles qu'il convient de la décrire.

NATURE. — La nature de la roséole infantile a été beaucoup discutée; quelques auteurs ne voient dans cette affection qu'une forme très légère de la rougeole; d'autres en font une affection idiopathique. Pour nous, la question n'est pas douteuse; nous avons eu en 1881 et en 1889 l'occasion d'observer deux épidémies de rubéole à Genève, et les cas que nous avons vus nous ont confirmés dans l'opinion qu'il s'agit d'une affection spécifique différente des autres fièvres éruptives.

Le principal argument en faveur de cette thèse, c'est le fait que la rubéole n'épargne pas les personnes préalablement atteintes de rougeole ou de scarlatine; Rilliet, Rayer, Thore, l'ont observée chez des enfants qui avaient eu la rougeole, et, d'après les chiffres recueillis par Emminghaus, sur 145 individus atteints de rubéole, 58 avaient eu la rougeole et 10 au moins la scarlatine. D'autre part, la rubéole ne préserve ni de la rougeole ni de la scarlatine.

ÉTIOLOGIE. — La *contagiosité* de la rubéole a été longtemps mise en doute; niée par Guersant et Blache et par Bazin, elle est admise par Trousseau et Rilliet; ce dernier a observé des cas où elle lui a paru évidente; Roger et Damaschino (1) en ont constaté un exemple incontestable; Balfour cite un cas où la roséole fut apportée d'Edimbourg par une femme et transmise à sa famille qui habitait hors de cette ville; Emminghaus (2) rapporte plusieurs cas analogues; des faits évidents de contagion se sont aussi montrés dans l'épidémie que nous avons observée à Genève; cependant la contagiosité de la rubéole nous a paru inférieure à celle de la rougeole.

La roséole s'observe souvent sous forme d'*épidémies*, tantôt circonscrites à un établissement, à une maison, comme dans les cas observés par von Nymann (3) dans le pensionnat des demoiselles nobles de Saint-Pétersbourg, tantôt étendues à une ville tout entière, comme dans les épidémies de Pavie et de Milan signalées

(1) Art. ROSÉOLE du *Dict. encycl. des Sc. méd.*, 1877.
(2) Dans Gerhardt, *Handb. der Kinderkrankh.*, 1887, II, p. 334.
(3) *Oest. Jahrb. f. Pædiatrik*, 1873, p. 122.

par Frank, celle de Paris observée par Biett, celle d'Edimbourg étudiée par Balfour, celles de Genève (Rilliet), de Leipsig (Thomas), de Chicago (Rosswell Park) (1), etc.; parfois même la roséole peut envahir un pays tout entier. La durée de ces épidémies est très variable, et dans les grandes villes on a observé des cas sporadiques entre les épidémies.

La rubéole atteint surtout les enfants, de là son nom de *roséole infantile*; ce fait a été observé dans la plupart des épidémies : c'est ainsi que dans celle du pensionnat de Saint-Pétersbourg, qui renfermait 600 à 700 jeunes filles de neuf à vingt ans, la maladie atteignit 119 élèves, dont 109 étaient âgées de quinze ans ou moins (von Nymann). Sur 138 cas de roséole recueillis par Emminghaus, 6 seulement sont relatifs à des adultes. Il en est de même pour les cas cités par Seitz (2). La roséole est rare avant la première dentition, ce qu'on peut expliquer par le fait que les très petits enfants sont peu exposés par leur genre de vie aux affections contagieuses. Le sexe ne paraît jouer aucun rôle comme cause prédisposante.

Il est douteux qu'une première atteinte de rubéole protège contre les récidives.

DESCRIPTION. — L'apparition de la rubéole est précédée d'une période d'incubation qui serait comprise généralement entre 14 à 21 jours, mais qui est quelquefois un peu plus courte; elle n'a jamais dépassé 14 jours chez les malades de Balfour; elle a été en général de 14 jours dans les cas que nous avons observés à Genève; dans les cas de Seitz, elle a été le plus souvent de 17 à 21 jours.

L'invasion est habituellement caractérisée par l'apparition de l'éruption qui survient d'emblée au milieu des apparences d'une bonne santé; dans la plupart des cas, les prodromes sont nuls ou très légers; quelquefois néanmoins l'exanthème est précédé de phénomènes qui durent de quelques heures à un ou deux jours et peuvent même exceptionnellement s'étendre à quatre jours (Lindwurm). Ces prodromes consistent en un peu de malaise

(1) *Chicago med. Journal*, août 1881.
(2) *Corresp. Bl. f. Schweizer Aerzte*, 1890, p. 369.

accompagné d'une fièvre légère, de céphalalgie, et de perte d'appétit; dans quelques cas on a observé du vertige et des défaillances, parfois des vomissements, et chez les petits enfants des convulsions; les malades ressentent un peu de chaleur dans les yeux, une légère douleur dans la gorge; ils sont pris d'éternuements, d'enrouement, phénomènes qui rappellent le début de la rougeole. Il n'est pas rare d'observer à cette période de la maladie, et pendant les premiers jours de l'éruption, une *tuméfaction des ganglions lymphatiques cervicaux*; cet engorgement peut même se limiter à un seul ganglion situé dans la région latérale du cou, sur le bord postérieur de l'un ou l'autre des sterno-mastoïdiens (Glover) (1).

L'exanthème se montre d'abord à la face et au cou et s'étend de là au reste du corps; il apparaît sous forme de petites taches rosées, de dimensions assez variables, tantôt grosses comme une tête d'épingle, tantôt plus considérables, arrondies, à bords irréguliers, légèrement saillantes et ressemblant à s'y méprendre aux taches de la rougeole; elles sont rarement le siège d'un prurit de quelque intensité; elles disparaissent sous la pression du doigt et deviennent d'une couleur plus vive sous l'influence de la chaleur du lit; elles ne sont généralement pas confluentes et laissent entre elles des intervalles de peau saine; elles s'accompagnent souvent à la face d'un peu de turgescence de la peau.

La forme de l'éruption peut être du reste assez variable d'une épidémie à l'autre, et dans une même épidémie tous les cas ne se ressemblent pas. Ce fait, signalé par la plupart des auteurs, s'est encore montré dans les cas que nous avons pu observer. Il arrive même souvent que, sur le même enfant, l'apparence des taches varie suivant les régions du corps : c'est ainsi qu'au visage on peut observer une éruption morbilliforme bien caractérisée, tandis que, sur les membres, la rougeur est plus diffuse et rappelle l'exanthème de la scarlatine.

L'éruption ne reste pas toujours limitée à la surface cutanée et peut atteindre les muqueuses, particulièrement celle de la gorge; le fait a été souvent nié et on a

(1) *Lancet*, 1886, I, p. 783.

longtemps affirmé que ce qui distinguait la roséole de la rougeole, c'était l'absence absolue de phénomènes du côté des muqueuses; mais des observations nombreuses établissent que l'exanthème de la peau peut s'accompagner d'une éruption ponctuée du voile du palais analogue à celle de la rougeole. D'après von Nymann, cette éruption ne manquerait même presque jamais; nous l'avons observée dans un cas où la roséole était évidente, mais nous en avons constaté l'absence dans d'autres cas. Quelquefois il survient en même temps un peu d'angine; il est rare d'observer un catarrhe bronchique ou laryngé, et ces phénomènes n'atteignent jamais la même intensité que dans la rougeole.

La durée moyenne de l'éruption est de trois ou quatre jours; elle peut même n'être que d'un seul jour. Sa marche est généralement plus rapide et son extension moins régulière que celles de la rougeole. Dans quelques cas, elle a déjà disparu à la face quand elle apparaît sur le reste du corps. Le plus souvent elle atteint son maximum le second jour et commence à pâlir le troisième jour pour disparaître les jours suivants.

Dans un grand nombre de cas, l'évolution de la rubéole est tout à fait *apyrétique*; le thermomètre ne permet de constater aucune élévation de la température, l'enfant ne ressent presque aucun malaise et peut vaquer à ses occupations habituelles. La fièvre a manqué dans près de la moitié des cas observés par von Nymann. D'autres fois la maladie s'accompagne d'un mouvement fébrile très léger. Exceptionnellement cependant on a vu la température s'élever à 40 degrés, mais cette exacerbation est tout à fait passagère.

La durée totale de la maladie dépasse rarement quatre à cinq jours, elle peut atteindre au plus une semaine; quelquefois elle est tout à fait éphémère. Elle disparaît le plus souvent sans laisser de traces, parfois cependant elle est suivie d'une légère desquamation de l'épiderme.

La rubéole ne présente guère de complications; signalons cependant l'*urticaire*, mentionnée par Seitz et par d'autres. L'un de nous (1) a eu l'occasion d'observer chez

(1) Picot, *Rev. méd. de la Suisse romande*, 1889, p. 438.

un petit garçon de quatre ans, qui venait d'avoir la rubéole, des plaques d'urticaire, puis une tuméfaction rouge et dure, d'abord de la cuisse, puis du mollet (urticaire géante), qui s'accompagna de la production de quelques phlyctènes. Ces accidents se dissipèrent rapidement par le repos au lit.

DIAGNOSTIC. — Lorsque la roséole est apyrétique et ne présente pas de phénomènes du côté des muqueuses, elle est facile à distinguer de la *rougeole*; mais, lorsqu'elle s'accompagne de fièvre, de coryza, de rougeur des conjonctives et surtout d'une éruption ponctuée dans le fond de la gorge, le diagnostic est presque impossible, et on ne sera fondé à admettre la roséole que si cette maladie règne épidémiquement ou si elle survient chez un individu précédemment atteint de rougeole.

Le diagnostic avec la *scarlatine* est plus facile : il sera basé sur l'absence de rougeur de la langue, le peu d'intensité de l'angine et du mouvement fébrile lorsqu'ils existent, et l'absence ou le peu d'étendue de la desquamation ; la forme de l'éruption est aussi assez différente dans les deux maladies ; cependant, sur quelques points de la peau et dans quelques cas isolés, l'éruption roséolique se rapproche plus de celle de la scarlatine que de celle de la rougeole.

La roséole se distingue des diverses variétés d'*érythème* par la petitesse et l'absence de saillie des plaques. Quant au diagnostic entre la roséole idiopathique et les *roséoles secondaires* ou *artificielles*, il se fondera principalement sur les commémoratifs.

PRONOSTIC. — Le pronostic de la roséole idiopathique est toujours des plus bénins; la maladie est de courte durée, ne cause souvent aucun malaise et guérit toujours sans laisser de suite fâcheuse (1).

(1) Nous savons qu'une forme grave de la rubéole pouvant se compliquer de pneumonie et d'accidents de croup a été décrite principalement par les auteurs anglais (Voir : Balfour, *Edinb. méd. Journ.*, fév. 1857, et la discussion du Congrès internat. de méd. de Londres en 1881, vol. IV, p. 434) ; nous n'avons jamais eu l'occasion d'observer de cas de cette nature, et nous doutons qu'il s'agisse de la même maladie.

TRAITEMENT. — Dans la plupart des cas, la roséole ne réclame aucune intervention thérapeutique ; si elle s'accompagne de fièvre, on prescrira une boisson diaphorétique et le repos au lit.

ARTICLE IV. — VARIOLE

La variole, autrefois très fréquente et très redoutée dans le jeune âge, s'y observe moins souvent depuis que la pratique de la vaccine s'est généralisée, et elle ne s'y montre habituellement que sous la forme atténuée connue sous le nom de *varioloïde* ; comme elle ne présente chez l'enfant, dans l'ensemble de son histoire, rien qui la distingue de ce qu'elle est chez l'adulte, nous n'en donnerons qu'une description succincte.

ETIOLOGIE. — La variole n'a qu'une cause connue, la *contagion*, qui peut être immédiate ou médiate, et paraît surtout s'exercer pendant la période de la suppuration et celle de la décrustation. La variole est inoculable ; elle sévit surtout par épidémies. Elle atteint les enfants de tout âge, même le nourrisson et le fœtus pendant la vie intra-utérine. Lorsqu'un enfant naît d'une mère varioleuse, il peut arriver au monde déjà couvert de pustules, mais le plus souvent la maladie n'éclate que du sixième au neuvième jour après la naissance (Bednar). Les récidives de la variole sont exceptionnelles.

DESCRIPTION. — **Incubation.** — La période d'incubation de la variole spontanée est de onze à quinze jours ; celle de la variole inoculée n'est que de sept à onze jours.

Invasion. — La maladie s'annonce par des frissons, des nausées, des vomissements, par une fièvre vive qui peut atteindre et même dépasser 40°, par de la courbature et de la rachialgie lombaire. Ce dernier symptôme manque très rarement, mais son intensité est assez variable ; il s'accompagne parfois d'une douleur à l'épigastre. En même temps, on observe de la céphalalgie, de l'agitation, quelquefois de la somnolence, du délire, plus rarement des convulsions, qui chez les très jeunes enfants peuvent revêtir une grande intensité et causer la mort dès le début de la maladie. La constipation est la règle, moins cependant chez les enfants que chez les adultes. Chez les nourrissons, le refus de teter est souvent le premier indice de la maladie.

Eruption. — L'éruption se montre le troisième jour, quelquefois le second jour ; quand elle est retardée jusqu'au 4e, 5e, 6e, ou même jusqu'au 7e jour, ce qui est rare, elle n'est jamais confluente. L'éruption peut être précédée d'une poussée exanthématique simulant celle de la rougeole ou de la scarlatine, plus rarement celle de l'herpès et de l'urticaire. Cette éruption prodromale, connue sous le nom de *rash*, apparaît en général dans le cours du second jour ; tantôt elle est générale, tantôt elle est limitée à une certaine région telle que le bas-ventre, les cuisses, le dos des mains et l'avant-bras, le cou-de-pied. Dans quelques cas, elle prend une coloration rouge intense ou même purpurique qui est souvent l'indice d'une variole hémorragique et est d'un pronostic fâcheux pour peu qu'elle soit étendue.

L'éruption variolique proprement dite débute par la face, puis s'étend au tronc et aux membres ; chez les très jeunes enfants, elle peut se montrer en premier lieu aux fesses et au pli de l'aine. Elle apparaît sous forme de petites taches rouges, arrondies, qui deviennent rapidement papuleuses puis, au bout de un à deux jours, se transforment en vésicules d'un blanc mat, entourées d'une auréole rouge ; ces vésicules s'ombiliquent du second au quatrième jour de l'éruption, deviennent pustuleuses et commencent à se dessécher du sixième au neuvième jour.

Le nombre des pustules est très variable ; suivant leur abondance, l'éruption est dite *discrète*, en *corymbes*, *cohérente* ou *confluente*. Dans les varioles discrètes, les pustules sont disséminées et parfois si peu abondantes qu'il est facile de les compter ; dans les varioles confluentes, au contraire, l'éruption s'étend sur toute la surface du corps ; les pustules et particulièrement celles de la face et chez les petits enfants celles qui naissent au voisinage des organes génitaux, se touchent toutes par leurs bords et forment sur la peau une croûte épaisse, noirâtre et suppurante.

En même temps survient un *gonflement sous-cutané* qui

se montre à la face vers le quatrième ou le cinquième jour de l'éruption ; les lèvres, les paupières, les oreilles, le nez sont tuméfiés ; cet état peut persister pendant neuf ou dix jours. La tuméfaction envahit les membres du sixième au neuvième jour; elle est prononcée partout où les pustules sont confluentes, surtout aux pieds et aux mains où elle est parfois très douloureuse ; elle disparaît du dixième au quatorzième jour.

L'éruption pustuleuse envahit les muqueuses aussi bien que la peau ; avant même que celle-ci soit atteinte, l'enfant accuse de la douleur dans la gorge, et on observe dans cette région une poussée papuleuse, puis pustuleuse qui s'étend au voile du palais, à la face interne des joues, à la langue, aux gencives et aux lèvres ; toutes ces parties sont rouges, tuméfiées, couvertes de vésico-pustules d'apparence pseudo-membraneuse ; la déglutition est douloureuse, et chez les enfants âgés de plus de six ans on peut observer une salivation abondante. L'éruption variolique dans les cas très confluents envahit même la muqueuse des organes respiratoires ; elle se développe dans les fosses nasales, le larynx, la trachée et les grosses bronches; la respiration est alors difficile, la voix s'éteint, et l'enfant peut succomber aux accidents de l'œdème glottique.

Les pustules s'observent également sur la conjonctive palpébrale et même quelquefois au niveau de la sclérotique; elles s'accompagnent de photophobie et de larmoiement ; dans quelques cas elles provoquent une ophtalmie intense pouvant aller jusqu'au ramollissement et à la perforation de la cornée suivie de la fonte purulente de l'œil. La muqueuse de la vulve et celle du prépuce sont souvent aussi envahies par l'éruption.

La *fièvre* qui, dès le premier jour de la maladie, peut atteindre 39° ou même 40°, présente les jours suivants de petites rémissions matinales, mais se maintient toujours élevée jusqu'à la fin du troisième ou du quatrième jour, où le thermomètre peut marquer le soir 41° ; puis, dès que la poussée éruptive est terminée, il se fait une rémission marquée; dans les cas légers, la température peut même retomber à la normale. Mais, au moment de la suppuration, lorsque les vésicules se transforment en pustules, la fièvre reparaît ou redouble (*fièvre secondaire* ou *de suppura-*

tion) avec de grandes oscillations diurnes qui atteignent le soir de 39° à 40°; elle diminue de nouveau graduellement une fois la suppuration bien établie et cesse complètement avec la dessiccation des pustules. Dans les cas qui se terminent par la mort, elle est au contraire d'une violence extrême; on a vu le thermomètre atteindre 42°, et même 44° dans les dernières heures de la vie et monter encore quelques instants après la mort.

Lorsque la fièvre est vive, elle s'accompagne d'agitation et quelquefois d'un délire qui est rarement violent et prolongé dans la variole régulière ; on observe enfin dans les cas graves des convulsions, des soubresauts de tendons et le coma qui précède la mort.

La constipation persiste en général pendant presque toute cette période; il n'est cependant pas rare d'observer la la diarrhée chez les très jeunes enfants. L'urine est fébrile, rarement albumineuse.

Dessiccation et décrustation. — Du sixième au neuvième jour, les pustules commencent à se dessécher dans l'ordre de leur apparition; la dessiccation est à peu près générale du dixième au quatorzième jour. Elle se fait de deux façons : tantôt les pustules se déchirent et laissent écouler un pus épais qui s'étale et se durcit à l'air, en sorte qu'après une éruption confluente la face est recouverte d'un masque croûteux et noirâtre; tantôt les pustules se rident par la résorption de leur contenu, s'affaissent et se réduisent à une croûte sèche; à ce moment la surface cutanée exhale une odeur fétide et est le siège d'un prurit intense.

Les croûtes se détachent successivement et laissent à leur place tantôt des taches violacées qui disparaissent au bout de quelques semaines, tantôt de petites cicatrices gaufrées qui restent comme la marque indélébile de la maladie; dans quelques cas, les pustules deviennent l'origine de véritables ulcérations suivies de cicatrices difformes qui défigurent l'enfant pour la vie.

La dessiccation et la chute des croûtes peuvent se prolonger jusqu'au quarantième jour ; s'il ne survient aucune complication, cette période est presque toujours apyrétique.

VARIÉTÉS, ANOMALIES. — Comme les autres fièvres

éruptives, la variole peut présenter des variétés et des anomalies.

Celles-ci peuvent ne porter que sur l'éruption ; c'est ainsi que chez les enfants chétifs ou affaiblis les pustules sont souvent pâles, irrégulières, et que la durée de leur évolution peut être abrégée.

Varioloïde. — On a décrit sous le nom de *varioloïde* une forme ordinairement bénigne de la maladie, qu'on appelle également *variole modifiée*, parce qu'elle se montre principalement chez les sujets vaccinés. Mais cette forme existait déjà avant la découverte de la vaccine, et la variole régulière peut se montrer chez des individus vaccinés ; on doit donc considérer la varioloïde comme une variole atténuée dans sa virulence, soit spontanément, soit par la vaccination.

Ce qui caractérise la varioloïde, c'est *l'absence de fièvre secondaire ou de suppuration*. La maladie débute avec les mêmes symptômes que la variole régulière. L'éruption est en général discrète, les papules passent à l'état de vésicules séro-purulentes et s'ombiliquent le second ou le troisième jour de l'éruption ; elles ne présentent qu'une auréole inflammatoire insignifiante et se dessèchent rapidement. Les croûtes commencent à se détacher le huitième jour ; la décrustation est terminée du douzième au quatorzième jour et laisse après elle des taches qui s'effacent sans laisser de cicatrice. La fièvre, quelquefois assez vive au début, tombe définitivement dès que la poussée éruptive est terminée, la face et les extrémités ne présentent pas de gonflement. Dans quelques cas, la maladie est très bénigne, et elle ne se manifeste que par quelques pustules rares et disséminées sur la face et les membres (au pli de l'aine chez les très jeunes enfants). La fièvre est alors si légère qu'elle n'oblige même pas les malades à garder le lit. Ces formes atténuées sont cependant aussi contagieuses que les autres et peuvent transmettre une variole légitime.

Varioles malignes. — A côté de cette forme bénigne, on en rencontre d'autres où la variole s'accompagne au contraire d'accidents graves du côté du système nerveux et de phénomènes hémorragiques.

Les symptômes inquiétants se montrent en général dès

le début de la maladie; l'enfant est pris d'une fièvre intense, de douleurs très vives aux lombes et à l'épigastre, d'une agitation très grande ou de délire. La poitrine semble serrée, la dyspnée est extrême sans que l'auscultation puisse en révéler la cause (d'après les recherches de Brouardel, elle serait due à l'insuffisance de l'hématose, les hématies ayant perdu la faculté d'absorber les gaz). La peau se couvre de sueur et devient le siège d'une éruption pétéchiale ou même de véritables ecchymoses qui sont souvent précédées d'un rash scarlatiniforme plus ou moins étendu et d'une teinte très foncée. En même temps surviennent des hémorragies par les muqueuses, et l'enfant peut succomber en un ou deux jours dans un état d'angoisse extrême sans que l'éruption variolique se soit montrée.

Si la maladie se prolonge, l'éruption apparaît vers le quatrième jour, mais sort mal; les pustules s'affaissent et se rident, et dans leur intervalle la peau est pâle et livide; si à ce moment la fièvre et le délire ne cessent pas, l'enfant succombe presque fatalement du huitième au neuvième jour.

D'autres fois, ce n'est que dans le cours de la maladie qu'apparaissent les manifestations hémorragiques, mais l'ensemble des symptômes est grave dès le début. L'éruption se fait irrégulièrement; puis, du second au cinquième jour après leur apparition, les pustules prennent une teinte rouge foncé et s'entourent d'une auréole ecchymotique, surtout dans le voisinage des trochanters, du sacrum et en général sur les parties du corps qui subissent une pression. Dans quelques cas, la peau tout entière est le siège d'une vaste éruption de purpura (*variole noire*); parfois même apparaissent des bulles pemphigoïdes remplies d'un sang noir; des hémorragies se font par le nez, l'intestin, les reins, etc., et le malade succombe à l'épuisement ou au milieu de symptômes ataxo-adynamiques; la guérison est tout à fait exceptionnelle.

COMPLICATIONS. — La variole peut se compliquer de *pyohémie* pendant la période de suppuration; la fièvre devient alors manifestement rémittente ou même intermittente et s'accompagne de violents frissons; des collections purulentes se développent dans les viscères et les articulations, et la mort survient dans le courant de la seconde ou de la troisième semaine de la maladie.

On observe quelquefois des *affections cardiaques*, telles qu'une endocardite ou une péricardite légère dans le cours de la variole discrète et la dégénérescence graisseuse du muscle cardiaque dans le cours de la variole confluente. C'est à cette complication qu'il faut probablement attribuer les faits de mort subite signalés dans le cours de la variole (Desnos et Huchard).

La *pneumonie lobaire* est plus fréquente dans la variole que dans les autres fièvres éruptives.

Pendant la dessiccation, on peut observer une *colite ulcéreuse* s'accompagnant d'une diarrhée abondante et parfois mortelle, l'*otite purulente*, la *laryngite nécrosique*, des *paralysies* diverses, particulièrement celles des cordes vocales, enfin et très fréquemment des *furoncles* et des *abcès sous-cutanés*.

DIAGNOSTIC. — Le diagnostic de la variole ne peut présenter de difficultés sérieuses qu'avant l'éruption; si la fièvre est violente et s'accompagne de délire ou de convulsions, on pourra croire, jusqu'à l'apparition des papules à l'existence d'une *méningite*. Le diagnostic est facile cependant dans la majorité des cas, et, en temps d'épidémie surtout, l'apparition chez un enfant non vacciné d'une fièvre accompagnée de constipation, de vomissements bilieux et de rachialgie, annonce presque à coup sûr la variole; le doute ne peut exister que pour les très petits enfants incapables d'accuser le siège de la douleur lombaire. La rachialgie, l'absence d'angine ou de phénomènes catarrhaux empêcheront de confondre un rash avec les exanthèmes de la *rougeole* et de la *scarlatine*; cependant le diagnostic est quelquefois impossible avant la fin du premier jour de l'éruption.

Une fois l'éruption faite, il n'est plus possible de méconnaître la maladie; cependant il est certaines varioloïdes si discrètes que, sans un examen attentif, elles peuvent être prises pour une éruption d'*acné* ou d'*ecthyma*; l'existence d'un léger mouvement fébrile, les commémoratifs feront éviter l'erreur, qui pourrait être très préjudiciable à l'entourage du malade.

Le diagnostic avec la *varicelle* sera indiqué à propos de cette affection.

PRONOSTIC. — Le pronostic de la variole est très différent suivant qu'on a affaire à des enfants vaccinés ou non vaccinés. Dans toutes les épidémies, on a constaté une différence considérable entre la mortalité des premiers et celle des seconds. Sur 601 malades traités pour la variole à l'hôpital des enfants de Prague en trois années (1871-1873), 269, soit 47 %, moururent; la mortalité fut de 58,4 % pour les non vaccinés, de 18,6 % pour les vaccinés (Neureutter). Pour les revaccinés, le pronostic est plus favorable encore.

L'âge des malades doit aussi être pris en considération; plus un enfant est jeune, plus sa vie est menacée par la variole. Chez les enfants au-dessous d'un an, qui ne sont pas vaccinés, la maladie est presque toujours mortelle, tandis qu'à partir de deux ans la variole régulière guérit souvent; sa gravité est en rapport avec sa confluence et avec l'irrégularité de ses manifestations.

Certains phénomènes sont d'un pronostic particulièrement sérieux et annoncent en général une terminaison fatale; tels sont la violence du début, la précocité de l'éruption, la persistance de la fièvre et du délire lorsque la poussée exanthématique est terminée, l'affaissement des pustules, l'absence du gonflement de la face.

Parmi les complications, les plus graves sont la laryngite, les accidents de la pyohémie et les manifestations hémorragiques. Signalons encore un accident redoutable qui a beaucoup diminué de fréquence depuis l'introduction de la vaccine; c'est la formation de pustules sur la conjonctive et la rétention du pus dans le sac conjonctival, qui peuvent amener l'ulcération de la cornée et la fonte purulente de l'œil.

TRAITEMENT. — **Prophylaxie.** — Le préservatif par excellence de la variole est la *vaccination*; ce moyen peut être utile même lorsqu'il est employé pendant la période d'incubation de la maladie, à condition toutefois que la vaccine ait été inoculée cinq jours au moins avant le développement des premiers symptômes de la variole; autrement elle n'aurait pas le temps d'agir. Sous son influence, la variole est atténuée dans ses manifestations et réduite le plus souvent à une simple varioloïde. Plus tard l'action de la vaccine est beaucoup plus problématique.

L'*inoculation variolique*, pratiquée autrefois comme moyen prophylactique contre la variole spontanée, a été complètement abandonnée comme trop dangereuse et a cédé le pas à la vaccination.

Il va sans dire que l'*isolement* des varioleux et, après leur guérison, les mesures de désinfection que nous avons indiquées à propos de la scarlatine (voir p. 47), sont de rigueur; combinées à la revaccination de tout l'entourage du malade, ces précautions permettent d'étouffer dans leur germe les épidémies varioliques.

Traitement curatif. — Dans les cas de variole légère, il n'est besoin d'aucun traitement actif ; des boissons émollientes ou rafraîchissantes et des soins de propreté suffiront. On cherchera cependant, de crainte que l'enfant ne soit défiguré, à faire avorter les pustules du visage ; dans ce but on cautérisera celles-ci avec le nitrate d'argent ou on enduira la face de collodion, d'emplâtre de Vigo, ou de quelque autre onguent mercuriel, tel que celui-ci : savon, 10 parties ; glycérine, 4 parties ; onguent napolitain, 20 parties (Revilliod). Les applications locales de teinture d'iode ont été recommandées dans le même but. On pourra également faire des badigeonnages deux fois par jour avec une solution acide de sublimé au millième, suivis de l'application d'une pommade à l'acide salicylique de 2 à 4 %.

Si l'éruption et surtout la dessiccation s'accompagnent d'une grande irritation de la peau, des lavages ou des bains tièdes, des onctions avec un corps gras ou la glycérine diminueront le prurit et favoriseront la chute des croûtes.

Les dangers auxquels est exposé l'enfant pendant la période de la fièvre et celle de la suppuration ont été beaucoup diminués depuis ces dernières années par le traitement méthodique par les bains tièdes ou froids, suivant les cas, et par l'application externe des antiseptiques. C'est dans ce but que les bains de sublimé ont été recommandés pendant la période de suppuration dont ils abrègeraient la durée.

Si la maladie prend un caractère adynamique, on prescrira le vin, l'alcool, le quinquina, en y ajoutant, en cas d'hémorragie, les boissons acides, le sulfate de quinine, l'extrait de ratanhia administré par la bouche ou en lavement.

L'agitation, le délire, les convulsions réclameront l'emploi de la poudre de Dower et du chloral à petites doses. Si l'éruption se fait mal ou est retardée, un vomitif suffira quelquefois à la faire paraître. On cherchera en même temps à exciter la peau par un bain de vapeur et une potion à l'acétate d'ammoniaque.

On combattra l'éruption pharyngée par des gargarismes et des irrigations à l'acide salicylique, et, si elle est intense, on fera avaler à l'enfant de petits fragments de glace.

Dans toute variole suppurée, et chez les nouveau-nés principalement, on lavera deux fois par jour le sac conjonctival avec de l'eau boriquée chaude pour empêcher la stagnation du pus et on surveillera attentivement l'état de la cornée; la kératite sera traitée dès le début par l'application d'un bandage compressif, et on instillera plusieurs fois par jour entre les paupières une solution d'atropine pour diminuer la pression intra-oculaire.

Article V. — VACCINE (1)

La vaccine est une affection produite chez l'homme par l'inoculation du *vaccin*, c'est-à-dire de la sérosité empruntée originairement aux pustules développées sur le pis des vaches atteintes de *cow-pox*. Elle doit être une maladie microbienne comme la variole, dont elle n'est probablement qu'une forme atténuée et pour laquelle elle confère une immunité plus ou moins prolongée. Malheureusement, il a été impossible jusqu'à présent d'arriver à isoler et à cultiver hors de l'organisme le microbe pathogène de ces affections sœurs. Quist (2) est le seul qui ait

(1) Nous renvoyons à l'art. Vaccine de A. D'Espine dans le *Nouv. Dict. de méd. et de chir. prat.* pour tout ce qui a trait à l'historique de la vaccine, à l'origine du cow-pox, à la vaccine animale, à la réceptivité vaccinale, à l'anatomie et à la physiologie pathologiques de la vaccine, ainsi qu'à la préparation du vaccin animal.

(2) *Berl. klin. Woch.*, 1883, nº 51.

obtenu des résultats positifs chez l'homme en employant non des cultures pures, mais des dilutions vaccinales dans un bouillon glycériné. Ses expériences n'ont pas résolu le problème de la culture artificielle du vaccin. Koch et Seiler (1), Voïgt (2), Garré (3), Pfeiffer (4), Schultz (5), etc., en appliquant les méthodes perfectionnées de la bactériologie moderne, ont bien isolé de la lymphe vaccinale différents microbes, qui ont donné lieu occasionnellement à des pustules sur les animaux, mais n'ont jamais reproduit par inoculation sur l'homme la vaccine légitime. L'un de nous, M. D'Espine, était déjà arrivé au même résultat négatif en 1884, dans des recherches qu'il fit avec Hermann Fol.

DESCRIPTION. — **Vaccine normale.** — Nous prendrons comme type de notre description le résultat d'une vaccination de bras à bras chez un enfant sain et vigoureux, qui n'a été ni variolé ni vacciné auparavant.

Immédiatement après l'insertion du vaccin, on observe parfois une rougeur ou une tuméfaction de la peau autour de la piqûre, ressemblant à de l'urticaire, qui disparaît rapidement. Puis on n'aperçoit plus rien jusqu'à la fin du troisième jour. A partir de ce moment, on voit apparaître au niveau de la piqûre une tache rouge, qui devient papuleuse, puis se transforme du cinquième au sixième jour en une vésicule aplatie, transparente. Le bouton vaccinal ainsi constitué s'agrandit du centre à la périphérie d'une manière régulière et atteint sa maturité dans le cours du septième jour ou au début du huitième jour, un peu plus tôt en été qu'en hiver.

A ce moment, l'aspect de l'éruption vaccinale est caractéristique. A chaque piqûre correspond une large vésicule, à contours arrondis, à surface un peu grenue, aplatie, déprimée au centre (*ombilication*), d'une couleur blanche, nacrée, plus transparente sur les bords, avec un reflet bleuâtre. Le bord, légèrement surélevé et comme

(1) *Berl. klin. Woch.*, 1883, n° 34.
(2) *Deutsche med. Woch.*, 1886, p. 536.
(3) *Ibid.*, 1887, nos 12 et 13,
(4) *Monatschr. f. praktische Dermat.*, 1887, n° 10.
(5) *D. Vierteljahrsschr. f. æff. Gesundh.*, 1887.

festonné, représente la partie la plus jeune du bouton vaccinal. Il est entouré d'un liséré rouge, dit *aréole*, plus ou moins étendu et saillant, mais qui ne manque presque jamais à partir de la fin du septième jour. Si l'on éraille la surface grenue de la vésicule vaccinale, on en voit sourdre lentement de fines gouttelettes d'un liquide clair et un peu filant. Cet écoulement peut se prolonger quelques minutes, sans que le bouton de vaccin subisse un affaissement notable.

Le huitième jour, l'efflorescence vaccinale continue à s'agrandir. En même temps, la vésicule perd sa transparence et devient purulente. L'aréole s'agrandit et se transforme parfois en une plaque d'un rouge sombre, légèrement indurée, douloureuse à la pression.

La réaction locale peut s'accentuer encore le jour ou les jours suivants. Il n'est pas rare en pareil cas de constater une tuméfaction légère des ganglions axillaires. Ces phénomènes diminuent d'intensité vers le dixième ou onzième jour et ont entièrement disparu du douzième au treizième jour.

La réaction générale se borne le plus souvent à un accès fébrile peu intense et de courte durée (*fièvre vaccinale*). La température s'élève parfois un peu au-dessus de la normale dès le sixième jour, mais n'atteint son maximum que le huitième jour. A partir de ce moment, elle tombe rapidement dans la vaccine régulière, sans complications. L'élévation thermique oscille en général entre 38,5 et 39,5 et n'atteint qu'exceptionnellement 40°. Cette fièvre éphémère, qui rappelle de fort loin la fièvre de l'inoculation variolique, correspond au moment de la généralisation du virus vaccin à tout l'organisme. Elle peut manquer complètement ou n'être appréciable qu'au thermomètre par une élévation de quelques dixièmes de degré. Les symptômes généraux qui l'accompagnent, se bornent habituellement à un peu de malaise et d'agitation; on observe plus rarement des nausées, de la courbature, de la céphalalgie, de la diarrhée, et tout à fait exceptionnellement des convulsions chez les enfants en bas âge.

Le onzième jour, la dessiccation commence et s'étend du centre à la périphérie de la pustule. Le douzième ou treizième jour, la pustule entièrement flétrie est transformée en une croûte noirâtre, qui se dessèche peu à peu et ne tombe spontanément que dans la troisième ou la quatrième semaine, laissant à sa place une cicatrice gaufrée, d'abord brunâtre, qui devient blanche avec le temps et persiste généralement toute la vie.

La vaccine ne réclame pas de traitement particulier, sauf quand la réaction locale ou générale est très vive. Il suffit alors du repos au lit, d'une diète légère avec quelques boissons sudorifiques, de lavages frais sur le corps et de compresses émollientes et légèrement antiseptiques (eau de sureau avec 4 °/₀ d'acide borique) sur le bras enflammé.

Variétés et anomalies. — *Vaccine de provenance animale.* — Les pustules obtenues avec le *cow-pox originel* se distinguent des pustules ordinaires par leur grosseur et leur succulence; elles ont parfois une teinte bleuâtre, ecchymotique. L'aréole inflammatoire qui les entoure est considérable; la réaction inflammatoire locale, le retentissement ganglionnaire et la fièvre vaccinale sont en général plus accentués qu'avec le vaccin humain. Le développement des pustules est plus irrégulier que dans la vaccine jennérienne; leur marche est en général retardée et certaines d'entre elles n'arrivent à maturité que du dixième au douzième jour, tandis que d'autres sont souvent moins développées, mais plus rapides dans leur évolution ultérieure.

L'inoculation du *cow-pox artificiel ordinaire*, obtenu par la vaccination des veaux soit avec le cow-pox naturel (*vaccination animale proprement dite*), soit avec du vaccin d'enfant (*rétro-vaccination*), produit une vaccine presque identique à celle que l'on obtient par la vaccination de bras à bras; la seule différence à noter est une uniformité moins grande dans la marche de l'éruption soit au point de vue de l'époque d'apparition de celle-ci et de la maturation des pustules, soit au point de vue de la réaction provoquée.

Vaccine retardée ou latente. — Les vaccines latentes sont exceptionnelles; leur existence néanmoins est démontrée.

L'absence de manifestations extérieures peut n'être que temporaire. Ainsi la période d'incubation de la vaccine, qui est habituellement de trois jours, peut se prolonger bien au delà de ce terme. « Nous pourrions citer, dit

« Bousquet, nombre d'exemples où le bouton n'a com-
« mencé à poindre que le septième, le huitième, le
« dixième, le quinzième, le vingtième, le trentième jour.
« On a parlé même de vaccines encore beaucoup plus
« tardives. »

Il peut arriver qu'en revaccinant à bref délai après une vaccination que l'on a crue stérile, on voie les anciennes piqûres sortir de leur torpeur et des boutons de vaccine en nombre égal à celui des inoculations de date différente se développer simultanément.

D'autres fois on constate une incubation de durée différente pour des inoculations simultanées. Ainsi Wiehen rapporte que sur huit piqûres faites le même jour à un enfant d'un an il obtint seulement trois boutons qui se développèrent normalement et arrivèrent à maturité le septième jour, les cinq autres boutons apparurent le douzième jour et arrivèrent à maturité le quinzième.

On a observé enfin des *vaccines sans éruption*, ne se traduisant que par l'immunité conférée au sujet inoculé ou bien par quelques symptômes généraux. L'exemple le plus curieux de vaccine latente est l'observation de Tréluyer à Nantes, relatée par Bousquet : 60 enfants furent vaccinés dans l'espace de six semaines sans succès apparent, mais présentèrent vers le huitième jour une fièvre assez forte qui dura deux ou trois jours ; tous furent ensuite revaccinés ou variolisés sans succès. Ces faits curieux sont le pendant de la *febris variolosa sine variolis* de Sydenham. Ils sont néanmoins absolument exceptionnels dans la vaccination cutanée. Dans les vaccinations que l'on a pratiquées par injection dans le tissu cellulaire sous-cutané, à l'aide d'une seringue de Pravaz, soit chez l'homme, soit chez le veau, on n'a jamais obtenu d'éruption locale ou généralisée, comme chez le cheval ; par contre, l'immunité vaccinale était la règle. En pratique, la vaccination sous-cutanée, indépendamment d'autres considérations, doit donc être rejetée à cause de l'incertitude qu'elle laisse au sujet de l'immunité acquise.

Les vaccines latentes en général ne doivent pas être admises facilement par les médecins vaccinateurs. Nous citerons à l'appui de cette recommandation l'observation suivante de Taube. Trois enfants d'une même famille furent vaccinés le même jour, deux d'entre eux avec succès, l'autre sans succès. Ce dernier, garçon de trois ans, avait dans son agitation essuyé son bras immédiatement après la vaccination ; il ne fut point ramené pour être revacciné, malgré la recommandation du médecin. Six mois après, il prit la variole vraie et succomba ; les deux autres enfants furent préservés.

Vaccine généralisée. — Il n'est pas très rare de voir se développer dans le cours de la vaccination des pustules *surnuméraires* de vaccine, dues à des inoculations accidentelles faites soit par le sujet lui-même (auto-vaccination), soit par d'autres.

Ces inoculations fortuites se produisent le plus souvent du cinquième au septième jour de l'évolution vaccinale. Nous avons l'habitude de les pratiquer le septième jour, quand l'enfant nous est ramené avec une seule pustule normale, et nous avons souvent réussi en pareil cas. Les pustules surnuméraires ont une marche beaucoup plus rapide que les pustules primitives et arrivent à dessiccation à peu près en même temps qu'elles, du onzième au treizième jour de la vaccination. Quand l'auto-inoculation se produit sur une large surface couverte d'eczéma ou est portée sur tout le corps par les ongles de l'enfant, le nombre des pustules surnuméraires peut être très considérable et en imposer pour une vaccine généralisée.

Il est plus rare de voir l'inoculation accidentelle se produire le jour même de la vaccination. Hervieux cite le cas d'une fillette de trois ou quatre mois qui pendant la vaccination se frotta la joue contre son épaule et la mouilla avec le vaccin ; huit jours après, il se développait sur le point contaminé une magnifique pustule.

Les cas de *vaccine généralisée éruptive* sont tout à fait exceptionnels ; leur existence a été niée par quelques auteurs qui ne voient dans les observations citées que des cas d'éruptions simultanées de vaccine et de varioloïde ou que des auto-inoculations. Par contre, elle a entraîné la conviction de vaccinateurs tels que Husson, Bousquet, Cazenave, Hervieux. Dans certains cas, l'interprétation peut rester douteuse, mais elle ne peut l'être à notre avis dans l'observation de Creyton, dans laquelle un enfant fut vacciné par trois piqûres dont une seule s'anima vers le neuvième jour. Au quatorzième jour, on y prit de la lymphe qu'on inocula à d'autres enfants ; mais le dix-septième jour, le premier bouton étant déjà désséché, il survint au bras opéré une éruption secondaire de 55 boutons de vaccine régulière dont l'inoculation reproduisit la vaccine; l'enfant fut soumis ensuite à la contre-épreuve de l'inoculation variolique. Une éruption si tardive ne peut plus être expliquée par l'inoculation et rappelle les éruptions de horse-pox expérimental obtenues par Chauveau chez le cheval.

Les éruptions vaccinales généralisées très étendues ou confluentes s'accompagnent parfois d'une vive inflammation locale et de symptômes généraux intenses. Dans un cas observé par l'un de nous, la vaccine fut suivie d'une éruption généralisée au tronc et aux membres inférieurs, presque confluente, en particulier sur le bas-ventre, qui entraîna la mort de l'enfant ; une vaccination faite par notre collègue Revilliod avec le liquide des pustules secondaires produisit une vaccine légitime.

Vaccine modifiée. — On entend sous ce nom les modifications que peut présenter l'évolution vaccinale sous l'influence d'une vaccination ou d'une variolation antérieure.

L'éruption vaccinale n'est pas toujours modifiée en pareil cas. Il n'est pas rare d'observer, chez un sujet vacciné ayant eu la variole ou revacciné, une éruption vaccinale régulière. Néanmoins, la réaction locale est toujours plus vive ; elle se traduit par un engorgement douloureux plus ou moins marqué de la peau du bras et des ganglions axillaires. La revaccine s'accompagne souvent de fièvre, de malaise et de courbature.

En général, l'évolution vaccinale est modifiée et cela d'autant plus que l'immunité vaccinale est de date plus récente. On peut observer toutes les transitions entre une vaccine typique et les produits les plus insignifiants. Il faut distinguer à ce point de vue les succès des revaccinations en complets ou incomplets. Le succès doit être considéré comme complet dès qu'il y a une vésicule bien nette, aplatie et ombiliquée, et incomplet dans le cas contraire.

Dans le premier cas, l'époque de maturation de la pustule varie ; elle est en général précipitée et tombe sur le quatrième ou le cinquième jour ; la dessiccation est aussi plus rapide que dans une première vaccination. Souvent les pustules de même âge sont à des stades différents d'évolution.

Dans les succès incomplets, on voit tous les degrés d'une *fausse vaccine*, depuis le tubercule inflammatoire, qui disparaît promptement, jusqu'aux éruptions varicelliformes qui se recouvrent de croûtelles. Dans tous ces cas, les phénomènes éruptifs commencent à se développer dès le premier ou le second jour de l'inoculation.

Dans quelques cas on voit se développer au lieu d'inoculation une simple vésicule sans aréole inflammatoire, remplie d'un liquide clair qui, réinoculé au même sujet, amène cette fois l'apparition de pustules de vaccine vraie pouvant servir à une nouvelle vaccination ; nous connaissons deux exemples de ce phénomène (1).

COMPLICATIONS. — Les complications de la vaccine peuvent tenir au virus vaccinal lui-même, à la prédisposition individuelle ou à une autre maladie infectieuse inoculée par la vaccination. Ces complications, dont l'importance a été fort exagérée par les adversaires de la vaccine, sont toujours exceptionnelles. Nous ne décrivons ici, bien entendu, que les maladies ayant un rapport direct avec la vaccination et celles dont la transmission a été démontrée. Ainsi nous ne parlerons pas de la tuberculose qui, depuis la découverte du bacille de Koch, a été incriminée par les détracteurs de la vaccine. En effet, non seulement aucun fait ne prouve sa transmissibilité par la vaccination, mais encore on sait, par les observations précises de L. Meyer, que le bacille n'est pas contenu dans la lymphe vaccinale, même chez les tuberculeux avancés, néanmoins il sera toujours prudent de ne prendre comme vaccinifère qu'un enfant indemne de scrofule et de tuberculose.

Éruptions cutanées post-vaccinales. — La vaccine est parfois accompagnée ou suivie d'éruptions plus ou moins généralisées, dont les unes, comme la roséole et la miliaire,

(1) Consulter à ce sujet : Jahn, *Corr. bl. des allg. Aerzte-Vereines von Thüringen*, 1875, n° 12.

sont dues à l'irritation idiosyncrasique de la peau par l'imprégnation vaccinale, d'autres comme le pemphigus, paraissent dues à l'altération de la pustule vaccinale par un agent infectieux étranger, d'autres enfin, comme l'impétigo et l'eczéma, sont des éruptions constitutionnelles éveillées ou réveillées par la présence du vaccin dans les tissus.

Roséole. — La roséole vaccinale, sorte de rash pseudo-exanthématique, paraît du huitième au onzième jour de la vaccination, exceptionnellement le troisième jour (Roger). Elle débute en général autour des pustules vaccinales, puis s'étend de là aux diverses parties du corps, qu'elle peut envahir en quelques heures. Parfois l'éruption est générale d'emblée et apparaît simultanément à la face et sur les membres inférieurs. Elle ne diffère en rien de la roséole ordinaire; l'éruption est le plus souvent morbilliforme. Le rash vaccinal est habituellement apyrétique et disparaît en vingt-quatre ou quarante-huit heures sans s'accompagner jamais de catarrhe des muqueuses où de fièvre marquée.

Miliaire. — La miliaire vaccinale est beaucoup plus rare et paraît à la même époque que la roséole. Les vésicules sont souvent plus développées et plus acuminées que dans la miliaire ordinaire ; nous avons observé un cas où les vésicules, disséminées discrètement sur tout le corps, ont persisté plus d'une semaine sans aucun retentissement général.

Pemphigus. — Le pemphigus a été observé à la suite de la vaccine chez des enfants cachectiques ou malades par Hebra, par Kaposi, par Steiner, par Blot, par Carré (d'Avignon), par Duhring. On a confondu sous ce nom deux ordres de faits différents. Il faut réserver le nom de *pemphigus vaccinal* aux éruptions généralisées, qui procèdent habituellement par poussées successives sur les diverses parties du corps et qui commencent souvent au niveau des boutons de vaccine. Il s'agit, dans ces cas, d'une maladie cachectique éveillée par l'inoculation vaccinale. Il faut en distinguer les cas de transformation bulleuse ou phlycténoïde de l'aire périvaccinale enflammée, analogue à celle qu'on observe sur les plaques d'érésipèle. Il ne s'agit alors que d'un accident purement local, qui se complique habituellement d'auto-inoculation vaccinale et peut transformer le bras des enfants vaccinés en une vaste surface blanchâtre, ombiliquée ou gonflée par places, qui est très effrayante à voir, mais ne constitue qu'un symptôme sans gravité, quand elle est traitée convenablement. Sous l'influence d'un pansement occlusif désinfectant, qui consiste dans l'application de compresses boriquées souvent renouvelée pendant la période inflammatoire et de poudre d'iodoforme pendant la période ulcérative, on voit les cratères souvent profonds et de mauvais aspect qui ont succédé aux phlyctènes, se déterger et finalement se cicatriser au bout de deux à quatre semaines. Nous avons observé un cas semblable chez un enfant qui avait été vacciné avec de la pulpe animale ; d'autres enfants vaccinés avec la même plaque et avec les mêmes précautions antiseptiques avaient eu une vaccine régulière.

Le pemphigus vaccinal, par contre, présente toujours une certaine gravité. Hutchinson et Stokes ont observé chacun un cas mortel de pemphigus vaccinal gangréneux. Longet soutient même qu'on voit assez souvent les enfants atteints de cette complication succomber quelque temps après à la tuberculose. Dans une observation citée par Dauchez, il s'agissait d'un enfant de quatre ans, d'apparence assez chétive, atteint de coqueluche. Le huitième jour, les pustules vaccinales se transformèrent en larges bulles pemphigoïdes, renfermant un liquide séro-sanguinolent. Le neuvième jour, la fièvre se déclare, le corps se couvre d'une éruption confluente pemphigoïde semblable à celle du bras. La cicatrisation des exulcérations, produites sous l'épiderme soulevé, fut complète le vingtième jour. Deux mois après, l'enfant succomba aux suites éloignées d'une broncho-pneumonie.

Impétigo et eczéma. — On voit parfois chez des enfants lymphatiques les croûtes vaccinales prendre l'aspect impétigineux et recouvrir une ulcération atonique qui suppure et qui persiste encore pendant longtemps après la chute des croûtes. La cause prédisposante principale de cet accident est le mauvais terrain ; ses causes occasionnelles sont l'irritation de la pustule vaccinale par les vêtements, le grattage, les pansements irritants ou malpropres.

L'*eczéma* plus ou moins généralisé a été observé plusieurs fois à la suite de la vaccination chez des individus qui en étaient indemnes jusqu'alors. Dauchez (1) cite deux cas d'eczéma aigu survenu au dixième jour de la vaccine, qui, d'abord localisé aux deux bras, se généralisa et persista dans un des cas pendant un an. Nous connaissons un cas d'eczéma chronique récidivant, survenu pour la première fois chez une jeune dame après la vaccination (elle n'avait pas été vaccinée dans l'enfance); le vaccinifère était sain, et les autres personnes vaccinées sur le même enfant n'ont point eu d'eczéma. Ce seul fait exclut la transmission de l'eczéma et ne peut s'expliquer que par une diathèse latente éveillée par le vaccin.

Il est curieux que le contraire ait été aussi observé. L'influence salutaire de la vaccine sur les dermatoses et, en particulier, sur l'eczéma chronique est prouvée par un grand nombre de faits.

Ecthyma, furonculose. — On trouve signalées dans la littérature médicale quelques observations d'ecthyma généralisé, survenu après la vaccine, chez des enfants malingres ou rachitiques. Il faut connaitre ces faits, malgré leur rareté, pour éviter de confondre ces éruptions avec des syphilides, erreur qui a été commise quelquefois.

Dans les cas de furonculose compliquant la vaccine, il est bien difficile ne ne pas admettre une infection septique légère, soit au moment de la vaccination, soit au moment de l'ouverture des boutons de vaccine.

Purpura. — On peut observer très exceptionnellement une vaccine hémorragique, caractérisée par une infiltration sanguine des boutons de vaccine, qui deviennent noirs au huitième jour de l'inoculation, et par l'apparition de nombreuses pétéchies sur tout le corps, mais plus spécialement sur la face, le cou et les bras (*vaccine pétéchiale* de Gregory). Il peut se produire en même temps quelques hémorragies par le nez ou les oreilles. Habituellement, ces accidents, qui sont sous la dépendance de l'hémophilie ou d'une diathèse hémorragique temporaire, sont sans gravité, et l'éruption hémorragique se termine à peu près dans le même temps que l'évolution vaccinale.

(1) Dauchez, *Des Éruptions vaccinales généralisées*, *Th. de Paris*, 1883.

Septicémie vaccinale. — La vaccination peut être suivie d'accidents locaux et généraux, légers ou formidables, qui rappellent, sous certains rapports, ceux des piqûres anatomiques.

Ces accidents ne s'observent jamais quand on inocule une lymphe vaccinale pure, transparente, au moment où on la recueille sur le bras d'un enfant ou sur la génisse, et quand on se sert d'instruments parfaitement propres. Ils sont plus fréquents quand on recueille le vaccin trop tard, quand celui-ci est déjà purulent et mélangé de croûtes, ou bien quand on se sert de vaccin conservé qui s'est décomposé.

La forme la plus bénigne de la septicémie vaccinale est le phlegmon périvaccinal, qui se complique parfois de lymphangite, d'adénite axillaire et de fièvre. Les adultes, au moment de la revaccination, sont particulièrement prédisposés à ces accidents.

La *vaccine ulcéreuse*, dans laquelle la pustule se transforme en un ulcère plus ou moins profond et qui peut se compliquer d'adénite axillaire, est aussi un accident d'infection bénigne et guérit rapidement par un traitement antiseptique.

La forme grave rappelle le phlegmon diffus ou la gangrène foudroyante. Nous en citerons, comme un exemple presque unique, les cas de San Quirico d'Orcia, dans lesquels plusieurs enfants vaccinés avec des pustules en décomposition présentèrent des accidents septicémiques, caractérisés par une fièvre violente, de l'éclampsie et de vastes phlegmons décollant les muscles, et qui furent mortels pour l'un d'eux.

Érysipèle vaccinal. — L'érysipèle est l'accident le plus redoutable de la vaccination. Longtemps presque inconnu, hors des hospices et asiles d'enfants trouvés, où l'érysipèle des nouveau-nés règne endémiquement, il a été fréquemment observé, dans ces dernières années

L'érysipèle vaccinal peut survenir tantôt peu de temps après l'inoculation vaccinale, tantôt au septième ou au huitième jour, quand les pustules s'ouvrent spontanément ou sont ouvertes par le vaccinateur pour recueillir la lymphe. Le grattage, l'écorchure des pustules par l'enfant sont également des voies ouvertes à l'infection, à un moment où la peau irritée autour de la pustule est bien préparée pour l'inflammation érysipélateuse.

La vaccination de bras à bras a été moins souvent compliquée d'érysipèle que la vaccination avec du vaccin conservé, soit en tube (vaccin humain), soit mélangé à de la glycérine (vaccin animal). Les conserves sèches paraissent sous ce rapport plus sûres que les conserves humides.

L'érysipèle commence toujours autour de l'inoculation vaccinale ; de là il envahit tout le membre supérieur et peut y rester *localisé*. Sa durée, en pareil cas, ne dépasse pas 5 à 7 jours, et la mortalité est peu considérable ; d'après Rauchfuss, elle n'a pas dépassé 17,5 % à l'hospice des Enfants-Trouvés de Saint-Pétersbourg. Au contraire, si l'érysipèle est *ambulant* et s'étend sur les autres parties du corps, sa durée peut être beaucoup plus longue, et le pronostic est très grave, surtout chez les enfants très jeunes et chétifs. Rauchfuss a eu pour les cas d'érysipèle ambulant une mortalité de 67,3 %. En dehors des hospices d'enfants trouvés, la mortalité n'est jamais aussi effrayante. Elle n'a jamais atteint 40 % dans les accidents signalés après des vaccinations officielles.

Syphilis vaccinale. — Les cas avérés de transmission de la syphilis par la vaccination sont en nombre infime, quand on le compare à celui des vaccinations faites depuis Jenner jusqu'à nos jours. Lotz, en réunissant tous les cas authentiques rapportés dans la littérature jusqu'en 1880, est arrivé à un total de 50 cas environ, qui ont fourni à peu-près 750 infections. Il estime que ce chiffre se répartit sur beaucoup plus de 100 millions de vaccinations faites en Europe depuis plus de 80 ans (Voir l'article *Syphilis*).

VACCINATION. — **Précautions générales.** — Indiquons sommairement les conditions les plus favorables à la vaccination, quand rien ne presse et que l'on peut choisir son moment. En cas d'épidémie variolique, la vaccination doit se faire d'urgence et ne présente, pour ainsi dire, pas de contre-indications.

I. *Age.* — L'enfant peut être vacciné à tout âge, même dès les premiers jours de la vie, s'il y a péril en la demeure. Les nouveau-nés supportent très bien cette petite opération ; ils sont plus insensibles à cet âge que plus tard et n'ont presque jamais de fièvre vaccinale ; toutes choses égales, d'ailleurs, la réaction est moins forte chez eux que chez des enfants plus âgés. Seulement, pour réussir, il faut avoir un vaccin très actif et faire l'inoculation avec beaucoup de soin.

Si une première vaccination a échoué, il faut la répéter jusqu'à ce que l'on obtienne un succès. Si, au bout de trois essais, on n'a pas réussi, il faut renouveler la tentative au bout de quelques mois, l'immunité vaccinale pouvant avoir disparu dans ce laps de temps.

Pour la première revaccination, l'âge de douze à quinze ans est particulièrement favorable. Les revaccinations suivantes pourront être faites ensuite tous les huit ou dix ans ; il vaut mieux, en pareil cas, pécher par excès que par défaut, surtout dans les pays où la variole est endémique.

2. *Saison.* — Le préjugé populaire a fixé, dans nos climats, le printemps et l'automne comme les seules saisons favorables à la vaccination. Nous accordons volontiers qu'il faut s'abstenir de vacciner en été, les grandes chaleurs favorisant la décomposition du vaccin et précipitant parfois le cours de la vaccine. En hiver, les résultats de la vaccination sont excellents, et le danger d'exposer au froid un grand nombre d'enfants est la seule raison qui empêche de fixer les vaccinations officielles dans cette saison, surtout dans les districts ruraux.

3. *Santé de l'enfant.* — Il ne faut vacciner, autant que possible, que des enfants bien portants, surtout dans les hôpitaux, où ils sont plus exposés à l'érysipèle.

Les enfants couverts d'eczéma courent la chance de s'auto-inoculer leur vaccine, et, comme cette complication peut s'accompagner d'accidents graves, on fera bien en pareil cas, d'attendre la guérison de l'eczéma, ou, si la vaccination s'impose, de ne faire qu'une ou deux piqûres qu'on recouvrira d'un pansement préservatif.

On ne vaccinera jamais un enfant atteint de fièvre ou de convulsions, tant à cause de l'enfant que de ses parents, qui mettraient volontiers sur le compte de la vaccine les accidents dus à la maladie primitive.

On ne vaccinera pas, autant que faire se pourra, pendant une épidémie d'érysipèle, surtout dans les hospices d'enfants, qui offrent une prédisposition spéciale à cette maladie.

Vaccination jennérienne. — On entend sous ce nom la vaccination humaine avec du vaccin humanisé.

Choix du vaccinifère. — *Le meilleur vaccinifère est un enfant vigoureux et en bonne santé.* Le médecin chargé d'une vaccination doit s'assurer d'abord que le vaccin est à point et de belle venue; il préférera toujours une vaccine qui a été obtenue sur un sujet vierge de vaccine ou de variole à une revaccine, les boutons de la revaccine étant, en général, moins sûrs dans leur action et plus enflammés que les boutons d'une première vaccine.

Pour se mettre à l'abri de toute transmission possible de germes étrangers à la vaccine, principalement de la syphilis et de l'érysipèle, il faut être très difficile dans le choix du vaccinifère et suivre les règles suivantes :

1° S'assurer que la famille du vaccinifère est saine ; éviter de prendre comme porte-vaccin un enfant naturel ou un enfant dont la mère aurait eu plusieurs avortements, quand on ne peut pas exclure d'une façon certaine la syphilis.

2° Examiner l'enfant de la tête aux pieds ; ne choisir qu'un enfant ayant un teint de santé, exempt de toute affection de la peau, des muqueuses ou des ganglions.

3° Ne jamais choisir un nouveau-né qui peut être atteint de syphilis héréditaire latente ou un adulte qui peut avoir une syphilis acquise sans manifestations actuelles. *L'enfant doit avoir plus de trois mois,* époque au delà de laquelle la syphilis héréditaire est exceptionnelle. La loi allemande sur les vaccinations prescrit même *six mois révolus* pour le vaccinifère dans les vaccinations officielles.

4° Ne jamais recueillir le vaccin au delà du septième jour ; ne pas employer la lymphe de pustules enflammées, écorchées ou qui se sont ouvertes spontanément.

5° N'employer qu'un vaccin tout à fait transparent, sans mélange de sang, qui a été obtenu par l'écoulement spontané de la piqûre, sans pression ni raclage de la pustule.

Vaccination de bras à bras. — *Soins préliminaires.* — L'enfant porte-vaccin et le sujet à vacciner doivent être déshabillés de façon à présenter l'épaule et le bras nus.

On lave avec précaution les pustules et la partie du bras avoisinante avec un tampon de ouate purifiée et trempée dans de l'eau bouillie ou dans une solution faible antiseptique d'acide salicylique (1 °/₀₀) ou d'acide borique (1°/₀). Les bras de l'enfant à vacciner doivent être lavés préalablement avec du savon, surtout si l'on a affaire à des enfants mal tenus ou si l'on vaccine dans un hôpital.

On ouvre les boutons par de petites piqûres *très superficielles*, marginales, faites parallèlement à leur surface avec une lancette en fer de lance ou une aiguille fine. C'est le bord surélevé, légèrement bleuâtre de la pustule, qui fournit le vaccin le plus pur et le plus abondant. Le vaccin doit sourdre lentement en petites gouttelettes transparentes, un peu visqueuses, comme des gouttes de miel à la surface d'un rayon (Sacco). Toute piqûre faite perpendiculairement à la pustule amènerait du sang, ce qu'il faut éviter avec soin.

La source du vaccin étant ainsi assurée, on s'arme d'une lancette ordinaire ou mieux d'une petite lancette en fer de lance, préalablement flambée à la flamme d'une lampe à alcool ou d'un bec de Bunsen, trempée ensuite dans un verre d'eau bouillie refroidie, puis essuyée avec un linge propre ou un tampon d'ouate pure. Cette précaution, que nous prenons toujours avant de charger la lancette et après chaque inoculation, est le moyen le plus pratique d'éviter toute infection, soit du vaccinifère, soit de l'enfant à vacciner; elle a, en outre, l'avantage de rendre la lame moins tranchante et d'éviter ainsi une effusion sanguine inutile.

Pour charger la lancette, il suffit de recueillir sur chaque face une gouttelette de vaccin, une pour chaque bras, de façon à ne pas avoir à la recharger pour le même enfant.

De l'inoculation du vaccin. — Pour inoculer le vaccin, on saisit le bras de l'enfant à plein dans la main gauche, on tend la peau du bras un peu au-dessus de l'insertion inférieure du deltoïde, et l'on fait avec une lancette ordinaire deux ou trois scarifications superficielles de 2 ou 3 millimètres de longueur, suffisamment distantes pour ne pas donner des aréoles confluentes. Ces scarifications sont de simples égratignures, qui ne doivent pas provoquer d'écoulement sanguin, pour ne pas entraîner le vaccin qu'on dépose à la surface ; on s'arrêtera à la surface du derme, reconnaissable à la teinte rosée du fond de l'égratignure ; on y arrive facilement avec un peu d'habitude et en ayant soin de prendre un point d'appui avec sa main droite sur le bras de l'enfant. Les deux faces de la lancette sont essuyées avec soin sur chacune des piqûres, et l'on fait tenir un moment par la mère les deux bras de l'enfant avant de l'habiller, afin que le vaccin ait le temps de sécher à la surface des scarifications.

A chaque nouvel enfant, la même procédure recommence ; la lancette est flambée de nouveau, et, de cette façon, chaque vaccination est absolument individualisée, même dans les vaccinations en masse. Le même vaccinifère peut servir, en moyenne, à dix ou vingt vaccinations. Il va sans dire qu'en cas de pénurie de vaccin, on peut l'utiliser pour un plus grand nombre. Sacco, qui pratiquait les piqûres au lieu des scarifications, était arrivé à faire jusqu'à 150 vaccinations avec le liquide d'une seule pustule.

La vaccination terminée, le bras du vaccinifère doit être de nouveau lavé avec un tampon de ouate trempé dans une solution antiseptique, et, en temps d'épidémie d'érysipèle ou dans un hôpital, il sera prudent de recouvrir pendant quelques jours les pustules qui ont servi à la récolte avec de l'ouate salicylée et une petite bande de gaze. Ce pansement très simple a également l'avantage d'empêcher les pustules d'être irritées par le grattage et prévient les auto-inoculations sur des parties dénudées du derme.

Revenons maintenant sur quelques points de l'opération :

Les *piqûres* ont été longtemps le seul mode d'insertion vaccinale ; Jenner, comme les anciens inoculateurs, ne faisait jamais d'incision. Elles sont tout aussi sûres que les scarifications dans la vaccination de bras à bras, mais ne doivent pas être employées quand on se sert de vaccin conservé ou de vaccin animal, la dimension de la plaie d'insertion devant être d'autant plus étendue que le vaccin prend moins facilement. Voici comment elles se pratiquent : on applique la pointe de l'aiguille ou de la lancette obliquement à la peau, de manière à pénétrer seulement dans la couche épidermique, et, la piqûre faite, on retire l'instrument après avoir légèrement soulevé sa pointe contre la surface de la peau, de façon à former un petit godet épidermique dans lequel le vaccin s'insinue.

Nous préférons les petites *scarifications* aux piqûres, parce qu'elles sont moins douloureuses, plus faciles à limiter en profondeur et plus expéditives; elles nous ont donné beaucoup moins d'insuccès que les piqûres.

Les incisions longues et les incisions en croix, recommandées par quelques médecins allemands, doivent être évitées. Elles exposent inutilement à l'inflammation consécutive et à l'infection traumatique.

Le *nombre d'insertions* nécessaire pour une préservation efficace a été très discuté. Si, d'une part, une seule pustule suffit pour donner l'immunité variolique, on ne peut nier que le nombre des cicatrices vaccinales n'ait quelque importance et qu'on soit plus sûrement préservé d'une variole grave par cinq ou six pustules bien développées que par une seule. Les statistiques de Gregory et de Marson ont montré que la mortalité de la variole était douze fois plus forte chez les malades porteurs d'une seule cicatrice vaccinale que chez ceux qui en avaient cinq et plus. Eulenberg donne comme maximum dix piqûres ou cinq scarifications de 4 millimètres de long. Nous croyons qu'en faisant six scarifications de 2 à 3 millimètres, trois à chaque bras, on se met dans de bonnes conditions. Dans les vaccinations d'urgence, où l'on craint l'inflammation ou l'érysipèle, ou bien chez les enfants chétifs ou timorés, on pourra diminuer le nombre des insertions, quitte à avancer un peu l'époque de la revaccination.

Lieu d'insertion. — On choisit, en général, pour l'inoculation la partie supérieure et externe du bras, parce que c'est là qu'elle est le plus commode. On vaccinera plus haut chez les filles que chez les garçons, les cicatrices de l'épaule tendant à se déplacer de haut en bas par la croissance. Pour les garçons, on pourra disposer les scarifications en triangle; pour les filles, il vaut mieux les faire en ligne horizontale à 3 centimètres l'une de l'autre, de façon à pouvoir plus tard les cacher par un soupçon de manche (Warlomont).

Si l'on vaccine à la cuisse pour éviter les cicatrices au

bras, il faut choisir la partie supéro-externe, moins exposée que les autres à l'irritation et au frottement.

Si l'enfant présente un nævus, c'est sur cette tache qu'on fera les inoculations, à moins qu'elle ne siège à la face. On a préconisé, en effet, la vaccination comme un moyen curatif de cette difformité.

Vaccination animale. — Les progrès qu'a réalisés la vaccination animale tendent à substituer de plus en plus cette pratique à la vaccination de bras à bras ; elle donne des résultats aussi sûrs au point de vue de la préservation de la variole et met à l'abri, d'une façon certaine, les enfants de l'inoculation de la syphilis.

Le vaccin animal est inoculé suivant les mêmes règles que le vaccin d'enfant. Rappelons seulement que la lymphe qui s'écoule de la surface abrasée de la pustule chez le veau est peu active et formée principalement de sérosité qui se décompose facilement. Elle se coagule rapidement et ne peut être recueillie dans des tubes qu'après défibrination. Le principe actif est contenu *dans la partie solide de la pustule* ; c'est cette partie qui, additionnée d'amidon et de glycérine, constitue la pulpe vaccinale fournie par les instituts vaccinifères. Le vaccin animal est moins actif que le vaccin humain et doit être inoculé par conséquent à l'enfant sur une plus large surface pour donner d'aussi bons résultats. La substitution des scarifications aux simples piqûres a contribué pour une bonne part à l'amélioration de la statistique ; actuellement les succès de la vaccination animale égalent presque ceux de l'inoculation de bras à bras ; ils sont de 98,5 à 99 %.

Article VI. — VARICELLE.

Etiologie. — La *contagion* est, comme pour les autres fièvres éruptives, la seule cause déterminante connue de la varicelle. Bien que mise naguère encore en doute par Grisolle, la contagiosité de cette affection est maintenant presque universellement admise, et il nous serait facile de l'établir par un grand nombre de faits. Steiner, d'ailleurs, a réussi à inoculer huit fois la varicelle ; le lieu de l'inoculation resta indemne, mais une éruption caractéristique se développa sur toute la face cutanée. D'Heilly et Thoinot (1), qui ont répété les mêmes expériences, ont obtenu sur dix inoculations trois succès, dont deux au moins paraissent être à l'abri de toute contestation. Ajoutons cependant que la varicelle est difficilement inoculable, comme le prouve le petit nombre des succès obtenus par ces observateurs et le grand nombre d'échecs éprouvés par leurs devanciers.

Nous ne sommes pas encore définitivement fixés sur la nature de l'agent contagieux de la varicelle, bien que plusieurs observateurs (Tschamer, Bareggi, Gutmann, Tenholt) aient décrit des microbes qui leur paraissent spécifiques de cette affection. Nous savons seulement que la varicelle peut être transmise par l'air, sans qu'il soit nécessaire pour cela d'un contact immédiat et que son contage ne paraît pas doué d'une grande résistance, comme le montre le peu d'étendue de ses épidémies. C'est en effet souvent sous forme d'*épidémies* généralement limitées que sévit cette maladie, épidémies qui paraissent être également fréquentes dans toutes les saisons. La varicelle se montre aussi sporadiquement ou tout au moins sous forme d'épidémies si peu étendues, qu'il est difficile d'en constater l'existence, d'autant plus que la bénignité de la maladie fait qu'un grand nombre de cas échappent à l'observation du médecin.

La varicelle s'observe généralement depuis l'âge de six mois et est surtout fréquente vers l'âge de trois ans ; à partir de dix ans elle le devient beaucoup moins. Elle atteint rarement aussi les nouveau-nés : Tordeus n'en a observé qu'un seul cas avant six mois pendant une épidémie qui sévissait à Bruxelles dans une salle qui contenait 10 enfants au-dessous de cet âge et qui en atteignit 18 sur 20 âgés de six à douze mois. Quant à la varicelle fœtale, nous n'en connaissons aucun exemple, ce qui s'explique facilement par l'extrême rareté de la maladie chez les mères.

Le sexe ne joue aucun rôle dans la prédisposition à la varicelle. Gintrac a cependant observé plus souvent cette

(1) *Soc. méd. des hôp.*, 27 oct. et 17 nov. 1885 et *Rev. mens. des mal. de l'enf.*, 1887.

maladie dans le sexe masculin (131 garçons pour 42 filles).

Les maladies antérieures ne paraissent pas non plus jouer le rôle de cause prédisposante ; cependant la varicelle s'observerait plus souvent après la coqueluche (West) et la rougeole (Henoch). Elle sévit aussi bien chez les enfants qui ont été vaccinés ou qui ont eu la variole que sur les autres.

Une première atteinte de varicelle met généralement à l'abri du retour de la maladie ; cependant, d'après quelques auteurs (Trousseau, Canstatt), les récidives ne seraient pas rares ; Gerhardt et Heim ont même observé chacun le cas d'un enfant qui avait eu trois fois la maladie.

DESCRIPTION. — L'apparition des symptômes de la varicelle est précédée d'une période d'incubation qui varie de douze à dix-sept jours ; le plus souvent elle est de quatorze jours, mais elle serait parfois notablement plus courte. Dans les cas de varicelle développée à la suite de l'inoculation observés par Steiner, elle n'a été que de huit jours ; elle a été de quinze et dix-sept jours dans les deux cas de d'Heilly.

L'éruption de l'exanthème est très souvent le premier symptôme de la maladie ; d'autres fois elle est précédée pendant quelques heures ou au plus pendant un à deux jours d'une fièvre modérée qui s'annonce par un léger frisson et de la courbature ; la température dépasse rarement 38°,5 à 39°. Exceptionnellement cependant, cette fièvre du début peut prendre une certaine intensité et rappeler la fièvre prodromique de la variole, et on a vu, particulièrement pendant le travail de la dentition, le thermomètre atteindre 40° le premier jour (Henoch), mais il ne se maintient que très passagèrement à cette hauteur. Il est également rare d'observer à ce moment d'autres symptômes généraux graves ; cependant Hunter cite le cas d'un enfant de trois ans chez lequel deux accès prolongés de convulsions précédèrent l'apparition de l'éruption varicelleuse ; Dumas, Kassowitz et Tham rapportent des faits analogues.

L'exanthème se montre sous forme de petites taches

arrondies, de quelques millimètres de diamètre, d'un rouge foncé, à peine saillantes, et disparaissant sous la pression du doigt. Ces taches peuvent débuter indifféremment sur toutes les parties du corps ; on les a vues apparaître en premier lieu sur le tronc, les membres, la face et le cuir chevelu ; d'après Thomas, le début par la face serait le plus fréquent, mais la plupart des auteurs l'ont observé au moins aussi souvent sur le tronc.

La période érythémateuse de la varicelle est de courte durée et passe souvent inaperçue ; au bout de quelques heures, les taches rosées sont coiffées d'une vésicule qui s'agrandit rapidement, et l'éruption est bientôt constituée par de petites ampoules, généralement un peu oblongues, ayant le plus souvent 4 à 5 millimètres de longueur sur 2 à 3 millimètres de largeur ; leurs dimensions sont du reste assez variables ; elles sont souvent plus grosses au tronc qu'au visage. Elles sont distendues par un liquide clair comme de l'eau de roche ou légèrement citrin ; leur base est le plus souvent entourée d'un mince liséré rosé inflammatoire, mais quelquefois ce phénomène fait absolument défaut, et la vésicule ressemble à une perle de verre faisant saillie à la surface de la peau.

L'aspect des vésicules ne tarde pas à se modifier ; dès le second jour, elles perdent leur transparence ; la sérosité qu'elles renferment est devenue trouble, opalescente, par l'addition de quelques gouttes de pus ; leur surface se ride et s'affaisse, mais il est très rare qu'elles présentent une véritable ombilication ; celle-ci peut être parfois simulée par la formation d'une petite croûte noirâtre à leur sommet, mais, en passant le doigt à leur surface, on peut s'assurer qu'il n'existe pas de dépression (Cadet de Gassicourt). Le lendemain les vésicules sont entièrement desséchées et remplacées par des croûtes brunâtres entourées d'une aréole rouge ; ces croûtes tombent vers le huitième jour ; elles sont souvent le siège d'un prurit assez vif qui porte l'enfant à se gratter ; elles sont alors arrachées par les ongles. Il ne reste à leur place que des tâches rougeâtres, qui ne tardent pas à s'effacer ; cependant, lorsqu'elles ont été grattées, elles peuvent laisser des cicatrices plus ou moins persistantes.

Les vésicules présentent parfois dans leur marche et

leurs dimensions quelques variétés. Quelques-unes peuvent avorter d'emblée, et l'on voit, au milieu d'une éruption vésiculeuse bien caractérisée, des taches érythémateuses qui prennent un aspect papuleux sans que jamais leur sommet devienne transparent ; parfois on en voit se dessécher sans avoir perdu leur transparence ; elles ne laissent pas alors de croûtes après elles, mais seulement une mince pellicule qui tombe rapidement. Dans quelques cas, au contraire, les vésicules s'agrandissent et peuvent devenir de véritables bulles atteignant le diamètre d'un franc et même plus ; leur durée se prolonge alors souvent jusqu'au septième jour, et elles peuvent donner lieu à des cicatrices. C'est probablement à cette variété, du reste assez rare, qu'il faut rapporter la *varicelle conoïde* de Willan, la varicelle dite *globulo-pustuleuse* et le *swine pox* des auteurs anglais.

Le nombre des vésicules n'est jamais très considérable ; Thomas estime qu'il varie généralement entre 50 et 200, mais il peut n'être que de 10, comme on l'a vu s'élever exceptionnellement jusqu'à 800. L'éruption reste d'ailleurs presque toujours discrète, car il est rare d'observer la confluence même de deux vésicules ; elle est généralement plus abondante dans les points de la peau soumis à des frottements ou à une distension exagérée. Henoch a observé chez un enfant toujours couché sur le côté gauche, que ce côté présentait plus de vésicules que le côté droit ; le même auteur a trouvé chez un petit malade atteint d'un énorme abcès par congestion, la peau distendue de cet abcès couverte d'une éruption varicelleuse très abondante, tandis que le reste du corps ne présentait que quelques vésicules.

L'éruption s'étend souvent à la muqueuse de la bouche et de la gorge ; on observe alors, particulièrement sur le palais, les gencives et les lèvres, de petites élevures qui suivent la même évolution que les vésicules de la peau ; dans quelques cas même, l'éruption peut provoquer dans la bouche une inflammation rappelant la stomatite ulcéreuse, provoquant une salivation abondante et empêchant la mastication (Comby). La muqueuse vulvaire est parfois le siège d'une éruption qui peut amener de la difficulté dans la miction. Le prépuce et la conjonctive sont plus rarement atteints. Besnier a vu une taie indélébile succéder sur la cornée à une vésicule varicelleuse.

L'éruption de la varicelle se fait généralement par poussées successives, aussi est-il fréquent d'observer à la fois sur le même sujet des taches, des vésicules et des croûtes; la durée de la maladie s'en trouve prolongée. Cadet de Gassicourt a même vu de nouvelles vésicules se montrer dix-huit jours et Thomas un mois après l'apparition des premières, mais le plus souvent ces poussées ne se reproduisent que pendant peu de jours, et la durée complète de la maladie est de cinq à dix jours; elle peut même n'être que de trois jours, s'il ne se fait qu'une seule éruption.

La fièvre qui s'était manifestée au début tombe souvent dès le matin du second jour pour reparaître de nouveau le soir; elle persiste généralement tant qu'il se fait de nouvelles poussées éruptives, mais est le plus souvent très modérée; elle est généralement en rapport avec l'abondance de l'éruption, et il est des cas où elle est si légère qu'elle n'est guère appréciable qu'au thermomètre; les autres symptômes généraux, malaise, anorexie, etc., manquent souvent presque complètement.

COMPLICATIONS. — La varicelle ne présente presque pas de complications. Mentionnons plutôt à titre de phénomène accessoire, l'apparition au début de la maladie d'un *rash scarlatiniforme* analogue à celui qui a été observé dans la variole; ce rash précède de quelques heures l'éruption habituelle de la varicelle pour disparaître au moment où se montre celle-ci ou persister encore quelque temps à côté d'elle; il peut s'accompagner d'une fièvre assez vive, mais généralement passagère. Cette éruption anormale est du reste assez rare, car il n'en a été publié à notre connaissance qu'une dizaine de cas (1).

(1) Aux six observations de rash prévaricellique, mentionnées dans : C. Picot, article VARICELLE du *N. Dict. de méd. et de chir. prat.*, nous pouvons en ajouter une publiée par Alezais. *Rec. des actes du Comité médic. des Bouches-du-Rhône*, XXIV, 1886, p. 131 et trois cas signalés à la *Soc. méd. des hôp.* en 1891 par Galliard et Chauffard. Dans deux de ces derniers cas, le rash avait accompagné l'éruption, au lieu de la précéder.

La *néphrite* a été signalée pour la première fois en 1884 par Henoch comme une complication de la convalescence de la varicelle. Cet auteur a vu apparaître de l'œdème et de l'albuminurie chez quatre enfants, dans un délai variant de trois à quatorze jours depuis le début de l'éruption. Ces accidents se dissipèrent rapidement dans trois cas, mais chez une petite fille syphilitique de deux ans, ils se terminèrent par la mort à la suite d'un œdème pulmonaire et d'une hypertrophie du ventricule gauche.

Depuis lors, de nouveaux cas de la même complication, dont quelques-uns ont présenté une issue fatale, ont été signalés par plusieurs observateurs ; ils n'en doivent pas moins être considérés comme tout à fait exceptionnels.

Mentionnons encore la *gangrène* qui s'est développée quelquefois autour des vésicules de la varicelle ; le pronostic de cette complication est des plus graves, mais elle a été surtout observée chez des enfants mal nourris, affaiblis par une affection antérieure ou tuberculeux. Hutchinson l'a cependant rencontrée parfois chez des sujets antérieurement parfaitement sains.

DIAGNOSTIC. — Le diagnostic de la varicelle ne présente généralement pas de difficulté ; la maladie avec laquelle elle peut être confondue le plus facilement est la *varioloïde*, dont on la distingue par l'absence ou la brièveté des prodromes, par le début de l'éruption, qui se fait très souvent par le tronc ou les membres et non par la face, par l'absence d'ombilication des vésicules et la courte durée de celles-ci ; mais il est des cas où l'éruption, très discrète et peu accusée, ne se distingue guère de celle d'une varioloïde très légère. Dans ces cas, le diagnostic ne pourra guère être fondé que sur les antécédents et restera forcément douteux, surtout s'il existe simultanément une épidémie de variole et une épidémie de varicelle, ou si l'éruption se montre chez un enfant qui n'a pas été vacciné ou n'a jamais eu la variole.

Certaines affections cutanées peuvent aussi simuler la varicelle; telle est l'affection décrite par Hutchinson sous le nom de *varicelle persistante* et qui débute comme la varicelle ordinaire, mais dont l'éruption se perpétue indéfiniment par la formation de nouvelles vésicules, qui prennent parfois à la longue le caractère de l'ecthyma, du lichen urticans ou du pemphigus, ou sont suivies d'ulcérations (Tordeus); dans ce cas, le diagnostic ne pourra être posé d'emblée, mais s'éclaircira par la marche de la maladie. Il en est de même pour certains cas de pemphigus, d'urticaire compliquée de vésicules (Comby) et pour ces éruptions vésiculeuses qu'on observe parfois pendant la période de la première dentition, qui ont été classées par quelques auteurs dans le genre *strophulus* et que Rilliet et Barthez ont décrites sous le nom d'*herpès disséminé;* c'est ainsi que nous avons observé chez un enfant à la mamelle une éruption caractérisée par des élevures surmontées de petites vésicules qui nous firent croire au début d'une varicelle; cet exanthème qui s'accompagnait de prurit se prolongea pendant toute la période de sortie des premières incisives, et sa durée même nous fit rectifier notre diagnostic.

PRONOSTIC. — La varicelle est presque toujours une affection sans gravité qui ne met pas la vie en danger, et qui n'occasionne bien souvent qu'un malaise passager; même lorsque la fièvre du début présente une intensité inusitée ou s'accompagne de convulsions, la suite de la maladie est des plus bénignes; aussi, toutes les fois que le diagnostic est bien établi, ce serait une précaution superflue que d'isoler les malades. Les varicelles gangréneuses ou suivies de néphrite sont seules à redouter, mais elles sont trop exceptionnelles pour qu'on doive en tenir compte dans le pronostic, lorsqu'il s'agit d'un enfant doué d'une bonne constitution.

TRAITEMENT. — Vu la bénignité constante de la varicelle, la thérapeutique se bornera aux quelques précautions hygiéniques usitées dans les cas de fièvre légère. La crainte d'une néphrite pendant la convalescence fera recommander en outre quelques précautions contre le froid à la suite de la maladie. On tâchera aussi d'empêcher les enfants de gratter les croûtes du visage pour prévenir la formation de cicatrices persistantes.

NATURE. — La varicelle a été souvent confondue avec

la variole, et plusieurs auteurs (Rilliet et Barthez, Hebra) ne l'ont considérée que comme une forme atténuée de cette affection; de là son nom de *petite vérole volante*. Cette opinion n'a pour elle que la ressemblance des deux éruptions à leur début et le fait qu'on a observé quelquefois en même temps des épidémies de l'une et de l'autre maladie. Nous avons déjà exposé, à propos du diagnostic entre la varicelle et la varioloïde, les différences symptomatiques qui établissent à notre avis une distinction absolue entre ces deux affections, mais les motifs tirés de l'étiologie ont plus de valeur encore et nous semblent rendre évidente la spécificité de la varicelle. Nous allons les exposer brièvement :

1° La varicelle ne préserve pas de la variole. Les faits qui l'établissent sont si nombreux qu'il est presque inutile de les citer; mentionnons cependant l'expérience de Valentin, qui inocula avec succès la variole à un convalescent de varicelle, et les cas observés par Trousseau, Meyer, Sharkey, etc., d'enfants qui prirent la variole dans la convalescence d'une varicelle.

2° La variole ne préserve pas de la varicelle; c'est ainsi que l'un de nous a observé le cas d'un enfant de deux mois qui fut pris d'une éruption de varicelle vingt-cinq jours après le début d'une variole.

3° La varicelle n'empêche pas la réussite de la vaccination; tous les vaccinateurs ont pu s'en convaincre. Senator et Tordeus, en particulier, ont vacciné avec succès un grand nombre d'enfants après la varicelle. Marduel et Seymour ont même vu tous deux la vaccination réussir, lorsqu'elle avait été pratiquée à la fin d'une éruption varicellique.

4° La vaccine ne préserve pas de la varicelle. Ici les faits surabondent, et il n'est pas de médecin qui n'ait pu en constater; ainsi Tordeus rapporte que, sur 38 enfants atteints de varicelle dans une petite épidémie observée à Bruxelles, 30 avaient été vaccinés avec succès peu de temps auparavant.

5° La varicelle est très difficilement inoculable, puisque l'inoculation de cette affection, essayée maintes fois, n'avait jamais réussi avant les tentatives de Steiner et de d'Heilly, tandis que l'inoculation de la variole a été longtemps une pratique courante ; en outre, l'inoculation de la variole n'a jamais reproduit que la variole et celle de la varicelle que la varicelle.

6° Les épidémies de varicelle sont beaucoup plus fréquentes que celles de variole, et celles-ci ne coïncident pas toujours avec elles. Au milieu de beaucoup d'autres preuves, les faits réunis par Gintrac et les recherches de Baader sur les épidémies de variole et de varicelle à Bâle suffisent pour l'établir.

7° On ne peut citer aucun fait probant dans lequel la variole se serait transmise par contagion sous forme de varicelle et *vice versa* ; les quelques cas qu'on pourrait alléguer appartenaient très probablement à la varioloïde.

Article VII. — FIÈVRE TYPHOIDE

Longtemps confondue avec d'autres maladies aiguës, sous le nom de *fièvre rémittente infantile*, la fièvre typhoïde des enfants n'est bien connue et décrite que depuis la thèse inaugurale de Rilliet (1840). Elle diffère peu par ses symptômes de ce qu'elle est chez l'adulte ; elle a été cependant longtemps méconnue à cause de sa bénignité relative.

ÉTIOLOGIE. — La fièvre typhoïde est due, comme l'ont prouvé les recherches bactériologiques de ces dernières années, à l'infection de l'économie par un bacille spécifique décrit pour la première fois par Eberth. Cette infection se fait presque toujours par le tube digestif, où le bacille pénètre avec les boissons ou avec l'air infecté qui est avalé. Des plaques de Peyer, où il se multiplie, il se répand dans les tissus et forme de nouvelles colonies, soit dans les ganglions mésentériques, soit dans la rate, quelquefois aussi dans le foie. Il a été retrouvé dans le sang et dans les tâches rosées lenticulaires ; il existe en grande quantité dans les selles, qui sont un agent de propagation très important de la maladie. Les bacilles ne passent dans l'urine que lorsque cette dernière contient une certaine quantité d'albumine.

La fièvre typhoïde, loin d'être rare dans l'enfance, comme le croyaient Louis et Chomel, peut même dans certaines épidémies être plus fréquente à cet âge que pendant l'adolescence, l'âge de la plus grande réceptivité typhique. Starck a vu 100 cas sur 152 chez des enfants dans l'épidémie qui sévit à Kiel de juin 1884 à février 1885. Dunant (1) a démontré pour l'épidémie de Genève de 1884, qui atteignit 2,501 personnes, qu'en calculant le rapport du nombre des cas au nombre de la population pour chaque âge, il y a eu 16 typhiques pour 1,000 de 0 à 5 ans, 44 de 5 à 10 ans, 49 de 10 à 15, 45 de 15 à 20 ans et seulement 33 de 20 à 30 ans. Le maximum de réceptivité a donc été représenté par la seconde enfance (de 10 à 15 ans). La maladie serait surtout commune entre 5 et 9 ans d'après Friedrich, Friedleben, Henoch, entre 9 et 14 ans d'après Rilliet et Barthez. Sur 271 fièvres typhoïdes traitées dans le service d'enfant de Cadet de Gassicourt, 65 seulement avaient éclaté avant 8 ans; les autres étaient comprises entre cet âge et 15 ans. Cette fréquence de la maladie dans l'enfance s'explique par le mode d'infection habituelle, l'eau de boisson (eau de puits, de rivière) contaminée par le bacille typhoïde ; c'est à cet âge en effet qu'on boit le plus d'eau.

Tous les auteurs sont d'accord sur la rareté de la fièvre typhoïde dans les deux premières années de la vie ; néanmoins, plusieurs cas ont été observés chez des nouveau-nés (Charcellay, Rilliet, Bednar, Hecker, etc.), et il est probable que leur nombre serait plus grand si la difficulté du diagnostic à cet âge ne les faisait pas souvent méconnaître (2).

D'après Rilliet et Barthez, les garçons seraient frappés beaucoup plus souvent que les filles; suivant d'autres statistiques et nos propres observations, la prédominance du sexe masculin, quoique habituelle, est peu sensible.

Un mode d'infection qui paraît atteindre particulièrement l'enfance a été signalé dans un certain nombre d'épidémies, c'est le lait, probablement contaminé par l'eau de coupage (3). Les recherches récentes ont démontré

(1) Dunant, *Rev. méd. de la Suisse rom.* 1887, p. 378.

(2) Voir les observations intéressantes publiées par Ollivier dans : Leçons cliniques, etc. Paris, 1889, pp. 361 et suivantes.

(3) Hart compte en Angleterre 50 épidémies dues au lait, comprenant environ 3,500 cas (*Congrès international médical de Londres*,

d'ailleurs que le lait est un excellent milieu de culture pour le bacille d'Eberth.

La fièvre typhoïde est une affection essentiellement primitive, qui se développe de préférence chez les enfants robustes et bien portants. Elle est endémique en Europe et présente de temps à autre, surtout en été et en automne, des recrudescences qui peuvent prendre les proportions d'une épidémie. La propagation de la fièvre typhoïde a lieu plus souvent par infection que par contagion. Nous n'avons jamais vu chez les enfants un exemple bien constaté de transmission directe de la maladie; tous les cas que nous avons observés dans les hôpitaux venaient du dehors et même dans les moments où les salles étaient encombrées de typhiques, nous n'avons pas vu d'enfant contracter la fièvre typhoïde à l'hôpital. Notre maître Barthez a fait la même remarque depuis de longues années à l'hôpital Sainte-Eugénie.

Une nourrice atteinte de fièvre typhoïde peut-elle transmettre la maladie à son nourrisson par l'allaitement? La question ne paraît pas résolue. Ainsi, d'une part Hérard cite le cas d'un enfant de sept mois nourri par une mère typhique, qui prit la maladie et mourut en six jours. D'autre part, Gerhardt a eu l'occasion d'observer cinq nouveau-nés qui ont été nourris impunément par leur mère atteinte de fièvre typhoïde; mais dans un sixième cas, où la mère succomba trois jours après avoir cessé l'allaitement, l'enfant présenta bientôt les symptômes pathognomoniques de la maladie, dont il guérit.

ANATOMIE PATHOLOGIQUE. — L'altération caractéristique des plaques de Peyer se retrouve chez l'enfant, comme chez l'adulte, mais elle est moins marquée, moins avancée, et pourrait même, d'après Rilliet et Barthez, faire complètement défaut dans quelques cas. Les plaques molles sont beaucoup plus fréquentes que les plaques dures; les ulcérations sont rares et les perforations intestinales exceptionnelles. Ces différences s'effacent à me-

1881). Auerbach a observé à Cologne une épidémie de fièvre typhoïde qui a atteint principalement les femmes et les enfants et qui provenait d'un lait infecté (*Deutsche med. Woch.*, 1884, p. 709).

sure qu'on se rapproche de la puberté. L'hypertrophie de la rate et des ganglions lympathiques est généralement très marquée chez les enfants (Kaulich).

Parmi les complications, la broncho-pneumonie et les lésions cérébrales sont plus fréquentes que chez l'adulte. Dans la forme méningitique, qui est spéciale à l'enfance, la pie-mère et la substance grise des circonvolutions sont vivement injectées, les méninges adhèrent par places au cerveau, et le tissu cellulaire sous-arachnoïdien est quelquefois le siège d'une suffusion séreuse.

DESCRIPTION. — Nous distinguons, comme Rilliet et West, deux formes dans la fièvre typhoïde des enfants : une forme légère et une forme grave. La première est de beaucoup la plus fréquente, les phénomènes nerveux qui constituent l'état typhoïde étant en général beaucoup moins marqués chez l'enfant que chez l'adulte, malgré des élévations thermiques considérables.

I. **Forme légère.** — Le passage de l'état de santé à la maladie confirmée est souvent insensible. L'enfant perd l'entrain et l'appétit ; il se fatigue facilement, son sommeil est agité. Quand on peut suivre la maladie dès le début des accidents, on observe une assez forte élévation de la température dans la soirée avec rémissions matinales ; on constate ainsi que la fièvre devient chaque jour plus accentuée et que les prodromes se confondent avec la maladie elle-même.

Au bout de six à huit jours, l'abattement devient plus considérable ; vers la fin de la journée, la peau est brûlante, les yeux sont brillants, les joues vivement colorées ; il y a un peu d'agitation qui alterne avec de la somnolence. Dans la matinée, au contraire, l'enfant est dispos, il a la peau fraîche et le teint naturel. Cette différence entre le matin et le soir justifie le nom de *fièvre rémittente infantile*, donné à cette forme de la fièvre typhoïde par quelques auteurs.

Vers la fin du premier septénaire, on constate en général les symptômes suivants : le ventre est tuméfié, tantôt indolent, tantôt douloureux à la pression au niveau de la fosse iliaque droite ; la rate est développée, et, chez les petits enfants, peut être facilement senti au-dessous du rebord costal. Il y a le plus souvent, mais non toujours, quelques taches rosées lenticulaires à la base du thorax ou sur l'abdomen. L'urine est rare, fébrile, haute en couleur et contient parfois un peu d'albumine. La diarrhée s'est établie spontanément dès le début ou bien a persisté après une purgation; les selles sont très liquides, mais il y a rarement plus de deux ou trois évacuations dans les vingt-quatre heures. On entend le plus souvent des râles ronflants ou sibilants disséminés dans le thorax malgré l'absence de toux. Les enfants se plaignent de la tête et ont parfois des épistaxis; vers le soir, ils sont agités et délirent quelquefois pendant la nuit. La température, qui a atteint dès le troisième ou le quatrième jour 39° à 40° dans la soirée, présente, à partir du sixième ou du huitième jour, de fortes rémissions matinales, caractéristiques pour la fièvre typhoïde légère.

Les symptômes restent les mêmes ou diminuent rapidement d'intensité durant le cours de la seconde semaine. Les rémissions matinales deviennent toujours plus marquées, et, en général, à partir du onzième au quinzième jour, la température est redescendue à la normale le matin, tandis que le soir elle se maintient encore entre 38°,5 et 39°,5. On ne peut considérer la maladie comme terminée qu'au moment où l'apyrexie est complète le soir comme le matin, ce qui arrive, dans la forme légère, du treizième au vingt et unième jour.

Nous avons observé plusieurs cas de *fièvre typhoïde abortive*, caractérisés cependant par l'hypertrophie splénique et quelques taches rosées, dont la durée n'a pas dépassé huit ou dix jours; ces cas correspondent à la fièvre synoque des anciens auteurs. Wolberg (1) a observé sur 227 fièvres typhoïdes infantiles 23 cas abortifs dans lesquels la fièvre et les autres symptômes caractéristiques n'ont pas duré plus de huit jours.

La convalescence est le plus souvent rapide et complète, malgré la faiblesse et l'amaigrissement de l'enfant, qui sont hors de proportion avec la bénignité et la courte durée de la maladie.

(1) Wolberg, *Jahrb. f. Kinderheilk*, XXVII, p. 28.

II. Forme grave. — Début. — La forme grave s'annonce souvent dès le début par des vomissements, une céphalalgie intense, de la constipation et parfois par des frissons. Dès les premiers jours aussi, on observe des symptômes inquiétants du côté du système nerveux ; pendant le jour, il y a de la somnolence, de l'assoupissement; pendant la nuit, de l'agitation, du délire, et, chez les jeunes enfants, parfois des convulsions.

Plus rarement, le début est le même que dans la forme légère ; l'invasion des symptômes est graduelle, et il y a de la diarrhée dès le commencement.

La fièvre acquiert rapidement une grande intensité ; la température atteint 40° ou 40°,5 le troisième ou le quatrième jour, et *s'y maintient d'une façon continue sans rémissions marquées* pendant dix à quinze jours.

Période d'état. — Quel qu'ait été le début, l'état de l'enfant *s'aggrave notablement au commencement de la seconde semaine.* Le ventre, qui dans le premier septénaire était plat et parfois même rétracté, se ballonne et devient sensible à la pression, dans la fosse iliaque droite surtout. On voit apparaître souvent quelques taches, rarement plus de trois ou quatre à la fois, sur l'abdomen. Les épistaxis sont plus fréquentes à cette période qu'au début. La constipation fait place à la diarrhée, qui persiste dès lors et constitue un des symptômes prédominants. Les selles sont très fréquentes et très abondantes; il y en a rarement moins de quatre ou cinq dans les vingt-quatre heures. D'abord volontaires, elles deviennent involontaires dans tous les cas où le délire et l'adynamie sont très accentués. Les matières évacuées, d'un jaune d'ocre, se séparent par le repos en deux couches, l'une floconneuse qui occupe le fond du vase, l'autre liquide, qui surnage (West). Plus les selles sont fréquentes, plus la partie liquide augmente par rapport à la partie solide.

En même temps, la langue devient rouge, comme vernissée, tantôt collante, tantôt sèche et râpeuse, mais elle n'est jamais fuligineuse comme chez l'adulte. Les gencives sont plus ou moins boursouflées, recouvertes parfois de petites plaques molles blanchâtres, les lèvres sont presque toujours sèches ou légèrement croûteuses (Rilliet). Dans quelques cas, on observe une véritable stomatite avec de petites ulcérations (E. Revilliod) (1).

La figure exprime l'hébétude et la torpeur. L'enfant est indifférent à ce qui se passe autour de lui, mais se réveille facilement dès qu'on cherche à fixer son attention et répond des yeux, sinon des lèvres, aux questions qu'on lui fait. Les joues, qui sont très pâles le matin, prennent dans la soirée une coloration d'un rouge violacé. La nuit est toujours agitée ; le sommeil n'est pas naturel, c'est un assoupissement accompagné de rêvasseries et de délire.

La respiration est rapide et anxieuse, dans la soirée surtout ; l'auscultation ne révèle que quelques râles sonores disséminés. L'urine est toujours chargée de sels et légèrement albumineuse.

Tels sont les symptômes communs à toutes les formes graves de la fièvre typhoïde dans sa période d'état. Mais souvent, à ce moment, quelques-uns d'entre eux deviennent prédominants et donnent à la maladie une physionomie particulière ; ce sont tantôt les symptômes respiratoires, tantôt les symptômes nerveux.

On a décrit sous le nom de *forme thoracique* les cas où la respiration s'accélère notablement, où l'on observe des râles fins, humides et abondants à la partie déclive des poumons, où le visage devient violet, couperosé, où la toux est fréquente et le facies dyspnéique. Cet ensemble de symptômes, qui se rapporte plutôt à une hypostase pulmonaire et à une paralysie vaso-motrice qu'à une inflammation proprement dite de l'appareil respiratoire, est habituel chez les enfants dès que l'adynamie est très accentuée ; moins il y a de signes physiques pour expliquer l'asphyxie commençante, plus le pronostic est grave, car alors la dyspnée est en rapport direct avec la malignité de la fièvre.

Parmi les *symptômes nerveux* prédominants, quelques-uns, tels que le délire, l'assoupissement, les urines et les selles involontaires, n'offrent rien de spécial à l'enfance. D'autres, au contraire, qui simulent la *méningite*, sont particuliers aux jeunes enfants et ont donné lieu parfois à des erreurs de diagnostic. Ces symptômes méningitiques

(1) E. Revilliod, *Th. de Paris*, 1886, p. 17.

peuvent apparaître dès le début ou éclatent seulement dans le cours de la maladie ; ce sont des convulsions rarement générales, limitées le plus souvent aux muscles de l'œil ou de la face ; du côté des yeux, on observe du strabisme, de l'inégalité des pupilles, de l'injection et de la sensibilité à la pression du globe de l'œil, ainsi qu'un froncement habituel des sourcils. En même temps, l'assoupissement typhique peut se transformer en un coma profond. Dans certains cas, le visage s'illumine de rougeurs subites, et on peut obtenir avec le doigt des raies persistantes sur la peau du ventre, comme dans la méningite tuberculeuse. Le pouls est parfois irrégulier et la respiration suspirieuse. Baginsky a même observé dans un cas des cris hydrencéphaliques (1).

Souvent aussi on observe de l'hyperesthésie cutanée, de la raideur du cou, parfois de l'opisthotonos et des contractures passagères des membres avec rétention d'urine, ou bien une trémulation générale dans les mouvements (carphologie, jactitation). Ces *symptômes spinaux*, sur lesquels Fritz (2) a attiré l'attention chez les enfants, sont d'un pronostic moins grave que les symptômes congestifs du côté de l'œil ou que le mâchonnement et le rire sardonique.

On peut dire d'une manière générale que ces accidents méningitiques se développent dans le cours de la fièvre typhoïde sans l'ordre régulier qui leur est propre dans la méningite tuberculeuse. Ils ne dominent jamais longtemps la scène et se confondent avec les autres symptômes typhoïdes.

La marche subséquente de la fièvre typhoïde varie suivant les cas. La période d'état, caractérisée par la forme continue de la fièvre, remplit toute la seconde semaine et s'étend parfois à la troisième. Puis la courbe thermique devient irrégulière et présente de nombreuses oscillations. Wunderlich a décrit sous le nom de *stade amphibole* cette période d'exacerbations et de rémissions qui peut s'étendre de quelques jours à plusieurs semaines, et pendant

(1) Baginsky, Beobachtungen über Ileotyphus, *Virch. Arch.*, XLIX p. 52.

(2) Fritz, Étude clinique sur divers symptômes spinaux observés dans la fièvre typhoïde. *Th. de Paris*, 1864.

laquelle tout pronostic certain est impossible. C'est à ce moment surtout que se présentent les complications qui s'annoncent le plus souvent par une élévation notable et persistante de la température.

Défervescence. — Quand la maladie se prolonge, la période de *défervescence* succède au stade amphibole dans la troisième, la quatrième, ou même la cinquième semaine; elle est annoncée par l'augmentation des rémissions matinales. La température finit par atteindre la normale le matin d'abord, puis le soir, au bout d'un temps qui varie de quelques jours à une ou deux semaines et dont la longueur est en rapport avec la gravité des périodes précédentes.

Il est fréquent d'observer à ce moment du ralentissement du pouls avec irrégularité et intermittence des pulsations. Cet état doit faire redouter les lipothymies ou même une syncope mortelle. Cet accident est cependant d'une extrême rareté chez les enfants.

Terminaisons. Suites. — La *mort* est une terminaison de la fièvre typhoïde plus rare chez l'enfant que chez l'adulte. Elle peut arriver déjà à la fin du premier septénaire au milieu du coma dans les formes malignes, comme nous avons eu l'occasion de l'observer; mais habituellement, c'est du onzième au vingt et unième jour qu'elle survient, par asphyxie progressive ou au milieu de symptômes ataxo-adynamiques. La mort est beaucoup plus rare après le vingt et unième jour et est due alors presque toujours à une complication.

La *guérison* est la terminaison habituelle de la fièvre typhoïde chez l'enfant. Le premier indice favorable est la chute progressive de la température matinale, qui finit par atteindre la normale, en même temps que tous les symptômes alarmants s'atténuent, puis s'effacent.

La diminution du nombre des selles, la participation de la volonté à la défécation et le changement de caractère de la diarrhée, qui devient homogène et reprend une couleur brun foncé, sont également des signes de bon augure; l'apparition de selles moulées annonce en général la convalescence.

Ces symptômes d'amendement se montrent habituellement vers le commencement du troisième septénaire;

dans beaucoup de cas, l'enfant reste encore inconscient plusieurs jours après leur apparition, il ne parle pas et ne reconnaît personne (West).

Rilliet et Barthez insistent avec raison sur la valeur favorable du retour des fonctions intellectuelles et affectives. « Si, disent-ils, le premier sourire marque le début de la « convalescence, le sourire franc et surtout le rire sont le « signe que le malade a échappé à tout danger ».

La *convalescence* ne survient jamais dans la forme grave avant le vingt et unième jour; elle commence habituellement du vingt-cinquième au trente-cinquième jour, parfois même au bout de six ou huit semaines. Plus la fièvre typhoïde a été grave et de longue durée, plus la convalescence est lente et graduelle. Les enfants sont considérablement amaigris et conservent longtemps encore une grande faiblesse physique et intellectuelle. Les traits présentent parfois une expression stupide qui peut faire croire à de l'idiotie. L'inaptitude au travail persiste longtemps encore après la guérison dans les formes graves, où le délire a été long et prolongé. Pendant la convalescence, les cheveux tombent, et le cuir chevelu est souvent baigné de sueur.

Rechutes. — Les rechutes ne sont pas rares; chez les enfants; elles sont peut-être même plus fréquentes que chez les adultes (Giraud) (1); elles sont caractérisées par une recrudescence de la fièvre et souvent par une éruption nouvelle de taches rosées. Dans une de nos observations, la rechute est survenue le vingt-troisième jour, au moment où tout faisait espérer une terminaison favorable, et la convalescence véritable ne commença que le soixantième jour; dans un autre cas, il y eut succession de deux fièvres typhoïdes de deux semaines chacune, séparées par un intervalle apyrétique de neuf jours. Henoch a observé un nombre assez considérable de rechutes (dans 16 cas sur 97), sans qu'on pût incriminer un traitement antipyrétique énergique contre la première atteinte ou une faute de régime dans l'intervalle de rémission ou d'apyrexie; la terminaison fut favorable dans tous les cas.

Les récidives à longue échéance sont exceptionnelles.

(1) Giraud, Des caractères de la fièvre typhoïde chez l'enfant. *Th. de Paris*, 1884.

COMPLICATIONS. — Parmi les complications proprement dites qui surviennent dans le cours de la fièvre typhoïde, les unes sont beaucoup plus rares, les autres un peu plus fréquentes chez l'enfant que chez l'adulte.

L'*hémorragie intestinale* est très rare dans le jeune âge ; quand les selles sont noires, le sang provient presque toujours de l'estomac ou du nez. Roth a observé des vomissements de sang abondants chez un enfant au début de la convalescence d'une fièvre typhoïde. E. Revilliod a vu deux enfants de douze ans succomber à une hémorragie intestinale dans le cours de cette affection.

Les *perforations intestinales* sont très rares ; nous n'avons observé cette complication qu'une fois, Taupin deux fois, Rilliet et Barthez deux fois aussi ; elle détermine presque toujours une péritonite suraiguë rapidement mortelle.

Les *escarres* au sacrum sont aussi assez rares ; Rilliet et Barthez les ont observées 6 fois sur 107 cas, du dix-septième au cinquantième jour de la maladie, chez des enfants qui ont succombé. Henoch (1) n'en a observé que onze cas dans toute sa pratique, dont trois seulement furent mortels.

Les *parotidites* sont rares également. Elles sont, comme chez l'adulte, de mauvais augure.

L'*angine simple* pultacée ou herpétique a été signalée par Cadet de Gassicourt (2), comme accident initial de la fièvre typhoïde.

Les affections des voies respiratoires sont plus fréquentes. La *diphtérie* du pharynx ou du larynx peut survenir quelquefois au moment d'une épidémie ou dans un hôpital. La *laryngite nécrosique* (laryngotyphus des Allemands) est rare chez les enfants ; nous l'avons vue survenir au treizième jour d'une fièvre typhoïde et accélérer la terminaison fatale.

La *pneumonie* est la complication la plus fréquente. Habituellement lobulaire et généralisée, elle occupe les deux poumons, s'accompagne quelquefois de pleurésie et se termine souvent par la mort (Rilliet et Barthez) ; elle se

(1) Henoch. Vorlesungen über Kinderkrankheiten, 4e édit. 1889, p. 767.

(2) Cadet de Gassicourt. *Revue des mal. de l'enf.*, 1888, p. 145.

développe surtout chez les jeunes enfants et survient du vingtième au quarantième jour. La pneumonie lobaire est en général plus rare ; néanmoins Wolberg a observé 10 cas de pneumonie fibrineuse lobaire et 6 cas de broncho-pneumonie chez des enfants atteints de fièvre typhoïde. Cette complication a été surtout rencontrée chez des sujets âgés de moins de sept ans; dans trois cas, elle s'est déclarée dans la première semaine (pneumo-typhoïde). Tous les cas ont guéri, sauf un seul où la pneumonie avait envahi les deux poumons. Nous avons observé chez un jeune enfant de seize mois une pneumonie lobaire du sommet qui se développa dans la seconde semaine d'une fièvre typhoïde grave ; la matité et le souffle persistèrent pendant huit à dix jours et restèrent limités à la région sous-claviculaire; l'enfant guérit.

Il n'est pas rare d'observer dans le cours ou pendant la convalescence de la fièvre typhoïde des enfants un léger *œdème*, quelquefois généralisé, plus souvent limité aux membres inférieurs ou au scrotum. Cet œdème ne s'accompagne pas d'albuminurie et est sans valeur pour le pronostic; plus rarement il survient une véritable *phlegmatia alba dolens* de la jambe gauche ou des deux membres inférieurs.

Diverses éruptions cutanées (*roséole, urticaire*) ont été parfois observées chez les enfants atteints de fièvre typhoïde.

L'*otorrhée* est assez fréquente à la suite de la fièvre typhoïde, chez les enfants scrofuleux surtout. Parfois la maladie est suivie d'une simple *surdité*, qui disparaît très lentement.

La convalescence peut être entravée par des accès de fièvre passagers, dus en général à des *furoncles* ou à des *abcès* sous-cutanés ou musculaires.

Le *noma* se développe quelquefois dans le cours ou la convalescence de la fièvre typhoïde chez les enfants faibles et misérables. L'usage du calomel à doses répétées ne paraît pas avoir été dans quelques cas étranger à cette complication.

La *gangrène des extrémités* a été observée deux fois par Ollivier (1) dans le cours de la fièvre typhoïde chez les

(1) Ollivier, *loc cit*, p. 378.

enfants; elle était due probablement à des embolies.

Cadet de Gassicourt a vu un enfant succomber à une *péricardite purulente* dans le cours d'une fièvre typhoïde grave.

Le même auteur a constaté l'existence simultanée d'une fièvre typhoïde et d'une *méningite* chez un enfant de cinq ans. L'autopsie confirma les deux diagnostics.

Parmi les complications nerveuses de la fièvre typhoïde, l'*aphasie* a été signalée par plusieurs observateurs. Elle paraît être surtout fréquente chez les jeunes sujets, car sur 17 cas d'aphasie typhoïdique mentionnés par Landouzy (1), 16 appartiennent à l'enfance, et la plupart des nombreux cas réunis par Kuhn (2) se rapportent aussi à cet âge; c'est surtout entre huit et onze ans qu'elle a été constatée, et plus souvent chez les garçons que chez les filles. Nous l'avons observée nous-mêmes une fois chez un jeune garçon, dans la convalescence d'une fièvre typhoïde grave; le malade, malgré le réveil de l'intelligence, ne pouvait s'exprimer pendant quelques jours, que par des gestes ou des grognements inarticulés; il ne recouvra que peu à peu l'usage de la parole. Dans un cas rapporté par E. de la Harpe (3), l'aphasie, qui se montra le douzième jour d'une fièvre typhoïde chez un garçon de six ans, s'accompagna d'ataxie choréiforme et d'hyperesthésie générale. Elle survient assez subitement, tantôt dans la troisième semaine, tantôt plus tard dans le cours de la convalescence. Comme elle n'est point toujours accompagnée d'hémiplégie et disparait dans presque tous les cas au bout de peu de temps (trois semaines en moyenne), il est à présumer qu'elle est due plutôt à des phénomènes d'anémie ou de suffusion séreuse qu'à des lésions matérielles de la troisième circonvolution. Cette hypothèse paraît confirmée par le résultat de deux autopsies relatées par Eisenschitz et par Escherich et Fischl; dans ce dernier cas, relatif à un enfant de dix ans, l'aphasie s'était compliquée de démence (4).

(1) Landouzy. Des paralysies dans les maladies aiguës. *Th. de concours*. Paris, 1880.

(2) Kuhn, *Th. de Fribourg en B.* 1882. — Voir aussi : Bohn, Ueber Sprachstörungen im kindlichen Alter, *Jahrb. f. Kinderheilk.* XX, fasc. 1 et 2.

(3) De la Harpe, *Rev. méd. de la Suisse romande*, 1883, p. 364.

(4) Escherich et Fischl, *Münchner med. Woch.*, 1888, n° 3.

Parmi les affections du système nerveux consécutives à la fièvre typhoïde observées chez les enfants, signalons encore la paralysie des muscles dilatateurs de la glotte (Rehn), du voile du palais et du pharynx (Cadet de Gassicourt), la chorée grave (Rilliet et Barthez) et la paralysie atrophique limitée, due à une névrite périphérique.

DIAGNOSTIC. — L'éruption de taches rosées lenticulaires est le seul signe pathognomonique de la fièvre typhoïde; le diagnostic ne pourra s'établir en son absence que sur des probabilités.

La **forme légère** pourra facilement passer inaperçue ou bien être prise pour un *embarras gastrique fébrile*, une *entérocolite simple* ou une *fièvre intermittente*. En l'absence de taches, ce qui est assez fréquent, le diagnostic de la maladie se fondera sur les commémoratifs (épidémie dans la maison, le quartier ou la ville), sur la marche de la température, sur l'augmentation du volume de la rate qui survient du quatrième au dixième jour, sur la coïncidence de râles sonores disséminés dans le thorax avec du tympanisme et une diarrhée jaune d'ocre, sur la somnolence et l'assoupissement.

L'examen du fond de la gorge suffira pour faire le diagnostic avec l'*angine catarrhale;* on ne doit pas oublier cependant que cette dernière affection peut marquer le début d'une fièvre typhoïde.

La **forme grave** est habituellement facile à reconnaître. Dans la première semaine, quand la fièvre est intense et continue; on pourrait confondre la maladie avec une *pneumonie franche* et surtout avec la forme rudimentaire de celle-ci, si fréquente dans l'enfance. L'exploration physique permettra en général au bout de quelques jours de trancher la difficulté.

Au commencement de la seconde semaine, quand les taches manquent, le diagnostic présente parfois de grandes difficultés, la prédominance de certains accidents nerveux ou thoraciques pouvant faire croire à une *méningite tuberculeuse* ou à une *tuberculose générale aiguë*.

Entre la fièvre typhoïde et la méningite tuberculeuse, l'hésitation ne peut durer en général plus d'un ou deux jours, et, quand il y a doute, le médecin a affaire presque invariablement à une fièvre typhoïde à forme méningitique. En outre, la présence de râles disséminés dans la poitrine, le ballonnement du ventre, la diarrhée, le tremblement général des membres, la possibilité de tirer l'enfant de la stupeur ou du coma, feront reconnaître la fièvre typhoïde. Au contraire, un coma profond et prolongé, des symptômes paralytiques, et surtout un pouls à la fois ralenti et irrégulier seront caractéristiques pour la méningite tuberculeuse.

Le diagnostic entre la fièvre typhoïde et la tuberculose générale aiguë peut être insoluble, quand aux symptômes thoraciques et nerveux se joignent des symptômes abdominaux, tels que le ballonnement du ventre, la diarrhée, le gonflement de la rate, etc., dus à la généralisation des granulations tuberculeuses. Mais cette forme de la tuberculose est très rare dans l'enfance et appartient plutôt à l'adolescence.

On a pris parfois pour une fièvre typhoïde grave à sa période d'état la *périostite phlegmoneuse diffuse*. Quand on peut avoir des renseignements précis sur le début de la maladie, l'erreur est impossible. D'ailleurs, dès que l'idée d'une périostite se sera posée à l'esprit, il sera très facile d'en vérifier l'existence en constatant la tuméfaction, l'empâtement du membre et souvent une fluctuation profonde ; la vie du petit malade dépend dans ce cas de la justesse et de la promptitude du diagnostic.

PRONOSTIC. — Le pronostic ressort suffisamment de notre description. Il faut toujours espérer, quand on se trouve en face d'un enfant atteint de fièvre typhoïde, quelque sérieux que paraisse son état ; une température même très élevée est moins à redouter dans le jeune âge que chez l'adulte. Chez les nouveau-nés, le pronostic est grave ; dans la seconde enfance, la terminaison fatale est exceptionnelle jusqu'à 10 ans ; plus tard, à mesure qu'on se rapproche de l'âge de la puberté, les chances de mort augmentent.

La durée moyenne des cas mortels est un peu plus courte chez l'enfant que chez l'adulte. D'après Gerhardt les deux tiers des décès tombent sur les trois premières semaines, un peu plus du tiers sur les deux premières semaines, et un cinquième sur la première semaine. Parmi les cas de mort rapide (du 6ᵉ au 7ᵉ jour), la moitié appartient à des nouveau-nés.

La mortalité est en général plus grande à l'hôpital qu'en ville. Sur 43 enfants atteints de fièvre typhoïde observés par l'un de nous, en 1872, à l'hôpital Sainte-Eugénie, sept sont morts; mais, sur ce nombre, cinq seulement ont succombé à la fièvre typhoïde elle-même, et quatre étaient âgés de plus de dix ans ; les deux autres cas de mort étaient dus, l'un à une pleuro-pneumonie, l'autre à un croup. Rilliet et Barthez, qui ont perdu à l'hôpital un quart de leurs malades, probablement par des maladies intercurrentes, ont eu en ville à peine une mortalité d'un dixième. Dans le service de Cadet de Gassicourt, la mortalité a été de 22 cas sur 276, soit d'un peu moins de 8 0/0. A la policlinique de Kiel, Starck n'a eu que 2 morts sur 100 cas de fièvre typhoïde.

TRAITEMENT. — *Nourrir et fortifier de bonne heure, intervenir le moins possible*, telle est la règle à suivre dans le traitement de la fièvre typhoïde ; les enfants supportent moins bien encore que les adultes une diète rigoureuse ou une médication spoliatrice, et on peut attendre beaucoup chez eux de la nature.

Dans la **forme légère**, on se bornera à entretenir la liberté du ventre par des purgatifs doux, à veiller à une aération convenable, à soutenir les forces par du lait et du bouillon donnés alternativement toutes les deux ou trois heures, à proscrire les aliments solides pendant toute la durée de la fièvre et à combattre celle-ci dès le début par des bains de 30° à 35° de dix à quinze minutes, répétés deux ou trois fois par jour au moment des exacerbations fébriles (39°,5 à 40°.)

Dans la **forme grave**, les *bains* constituent toujours la partie fondamentale du traitement; on les donnera à la température de 25 à 30° suivant l'âge, et leur durée sera de cinq à quinze minutes; on se guidera, pour l'apprécier, d'après l'effet produit et la manière dont l'enfant supporte le bain ; celui-ci sera répété de quatre à cinq fois dans les vingt-quatre heures et dans l'intervalle, si la fièvre remonte au degré primitif et s'accompagne de somnolence ou de délire, on recourra aux lotions froides ou à l'enveloppement dans le maillot. Dans la forme adynamique avec congestion pulmonaire, où le bain entier et prolongé est mal supporté, on lui substituera les affusions froides données dans un demi-bain. Si l'enfant est très déprimé, on emploiera en même temps les *stimulants* et les *toniques* à haute dose, tels que le vin, le café, le quinquina.

Dans les formes malignes qui ne cèdent pas au traitement hydrothérapique seul, on peut adjoindre à celui-ci les doses massives de *quinine*, administrées à longs intervalles, tous les deux soirs, par exemple, suivant la méthode de Liebermeister et de Hagenbach (1). Ce dernier estime que la dose nécessaire pour amener la défervescence est :

pour les enfants	de 1-5	ans	gr. 0,70	à 1	gramme.
—	de 6-10	»	gr. 1,0	à 1,50	—
—	de 11-15	»	gr. 1,0	à 2	—

Il administre ces hautes doses en une seule fois le soir et a rarement besoin de les répéter le lendemain pour obtenir l'effet voulu. Ces faits prouvent que le sulfate de quinine est mieux supporté par les enfants qu'on ne le croirait au premier abord. Notre expérience n'est cependant pas favorable à l'administration de doses aussi fortes, au moins dans les premières années. Il faut réserver la méthode d'Hagenbach pour les cas malins chez des enfants au-dessus de huit à dix ans, et il suffit parfois de deux ou trois doses de 0,50 à 0,70 de sulfate de quinine données à intervalles éloignés, pour voir céder les accidents graves et la maladie reprendre sa forme ordinaire dans laquelle le traitement balnéaire suffit.

Nous partageons tout à fait l'antipathie de Gerhardt pour l'emploi du *salicylate de soude* dans la fièvre typhoïde ; l'expérience acquise chez les adultes enseigne que ce puissant anti-fébrile, si utile dans le rhumatisme aigu, a peu d'action sur la marche et la durée de la fièvre typhoïde et peut dans quelques cas provoquer des phénomènes de collapsus, qui chez l'enfant sont plus à redouter que chez l'adulte.

Quant à l'*antipyrine*, qui a été recommandée dans la

(1) Hagenbach, *Jahrb. f. Kinderheilk.* N. F. V., p. 181, 1872.

fièvre typhoïde infantile, nous nous abstenons de la prescrire, car elle n'a aucune action spécifique sur la maladie; elle ne la raccourcit pas et n'a qu'une influence éphémère sur la température. Ajoutons que la fréquence du pouls persiste souvent dans l'apyrexie produite par ce médicament et que les symptômes nerveux graves ne disparaissent pas toujours après son administration. Les sueurs profuses et les éruptions cutanées qui suivent parfois celle-ci, les symptômes de collapsus qui peuvent se produire après des doses très variables suivant l'individualité du sujet, commandent la prudence.

D'autres indications que celles relatives à la fièvre peuvent se présenter:

Si la dyspnée et la toux prédominent et si l'auscultation révèle la présence de nombreux râles humides, on emploiera avec avantage le *musc* (15 à 30 centigr.) uni au *carbonate d'ammoniaque* (30 à 60 centigr.) dans une infusion légère de polygala ou bien dans un looch au rhum, suivant l'état des forces. Nous nous sommes bien trouvé, dans les formes thoraciques de la fièvre typhoïde, d'applications répétées de *ventouses sèches* sur le thorax.

Vers la fin de la seconde semaine ou dans les semaines suivantes, la diarrhée peut, par son abondance et sa fréquence, devenir une véritable complication; il faut la combattre alors sous peine de voir augmenter la faiblesse de l'enfant et survenir des vomissements dus à l'impossibilité d'assimiler les aliments. On emploiera à cet effet de petits *lavements amidonnés*, et des *fomentations excitantes* sur le ventre. On alimentera le malade avec du lait coupé d'un tiers d'*eau de chaux* et surtout on administrera le *laudanum*; l'effet de ce médicament, qui est alors un véritable tonique, est merveilleux, pourvu qu'on surveille son action et qu'on proportionne le nombre de gouttes à l'âge et à la susceptibilité particulière de l'enfant; il change la nature des selles, diminue leur nombre et favorise l'assimilation. Il faut proscrire au contraire l'opium dans la période d'état aussi longtemps que la fièvre est vive et continue.

La convalescence exige des ménagements extrêmes et une surveillance continuelle. L'alimentation doit être graduée et appropriée à chaque progrès de l'enfant vers le mieux; nous nous sommes très bien trouvés du *lait d'ânesse* chez les jeunes enfants, jusqu'au moment où les selles sont redevenues naturelles. Le changement d'air est aussi indiqué après les formes graves, dès que le déplacement peut se faire sans danger.

Tout travail intellectuel et toute préoccupation qui réclame une forte dose d'attention, doivent être proscrits, après une fièvre typhoïde, pendant un espace de temps qui pourra varier de deux mois à un ou deux ans.

Article VIII. — FIÈVRE INTERMITTENTE

ÉTIOLOGIE. — La fièvre intermittente s'observe dès le jeune âge; elle serait même plus fréquente chez les enfants que chez l'adulte, et, lorsqu'une épidémie de malaria éclate dans une localité, ce sont généralement les jeunes sujets qui sont atteints les premiers. D'après les recherches de Bohn, qui a réuni 465 cas de cette maladie dans l'enfance, elle est commune surtout entre deux et sept ans, mais le fœtus lui-même n'en est pas exempt; on a plusieurs fois constaté, chez des enfants nés de femmes atteintes de malaria, l'hypertrophie de la rate et d'autres signes de la cachexie palustre au moment de la naissance. Le nouveau-né serait également exposé à contracter la fièvre intermittente pendant l'allaitement, s'il est nourri par une femme qui est affectée de cette maladie (Boudin).

DESCRIPTION. — A partir de l'âge de six ans, la fièvre intermittente présente habituellement les mêmes caractères que chez l'adulte ; la description qui va suivre s'appliquera donc spécialement aux enfants plus jeunes.

On peut distinguer chez eux une *forme aiguë* de la maladie, une *forme chronique* et des *formes larvées* diverses.

La *forme aiguë* affecte le plus souvent le type quotidien ; le type tierce est moins fréquent ; le type quarte est assez rare. La maladie ne débute pas aussi franchement que chez l'adulte ; elle peut être précédée par quelques jours de malaise, d'anorexie, de céphalalgie et de vertiges. Les caractères de l'accès fébrile sont souvent imparfaitement développés ; le frisson initial est peu marqué et ne se traduit que par une pâleur générale avec refroidissement des extrémités et coloration bleuâtre des ongles. Chez les enfants à la mamelle, on observe du tremblement des membres, des contractions spasmodiques des muscles de l'œil et un état de dépression générale. Ces phénomènes se prolongent de quelques minutes à une heure; puis vient le stade de chaleur : l'enfant est pris d'un malaise extrême, de vomissements, quelquefois de délire et de convulsions, sans que la chaleur fébrile soit toujours très accusée. L'accès ne se termine pas brusquement par un stade de sueur; la peau se recouvre seulement de moiteur, et l'enfant reste dans un état de malaise qui persiste jusqu'à l'accès suivant. La fièvre offre un type plutôt rémittent qu'intermittent, les accès ne reviennent pas très régulièrement aux mêmes heures et s'observent souvent la nuit.

La tuméfaction de la rate est le phénomène le plus caractéristique de la maladie chez les enfants. Elle provoque parfois des irradiations douloureuses à la base de la poitrine, gêne la respiration, et peut simuler une affection de la plèvre ou des poumons.

Très souvent, la fièvre intermittente s'accompagne, dans l'enfance, de troubles gastro-intestinaux caractérisés par des vomissements suivis d'une diarrhée qui persiste entre les accès; la langue est recouverte d'un enduit jaunâtre; il n'est pas rare non plus que la maladie se complique d'un catarrhe bronchique ou d'une broncho-pneumonie (Meigs et Pepper).

La *forme chronique* succède en général assez rapidement à la forme aiguë; l'enfant tombe plus vite que l'adulte dans un état cachectique; il est alors émacié, son teint est d'une couleur terreuse et d'une pâleur extrême; son appétit languit, ses digestions se font mal. La tuméfaction de la rate est considérable, la diarrhée est profuse; quelquefois, mais plus rarement que chez l'adulte, on observe des hydropisies; le corps se couvre parfois de taches purpuriques; enfin, comme phénomène ultime, on a signalé la dégénérescence amyloïde du foie, de la rate et des reins; l'enfant est alors atteint d'albuminurie et parfois de convulsions urémiques.

Les *formes larvées* de la fièvre intermittente s'observent quelquefois chez des enfants au-dessous de sept ans; la forme névralgique est rare. Parfois la crise intermittente se manifeste par de l'urticaire. Bohn et J. Simon ont observé chez les enfants un torticolis intermittent de cause paludéenne. L'asthme reconnaîtrait quelquefois la même origine (Moncorvo). Parmi les *fièvres pernicieuses*, la forme soporeuse est surtout fréquente pendant la première moitié de la vie; la forme convulsive s'observe particulièrement entre un et huit ans ; Bohn signale encore une forme dysentérique.

DIAGNOSTIC. — La fièvre intermittente peut être facilement méconnue chez les enfants, les symptômes qui la caractérisent habituellement étant souvent irréguliers, peu marqués et rappelant souvent ceux du début de la tuberculose ; il faudra dans bien des cas une observation prolongée et très attentive pour la démasquer. Dans les pays où la fièvre intermittente est endémique, on devra soupçonner cette affection toutes les fois qu'un enfant sera pris, sans cause apparente, d'un mouvement fébrile avec accès rémittents ou de troubles fonctionnels paroxystiques. Ferreira (1) a vu disparaître rapidement par l'administration de la quinine des accès d'asthme, des bronchites généralisées, parfois une véritable broncho-pneumonie. La forme intestinale de la malaria peut être facilement confondue chez les petits enfants avec une entérite simple ou une dysenterie. Si on n'en reconnait pas la cause, l'accès peut devenir rapidement pernicieux. Chez les enfants plus âgés, la maladie peut simuler une fièvre typhoïde ou une méningite. Le traitement par la quinine servira de pierre de touche.

PRONOSTIC. — Le pronostic de la fièvre intermittente dans le jeune âge est le même qu'à l'âge adulte ; convenablement traitée, elle guérit pour ainsi dire toujours ; mais, si elle n'est pas combattue à temps, elle peut se compliquer promptement d'un état cachectique grave. Il existe enfin des formes pernicieuses, comme la forme comateuse, qui peuvent amener la mort au bout d'un petit nombre d'accès, si elles ne sont pas reconnues et traitées en temps utile.

(1) Ferreira, *Arch. ital. di pediatria*, 1889, p. 113.

TRAITEMENT. — Le traitement par excellence de la fièvre intermittente, chez l'enfant comme chez l'adulte, consiste dans l'administration du *sulfate de quinine*. Ce médicament sera prescrit, chez les enfants d'un an et au-dessous, à la dose de 15 à 20 centigrammes répartis en plusieurs prises ; la dose sera augmentée de 5 centigrammes pour chaque année en sus. Le sulfate de quinine sera donné en solution acide dans du café édulcoré avec le sirop d'écorce d'oranges amères. Si l'enfant a une trop vive répugnance à le prendre par la bouche, on l'administrera en lavement ou en injections sous-cutanées, en ayant soin dans ce dernier cas de réduire la dose du médicament à la moitié ou au tiers. Ferreira recommande dans les cas pressants les injections sous-cutanées de bromhydrate de quinine. Si la fièvre résiste aux doses faibles de quinine, on ne devra pas craindre les doses plus fortes, car chez l'enfant l'intoxication malarique est souvent plus marquée que chez l'adulte et exige un traitement plus long et relativement plus énergique que chez celui-ci (1).

Dans le traitement des formes chroniques et surtout de la cachexie paludéenne, on emploiera pendant la période apyrétique l'*arsenic*, qu'on pourra souvent associer avantageusement au fer. On donnera par exemple douze gouttes une à trois fois par jour d'un mélange de 5 grammes de teinture de malate de fer avec 1 gramme de liqueur de Fowler. *On éloignera l'enfant du foyer miasmatique* ; les bains de mer, le séjour à la montagne, l'hydrothérapie, accéléreront souvent le retour à la santé.

ARTICLE IX. — DIPHTÉRIE

On désigne, depuis Bretonneau, sous le nom de *diphtérie*, une maladie aiguë, infectieuse, caractérisée anatomiquement par une exsudation fibrineuse membraniforme à la surface des muqueuses ou du derme dénudé et tout spécialement à la surface de la muqueuse aérienne.

(1) Voir : Baumel, *N. Montpellier médical*, 16 janvier 1892 et *Leçons cliniques sur les Maladies de l'Enfance*, Montpellier, 1893.

HISTORIQUE (1). — La première relation incontestable d'une épidémie de diphtérie est due à Arétée ; la maladie qu'il désigne sous le nom d'*ulcus syriacum* ou *egyptiacum* sévissait dans les premiers siècles de notre ère, principalement en Egypte et en Syrie, frappait de préférence les enfants et les jeunes gens et présentait tous les traits principaux de la maladie décrite de nos jours par Bretonneau.

Les relations d'épidémies analogues reparaissent et se multiplient au commencement de l'ère moderne. Il faut évidemment rapporter à la diphtérie les épidémies d'angine pestilentielle qui désolèrent l'Allemagne et la Hollande au milieu du XVIe siècle (Pierre Forest à Alkmaër, 1557 — Jean Wierus à Bâle, 1565), le *garrotillo* qui exerça ses ravages en Espagne, en Portugal et dans les États de Naples à la fin du XVIe siècle et dans le cours de la première moitié du XVIIe siècle, les maux de gorge gangréneux observés à Paris de 1743 à 1748 par Malouin et Chomel l'aîné, dans le comté de Cornouailles en 1748 par J. Starr, et à Crémone dans la même année par Ghisi, etc.

Dans toutes ces épidémies, dont nous ne citons que les plus célèbres, on avait observé deux ordres de faits. Les unes présentaient comme phénomènes prédominants des symptômes adynamiques et des fausses membranes gangréneuses dans la gorge et le nez, les autres ne s'accompagnaient pas d'un état général grave, mais menaçaient néanmoins la vie par la propagation des fausses membranes au larynx et à la trachée; ce qui les caractérisait, c'étaient des attaques de suffocation. Les unes et les autres étaient rapportées par les médecins qui les décrivaient à une même maladie appelée tantôt angine gangréneuse ou pestilentielle, tantôt garotillo, tantôt morbus strangulatorius ou suffocatorius, tantôt esquinancie membraneuse, suivant les symptômes qui prédominaient dans chaque épidémie.

La description du *croup*, comme maladie spéciale, date du célèbre ouvrage de F. Home (1765), dans lequel le médecin écossais trace de main de maître les symptômes,

(1) Consulter particulièrement pour l'historique : L. Deslandes, Exposé des progrès et de l'état actuel de la science sur cette question : L'angine gangréneuse et le croup sont-ils identiques ? *Journal du Progrès des Sc. méd.*, I, p. 152-200.

l'anatomie pathologique et le traitement de la laryngite pseudo-membraneuse; mais, n'ayant eu devant les yeux que des cas sporadiques, il méconnait le lien qui existe entre l'angine gangréneuse de ses devanciers et la maladie nouvelle qu'il croit avoir découverte.

Samuel Bard, dans sa description de l'épidémie qui sévit à New-York en 1771, ne commit pas la même erreur. Il avait observé trois variétés d'angine : tantôt la maladie restait limitée à la gorge; tantôt elle se localisait d'emblée au larynx, c'était le croup de F. Home; tantôt enfin, et c'était le cas le plus fréquent, elle commençait par la gorge et s'étendait de là au larynx et aux bronches.

En Europe, l'absence de toute épidémie considérable de diphtérie à la fin du XVIIIe siècle et au commencement du XIXe, jointe au retentissement du livre de Home, contribua à renforcer la doctrine qui proclamait la dualité de l'angine maligne et du croup; cette idée culmine dans les travaux présentés au fameux concours, ouvert par Napoléon en 1807, *sur la nature et le traitement du croup*. En lisant l'ouvrage couronné de notre illustre compatriote Jurine et les notes d'Albers, de Brême, qui partagea le prix avec lui, on est frappé de la confusion établie entre le croup membraneux véritable et les laryngites suffocantes, ainsi que de la rareté de l'angine concomitante.

C'est à Bretonneau, de Tours, qu'était réservé l'honneur de démontrer l'identité de l'angine pseudo-membraneuse avec le croup du larynx, de la trachée et des bronches. Ayant assisté, de 1815 à 1821, à trois épidémies meurtrières en Touraine, il y puisa les éléments de son immortel *Traité de la diphtérie*, maladie générale à laquelle il subordonna les lésions locales et dont il démontra la spécificité.

L'école française contemporaine, dont Trousseau, l'élève de Bretonneau, est le représentant le plus illustre, a adopté les idées du maître en les complétant et en les modifiant dans quelques points de détails. C'est aux nombreuses thèses des internes d'hôpitaux d'enfants à Paris, aux savantes discussions de l'Académie de médecine (1858) (1) et de la Société médicale des hôpitaux, ainsi

(1) Voy. *Bull. de l'Académie de médecine*, Paris, 1858-1859, tome XXIV, *passim*.

qu'aux Cliniques de Trousseau, qu'on doit la vulgarisation et le triomphe définitif de la trachéotomie dans le croup.

La diphtérie a beaucoup augmenté son rayon d'action dans ces dernières années; elle est devenue endémique dans presque toutes les grandes villes de l'Europe et de l'Amérique du Nord, et s'impose dans tous les pays à l'attention des médecins. La distinction entre le croup et la diphtérie a été longtemps encore maintenue en Angleterre et en Allemagne; elle tend de plus en plus à disparaître devant les faits, qui se résument dans la formule de Trousseau : *Formes anatomiques et siège variable, cause unique.*

ÉTIOLOGIE. — **Causes déterminantes.** — La diphtérie est une maladie infectieuse due, comme l'ont démontré les recherches de Lœffler et comme nous l'ont confirmé nos propres recherches (1), à un bacille immobile, ne se cultivant bien qu'à la température de 36° à 38°, sur le sérum sanguin pur ou additionné d'un quart de bouillon sucré. Ce bacille, qui avait été déjà entrevu par Klebs, produit sur la muqueuse dénudée une exsudation fibrineuse. Il est l'agent spécifique de la diphtérie ; on ne le retrouve que dans les fausses membranes. La maladie peut rester localisée si celles-ci sont peu étendues et si le bacille est peu virulent. Elle s'accompagne, au cas inverse, de symptômes généraux qui peuvent être de deux sortes :

Les premiers représentent l'*intoxication diphtérique* proprement dite, parce qu'ils relèvent directement de la présence du bacille de Lœffler ; ce dernier ne pénètre pas dans la circulation, mais détermine par ses produits résorbés les symptômes d'une intoxication générale. Ce sont l'anémie, l'adynamie avec abaissement progressif de la température, la faiblesse du cœur, des hémorragies diverses, l'albuminurie et les paralysies tardives.

Les seconds sont dus à l'*infection mixte* par d'autres microbes, surtout par le *streptocoque pyogène* qui accompagne ordinairement le bacille dans la fausse membrane.

(1) D'Espine, *Rev. méd. de la Suisse romande*, 1885, p. 584; 1888, p. 49; et D'Espine et Marignac, *ibid.*, 1890, p. 34.

On peut attribuer à sa présence la *fièvre*, élément très variable dans la symptomatologie de la diphtérie; probablement aussi la tuméfaction des ganglions et les arthrites, signalées dans quelques cas exceptionnels (1). Le streptocoque a été retrouvé dans plusieurs autopsies soit dans les ganglions, soit dans les capillaires de divers viscères. L'un de nous a constaté souvent sa présence dans le pus de la canule après la trachéotomie. La plupart des broncho-pneumonies post-croupales sont engendrées par ce microbe (2).

Le bacille de Lœffler peut être cultivé en dehors de l'organisme ; il est pathogène pour certains animaux. Inoculé dans le tissu cellulaire du cobaye, il y détermine un œdème gélatiniforme, qui est le point de départ d'une intoxication générale. Inséré sur une muqueuse (trachée, pharynx, vagin) après scarification préalable, il y détermine la formation d'une fausse membrane.

Roux et Yersin ont démontré dans une série d'études (3) que les cultures du bacille de Lœffler peuvent déterminer chez les animaux des paralysies expérimentales analogues aux paralysies diphtériques observées chez l'homme. Toutes les manifestations de la maladie peuvent être obtenues par l'injection de cultures stérilisées. Ces auteurs ont donc ainsi donné la preuve que le bacille secrète une toxine très active. Celle-ci présente les caractères chimiques des diastases.

Le bacille diphtérique peut se rencontrer dans le jetage et le mucus buccal, même en l'absence de fausses membranes et quand la muqueuse ne présente encore qu'une inflammation catarrhale (Escherich [4], Barbier [5]). Il peut persister dans les mucosités de la bouche plusieurs jours après la guérison de l'angine. Roux et Yersin l'ont signalé

(1) Voir : Lyonnet, *Lyon médical*, 4 janvier 1891.

(2) Barbier, dans un important mémoire sur les associations microbiennes (*Arch. de méd. exp.*, 1er mai 1891) a confirmé la distinction systématique que nous avions établie dans la précédente édition de ce manuel. Il a démontré que les formes infectieuses de la diphtérie résultent de l'association du bacille de Lœffler et du streptocoque, dont la virulence est exaltée par une influence réciproque.

(3) Roux et Yersin, *Ann. de l'Inst. Pasteur*, 1888, 1889 et 1891.

(4) Escherich, *Centralblatt f. Bacteriologie*. 1890, n° 1.

(5) Barbier, *Semaine médicale*, 1891 p. 240.

quatorze jours et Ritter cinq semaines après la disparition des fausses membranes.

Nous ne connaissons rien sur l'habitat du bacille en dehors du corps humain. On a longtemps incriminé, comme source de la diphtérie humaine, les *oiseaux de basse-cour* et en particulier les poules, qui sont atteintes souvent d'une affection pseudo-membraneuse analogue au croup humain (la pépie). Les recherches de Lœffler ont démontré que la diphtérie des pigeons est due à un bacille spécial différent de celui de la diphtérie humaine. Saint-Yves Menard (1) fait remarquer que la diphtérie des oiseaux, très contagieuse pour tous ces animaux, ne s'est jamais transmise à l'homme au jardin d'acclimatation de Paris, bien que des enfants aient été employés aux soins des oiseaux, et que les individus qui gavent de bouche à bouche les pigeons atteints de diphtérie n'aient jamais contracté la maladie. Il est cependant possible qu'il existe chez les oiseaux plusieurs sortes de diphtérie et que quelques épidémies de basse-cour suspectes d'avoir causé la diphtérie chez l'homme fussent dues au bacile de Lœffler (2).

Les *fumiers* ont été aussi incriminés à plusieurs reprises, mais sans preuves suffisantes jusqu'ici, comme le point de départ d'épidémies diphtériques.

La diphtérie peut se propager par endémo-épidémie, par contagion ou par inoculation.

Le premier mode est le plus général et le plus fréquent; il domine tous les autres et paraît sous la dépendance de certaines conditions météorologiques; néanmoins, la contagion a pu être constatée dans un nombre toujours plus grand de cas, comme le prouvent les nombreuses épidémies propagées par les écoles; d'ailleurs, la résistance très longue du bacille de Lœffler, quand il est conservé à l'abri de l'air et de la lumière, donne l'explication de certaines épidémies de maisons, dans lesquelles on a vu la maladie reparaître après plusieurs années. Les faits de contagion directe, comme ceux observés chez les médecins et chez les élèves des hôpitaux d'enfants, semblent être plus fréquents qu'autrefois et marcher de pair avec la mali-

(1) Cité dans la *Revue des mal. de l'enfance*, 1890, p. 375.
(2) Voir R. Longuet, *Sem. méd.*, 1892, p. 446.

gnité des épidémies. Le contage pourrait être transmis même médiatement par des personnes exemptes de la maladie (1). Il pourrait l'être aussi pendant la convalescence, puisque le bacille persiste dans la salive quelque temps après la guérison apparente de la maladie.

L'inoculabilité de la diphtérie chez l'homme parait établie par quelques faits bien avérés. Il s'agit en général de médecins qui se sont blessés au doigt en faisant une trachéotomie et qui, huit à quinze jours après, ont été pris d'angine, de laryngite ou de paralysie diphtériques. Les tentatives infructueuses d'inoculation faites par Trousseau et Peter sur eux-mêmes prouvent seulement que la réceptivité pour le poison diphtérique n'est pas la même chez tous les individus.

Les produits de la diphtérie sont-ils auto-inoculables? Quelques observations paraissent en prouver la possibilité. Homolle (2) a vu deux fois se produire des ulcérations diphtériques des doigts chez des enfants atteints de diphtérie labiale, qui tenaient constamment dans leur bouche le doigt qui devint malade.

Causes prédisposantes. — *Age.* — La diphtérie est une maladie de l'enfance. Rare dans la première année, elle devient plus fréquente dans la seconde et frappe surtout les enfants de deux à cinq ans; elle décroît en fréquence dans les années suivantes et devient relativement rare chez l'adulte. Cette réceptivité spéciale au jeune âge est plus grande encore pour le croup que pour l'angine diphtérique.

Hérédité. — L. Revilliod (3), s'appuyant sur un nombre de faits assez considérable, estime que la diphtérie atteint souvent plusieurs enfants d'une même famille, non pas seulement simultanément, mais aussi à plusieurs années

(1) Voir à ce sujet les faits rapportés par Thoinot, *Annales d'hygiène publique et de méd. lég.*, oct. 1887, p. 351, et par Schrevens, *Annales de la Soc. de méd. de Gand*, sept. 1888, p. 183.

(2) Homolle. Revue générale sur la diphtérie. *Rev. des Sc. méd.*, tome VIII, p. 389.

(3) L. Revilliod, Le croup et la trachéotomie à Genève. *Union médicale*, 1877.

d'intervalle; d'autres familles, au contraire, bien que vivant dans un foyer épidémique, sont toujours épargnées.

État de santé antérieur. — La diphtérie peut être primitive ou secondaire. La forme *primitive* atteint les enfants forts et robustes comme les enfants faibles et chétifs; au début d'une épidémie, elle sévit davantage dans les classes pauvres que dans les classes aisées; au plus fort de l'épidémie, elle fait des victimes sans distinction dans tous les rangs de la société. La forme *secondaire* s'observe surtout dans les hôpitaux d'enfants; elle survient dans le cours de la rougeole et de la scarlatine, plus rarement pendant la fièvre typhoïde ou la coqueluche.

La diphtérie peut récidiver même à courte échéance.

Climats, Saisons, Pays. — On a observé des épidémies de diphtérie dans tous les climats et en toute saison. Il résulte néanmoins des nombreux documents publiés que le froid et l'humidité favorisent le développement de la maladie. C'est ainsi que dans l'épidémie qui décima, en 1862, l'île de Norderney dans la mer du Nord, on a constaté une recrudescence du mal chaque fois que les vents d'est souflaient et ramenaient les brouillards (Wiedasch [1]).

La diphtérie devient partout plus fréquente depuis quelques années. D'après Radcliffe (2), cette maladie qui, depuis le commencement du siècle, n'avait apparu que sporadiquement en Angleterre, est devenue depuis 1859 une véritable pandémie. A Paris, la diphtérie est endémique depuis 1856 et a pris dans ces dernières années une extension considérable. Enfin, elle a envahi quelques pays qui jouissaient depuis longtemps d'une certaine immunité, tels que la Suisse et l'Italie. Elle menace de devenir un fléau permanent, comme l'était la variole au siècle dernier.

ANATOMIE PATHOLOGIQUE. — **Voies respiratoires**. La lésion caractéristique de la diphtérie, la *fausse membrane*, ne se rencontre guère que sur les parties accessibles à l'air

(1) Wiedasch, Die gegenwärtige Epidemie Ostfriesland's. *Deutsche Klinik*, XIV, 1862.

(2) Radcliffe, On the recent Epidemie of Diphtheritis, *Lancet*, 12 juillet 1862.

(Empis, Isambert) et a son siège de prédilection sur les muqueuses du pharynx, du larynx et de la trachée, plus rarement sur celles des bronches, du nez ou de la bouche, ou sur la conjonctive.

Les tissus sous-jacents à la fausse membrane présentent si peu de lésions à l'œil nu, que Bretonneau les croyait parfaitement sains. La fausse membrane se détache facilement de la muqueuse dans la portion sous-glottique du larynx, dans la trachée et les bronches, où on la trouve souvent sous forme de tube membraneux à demi flottant. Elle adhère intimement à la muqueuse du pharynx et de la portion sus-glottique du larynx. La putréfaction cadavérique dissout les fausses membranes rapidement; dans les autopsies tardives et par un temps chaud, on peut ne retrouver à leur place qu'un vernis de mucus épaissi.

Les recherches micrographiques récentes sont venues confirmer l'opinion des anciens, qui voyaient dans la fausse membrane une exsudation fibrineuse provenant de la muqueuse sous-jacente.

Les fausses membranes sont essentiellement formées de fibrine et de jeunes cellules (Laboulbène) (1). Les différences de structure qu'elles présentent, suivant leur siège, ne dépendent que de la texture des différentes muqueuses.

La partie superficielle de la fausse membrane contient des microbes de toute espèce, microcoques, streptocoques, leptothrix, saprophytes de la putréfaction. Puis vient une couche moyenne, riche en cellules renfermant des îlots de bacilles diphtériques (Lœffler). Au-dessous d'elle se trouve une épaisse couche de fibrine exsudée, siégeant directement sur la muqueuse dénudée de son épithélium et dépourvue de bacilles. Ces derniers ne pénètrent jamais profondément dans l'épaisseur des tissus, ni dans les ganglions, ni dans le sang. Par contre, les streptocoques, qui les accompagnent souvent dans la fausse membrane, peuvent pénétrer sous forme de prolongements dans le chorion de la muqueuse, dans les lymphatiques, et envahissent de là parfois toute l'économie ; ils forment souvent

(1) Laboulbène, Recherches cliniques et anatomiques sur les affections pseudo-membraneuses. Paris, 1861.

de véritables embolies microbiennes dans les capillaires des organes internes (Lœffler).

Viscères. — Les *poumons* présentent souvent, outre les altérations dues à l'asphyxie mécanique (emphysème, ecchymoses sous-pleurales, atélectasie), des noyaux de pneumonie lobulaire avec les lésions de la bronchite purulente ou pseudo-membraneuse, et parfois des noyaux d'apoplexie pulmonaire. Le bacille de Lœffler, trouvé dans le poumon par Darier (1), provient probablement des fausses membranes des petites bronches. A l'examen bactériologique, on n'a constaté d'une façon constante que la présence du streptocoque seul ou associé à d'autres microbes pyogènes, tels que le pneumocoque et le staphylocoque doré (Prudden [2], Netter [3]).

Les *reins* sont souvent hypérémiés, quelquefois enflammés, et présentent alors les lésions de la néphrite parenchymateuse aiguë. Fürbringer (4) n'a jamais pu y constater la présence de microbes, malgré l'emploi de la technique la plus perfectionnée.

Les *ganglions lymphatiques* sont habituellement hypertrophiés et congestionnés; leurs follicules sont augmentés de volume; le poison diphtérique suffit pour déterminer ces lésions. Dans les cas d'infection secondaire par le streptocoque, on trouve en outre dans les ganglions des foyers de nécrobiose (Ch. Morel [5]).

La *rate* est souvent volumineuse; au microscope, la pulpe splénique semble normale; par contre, les corpuscules de Malpighi sont très hypertrophiés et présentent une accumulation considérable de petites cellules rondes.

Les follicules des *plaques de Peyer* et ceux des *amygdales* sont également hypertrophiés, ce qui pourrait expliquer la fréquence de l'augmentation du nombre des globules blancs dans le sang des diphtériques.

Le *cœur* est sain dans un grand nombre de cas ou ne présente que des altérations peu accentuées, comme on en

(1) J. Darier, De la broncho-pneumonie dans la diphtérie. *Thèse de Paris*, 1885, et *C. R. de la Soc. de biologie*, 5 nov. 1885.

(2) Prudden, *Amer. Jour. of med. science*, juin 1889.

(3) Netter, *Arch. de méd. exp.*, 1892.

(4) Fürbringer, *Virchow's Arch.*, Bd. XCI, Heft 3, 1883.

(5) Ch. Morel, *Th. de Paris*, 1891.

voit dans toutes les affections infectieuses à marche rapide. Parfois on trouve de la *thrombose* ; les cavités du cœur, à droite surtout, sont remplies de caillots stratifiés, décolorés, adhérents à l'endocarde. On a signalé dans la convalescence de la diphtérie l'existence de foyers disséminés de *myocardite interstitielle* (Leyden [1], Huguenin [2]), qui ne peuvent être reconnus qu'à l'examen microscopique. Ces foyers, formés de fibrilles et de cellules embryonnaires, peuvent dissocier les fibres cardiaques et seraient l'origine de quelques-uns des troubles cardiaques observés dans la convalescence de la diphtérie (Rabot et Philippe [3]).

Système nerveux. — L'anatomie pathologique de la paralysie diphtérique est encore obscure.

Reléguée d'abord dans le cadre des paralysies essentielles, elle fut pour la première fois rattachée à une lésion nerveuse en 1862 par Charcot et Vulpian (4), qui constatèrent dans un cas une dégénérescence granuleuse des nerfs et des muscles du voile du palais.

Les recherches de Meyer (5), faites sur un sujet qui avait succombé à une paralysie diphtérique du pharynx, du diaphragme et des membres, ont démontré que c'était le système nerveux périphérique qui présentait les lésions les plus importantes, sous la forme de névrites parenchymateuses et interstitielles. Les racines antérieures étaient aussi atteintes de névrite parenchymateuse. L'existence de ces névrites disséminées rapproche la paralysie diphtérique des paralysies toxiques.

Dejerine (6) a trouvé dans cinq cas une altération des racines antérieures des nerfs analogues à celle que présente le bout périphérique d'un nerf sectionné, altération qui était rigoureusement limitée aux nerfs dont la paralysie avait été constatée et dont le degré était proportionnel à la durée de la paralysie. Cette lésion s'accompagnait d'une

(1) Leyden, *Zeitschr. f. klin. Med.*, 1882, IV, p. 334.
(2) Huguenin, *Rev. de méd.*, 10 octobre 1888.
(3) Rabot et Philippe, *Arch. de méd. exp.*, 1er sept. 1891.
(4) Charcot et Vulpian, *C. R. de la Soc. de Biol.*, 1862.
(5) Meyer, *Virch. Arch.*, LXXXV, 1881.
(6) Dejerine, *Arch. de Physiol.* 1878, 2e série, V, p. 107.

légère altération de la substance grise des cornes antérieures de la moelle.

Par contre, Hochhaus (1) a trouvé le système nerveux central normal, les nerfs peu altérés, tandis que la lésion la plus importante siégeait dans les muscles paralysés sous forme d'une myosite à la fois parenchymateuse et interstitielle.

En résumé, il semble que la toxine diphtérique, si elle agit rapidement, ne laisse aucune trace dans le système nerveux; mais, si son action a été prolongée, comme on l'observe dans les cas de paralysies tardives et persistantes, on trouve des lésions tant dans les muscles que dans les nerfs et très exceptionnellement dans les centres nerveux.

SYMPTOMES. — L'*angine diphtérique* et le *croup* sont les deux expressions cliniques les plus fréquentes de la diphtérie. Elles sont tantôt isolées, tantôt réunies chez le même enfant et précèdent ou accompagnent presque toujours les autres localisations (bronches, nez, peau, etc.) de la maladie.

I. **Angine diphtérique.** — Elle est la première manifestation de la diphtérie dans les quatre cinquièmes et la seule dans la moitié des cas environ.

Son début est insidieux et peut passer inaperçu ; on voit souvent des enfants qui portent des fausses membranes dans la gorge depuis plusieurs jours, continuer leur vie habituelle et conserver leur entrain et leur appétit. Habituellement, la maladie s'annonce cependant par une légère indisposition : le premier jour, l'enfant est pris d'un mouvement fébrile éphémère; on observe les jours suivants de l'abattement, de la tristesse, de l'*inappétence* et un peu de pâleur du visage. On ne constate pas de dysphagie proprement dite, mais l'attention est attirée du côté de la gorge par les grimaces qui accompagnent la déglutition et par un léger changement dans le timbre de la voix. Exceptionnellement, l'enfant est pris d'un violent mal de gorge accompagné d'une fièvre vive, de céphalalgie, de vomissements ou de convulsions, s'il est très jeune (Roger et Peter).

(1) Hochhaus, *Virch. Arch.*, 1891, CXXIV, p. 226.

Quand on peut examiner le fond de la gorge dès les premières heures, on aperçoit en général sur l'une des amygdales, qui est un peu rouge, une couche mince, opaline, demi-transparente, semblable à du blanc d'œuf ou à du mucus concret. Quelques heures plus tard, ce léger dépôt a pris déjà l'aspect d'une peau blanchâtre et est assez adhérent. D'autres fois on ne voit pas de plaque proprement dite, mais seulement un semis de petits points blancs répandus sur des amygdales ou sur tout le fond de la gorge. Cette angine en miniature échappe souvent à l'observateur ou bien est prise pour de l'herpès et ne révèle sa véritable nature que lorsqu'elle est suivie de troubles laryngés.

Il y a des cas plus traîtres encore, dans lesquels la maladie débute comme une angine inflammatoire simple (Barthez).

L'engorgement des ganglions sous-maxillaires accompagne très souvent l'angine diphtérique, mais ne peut être considéré comme pathognomonique, puisqu'il fait parfois défaut et existe souvent dans des angines diphtéroïdes.

La marche de la maladie varie notablement suivant le degré d'intoxication.

a) Forme légère. — Les symptômes locaux se bornent à la présence d'une ou deux plaques opalines minces sur les amygdales, ou bien à la luette ou aux piliers ; parfois on aperçoit seulement, au fond de la gorge, un semis de petits points blancs qui peuvent être pris pour des débris pultacés. La production diphtérique disparaît le plus souvent rapidement ; quelquefois elle se reproduit sur place quoi qu'on fasse, pendant huit à quinze jours, mais l'état général reste satisfaisant.

Quelque légère et locale que paraisse la maladie, elle peut jusqu'au dernier moment se propager au larynx.

En général, au bout d'une ou deux semaines, l'engorgement ganglionnaire diminue, les fausses membranes disparaissent définitivement et l'enfant guérit ; il est cependant encore menacé de la paralysie consécutive.

b) Forme grave. — La forme grave peut se développer d'emblée ou succéder à une forme légère. Elle est caractérisée par une plus grande épaisseur et une plus grande extension des fausses membranes ; celles-ci se propagent souvent à la paroi postérieure du pharynx, aux fosses nasales, etc., et se reproduisent avec une grande rapidité quand on les enlève ; on observe une intumescence notable du cou, quelquefois des hémorragies et toujours un état général asthénique. Ces symptômes ne se trouvent pas toujours réunis chez le même sujet, mais la présence de chacun d'eux indique un certain degré d'intoxication.

Les fausses membranes forment un enduit épais sur tout le fond de la gorge ; leur teinte passe du blanc jaunâtre au gris sale, et l'odeur de l'haleine, d'abord fade et peu marquée, devient bientôt infecte et repoussante. Quand elles s'étendent aux fosses nasales, il s'écoule par les narines un liquide séreux, infect, qui forme en se concrétant des croûtes roussâtres épaisses.

Le gonflement sous-maxillaire s'accentue. La bouffissure des régions supérieures et latérales du cou est parfois si marquée que la délimitation entre le cou et la mâchoire s'efface; ce signe est du plus fâcheux augure.

La respiration peut être gênée par l'obstruction du pharynx et du nez, lors même qu'il n'existe aucune complication laryngée. On voit alors les enfants assis dans leur lit, le cou légèrement tendu en avant, la bouche grande ouverte et laissant écouler la salive au dehors. Les traits expriment l'abattement et l'indifférence ; le teint est pâle, plombé. L'intelligence est le plus souvent conservée, mais l'enfant est très apathique ; il a une répugnance insurmontable pour les aliments, soit par la crainte d'avaler, soit par le fait de l'intoxication dont l'inappétence est un des signes les plus constants. Les symptômes fébriles sont très variables ; la fièvre du début peut se rallumer dans le cours de la maladie, ou bien, au contraire, la température tombe au-dessous de la normale.

On observe parfois des *hémorragies* ; les plus fréquentes sont les épistaxis, qui coïncident habituellement avec la diphtérie nasale et qui peuvent mettre la vie en danger par leur abondance et leur répétition. L'hémorragie du pharynx se traduit par une exhalation sanguine dans les fausses membranes qui prennent alors l'aspect d'un putrilage noirâtre. Les pétéchies cutanées et les hémorragies d'autres muqueuses sont beaucoup plus rares.

La *gangrène* véritable est rare dans la diphtérie ; on l'a

confondue souvent avec la fonte putrilagineuse des fausses menbranes (Bretonneau), mais les relations de diverses épidémies et les descriptions de Becquerel ne laissent aucun doute sur la possibilité de cette complication. Les amygdales ou les piliers prennent alors un aspect blafard, gris cendré, et, au bout d'un temps plus ou moins long, se détachent par lambeaux, en laissant de vastes ulcérations grisâtres et fétides. Cette complication, toute grave qu'elle est, peut se terminer exceptionnellement par la guérison ; elle laisse alors, comme traces de son passage, des cicatrices difformes au fond de la gorge. Elle doit être attribuée à une infection secondaire due à la présence des microbes de la gangrène dans la bouche (1).

La marche de la maladie est variable ; elle peut être foudroyante, l'enfant meurt au bout de trois à cinq jours dans un état d'adynamie profonde, ou avec une fièvre vive et du délire. Le plus souvent, la marche est plus lente et le pronostic reste incertain pendant huit à quinze jours. L'enfant peut succomber à l'intoxication ou à la complication laryngée. Quand la terminaison est favorable, le pouls se relève, l'appétit reparaît, la gorge se nettoie, mais l'enfant ne se rétablit que lentement après une longue convalescence, pendant laquelle il reste encore exposé à des complications cardiaques ou nerveuses.

II. Croup. — Prodromes. — Dans les deux tiers des cas environ, le croup est précédé d'angine couenneuse. Quelquefois même, c'est le coryza qui ouvre la marche, comme dans les épidémies décrites par Bretonneau. Le temps qui sépare le début de l'angine de celui du croup peut varier de un à huit jours, mais ne dépasse habituellement pas quatre jours.

Dans les autres cas (*croup d'emblée*), tantôt le croup débute au milieu d'une santé parfaite, tantôt il est précédé d'un rhume léger, d'un catarrhe du larynx ou des bronches. Il se déclare aussi parfois pendant la période d'éruption de la rougeole ; son début se confond alors avec les symptômes de la laryngite rubéolique.

Enfin, dans quelques cas rares, mais bien authentiques,

(1) Voir : Girode, *Revue de méd.* 1891 p. 61.

le croup est *ascendant* ou *remontant*; en d'autres termes, après avoir commencé par le larynx ou par les bronches, la diphtérie peut faire son apparition au pharynx. Nous avons dans un cas vu se développer des fausses membranes sur les amygdales après la trachéotomie, tandis que la gorge examinée auparavant avait paru parfaitement nette.

1re période. — Un peu de raucité de la toux et de la voix est parfois le seul signe qui annonce l'invasion du larynx par les fausses membranes. D'autres fois, l'enfant est pris de fièvre, d'agitation, il accuse une douleur au niveau du larynx et y porte la main au moment de la toux, comme pour amortir les secousses de l'organe malade. Tantôt enfin, comme dans le faux croup, l'enfant, qui a été un peu enroué dans la soirée, est réveillé dans la nuit par de violents accès d'une toux rauque et sonore; l'accès passé, l'enfant se rendort, et la respiration, d'abord silencieuse, devient peu à peu sifflante et gênée.

Le croup peut rester à la première période pendant plusieurs jours; d'autres fois, il passe à la seconde période en quelques heures ou même s'annonce d'emblée par un accès de suffocation.

2me période. — Le début de la seconde période est marqué par l'apparition de la dyspnée; celle-ci est tantôt paroxystique et intermittente, tantôt lente et progressive, suivant la part qu'y prend l'élément nerveux.

Dans le premier cas, l'état du malade peut être modifié brusquement par un *accès de suffocation*. L'enfant se lève en sursaut, jette autour de lui des regards effarés comme pour chercher du secours contre le mal qui l'étreint. Le visage devient pâle et violacé; le nez, le front et les lèvres se couvrent de sueur. En même temps, tous les muscles respiratoires se contractent convulsivement, la bouche est largement ouverte, la tête est renversée en arrière et les mains se cramponnent aux objets voisins; l'inspiration est sifflante, spasmodique, mais très lente et difficile; elle est suivie d'une expiration tantôt courte et facile, tantôt longue et laborieuse. Au bout de trois à dix minutes, le calme renait peu à peu, la respiration reprend son rythme habituel et le visage ses couleurs normales. Ces accès de suffocation laissent après eux la respiration plus gênée et plus sifflante qu'auparavant. Ils éclatent tantôt sans cause apparente, tantôt sous l'influence d'une émotion (crainte, colère) ou d'une impression venue du dehors, telle qu'une lumière vive, un attouchement, etc. Ils s'observent surtout chez les jeunes enfants et peuvent devenir rapidement mortels. Leur nombre est très variable.

Dans le second cas, la dyspnée est *graduelle* et *continue*; on peut suivre pas à pas les progrès du rétrécissement laryngé. Au début, c'est l'inspiration seule qui est sifflante et difficile; plus tard, l'expiration devient à son tour longue, rare et bruyante; on voit que l'enfant fait un véritable effort pour chasser la colonne d'air à travers le larynx. Chaque inspiration s'accompagne de *tirage*, c'est-à-dire d'une forte dépression du creux de l'estomac et d'une inflexion des fausses côtes attirées en dedans par la contraction du diaphragme (tirage sous-sternal); plus tard, on observe une seconde dépression à la partie antérieure du cou, derrière le manubrium (tirage sus-sternal).

A l'auscultation du thorax, on constate, outre le retentissement du sifflement laryngo-trachéal, un affaiblissement considérable du murmure vésiculaire. L'auscultation du larynx fait entendre parfois un bruit de *drapeau* ou de *soupape* dû au déplacement des fausses membranes par la colonne d'air (Barth); quelquefois l'enfant rejette des débris pseudo-membraneux. La voix et la toux ont un timbre rauque, voilé, caractéristique; elles sont souvent complètement éteintes.

La fièvre est généralement peu élevée et la température dépasse rarement 39°; le plus souvent elle oscille autour de 38°, lorsqu'il n'y a pas de complication pulmonaire.

La seconde période est remarquable par l'intermittence de ses symptômes. Les *rémissions* peuvent être de quelques heures ou même de quelques jours, elles succèdent parfois à l'expectoration des fausses membranes, puis la maladie reprend sa marche avec une nouvelle intensité, ou bien la rémission devient le point de départ de la guérison.

3e période. — La troisième période, la plus importante à reconnaître, est caractérisée par l'*asphyxie*.

Son invasion est souvent prise pour une rémission,

parce qu'elle peut être annoncée par de l'assoupissement et de la somnolence. L'enfant est plus calme que dans la seconde période ; il commence à céder dans la lutte pour l'existence. Son regard devient terne, son teint est d'un blanc mat ; parfois des marbrures violacées se dessinent sur ses joues et ses lèvres deviennent bleuâtres. De temps en temps, ce calme trompeur est interrompu par un nouvel essai de lutte. L'enfant se lève sur son séant, essaie de tousser et de se débarrasser de l'obstacle qui l'étouffe ; il se débat, s'agite et retombe bientôt dans l'assoupissement.

Quand l'asphyxie est avancée, il présente souvent une *anesthésie* plus ou moins complète et est dans un état de résolution tel, qu'il se laisse porter comme une masse inerte sur la table d'opération. Si on l'abandonne à lui-même, il succombe au bout de peu de temps, tantôt après une agonie très pénible, tantôt brusquement dans un dernier accès de suffocation.

Dans les cas très rares où le croup, arrivé à cette période, guérit sans intervention chirurgicale, la toux devient plus grasse, plus humide et moins éteinte, le sifflement et le tirage diminuent, les accès de dyspnée sont plus éloignés et moins intenses, l'enfant se rétablit peu à peu et ne garde plus qu'un peu d'irritation laryngée qui disparaît au bout de quelques jours ; la voix peut rester assez longtemps voilée.

Durée — La durée des deux premières périodes est habituellement de un à trois jours. Quant à la durée totale du croup, elle est assez variable, mais ne dépasse pas en général cinq jours. D'après une statistique empruntée à Sanné, c'est du second au cinquième jour que survient le plus souvent la mort chez les enfants abandonnés à eux-mêmes, et c'est le second ou le troisième jour qu'on doit pratiquer le plus grand nombre de trachéotomies.

Dans quelques cas cependant, la maladie se prolonge beaucoup plus longtemps, même pendant plusieurs semaines, et, pendant tout ce temps, l'enfant reste sous la menace d'une asphyxie qui peut nécessiter l'opération. Cette *diphtérie prolongée* (1), qui se manifeste aussi quel-

(1) Cadet de Gassicourt, *Rev. mensuelle des maladies de l'enfance*, 1883, p. 5.

quefois sous forme d'une simple angine, est du reste tout à fait exceptionnelle.

III. **Autres manifestations diphtériques.** — Le *coryza pseudo-membraneux* complique souvent la forme maligne de l'angine diphtérique et indique un certain degré d'intoxication ; aussi est-il toujours d'un pronostic sérieux. Il est caractérisé par un écoulement séreux, très abondant, qui rougit le pourtour de la narine, ainsi que la partie correspondante de la lèvre supérieure. Il en résulte parfois des excoriations qui se recouvrent d'une pellicule grisâtre. En même temps, on peut sentir un ou plusieurs ganglions pré-auriculaires engorgés (Trousseau). La diphtérie nasale est au début fréquemment unilatérale. Quand elle est très développée, le nez est lisse, tendu, parfois rouge extérieurement ; les narines sont tapissées de fausses membranes ou encombrées de croûtes à travers lesquelles filtre un liquide roussâtre très fétide. Il y a fréquemment des épistaxis et parfois du larmoiement (Trousseau). La rhinite diphtérique peut persister assez longtemps après la disparition de l'angine sans que l'état général du petit malade en paraisse affecté. Baginsky a trouvé parfois dans ce cas le bacille de Lœffler. Chez un enfant, guéri déjà depuis trois semaines de l'angine et chez lequel les injections nasales ramenaient cependant encore d'épaisses fausses membranes, nous n'avons trouvé dans celle-ci que des streptocoques ; le malade guérit peu après.

La *diphtérie buccale* est plus rare que la diphtérie du nez. Les fausses membranes n'envahissent la bouche qu'après le pharynx. Nous avons vu quelquefois des plaques couenneuses se former sur des ulcérations aphteuses dans le cours de l'angine ou du croup. Ces complications ont été toujours sans importance et se sont montrées chez des enfants qui ont guéri, aussi bien que chez ceux qui ont succombé à la maladie. La diphtérie gingivale est très rare de nos jours, et il est probable que les anciens auteurs ont souvent confondu avec elle la stomatite ulcéro-membraneuse.

La *trachéo-bronchite pseudo-membraneuse* est une des complications les plus redoutables du croup et la cause de la mort dans la moitié des cas environ (Peter) (1). Habituelle après la trachéotomie et peu grave par elle-même quand elle reste limitée à la trachée et aux grosses bronches, elle est presque toujours mortelle quand elle envahit les dernières ramifications bronchiques ; elle tue par asphyxie en rétrécissant le champ de l'hématose. L'expectoration d'un tube membraneux ramifié est, avant la trachéotomie, le seul signe qui permette de reconnaître cette complication. On peut soupçonner sa présence après l'opération, quand la respiration reste gênée et que le murmure vésiculaire est obscur ou bien ressemble par places au bruit d'un soufflet.

Parfois la bronchite pseudo-membraneuse prend une marche subaiguë. Elle produit alors peu de dyspnée et guérit habituellement. Les enfants, après avoir présenté les symptômes du croup à la première ou à la seconde période, rendent de temps à autre des paquets de fausses membranes ramifiées, qui peuvent représenter le moule exact de l'arbre bronchique ; ils se trouvent mieux après chaque expectoration et finissent par guérir au bout de deux ou trois semaines. Cette forme rare, que nous avons eu cependant l'occasion d'observer quelquefois, se rapproche de celle que Barthez a décrite sous le nom de *croup chronique*.

La *diphtérie cutanée* se développe sur les parties dénudées de la peau, telles que les excoriations eczémateuses des oreilles, du nez ou du cuir chevelu, les ulcérations des lèvres, de la vulve et de l'anus, les piqûres de sangsues ou la surface d'une plaie produite par un vésicatoire. Cette complication est rare et peu sérieuse, lorsqu'on évite toute dénudation de la peau dans le cours de la diphtérie et que l'on combat par des soins appropriés les fausses membranes dès leur apparition. Il y a d'ailleurs des angines diphtériques et des croups, dans lesquels les plaies restent indemnes de toute fausse membrane, sans qu'il soit possible d'expliquer ces différences ou d'en tirer des conclusions pronostiques.

COMPLICATIONS. — **Éruptions cutanées.** — G. Sée a

(1) Peter, *Gaz. hebd.*, 1863, n°s 29 et 31.

décrit le premier en 1858 un *rash diphtéritique*, qui affecte le plus souvent le type scarlatiniforme; qui est d'une durée très courte, un ou deux jours au plus. Sanné n'a observé d'éruptions que dans une cinquantaine de cas de diphtérie; ces exanthèmes le plus souvent scarlatiniformes, sans être suivis de desquamation, ressemblaient dans quelques cas à ceux de la rougeole, de l'urticaire ou de l'ecthyma. Ils se montrent en général dans les premiers jours de la maladie; leur valeur pronostique paraît être nulle. Il n'en serait pas de même des éruptions pétéchiales, pustuleuses, varioliformes, observées par E. Fraenkel (1) qui leur attribue une signification grave.

Albuminurie. — L'albuminurie signalée dans le cours de la diphtérie, pour la première fois par Wade en 1857, n'est pas, à proprement parler, une complication, car elle peut se rencontrer dans les formes légères comme dans les formes graves. Nous l'avons vue se développer plusieurs fois après la trachéotomie et n'entraver en rien la guérison. Peu abondante, elle accompagne ordinairement les diphtéries bénignes, de courte durée, à localisations peu nombreuses et peu graves; au contraire, elle est abondante dans les diphtéries malignes et celles qui sont caractérisées par des fausses membranes récidivantes; elle existe presque toujours pendant les derniers jours dans les cas qui se terminent fatalement. Sa durée est variable, de quelques jours à trois semaines et plus. Elle est d'autant plus longue que l'albuminurie est plus abondante (Barbier) (2). Elle a son maximum de fréquence dans la seconde semaine. Sa persistance ou sa réapparition pendant la convalescence doit faire craindre la paralysie diphtérique (Mackensie) (3). Chose curieuse, elle ne s'accompagne presque jamais d'anasarque, ni d'accidents urémiques, bien qu'on en ait cité quelques exemples (Cassel) (4), et ne se transforme qu'exceptionnellement en une maladie de Bright.

(1) Fraenkel, *Monatsch. f. prakt. Dermatologie*, 9 sept. 1883.

(2) Barbier, Étude clinique sur l'albuminurie diphtéritique. *Th. de Paris*, 1888.

(3) Mackensie, *St-Thomas Hosp. Rep.* 1892 XX, p. 117.

(4) Cassel, *Arch. f. Kinderkeilk* 1889.

L'albuminurie diphtérique est une albuminurie toxique, qui dépend directement du passage de la toxine du bacille de Lœffler à travers les reins. L'un de nous, M. D'Espine, l'a souvent observée expérimentalement en inoculant à des cobayes sous la peau des cultures pures de bacille diphtérique.

Broncho-pneumonie. — La *broncho-pneumonie* complique parfois le croup avant la trachéotomie; elle est alors fort difficile à reconnaître; on peut cependant la soupçonner si elle produit une matité appréciable et s'accompagne d'une température très élevée et d'une accélération considérable de la respiration. Après l'opération, la broncho-pneumonie est une complication relativement fréquente. Elle éclate tantôt le deuxième ou le troisième jour, et se termine alors presque toujours fatalement, tantôt vers le cinquième ou le sixième jour et présente alors plus de chances de guérison. A ce moment, son diagnostic est facile, pourvu qu'on ausculte et qu'on percute avec soin le petit malade.

Complications cardiaques. — Les accidents observés le plus souvent du côté du cœur peuvent être attribués à la *thrombose*, ou plus souvent à la *paralysie du cœur*, déterminée par l'action de la toxine diphtérique, parfois aussi à la *myocardite* (Leyden, Bard). Ils apparaissent ordinairement au commencement de la convalescence, lorsque tout symptôme local a disparu et souvent dans le cours de la paralysie diphtérique. Exceptionnellement cependant ils peuvent survenir dès les premiers jours de la maladie comme dans un cas cité par Fromaget (1) relatif à une petite fille de six ans enlevée presque subitement le cinquième jour de la maladie par des accidents de paralysie cardio-pulmonaire. Ces accidents se manifestent par la pâleur de la face, le refroidissement des extrémités, l'angoisse précordiale et une douleur violente à la région cardiaque, une anorexie presque absolue, parfois des vomissements, une prostration et une dyspnée extrêmes; en même temps, le pouls devient faible et filant, les bruits du cœur sont sourds et voilés (Meigs, Robinson), et la mort arrive en général rapidement après une ou deux

(1) Fromaget, *Rev. mensuelle des mal. de l'enf.*, 1891, p. 158.

attaques de dyspnée suivie de collapsus ; elle peut même être tout à fait subite et survient alors après un effort ou une fatigue provoquée par le transport du malade, le traitement local (badigeonnage), ou l'introduction de la sonde œsophagienne. D'après Rabot et Philippe, l'apparition d'une pâleur cireuse cadavérique s'accentuant dès que l'enfant s'assied et s'accompagnant d'une tendance aux défaillances et aux syncopes est l'indice de l'existence d'une myocardite interstitielle et devra faire craindre une terminaison fatale subite.

Lorsque la parésie cardiaque s'accompagne d'albuminurie, le travail du cœur est rendu plus difficile encore par l'obstacle rénal. Le ventricule gauche se contracte alors en deux temps, et on constate à l'auscultation un bruit de galop systolique très net, au lieu du simple affaiblissement du premier bruit. Parfois même la mitrale est forcée et on observe un bruit de souffle systolique à la pointe, qui peut alterner avec le bruit du galop, et une augmentation considérable de la matité du foie (1). Baginsky (2), qui a bien étudié ces phénomènes, cite des cas de guérison dans lesquels ces divers signes d'insuffisance cardiaque ont disparu.

Dubrisay (3) a décrit une forme chronique des troubles cardiaques consécutifs à la diphtérie, qui se manifeste particulièrement par l'irrégularité et le ralentissement du pouls, par des palpitations, de l'angoisse précordiale et une grande faiblesse. Le cœur ne présente aucun bruit anormal. Cette forme est susceptible de guérison.

Des *embolies cérébrales* très probablement d'origine cardiaque suivies d'hémiplégie, ont été plusieurs fois signalées dans le cours de la diphtérie. L'un de nous a eu l'occasion d'en observer un exemple (4) chez un enfant de sept ans et demi qui fut pris, au moment où il allait être trachéotomisé, d'une attaque brusque d'hémiplégie ; l'au-

(1) C'est là une nouvelle confirmation clinique de la théorie systolique du bruit de galop. Voir A. D'Espine, *Rev. de méd.* 1882.

(2) Baginsky, *Arch. f. Kinderheilk.* 1891, XIII p. 457.

(3) Dubrisay, *Union médicale*, 1877, n° 92.

(4) Rapporté par Labadie-Lagrave, dans : Des complications cardiaques du croup et de la diphtérie. *Th. de Paris*, 1873, p. 40.

topsie fit constater un ramollissement cérébral. Abercrombie (1) a publié un fait analogue.

Complications paralytiques (2). — Accident de la convalescence, la paralysie peut succéder aux formes les plus graves de la diphtérie ; elle est souvent précédée d'albuminurie. D'après un relevé de Roger, elle se développerait chez un quart ou même un tiers des enfants qui ne succombent pas à l'affection primitive.

La paralysie peut être limitée au voile du palais ou bien se généraliser.

La *paralysie du pharynx et du voile du palais* survient en général lorsque l'angine est guérie ; on l'observe néanmoins quelquefois dans le cours même de la maladie. Les premiers symptômes qui fixent l'attention sont le nasonnement, le retour des boissons par le nez et de violents accès de toux au moment de la déglutition. On peut alors s'assurer par l'exploration directe que le voile du palais est immobile, que la luette est pendante, et parfois qu'il y a une anesthésie plus ou moins complète de toute l'arrière-gorge. Quelquefois le malade est sujet à de fréquentes nausées dues au contact répété de la luette avec la base de la langue.

Dans les cas de paralysie grave, la déglutition devient presque impossible ; les bouillies et les liquides ne peuvent plus descendre dans l'œsophage ; quelquefois le bol alimentaire, en s'engageant dans le larynx, détermine la mort immédiate. L'enfant ne peut plus ni souffler ni sucer ; tout effort lui devient difficile, parce que l'occlusion des parties supérieures du conduit respiratoire est impossible. La toux a un timbre sourd et lugubre qui est pénible à entendre ; l'enfant ne peut plus retenir sa salive quand il y a extension de la paralysie à la langue et aux lèvres. Il est rare alors que la paralysie reste localisée.

La *paralysie généralisée* est presque toujours précédée

(1) Abercrombie, *Med. Times and Gaz.*, 23 sept. 1882.

(2) Consulter : Maingault, De la paralysie diphtérique. Paris, 1860. — H. Roger, Recherches cliniques sur la paralysie consécutive à la diphtérie, *Arch. génér. de Méd.*, janv.-fév. 1861. — H. Weber, Ueber Læhmungen nach Diphterie, *Virch Arch.* 1862, XXV, p. 115, et 1864, XXVIII, p. 489. — Baginsky, loc. cit.

par la paralysie du pharynx (1) et par une altération dans la santé générale. Les enfants qui, après avoir échappé aux atteintes de la maladie primitive, reprennent leurs forces et entrent en convalescence, deviennent tristes, irascibles ; ils pâlissent, maigrissent, sans cause apparente, jusqu'à ce que le nasonnement et le rejet des boissons par le nez viennent annoncer la complication. La perte du réflexe patellaire a été souvent constatée par Baginsky comme un symptôme précurseur de la paralysie.

La *vue* est la première fonction atteinte. La paralysie frappe les muscles moteurs et accommodateurs, plus rarement le nerf optique. Il y a du strabisme ou bien seulement impossibilité de lire et de distinguer nettement les objets. La presbytie est plus fréquente que la myopie. Parfois l'acuité visuelle est diminuée. Haschel (2) sur douze cas de troubles de la vue consécutifs à la diphtérie a constaté cinq fois un rétrécissement du champ visuel qui a disparu plus tard spontanément. Rarement il y a cécité complète. Souvent aussi les muscles de l'œil restent intacts.

Les *muscles du tronc* sont habituellement atteints, la tête est mal supportée par le cou et s'infléchit sur la poitrine. La démarche devient vacillante et difficile. Des fourmillements dans les extrémités sont les avant-coureurs de la *paralysie des membres*. Quelle que soit sa forme ou son étendue, l'invasion de la paralysie est lente et progressive. Les membres inférieurs sont pris les premiers, puis les membres supérieurs, en dernier lieu les muscles du tronc et en particulier les muscles respiratoires. La paralysie peut atteindre la sensibilité aussi bien que la motibité ; elle est rarement complète et n'est pas limitée au trajet d'un nerf ou à un groupe musculaire. Elle est parfois mobile et change de siège d'un jour à l'autre (Easton) (3). La forme hémiplégique est la plus rare (Trousseau) ; elle doit être séparée, à notre avis, de la paralysie diphtérique habituelle, car il est probable qu'elle

(1) On a cité un ou deux exemples de paralysie diphtérique généralisée sans paralysie pharyngée (Trousseau, Tillé).

(2) Haschel, *Berl. klin. Woch.* 1883, n° 30.

(3) Easton, *Glascow. med. Journal*, 1869, II, 4, p. 453.

est due à une embolie; la forme paraplégique, avec prédominance d'un seul côté, est de beaucoup la plus fréquente.

Dans certains cas, les troubles de la motilité se rapprochent plus de l'*ataxie* que de la paralysie et peuvent même rappeler ceux de la sclérose des cordons postérieurs (Eisenmann, Jaccoud). Il s'agit souvent en pareil cas d'une fausse ataxie due à l'irrégularité de la distribution de la paralysie. La coordination des mouvements est troublée par l'affaiblissement de certains antagonistes. Parfois, néanmoins, la perte des réflexes et les troubles variés de la sensibilité permettent de localiser le processus aux racines spinales postérieures.

La *paralysie des sphincters* est rare; elle se révèle par l'incontinence de l'urine et des matières fécales.

La *paralysie des muscles respiratoires* s'annonce par la diminution des forces expiratrices ; la toux devient une souffrance, parce que l'enfant n'a pas la force d'expulser l'air et le mucus bronchique. Cette toux paralytique a un timbre caractéristique qu'on ne peut oublier quand on l'a une fois entendu. Les forces inspiratrices peuvent être aussi paralysées à leur tour ; l'épigastre se creuse ou reste plat au lieu de se soulever à chaque inspiration; en même temps la partie supérieure du thorax reste immobile, tandis que les fausses côtes se dilatent et s'écartent. Arrivée à ce degré, la paralysie du diaphragme est très grave, et l'enfant meurt asphyxié dans plus de la moitié des cas.

La *parésie cardiaque*, la plus grave de toutes, est annoncée par des vomissements et un ralentissement considérable du pouls, qui peut tomber à vingt-quatre et même seize pulsations par minute (H. Weber). La mort subite par syncope est alors imminente (voir p. 154).

Guthrie (1) a décrit une forme de paralysie diphtérique cardio-pulmonaire caractérisée par ce qu'il appelle des *crises bulbaires*, c'est-à-dire par des accidents dyspnéiques formidables, accompagnant une paralysie complète de la déglutition et une grande difficulté dans l'articulation des mots. Ces crises ont été observées dans la seconde ou la troisième semaine de la paralysie diphtérique. Elles sont

(1) Guthrie, *Lancet*, 1891, I., p. 863.

parfois annoncées par une apathie presque léthargique, par de la tachycardie et par l'apparition de râles humides dans les bronches, qui pendant la crise augmentent considérablement. Ces accidents sont suivis d'une dépression extrême des forces ; ils peuvent se répéter plusieurs fois dans un jour et se terminer fatalement. Guthrie a compté huit décès sur trente-neuf cas où ces crises ont été observées.

Les *réactions électriques* sont très variables dans la paralysie diphtérique ; elles dépendent de la localisation et de l'intensité de la lésion ; nous avons vu plus haut que celle-ci siégeait tantôt dans les muscles, tantôt dans les nerfs périphériques, tantôt dans les centres nerveux eux-mêmes. Souvent l'excitabilité électrique des nerfs et des muscles paralysés est normale, parfois simplement diminuée, parfois aussi, mais rarement, on constate la réaction de dégénérescence (Erb) ; celle-ci a été observée le plus souvent au pharynx, ce qu'expliquent les lésions signalées par Charcot et Vulpian.

La *durée* de la paralysie généralisée varie de deux à huit mois. Elle se termine fatalement dans le dixième des cas environ. La *mort* survient, tantôt rapidement par syncope, par paralysie respiratoire ou introduction du bol alimentaire dans le larynx, tantôt lentement par inanition et épuisement nerveux. La *guérison* est souvent rapide sous l'influence de l'électricité et des toniques ; elle est très lente dans d'autres cas, en dépit de tous les soins. Les muscles paralysés les premiers recouvrent en dernier lieu leur activité fonctionnelle ; aussi le nasonnement et la dysphagie sont-ils les symptômes qui persistent le plus longtemps.

DIAGNOSTIC. — 1° Le diagnostic de l'**angine diphtérique** est souvent difficile depuis que l'on sait que d'autres microbes que le bacille de Lœffler peuvent déterminer la formation de fausses membranes sur les amygdales et même parfois sur le voile du palais. Ces *angines diphtéroïdes* sont habituellement dues au streptocoque et peuvent survenir soit isolément, soit au début d'une scarlatine. L'angine diphtérique ne peut en être distinguée d'une façon absolue, dans les premiers jours, que par l'examen bactériologique ; néanmoins, on peut dire que dans la diphtérie les symptômes d'intoxication, tels que le teint plombé, la faiblesse générale, l'anorexie, sont plus marqués que dans les angines diphtéroïdes, dans lesquelles, par contre, la réaction générale (fièvre, douleur, dysphagie) est plus intense.

Le diagnostic avec les *angines pultacée* et *lacunaire* est facile ; dans ces affections le dépôt blanc ne forme qu'exceptionnellement, et le premier jour seulement, un enduit continu simulant une fausse membrane. Il devient rapidement liquide et purulent et ne tarde pas à se dissocier ; il disparaît facilement sous l'influence du chlorate de potasse, ce qui a peut-être créé la réputation usurpée de ce médicament dans le traitement de la diphtérie.

Dans *l'angine herpétique*, rare chez l'enfant, le dépôt pseudo-membraneux de la gorge est formé de taches distinctes séparées par la teinte rouge des tissus enflammés, et on constate souvent dans son voisinage l'existence de vésicules non encore ulcérées qui plus tard, après s'être ouvertes, donnent lieu à des dépôts blanchâtres à bords festonnés. Des vésicules analogues peuvent être constatées sur d'autres points de la muqueuse buccale, sur les lèvres ou parfois sur des points éloignés de la surface cutanée. On ne doit pas oublier cependant que l'angine diphtérique peut s'accompagner d'herpès labial.

En outre, dans tous les cas où le diagnostic présente le moindre doute et pour trancher la question de l'isolement dans les hôpitaux d'enfants, il sera nécessaire de faire l'examen bactériologique. L'un de nous, M. D'Espine (1), a démontré que l'examen peut révéler la présence des bacilles de Lœffler à l'état de culture presque pure et trancher la question par une préparation très simple. Il suffit en effet de détacher un mince fragment de la tache blanche à l'aide d'un petit tampon de ouate sèche et de l'étaler sur un couvre-objet. Après l'avoir séché et flambé, on le colore à la solution normale de fuchsine ou de violet de gentiane, et on trouve, en l'examinant avec une lentille à immersion homogène, les bacilles de Lœffler bien séparés les uns des autres sous forme de petits saucissons

(1) D'Espine, *Revue méd. de la Suisse romande*, 1886, p. 584.

légèrement recourbés, ayant la même longueur que les bacilles de la tuberculose; mais présentant une largeur double ou triple. On peut aussi se servir de la méthode Gram qui ne décolore pas le bacille diphtérique et en décolore d'autres qui lui ressemblent. Dans beaucoup de cas cet examen succinct ne suffit pas. Il faut recourir alors à la culture en ensemençant des tubes de sérum additionné d'un quart de bouillon à 1 % de glycose (sérum Lœffler) avec un fragment du dépôt suspect qui a été recueilli dans une solution stérilisée d'acide borique à 4 %. Au bout de 24, parfois même au bout de 12 heures, le diagnostic peut être assuré par la présence ou l'absence de colonies pures du bacille diphtérique (1).

2° Le **croup d'emblée** peut être confondu avec une laryngite aiguë simple, une laryngite striduleuse, un œdème de la glotte, un abcès rétro-pharyngien ou un corps étranger des voies aériennes. Nous insistons ailleurs sur le diagnostic différentiel des *laryngites* et sur celui des *abcès rétro-pharyngiens*. Disons seulement à propos de cette dernière affection qu'on doit toujours, lorsqu'un enfant est pris d'un accès de suffocation, explorer avec le doigt le fond de la gorge, et s'assurer qu'il n'existe dans cette région aucun abcès. Les symptômes du croup seront pris bien rarement pour ceux d'un *corps étranger des voies aériennes*, ceux-ci débutant subitement après la déglutition et produisant presque immédiatement des accès très intenses de suffocation. D'ailleurs les commémoratifs éclaireront presque toujours le diagnostic.

3° Certains cas de **paralysie diphtérique** sont d'un diagnostic difficile en l'absence de commémoratifs. L'angine diphtérique peut être assez légère pour avoir passé inaperçue, et le médecin ne sait alors à quelle cause rapporter les accidents nerveux qu'il a sous les yeux. Maingault (2) résume ainsi le diagnostic en pareil cas : « On pourrait

(1) C'est en suivant notre méthode que Baginsky a pu, sur 93 cas d'angines à fausses membranes, isoler 68 fois le bacille de Lœffler. Les 68 cas eurent une mortalité de près de 40 % tandis que les 25 autres se terminèrent favorablement, sauf chez un seul malade qui contracta la diphtérie vraie. (*Arch. f. Kinderheilk.*, XIII, 1891, p. 419).

(2) Maingault, *loc. cit.*, p. 104-107.

hésiter et redouter une *méningite tuberculeuse* commençante ou des *tubercules cérébraux*, quand on observe une faiblesse générale, l'indolence ou l'apathie du malade, le strabisme, l'amaurose, l'amaigrissement et la lenteur du pouls. La difficulté de la parole, la voix nasonnée, la tristesse peinte sur leur visage, l'incertitude de la démarche, donnent quelquefois aux enfants l'aspect d'*idiots;* mais cette torpeur n'est qu'apparente, l'intelligence sommeille, on la réveille facilement, et si on interroge les petits malades, on est frappé de la netteté de leurs réponses.

« ..... C'est la marche qu'a suivie la maladie, la manière dont les symptômes se groupent, qui doit éclairer le médecin. On doit se rappeler que l'affaiblissement musculaire de la paralysie diphtéritique débute lentement, qu'il est presque constamment accompagné de fourmillements et de troubles de la sensibilité des extrémités, que *toujours* il existe un intervalle plus ou moins long, de douze ou quinze jours à deux mois, entre la terminaison de l'affection diphtéritique et le moment où les accidents paralytiques généralisés se déclarent.....

« Dans cette période de convalescence apparente, on voit survenir la *paralysie du voile du palais* ; toujours elle précède les troubles éloignés de l'innervation, quelquefois elle a déjà cessé, mais le plus souvent elle persiste encore, lorsque ceux-ci se manifestent. »

PRONOSTIC. — Le pronostic de la diphtérie varie suivant un grand nombre de circonstances. On se guidera sur :

1. **L'étiologie** ; le croup est très grave au-dessous de l'âge de deux ans; cependant nous connaissons plusieurs exemples de guérisons du croup par la trachéotomie chez les très jeunes enfants. La diphtérie secondaire est plus redoutable encore que la diphtérie primitive.

2. **Le degré de l'infection diphtérique** ; quand les fausses membranes seront étendues à plusieurs muqueuses, qu'elles auront une coloration grisâtre et un aspect gangréneux ou hémorragique, qu'elles se compliqueront de diphtérie cutanée, quand l'angine s'accompagnera d'une adénite cervicale considérable, d'une albuminurie abondante et que l'enfant présentera un teint plombé et une grande prostration de forces, tous ces

signes, indice d'une intoxication diphtérique intense, aggraveront notablement le pronostic ; leur absence au contraire, même en cas de croup, permettra d'espérer la guérison.

3. **La localisation**; ainsi le croup est grave par l'asphyxie qu'il détermine, le coryza diphtérique est grave par le degré d'intoxication qu'il indique. Trousseau a été néanmoins trop loin en regardant la diphtérie nasale comme au-dessus des ressources de l'art. Nous croyons avec Jacobi que la gravité de cette complication provient souvent de la résorption des produits pseudo-membraneux septiques qui s'accumulent dans les fosses nasales, particulièrement à leur embouchure postérieure et dans les replis de la pituitaire. Ces produits se dérobent longtemps à l'observation, ils s'éliminent difficilement, et ils trouvent dans le riche réseau sanguin et lympathique de la pituitaire un terrain favorable à leur résorption ; de là le danger du coryza diphtérique, mais aussi l'efficacité des injections désinfectantes pratiquées dans les fosses nasales, telles qu'elles ont été prônées par Jacobi.

4. **La valeur de certains symptômes**; *a*) la *fièvre* est un des phénomènes les plus variables de la diphtérie; elle ne dépend pas du bacille diphtérique, mais de la pénétration des streptocoques dans le sang. D'après L. Martin (1), qui a fait une étude spéciale de la fièvre dans la diphtérie, le pronostic serait favorable dans les cas où la température rectale ne dépasserait pas 39° et dans ceux où à une température élevée au début succéderait une défervescence graduelle ; une chute brusque du thermomètre serait au contraire habituellement un indice fâcheux. D'après le même auteur, si la température se maintient entre 39° et 40° pendant deux ou trois jours, le pronostic est sérieux, mais non fatal, mais si elle reste plus de trois jours sans présenter des oscillations descendantes, il devient des plus graves, et si elle atteint alors 40° et monte encore, il est presque toujours fatal. Ces conclusions, vraies dans leur généralité, nous paraissent trop absolues, car l'absence de fièvre pendant toute la durée de la maladie peut s'observer dans des cas malins rapidement mortels.

(1) L. Martin, *Annales de l'Institut Pasteur*, 1892, p. 335.

b.) Les *hémorragies* sont d'un pronostic très fâcheux surtout pendant les cinq ou six premiers jours, car elles sont l'indice d'une intoxication diphtérique grave. Sur vingt-cinq cas de diphtérie compliqués d'épistaxis précoces, vingt se sont terminés fatalement; sur onze cas d'épistaxis tardives, huit ont été mortels. Le suintement sanguin ou les hémorragies par la bouche et la gorge annoncent presque toujours une terminaison fatale. Sanné a compté quatorze décès sur quinze cas où il avait observé cette complication. On peut en dire autant du purpura, qui est beaucoup plus rare.

c) L'*intumescence générale du cou* est d'un pronostic presque absolument fatal. Le gonflement mollasse du tissu cellulaire *sent sa peste*, disait Trousseau.

d) La *bronchite pseudo-membraneuse* et la *pneumonie*, quoique très sérieuses, ne sont pas nécessairement mortelles et ne sont pas une contre-indication de la trachéotomie.

5. **Le caractère de l'épidémie.** — Barthez a mis en relief un fait capital dans le pronostic de la diphtérie : c'est le caractère plus ou moins infectieux que présente la maladie suivant les localités, suivant les années et souvent aussi suivant l'époque de la même épidémie. Cette malignité ou cette bénignité des symptômes, quoique inexplicable, est des plus réelles. Comparons d'abord la diphtérie, telle que nous l'avons observée dans deux villes, Paris et Genève (jusqu'en 1889, voir p. 191) qui représentent en moyenne les deux extrêmes, la diphtérie infectieuse et la diphtérie non infectieuse. A Genève, le nombre des croups sans angine est beaucoup plus fréquent qu'à Paris, et les déterminations pharyngées sont rarement très accentuées. Quand les enfants succombent, c'est aux localisations laryngées ou pulmonaires, exceptionnellement à l'angine seule et à l'intoxication diphtéritique. La proportion des guérisons après la trachéotomie est notablement supérieure à ce qu'elle est à Paris. Les tableaux statistiques relevés par Sanné (1) démontrent que, dans cette dernière ville, le caractère infectieux de la diphtérie est beaucoup plus accentué, mais qu'il varie

(1) Sanné, Traité de la dipthérie, Paris 1877, p. 381.

suivant les années et les épidémies. Sur 4643 décès par diphtérie constatés de 1872 à 1875, 1890 soit (44 °/₀) sont dus à l'angine seule. La mortalité du croup dans les hôpitaux de Paris qui était de 76,54 °/₀ pendant le premier trimestre, de 1870 à 1875 inclusivement, est montée à 79,75 °/₀ en 1876 pendant les mêmes mois. Tous les médecins qui ont opéré un grand nombre de croups, ont pu constater comme nous une différence considérable dans le chiffre des guérisons suivant les diverses épidémies ou les divers moments d'une même épidémie, des *séries* heureuses ou malheureuses, qu'il faut expliquer par le génie épidémique, faute de mieux.

La mortalité du croup abandonné à lui-même est de 80 à 90 °/₀ (Guersant, Andral, Trousseau), la guérison est tout à fait exceptionnelle pour les croups qui ont franchi la seconde période.

TRAITEMENT. — Le traitement rationnel de la diphtérie doit être basé sur la connaissance exacte du processus pathologique de cette affection, tel qu'il résulte des dernières recherches. Le point de départ des accidents étant la fausse membrane, c'est à faire disparaître celle-ci avant que l'intoxication se soit produite que doivent tendre tous les efforts de la thérapeutique. Le *traitement local* doit donc avoir au début le pas sur le *traitement général*; on cherchera à détruire et à stériliser le plus tôt possible la fausse membrane. On s'efforcera ensuite, par un traitement général, de lutter contre l'intoxication. Disons d'abord quelques mots de la *prophylaxie*.

Prophylaxie. — L'obscurité qui règne encore sur les conditions de la propagation de la diphtérie ne permet pas de classer cette affection parmi les maladies *évitables*, comme la variole ou la fièvre typhoïde. Néanmoins ce que l'on sait du rôle que joue la contagion dans son étiologie, permet d'indiquer quelques précautions prophylactiques indispensables.

L'isolement des enfants atteints de diphtérie est de rigueur, et on aura soin de désinfecter leurs vêtements et leur literie à l'étuve ; l'acide phénique à 5 °/₀ ou le sublimé à 1 °/₀₀ serviront à désinfecter la chambre. Ces précautions devraient être prises méthodiquement à la suite de chaque cas reconnu diphtérique à l'examen bactériologique.

En cas d'épidémie dans une école, la fermeture immédiate de celle-ci s'impose, et la réouverture n'aura lieu qu'après la désinfection du local. Les enfants atteints ne pourront y rentrer que quinze jours au moins après leur entière guérison, et l'examen de la gorge des élèves sera fait tous les matins par le maître d'école.

Nous recommandons comme le meilleur moyen prophylactique à employer en temps d'épidémie, pour les enfants exposés à la contagion, les irrigations de la gorge et de la bouche avec la solution d'acide salicylique à 1 $^1/_2$ $^0/_{00}$ répétées trois à quatre fois par jour ; ce traitement préventif est particulièrement indiqué en cas d'inflammation quelconque du pharynx, de la bouche ou du nez.

Traitement général — Le bacille ne pénétrant pas dans l'économie, il sera inutile d'employer dans le traitement général des antiparasiticides qui ajouteraient une nouvelle intoxication à celle qui s'est déjà produite. Le traitement consistera avant tout à soutenir les forces vitales de l'enfant dans leur lutte contre le poison diphtérique et à faciliter l'élimination des toxines.

Nous estimons que, dans une affection asthénique comme la diphtérie, il faut proscrire avant tout les médications débilitantes, telles que la saignée locale ou générale, la pilocarpine proposée naguère par Guttmann et tombée maintenant dans un juste oubli et même le chlorate de potasse, qui est encore employé d'une façon banale, mais dont l'action toxique a été démontrée dans la diphtérie par Marchand et Jacobi (voir p. 17). Ajoutons que ce dernier médicament, si mal toléré à haute dose, n'a, comme nous l'ont démontré nos expériences, aucune action antiparasiticide sur le bacille de la diphtérie (1).

(1) Le *traitement hydrargyrique* a eu de tout temps des défenseurs. Jacobi, qui a une grande expérience de la diphtérie, après avoir eu longtemps les mêmes craintes que nous au sujet de son emploi, s'est rallié maintenant au traitement par le sublimé à la dose de 1 à 1 $^1/_2$ millig. en solution étendue, répétée toutes les heures ou toutes les deux heures ; c'est à son avis le traitement interne le plus efficace à opposer au croup. (*C. R. du Congrès internat. de méd. de Berlin*, 1890, T. II, p. 175).

La *médication tonique et stimulante* formera la base du traitement. Les indications en seront plus ou moins pressantes suivant les cas; ainsi, dans les formes légères, il suffira d'insister sur une bonne hygiène, sur une aération convenable et sur une alimentation à la fois réparatrice et légère (bouillon américain, lait, jus de viande, etc.), qui sera dans tous les cas l'indication principale, tandis que, dans les formes infectieuses, on ajoutera le *quinquina* (3 grammes d'extrait dans du vin ou 30 à 50 grammes de sirop par jour), le *cognac* à la dose de 20 à 30 grammes par jour, le café noir et le *perchlorure de fer* à l'intérieur, à la condition que ce médicament soit bien supporté par l'estomac et n'entrave pas l'alimentation.

Un repos absolu devra être de rigueur dans la diphtérie; l'enfant sera maintenu au lit; l'agitation, le transport hors du lit pour l'administration des médicaments topiques doivent être autant que possible évités; ils peuvent provoquer, comme nous l'avons déjà dit, les accidents de collapsus si souvent mortels qui ont été attribués à la paralysie du cœur.

Cette paralysie, qui est à craindre surtout dans la convalescence de la diphtérie, doit être prévenue par une surveillance quotidienne du pouls et des bruits du cœur et par l'administration des stimulants diffusibles. Dès qu'on aura constaté quelque signe d'affaiblissement de la circulation (défaillance, ralentissement ou intermittence des battements), on prescrira un repos absolu, une aération fréquente de la chambre du malade, et, en cas de danger imminent, une injection sous-cutanée de benzoate de caféine, d'après la formle suivante :

Caféine	1,0
Benzoate de soude	3,0
Eau distillée	10,0

1/4 à 1/2 seringue de Pravaz suivant l'âge.

On a préconisé également les inhalations d'oxygène fréquemment répétées qui ont paru dans plusieurs cas avoir conjuré la terminaison fatale.

Dans certaines formes d'angine diphtérique, où le streptocoque pyogène, associé au bacille de Lœffler, joue le premier rôle, la fièvre devient un danger par elle-même.

Si elle ne cède pas au traitement local antiseptique, il faut la combattre par les *bains tièdes* répétés et le *sulfate de quinine* à l'intérieur. Les bains froids proprement dits l'antipyrine, le salicylate de soude et le salol doivent être proscrits en raison de l'affaiblissement du cœur dû à la toxine diphtérique.

Traitement local de l'angine diphtérique. — L'espoir de détruire la diphtérie sur place et d'empêcher ainsi sa propagation au larynx a engagé depuis longtemps les médecins à cautériser les fausses membranes de la gorge. Les anciens employaient déjà dans ce but l'onguent égyptiac (composé de vert-de-gris et de miel probablement) et l'alun. Bretonneau et Trousseau ont recommandé des cautérisations énergiques et répétées avec l'acide chlorhydrique ou le nitrate d'argent.

Les caustiques proprement dits ont été généralement abandonnés (1). On sait en effet qu'ils n'empêchent pas la diphtérie infectieuse de se propager au nez ou au larynx, et que, d'autre part, les formes bénignes de la diphtérie restent localisées au pharynx, que l'on fasse ou non des cautérisations. D'ailleurs, ce procédé barbare

(1) Cette phrase n'est plus vraie aujourd'hui ; elle le sera de nouveau demain ; telle est du moins notre conviction. Si par la cautérisation on pouvait détruire tous les bacilles, la méthode forte serait rationnelle. Malheureusement, les recherches bactériologiques ayant démontré la persistance des microbes dans le mucus de la bouche, après la disparition des fausses membranes, il est évident qu'au point de vue rationnel, toute modification de tissu produite par le traitement ouvrira un champ nouveau à l'ensemencement des colonies microbiennes. Voilà pour la théorie. En pratique, nous n'avons aucune confiance dans l'emploi des caustiques, et nous croyons même qu'à la suite de cautérisations répétées ou même de badigeonnages simples trop rudes et trop fréquents, on produit un œdème inflammatoire, qui devient une vraie complication. Vingt ans de pratique n'ont pas changé notre manière de voir, qui était celle de notre maître Barthez. Nous ne recommandons donc ici ni le phénol camphré caustique au 1/5 de Gaucher, ni le naphtol camphré au 1/5 préconisé par Comby. Quant au phénol sulforiciné au 1/4, employé encore actuellement dans plusieurs hôpitaux de Paris, les applications de ce remède paraissent moins douloureuses et moins caustiques que celles des précédents, et les essais méritent peut-être d'être continués ; nous n'avons pas d'expérience personnelle à ce sujet.

épuise l'enfant par les luttes continuelles qu'il nécessite, il peut déterminer une véritable gangrène du pharynx, quand il est employé trop énergiquement, et il rend l'alimentation très difficile en augmentant la dysphagie (Barthez).

Ce n'est pas à dire qu'il faille rester les bras croisés; le traitement local a deux indications à remplir : la première de dissoudre les fausses membranes, la seconde de détruire les microbes pathogènes. Il faut chercher à se rapprocher autant que du possible de ce dernier but par l'emploi d'antiseptiques non caustiques et aussi peu toxiques que possible; en outre, on évitera dans leur application tous les procédés qui lèsent la muqueuse. Il faut se rappeler aussi que, outre les fausses membranes qu'on voit sur les amygdales et les piliers du voile du palais, il y en a très souvent dans l'arrière-cavité des fosses nasales et que le traitement local devra chercher à atteindre.

Voici les moyens qui nous paraissent le mieux remplir ces indications et qui nous ont réussi dans un certain nombre de cas. Ils consistent d'abord en *irrigations* répétées toutes les heures, avec une solution d'*acide salicylique*, qui a l'avantage d'être inoffensive pour l'enfant et d'avoir une action antiseptique très puissante sur le bacille diphtérique.

Nous formulons cette solution comme suit :

Acide salicylique		1,50
Alcool de menthe	àà	30,0
Glycérine neutre		
Eau bouillie		940,0

Nous faisons ces irrigations dans la bouche et souvent aussi dans le nez avec un irrigateur. Parisot (1), qui a employé avec succès ce mode de traitement, insiste sur l'action dissolvante énergique de l'acide salicylique sur les fausses membranes qui est secondée par la force du jet de l'irrigateur. Il ne faut pas craindre d'employer dans les premières vingt-quatre heures un à deux litres de la solution. Il nous est arrivé souvent, dans des cas d'angine diphtérique reconnue telle à l'examen bacté-

(1) Parisot, *Bull. de thérap*, 1891 CXXI, p. 207.

riologique, de voir sans autre traitement la fièvre tomber après quelques heures et la gorge se déterger dans l'espace de deux à trois jours. D'autres fois la reproduction des fausses membranes ne fut pas arrêtée, mais la virulence du bacille parut atténuée et les phénomènes d'intoxication restèrent peu accentués, quand les irrigations avaient été commencées de bonne heure.

Malheureusement il est rare que ce traitement puisse être institué dès le début de la maladie, et il est évident que, lorsque les fausses membranes sont très étendues et surtout très épaisses, l'irrigation ne suffit pas à les stériliser jusqu'à la muqueuse. Il est rationnel alors de combiner avec les irrigations des *badigeonnages* faits avec douceur, ayant pour but de ramollir et de dissocier les produits diphtériques. Parmi les nombreuses substances préconisées dans ce but, nous mettons au premier rang une des plus anciennes et des plus faciles à se procurer, le *jus de citron*, qui est très efficace et qui détruit le bacille. On pourra employer également la glycérine déshydratée par la cuisson et rendue antiseptique par l'addition de sublimé (1/3000) ou d'acide salicylique (1/50) qui paraît avoir une action dissolvante sérieuse. On a vanté aussi dans le même but la *papaïne* (Bouchut et Wurtz) (1). Ajoutons que l'*acide borique* et le *benzoate de soude* sont sans action sur le bacille diphtérique et doivent être abandonnés.

Nous prescrivons en outre, comme moyen accessoire, la *glace* pilée, saupoudrée de sucre, donnée par cuillerées à café à intervalles rapprochés, que les enfants prennent très volontiers, et qu'il faut tâcher de leur faire sucer lentement. On fera en même temps entourer le cou d'une vessie remplie de glace ou mieux encore d'une poche circulaire en caoutchouc pouvant s'adapter comme une fronde sous la machoire (2).

Traitement du coryza dipthérique.— Il est très important

(1) Bouchut et Wurtz, *C. R. de l'Acad. des Sc.*, LXXXIX, p. 425; XC, p. 1379; XCI, p. 787.

(2) Sevestre, suivant l'exemple de Bleynie, introduit toutes les dix minutes, nuit et jour, dans la bouche, un petit fragment de glace; il considère cet adjuvant du traitement comme diminuant la production des fausses membranes et le gonflement de la gorge (*Bull. de la Soc. méd. des Hôp.*, 1890, p. 90).

de désinfecter de bonne heure le nez par des injections d'acide salycilique à 1 1/2 °/₀₀. Cholewa (1) a recommandé dans le même but d'introduire dans les narines des tampons d'ouate imbibée d'*huile de menthol*. Il a vu disparaître rapidement à la suite de ces applications la tuméfaction du nez.

Traitement de la paralysie diphtérique. — La *faradisation* doit toujours être employée contre la forme généralisée, parfois aussi contre la paralysie du voile du palais, quand celle-ci est assez marquée pour empêcher l'alimentation. Un traitement électrique bien dirigé accélérera dans beaucoup de cas la guérison.

On a préconisé à l'extérieur les *bains salés* et *sulfureux*, à l'intérieur le *sulfate de strychnine* en sirop, d'après la formule du Codex (par cuillerées à café contenant chacune un demi-milligramme de sel). Henoch (2) s'est bien trouvé, dans deux cas, d'injections hypodermiques de ce sel à la dose de deux milligrammes par seringue. Jacobi recommande ces injections surtout dans les cas graves de paralysie diphtérique, où la vie est directement menacée par l'inertie des muscles de la déglutition ou de la respiration. Ces injections doivent être faites dans le voisinage des muscles paralysés, ainsi, au cou dans la paralysie du pharynx, au thorax dans la paralysie des muscles intercostaux, à la ceinture dans la paralysie du diaphragme ; elles doivent être faites une ou deux fois par jour. L'expérience de Jacobi lui fait considérer la strychnine comme le remède qui mérite le plus de confiance contre la paralysie diphtérique. Nous croyons néanmoins devoir recommander la prudence dans l'administration de cet agent, quand la paralysie est accompagnée de néphrite ou de faiblesse cardiaque, dans la crainte des accidents pouvant résulter d'une augmentation trop brusque de la pression artérielle (3).

(1) Cholewa, *Therapeut. Monatshefte*, 1888, nº 6.

(2) Henoch, *Charité-Annalen*. 1876, N. F. I.

(3) Guthrie recommande contre les accidents de la paralysie, qu'il a appelés crises bulbaires (voir p. 158), les injections d'un mélange de strychnine et d'atropine à la dose d'un demi-millig. de chaque alcaloïde ou mieux encore d'un millig. de sulfate de strychnine pour un tiers ou un quart de millig. de sulfate d'atropine. Ces injections,

Dans les cas graves, on sera obligé parfois d'alimenter l'enfant à l'aide de la *sonde œsophagienne.* Il n'est pas toujours nécessaire d'introduire la sonde jusque dans l'œsophage, il suffit en général de la faire pénétrer au delà du point paralysé, c'est-à-dire jusqu'à la limite inférieure du larynx ; l'œsophage se charge à partir de ce point du bol alimentaire (Jacobi).

On emploiera, contre le refroidissement des extrémités, des frictions sèches ou des frictions stimulantes à l'alcool camphré et à la térébenthine. Si les muscles de la respiration et le cœur se paralysent, on fera bien de rapprocher les séances de faradisation ; une révulsion énergique (enveloppement sinapisé), la respiration artificielle répétée fréquemment d'après la méthode de Silvester, les injections sous-cutanées d'éther camphré (au 1/10) seront indiqués dans les cas de grande faiblesse.

Traitement du croup. — *Traitement médical.* — De tous les médicaments préconisés contre le croup, un de ceux que nous employons encore le plus volontiers est le *cubèbe* (Trideau), à la dose de 1 à 2 grammes d'extrait, que nous associons au carbonate d'ammoniaque (0,60) et au sirop de polygala dans un looch. Rauchfuss, Jacobi, etc., estiment que le meilleur médicament à prescrire est le *mercure.* On peut faire prendre, d'après Jacobi, sans aucun inconvénient 3 centig. de sublimé par jour à des enfants de trois à six ans, à la condition de prescrire ce sel en solution suffisamment étendue. Depuis huit à dix ans que Jacobi emploie systématiquement le sublimé *dès le début du croup,* il estime que les guérisons sans opération de cette affection sont beaucoup plus fréquentes. On pourra prescrire la potion suivante :

Liqueur de Van Swieten	20,0
Cognac vieux	15,0
Eau distillée	85,0

Une cuillerée à dessert toutes les heures à prendre dans un petit verre d'eau sucrée ou de lait.

Dès qu'apparaît la dyspnée, on prescrit un *vomitif,* en évitant toutefois le tartre stibié, dont il faut redouter chez

employés dans trois cas lui ont donné deux guérisons, tandis qu'il a échoué dans trois cas où il n'avait injecté que la strychnine.

l'enfant l'action purgative et hyposthénisante. Nous employons tantôt l'*ipécacuanha* en poudre ou en sirop suivant l'âge, tantôt le *turbith minéral*, à la dose de 10 centig., en 2 paquets, à 10 minutes de distance, dans une cuillerée de lait.

Ce que nous cherchons à obtenir par le vomitif, comme Rilliet et Barthez, c'est l'action mécanique, l'expulsion des fausses membranes. Si la rémission est nulle et si l'asphyxie commence, nous ne répétons pas le vomitif. S'il y a de l'amélioration, nous attendons une nouvelle exacerbation de la dyspnée pour le répéter. S'il n'a pas agi, il faut se garder de doubler la dose, car l'accumulation des vomitifs inertes pendant l'asphyxie peut déterminer des accidents cholériformes après la trachéotomie (Barthez).

Un des moyens les plus efficaces contre la dyspnée progressive du croup, c'est la *vapeur d'eau en inhalations*. Il faut diriger constamment sur la bouche de l'enfant le jet d'un puissant pulvérisateur à vapeur ou maintenir le petit malade dans une atmosphère de vapeurs, une sorte de bain russe, entretenu à l'aide de grands baquets d'eau bouillante ou en plongeant des tiges de fer rougies à blanc dans un seau d'eau. On arrive ainsi parfois à guérir des enfants sans trachéotomie; le traitement a d'autant plus de chance de succès qu'il a été commencé plus tôt.

Les *inhalations médicamenteuses* ont-elles quelque action spéciale ou agissent-elles seulement par la vapeur d'eau, c'est ce que nous ne pouvons affirmer. Renou (1) a recommandé des inhalations de vapeurs antiseptiques obtenues en ajoutant à deux litres d'eau qu'on fait bouillir une cuillerée à soupe du mélange suivant: acide phénique, 280; acide salicylique, 56; acide benzoïque, 112; alcool rectifié, 468. Ces inhalations doivent être surveillées de près pour éviter des phénomènes d'intoxication, soit chez les malades, soit chez les infirmières.

Si l'asphyxie commence, on cherchera à la conjurer par des fomentations vinaigrées ou sinapisées, par un lavement excitant (rhum et sel ammoniac par exemple), par des *inhalations d'oxygène*. Si la mort est imminente, on

(1) Renou, *Gaz. des hôp.*, 1884, p. 131.

cherchera à ranimer l'enfant en lui mettant sous le nez un flacon d'ammoniaque ou en titillant fortement la luette pendant qu'on fera préparer rapidement tout ce qu'il faut pour la trachéotomie.

Trachéotomie (1). — **Indications.** — L'opération est indiquée dès que l'asphyxie est établie, mais il ne faut opérer qu'après s'être assuré par une exploration minutieuse que l'obstacle à la respiration est dans le larynx et non au pharynx (abcès rétro-pharyngien) ou aux poumons (pneumonie). On a regardé pendant longtemps un très jeune âge (au-dessous de deux ans), le coryza diphtérique, l'aspect plombé de la peau, la diphtérie morbilleuse, comme des contre-indications à l'opération; plusieurs succès obtenus malgré ces conditions défavorables ne permettent plus au médecin consciencieux de refuser à l'enfant cette dernière chance de salut.

Quand on peut choisir son moment, il faut opérer au début de la troisième période, mais il n'est jamais trop tard pour faire la trachéotomie, tant que l'enfant a encore un souffle de vie (Trousseau, Archambault). La somnolence devra hâter plutôt que retarder le moment d'agir. La dyspnée paroxystique peut forcer à opérer sur le champ, quand l'asphyxie devient menaçante, mais en général il faut attendre que l'accès de suffocation soit

(1) Consulter tout particulièrement: Trousseau, *Arch. de Méd.*, mars 1855, p. 259, et *Clinique méd. de l'Hôtel-Dieu*, 7e édition, Paris, 1885. — Roger et G. Sée, Recherches statistiques sur la mortalité par le croup et le nombre des guérisons par la trachéotomie. *Acad. des Sc.*, nov. 1858. — Discussion sur la trachéotomie. *Bull. de l'Acad. de Médecine*, t. XXIV, 1858. — Millard, De la trachéotomie dans le cas de croup. *Thèse de Paris*, 1858. — Pouquet, Considérations pratiques sur la trachéotomie dans le cas de croup. *Thèse de Paris*, 1863. — Archambault, De la trachéotomie à la période ultime du croup. *Bull. de la Soc. méd. des hôp.*, 1867. — Barthez, Lettre à Rilliet. Des résultats comparés du traitement du croup par la trachéotomie et par les moyens médicaux. *Gaz. hebd.*, 1859, p. 758. — Sanné, Étude sur le croup après la trachéotoime. *Thèse de Paris*, 1869. — L. Revilliod, *loc. cit.* et *Rev. méd. de la Suisse romande*, 1882, p. 473. — Renaut, Manuel de trachéotomie, Paris, 1887. — E. Kohl, Des causes des difficultés du décanulement après la trachéotomie. *Thèse de Zurich*, 1887.

passé et se guider sur le degré de la dyspnée ou de l'asphyxie pendant les moments de calme. En face d'une dyspnée continue et progressive, il est inutile d'attendre, dès que les signes de l'asphyxie apparaissent.

Mode opératoire. — La trachéotomie étant une opération d'urgence, qu'on peut être appelé à faire séance tenante, à toute heure et en tout lieu, le médecin doit avoir sa boîte à opération toute prête sous la main et savoir opérer sans aides médicaux. Néanmoins, pour peu que cela soit possible, on s'assurera le concours de deux médecins, l'un pour maintenir la tête de l'enfant, l'autre pour éponger. La table d'opération sera placée en face d'une fenêtre ; la nuit, on se fera éclairer par un aide spécial.

L'enfant ne doit pas être emmailloté ou ficelé, comme on le fait parfois, mais simplement maintenu sur le lit par un nombre de mains suffisant, de manière à ce qu'on puisse facilement remuer les bras et faire la respiration artificielle en cas de mort apparente (L. Revilliod). Un coussin cylindrique très résistant devra soutenir à la fois *le cou et les épaules* de l'enfant (Trousseau), autrement la trachée s'enfonce et fuit sous le couteau. La tête sera maintenue solidement en arrière ; elle ne devra pas être trop renversée pour ne pas augmenter l'asphyxie.

L'opérateur se place à la droite de l'enfant et met à sa portée un bistouri droit, un bistouri boutonné, une ou deux canules toutes montées, un dilatateur à deux branches et deux écarteurs. Les *canules mobiles de Lüer* sont les meilleures ; on en préparera deux de calibres différents.

Voici les calibres qui conviennent à peu près à chaque âge :

Le n° 00 jusqu'à 15 mois;
Le n° 0 jusqu'à 22 ou 24 mois;
Le n° 1 de 2 à 4 ans;
Le n° 2 de 4 à 6 ans;
Le n° 3 au-dessus de 6 ans.

Mais il y a de grandes différences individuelles, et il faudra toujours *essayer d'abord de placer la plus grande canule possible.*

L'enfant doit-il être *chloroformé?* Les avis diffèrent ; à Genève, nous n'endormons jamais les enfants ; à Zurich, à Berlin, etc., on emploie les anesthésiques. Nous accordons volontiers que leur emploi est beaucoup moins dangereux en pratique qu'on ne pourrait se l'imaginer de prime abord dans une maladie qui produit l'asphyxie et qui peut paralyser le cœur. L'anesthésie fait disparaître dans la dyspnée l'élément nerveux et diminue parfois l'asphyxie au lieu de l'augmenter, mais on ne peut en être sûr à l'avance, et, malgré toutes les facilités qui en résultent pour l'opérateur, malgré la suppression de la douleur pour l'enfant, il reste une objection capitale contre l'anesthésie dans la trachéotomie, c'est le danger de paralyser les forces expiratrices absolument nécessaires, au moment où la trachée est ouverte, pour chasser les fausses membranes ou le sang qui a pu pénétrer dans les voies respiratoires. Tout dépend aussi du moment choisi pour l'opération ; nous opérons *tard* à Genève, dans l'asphyxie avancée ; à ce moment, l'enfant est suffisamment anesthésié pour que le chloroforme devienne inutile au point de vue de la douleur, mais pas assez pour nous permettre les lenteurs opératoires des méthodes allemandes. Malgré ce mode de faire, nous croyons que les résultats de la trachéotomie à Genève ne sont pas inférieurs à ceux qu'on obtient ailleurs. En tout cas, il ne faut jamais pousser très loin l'anesthésie. Quand on chloroformise *à la reine*, cela suffit pour supprimer l'état conscient, diminuer les efforts violents qui gênent l'opérateur et congestionnent les veines du cou. Cela n'est pas assez pour empêcher au moment de l'ouverture de la trachée l'expulsion des fausses membranes (1).

La trachéotomie doit être préférée à la crico-trachéotomie et devra se pratiquer au-dessus et non au-dessous du corps thyroïde (*trachéotomie supérieure*). Les point de repère pendant toute l'opération doivent être la ligne médiane et le cartilage cricoïde. Il est utile de faire saillir un peu la trachée et le larynx en enfonçant le pouce et le médius de la main gauche de chaque côté du canal aérien, comme si l'on voulait l'énucléer. L'index

(1) Cons. à ce sujet : Panné, *Thèse de Paris*, 1888.

servira de conducteur au bistouri et sera fixé sur le bord inférieur du cricoïde. Les trois doigts devront rester en place jusqu'à la fin de l'opération.

Dans un *premier temps*, l'opérateur fait une incision à la peau; il la commence un peu au-dessus du cartilage cricoïde et la prolonge en bas de deux à trois centimètres sur la ligne médiane. Le premier coup de bistouri ne doit intéresser que la peau, à cause des veines qui rampent dans le tissu cellulaire et qu'il faut écarter avec soin pour éviter une hémorragie au début de l'opération.

Dans un *second temps*, on incise l'aponévrose superficielle avec le bistouri droit, puis on sépare les muscles à l'aide du doigt ou du bistouri boutonné si le tissu cellulaire ne se laisse pas facilement déchirer. On a de la peine parfois à faire bâiller suffisamment l'interstice musculaire; il suffit alors de débrider légèrement les tissus en enfonçant le bistouri droit dans l'angle supérieur de la plaie jusqu'au cricoïde, pour arriver facilement sur la trachée et l'aponévrose profonde.

Dans un *troisième temps*, qui est le plus délicat, l'opérateur dénude, ponctionne et incise la trachée. Tout se passant dans la profondeur, il faut renoncer à faire des ligatures et continuer l'opération *sans crainte* en cas d'hémorragie. Les pertes de sang sont en général minimes quand on est resté exactement sur la ligne médiane. Il faut éviter également une trop grande lenteur et une trop grande précipitation. L'index gauche, qui est du commencement à la fin le pilote indispensable de l'opérateur, ne doit plus quitter la trachée; il guide la pointe du bistouri sur la ligne médiane et apprécie l'incision faite (L. Revilliod). Si le corps thyroïde est très volumineux, on cherchera à le repousser en bas avec le doigt. La section du corps thyroïde n'a pas d'ailleurs les dangers que lui attribuent certains opérateurs en Allemagne, pourvu qu'on ne perde pas de temps en cas d'hémorragie (1). On incise

(1) La trachéotomie supérieure est considérée comme dangereuse dans les pays où le goitre est fréquent et où, par conséquent, on est exposé à blesser un corps thyroïde volumineux; la *trachéotomie inférieure*, proposée pour remédier à cet inconvénient, doit être rejetée, car elle expose à la lésion immédiate ou consécutive des gros vaisseaux artériels de la base du cou et est d'une exécution

l'aponévrose profonde sur le bord inférieur du cricoïde dans l'espace de deux centimètres environ, jusqu'à ce qu'on sente à nu sous la pointe du bistouri les anneaux cartilagineux de la trachée. Puis, sans désemparer, après avoir fait éponger le sang qui s'écoule, on enfonce sur la ligne médiane immédiatement au-dessous du cricoïde la pointe du bistouri dans la trachée jusqu'à ce qu'on ait la sensation d'une résistance vaincue et qu'une bulle de gaz annonce l'ouverture du canal aérien. Alors, sans retirer l'instrument et en le tenant entre les deux doigts tout près de la pointe, on incise lentement de haut en bas deux ou trois anneaux en faisant attention de ne pas dévier du côté droit comme on en a la tentation instinctive.

L'air et le sang sortent à ce moment avec bruit, à moins que l'enfant n'ait été opéré *in extremis*; en pareil cas, au moment où l'on fixe et incise la trachée, il se peut que l'enfant cesse de respirer (voir plus loin les accidents de l'opération). Dès que l'incision de la trachée est terminée, l'opérateur place l'index gauche entre les lèvres de la plaie pour en apprécier la longueur et guider la canule. Il faut, pour l'introduction de la canule, savoir se hâter

difficile à cause de la profondeur de la trachée au-dessous du corps thyroïde. Bose (*Arch. f. klin. Chirurgie*, XL, 1872, p. 137) a décrit un procédé ingénieux, qui permet de faire la trachéotomie supérieure sans léser le corps thyroïde ; il consiste, après la section de l'aponévrose cervicale superficielle et l'écartement des muscles, à faire une boutonnière transversale à l'aponévrose profonde, au niveau de son insertion sur le cartilage cricoïde ; cette incision, qui ne doit pas dépasser cinq millimètres, permet d'introduire une sonde cannelée entre la trachée et l'aponévrose, et de détacher ainsi d'un seul coup le corps thyroïde avec le lacis veineux compris dans le dédoublement de l'aponévrose. Il suffit alors de faire tenir par un aide tout le paquet thyroïdien dans l'angle inférieur de la plaie avec une pince à crochet, pour mettre à nu la trachée. Celle-ci peut ainsi être incisée *de visu* après avoir été préalablement fixée par des petits crochets en tire-bouchon implantés sur les deux côtés des anneaux trachéaux. Ce procédé est actuellement assez généralement employé en Allemagne. Il suppose l'emploi du chloroforme.

Quant à la *trachéotomie en un seul temps*, préconisée par Saint-Germain, nous ne la décrirons pas, parce que nous la considérons comme dangereuse, sans vouloir nier qu'elle n'ait donné de beaux succès dans les mains habiles de son auteur.

lentement. On saisit la canule de la main droite, on l'introduit dans la plaie perpendiculairement à la trachée, et l'on insinue son embouchure entre les lèvres de l'incision trachéale, en même temps qu'on retire l'index gauche. On la pousse d'abord horizontalement à la rencontre de la paroi postérieure, puis, en l'inclinant, on l'insinue dans la trachée. Avant de la pousser à fond, on s'assure, par le bruit de l'air qui s'engouffre dans la canule (*bruit canulaire*), qu'elle est bien dans la trachée ; il n'y a plus alors qu'à la faire pénétrer par une pression modérée, à fixer les cordons autour du cou et à faire asseoir l'enfant.

Les deux premiers temps de l'opération peuvent durer quelques minutes ; rien ne presse, en effet, tant que l'enfant ne suffoque pas et qu'il n'y a pas d'hémorragie sérieuse. Le troisième temps ne doit pas prendre plus d'une minute ; il demande beaucoup de sang-froid et de présence d'esprit. Le *dilatateur* devra toujours être à la portée de l'opérateur, mais ne sera employé qu'en cas de retard ou d'accident (Pouquet).

L'*antisepsie chirurgicale* doit être employée pour la trachéotomie, comme pour toute autre opération. Les instruments, la canule et les mains de l'opérateur seront désinfectés soigneusement. La canule elle-même sera entourée de gaze iodoformée. Avant de la fixer dans la trachée, on désinfectera également la plaie avec une solution d'acide salicylique à 3 pour mille.

Accidents pendant l'opération. — *a*) *Hémorragie.* — Une hémorragie modérée pendant l'opération n'a aucune importance, s'il n'y a pas eu d'intervalle entre l'incision de la trachée et l'introduction de la canule. La pénétration même du sang dans la trachée peut être inoffensive, si l'enfant a conservé la force de cracher et si la quantité absorbée est peu abondante.

Les hémorragies graves surviennent presque toujours lorsqu'on s'est écarté de la ligne médiane ou qu'on a enfoncé trop profondément le bistouri dans l'angle inférieur de la plaie.

Si une veine sous-cutanée donne beaucoup de sang dès le début de l'opération, on cherchera à la comprimer avec le doigt, à la saisir entre les mors d'une pince ou même à la lier, afin de pouvoir continuer l'opération sans précipitation. Dans le cas d'hémorragie profonde, *il ne faut pas chercher à lier*, mais introduire de suite une grosse canule; le sang s'arrête alors comme par enchantement. Quand le sang continue à couler abondamment entre la canule et la plaie, cela tient en général à ce que le calibre de la canule est trop faible. Il faut alors la remplacer par une plus grosse et faire une compression extérieure en bourrant avec une éponge aseptique bien taillée l'interstice qui sépare la canule de la plaie. Dans les cas très rares où l'hémorragie persiste, on fera la compression de la carotide primitive sur le tubercule de la sixième vertèbre cervicale.

b) *Apnée*. — Quand on opère *in extremis*, il arrive souvent que l'enfant cesse de respirer au moment où l'on cherche à fixer la trachée pour la dénuder ou l'inciser. On est alors parfois obligé d'interrompre l'opération, de mettre l'enfant sur son séant et de faire la respiration artificielle. Puis on introduit la canule le plus vite possible et on fait l'insufflation directe. Le manque de besoin de respirer peut persister encore une ou deux heures après l'opération. Les révulsifs et la faradisation sont parfois nécessaires pour rétablir une respiration normale. Dans un cas, nous n'avons obtenu le rétablissement de la respiration qu'en suspendant notre petit malade la tête en bas de manière à amener la congestion du bulbe rachidien. On ne quittera pas l'enfant avant de l'avoir vu respirer convenablement.

L'apnée peut survenir immédiatement après l'introduction de la canule, parce que celle-ci s'est glissée en la décollant sous la muqueuse trachéale ou sous une fausse membrane, ou encore parce qu'elle est bouchée par un paquet de fausses membranes. Il faudra dans le premier cas reprendre le bistouri et faire une nouvelle incision, et dans le second substituer un instant un dilatateur à la canule pour faciliter la sortie des fausses membranes, qu'on extraira au besoin avec une pince.

c) *Syncope*. — La syncope est un accident plus rare, mais beaucoup plus redoutable que l'apnée; on a vu des enfants mourir subitement sans cause appréciable au milieu de l'opération et tous les moyens employés pour les ranimer échouer.

d) Fautes opératoires. — La faute la plus commune consiste à dévier de la ligne médiane dans l'incision des parties profondes et à chercher la trachée à droite quand elle est à gauche. Il en résulte qu'on l'incise sur le côté droit et que l'introduction de la canule devient impossible. Le dilatateur est alors très utile pour donner le temps de se rendre compte du siège et de la direction de l'incision. Il sera facile par un léger débridement au bistouri boutonné, d'agrandir l'incision ou de la rectifier.

L'introduction de la canule dans le tissu cellulaire au-devant de la trachée arrive à tous les novices qui se servent du dilatateur; cet accident est impossible quand on introduit la canule sur le doigt.

L'incision de la paroi postérieure de la trachée et celle de l'œsophage ne sont possibles que lorsqu'on opère à l'aveugle sans se guider sur le doigt. Un emphysème traumatique et parfois un phlegmon diffus du cou sont la conséquence de la lésion de l'œsophage; la plaie de la paroi postérieure de la trachée peut guérir sans entraîner aucune conséquence fâcheuse.

Soins consécutifs. — Les minuties dans les soins et le pansement des opérés ont une importance capitale. L'enfant doit être placé, autant que possible, dans une chambre spacieuse, bien aérée, dont la température est maintenue au-dessus de 15° ou 16° centigrades et dont l'air est humecté à l'aide d'une bouilloire établie en permanence. Le cou de l'enfant sera entouré d'une gaze fine pliée en plusieurs doubles. L'introduction dans les bronches d'un air chaud et humide diminue les chances d'une complication pulmonaire et prévient la formation de croûtes dans les bronches ou dans la canule, accident qui suffit parfois pour causer la mort.

La canule interne sera enlevée et nettoyée chaque fois qu'elle sera remplie de crachats.

Le premier changement de la canule externe se fera aussi tard que possible ; nous avons en effet remarqué que toute irritation précoce de la plaie augmente la fièvre et peut devenir le point de départ d'une nouvelle infection. Si donc tout va bien, nous ne changeons la canule qu'au bout de deux ou trois jours. Si, au contraire, les fausses membranes ont de la peine à se détacher et forment un drapeau flottant au-dessous de la canule, on hâtera le premier pansement qui facilitera beaucoup leur expulsion.

La cautérisation de la plaie est inutile. On se contentera de couvrir ses bords de collodion pendant les deux ou trois premiers jours, et de faire des badigeonnages à l'intérieur avec un mélange de glycérine et de perchlorure de fer, si la couche couenneuse est épaisse et étendue (1).

Dans le cas ou la canule devient sèche, l'expectoration nulle et la respiration rapide, on tiendra devant l'orifice de la canule une éponge imbibée d'eau bouillante. Ce simple moyen, préconisé par L. Revilliod, soulage l'enfant presque instantanément et suffit parfois pour ramener de bons crachats (2). Nous croyons utile également, dans tous les cas où la respiration n'est pas parfaite, de diriger le jet de vapeur d'un inhalateur sur l'ouverture de la canule.

On pourra faire également des pulvérisations à l'acide salicylique à 2 °/₀₀ dans la trachée.

Si les crachats deviennent gluants et prennent la consistance de la gomme arabique, nous employons volontiers des pulvérisations d'eau alcaline dans la canule ; au bout de deux ou trois minutes, un gargouillement se fait entendre, la toux aboutit et on obtient un crachat.

Parfois des lambeaux considérables de fausses membranes flottent dans la trachée ou au niveau de la bifurcation des bronches ; on cherchera à les enlever avec la pince courbe des boites à trachéotomie ou mieux encore avec des plumes de pigeon légèrement humectées et désinfectées.

On portera avant toute son attention sur l'alimentation, qui est souvent rendue difficile par l'indocilité et les caprices des enfants ; on prescrira le lait, le bouillon américain, la gelée de viande, etc.

(1) L'enveloppement de la canule dans un tampon de gaze iodoformée proposée par K. Roser (*Deutsche med. Woch.*, 1888, n° 7), qui lui attribue les 53 0/0 de succès que lui a donnés la trachéotomie dans le croup, nous paraît un bon moyen de prévenir l'infection de la plaie.

(2) Dans trois cas, en particulier, qui nous sont communiqués par M. Paul Demiéville, l'application de l'éponge imbibée d'eau bouillante a eu un plein succès et dans un cas paraît avoir sauvé la vie de l'enfant.

Dès que la fièvre sera tombée, on fera lever les enfants, et, si le temps le permet, on les promènera tous les jours pendant quelques instants au grand air, qui opère parfois de véritables résurrections.

L'*ablation définitive de la canule* est une affaire de tâtonnement; elle sera tentée aussi tôt que possible. C'est du cinquième au dixième jour de l'opération qu'elle a lieu le plus souvent. Il faut essayer tous les jours de faire respirer l'enfant par le larynx en obturant pour un moment la plaie trachéale; dès que l'air et les crachats passent sans trop de difficulté, on enlèvera la canule. C'est un moment délicat; quand nous jugeons le moment venu ou qu'une indication spéciale nous force à le précipiter, nous enlevons la canule dans la soirée et nous passons la nuit dans la maison, afin d'être à portée en cas d'accident.

Si la réintroduction de la canule devient nécessaire au bout de quelques heures ou de quelques jours, elle est généralement rendue difficile par le rétrécissement de la plaie; mais, si celle-ci est encore perméable, on y introduira une canule à valves (*canule de Bourdillat*); autrement il faudra inciser à nouveau dans la cicatrice.

Marche. Pronostic. — *Température.* — Peu d'heures après la trachéotomie, la température s'élève rapidement et atteint souvent 39° ou 40° le premier jour. Cette *fièvre traumatique*, qui manque rarement, dure en général deux à quatre jours et tombe graduellement par lysis du troisième au cinquième jour. Une température normale le deuxième ou le troisième jour est d'un pronostic presque absolument bon. Une recrudescence de la fièvre à ce moment est d'un mauvais augure, parce qu'elle doit faire craindre une complication pulmonaire.

Respiration. — Dès que la canule est dans la trachée, la dyspnée cesse, et l'enfant éprouve un soulagement immédiat toutes les fois que l'obstacle à la respiration ne siège pas au-dessous du larynx.

Dans la première heure qui suit la trachéotomie, on observe quelquefois un toussillement continuel dû à la pénétration du sang dans la trachée. Cet accident cesse en général rapidement.

Si la respiration reste fréquente et difficile, si surtout l'expiration est *poussée*, le pronostic est très fâcheux, car ces symptômes indiquent un trouble profond des fonctions respiratoires.

Le meilleur signe est une respiration silencieuse, interrompue seulement de temps à autre par un *gargouillement* suivi de l'expectoration d'un crachat muqueux. Tant que le nombre des respirations ne dépasse pas 40 à 50 par minute, il n'y a pas lieu de s'inquiéter. Chez les enfants de deux ans et au-dessous, une grande fréquence de la respiration est un indice moins grave que chez des enfants plus âgés.

Une respiration *serratique* (Trousseau) est d'un fâcheux pronostic; elle indique que la canule est sèche, mais elle n'est pas absolument mauvaise et peut être parfois heureusement modifiée par l'éponge bouillante ou la pulvérisation. Un *clapotement continu* dans la canule est d'un pronostic absolument grave. Le *mouvement des ailes du nez* est aussi d'un mauvais augure; il indique que le siège de la dyspnée est dans le poumon ou les dernières ramifications bronchiques.

Expectoration. — Dans les heures qui suivent l'opération, l'enfant rejette des crachats sanglants, puis l'expectoration devient franchement muqueuse. Trousseau a déjà insisté sur le caractère favorable de crachats épais, bien liés, non aérés qui ne se dissolvent pas dans l'eau et surnagent, au moins dans les premiers moments.

Le rejet de *fausses membranes* en gros pelotons, en grands macaronis est plutôt d'un bon pronostic; le rejet de tout petits fragments cylindriques qui indique la présence de la diphtérie dans les petites bronches, est moins bon, mais n'a pas de valeur absolument fâcheuse.

L'expectoration d'une *sanie* purulente jaune ou grise qui souille continuellement la cravate de mousseline et ne forme pas crachat dans l'eau, ainsi que l'expectoration d'une écume à fines bulles, sont d'un pronostic fatal.

La réapparition du *sang* dans les crachats après le troisième ou le quatrième jour doit faire craindre une ulcération de la trachée ou une hémorragie secondaire.

Teint. — Tant que le teint reste naturel ou nettement coloré en rouge, on peut espérer. Au contraire, l'apparition de marbrures violettes se détachant sur le fond pâle du visage indique l'imminence de la mort par asphyxie bronchique ou pulmonaire.

Appétit. — *Moral.* — Un enfant qui mange volontiers et qui s'amuse, est presque toujours un enfant sauvé. Tout signe d'*angoisse*, tel que le besoin de sortir du lit, d'embrasser convulsivement les personnes environnantes, de changer de posture, doit faire craindre une terminaison fatale.

Symptômes nerveux. — Le sourire involontaire, la moue pendant le sommeil, particulièrement avec la lèvre inférieure, les mouvements convulsifs des yeux ou les convulsions générales annoncent une mort prochaine.

Complications. — *Accidents de la plaie.* — Les accidents de la plaie, tels que le phlegmon, la diphtérie et la gangrène, peuvent tous, quelle que soit leur gravité, se terminer par la guérison ; les deux premiers n'ont pas grande importance.

La gangrène profonde, au contraire, peut être mortelle ou tout au moins retarder considérablement la guérison. Elle s'annonce par une odeur fétide et par le noircissement de la canule (Ce noircissement peut être aussi amené par la gangrène superficielle due à la compression de la canule ; ce dernier accident n'a aucune gravité et est très fréquent). La plaie se creuse en entonnoir et peut atteindre des dimensions effrayantes. La canule dans les premiers jours est projetée en avant par le gonflement des tissus environnants ; puis, peu à peu, les escarres s'éliminent, la suppuration s'établit, les bourgeons charnus apparaissent et la réparation commence.

Le meilleur traitement de cet accident consiste à badigeonner de collodion chaque jour toute la peau environnante ; il a l'avantage de faire disparaître rapidement le gonflement. La plaie pourra être lavée à l'eau phéniquée à l'aide d'un pulvérisateur, saupoudrée d'iodoforme, ou badigeonnée à la glycérine et au perchlorure de fer, si elle conserve un mauvais aspect. La canule sera enlevée aussi souvent et aussi longtemps que possible ; elle ne sera remise que la nuit et seulement dans le cas d'absolue nécessité. Les toniques à l'intérieur et surtout la promenade au grand air donneront à la plaie une vitalité nouvelle et arrêteront les progrès de la gangrène, si l'état général n'est pas trop mauvais.

Complications broncho-pulmonaires. — Les enfants trachéotomisés qui meurent par le poumon, succombent le plus souvent le second jour, plus rarement le premier ou le troisième jour ; il est difficile de reconnaître quelle est dans ces cas-là la lésion anatomique qui menace la vie, de savoir s'il s'agit d'une congestion pulmonaire, d'un rétrécissement du champ de l'hématose par les fausses membranes des dernières ramifications bronchiques ou simplement, comme le pensent Lallement et Revilliod, d'une paralysie des muscles de Reissessen. Ces causes sont probablement souvent réunies. Le tableau symptomatique est presque toujours identique ; le teint devient lilas, la figure est un peu bouffie, les traits sont abattus, la température est en général assez élevée, la canule est sèche ou ne se remplit plus que d'écume et de sanie purulente, l'expiration est poussée, la toux n'aboutit plus et les enfants s'éteignent paisiblement ou bien au contraire succombent au milieu des plus terribles angoisses.

On combattra ces accidents par les alcooliques, le café noir, le musc et le carbonate d'ammoniaque. Ce traitement rationnel, qui échoue malheureusement le plus souvent, nous a pourtant réussi une ou deux fois.

Parfois il se développe une *broncho-pneumonie* tardive vers le cinquième ou le sixième jour, présentant un noyau pneumonique bien limité, facile à reconnaître par la matité, le souffle et les râles. Cette broncho-pneumonie guérit quelquefois.

Paralysie du larynx. — Cet accident n'est pas d'un pronostic très grave. Il s'annonce tantôt par une toux convulsive violente chaque fois que l'enfant essaie de boire, tantôt seulement par la sortie des liquides et des débris alimentaires entre la plaie et la canule. Ce qui peut le rendre sérieux, c'est la gêne qu'il apporte à l'alimentation de l'enfant. Le meilleur moyen de le combattre est de proscrire les aliments liquides et de ne donner à l'enfant que des bouillies ou des soupes très épaisses (Trousseau). L'alimentation avec la sonde œsophagienne introduite par le nez sera d'une grande ressource dans les cas rebelles (Saint-Germain) (1). On pourra en même temps instituer le traitement général que nous avons indiqué plus haut contre la paralysie diphtérique.

(1) Saint-Germain, *Rev. mens. des mal. de l'enf.*, juillet 1883.

Parfois, après l'ablation de la canule, il subsiste pendant quelque temps une parésie des muscles crico-aryténoïdiens postérieurs, qui se traduit par une inspiration bruyante, sonore, un véritable *cornage* qui augmente pendant le sommeil. Quand il s'accompagne de tirage, il force parfois à remettre la canule. De la patience et quelques séances de faradisation du larynx en viennent facilement à bout.

Nous n'avons jamais observé d'aphonie persistante chez nos opérés guéris.

Ulcération de la trachée. — La pression de la canule produit quelquefois des ulcérations de la muqueuse trachéale, surtout quand l'état général est grave. Ces ulcérations se reconnaissent à la présence de stries sanguinolentes dans l'expectoration, ainsi qu'à la formation d'une tache noire sur la canule à leur niveau ; dans quelques cas, elles peuvent déterminer des hémorragies secondaires dangereuses ou même la perforation de la trachée et des gros vaisseaux. Elles sont quelquefois le point de départ des bourgeons charnus trachéaux. On cherchera à remédier à cet accident en diminuant le calibre de la canule ou en se servant d'une canule dont l'arc de courbure soit très étendu et en hâtant autant que possible l'ablation définitive de la canule.

Hémorragies secondaires. — Ces hémorragies peuvent provenir soit de la plaie elle-même, soit des ulcérations trachéales ; elles sont capillaires ou veineuses, rarement artérielles ; elles sont favorisées par la dyscrasie et s'observent surtout dans les cas de diphtérie grave. Elles surviennent le plus souvent du troisième au huitième jour après la trachéotomie, mais on les a vues se produire jusqu'au quinzième jour. Elles sont toujours dangereuses, parce qu'il est le plus souvent impossible d'appliquer directement les hémostatiques sur le point saignant. Les moyens qui paraissent avoir le mieux réussi pour les combattre sont la glace en permanence autour du cou, l'application du perchlorure de fer, la compression par une éponge sur la plaie quand elle est le siège de l'hémorragie, et l'administration de l'alcool à haute dose à l'intérieur. On pourrait essayer dans le même cas une injection sous-cutanée d'ergotine.

Bourgeons charnus trachéaux (1). — Les bourgeons polypiformes de la trachée peuvent se développer soit avant, soit après l'ablation de la canule ; avant, ils rendent la décanulation difficile ou impossible ; après, ils peuvent nécessiter une seconde trachéotomie. Ils sont tantôt sessiles, tantôt pédiculés. Leur point d'implantation est à la face antérieure de la trachée, sur le pourtour de la plaie et principalement à son angle supérieur. Quand on emploie une canule à cheminée, on observe souvent des bourgeons charnus autour de l'ouverture supérieure laryngée, où ils ont la tendance de s'engager à chaque inspiration.

La cause de ces végétations est complexe : fautes opératoires, probablement incision irrégulière ou multiple de la trachée, crico-trachéotomie, refoulement en dedans des bords de la trachée (Kœhl), séjour trop prolongé de la canule, canule trop grosse, canule à cheminée, enfin irritabilité de la muqueuse trachéale due à une rougeole antérieure (Pétel), tempérament lymphatique de l'enfant (Gigon), telles sont les circonstances étiologiques relevées le plus souvent par les auteurs.

La présence des bourgeons charnus peut être souvent constatée directement au fond de la plaie ; on voit au moment de l'expiration une sorte de luette mobile paraître à l'angle supérieur et disparaître à l'inspiration. Quand les bourgeons sont sessiles et situés profondément dans la trachée, ils restent inaccessibles à la vue.

Les symptômes habituels des polypes de la trachée sont le cornage et une gêne respiratoire progressive qui se manifeste d'abord pendant le sommeil, puis persiste pendant la veille et finit par un accès de suffocation à la suite d'une émotion, d'une contrariété ; on a vu des cas de mort instantanée où l'enfant est tombé comme foudroyé. Chez un

(1) Consulter en particulier : Gentit, Des causes empêchant l'ablation de la canule après la trachéotomie. *Thèse de Strasbourg*, 1868. — Koch, *Arch. f. klin. Chir.*, vol. XX, 1876, p. 540. — Carrié, Contribution à l'étude des causes empêchant l'ablation définitive de la canule après la trachéotomie. *Thèse de Paris*, 1879. — Pétel, Des polypes de la trachée survenant après la cicatrisation de la trachéotomie. *Thèse de Paris*, 1879. — Becker, *Thèse de Zurich*, 1882. — Kœhl, *loc. cit.*

enfant trachéotomisé à l'hôpital de Zurich, la plaie s'étant déjà fermée et l'enfant ne respirant plus, de Muralt (1) introduisit une sonde molle dans la trachée par la bouche et put ramener l'enfant à la vie par une insufflation méthodique.

Le traitement des bourgeons trachéaux qui empêchent la décanulation, consiste dans leur destruction par des cautérisations ou leur ablation mécanique. Dans la majorité des cas, il suffit de promener au pourtour de l'incision trachéale une plume de pigeon imbibée d'une solution de nitrate d'argent de 3 à 5 °/o ; en répétant tous les jours ou tous les deux jours cette manœuvre, on arrive en général rapidement à pouvoir débarrasser l'enfant de la canule. Sanné a recommandé, dans un cas de polypes visibles, leur ablation avec une pince à mors coupants. De Muralt s'est servi avec succès dans un cas d'une curette mince et allongée pour râcler le pourtour intérieur de la plaie, en plaçant l'enfant la tête en bas, de façon à empêcher le sang de couler dans la trachée. Il a cautérisé ensuite la plaie au nitrate d'argent. Il a pu enlever définitivement la canule au bout de quinze jours.

Quand le polype se développe tardivement après la fermeture de la plaie trachéale, il siège toujours sur la cicatrice ou dans son voisinage immédiat ; dans un cas que nous avons observé, il fut rejeté dans un violent accès de toux. S'il provoque des phénomènes d'asphyxie, il ne faut pas hésiter à rouvrir la trachée par une incision dans la cicatrice, qu'il sera facile d'agrandir avec le bistouri boutonné, pour permettre la réintroduction de la canule. Le polype disparaîtra quelquefois de lui-même sous l'influence et la compression par la canule, sinon on le détruira par le raclage à la curette ou par la cautérisation.

Spasme du larynx. — Souvent l'enfant, même lorsqu'il n'existe pas de polypes de la trachée, est pris à la suite du décanulement d'accès de suffocation dus au spasme du larynx, soit sous l'influence de l'émotion ou de la crainte que lui occasionne la privation de la canule, soit à cause de la sensibilité extrême des cordes vocales déshabituées

(1) Becker, *loc. cit.*

au passage de l'air, soit sans motif appréciable ; c'est souvent pendant le sommeil qu'on voit survenir cet accident. Ces attaques spasmodiques sont toujours à redouter et peuvent être promptement mortelles, aussi ne doit-on jamais laisser un enfant récemment décanulé sans une personne capable de réintroduire immédiatement la canule. On peut conjurer quelquefois cet accident en rassurant l'enfant, en laissant la canule à sa portée, ou bien en l'habituant peu à peu à se passer de cet instrument par la diminution progressive du calibre des canules. La substitution du tube d'O'Dwyer introduit dans la glotte à la canule a dans quelques cas (1) amené rapidement la guérison définitive.

Rétrécissement de la trachée. — Le décanulement définitif peut être longtemps retardé par une diminution du calibre de la trachée résultant le plus souvent d'un rétrécissement cicatriciel consécutif, soit à une ulcération de la trachée, soit à une perte de substance de cet organe, soit à une opération mal faite qui permet le chevauchement des parties incisées les unes sur les autres après l'ablation de la canule. Carrié (2) a signalé un rétrécissement dû à la saillie de la partie postérieure des anneaux coupés sous l'influence de l'introduction de la canule. Différents modèles de canules et de dilatateurs, qu'on trouvera décrits dans les traités spéciaux (3), ont été proposés pour remédier à ces difformités.

Statistique. — Les résultats de la trachéotomie sont très encourageants ; le médecin ne devant opérer que des enfants qui paraissent voués à une mort certaine si on les abandonne, il peut considérer à bon droit chaque opéré guéri, comme sauvé par l'opération. Les statistisques publiées en France, en Angleterre, en Allemagne et en Amérique donnent en moyenne une guérison sur trois, quatre ou cinq opérés.

Nous mettons en regard de ces chiffres la statistique des trachéotomies faites dans les hôpitaux de Genève.

(1) Voir : Gampert, *Revue mens. des mal. de l'enfance*, 1890, p. 33 et Schlatter, *Corresp. Bl. f. Schweizer Aerzte*, 1892, p. 129.

(2) *Th. de Paris*, 1879.

(3) Voir en particulier Kœhl, *loc. cit.*

	CROUPS		
	Opérés	Guéris	Prop. 0/0
Hôpital cantonal, janvier 1877, — déc. 1892. Service du professeur Léon Revilliod.	309	140	45,6 0/0
Maison des Enfants malades (Fin 1872 — décembre 1892) . . . . Drs Duval et Maunoir jusqu'à 1886. Drs Ed. Martin et E. Revilliod depuis 1886.	185	89	48 0/0
Total.	494	229	46,5 0/0

Si ces résultats sont supérieurs à ceux d'autres villes, il faut en chercher principalement la cause dans le caractère habituellement peu infectieux de la diphtérie à Genève, sauf dans les années 1890 et 1891 où la proportion des trachéotomisés guéris n'a été que de 26 %, et où la malignité relative de la diphtérie a été signalée également par la gravité des angines sans croup.

Intubation du larynx. — L'idée de substituer à la trachéotomie l'introduction d'une canule dans l'ouverture de la glotte, et d'épargner ainsi à l'enfant les dangers d'une opération sanglante, est séduisante. Proposé déjà dans le siècle dernier, expérimenté il y a une trentaine d'années par Bouchut, le tubage de la glotte fut condamné par l'Académie de médecine (1858), et abandonné par Bouchut lui-même à cause de ses nombreux inconvénients. L'intubation a été cependant reprise il y a une dizaine d'années en Amérique par O'Dwyer, qui en a modifié l'instrumentation.

La canule dont il se sert, est un tube assez long pour pénétrer dans la trachée, aplati à sa partie moyenne, et muni à sa partie supérieure d'un renflement saillant en arrière qui repose sur les cordes vocales et empêche le tube de tomber dans les voies aériennes. Il existe plusieurs modèles de canules de dimensions variables adaptées aux divers âges. Le tube est porté dans la glotte au moyen d'un introducteur se vissant sur un mandrin qui traverse le tube et est retiré quand celui-ci est en place ; un cordon de sûreté est en outre fixé au tube pendant son introduction, il est retiré après l'opération pour éviter que l'enfant ne s'en serve pour arracher le tube ; cependant plusieurs opérateurs jugent plus prudent de le laisser à demeure. Un extracteur de la forme d'un dilatateur, destiné à enlever le tube, et un appareil servant à maintenir la bouche de l'enfant ouverte complètent les instruments.

L'intubation a l'avantage d'épargner à l'entourage du malade l'effroi que cause une opération sanglante, et d'être ainsi plus facilement acceptée que la trachéotomie; l'air arrive dans la trachée après s'être échauffé dans la bouche, mais, d'autre part, le tube est facilement obstrué par les fausses membranes et n'est pas toujours dans ce cas expulsé spontanément par l'enfant; il peut produire une gangrène de la muqueuse du larynx; il rend la déglutition difficile, entravant ainsi une bonne alimentation si indispensable dans le traitement de l'opéré et peut amener l'introduction de parcelles alimentaires dans les voies aériennes où elles provoquent parfois la broncho-pneumonie. Pratiquée par des mains inhabiles, l'introduction du tube peut amener la formation d'une fausse route. L'instrument est quelquefois tombé dans la trachée. Enfin l'intubation exige une surveillance continuelle de la part du médecin, qui doit être toujours prêt à replacer immédiatement le tube s'il est obstrué ou expulsé; ce soin ne peut être confié à une garde-malade, de là un grand obstacle à la généralisation de la méthode.

Si on s'adresse à la statistique pour juger de la valeur de l'intubation, on voit qu'O'Dwyer (1) est arrivé à avoir sur 100 opérations 33 succès et Waxham (2) 42 sur 87, que de Muralt (3) sur 81 cas n'a eu qu'une mortalité de 58 %, que Krœnlein (4) sur 34 cas n'a eu que 19 décès, que Jacques, de Marseille (5), a eu sur 68 cas 21 guérisons, tandis que d'Heilly (6), à Paris, sur 13 cas, n'a eu que 2

(1) *C. R. du Congrès internat. de méd. à Berlin* en 1890, t. IV, p. 93.

(2) *Ibid.*

(3) De Muralt, *Corresp. Blatt. f. Schweizer Aerzte*, 1891, p. 315, et Baer, *Th. de Zurich*, 1892.

(4) Krœnlein, *Corresp. Bl. f. Schweizer Aerzte*, 1891, p. 315, et Schlatter, *ibid.*, 1892, p. 129.

(5) Jacques, *Revue mensuelle des mal. de l'enf.*, 1891, p. 26.

(6) *Soc. méd. des Hop.*, 27 avril 1888.

guérisons; que Pauli (1) sur 13 cas, a eu 13 décès; que les résultats de Baginsky (2) et de plusieurs autres sont peu favorables à l'intubation, etc.

Il est encore difficile de tirer des conclusions des nombreux faits publiés dans ces dernières années, en présence de la mortalité très variable de la diphtérie suivant la malignité des épidémies, et nous ne voulons pas porter un jugement sur une méthode sur laquelle nous n'avons pas d'expérience personnelle, mais nous ne croyons pas que l'intubation puisse jamais remplacer la trachéotomie comme traitement habituel du croup. Outre les inconvénients signalés plus haut, elle exige de celui qui l'exécute une dextérité et une expérience qui la rendent moins accessible à tous les praticiens; en outre, de l'aveu de quelques-uns de ses partisans (Pitt [3], etc.), elle doit être réservée aux cas peu infectieux où la maladie est localisée au larynx; elle constitue alors une opération d'urgence parfois suffisante, mais qui devra être suivie de la trachéotomie si le tube est mal toléré, est trop souvent expulsé, ou si l'alimentation est trop compromise. La trachéotomie restera la première opération à pratiquer dans tous les croups s'accompagnant d'une grande extension des fausses membranes et dans tous les cas où une surveillance rigoureuse ne sera pas assurée. Nous croyons enfin qu'elle continuera longtemps encore à être préférée pour tous les cas par la plupart des praticiens comme plus facile et au moins aussi efficace que l'intubation.

Article X. — COQUELUCHE.

ÉTIOLOGIE. — La coqueluche peut se rencontrer à toutes les périodes de l'enfance et a été observée même chez des nouveau-nés dont la mère était atteinte de cette maladie; elle n'est cependant pas très fréquente dans les six premiers mois de la vie et se montre surtout entre un et sept ans. Elle devient assez rare à partir de la

(1) *Therap. Monatshefte*, janvier 1891.
(2) *Berl. klin. Woch.*, 11 mai 1891.
(3) *Lancet*, 17 janvier 1891.

dixième année; sur 1,367 cas de coqueluche rapportés par West, il n'y en a que 11 observés au delà de cet âge. Elle est également fréquente dans les deux sexes; d'après la statistique de Rosen, sur 43,393 coquelucheux, il y avait 21,850 garçons et 21,543 filles.

La coqueluche se présente en général sous forme d'épidémies qui peuvent survenir en toute saison, particulièrement au printemps et en automne, et coïncident quelquefois avec des épidémies de rougeole.

La coqueluche est *contagieuse*, et elle paraît l'être surtout à sa période d'acmé (Roger [1]). Son contage semble résider principalement dans les produits de la respiration et de l'expectoration des malades; les objets souillés par les crachats peuvent devenir des agents de transmission de la maladie.

Cette contagiosité est-elle due à la nature parasitaire de la maladie? Cela est très probable, bien qu'aucun des microbes divers décrits récemment par Bürger (2), Afanassjeff (3), Deichler (4), Ritter (5), etc., comme l'agent pathogène de la coqueluche, ne soit encore reconnu comme tel d'une manière certaine.

Les récidives de la coqueluche sont exceptionnelles.

ANATOMIE PATHOLOGIQUE. — On ne connaît à peu près rien sur l'anatomie pathologique de la coqueluche. A l'autopsie des enfants qui ont succombé à cette maladie, on trouve la muqueuse du larynx, de la trachée et des bronches recouverte d'une exsudation catarrhale. Cette muqueuse a paru fortement hypérémiée à quelques-uns des observateurs (Meyer-Hüni, Rehn), qui ont appliqué le laryngoscope chez des sujets atteints de coqueluche, tandis que Rossbach l'a trouvée par le même procédé constamment saine. Herff (6), qui a suivi sur lui-même à l'auto-laryngoscope les modifications de la muqueuse,

(1) H. Roger, Rech. clin. sur les maladies de l'enfance, t. II, p. 361, Paris, 1883.

(2) *Berl. klin. Woch.* 1883.

(3) *Wratsch*, 1887 et *St-Persb. med. Woch.*, 1887, nº 37.

(4) 63ᵉ Congrès des naturalistes allemands à Brême, 1890.

(5) *Soc. de méd. de Berlin*, séance du 2 nov. 1892.

(6) Herff, *D. Arch. f. klin. Med.* Bd. XXXIX, 1886, p. 392.

insiste sur ce que la partie postérieure de la glotte (cartilages aryténoïdes et de Wrisberg), est le siège de la congestion la plus intense. C'est de là que partirait le réflexe de la toux convulsive. Les autres lésions, telles que l'emphysème, l'atélectasie, la dilatation des bronches et l'hépatisation pulmonaire, appartiennent aux complications.

Guéneau de Mussy (1) explique les troubles de l'innervation, qui marquent la seconde période de la coqueluche, par l'irritation du pneumogastrique, consécutive à la tuméfaction des ganglions bronchiques; il a trouvé par la percussion ces ganglions plus ou moins augmentés de volume dans tous les cas de coqueluche qu'il a examinés, et il attribue cet engorgement à la bronchite qui marque le début de la maladie. La ressemblance que présente la toux de la coqueluche avec celle de la tuberculose ganglionnaire bronchique, est un argument en faveur de cette opinion que deux autopsies seraient venues confirmer depuis lors (2) ; mais la théorie de Guéneau de Mussy est passible de plus d'une objection. Nous n'en ferons qu'une seule, c'est que, comme le fait remarquer Roger, l'apparition et l'intensité des quintes ne sont pas en rapport avec le développement graduel de l'adénopathie ; en effet la reprise sifflante, parfois si intense dans une coqueluche simple, alors que le gonflement ganglionnaire est douteux et impossible à prouver, devient plus faible ou même disparaît quand surviennent les complications pulmonaires réagissant sur les ganglions. Roger cite d'ailleurs plusieurs autopsies d'enfant morts dans le cours de la coqueluche et chez lesquels les ganglions bronchiques étaient complètement sains; dans d'autres cas où ces ganglions étaient hypertrophiés, le degré de la lésion n'était point en rapport avec l'intensité que les quintes avaient présentée.

DESCRIPTION. — La durée de l'incubation de la coqueluche ne peut guère se préciser, l'époque exacte du début de la maladie étant difficile à fixer; elle serait de deux à sept jours (Gerhardt), le plus souvent de six à sept jours (Roger).

(1) N. Guéneau de Mussy, *Union médicale*, 1875.
(2) *Bull. de l'Acad. de méd.*, 1877.

La marche de la coqueluche peut se diviser en trois périodes plus ou moins distinctes.

1re Période. — Pendant cette période, la maladie présente les symptômes d'une simple bronchite ; elle débute par une toux sèche, quelquefois très fréquente, surtout la nuit, remarquable par son opiâtreté (Trousseau) ; le visage est rouge, les conjonctives sont injectées ; on observe parfois du coryza accompagné d'éternuements. Chez les plus jeunes enfants, la coqueluche peut commencer par une attaque de laryngite striduleuse. A part ces symptômes, l'enfant ne présente aucun phénomène morbide ; quelquefois seulement il est pris d'un peu de fièvre, surtout le soir. Cette période dure en général une quinzaine de jours, mais elle peut se prolonger un mois et plus, comme d'autres fois elle ne dure que quatre à cinq jours. Chez les très jeunes enfants, elle peut même manquer presque complètement, et la maladie s'annonce d'emblée par les quintes.

2me Période. — Cette période est caractérisée par un changement dans la nature de la toux, qui devient quinteuse. Les quintes de la coqueluche ne revêtent pas d'emblée tous leurs caractères ; elles sont constituées d'abord par une toux qui se répète sept à huit fois de suite sans être suivie de sifflement, et ne prennent que peu à peu leur cachet pathognomonique. Elles sont alors formées d'une série d'expirations de courte durée, suivies d'une longue inspiration. Celle-ci s'accompagne d'un sifflement sonore dû à la rentrée de l'air à travers la glotte spasmodiquement contractée. Pendant la crise, le visage de l'enfant est bouffi, congestionné, quelquefois même cyanosé, les yeux sont rouges et larmoyants. L'accès se termine habituellement par l'expectoration de mucosités filantes, et souvent, pour peu qu'il ait été violent, par le rejet de matières alimentaires.

Tantôt les quintes surviennent spontanément, tantôt elles sont provoquées par une émotion morale, par la déglutition, par l'exploration du fond de la gorge, ou même par un simple changement de position. Elles éclatent brusquement, sans prodromes, ou bien s'annoncent par un chatouillement dans le fond de la gorge, ou derrière le sternum, quelquefois par un sentiment de nausée.

L'enfant, sentant que la quinte approche, se cramponne alors aux objets voisins et cherche à prendre un point d'appui pour soutenir la lutte violente à laquelle il se sent condamné.

Il est rare que la quinte se borne à un premier accès ; à peine celui-ci est-il terminé qu'un nouveau commence, suivi également d'un sifflement ; la quinte se compose de plusieurs reprises successives. Plus celles-ci sont intenses et répétées, plus la face se congestionne ; souvent même elle reste bouffie en dehors des quintes et donne aux enfants une physionomie caractéristique. Ces quintes durent en général de quinze secondes à une ou deux minutes, mais, si la maladie est violente, elles peuvent se prolonger pendant un quart d'heure et même une demi-heure.

Les quintes de coqueluche se répètent avec une fréquence très variable ; dans le cas d'intensité moyenne, on en compte vingt ou trente dans les vingt-quatre heures ; dans les cas plus sérieux, leur nombre s'élève à quarante ou cinquante ; on en a même compté jusqu'à quatre-vingts ou cent. Ces quintes sont en général plus fréquentes la nuit que le jour ; dans les cas très légers, on ne les observe parfois qu'au moment du lever et du coucher des enfants (West).

Chez les très jeunes sujets, les quintes ne répondent pas toujours au type caractéristique ; le sifflement manque ou est peu accusé, la dyspnée et la cyanose de la face prédominent ; aussi à cet âge la coqueluche peut-elle être facilement méconnue (1).

Tant que la coqueluche reste simple, la santé générale se maintient dans un état satisfaisant ; on n'observe pas de fièvre, à part quelques accès éphémères ; l'appétit est conservé et les digestions se font bien, à moins qu'elles ne soient entravées par les vomissements qui suivent les quintes. L'auscultation du poumon pratiquée dans l'inter-

(1) Parmi les anomalies de la coqueluche, nous devons mentionner quelques cas signalés par Roger, dans lesquels la coqueluche, très atténuée, ne se révélait que par des accès de coryza convulsif ou une sorte de tic caractérisé par une constriction spasmodique de la gorge.

valle des accès de toux n'y révèle aucun phénomène anormal, sauf quelques râles sonores disséminés ; pendant les quintes, le murmure respiratoire est suspendu. Gibb et Johnston ont constaté la présence du sucre dans l'urine dans presque tous les cas de coqueluche qu'ils ont examinés, mais ce symptôme a manqué chez sept coquelucheux dont les urines ont été analysées par H. Barth (Roger).

Le nombre des quintes augmente en général pendant les deux ou trois premières semaines de la seconde période, reste stationnaire pendant quelques jours, puis diminue; les quintes disparaissent le plus souvent complètement au bout de quatre à cinq semaines ; dans quelques cas néanmoins, elles ne s'observent que pendant une quinzaine de jours, d'autres fois elles se prolongent pendant des mois.

3me période. — Dans cette période, la toux perd son caractère convulsif et n'est plus accompagnée de sifflement, la maladie reprend l'apparence d'un catarrhe bronchique simple avant de disparaître ; les crachats ne sont plus filants, mais muqueux, jaunâtres ou verdâtres; quelfois même ils présentent l'aspect nummulaire des crachats des phtisiques (Roger); la toux diminue de fréquence et cesse en général au bout de dix à quinze jours. Dans quelques cas cependant, la toux persiste pendant des semaines et des mois ; on doit redouter alors que la coqueluche n'ait provoqué le développement de tubercules pulmonaires et bronchiques ; d'autres fois, sous l'influence d'un refroidissement, la maladie repasse à la seconde période, et la toux redevient quinteuse. West a vu des coqueluches du printemps, qui pendant l'été ne se manifestaient plus que par une toux légère, reprendre une nouvelle intensité à l'approche de l'hiver; ces *rechutes* de la maladie guérissent en général plus vite que la première attaque. Quelquefois les enfants qui ont été atteints de coqueluche conservent pendant des années une disposition remarquable à la réapparition de la toux quinteuse dès qu'ils sont pris du moindre rhume.

ACCIDENTS ET COMPLICATIONS. — **Accidents.** — Quelques accidents peuvent être produits par les efforts violents qui accompagnent les quintes.

Ulcération sublinguale. — On observe souvent, chez les enfants atteints de coqueluche, une petite ulcération linéaire ou ovalaire à fond grisâtre, perpendiculaire au frein de la langue; Bouchut a vu chez un enfant cette ulcération assez profonde pour mettre à nu le nerf hypoglosse. Cette lésion a pour origine la pression des incisives sur le frein de la langue pendant les quintes; on ne l'observe pas chez les enfants dépourvus de dents.

Hémorragies. — Il n'est pas rare d'observer à la suite de violentes quintes de coqueluche la formation d'ecchymoses sous la conjonctive. Les épistaxis sont assez fréquentes. Dans quelques cas on a signalé des hémorragies par la bouche ou par le conduit auditif externe; l'écoulement sanguin est dû dans ce dernier cas à la rupture de la membrane du tympan. Les hémoptysies et les hématémèses sont très rares; lorsque les enfants crachent ou vomissent du sang dans la coqueluche, celui-ci provient presque toujours du nez ou de la bouche.

Vomissements. — Les vomissements qui suivent les quintes peuvent, par leur fréquence et leur abondance, devenir une véritable complication et entraver sérieusement la nutrition; chez certains sujets, il suffit de la moindre quinte de toux pour provoquer le rejet des aliments.

Emphysème. — L'emphysème vésiculaire se développe rarement chez les enfants à la suite de la coqueluche sans complication broncho-pulmonaire; mais quelquefois la violence des efforts de toux amène la rupture de quelques vésicules pulmonaires, suivie d'un emphysème interlobulaire; dans quelques cas cet emphysème envahit le tissu cellulaire du médiastin et du cou et constitue alors une complication très grave.

Le *pneumothorax* est tout à fait exceptionnel. Roger en a cependant observé un exemple, suivi de guérison.

Enfin la toux peut provoquer chez certains enfants des *selles involontaires* ou devenir la cause de *hernies* ou d'une *chute du rectum.*

Complications. — Quant aux complications proprement dites, nous mentionnerons les principales.

Accès de suffocation. — Ils sont dus au spasme de la glotte et à la contraction tonique des muscles expirateurs. Toute quinte de coqueluche s'accompagne de contraction de la glotte et de mouvements convulsifs d'expiration, mais dans certains cas, ces phénomènes peuvent revêtir une intensité telle qu'ils amènent une asphyxie prolongée, et mettent en danger les jours de l'enfant.

Ces accidents s'observent surtout au-dessous de l'âge de quatre ans. Du Castel (1) les décrit comme suit :

« Au lieu que les secousses convulsives de la toux soient suivies d'une inspiration brusque et sifflante pendant un temps plus ou moins long, le petit malade, épuisé par les efforts expirateurs, tarde à reprendre haleine, et tous les phénomènes de l'asphyxie se développent. Le plus souvent une inspiration prolongée et sifflante vient mettre fin à la suffocation, et c'est par cette suspension momentanée de la respiration se répétant avant chaque reprise que le danger se révèle ; mais quelquefois cet arrêt des mouvements respiratoires peut se prolonger au point d'entraîner la mort. On peut voir aussi les accès de suffocation survenir en dehors de toute quinte convulsive. »

Dans un cas que l'un de nous a eu l'occasion d'observer, ces attaques d'asphyxie se répétèrent un grand nombre de fois dans la journée et finirent par amener la mort de l'enfant, et chez une petite fille d'un an atteinte d'une coqueluche grave, Baumel (2) observa des attaques asphyxiques compliquées de syncope et même de mort apparente ; dans une de ces crises l'enfant ne put être ramenée à la vie qu'après que la respiration artificielle eût été pratiquée pendant plus d'une demi-heure.

Convulsions externes. — Elles s'observent surtout dans le cours de la première enfance pendant le travail de la dentition, mais elles peuvent survenir même plus tard jusqu'à l'âge de cinq ans. Elles se montrent en général dans les coqueluches intenses et du dix-huitième au trente-cinquième jour de la maladie (Rilliet et Barthez). On les observe assez souvent dans les coqueluches compliquées de broncho-pneumonie, dont elles sont alors habituellement un accident ultime. Elles s'annoncent quelquefois par de l'agitation ou au contraire par de l'assoupisse-

(1) Du Castel *Th. de Paris*, 1872.

(2) Baumel, *Rev. mens. des mal. de l'enfance*, 1890, p. 529.

ment et une dyspnée extrême (West); elles surviennent à la suite de la toux, dans les intervalles des quintes ou pendant les quintes, dont elles modifient alors le caractère ou même qu'elles suspendent entièrement. Cette complication est toujours très sérieuse. Aux convulsions succède en général un état comateux, et l'enfant succombe de un à trois jours après le début des accidents convulsifs; la première attaque peut même être mortelle ; la guérison est exceptionnelle. L'autopsie fait constater une congestion intense des méninges et du cerveau.

Dans quelques cas, les convulsions et le coma ont été suivis d'*hémiplégie*. Henoch (1) cite un cas dans lequel les accidents se déclarèrent immédiatement après une quinte plus violente que d'habitude et furent suivis d'une hémiplégie flaccide des membres à gauche, qui persista pendant quelques semaines. J. Simon (2) a observé un cas d'hémiparèse droite persistante avec crises épileptiformes survenue dans le cours d'une coqueluche grave. Casin (3), dans un cas de paralysie, suite de coqueluche, qui se termina par la mort, trouva comme cause des accidents un épanchement sanguin de 180 grammes entre le crâne et la dure-mère. Il est probable que l'hémorragie mécanique est la cause habituelle de cette complication.

Bronchite et *broncho-pneumonie*. — Cette dernière complication est fréquente surtout à l'hôpital et chez les petits enfants. Elle se développe rarement dans les premiers jours de la coqueluche; le plus souvent elle n'apparaît qu'après plusieurs semaines. Elle débute par de la fièvre, une dyspnée continue, et se reconnait à ses signes stéthoscopiques habituels. Si elle survient avant la période des quintes, celles-ci sont retardées et le diagnostic de la maladie devient presque impossible; si les quintes existent déjà, elles sont modifiées dans leur caractère ; l'élément nerveux est moins accentué, le sifflement devient plus faible, et les accès de toux convulsive alternent avec une toux simplement catarrhale. Exceptionnellement,

(1) Henoch, *Vorlesungen über Kinderkrankheiten*, 4e édition, 1889, p. 256.

(2) J. Simon, *Revue mens. des mal. de l'enfance*, 1883, p. 563.

(3) Casin, *Gaz. des hôp.* 1881, n° 37.

cependant, la violence des quintes peut augmenter dans le cours de la phlegmasie pulmonaire (Roger). Si celle-ci n'arrive qu'à la troisième période, elle devient souvent chronique et simule la phtisie.

La broncho-pneumonie de la coqueluche est toujours une complication grave, elle est fréquemment mortelle, surtout lorsqu'elle atteint des enfants au-dessous de deux ans ou placés dans de mauvaises conditions hygiéniques, et c'est à elle qu'est due principalement la mortalité relativement si forte que donne la coqueluche dans les hôpitaux. Lorsque la coqueluche survient à la suite de la rougeole, la broncho-pneumonie est particulièrement à redouter, et elle peut survenir dès le début de la coqueluche, comme l'a observé Rilliet dans l'épidémie de Genève en 1847.

4° La *pneumonie lobaire* complique beaucoup plus rarement la coqueluche; son pronostic est moins grave. Roger l'a même vue dans quelques cas hâter la guérison de la maladie primitive.

5° Signalons enfin la *phtisie pulmonaire et bronchique*, qui atteint assez fréquemment à la suite de la coqueluche les enfants prédisposés à la tuberculose. La coqueluche peut être le point de départ d'un changement dans la santé de l'enfant, qui devient délicat, lymphatique et présente, à partir de ce moment, diverses manifestations de la scrofule (engorgements ganglionnaires, tumeurs blanches, caries multiples, etc.).

DIAGNOSTIC. — Le diagnostic de la coqueluche est difficile dans la première période; à ce moment, la toux ne présentant pas encore son type caractéristique, les circonstances étiologiques permettront seules de soupçonner la véritable nature de la maladie. Mais, dès que les quintes accompagnées de sifflement apparaissent, la coqueluche se reconnaît de suite et ne peut être confondue avec aucune autre maladie de l'appareil respiratoire. Dans les cas où les quintes ne se produiraient pas naturellement au moment de la visite du médecin, celui-ci pourra souvent les provoquer en explorant le fond de la gorge. Chez les enfants au-dessous de cinq ans, la présence des crachats est également pathognomonique.

Dans certaines *bronchites* et dans la *tuberculisation des ganglions bronchiques*, on observe aussi une toux quinteuse, mais les reprises ne sont suivies ni de sifflement, ni de vomissements; en outre, dans la phtisie bronchique, la marche chronique de la maladie, l'hecticité, l'absence de contagion, sont autant d'éléments de diagnostic.

Lorsque la coqueluche est compliquée, surtout à son début, par une broncho-pneumonie, elle peut être fort difficile à reconnaître; souvent alors elle simule une *bronchite suffocante avec quintes*; les commémoratifs sont dans ce cas la seule base du diagnostic.

PRONOSTIC. — Le pronostic de la coqueluche est en général favorable; il est bien rare qu'un enfant qui a dépassé les premiers mois de la vie succombe à une coqueluche sans complications; cependant des quintes très violentes et très répétées peuvent menacer la vie. Trousseau considère que le pronostic de la maladie devient grave lorsque le nombre des quintes dépasse quarante par jour, et qu'il est tout à fait grave lorsqu'il dépasse soixante. Si la broncho-pneumonie, les accès de suffocation et des convulsions externes viennent compliquer la maladie, le pronostic est fort aggravé, surtout chez les très jeunes sujets. Chez les enfants prédisposés à la tuberculose, la coqueluche est particulièrement à redouter, puisqu'elle favorise le développement de cette maladie.

La mortalité de la coqueluche varie suivant les épidémies. Elle serait, d'après Biermer, de 7,6 % en moyenne et pourrait s'élever dans certaines épidémies jusqu'à 15 %. Elle joue un rôle important dans la mortalité générale. D'après Hirsch (1), il est mort en Prusse près de 85,000 individus de coqueluche en six ans (1875-1880), et en Angleterre environ 120,000 en dix ans (1858-1867). En Autriche (2), la coqueluche a été pendant l'année 1883 beaucoup plus meurtrière que la rougeole et la scarlatine (coqueluche 1,9 pour mille habitants, rougeole 0,45, scarlatine 0,61).

(1) Hirsch, *Handbuch der hist. geograph. Pathologie*, 2me édit., 1886.

(2) Presl, *Prag. med. Woch*, 1887, nos 13 à 15.

TRAITEMENT. — Le seul moyen d'empêcher les enfants de contracter la coqueluche est de leur interdire rigoureusement toute relation avec les malades. Ceux-ci devront être isolés aussi longtemps qu'ils ne seront pas entièrement rétablis, car il est impossible de préciser le moment où la coqueluche cesse d'être contagieuse. Ces précautions seront surtout indiquées pour les enfants très jeunes et pour ceux d'une constitution chétive ou qui paraissent prédisposés à la tuberculose.

Le traitement de la coqueluche sera, pendant la première période, celui de la bronchite simple.

Pendant la seconde période, on se bornera à des soins hygiéniques, tant que les quintes présenteront une intensité et une fréquence modérées. On surveillera attentivement les enfants, on leur tiendra la tête pendant les accès de toux, et, si cela est nécessaire, on favorisera au moyen de boissons l'expulsion des mucosités du fond de la gorge. Si l'alimentation est entravée par les vomissements qui suivent les quintes, on fera manger le petit malade immédiatement après les accès; c'est à ce moment que le retour d'une nouvelle quinte est le moins à craindre. Il n'est pas indispensable de faire garder la chambre aux enfants lorsque la maladie ne s'accompagne pas de fièvre; on peut autoriser des promenades au grand air quand la température le permettra, mais il ne faut le faire qu'avec une grande prudence et éviter toute occasion de refroidissement, qui pourrait amener une complication pulmonaire.

Si le nombre des quintes dépasse une vingtaine par jour, si l'alimentation et le sommeil sont entravés, ce sera le cas d'essayer une des nombreuses médications proposées contre la coqueluche, bien qu'aucune n'ait donné des résultats assez satisfaisants pour être admise définitivement dans la pratique.

Parmi ces médications, les unes s'adressent à l'élément nerveux et cherchent à atténuer l'acte réflexe qui détermine la quinte; les autres s'adressent à l'élément infectieux, qu'elles s'efforcent de détruire; d'autres enfin ne cherchent à agir que sur l'élément catarrhal de la maladie.

Médication antispasmodique. — Les narcotiques ont été particulièrement recommandés; l'*opium* à petites doses répétées peut être utile lorsque la toux entrave le sommeil. Son administration diminue souvent le nombre des accès ; mais il ne peut être employé qu'avec beaucoup de précautions chez les enfants. Ce sont surtout la *belladone* et son alcaloïde l'*atropine* qui ont été prônés contre les quintes; la belladone se prend en pilules ou en sirop (1) à la dose journalière de 1 à 5 centigrammes d'extrait. On ordonnera l'atropine à très faible dose au début (1/4 ou 1/2 milligramme par jour), puis on ira en progressant jusqu'à 1 ou 2 milligrammes par jour, suivant l'âge de l'enfant. Archambault prescrivait une solution de 1 centigramme de sulfate d'atropine dans 10 grammes d'eau distillée et l'administre à la dose de trois gouttes par jour, pour un enfant d'un an. On peut rapidement doubler la dose chez les enfants plus âgés. Cette médication paraît avoir souvent diminué la fréquence des quintes, mais elle demande à être surveillée attentivement et ne doit pas être continuée longtemps de suite.

Le *bromure de potassium*, à la dose de 0,30 dans la première année, de 0,60 dans la seconde et plus tard de 1 à 2 grammes par jour, donne parfois de bons résultats contre l'élément spasmodique de la maladie; en outre, ce médicament, administré une demi-heure avant les repas, diminue les vomissements et donne à l'enfant le temps de se nourrir entre les quintes. L'infusion de *café* a été prescrite utilement dans le même but.

Le *bromoforme* a été recommandé par Stepp (2) et par Lœwenthal (3) comme atténuant le nombre et l'intensité des quintes à la dose de deux à cinq gouttes suivant l'âge, trois ou quatre fois par jour; mais ce médicament ne doit être administré qu'avec une extrême prudence : en effet, il a plusieurs fois provoqué des symptômes d'empoisonnement, qui furent mortels chez un enfant d'un an observé par Nauwelaers (4) et qui prenait huit fois par jour

(1) Le sirop de belladone du Codex français contient 12 milligr. d'extrait de belladone par 5 grammes; il pourra se prescrire dans une potion à prendre dans les 24 heures, à la dose d'autant de grammes que l'enfant a d'années.

(2) Stepp, *Allg. med. centr. Zeit.*, 1889, n° 62.

(3) Lœwenthal, *Berl. klin. Woch.*, 1890, n° 23.

(4) Nauwelaers, *Journ. de méd. de Bruxelles*, 1890, p. 689.

deux gouttes d'un mélange à parties égales d'alcool et de bromoforme.

La *cocaïne*, préconisée dans le but de diminuer la sensibilité du fond de la gorge et du pharynx, a donné dans ces dernières années des succès incontestables; Prior, Labric, Moncorvo, Cadet de Gassicourt, Pott, ont vu le nombre des quintes diminué par des badigeonnages faits avec cet alcaloïde. On emploiera une solution de chlorhydrate de cocaïne (de 1/20 à 1/30) dont on badigeonnera pendant quelques secondes le pharynx, les amygdales, la base de la langue, l'isthme du gosier, et dont on laissera tomber quelques gouttes jusque dans le larynx; ces applications seront répétées de deux à quatre fois par jour suivant la fréquence des quintes. Labric et Barbillon (1) ont observé, sous l'influence des badigeonnages de cocaïne, non seulement une diminution notable des accès de toux, mais encore la suppression des vomissements. La durée de la maladie n'a pas paru notablement diminuée. Nous préférons ces applications locales à l'administration de la cocaïne à l'intérieur recommandée par Aurelio Bianchi (2), mais qui ne nous parait pas exempte de dangers. Nous croyons même que la solution au vingtième employée par Labric et Barbillon peut présenter parfois des inconvénients (3); Tissier, après avoir badigeonné avec un pinceau imbibé d'une solution au trentième les fosses nasales d'un enfant de quatre ans atteint de coqueluche avec coryza, observa chez celui-ci des accidents convulsifs. L.-E. Holt (4) estime que, chez des enfants au-dessous de deux ans, la prudence exige de ne pas se servir d'une solution de cocaïne supérieure à 4 0/0.

L'*antipyrine* a été vantée récemment comme le remède le plus puissant contre la fréquence et l'intensité des quintes; elle a donné à cet égard de bons résultats à Sonnenberg (5), qui l'administre trois fois par jour et quelquefois une fois en outre dans la nuit à la dose de 1 centigr.

(1) Labric et Barbillon, *Rev. mens. des mal. de l'enf.*, 1885, p. 35.

(2) Bianchi, *Lo Sperimentale*, déc. 1886.

(3) Voir : Moizard, Intoxication par la cocaïne, *Rev. mens. des mal. de l'enf.*, 1888, p. 421.

(4) Holt, *New York med. Journ.*, 1886, XLIV, p. 436.

(5) Sonnenberg, *Deutsche med. Woch*, 1887, p. 280.

chez les très petits enfants, de 50 centigr. et même de 1 gramme chez les enfants plus âgés. Von Genser, qui a employé le même médicament avec succès, estime qu'il peut parfois abréger la durée de la maladie. Saint-Philippe (1) préconise l'antipyrine comme modérateur de l'acte réflexe dans la coqueluche. Il a guéri rapidement une petite fille de quatorze mois atteinte de convulsions après les quintes par des doses quotidiennes de 25 centigrammes.

Médication antiseptique. — On a parfois obtenu de bons résultats dans le traitement de la coqueluche par la *cautérisation* du fond de la gorge avec une solution de nitrate d'argent, mais c'est là un moyen pénible, difficile à répéter souvent et maintenant généralement abandonné.

Le *sulfate de quinine* à haute dose a été donné à l'intérieur avec succès pour diminuer la violence et la fréquence des quintes ; il a été recommandé également en insufflations et en applications sur le fond de la gorge avec une petite éponge, dans l'espoir de détruire sur place le germe de la maladie (Henke, Letzerich). Les inhalations d'*acide phénique*, d'*acide salicylique*, ont été employées dans le même but, mais ont rarement donné des résultats satisfaisants. Une solution de *salicylate de soude* en inhalations paraît avoir diminué la violence des quintes dans les cas cités par Heubner (2) et par Thomsen (3). Moncorvo a employé avec avantage la *résorcine* en solution au centième ou au cinquantième appliqué toutes les deux heures avec un long pinceau sur l'orifice glottique. Nous avons obtenu de bons résultats de ce médicament administré en potion au centième à la dose de deux à trois cuillerées à dessert par jour.

L'*insufflation de poudres* (acide borique et poudre de café, résine benzoïque, sulfate de quinine, etc.) dans le nez, proposée par Guerder (4) et par Michael (5) qui voient dans la coqueluche une névrose réflexe d'origine nasale,

(1) Saint-Philippe, *Journ. de méd. de Bordeaux*, 24 juin 1888.
(2) Heubner, *Jahrb. f. Kinderheilk.*, XVI, 1879, p. 338.
(3) Thomsen, *Jahrb. f. Kinderheilk.*, XVII, 1880, p. 91.
(4) Guerder, *Union médicale*, 17 juin 1886.
(5) Michael, *Deutsche med. Woch.*, 2 fév. 1886.

n'a pas donné à von Genser les mêmes succès qu'aux inventeurs de cette méthode thérapeutique (1).

Médication anticatarrhale. — Le *benzoate de soude*, pris à l'intérieur à la dose de 2 à 5 grammes par jour, a été préconisé par Tordeus dans le traitement de la coqueluche ; il nous a paru dans quelques cas agir avec succès contre la bronchite concomitante. L'*ipécacuanha* à dose expectorante (0,10 à 0,50 en infusion), le *polygala senega* (0,75 à 1,50 en infusion), l'*oxymel scillitique* (10,0 à 15,0) seront également indiqués, dès que la respiration deviendra sifflante ou que des râles sonores indiqueront une irritation des bronches.

La troisième période de la coqueluche ne présente aucune indication thérapeutique spéciale, à moins d'une persistance inusitée du catarrhe qui réclamera l'usage des balsamiques, d'une eau sulfureuse ou arsenicale. C'est particulièrement à cette époque de la maladie qu'on doit recommander le *changement d'air* qui a donné quelquefois des résultats merveilleux ; il a suffi dans quelques cas d'un déplacement très limité et de courte durée pour amener une amélioration notable. Ce moyen doit être recommandé déjà dans le cours de la seconde période, lorsque la durée de celle-ci se prolonge au delà de son terme habituel. Dans la saison froide, le changement d'air ne devra se faire que si le petit malade peut être envoyé dans un climat plus chaud que celui qu'il habite.

Pendant la convalescence, un régime tonique, l'iodure de fer, l'huile de foie de morue, etc., seront de rigueur pour les enfants chétifs ou prédisposés aux tubercules.

Les complications de la coqueluche réclament plus souvent une intervention active que la maladie elle-même. Lorsque les bronches sont le siège d'un catarrhe abondant et qui persiste entre les crises, la *médication vomitive* est indiquée. Si la maladie se complique de convulsions, on

(1) Voici l'indication d'une des formules les plus employées pour ces poudres :

Poudre de benjoin — de salicylate de bismuth	āā 5,0.
Sulfate de quinine	1,0.

combattra celles-ci par l'administration de petites doses de *chloral*, les inhalations de *chloroforme*, les bains tièdes, etc. (voir plus loin le traitement de l'éclampsie). Survient-il des accès de suffocation suivis d'asphyxie et de syncope, il faudra pratiquer immédiatement la respiration artificielle, la faradisation des muscles respiratoires et chercher à ranimer l'enfant par des révulsifs énergiques comme le marteau de Mayor. Roger recommande comme le moyen le plus simple et le plus rapide à employer dans ce cas, de projeter brusquement de l'eau froide sur le visage du petit malade. L'enfant ne devra pas être laissé une minute sans surveillance, tant que les accidents n'auront pas cessé de se produire, la promptitude des secours étant la condition indispensable de leur succès. Le traitement de la broncho-pneumonie sera indiqué à propos de cette affection.

Article XI. — OREILLONS.

ÉTIOLOGIE. — Les oreillons se rencontrent le plus souvent entre cinq et quinze ans ; cette affection est très rare dans les premières années de la vie. Rilliet et Barthez ne l'ont jamais observée avant l'âge de deux ans ; Gerhardt en aurait cependant vu un exemple chez un nouveau-né ; V. Gautier (1) en a également signalé un cas chez un nouveau-né dont la mère était atteinte de la même affection ; la tuméfaction ne se montra chez cet enfant que douze jours après celle de la mère, et ne porta que sur les glandes sous-maxillaires.

Les garçons paraissent être un peu plus sujets aux oreillons que les filles.

Les oreillons sont contagieux, et cela dès la fin de la période d'incubation (Rendu) (2). Cette maladie peut s'observer sporadiquement, mais se manifeste le plus souvent par épidémies, qui sévissent particulièrement en hiver et au printemps et sont surtout fréquentes dans les pays froids et humides, comme la Hollande. Elles restent souvent limitées à un rayon très restreint (école, orphelinat).

(1) V. Gautier, *Rev. méd. de la Suisse romande*, 1883, p. 81.
(2) Rendu, *Soc. méd. des hôp.*, 10 févr. 1893.

Les oreillons sont-ils dus à un micro-organisme ? Capitan et Charrin (1) ont constaté dans le sang et la salive de quelques malades la présence de nombreux microbes, la plupart sphériques, quelques-uns allongés en bâtonnets mobiles; ils les ont cultivés, mais n'ont pas réussi à reproduire, en les inoculant, les oreillons chez les animaux ; Bouchard et Netter, Boinet (2), Ollivier (3), Laveran (4), qui ont observé les mêmes organismes, n'ont pas eu plus de succès. La question est donc encore à l'étude.

Les oreillons n'atteignent le plus souvent qu'une fois le même individu ; cependant on a signalé quelques cas de rechutes ou de récidives.

ANATOMIE PATHOLOGIQUE et NATURE. — Les lésions produites par les oreillons sont encore peu connues ; la maladie paraît constituée anatomiquement par un état congestif ou fluxionnaire des glandes salivaires et du tissu cellulaire ambiant, qui se termine par un épanchement de sérosité dans les tissus et très rarement par une véritable inflammation. D'après Bamberger, le tissu des glandes salivaires est infiltré dans les oreillons par un exsudat plus ou moins riche en fibrine qui, dans les cas très aigus, peut devenir purulent.

Nous croyons, avec la plupart des auteurs contemporains, que les oreillons, par l'ensemble de leur histoire, particulièrement par leur contagiosité et la rareté des récidives, se rapprochent davantage des fièvres éruptives que des maladies locales.

DESCRIPTION. — L'apparition des oreillons est précédée d'une période d'incubation, qui peut s'étendre de quatre à vingt-six jours ; sa durée habituelle est de deux à trois semaines. Dans trois cas où elle a pu être exactement déterminée par Roth (5), elle a été de dix-huit jours.

Dans quelques cas, la maladie s'annonce par du malaise,

(1) Capitan et Charrin, *C. R. de la Soc. de biol.*, 28 mars 1881 et 8 déc. 1883.

(2) Boinet, *Lyon méd.*, 1er mars 1885.

(3) Ollivier, *C. R. de l'Acad. de méd.*, 28 juin 1885.

(4) Laveran, *C. R. de la Soc. de biol.*, 28 janvier 1893.

(5) Roth, *Münch. med. Woch.*, 1886, nº 20.

de la courbature, de la fièvre, des vomissements ou même exceptionnellement, chez des enfants faibles ou très excitables, par de l'agitation et des convulsions ; ces symptômes précèdent de quelques heures, ou d'un jour ou deux au plus, l'apparition des symptômes locaux. Le plus souvent ceux-ci se montrent d'emblée ; l'enfant ressent en ouvrant la bouche, ou en avalant, une douleur plus ou moins vive qui siège à la région parotidienne et au voisinage du maxillaire inférieur.

En même temps, on constate dans cette région une intumescence molle, pâteuse, plus ou moins rénitente et élastique qui s'accroît rapidement ; elle devient saillante, bombée, surtout au voisinage du lobule de l'oreille, et s'étend souvent au delà de la région parotidienne ; elle gagne même, dans quelques cas, les parties latérales du cou et la partie supérieure de la poitrine. Lorsque les oreillons existent des deux côtés à la fois, la tuméfaction du cou donne alors à la tête un aspect pyriforme très bizarre. La peau conserve sa coloration normale ou est légèrement rosée.

Les oreillons sont généralement un peu douloureux, surtout lorsqu'on exerce une pression au niveau de l'articulation temporo-maxillaire sous l'apophyse mastoïde et au voisinage de la glande sous-maxillaire, qui peut être exceptionnellement le siège exclusif de la maladie. La déglutition et l'ouverture de la bouche sont souvent gênées. Dans quelques cas, lorsque les oreillons prennent un développement considérable, la compression du pharynx rend presque impossible la déglutition même des liquides ; l'ouïe est diminuée, et les mouvements du cou sont très pénibles. Cette tuméfaction peut être très exceptionnellement une cause de mort par l'asphyxie mécanique qu'elle détermine ; Tourtille (1) a vu deux enfants succomber de cette façon. La salive est quelquefois un peu diminuée ; sa composition n'est pas altérée (Lombard).

La tumeur s'accroît en général pendant trois à six jours, puis diminue rapidement et disparaît à peu près complètement du sixième au dixième jour ; dans quelque cas, elle laisse après elle une légère induration de la glande

(1) Tourtille, *Th. de Paris*, 1828.

sous-maxillaire, qui persiste pendant un certain temps.

Les oreillons restent quelquefois limités à un seul côté de la face ; le plus souvent ils sont doubles, mais il est rare que les deux côtés soient pris en même temps ; la maladie débute le plus souvent par le côté gauche ; le côté opposé se prend dans un délai qui s'étend de quelques heures à trois ou quatre jours.

Les oreillons s'accompagnent d'un mouvement fébrile qui ne dure qu'un à deux jours dans les cas légers ; il est rare, à moins de complications, que la température dépasse 39°. Souvent on observe en même temps des vomissements, de l'agitation, parfois même un peu de délire nocturne. Dans quelques cas, la maladie s'accompagne pendant toute sa durée d'un embarras gastrique plus ou moins marqué.

Les oreillons ont une durée de huit à dix jours ; dans les cas légers, ils parcourent toute leur évolution en cinq jours. On observe même quelquefois une *forme abortive ;* Rilliet (1), au plus fort de l'épidémie de Genève de 1848 à 1849, constata chez quelques enfants, dans les familles atteintes par les oreillons, une fièvre légère accompagnée de malaise et d'un très léger gonflement de la glande sous-maxillaire sans aucune déformation apparente du visage ; au bout de trois ou quatre jours, tout était dissipé.

Presque toujours les oreillons se terminent par résolution. Exceptionnellement, cependant, ils peuvent suppurer ; il se forme alors un abcès dans la région parotidienne, qui s'ouvre au dehors ou dans le conduit auditif externe et peut devenir l'origine d'une fistule salivaire ou d'une otorrhée. Cette terminaison est si rare dans l'enfance, que Rilliet et Barthez ne l'ont jamais rencontrée. Parfois on observe à la suite des oreillons une grande faiblesse générale. Quelques auteurs ont signalé une nouvelle poussée de la maladie dans les deux ou trois premières semaines de la convalescence.

COMPLICATIONS. — Les oreillons présentent très rarement des complications dans le jeune âge ; c'est ainsi que dans une petite épidémie observée à l'Infirmerie du

(1) Rilliet, *Gazette médicale*, 1850.

Prieuré, et qui atteignit 14 enfants et 2 adultes, nous n'avons rencontré de complications que chez ces deux derniers; chez tous les enfants, la maladie se borna à la tuméfaction du cou. Il y a cependant des exceptions à cette règle, et la plupart des complications signalées si souvent chez les adultes ont été parfois observées chez de jeunes sujets.

Citons en premier lieu l'*orchite parotidienne* qui, bien que très rare avant l'âge de la puberté, ainsi que les autres accidents observés du côté des organes génitaux (ovarite, mammite, urétrite), a été quelquefois rencontrée chez de jeunes garçons approchant de cet âge, ou même chez des enfants plus jeunes, comme dans un cas cité par de Cérenville (1), où cette complication se montra chez un garçon de quatre ans.

L'*anasarque*, avec ou sans *albuminurie*, a été observée par Behr, Johann, Henoch, Croner, chez de jeunes enfants atteints d'oreillons.

L'*endocardite* a été rencontrée chez quelques enfants dans le cours de cette affection.

La *pneumonie* a été aussi exceptionnellement observée chez de jeunes sujets; ainsi, dans le cas déjà cité de Cérenville, le petit malade présenta, outre l'orchite et une arthrite du genou droit, une pneumonie catarrhale.

Des *accidents nerveux* graves : convulsions, syncope, méningite, peuvent survenir aussi, quoique très rarement, dans le cours de la maladie, et amener une terminaison fatale. Astley Cooper a vu un enfant de onze ans chez lequel la disparition subite de l'engorgement cervical fut suivie de symptômes de compression cérébrale, puis de délire; l'enfant succomba au bout de huit jours. Michelsky (2) a vu un enfant de sept ans et demi emmené en quelques heures par une attaque de convulsions, suivie de coma le lendemain du jour où la tuméfaction parotidienne avait presque disparu.

Joffroy (3) a vu une *paralysie* des quatre membres, qui

(1) De Cérenville, *Rév. méd. de la Suisse romande*, 1887, p. 711.

(2) Michelsky, *Union médicale*, 25 août 1885; voir aussi : Lannois et Lemoine (*Arch. de Neurol.*, 1885), qui ont observé des faits analogues chez des adultes.

(3) Joffroy, *Progrès médical*, 20 novembre 1886.

guérit au bout de quelques mois, débuter huit jours après la disparition des oreillons, chez une petite fille de quatre ans et demi.

Les accidents du côté des organes de l'*ouïe*, signalés dans le cours des oreillons et qui peuvent amener une surdité définitive ou passagère, sont rares dans le jeune âge. Fournié (1), qui a relevé tous les cas connus de ces accidents, n'en a trouvé que six relatifs à des enfants. Les complications du côté de la vue sont plus rares encore. Baas (2) a toutefois constaté une *parésie de l'accommodation* succédant aux oreillons chez une petite fille de sept ans.

Signalons enfin l'*érythème noueux* observé par Rondot (3) chez un garçon de quinze ans, à la suite d'oreillons qui furent graves d'emblée et s'accompagnèrent d'un état fébrile à forme typhoïde.

DIAGNOSTIC. — Les oreillons sont toujours faciles à reconnaître, surtout lorsqu'ils sont doubles; les phlegmasies des glandes salivaires, les adénites de la région parotidienne, les fluxions dentaires et la périostite du maxillaire inférieur n'existent jamais que d'un côté à la fois et s'accompagnent d'une tuméfaction dure ainsi que d'une rougeur de la peau qu'il est impossible de confondre avec celle des oreillons.

PRONOSTIC. — Le pronostic des oreillons est presque toujours des plus bénins dans l'enfance. Les cas graves ou compliqués sont, comme nous l'avons dit, exceptionnels à cet âge.

TRAITEMENT. — Le repos au lit, les boissons diaphorétiques, des onctions sur la tumeur avec l'huile de camomille camphrée ou le baume tranquille, des cataplasmes, constitueront toute la médication dans les cas légers.

Si la fièvre est vive et s'accompagne de céphalalgie, on fera des lavages froids et on appliquera des révulsifs aux

(1) Fournié, *Arch. de méd. et de pharm. milit.*, 16 mars 1885; voir aussi : Lemoine et Lannois, *Rev. de méd.*, sept. 1883.

(2) Baas, *Klin. Monastbl. f., Augenheilk.*, juill. 1886.

(3) Rondot, *Gaz. des sc. méd. de Bordeaux*, 12, 19 et 26 févr. 1888.

extrémités inférieures. Un vomitif sera indiqué lorsque l'enfant présente des signes d'embarras gastrique; enfin, si cela est nécessaire, on insistera sur le régime tonique pendant la convalescence et on évitera que l'enfant s'expose trop vite à l'action du froid.

Article XII. — RHUMATISME.

ÉTIOLOGIE. — Le rhumatisme est une affection moins commune chez les enfants que chez les adultes, et il est rare qu'elle se montre au-dessous de cinq ans. Quelques auteurs l'ont cependant observée dans le cours de la seconde et même de la première année. Pocock et Schæffer l'auraient constatée chez deux nouveau-nés, dont la mère souffrait elle-même de rhumatisme, Widerhofer chez un enfant de 23 jours, Basch chez un enfant de trois mois, Garden chez un enfant de neuf mois, et Köprick chez deux enfants à la mamelle; mais ces cas sont très exceptionnels. Ce n'est qu'à partir de l'âge de huit à dix ans que le rhumatisme devient fréquent.

L'hérédité joue un rôle important dans l'étiologie du rhumatisme du jeune âge. Sur 137 enfants présentant des manifestations rhumatismales, observées par Goodhart (1), 90 avaient des antécédents rhumatismaux dans leur famille; sur 26 enfants atteints de rhumatisme, nous en avons trouvé 14 qui avaient des rhumatisants dans leurs ascendants (2).

La cause déterminante la plus importante des affections rhumatismales est, comme chez l'adulte, l'action du froid et surtout du froid humide. En outre, certaines affections de l'enfance, particulièrement la scarlatine, peuvent se compliquer de manifestations rhumatismales sur les articulations et sur les séreuses cardiaques. (Voir p. 37.)

DESCRIPTION. — Presque toujours le rhumatisme s'observe chez les enfants sous la forme aiguë ou subaiguë, la seule que nous décrirons ici ; le rhumatisme chronique

(1) Goodhart, *Guy's Hosp. Rep.*, 1881, XXV, p. 103.

(2) C. Picot, Du rhumatisme aigu chez les enfants, *Th. de Paris*, 1872.

est très rare chez eux (1) ; d'ailleurs il ne diffère pas à leur âge de ce qu'il est chez les adultes.

Les symptômes du rhumatisme aigu ne présentent pas non plus dans le jeune âge de différence essentielle avec ce qu'ils sont plus tard, mais ils sont en général moins accusés. Il est rare d'observer chez les enfants rhumatisants une fièvre intense, des sueurs profuses et des douleurs intolérables ; la maladie n'atteint dans bien des cas qu'un petit nombre d'articulations ; elle débute en général par les membres inférieurs et y reste souvent limitée ; les jointures sont rarement très rouges et tuméfiées. La fièvre est modérée ; souvent la température ne dépasse pas 38°. Exceptionnellement, cependant, le rhumatisme peut revêtir chez les enfants une intensité aussi grande que chez l'adulte.

La maladie, lorsqu'elle reste articulaire, ne dure en général que huit à quinze jours, mais elle peut être prolongée par des rechutes ou même, dans quelques cas, passer à l'état chronique ; c'est ainsi qu'on la voit quelquefois se fixer avec assez de persistance sur les articulations des phalanges; enfin elle peut se compliquer d'affections extra-articulaires d'une assez longue durée.

Le rhumatisme s'accompagne presque toujours d'un état anémique qui persiste quelquefois chez les enfants assez longtemps après la disparition des autres symptômes.

Un fait remarquable, signalé par tous les auteurs, c'est la facilité avec laquelle, dans l'enfance, cette affection atteint les organes internes, particulièrement le cœur.

(1) Moncorvo (trad. en français par Mauriac, Paris, 1880), n'a pu réunir qu'une dizaine de cas de rhumatisme chronique relatifs à des enfants, dont l'un, qui lui est personnel, concerne une petite fille de deux ans qui fut prise de rhumatisme noueux et guérit sous l'influence des courants induits et continus. Dans les autres cas le rhumatisme présentait aussi la forme noueuse. Il en était de même dans deux cas observés par Lacaze-Dori (*Th. de Paris*, 1882) et dans un cas observé par P. Wagner (*Münch. med. Woch.*, 1888, n° 12). D'après Pélissier (*Th. de Paris*, 1889), le rhumatisme chronique est plus fréquent chez les filles que chez les garçons. C'est aussi l'avis d'Olinto (*Rev. mens. des mal. de l'enf.*, janvier 1893), qui a pu recueillir dans la littérature médicale 39 cas de rhumatisme noueux avant l'âge de quinze ans (Voir aussi Diamantberger, *Th. de Paris*, 1891).

Bouillaud disait que, dans le jeune âge, cet organe se comporte comme une articulation, et Roger (1) considère la coïncidence du rhumatisme et des affections cardiaques, comme presque fatale chez les enfants. Sur quarante-sept cas de rhumatisme de l'enfance que l'un de nous a réunis, les bruits du cœur n'ont été trouvés normaux que dans dix. Vohsen signale les complications cardiaques dans neuf cas sur vingt. Ce n'est pas seulement en effet, comme chez l'adulte, lorsque le rhumatisme revêt une grande intensité, qu'on observe des inflammations des séreuses cardiaques; ces complications se rencontrent également dans le cours du rhumatisme subaigu, et il n'est pas rare de voir chez les enfants une *endocardite* ou une *péricardite* accompagner une légère fluxion articulaire ou même un simple torticolis.

Parfois c'est par le cœur que débute le rhumatisme; dans la majorité des cas, cet organe n'est pris qu'après les jointures; c'est alors par une augmentation de la fièvre que s'annonce l'invasion de la phlegmasie cardiaque. Quelquefois cependant, surtout en cas de simple endocardite, ce redoublement fébrile est à peine appréciablet et la complication passera inaperçue si on néglige l'auscultation quotidienne du cœur.

La *pleurésie rhumatismale* est également plus commune dans le jeune âge que dans l'âge adulte; il n'est pas rare de voir chez les enfants le rhumatisme articulaire se compliquer d'une endo-péricardite et d'une pleurésie double. La *pneumonie* a été observée quelquefois dans le rhumatisme de l'enfance, mais beaucoup plus rarement que la pleurésie. Enfin, dans quelques cas, on a vu des enfants rapidement enlevés dans le cours du rhumatisme par des accidents dyspnéiques intenses, dus tantôt à la formation de *caillots* (2) dans le cœur, tantôt à une *congestion pulmonaire* brusque.

Le rhumatisme n'épargne pas non plus le système nerveux dans l'enfance, mais c'est le plus souvent par des manifestations de la *chorée* qu'il traduit son action sur

(1) H. Roger. Rech. clin. sur le rhumatisme, la chorée et les affections du cœur chez les enfants. *Arch. gén. de méd.*, déc. 1866 et nos suivants.

(2) Voir : Rathery, *Gaz. des hôp.*, 1869, p. 221.

l'encéphale ou la moelle; tantôt c'est par une chorée simple, tantôt c'est par des convulsions choréiques venant se mêler à d'autres accidents nerveux. Nous discuterons à propos de la chorée la nature du lien qui l'unit au rhumatisme.

Le *rhumatisme cérébral* proprement dit est rare chez les enfants; nous avons pu cependant en réunir une quinzaine d'observations, la plupart appartenant aux formes délirantes et méningitiques.

Dans quelques cas, la complication ne se manifeste que par un simple délire; dans d'autres cas plus graves le délire est suivi d'un état comateux qui précède en général la mort. La température du corps est souvent alors excessive; chez un petit garçon de dix ans observé en 1872 à l'Hôpital des Enfants de Paris, elle atteignit 41°,2. Dans quelques cas, l'autopsie ne révèle aucune altération appréciable des centres nerveux; d'autres fois, au contraire, on constate les lésions de la méningite aiguë.

Toutes ces formes peuvent se compliquer de manifestations choréiques. Les choses se passent alors de la manière suivante: l'enfant est pris, dans le cours d'un rhumatisme aigu compliqué en général d'une affection cardiaque, de délire, quelquefois d'hallucinations; puis les yeux, la face, les membres deviennent le siège de mouvements désordonnés qui se continuent jusqu'à la mort, ou, si la maladie se termine favorablement, persistent quelquefois après la disparition des autres accidents nerveux. Cette variété choréique du rhumatisme cérébral guérit plus souvent que les autres, mais elle peut laisser après elle un affaiblissement momentané de l'intelligence.

Quant à la folie rhumatismale proprement dite et à la forme apoplectique du rhumatisme cérébral, elles sont presque inconnues dans l'enfance.

Le *rhumatisme spinal* a été observé quelquefois dans le jeune âge; Trousseau, Grisolle, Bouchut ont vu le rhumatisme s'accompagner chez de jeunes sujets d'une paraplégie passagère; l'un de nous a observé un fait analogue sur un petit garçon de neuf ans, chez lequel une paraplégie consécutive à un rhumatisme se compliqua en outre de chorée.

Les autres manifestations du rhumatisme viscéral ne se

rencontrent presque jamais dans l'enfance, à part l'*angine rhumatismale* qui peut marquer le début d'une attaque articulaire.

Le *rhumatisme musculaire* est très rare dans le jeune âge, bien que le *torticolis* s'y observe communément ; le plus souvent cet accident est chez les enfants le symptôme d'une fluxion rhumatismale sur les articulations des vertèbres cervicales, qui peut s'accompagner, il est vrai, de douleurs dans le muscle sterno-mastoïdien et le trapèze.

Le rhumatisme atteint dans quelques cas chez les enfants le tissu fibreux et les gaines tendineuses. Meynet (1) a constaté chez un garçon de 14 ans, malade pour la troisième fois d'un rhumatisme articulaire, l'existence d'un grand nombre de petites tumeurs ou de *nodosités* du volume d'un pois ou d'une noisette autour des articulations malades et sur les aponévroses, même sur celle du crâne ; ces tumeurs étaient indolentes, très mobiles, et semblaient adhérer par un pédicule au périoste, aux tendons ou aux aponévroses. Elles paraissaient et disparaissaient avec une grande rapidité, la plupart avaient disparu quand le petit malade quitta l'hôpital. Rehn (2) rapporte un cas semblable relatif à une petite fille de dix ans atteinte de rhumatisme et chez laquelle il observa des nodosités analogues dans la gaine de plusieurs tendons; ces nodosités étaient douloureuses au moment de leur apparition, et disparaissaient en peu de temps. Hirschsprung (3) a observé trois cas de cette bizarre complication, et G. Meyer (4) deux, tous relatifs à des enfants; dans l'un (Meyer), qui se termina par la mort, l'autopsie permit de constater que les nodosités étaient constituées par du tissu fibreux mêlé de fibro-cartilage et parfois des dépôts calcaires. Pour Brissaud (5), ces nodosités sont surtout fréquentes dans les formes graves du rhumatisme infantile ; Lindmann (6),

(1) Meynet, *Lyon médical*, 5 déc. 1875.

(2) Rehn, art. RHUMATISME, dans *Gerhardt's Handb. der Kinderkr* III, premier fasc., 1878.

(3) Hirschsprung, *Jahrb. f. Kinderheilk.*, XVI, 1881, p. 325.

(4) G. Meyer, *Berl. klin. Woch.*, 1882, n° 31 ; voir aussi à ce sujet : Troisier, *Prog. méd.*, 24 nov. 1883.

(5) Brissaud, *Rev. de méd.*, avril 1885.

(6) Lindmann, *Deutsche med. Woch.*, 1888, p. 519.

qui a rassemblé tous les cas connus de cette complication au nombre de 59, en compte 46 chez des enfants; la plupart du sexe féminin.

DIAGNOSTIC. — Le diagnostic du rhumatisme articulaire aigu est en général facile ; le siège des douleurs, leur mobilité, le mouvement fébrile qui les accompagne, suffisent à caractériser la maladie.

Dans quelques cas, cependant, ces symptômes sont si peu accusés, que le rhumatisme peut être facilement méconnu et pris pour de simples douleurs de croissance (1), ou pour un mouvement fébrile éphémère accompagné de courbature. L'auscultation du cœur rectifiera souvent alors le diagnostic en faisant constater les signes d'une phlegmasie cardiaque.

La *goutte*, sans être inconnue dans l'enfance, y est très rare; elle se distinguera du reste facilement du rhumatisme par sa localisation habituelle à l'articulation du gros orteil.

Le *rachitisme* s'accompagne quelquefois chez les très jeunes sujets de fièvre et de gonflement douloureux des os, particulièrement au voisinage des jointures ; l'âge peu avancé des malades fera écarter l'idée du rhumatisme et l'apparition des déformations rachitiques lèvera tous les doutes.

L'*arthrite purulente des nouveau-nés* consécutive à la septicémie puerpérale ne peut être prise pour le rhumatisme, qui ne se montre presque jamais dans les premiers jours de la vie.

Les arthrites décrites sous le nom de *pseudo-rhumatisme infectieux*, et qui ont été observées chez les enfants dans le cours de plusieurs maladies infectieuses, se distinguent facilement par leur étiologie du vrai rhumatisme qui survient presque toujours spontanément.

(1) Bouilly (*Rev. mens. de méd. et de chir*, sept. 1880, et *Gaz. des hôp.*, 1883, p. 1082) a décrit sous le nom de *fièvre de croissance* une entité morbide caractérisée par de la fièvre et des douleurs dans la zone d'accroissement des os, suivie d'un accroissement rapide de la taille. Les douleurs siègent au niveau des épiphyses, mais l'articulation même n'en est pas atteinte, ce qui permet de les distinguer des douleurs rhumatismales.

La *périostite phlegmoneuse diffuse* (ostéite épiphysaire) a été confondue souvent au début avec le rhumatisme, surtout quand elle atteint plusieurs épiphyses en même temps; l'intensité extrême de la fièvre, le siège de la douleur au-dessus ou au-dessous des articulations et non à leur niveau, la formation rapide d'une collection purulente, la feront toujours reconnaître, lors même qu'elle se compliquerait, comme on l'observe parfois, d'une phlegmasie cardiaque.

PRONOSTIC. — Le pronostic immédiat du rhumatisme est généralement plus bénin chez l'enfant que chez l'adulte; la maladie est rarement très douloureuse dans le jeune âge et elle se termine presque toujours favorablement, même lorsqu'elle se complique d'une endocardite et d'une pleurésie double; en outre, quelques observations démontrent que l'endocardite rhumatismale peut guérir chez l'enfant sans laisser de trace. Le rhumatisme cérébral est très rare dans l'enfance et paraît y être moins souvent fatal que dans un âge plus avancé.

Mais, en revanche, le pronostic ultérieur de la maladie est souvent plus grave que chez l'adulte; l'extrême fréquence des affections cardiaques dans le rhumatisme infantile fait que cette maladie devient souvent l'origine d'affections organiques du cœur parfois rapidement mortelles, et qui en tout cas sont une menace constante pour l'avenir. En outre, le rhumatisme est très sujet à récidiver, et il prédispose l'enfant bien plus que l'adulte à la chorée, qui est souvent une affection très rebelle.

TRAITEMENT. — Dans quelques cas, le rhumatisme est si léger chez les enfants qu'on peut s'abstenir de toute médication, mais le plus souvent, surtout si la maladie s'accompagne d'un mouvement fébrile même très modéré, il sera bon d'intervenir, car il importe particulièrement chez les enfants de faire avorter le plus rapidement possible une attaque de rhumatisme à cause de la fréquence des localisations cardiaques dans le jeune âge.

Le *nitrate de potasse* (Gerhardt), la *vératrine* (Bouchut, Jacobi), la *teinture de colchique* (Roger) ont été employés dans le rhumatisme des enfants et paraissent avoir eu des succès, mais ces divers médicaments peuvent être dangereux lorsqu'ils sont prescrits sans précaution, et nous leur préférons le *sulfate de quinine* et surtout le *salicylate de soude*, auxquels on pourra associer de petites doses d'*opium*, lorsque les douleurs auront résisté à ces agents.

Le sulfate de quinine peut être ordonné sans inconvénient à la dose de 0,50 à 0,75 par jour en poudre ou en potion chez les enfants à partir de huit ou neuf ans. Au-dessous de cet âge, on réduira les doses. La quinine amène souvent une défervescence rapide, mais son action semble moins certaine et moins rapide que celle du salicylate.

Ce dernier médicament nous paraît dévoir être prescrit avant tout autre; aucun n'amène aussi rapidement la diminution des douleurs et du gonflement articulaire. Archambault (1) a constaté qu'il était facilement toléré par les enfants ; il est rare qu'ils le vomissent ou éprouvent à la suite de son administration des vertiges ou des bourdonnements d'oreilles. Suivant le même observateur, le salicylate agit non seulement sur la douleur et la fièvre, mais il prévient les complications; depuis qu'il l'a employé, Archambault n'a plus observé d'accidents cardiaques chez les petits rhumatisants. Nous n'avons pas obtenu le même succès chez un petit garçon de sept ans, chez lequel le salicylate amena une disparition rapide des accidents articulaires, mais ne prévint pas l'explosion d'une endopéricardite très aiguë. Cadet de Gassicourt et Vohsen ont trouvé également que ce médicament est sans action sur les complications cardiaques. Le salicylate sera prescrit dilué dans une potion alcoolisée de 150 grammes, car il est mieux supporté en solution étendue, et l'alcool préviendra les phénomènes de collapsus qu'il peut provoquer; il sera donné à la dose quotidienne de 1 gramme pour un enfant au-dessous de deux ans, de 2 grammes entre deux et cinq ans, et, pour les enfants plus âgés, de 3 à 4 grammes suivant l'intensité des accidents; on surveillera attentivement le cœur pendant son administration, afin de suspendre celle-ci au moindre signe de collapsus. Dans les cas subaigus on pourra substituer au salicylate

(1) Archambault, *Soc. méd. des hôp. de Paris*, 12 fév. 1879.

de soude le *salicylate de lithine* (Vulpian), qu'on prescrira à des doses un peu moins élevées.

L'*antipyrine* a donné également des succès dans le traitement du rhumatisme; nous lui préférons cependant le salicylate de soude qui échoue rarement, et qui n'expose pas, s'il est manié avec circonspection, aux accidents parfois imprévus auxquels peut donner lieu l'antipyrine; ce médicament ne sera prescrit qu'en cas d'insuccès du salicylate.

Comme traitement local, on emploiera les *liniments calmants* (baume tranquille, huile morphinée, chloroforme) autour des jointures, et l'immobilisation des membres au moyen de gouttières ou d'appareils inamovibles.

Le traitement des complications sera indiqué à propos de chacunes d'elles; disons seulement que, lorsque le rhumatisme se complique d'accidents cérébraux et d'une élévation extrême de la température, il ne faut pas hésiter à recourir aux *affusions froides* ou aux *bains froids* (Wilson Fox); les sangsues et la glace sur la tête seront indiquées dans la forme méningitique du rhumatisme cérébral.

On prescrira pendant la convalescence le fer et les toniques; enfin on cherchera à mettre l'enfant à l'abri des récidives du rhumatisme par l'usage de l'hydrothérapie et les cures thermales (Aix-les-Bains, Baden en Suisse).

Article XIII. — MALADIE DE WERLHOF

Nous entendons sous le nom de maladie de Werlhof (1) (*morbus maculosas Werlhofii*) (2) une diathèse hémorragique passagère, en général primitive, qui se traduit par du purpura et souvent par des hémorragies du côté des viscères ou des muqueuses. Nous comprenons sous ce titre tous les cas décrits par les auteurs sous le nom de *purpura hemorragica* et un certain nombre de cas de *purpura simplex* qui sont des atteintes plus légères de la même maladie. Le *purpura symptomatique*, qui survient

(1) Voir : Werlhof, *Opera Medica collegit et auxit* *Wichmann*, Hannoveræ, 1775, pp. 425, 540, 748.

(2) Synonymie : Maladie tachetée. — Pourpre hémorragique. — Péliose (Alibert). — Hémacélinose (Rayer).

parfois dans le cours des fièvres éruptives, et le *purpura cachectique*, qui apparaît vers la fin de plusieurs maladies chroniques, n'appartiennent pas à cette affection. Les hémorragies des nouveau-nés en sont également distinctes et seront décrites dans un chapitre spécial.

Nous croyons devoir séparer aussi de la maladie de Werlhof la forme décrite récemment par Henoch sous le nom de *purpura fulminant* (1) et qui est caractérisée par l'existence d'hémorragies cutanées très étendues, s'accompagnant, aux membres principalement, d'une infiltration de la peau rappelant le sclérème, avec diminution de la chaleur et de la sensibilité cutanées. Cette curieuse affection se distingue de la maladie de Werlhof par l'absence complète d'hémorragies muqueuses ou internes, par la présence de symptômes nerveux graves (coma, convulsions), et par sa marche fatale foudroyante. Il est probable qu'il s'agit ici d'un purpura *infectieux* (2) qui rappelle le purpura variolosa. La plupart de ces cas ont été observés chez de jeunes enfants. Dans plusieurs d'entre eux, il y avait de l'albuminurie.

ÉTIOLOGIE. — La maladie de Werlhof est plus fréquente dans la seconde enfance qu'à toute autre époque de la vie ; on la rencontre surtout de neuf à quinze ans. On l'a observée exceptionnellement chez des enfants à la mamelle (Drechsler [3], Duval [4]); elle est également commune chez les deux sexes (Rilliet et Barthez).

Nous distinguons deux formes cliniques de la maladie, une forme active et une forme passive.

La **forme active** est caractérisée par l'existence de fluxions multiples qui peuvent se montrer soit du côté de la peau sous la forme d'œdèmes mobiles ou d'érythèmes polymorphes hémorragiques, soit du côté des articulations

(1) Voir en particulier : Guelliot, *Union méd. du Nord-Est*, 1884. — Charon, *Obs. relatives à la pédiatrie*, Bruxelles, 1886, p. 27. — Henoch, *Berl. klin. Woch.*, 1887, p. 8. — Rinonapoli, *Arch. di Patologia inf.*, sept. 1888.

(2) Voir : Martin de Gimard, Du purpura infectieux primitif, *Thèse de Paris*, 1888.

(3) Drechsler, *St-Louis med. and surg. Journ.*, janv. 1869.

(4) Duval, Communication orale.

sous forme de tuméfaction douloureuse, soit du côté de la muqueuse intestinale, où elles se manifestent par de violentes crises de douleurs abdominales accompagnées de selles sanglantes.

La première observation bien nette de cette curieuse affection est due à Ollivier, d'Angers (1). La description la plus complète en a été donnée par Henoch (2), qui la distingue des autres formes du purpura sous le nom de *purpura rheumatica*. Von Dusch et Hoche (3) qui en ont recueilli la plupart des cas connus au nombre de 41, en ont trouvé 19 se rapportant à des enfants, avec un seul décès; les 22 autres, avec cinq décès, étaient la plupart relatifs à des jeunes gens.

La maladie décrite par Schoenlein (4) sous le nom de *péliose rhumatismale* n'est qu'une forme incomplète et moins grave de la même affection, ne se manifestant que par une éruption de purpura simplex et par des douleurs rhumatoïdes dans les jointures sans hémorragies des muqueuses.

La pathogénie de la forme active du purpura est obscure. Les troubles vasomoteurs paraissent y jouer un rôle important, comme dans l'urticaire, et à ce point de vue l'opinion de Couty (5) qui croyait à l'origine nerveuse de la maladie peut être défendue, mais le système nerveux n'est ici que l'intermédiaire d'un agent pathogéne qui nous échappe. Est-ce le rhumatisme, comme le veut Henoch et l'a soutenu Cœur (6) pour les œdèmes mobiles de la peau, ou bien faut-il admettre un agent infectieux? C'est ce que nous ne pouvons affirmer aujourd'hui.

Cette forme active du purpura s'observe habituellement chez des enfants vigoureux et bien nourris et survient dans le cours d'une bonne santé ou après une indisposition légère, le plus souvent sans cause appréciable, par-

(1) Ollivier, d'Angers, *Arch. gén. de méd.*, 1827, XV, p. 206.

(2) Henoch, *Berl. klin Woch.*, 1867 et 1874, et *Vorles. über Kinderkr.*; 4e édit., 1889, p. 797.

(3) Von Dusch et Hoche, *Festschrift du prof. Henoch*, 1890, p. 379.

(4) Schoenlein, *Allg. und. spec. Path.*

(5) Couty, *Gaz. hebd. de méd. et de chir.*, 1876, p. 563.

(6) H. Cœur, *Th. de Paris*, 1887.

fois à la suite d'un refroidissement, d'une émotion vive (Ward), ou d'un exercice musculaire exagéré (Baylon).

La **forme passive** se développe, comme le scorbut, avec lequel elle a une grande affinité, chez des enfants délicats, faibles, soumis à des privations et à de mauvaises conditions hygiéniques, tel qu'un logement bas, humide et sombre ou une alimentation vicieuse ou insuffisante. Elle apparaît quelquefois dans la convalescence des maladies aiguës, telles que la pneumonie, la fièvre intermittente, la diphtérie, etc. Nous en avons observé un cas consécutif à une fièvre typhoïde chez un garçon de treize ans.

DESCRIPTION. — 1. FORME ACTIVE. — L'apparition du purpura est souvent précédée de fièvre, de courbature et de troubles gastro-intestinaux, tels qu'anorexie, vomissements, coliques, ou de douleurs vives dans les membres inférieurs.

D'autres fois, l'invasion est brusque ; elle se fait alors souvent pendant la nuit, et l'on trouve au réveil l'enfant couvert de pétéchies (Bateman).

L'éruption apparaît sous formes de taches d'un rouge vif ou de papules saillantes (*purpura urticans*), variant de la grandeur d'une piqûre de puce à celle d'une lentille et ne disparaissant pas sous la pression du doigt. Outre ces macules bien nettes, bien limitées, on peut en trouver d'autres plus étendues, plus diffuses, semblables aux ecchymoses qui succèdent aux contusions de la peau.

L'éruption, qui passe rapidement du rouge violet au bleu jaunâtre et au jaune sale, finit par s'effacer au bout de quelques jours; comme elle procède par poussées successives, on trouve à un moment donné des taches de coloration et d'âge très divers.

L'éruption apparaît tout d'abord aux membres inférieurs, puis s'étend au dos et à l'abdomen, où elle s'arrête souvent; dans d'autres cas, elle envahit également les membres supérieurs où, comme aux jambes, elle siège presque exclusivement du côté de l'extension. Le cou et le visage sont habituellement épargnés ou ne sont le siège que de quelques macules disséminées.

L'éruption s'accompagne presque toujours de douleurs

vives dans les membres, surtout aux mollets et aux genoux, ainsi que d'un *œdème* dur et rénitent du tissu cellulaire de la jambe, du pied ou plus rarement des avant-bras, exceptionnellement d'un gonflement des articulations du genou, du pied ou de la main.

Nous avons observé (1), chez une petite fille de douze ans, un purpura sans hémorragie des muqueuses, qui fut précédé et accompagné d'un œdème considérable actif, chaud, douloureux, probablement de cause nerveuse vaso-motrice. L'affection envahit d'abord les yeux, puis le bas du visage; elle descendit ensuite au cou, sur le devant du sternum, aux deux membres supérieurs, et se termina aux membres inférieurs. La partie œdématiée se recouvrait rapidement de larges papules rouges, qui devenaient ensuite ecchymotiques et ne disparurent que très lentement par résorption. Au plus fort de la maladie, l'enfant était absolument méconnaissable et effrayante à voir. La fluxion gastro-intestinale fut représentée par une gastralgie violente, puis par des douleurs abdominales et de la diarrhée. Après quelques retours offensifs, la maladie disparut au bout de trois à quatre semaines, sans laisser de traces. Elle ne s'accompagna pas d'albuminurie.

On observe souvent, en même temps que l'éruption, un léger mouvement fébrile qui se reproduit à chaque poussée nouvelle. Dans un cas observé par Kaltenbach chez un garçon de dix ans, la fièvre était intermittente; l'accès fébrile quotidien se produisit dans le milieu du jour pendant trois semaines et plus tard apparut dans la soirée; la défervescence fut lente et progressive.

Dans les cas légers, la maladie se borne à une ou plusieurs poussées pseudo-exanthématiques limitées au tégument externe (*purpura simplex*), mais habituellement l'éréthisme fluxionnaire se généralise ou se déplace d'une manière capricieuse et se jette sur les organes internes. Ainsi, tantôt dès le début, tantôt seulement dans le cours de la maladie, l'enfant est pris d'une angoisse très vive, de violentes douleurs épigastriques, de coliques, ou bien d'une forte rachialgie; on observe en même temps, ou peu de temps après, de l'hématurie, une hémorragie

(1) D'Espine, *Rev. méd. de la Suisse rom.*, 1892, p. 449.

intestinale, ou plus rarement une hématémèse. Dans les cas rapportés par Henoch, chaque éruption s'accompagnait de violentes coliques suivies de selles sanglantes, après lesquelles les enfants étaient soulagés et le purpura disparaissait. Hirschsprung (1) a décrit deux cas semblables qui se terminèrent favorablement.

Les reins peuvent être parfois le siège d'une fluxion qui se caractérise par une *hématurie* revenant à chaque poussée nouvelle de la maladie. Parfois on trouve à l'examen de l'urine les signes d'une *néphrite* caractérisée par une albuminurie indépendante de l'hématurie et par la présence de nombreux cylindres hyalins ou épithéliaux. Nous avons observé un cas de cette complication qui finit par guérir avec le régime lacté. Dans une observation de Moussous (2), relative à un enfant de treize ans, elle amena la mort par anémie et l'autopsie fit constater l'existence d'une néphrite diffuse.

L'état général est habituellement satisfaisant; les enfants reprennent leur entrain dès que les douleurs ont cessé; on observe parfois au moment de la crise un état syncopal alarmant, mais qui ne tarde pas à disparaître. Le nombre, la durée et l'époque d'apparition des poussées hémorragiques n'ont rien de régulier. Néanmoins, plusieurs observateurs ont remarqué que les taches sont plus abondantes le soir que le matin et qu'elles diminuent rapidement par le repos au lit (Rapin) (3).

La *durée* de la maladie est en moyenne de une à trois semaines; le purpura peut se borner à une simple poussée, et tout est alors terminé au bout de quatre ou cinq jours (Rapin), ou bien au contraire de nouvelles poussées se font après deux ou trois semaines, à un moment où l'on croyait l'enfant entièrement guéri. Elles peuvent s'accompagner, comme les précédentes, de phénomènes congestifs ou bien au contraire se faire sans bruit, d'une manière passive.

(1) Hirschsprung, *Hosp. Tidende*, IV, p. 29, 1886.

(2) Moussous, *Rev. mens. des mal. de l'enf.* 1891, p. 62.

(3) Nous devons au Dr Rapin, de Genève, la communication de plusieurs observations inédites de purpura chez les enfants, où l'influence de l'exercice musculaire sur la production des taches est manifeste.

La forme active se termine presque toujours favorablement.

2. **Forme passive.** — L'invasion de la maladie est précédée parfois pendant quelques jours ou quelques semaines d'une grande lassitude et d'une faiblesse qui rend les enfants incapables de tout exercice prolongé (Bateman). D'autres fois, la peau se couvre de taches sanguines sans symptômes précurseurs. Le purpura peut s'étendre à tout le corps, mais prédomine toujours au tronc et sur les membres. On voit souvent aussi se former de vastes ecchymoses dans toutes les parties soumises à une pression prolongée, ou bien l'épiderme est soulevé par une sérosité sanguinolente et se couvre de bulles qui crèvent parfois et laissent à leur place des ulcérations lentes à se cicatriser.

Il se fait en même temps des hémorragies par diverses muqueuses. Les plus fréquentes sont les *épistaxis* qui, par leur abondance et leur répétition, peuvent mettre en danger la vie de l'enfant. Rilliet et Barthez ont observé la *stomatorragie* neuf fois sur dix-neuf cas, mais presque toujours unie à d'autres hémorragies ; dans certains cas, la muqueuse buccale ne présente aucune lésion appréciable ; dans d'autres, les gencives sont rouges, mais non fongueuses comme dans le scorbut proprement dit. Les enfants crachent sans efforts quelques caillots, ou bien, quand l'hémorragie est plus abondante, il s'écoule du sang liquide par les commissures. L'*entérorragie* est presque aussi fréquente que l'épistaxis : elle ne s'accompagne d'aucune colique, d'aucun ténesme et ne se reconnaît qu'à la présence du sang dans les selles. Elle est généralement peu abondante et ne dure que deux ou trois jours. L'*hématémèse* est très rare ; Rilliet et Barthez ne l'ont observée que trois fois, et elle avait été précédée d'hémorragies nasale et buccale. L'*hématurie* est parfois très abondante ; elle a été rencontrée par Steiner dans le tiers des cas. Gerhardt a trouvé dans quelques autopsies du sang dans les tubes urinifères. L'*hémoptysie* est exceptionnelle. Papavoine a vu dans un cas des ecchymoses se développer sous la conjonctive et une hémorragie se faire par les yeux et les oreilles. Bouchut a constaté dans deux cas par l'examen ophtalmoscopique des hémorragies de la rétine. La possibilité d'*hémorragies dans les centres nerveux* est démontrée par quelques faits exceptionnels où l'on a observé des convulsions ou des paralysies limitées. C'est ainsi que Cadet de Gassicourt (1) a constaté chez un garçon de huit ans atteint d'un purpura hémorragique qui guérit, une hémiplégie droite sans paralysie faciale, accompagnée de secousses rythmiques dans le même côté. Il admit dans ce cas l'existence d'une hémorragie corticale au niveau des circonvolutions centrales gauches.

Au début et tant que les hémorragies sont peu abondantes, les enfants conservent leur entrain et leur gaieté, mais les pertes sanguines, loin de les soulager, ne tardent pas à les affaiblir. Au bout d'un certain temps, la peau prend une teinte blanc de cire caractéristique, sur laquelle ressortent les taches purpuriques et les mouchetures ecchymotiques dont elle est couverte. La face et les malléoles sont parfois œdématiées. En même temps apparaissent les autres signes de l'anémie, tels que faiblesse, défaillances, refroidissement des extrémités, vertiges, bourdonnements d'oreilles, etc. La fièvre est nulle ou légère ; l'appétit est languissant. Malgré ces symptômes alarmants, les enfants se rétablissent complètement dans la grande majorité des cas, mais la convalescence est longue et l'amélioration très graduelle.

La *marche* du purpura n'a rien de régulier ; les rechutes sont fréquentes, et, quoique dans quelques cas la guérison puisse arriver au bout de deux ou trois semaines, la maladie se prolonge souvent pendant des mois avec des intervalles de santé relative, suivis de nouvelles poussées.

Lorsque la terminaison est fatale, la mort survient, tantôt brusquement par syncope, après une épistaxis ou une entérorragie abondante, tantôt et plus souvent par épuisement à la suite d'hémorragies répétées. Elle est alors annoncée par une pâleur extrême de la face et des lèvres, par la petitesse du pouls et la fixité du regard (Rilliet et Barthez).

(1) Voir : Collinet, *Rev. mens. des mal. de l'enf.*, 1891, p. 314.

DIAGNOSTIC. — Le diagnostic de la maladie de Werlhof est très facile.

Les *fièvres éruptives hémorragiques*, qui pourraient être au début confondues avec elle, s'en distinguent par l'intensité du mouvement fébrile et les prodromes propres à chacune d'elles.

L'*hémophilie*, qui est une diathèse hémorragique héréditaire et permanente, se manifeste rarement avant l'adolescence et se révèle habituellement à la suite d'un traumatisme.

Le *purpura cachectique*, qui survient parfois dans le cours de la tuberculose, de la maladie de Bright, de la cachexie cardiaque ou paludéenne, est très limité, formé de taches peu abondantes, et ne s'accompagne pas habituellement d'hémorragies internes.

PRONOSTIC. — Le purpura primitif guérit toujours, quand il reste limité au tégument externe. Le purpura hemorragica, même dans la forme passive, se termine habituellement par la guérison ; les cas de mort sont rares quand les malades sont soumis de bonne heure à un régime fortifiant et à un traitement convenable. L'apparition, dès le début, d'hémorragies internes abondantes est d'un pronostic sérieux.

TRAITEMENT. — Le traitement dans la *forme active* est très simple. L'indication la plus importante est d'éviter les exercices violents et la station debout prolongée (Laget [1], Rapin). Sous l'influence du repos au lit, les ecchymoses se résorbent, et il ne se produit pas de nouvelle poussée.

Une autre indication importante est de combattre les douleurs intenses dont s'accompagne parfois l'éruption purpurique; des compresses imbibées d'eau blanche ou des cataplasmes froids sur les parties douloureuses, la poudre de Dower à l'intérieur à la dose de 20 à 30 centigrammes suffiront en général. On a beaucoup recommandé les bains en pareil cas, mais, d'après Laget, ils rendent peu de services, et les bains sulfureux peuvent même aggraver la maladie.

(1) Laget, *Th. de Paris*, 1875.

Le traitement général consistera dans un régime léger et rafraîchissant, composé de limonade au citron, de lait, d'œufs, de légumes et de fruits, et parfois dans l'administration du *sulfate de quinine* (Rapin) ; ce dernier médicament paraît diminuer le nombre et l'intensité des poussées congestives. Nous avons donné en pareil cas sans grand succès le salicylate de soude.

Dans la *forme passive*, on insistera sur les toniques, les astringents et les acides. Le sirop de ratanhia (à la dose de 30 à 50 grammes par jour), le perchlorure de fer (cinq gouttes toutes les deux ou trois heures dans de l'eau sucrée), l'extrait de quinquina (à la dose de 2 ou 3 grammes par jour) dans du vin sucré, la limonade citrique, l'eau de Rabel à la dose de 2 à 3 grammes par jour, sont conseillés par tous les auteurs.

Mais il y a des cas rebelles contre lesquels les toniques échouent. On peut alors recourir à l'*alcool* et à l'*ergotine*.

Duval, de Genève, a obtenu d'excellents résultats en prescrivant le vin de Porto à haute dose dans des cas où le traitement classique avait échoué. Chez une petite fille de douze ans confiée à ses soins, l'hémorragie recommençait chaque fois que l'influence de l'alcool cessait de se faire sentir, et l'enfant ne guérit qu'après avoir été maintenue pendant 48 heures dans un état d'ivresse complet.

Quant à l'ergotine, Bauer (1) la recommande vivement. Lane (2) l'ordonne à l'intérieur dans un julep à la dose de 2 ou 3 grammes par jour. Henoch, qui a été un des premiers à la préconiser contre le purpura, y a renoncé aujourd'hui et estime que le repos absolu au lit est le seul traitement efficace ; il déconseille les injections sous-cutanées d'ergotine, comme étant le point de départ d'infiltrations sanguines parfois considérables, qui peuvent suppurer. Cependant Cadet de Gassicourt s'est bien trouvé, dans le cas cité plus haut, de l'emploi de ce médicament à haute dose en potion et en injection sous-cutanée.

Les diverses hémorragies devront être en outre combattues si possible localement, l'épistaxis par la glace sur le nez ou le tamponnement, l'hématémèse et l'entérorra-

(1) Bauer, *Deutsche Klinik*, 1868, n° 35.
(2) Lane, *Brit. med. journ.*, 5 sept. 1874.

gie par la glace et le perchlorure de fer à l'intérieur.

La *transfusion* a été pratiquée une fois avec succès par Bouchut chez une petite fille profondément anémiée par des épistaxis abondantes et répétées.

La convalescence sera hâtée par un *changement d'air* ; un séjour à la montagne ou au bord de la mer en été et quelques mois passés dans le Midi pendant l'hiver fortifieront l'enfant et préviendront le retour des hémorragies.

ARTICLE XIV. — ANÉMIE

Nous n'avons en vue dans cet article que les anémies chroniques, résultant d'un appauvrissement du sang en globules rouges et en hémoglobine, laissant de côté les anémies aiguës et passagères résultant d'hémorragies abondantes (melæna, omphalorragie, etc.). Nous dirons d'abord quelques mots des anémies secondaires symptomatiques d'affections générales infectieuses ou dyscrasiques qui peuvent revêtir passagèrement le masque de l'anémie simple, puis nous passerons aux anémies essentielles : l'anémie simple, la chlorose et l'anémie pernicieuse.

Nous étudierons dans l'article suivant (*Pseudo-leucémie et leucémie*) les anémies qui s'accompagnent de lésions des organes hématopoiétiques.

ANÉMIES SECONDAIRES. — Première enfance. — Les *troubles digestifs* résultant d'une alimentation vicieuse et insuffisante sont la cause la plus fréquente de l'anémie persistante des nourrissons.

Le *rachitisme*, qui est sous leur dépendance, est souvent précédé ou accompagné d'un état anémique assez marqué pour devenir un des symptômes dominants de la maladie. Il serait néanmoins faux d'admettre que tout enfant rachitique est nécessairement anémique. Par contre, l'anémie peut être, avec les déformations osseuses, un des symptômes les plus saillants observés chez des enfants rachitiques qui ne sont pas cachectiques et n'ont pas été émaciés par des catarrhes intestinaux prolongés. Elle s'explique probablement, d'une part, par les auto-intoxications chroniques d'origine gastro-intestinale dues à la dilatation atonique ou mécanique de l'estomac, d'autre part par les troubles de l'hématopoièse qui résultent de l'inflammation rachitique de la moelle osseuse. Les moyens hygiéniques et médicamenteux qui ont raison du rachitisme guérissent du même coup l'anémie.

La *syphilis*, la *malaria*, la *tuberculose*, qui est souvent latente dans le premier âge, enfin les *tumeurs malignes* qui, bien que rares à cette période de la vie, sont cependant moins exceptionnelles dans la première année que plus tard dans l'enfance (voir l'art. *Tumeurs malignes*), peuvent être également la cause de l'anémie des nourrissons.

Quelle que soit l'origine de l'anémie du premier âge, l'examen du sang y révèle un certain nombre de modifications pathologiques parmi lesquelles l'oligochromhémie seule ou combinée à l'oligocythémie est commune à l'enfance et à l'âge adulte, tandis que d'autres altérations sont spéciales à la première enfance ; dans ce nombre sont, comme l'a signalé Hayem (1), la poïkilocytose avec globules géants et la présence de globules rouges à noyau qui sont un élément normal du sang avant la naissance ; après le cinquième mois, leur réapparition dans le sang, qui est l'indice d'un retour à l'état fœtal des organes hématopoiétiques, n'a plus lieu que dans les cas d'anémie extrême et est d'un pronostic grave.

Seconde enfance. — Les convalescents de maladies infectieuses, particulièrement de la diphtérie et de la fièvre typhoïde grave, sont habituellement dans un état d'anémie qui retarde plus ou moins longtemps le retour à la santé.

Parmi les maladies de la seconde enfance dont l'anémie est un symptôme important, il faut mentionner la *maladie de Werlhof*, le *scorbut*, la *malaria*, le *rhumatisme aigu*, la *maladie de Bright* et la *scrofule*, dont l'anémie forme parfois, avec les engorgements ganglionnaires, toute la symptomatologie.

Au point de vue pratique, il faut savoir que la *période latente de la tuberculose* viscérale, ganglionnaire ou osseuse s'accompagne d'une anémie qui est souvent prise à tort pour l'anémie simple, essentielle. Chez l'enfant, plus encore que chez l'adulte, l'anémie qui survient sans

(1) Hayem, *Soc. méd. des hôp.*, 25 oct. 1889.

cause appréciable et résiste aux traitements médicamenteux ou hygiéniques doit faire craindre la tuberculose.

Anémie simple de la seconde enfance. — Nous entendons sous ce nom une maladie caractérisée uniquement par l'appauvrissement du sang et les symptômes qui en dépendent, maladie qui s'observe chez des enfants de sept à treize ans et que l'on a appelée aussi *anémie de croissance*.

ÉTIOLOGIE. — L'ancienne médecine admettait des maladies de croissance; nous croyons qu'elle a confondu sous ce nom des affections des os comme l'ostéite épiphysaire des enfants et des adolescents, les exostoses dites de croissance et divers troubles de la santé observés dans la seconde enfance. Nous ne pensons pas que la croissance soit par elle-même une cause morbide, mais nous croyons qu'elle crée un état d'équilibre instable dans lequel l'anémie se développe facilement sous l'influence des causes qui la provoquent habituellement; de là le nom d'*anémie de croissance* donné à l'anémie de la seconde enfance.

Ses causes les plus habituelles sont : la *misère*, surtout une alimentation vicieuse ou insuffisante; la *viciation de l'air* (logements insalubres, encombrement); le *surmenage scolaire*, dans lequel à la fatigue intellectuelle peuvent s'ajouter les inconvénients de la viciation de l'air, surtout en hiver, et de défaut d'exercice; le *surmenage physique* qu'on observe chez les enfants employés dans les fabriques ou même chez des enfants de constitution délicate, qui, bien que placés dans de bonnes conditions hygiéniques, sont épuisés par des exercices du corps trop violents; l'*onanisme*, les *vers intestinaux*, etc.

SYMPTOMES. — La décoloration de la peau et des muqueuses est le symptôme caractéristique de l'anémie. L'examen du sang révèle de l'oligochromhémie et presque toujours un certain degré d'oligocythémie. Les autres symptômes sont variables suivant les cas et portent sur le système circulatoire, le système nerveux ou le système digestif.

Système circulatoire. — L'examen du cœur est souvent

négatif. Les souffles anémiques proprement dits qu'on entend chez l'adulte sont tout à fait exceptionnels chez les enfants en dehors de la chlorose proprement dite ou de l'anémie pernicieuse et ne s'observent pas au-dessous de dix ans. On a confondu avec les souffles anémiques les souffles extra-cardiaques qu'on entend parfois quand il y a suractivité dans les battements du cœur et qui disparaissent rapidement si l'on peut obtenir une pause respiratoire suffisamment longue. Quant au souffle anémique veineux, continu ou intermittent, qui s'entend si souvent dans les vaisseaux du cou chez les chlorotiques, nous n'avons jamais pu le constater dans l'anémie simple des enfants.

On trouve quelquefois, chez les jeunes sujets anémiques, une augmentation relative de la matité cardiaque à droite, dépassant la ligne médiane et parfois même la ligne sternale droite. Ce phénomène peut coïncider avec une accentuation du second bruit pulmonaire et indique une stase du sang dans les cavités droites, qui provient d'un certain affaiblissement du muscle cardiaque. Cet affaiblissement ne se traduit jamais par des palpitations senties par l'enfant, mais il peut s'accompagner de *tachycardie*, d'un *choc étendu et visible* à gauche du sternum, au niveau du ventricule droit. Il ne s'accompagne jamais d'arythmie. L'enfant est légèrement essoufflé et présente, quand il prend trop d'exercice, de la *dyspnée d'effort*. Ces phénomènes rentrent en partie dans les symptômes décrits à tort sous le nom d'*hypertrophie de croissance*; ils sont indépendants de l'accroissement du corps et sont dus plutôt à la dilatation qu'à l'hypertrophie musculaire du cœur.

Système nerveux. — L'impressionnabilité du système nerveux existe dans tous les cas d'anémie bien caractérisée et persistante, mais elle ne se traduit par des troubles réels que sous l'influence de causes adjuvantes, telles que le surmenage scolaire ou l'hérédité nerveuse.

Les troubles nerveux que l'on constate le plus souvent en pareil cas sont l'inaptitude au travail intellectuel et la céphalalgie; René Blache (1) en a donné une bonne des-

(1) Blache, *Rev. mens. des mal. de l'enf.*, 1883, p. 117. — Voir aussi Descroizilles, *Traité de path. inf.*, 2e éd., p. 1118.

cription sous le nom de *céphalalgie de croissance*. L'enfant se plaint d'une douleur qui siège ordinairement à la région frontale, s'étendant parfois à toute la moitié antérieure de la tête et qui dans d'autres cas est diffuse. Il devient maussade, nonchalant; l'inaptitude au travail s'accentue, surtout s'il continue à suivre l'école. Ces accidents peuvent persister assez longtemps, de six mois à plusieurs années; la céphalalgie est parfois continuelle avec des exacerbations qui surviennent à la reprise du travail intellectuel. D'autres fois, ils disparaissent complètement par un changement de vie au grand air avec repos intellectuel, mais peuvent récidiver si le repos et les soins hygiéniques n'ont pas été suffisamment prolongés.

Il ne faut pas confondre ces céphalées anémiques avec celles qui sont provoquées chez les hypermétropes par des efforts trop considérables de l'accommodation. Le port de lunettes appropriées suffit pour faire disparaître ces dernières.

La *chorée* a été observée souvent chez des enfants anémiques et prédisposés héréditairement aux maladies nerveuses.

Système digestif. — Les fonctions digestives restent parfois intactes dans l'anémie infantile, ce qui est d'un heureux pronostic, le traitement ayant alors beaucoup plus de chances de succès.

Dans d'autres cas, on observe de l'anorexie, des digestions laborieuses, s'accompagnant souvent de crampes d'estomac après les repas et de constipation, ou d'alternatives de diarrhée et de constipation.

TRAITEMENT. — Le traitement doit être avant tout dirigé contre la cause de l'anémie. Une bonne aération, le séjour à la montagne, qui est préférable à l'habitation au bord de la mer, une alimentation réparatrice et appropriée aux forces digestives de l'enfant, un exercice modéré, la cessation de l'école, sont les premières mesures à prendre et suffisent parfois à la guérison. Néanmoins il faut y joindre le plus souvent l'usage du *fer* et l'*hydrothérapie*.

Les préparations ferrugineuses que nous prescrivons de

préférence sont : 1° les poudres de *fer réduit* (0,03 à 0,05 deux fois par jour), ou de *saccharate de fer* (1) à la dose d'une pointe de couteau deux fois par jour après les repas; 2° le *tartrate ferrico-potassique*, que nous ordonnons en potion à la dose de 0,50 dans 100,0 de sirop d'écorces d'orange amère (deux cuillerées à dessert par jour); 3° le *pyrophosphate de fer citro-ammoniacal*, que nous administrons d'après la formule suivante :

Sirop de gentiane	100,0
Pyroph. de fer citro-ammoniacal. . .	1,0

Une cuillerée à dessert deux fois par jour avant les repas.

Chlorose. — La chlorose est une forme d'anémie spéciale à la jeune fille et qui se montre en général au moment de la puberté. Si nous en parlons ici, c'est pour rappeler seulement qu'elle peut se développer aussi chez les petites filles de douze à quinze ans qui sont réglées prématurément ou qui, peu avant l'établissement de la menstruation, sont soumises à une mauvaise hygiène ou à des fatigues du système nerveux (émotions, surmenage scolaire).

La chlorose diffère de l'anémie simple par le fait que le nombre des hématies n'est pas diminué, mais que le globule lui-même est appauvri en hémoglobine. C'est donc une oligochromhémie sans oligocythémie.

Signalons également au point de vue symptomatique la présence de souffles vasculaires au cœur et dans les vaisseaux du cou, la fréquence des palpitations et de l'hyperexcitabilité nerveuse.

Le meilleur traitement de la chlorose est l'administration systématique et prolongée du fer, combinée à l'aération et à l'hydrothérapie.

La préparation ferrugineuse, qui nous a paru la meilleure en pareil cas, est la masse de Blaud (sulfate de fer et souscarbonate de potasse, parties égales) dont nous faisons préparer des pilules de 0,10 et dont nous prescrivons deux à chaque repas.

(1) Le *ferrum carbonicum saccharatum* de la pharmacopée germanique est un mélange de carbonate de fer et de sucre qui contient environ 10 0/0 de fer.

Anémie pernicieuse. — La maladie spéciale du sang décrite par Biermer en 1868 sous le nom d'anémie pernicieuse est exceptionnelle dans l'enfance; sur 102 cas observés à tout âge réunis par Pye Smith (1), 6 seulement se rapportaient à des enfants. Nous en avons réuni 19 cas, dont 16 se rapportent à la forme essentielle et 3 paraissent avoir été occasionnés par des vers intestinaux (2).

ÉTIOLOGIE. — L'étiologie de l'anémie pernicieuse essentielle est aussi obscure chez l'enfant que chez l'adulte. Elle peut se développer à tout âge. Sur 16 cas, nous en trouvons 3 jusqu'à deux ans, 2 de trois à cinq ans, 6 de six à dix ans, et 5 de dix à treize ans.

Si dans quelques observations l'anémie paraissait consécutive à une autre maladie, telle que la syphilis, le rachitisme ou la dyspepsie, dans le plus grand nombre des cas elle semblait s'être développée spontanément, sans cause connue. En particulier dans les deux cas que nous avons publiés, il s'agissait d'enfants appartenant à la classe aisée, parfaitement sains au moment où l'anémie s'est déclarée. Nous pensons qu'on doit en chercher probablement la cause dans un agent infectieux détruisant les globules sanguins par les toxines qu'il secrète. C'est du moins

(1) Pye Smith, *Guy's Hosp. Rep.*, 1883.

(2) Obs. d'anémie pernicieuse infantile essentielle :

Mauthner, *Journ. f. Kinderkr.*, 1855, XXIV, p. 208. — Leared, *Path. Trans*, 1858, IX, p. 438. — Quincke, *Samml. klin. Vortr.*, nos 100, 1876. — Bradford, *Boston med. and. chir. Journ.*, July 1876. — H. Müller. *Th. de Zürich*, 1877 (obs. 56). — Mackenzie, *Lancet*, 5 janvier 1878. — Cayley, cité par Coupland, *Brit. med. Journ.*, 1881, I, 551. — Kahler, *Prag. med. Woch*, 1880, nos 38-45. — Haven. *Arch. of. Paediat.*, déc. 1884. — Kjellberg, *Arch. f. Kinderheilk.*, 1884, V., p. 181. — Steffen, *Jahrb. f. Kinderheilk.*, 1888, XXVIII, p. 144. — D'Espine et Picot (deux cas), *Rev. de Méd.*, 1890, p. 859. — Demme, 28e *Bericht des Jenner'schen Kinderspitales*, 1891, p. 24. — Escherich, *Wien. med. Woch.*, 1892, nos 13 et 14. — A. Monti, Die kronische Anemie. Leipzig, 1892, p. 93.

Obs. d'anémie pernicieuse infantile, due à des vers intestinaux :

Schapiro, *Wratsch*, 1887, nos 5 et 6 (botriocéphale). — Podwissotzky, *Jahrb, f. Kinderkeilk*. 1889, XXIX, p. 229 (id.). — Demme, *loc. cit*, p. 31 (ascarides).

la seule explication plausible pour les anémies pernicieuses produites par les vers intestinaux (le bothriocéphale surtout) et qui guérissent après l'expulsion de l'helminthe.

DESCRIPTION. — La lésion essentielle de l'anémie pernicieuse est une destruction considérable et plus ou moins rapide des hématies, accompagnée en général d'une diminution considérable de la masse du sang. Les globules sanguins dans cette maladie restent colorés et conservent à peu près leur titre normal en hémoglobine (Hayem).

L'anémie poussée à ses dernières limites, qui est le symptôme le plus apparent de la maladie, peut coexister avec un embonpoint relatif qui contraste avec le teint blanc de cire de l'enfant. La dyspnée, les vertiges, les lipothymies ou les syncopes provoquées par le moindre effort, la tachycardie parfois accompagnée de souffles à la région précordiale, la diathèse hémorragique qui se caractérise vers la fin par de fines sugillations sanguines, soit sur la peau, soit sur la *rétine* et par des hémorragies dont les plus fréquentes sont l'épistaxis et le melæna, l'œdème sans albuminurie, la fièvre, les nausées et les vomissements sont les symptômes les plus saillants relatés dans les observations d'anémie pernicieuse infantile.

Des troubles intestinaux ont été parfois aussi observés, mais ne font pas aussi nécessairement partie du tableau de la maladie que chez l'adulte, surtout chez les jeunes enfants.

Dans les cas typiques (1), nous sommes frappés de la constance de la *fièvre*, qui paraît, au moins dans les derniers jours, jouer un rôle important parmi les symptômes de la maladie. Si l'on en rapproche la fréquence des ecchymoses dans les viscères et dans les séreuses constatée à l'autopsie, on y trouvera une preuve nouvelle en faveur du caractère infectieux de cette bizarre affection.

L'examen du sang, quand il a été fait d'une manière complète, a montré une diminution du nombre des glo-

(1) Les cas de Steffen et de Monti ne peuvent être considérés comme tels; le tableau de l'anémie pernicieuse y était altéré par la coexistence du rachitisme et, dans un cas, de la splénomégalie.

bules rouges, qui peut être réduit au cinquième et dans quelques cas même au dixième du chiffre normal. Au microscope, on a pu constater une poïkilocytose très accentuée, avec la présence de mégaloblastes et de normoblastes nucléés. Ce fait, qui montre un essai de régénération des globules par le retour à l'état fœtal de la moelle osseuse, n'a rien de pathognomonique pour l'anémie pernicieuse. La dégénérescence graisseuse des fibres du cœur, constatée dans plusieurs autopsies, est consécutive à l'anémie ; elle explique les souffles systoliques intenses qui ont été parfois entendus à la pointe du cœur et qui étaient dus à l'insuffisance musculaire de cet organe.

La *durée* de la maladie a été parfois très courte. Dans quatre cas, elle n'a pas dépassé six semaines. Le malade de Quincke présenta une rémission trois mois après le début, qui fut suivie dans le huitième mois d'une rechute mortelle; ce cas est celui qui a présenté la plus longue durée chez l'enfant.

La terminaison a été fatale pour tous les cas d'anémie essentielle. Par contre, les trois cas où la maladie était symptomatique ont guéri : dans deux cas après l'expulsion du bothriocéphale et de ses œufs, dans un cas après l'évacuation d'une quantité considérable d'ascarides lombricoïdes qui avaient pénétré jusque dans l'estomac, d'où l'un d'eux avait été rejeté par la bouche.

TRAITEMENT. — Le traitement consistera au début à prescrire un anthelminthique pour s'assurer que la maladie n'est pas due à la présence de vers intestinaux. On a recommandé, chez l'adulte, l'*arsenic* contre l'anémie pernicieuse; nous l'avons administré sans succès aux enfants. Il en a été de même du fer et de la quinine.

ARTICLE XV. — PSEUDO-LEUCÉMIE ET LEUCÉMIE

ANÉMIE PSEUDO-LEUCÉMIQUE DU PREMIER AGE. — Von Jacksch (1) a attiré en 1889 l'attention sur une anémie grave des enfants du premier âge, qui se distingue des

(1) Voir : Jacksch, *Wien. med. Wochenschr.*, 1889, nos 22 et 23.

anémies simples par l'existence d'une tuméfaction considérable de la rate (splénomégalie) et par une leucocytose très marquée. Hayem (1) en avait fait connaître un cas chez un enfant de quatorze mois, en mars de la même année, qu'il décrivait sous le nom de leucocythémie. Son élève Luzet (2) a fixé dans sa thèse de 1891 les principaux traits de cette affection. S. Somma (3), qui en a rapporté une douzaine de cas, attribue la priorité de la découverte de l'anémie splénique infantile à Cardarelli (1880) et à L. Somma (1887). En 1892, Monti et Berggrün (4), relevant tous les cas de cette affection publiés jusqu'à ce jour, arrivent au chiffre de vingt, mais remarquent avec justesse que l'anémie pseudo-leucémique doit être moins exceptionnelle qu'on ne l'avait cru jusqu'ici, puisque, sur 227 cas d'anémie infantile observés dans l'espace de huit mois, ils en ont reconnu 4 comme appartenant à la pseudo-leucémie. Mya et Trambusti (5) en ont publié récemment deux nouveaux cas suivis d'autopsie.

ÉTIOLOGIE. — Sur 18 malades, 12 étaient du sexe féminin et 6 du sexe masculin. Tous les cas connus se rapportent à des enfants en bas âge, la plupart entre six et seize mois.

Cet âge correspond à l'époque d'apparition du *rachitisme*, maladie avec laquelle l'anémie pseudo-leucémique paraît avoir des relations très étroites (18 fois sur 22 cas). Néanmoins il faut, pour expliquer la fréquence du rachitisme et la rareté de l'anémie pseudo-leucémique, admettre l'action spéciale d'une cause qui nous est encore inconnue.

DESCRIPTION. — **Degrés de la maladie.** — L'anémie des enfants rachitiques peut présenter des degrés très variables. Dans une première série de cas, le nombre des globules

(1) Du sang et des anémies, Paris, 1889, p. 864.

(2) Luzet, Étude sur les anémies de la première enfance, *Th. de Paris*, 1890.

(3) S. Somma, *Congrès de pédiatrie de Rome*, octobre 1890.

(4) Monti et Berggrün, Die kronische Anemie im Kindesalter, Leipzig, 1892.

(5) Mya et Trambusti, *Lo sperimentale*, 1892, fasc. IV, p. 359.

rouges peut rester normal, mais il y a de l'oligochromhémie et une légère leucocytose ; le rapport des globules rouges aux globules blancs varie de 1 : 100 à 1 : 120 (1). Ce premier degré d'*anémie simple* s'accompagne parfois de splénomégalie. Luzet a démontré que ces cas forment parfois le premier stade de l'anémie pseudo-leucémique. Dans une seconde série de cas tous caractérisés par une *splénomégalie* très accentuée et quelquefois par une légère hépatomégalie, il y a oligocythémie en même temps qu'oligochromhémie, et la leucocytose est très accentuée ; c'est l'anémie *pseudo-leucémique infantile*. Le rapport des globules blancs aux globules rouges est de 1 : 90 à 1 : 45 au maximum (2). Enfin, dans quelques cas, la maladie peut se transformer en leucémie vraie. Le nombre des globules blancs est alors encore plus considérable et peut arriver même à être égal ou supérieur à celui des globules rouges.

Symptômes. — Les petits enfants atteints d'anémie pseudo-leucémique présentent, comme symptôme prédominant, un état cachectique s'accompagnant d'une décoloration extraordinaire de la peau et de l'existence d'une *tumeur splénique* qui fait saillie dans l'abdomen et peut descendre jusqu'au bassin. Le foie est habituellement augmenté de volume, mais dans des proportions beaucoup moins considérables que la rate. Les ganglions superficiels présentent aussi parfois une légère tuméfaction. Cette intumescence ganglionnaire a fait défaut dans 8 cas sur 22.

Hématologie. — L'examen du sang fait constater, outre la leucocytose et l'oligocythémie, quelques particularités intéressantes, qui se retrouvent d'ailleurs dans l'anémie pernicieuse ; ce sont la poïkilocytose (grandeur très variable des globules rouges), la présence de globules rouges à noyaux (normoblastes et mégaloblastes) et de nombreuses figures karyokinétiques dans les noyaux de ces globules. Ce signe de la division directe des noyaux dans les globules rouges n'a été constaté que douze fois sur vingt cas ; il n'est donc pas un caractère nécessaire, pa-

(1) Felsenthal, *Arch. f. Kinderheilk.*, 1892, XV, p. 89.

(2) Voir Gerhardt, *Handb. der Kinderkrank.*, 1878 ; t. III, p. 87. — Kuttner *Berl., klin. Wochenschr*, 1892, pp. 1108 et 1137.

thognomonique de l'anémie pseudo-leucémique, comme l'avaient pensé Luzet, Alt et Weiss.

La présence de globules blancs à granulations éosinophiles, qu'Ehrlich considérait comme caractéristique de la leucémie vraie, a été constatée dans l'anémie pseudo-leucémique et même dans d'autres formes d'anémie, comme l'anémie pernicieuse.

Marche. — La marche de la maladie n'est pas nécessairement fatale. Elle est accélérée souvent par des complications inflammatoires, telles que la broncho-pneumonie. Monti et Berggrün citent quatre cas de mort sur vingt. Il faut y ajouter les cas de Mya et Trambusti, tous deux terminés fatalement. Quelques enfants ont entièrement guéri : ainsi, chez un petit malade observé par von Jacksch, le rapport des globules blancs aux globules rouges, qui était arrivé à 1 : 12, était redescendu à 1 : 180 au moment de la guérison.

TRAITEMENT. — Le traitement antirachitique a suffi dans les cas favorables à guérir l'anémie lymphathique en même temps que le rachitisme : bonne hygiène alimentaire, huile de foie de morue, fer (particulièrement, sous la forme d'*iodure de fer* et de pilules de Blaud pulvérisées). Monti et Berggrün associent volontiers le fer à l'*arsenic* (liqueur de Fowler et teinture de malate de fer, ou bien arséniate de fer citro-ammoniacal). La splénectomie doit être rejetée comme dangereuse.

Leucémie. — La leucémie vraie se distingue de l'anémie pseudo-leucémique par l'extrême développement de la leucocytose, par la présence de lymphomes, siégeant le plus souvent dans les organes hématopoiétiques (rate, foie, ganglions lymphatiques, os, follicules lymphatiques du tube digestif), mais peuvent aussi se former dans la peau, la plèvre, les reins, le cerveau, etc.

La leucémie n'est pas une maladie commune et est beaucoup plus rare encore chez l'enfant que chez l'adulte. Birch Hirschfeld (1), en 1878 en réunissait 39 observations

(1) Birch Hirschfeld, art. LEUCÉMIE, in *Gerhardt's Handb. der Kinderkr.*, III, 1re partie, 1878, p. 301.

relatives au jeune âge, se répartissant comme suit : 4 dans la première année, 9 de un à quatre ans, 9 de cinq à neuf ans et 17 de neuf à quinze ans. Depuis lors, il n'en a été publié qu'un petit nombre d'observations incontestables (1).

La leucémie présente comme forme habituelle chez l'enfant la variété mixte lymphatico-liénale dans laquelle ce sont tantôt les ganglions lymphatiques, tantôt la rate et le foie qui sont envahis les premiers. La forme myélogène paraît être très rare dans le jeune âge ; nous n'en connaissons qu'un seul exemple susceptible d'y être rattaché, c'est celui de Schmutziger (2) relatif à un enfant de onze ans, qui présentait des douleurs osseuses. Les observations de Rendu et de Picot sont des exemples presque uniques de la forme intestinale. Hochsinger et Schiff ont décrit chez un enfant des altérations lymphadéniques de la peau. Enfin il faut signaler comme particulier à l'enfance l'énorme hypertrophie du thymus qui recouvrait le cœur chez un enfant de cinq ans observé par Cnyrim (3). Gallasch (4) a trouvé des lymphomes et la glande lacrymale chez un garçon de quatre ans et demi.

L'étiologie de la leucémie est aussi obscure chez l'enfant que chez l'adulte. Quelques auteurs insistent sur la fréquence de cette affection chez les enfants nés de parents

(1) Voici les indications des principaux cas publiés en France : Trousseau, *Clin. méd*, 6e édit., III, p. 602 — Ch. Robin, art. LEUCOCYTHÉMIE, du *Dict. encycl. des Sc. méd.*, 1869. — C. Picot, dans : Demange, *Th. de Paris*, 1874, p. 73. — Rendu, *Ibid.*, p. 75. — Hayem, Du sang, Paris, 1889, p. 864. — G.-H. Royer, *Rev. mens. des mal. de l'enf.*, 1885, p. 201.

Voir aussi les observations suivantes publiées depuis le travail de Birch Hirschfeld : Ortner, *Jahrb. f. Kinderheilk.* XXXII. — Keating, *Philadelphia med. und surg. Journ.*, 28 nov. 1885. — Hochsinger et Schiff, *Vierteljarschr. f. Dermat.* 1887, n° 3. — Ebstein, *D. Arch. f. klin. Med.* XLIV, 1889, p. 343. — Wadham, *Lancet*, 1884, I, p. 158. — J.-H. Musser, *Philadelphia County med. Soc.*, 28 sept. 1887. — Guttmann, *Berl. klin. Woch.*, 1891, n° 46. — Eichorst, *Virch. Arch.*, 1892, CXXX, p. 365.

(2) Schmutziger, *Arch. der Heilkunde*, XVII, 1876, p. 27.

(3) Cnyrim, *Verhandl. des æztl. Gessellsch. in Frankfurt*, 24 avril 1871.

(4) Gallasch, *Jahrb. f. Kinderheilk*, VI, 1875.

syphilitiques; d'autres admettent pour quelques cas une influence héréditaire; Ortner cite deux sœurs atteintes de leucémie, et d'autres cas analogues ont été observés.

La marche de la maladie est habituellement chronique et se termine fatalement au bout de un à trois ans, soit par cachexie, soit par diathèse hémorragique, soit par compression de la trachée, suite d'adénie du médiastin, soit encore par le fait de complications telles que la broncho-pneumonie. Exceptionnellement la leucémie peut prendre une marche rapide et se terminer par la mort en quelques jours (Guttmann, Eichorst), après cinq à six semaines (Ebstein), ou deux mois (Wadham). On a signalé dans la première enfance une forme aiguë accompagnée d'une augmentation considérable de la rate et d'un état fébrile rappelant la fièvre typhoïde (Mosler) (1), (Seitz) (2).

La guérison est tout à fait exceptionnelle et ne paraît possible que dans la première période. Birch Hirschfeld cite 4 cas de guérison sur 39.

Mosler recommande comme traitement l'hydrothérapie dans la première période de fortes doses de quinine et l'oxyde de fer. Habershon vante l'effet de l'iodure de fer, Forslund celui de l'huile de foie de morue. Dans la leucémie avec adénie, on a recommandé principalement l'arsenic sous la forme de liqueur de Fowler.

ARTICLE XVI. — DIABÈTE SUCRÉ

ÉTIOLOGIE. — Le diabète sucré, sans être commun chez les enfants, se rencontre chez eux plus souvent qu'on ne le croyait autrefois. Redon (3), Külz (4) et Leroux (5) ont pu en réunir 150 observations relatives à des sujets âgés de moins de seize ans, et, depuis le travail de Leroux (1880), une trentaine d'observations nouvelles ont été publiées.

(1) Mosler, *Berl klin. Woch.*, 1864 p. 12.

(2) Seitz, *Deutsche Klinik*, 1866, nos 15 et 16.

(3) Redon, *Th. de Paris*, 1877.

(4) Külz, art. DIABÈTE, dans Gerhardt, *Handb. der Kinderkrankheiten*, III, 1er fasc., 1878, p. 269.

(5) Leroux, *Th. de Paris*, 1880. — Voir aussi : Stern, *Arch. f. Kinderheilk.*, XI, p. 80, 1889.

Le diabète peut survenir à toutes les périodes de l'enfance. Kitselle en a observé un cas sur son propre fils, âgé de quatorze jours. Cette affection paraît cependant être plus fréquente dans la seconde enfance que dans la première. Sur 166 enfants diabétiques dont l'âge est mentionné, nous en trouvons 14 seulement au-dessous de deux ans, 48 entre deux et huit ans et 104 entre neuf et quinze ans. Seegen (4), qui a observé 800 cas de diabète, en compte 3 % entre dix et vingt ans et 0,5 % seulement au-dessous de dix ans. Suivant Bouchardat, le diabète paraît être moins fréquent avant qu'après la puberté, mais, ajoute cet observateur, la glycosurie ne semble peut-être si rare avant douze ans que parce qu'elle est souvent méconnue.

Le nombre des petites filles diabétiques, d'après les statistiques, est à peu près le même que celui des garçons, ce qui est contraire à ce qu'on observe chez les adultes où le diabète est beaucoup plus fréquent dans le sexe masculin.

En Angleterre, le diabète paraît être relativement assez fréquent chez les enfants. D'après Roberts, il est mort de 1851 à 1860 dans toute l'Angleterre 4,546 individus par le diabète, et, sur ce nombre, il y en avait 308 au-dessous de quinze ans (Redon).

L'*hérédité* paraît être une des causes prédisposantes du diabète chez les enfants. Neuf des petits malades cités par Külz avaient des diabétiques dans leur famille. Redon rapporte l'observation de trois enfants nés de la même mère, qui tous trois étaient atteints de glycosurie. Dans quelques cas, les parents, sans être diabétiques, souffraient d'affections nerveuses.

Comme causes occasionnelles de la maladie, nous trouvons signalés un refroidissement, l'abus d'une alimentation féculente ou sucrée, la méningite tuberculeuse, l'épilepsie, la chorée, l'impaludisme, une chute sur la tête, une fracture du crâne, une chute sur les reins ; J. Simon a vu le diabète survenir chez un enfant deux mois après une chute sur l'occiput. Quelquefois la maladie a succédé à une fièvre typhoïde, une dysenterie, une scarlatine, une rougeole ou un purpura.

(4) Seegen, Communication au Collège des méd. de Vienne, *Semaine médicale*, 21 nov. 1888.

SYMPTOMES et MARCHE. — Le diabète sucré présente dans le jeune âge les mêmes symptômes que chez l'adulte et n'en diffère que par une marche souvent plus rapide.

Les symptômes les plus importants sont la *polyurie*, la *polydipsie*, et l'*amaigrissement;* ce sont eux qui mettent habituellement sur la voie du diagnostic, qui est bientôt confirmé par l'analyse de l'urine. La polyurie et la polydipsie sont signalées dans presque toutes les observations de Redon; la quantité d'urine paraît même en général dépasser, proportionnellement au poids du malade, ce qu'elle est chez les adultes; on l'a vue atteindre 14 litres par jour (Cantani). Quelquefois la polyurie se complique d'incontinence d'urine. Elle fut suivie d'un diabète insipide dans un cas observé par Guarnerus chez un nouveau-né. La polydipsie peut s'accompagner de polyphagie, mais souvent ce dernier symptôme se change en inappétence vers la fin de la maladie. L'amaigrissement est signalé dans tous les cas observés, et, dans plusieurs d'entre eux, il fut rapide et considérable.

La *quantité de sucre* rendue par les enfants diabétiques est très variable, mais, d'après Redon, elle est proportionnellement plus considérable que chez l'adulte : elle atteint parfois jusqu'à 10 et 15 °/₀ de la quantité de l'urine.

Comme symptômes accessoires, nous devons mentionner des *troubles digestifs* analogues à ceux observés chez l'adulte. Dans plusieurs cas, on a signalé un ballonnement considérable du ventre; la constipation est habituelle. La bouche, particulièrement les gencives, sont enflammées; la langue est épaissie, crevassée; ses papilles sont d'un rouge vif et paraissent agrandies. Leroux a observé dans trois cas du muguet. Comme *troubles nerveux*, on a signalé la céphalalgie, des douleurs variables comme siège, l'insomnie, la somnolence, une modification dans le caractère de l'enfant, qui devient plus irritable et présente une diminution des facultés intellectuelles, etc.; tous ces symptômes sont loin d'être constants. L'*albuminurie* a été également rencontrée quelquefois. La peau est sèche et est quelquefois le siège d'une desquamation furfuracée. Les *inflammations cutanées* (abcès, furoncles, eczéma, prurigo) paraissent être moins fréquentes que chez l'adulte, mais existent cependant quelquefois. Leroux a observé chez un enfant diabétique un psoriasis guttata et une inflammation suppurée à la base de presque tous les ongles. L'eczéma des organes génitaux, la leucorrhée, la balanoposthite ont été également signalés. L'*amblyopie* est mentionnée une fois et la *cataracte* quatre fois dans les 120 observations recueillies par Külz et par Leroux.

Lorsque le diabète affecte une marche aiguë, l'enfant s'affaiblit rapidement et succombe dans le coma. Pitchford (1) a vu un enfant de dix ans succomber vingt jours après le début de la maladie. Le plus souvent la marche est chronique : la glycosurie existe pendant un certain temps sans amener d'altération très appréciable dans la santé ; puis peu à peu l'enfant maigrit, ses forces diminuent, et il meurt dans le marasme après un temps plus ou moins long, ou bien il est emporté par quelque complication (pneumonie, gangrène pulmonaire, convulsions). Dans quelques cas, la mort a succédé aux symptômes de dyspnée, d'agitation et de coma que Kussmaul a attribués à l'acétonémie. Prevost et Binet ont constaté la présence d'un corps analogue à l'acétone dans les urines rendues par une petite fille diabétique pendant des attaques comateuses auxquelles elle finit par succomber. Ce corps manquait entre les attaques; il fut trouvé à l'autopsie dans le cerveau et le liquide céphalo-rachidien.

Lorsque le diabète se termine fatalement, sa durée peut osciller entre quelques semaines et quatre ans, mais, le plus souvent, la mort survient dans les six premiers mois. Dans les cas qui guérissent, la maladie cède en général assez rapidement au traitement, mais les rechutes sont toujours à redouter.

Le diabète sucré se complique rarement de phtisie pulmonaire chez les enfants ; cette terminaison n'est signalée que quatre fois dans les 32 observations de Redon.

DIAGNOSTIC. — Le diagnostic du diabète sucré est des plus faciles, il repose uniquement sur la constatation par l'analyse d'une glycosurie persistante ; mais encore faut-

(1) *Brit. med. Journ.*, 28 mai 1892.

il penser à faire l'examen des urines toutes les fois qu'un enfant est pris de polyurie, d'une soif intense et surtout d'un amaigrissement qu'aucune lésion organique n'explique. L'opinion trop répandue de la rareté du diabète dans l'enfance a dû souvent faire négliger les moyens de reconnaître cette maladie.

Nous n'insistons pas sur les procédés employés pour déceler la présence du sucre dans les urines ; disons seulement que chez les très petits enfants, il est souvent difficile de recueillir une quantité d'urine suffisante pour l'analyse ; on devra alors recourir au catéthérisme, ou on lavera les linges souillés par l'urine avec une petite quantité d'eau tiède qu'on soumettra ensuite à l'analyse.

PRONOSTIC. — Le pronostic du diabète sucré est en général grave ; il l'est particulièrement chez les enfants. Sur 111 cas dont nous avons trouvé la terminaison indiquée, 92 ont eu une issue fatale et, dans plus d'un mentionné comme guéri, il est douteux que la guérison ait été définitive. D'après Külz, la mort survient d'autant plus vite que l'enfant est plus jeune ; tous les cas d'une durée de plus de deux ans recueillis par cet auteur ont été observés chez des sujets d'au moins onze ans.

TRAITEMENT. — Le traitement du diabète sucré est avant tout hygiénique ; les diverses médications proposées contre cette maladie ont eu peu de succès chez les enfants. Nous les passerons donc sous silence, renvoyant aux traités spéciaux sur le diabètes et nous ne parlerons que du régime qui convient aux petits diabétiques.

Chez les nourrissons, il est impossible de proscrire le lait ; les inconvénients que cet aliment peut présenter, résident dans le sucre qu'il renferme et qui se transforme en partie en glucose pendant la digestion, mais le sucre de lait ne subit pas en entier cette transformation : une partie subit la fermentation lactique. On fera cependant bien, chez les enfants nourris artificiellement, d'étendre le lait d'eau et d'y ajouter une certaine proportion de crème (Külz).

Après le sevrage, on ne donnera pas de lait de vache, mais on nourrira l'enfant avec du bouillon de bœuf, auquel

On ajoutera des œufs et du beurre, et on arrivera le plus vite possible à l'alimentation par la viande et le pain de gluten ou le biscuit d'amandes de Pavy. On proscrira avec soin toutes les farines riches en fécule, telles que la semoule ou le gruau, mais on pourra donner, suivant le conseil de Külz, des choux-raves, des raves ou des carottes, légumes peu amylacés et chez lesquels on peut par des lavages répétés diminuer encore la proportion de fécule.

Plus tard on appliquera aux enfants toutes les règles de l'alimentation prescrites aux adultes diabétiques. On insistera sur l'exercice, les frictions, les bains destinés à exciter les fonctions de la peau ; l'enfant sera préservé de tout refroidissement et sera vêtu habituellement de flanelle. Enfin on ordonnera les toniques et l'huile de foie de morue, dès qu'apparaîtront les signes de la diminution des forces et l'amaigrissement.

Article XVII. — RACHITISME

Le rachitisme est une dystropie constitutionnelle du squelette spéciale à la première enfance, qui provient le plus souvent de mauvaises conditions hygiéniques et principalement d'une alimentation vicieuse.

Connu depuis longtemps en Angleterre, sous le nom populaire de *rickets* et en Allemagne sous le nom de *maladie anglaise*, le rachitisme a été décrit pour la première fois au XVIIe siècle par les médecins anglais (Whistler, 1645; Glisson, 1650).

ÉTIOLOGIE. — Le rachitisme n'est pas en général une maladie héréditaire, quoique toutes les causes de détérioration de la santé chez les parents telles que la scrofule, la syphilis, l'épuisement de la mère par des grossesses répétées ou des allaitements trop prolongés, soient souvent des causes prédisposantes incontestables.

D'après Parrot, le rachitisme reconnaîtrait pour cause unique la syphilis héréditaire, dont il serait une manifestation tertiaire. Cette opinion, que nous ne pouvons absolument pas admettre, provient sans doute de ce que les observations de Parrot ont été prises à l'hospice des Enfants-Trouvés, dont le recrutement spécial explique la coïncidence fréquente des deux diathèses. Quant à nous, nous avons constaté trop souvent en ville l'éclosion du rachitisme en dehors de toute atteinte spécifique pour conserver le moindre doute à cet égard. Tout ce que nous concédons, c'est la fréquence et l'extrême précocité du rachitisme, qui apparaît souvent dès le troisième ou le quatrième mois chez les enfants syphilitiques. L'explication de ce fait se trouve dans les troubles de la digestion et de l'assimilation, qui sont les précurseurs ordinaires de la syphilis héréditaire, aussi les voit-on manquer ou disparaître en même temps que le rachitisme, lorsque l'enfant prospère au sein d'une bonne nourrice. Kassowitz (1), qui, comme nous, maintient l'absolue distinction entre les deux maladies, estime que 80 % au moins des enfants atteints de rachitisme sont absolument exempts de syphilis. Cazin et Icovesco (2), qui ont observé à ce point de vue 109 enfants rachitiques à l'hospice de Berck-sur-Mer, n'ont pas trouvé chez eux les stigmates de la syphilis plus souvent que chez les autres enfants.

Le manque d'air ou de soleil, une alimentation insuffisante ou disproportionnée à la puissance d'assimilation de l'enfant, telles sont les deux causes efficientes principales du rachitisme, auxquelles on peut rapporter toutes les autres (entassement, confinement, sevrage prématuré, alimentation grossière ou impropre, mauvaise nourrice, lait pauvre et peu nutritif ou trop riche et mal digéré par l'enfant, etc.). Elles ont pour résultat une assimilation insuffisante des sucs nutritifs au moment critique où les efforts de l'organisme se concentrent sur l'ossification du squelette. Les maladies aiguës, en particulier les fièvres éruptives (Rehn), peuvent agir comme causes occasionnelles, et hâter l'apparition du rachitisme.

Le rachitisme est répandu partout, puisqu'il suffit d'une alimentation vicieuse pour le produire ; il est néanmoins plus fréquent dans les villes que dans les campagnes, dans les pays du Nord que dans ceux du Midi ; les formes graves de cette maladie sont beaucoup plus rares de nos jours qu'elles ne l'étaient jadis, grâce à l'amélioration du

(1) Kassowitz, *Wiener med. Blatter*, 1881, 40-42.

(2) Cazin et Icovesco, *Arch. gén. de Méd.*, oct. et nov. 1887.

sort des classes pauvres et à une hygiène de l'enfance mieux entendue.

Quoique l'apanage des enfants pauvres, le rachitisme s'observe parfois dans ses formes atténuées chez les enfants des riches, la prédisposition héréditaire, en pareil cas, ne peut être niée lorsqu'on voit dans une même famille plusieurs enfants devenir rachitiques en dépit de bonnes conditions hygiéniques.

Très rare après trois ans, le rachitisme apparaît presque toujours du sixième au vingtième mois, habituellement au moment du sevrage; chez les enfants nourris artificiellement, on constate exceptionnellement les premiers indices du rachitisme dès le deuxième ou troisième mois (Fleischmann). Le rachitisme *fœtal* ou *congénital* est admis par Virchow, Ritter, Smith, etc. C'est une affection rare. Jules Guérin en a signalé 3 cas sur 346 malades; Chaussier, un cas sur 23,193 naissances; d'après Ritter, le rachitisme congénital serait au rachitisme acquis dans la proportion de 3,8 pour 100. On en a observé quelques cas à la suite de grossesses gémellaires; d'autres fois, les parents étaient rachitiques. Dans un cas rapporté par Heitzmann, la mère avait respiré fréquemment des vapeurs imprégnées d'acide lactique, car elle était employée à nourrir des animaux avec cette substance; l'enfant né à terme mourut immédiatement après la naissance; ses os présentaient à un haut degré des déformations rachitiques. Le *rachitisme tardif* est une exception plus grande encore; certains auteurs disent l'avoir vu se développer à la puberté (Portal, Jenner, Tripier). Il est possible que dans ce cas on ait confondu le rachitisme avec l'ostéomalacie, cependant cette apparition tardive du rachitisme n'a rien d'impossible, puisque l'ossification du squelette n'est terminée qu'après vingt ans. Il est très probable que certains cas de *genu valgum* sont dus au rachitisme tardif.

ANATOMIE PATHOLOGIQUE. — Les extrémités antérieures des côtes, les os de la voûte du crâne, les os de l'avant-bras et de la jambe sont les parties du squelette qui sont atteintes le plus souvent par le rachitisme. Les fémurs, les os du bassin et les vertèbres sont plus rarement malades.

C'est dans les parties de l'os où le travail d'ossification est le plus actif que les lésions sont les plus marquées; dans les os longs, c'est au niveau du cartilage épiphysaire ou sous le périoste diaphysaire; dans les os plats, c'est sur les deux faces au niveau des points d'ossification. La néoformation propre au rachitisme a été décrite pour la première fois par J. Guérin sous le nom de *tissu spongoïde*; c'est un tissu ossiforme, criblé comme une éponge fine, contenant dans ses mailles une moelle d'un rouge vineux, qui envahit l'os irrégulièrement et se substitue peu à peu au cartilage vrai encore vierge d'ossification, au tissu ostéoïde normal ou au tissu osseux préformé; celui-ci se résorbe par un processus analogue à celui de l'ostéite raréfiante. Dans le rachitisme, dit Virchow, tout est pêle-mêle; on peut trouver du tissu malade à côté du tissu sain sans ordre apparent. Il n'y a donc pas seulement arrêt dans le travail d'ossification, mais production d'un tissu pathologique, comme le prouvent l'analyse chimique et l'examen microscopique des os malades.

L'analyse chimique révèle dans les os rachitiques une diminution considérable des sels calcaires, dont la proportion peut tomber de 63 à 20 0/0, d'où la flexibilité et la mollesse de ces os qui leur permet de se déformer facilement. Friedleben a trouvé en outre une augmentation notable de l'eau, ainsi qu'une augmentation légère de la graisse et de l'acide carbonique.

Au microscope, on trouve au milieu du cartilage épiphysaire une calcification des capsules secondaires, qui, au lieu de se transformer en ostéoplastes, se ratatinent et forment de petits corps irréguliers dépourvus de canalicules et disséminés au milieu d'une substance fondamentale qui devient fibrillaire. Dans les mailles de ce tissu pathologique, des vaisseaux de nouvelle formation constituent un vaste réseau caverneux qui communique avec les vaisseaux de l'os ancien (Tripier).

Dans les parties où l'ossification normale se fait aux dépens du tissu fibreux (os plats, diaphyse des os longs), les altérations sont identiques, avec cette différence que le tissu spongoïde se forme aux dépens du tissu conjonctif médullisé, puisqu'il n'y a pas de cartilage préexistant. D'ailleurs, mêmes troubles, même irrégularité dans la calcification ; à des manchons de tissu osseux vrai succèdent des lamelles de tissu spongoïde.

La couche ostéogène sous-périostée acquiert parfois une épaisseur considérable ; elle subit une modification sur la nature de laquelle on n'est pas fixé èt qui consiste dans l'apparition de travées onduleuses, anastomosées, réfringentes, qui résultent d'une transformation sur place de la substance intercellulaire. Ces travées sont les analogues des fibres de Sharpey (Cornil et Ranvier.)

Telles sont les lésions principales du rachitisme dans sa période d'état. Ses terminaisons sont variables.

Dans les cas rares décrits par J. Guérin sous le nom de *consomption rachitique*, le processus morbide continue et s'étend jusqu'à la destruction entière de l'os ; les espaces que limitent les travées du tissu spongoïde, au lieu de se rétrécir comme dans l'ossification normale, s'élargissent ; l'os est creusé d'une vaste cavité remplie d'un liquide huileux, rougeâtre et de lamelles irrégulières que limite à l'extérieur une mince coque osseuse.

Habituellement, le tissu spongoïde subit la *transformation fibreuse* ; les espaces médullaires élargis se remplissent peu à peu d'un tissu fibrillaire très solide, qui peut être envahi à son tour par les sels calcaires. Toute la partie malade de l'os se transforme alors en un tissu compact très dur, ayant l'aspect de l'ivoire. L'*éburnation*, quand elle est étendue et se produit à un âge peu avancé, arrête le développement du squelette en déterminant la soudure prématurée des épiphyses à la diaphyse.

La guérison véritable aurait lieu par la résorption lente du tissu spongoïde et la reprise de l'ossification normale (Broca) ; cette terminaison, qui paraît être la plus fréquente, est peu connue au point de vue histologique.

PHYSIOLOGIE PATHOLOGIQUE. — La pathogénie du rachitisme est encore obscure, malgré le grand nombre des théories proposées.

Pour les uns, c'est la *diminution dans l'apport des sels calcaires* due à une alimentation vicieuse qui produirait le rachitisme. Les expériences de J. Guérin, Trousseau, Friedleben, Tripier, etc., prouvent qu'on peut obtenir chez les animaux, en les soumettant à un régime particulier, des os plus mous, plus spongieux et moins calcaires qu'à l'état normal, mais on n'a pas pu déterminer ainsi chez eux la formation du tissu spongoïde (Tripier).

Pour d'autres, il s'agit d'une *élimination exagérée des sels calcaires* par les sécrétions, due à la production anormale d'un acide. Rien ne le prouve; car si l'on observe souvent des selles acides chez les rachitiques et une augmentation des phosphates terreux dans l'urine au moment du ramollissement des os, les os eux-mêmes, sains ou rachitiques ont une réaction neutre ou même légèrement alcaline (Lehmann).

Une troisième théorie consiste à admettre que le rachitisme est une *inflammation spéciale des tissus ostéogènes*, déterminée par l'absorption de certains agents chimiques. C'est ainsi que Wegner a rendu rachitiques des chiens par l'administration continue de très petites doses de phosphore, concurremment avec la suppression de la chaux dans les aliments. Heitzmann (1) est arrivé au même résultat par l'administration continue de l'acide lactique. Après cinq ou six mois de ce traitement chez des chats et des chiens de moins d'un an, les diaphyses devinrent tellement molles qu'on pouvait les plier comme les branches d'un saule.

Ces expériences expliquent peut-être pourquoi la dyspepsie gastro-intestinale est l'avant-coureur obligé des gonflements articulaires et pourquoi, chez les enfants rachitiques, les selles sont habituellement acides. Il est, néanmoins, des cas de rachitisme qui échappent à cette théorie et qui peuvent être expliqués par une faiblesse d'assimilation héréditaire ou acquise.

SYMPTOMES. — La symptomatologie du rachitisme comprend l'étude des déformations du squelette et celle des troubles fonctionnels qui précèdent ou accompagnent ces déformations. Nous passerons successivement en revue le système osseux, le système digestif, le système nerveux et le système respiratoire.

(1) Heitzmann, *Wiener med. Presse*, 1873. n° 14.

Système osseux. — Nous étudierons les déformations dans les différentes parties du squelette.

1. **Tête.** — A la tête, le rachitisme se révèle par quatre signes principaux : la *persistance des fontanelles*, la *déformation de la voûte du crâne*, avec épaississement des sutures et proéminence de certains os, la *déformation des os maxillaires* et les *anomalies de la première dentition.*

Le rachitisme du crâne est un des premiers en date ; il est d'autant plus prononcé que la maladie a commencé plus tôt; dans les cas rares de rachitisme tardif dont le début remonte seulement à la fin de la seconde année ou de la troisième, le seul symptôme appréciable est la persistance de la grande fontanelle. Celle-ci reste souvent ouverte jusqu'à trois ou quatre ans (Bouvier). La fontanelle postérieure et les fontanelles latérales, qui se ferment à l'état normal peu de temps après la naissance, persistent, ou ne se ferment qu'incomplètement quand le rachitisme débute dans les premiers mois de la vie. Les sutures du crâne s'effacent très tard et restent longtemps perceptibles au toucher sous la forme de gouttières dues à l'épaississement des os sur leurs bords (W. Jenner).

La tête, comparée au corps, paraît disproportionnée. L'augmentation de volume porte exclusivement sur la voûte du crâne; elle n'est point régulière et ne s'étend pas à tous les diamètres, comme dans l'hydrocéphalie. L'arcade orbitaire n'est pas déformée. Les bosses frontales font saillie en avant, souvent plus d'un côté que de l'autre; le diamètre antéro-postérieur de la tête s'allonge. En même temps, dans les cas de rachitisme avancé, l'occiput se ramollit, s'aplatit par la pression de la tête sur l'oreiller et parfois s'amincit par places (*craniotabes* d'Elsæsser). Le nombre des points ramollis peut varier de un ou deux à dix ou vingt; on a attribué à tort à la perforation spontanée de l'occipital des accidents nerveux graves, telles que les convulsions externes ou le spasme de la glotte.

Fleischmann (1) a décrit le premier une déformation des os maxillaires qui est spéciale aux enfants rachitiques. La

(1) Fleischmann, *Klinik der Paediatrik*, Vienne, 1877, II, p. 168.

courbe formée par le *maxillaire inférieur*, de parabolique, devient polygonale; la partie antérieure qui s'étend entre les deux canines forme une ligne presque droite, au lieu d'être convexe en avant; il en résulte un raccourcissement du diamètre médian antéro-postérieur de la courbe formée par l'os; en même temps le bord alvéolaire est renversé en dedans. Le *maxillaire supérieur* présente un rétrécissement au niveau des insertions des apophyses zygomatiques et est repoussé en avant à partir de ces deux points; la courbe générale de l'os, au lieu d'être régulièrement parabolique, ressemble alors à la coupe d'une poire à petite extrémité antérieure, et le diamètre antéro-postérieur en est notablement agrandi. Le bord alvéolaire supérieur est dejeté en dehors en sens inverse du bord alvéolaire inférieur. Nous avons constaté de plus que souvent la voûte formée par les apophyses palatines présente un enfoncement du côté des fosses nasales.

La déformation du maxillaire inférieur paraît due surtout à la compression latérale des masséters et à la traction centripète des muscles mylo-hyoïdiens d'une part et probablement à la traction antéro-postérieure des muscles génio-glosses de l'autre (Fleischmann). La déformation du maxillaire supérieur est plus difficile à expliquer; les insertions des apophyses zygomatiques, qui sont rarement atteintes par le rachitisme, forment deux points fixes qui empêchent toute déformation de la courbe du maxillaire en arrière. La partie antérieure au contraire subit de la part de la langue une pression habituelle qui est considérablement augmentée par la succion si énergique des nouveau-nés; c'est ainsi que nous expliquons le creusement de la voûte palatine, sur laquelle aucun auteur n'a insisté à notre connaissance, et la projection en avant de la courbe antérieure du maxillaire avec renversement du bord alvéolaire en dehors.

Le rachitisme des mâchoires coïncide avec celui du crâne; il est par conséquent une des manifestations précoces de la maladie. On ne le voit pas se développer chez des enfants qui ont dépassé la première année. C'est donc un signe précieux de diagnostic à un moment où l'absence de dents et la présence de la grande fontanelle correspondent encore à une évolution normale.

La déformation des mâchoires a une grande influence sur la première dentition et, quand elle persiste, sur la seconde dentition. Quelques-unes des dents, gênées par le manque de place, sortent irrégulièrement et se placent l'une devant l'autre ; celles de la mâchoire supérieure sont déjetées en dehors, celle de la mâchoire inférieure sont déjetées en dedans. L'influence du rachitisme sur la dentition se fait en outre sentir de trois manières différentes :

a) *Par le retard dans l'apparition des premières dents*. Les incisives inférieures médianes, au lieu de sortir du sixième au neuvième mois, n'apparaissent que du dixième au quinzième mois ; dans deux cas, l'un de nous a vu la sortie de la première dent retardée jusqu'au vingt-cinquième et au vingt-sixième mois. Ce retard ne s'observe que dans les rachitismes précoces dont l'action s'est fait sentir avant le sixième mois, c'est-à-dire avant la formation complète des racines des incisives.

b) *Dans la durée anormale des intervalles qui séparent l'apparition des dents de lait*. On peut considérer, comme maximum physiologique de cette durée, six semaines pour les incisives et dix semaines pour les autres dents (Fleischmann). Dans le rachitisme, ces intervalles sont beaucoup plus longs. Le travail de dentition peut même être complètement interrompu dans les cas sérieux et ne recommence qu'à la fin de la seconde année, c'est-à-dire au moment où, grâce à l'ossification plus active, l'action du rachitisme s'éteint. Dans les cas plus légers, la reprise de la dentition est un signe d'amélioration qui succède souvent à un traitement hygiénique bien entendu.

c) *Dans la qualité des dents de lait*. La dent, l'émail surtout, étant de tout l'organisme la partie la plus riche en sels inorganiques, peut souffrir dans sa composition sous l'influence du rachitisme ; les dents se barrent ou se carient et tombent avant le temps. Il est fréquent également d'observer chez les enfants rachitiques des dents petites, atrophiées, séparées des autres dents (surtout les canines) par un intervalle libre. Il est probable aussi que le rachitisme du maxillaire n'est pas sans influence sur cette dystrophie des dents, qui est loin d'ailleurs d'exister dans tous les cas.

2. **Tronc.** — Les déformations du thorax sont parmi les plus importantes et les plus fréquentes. Le *chapelet rachitique* est l'expression la plus constante de la maladie ; il est pathognomonique. Il est constitué par une série de nodosités produites par le gonflement de l'extrémité antérieure des côtes, ainsi que par un angle légèrement saillant des articulations chondro-costales (Bouvier). A un degré plus avancé, il se forme une double gouttière latérale par le relâchement de ces articulations et l'enfoncement des côtes. Le sternum est projeté en avant, et le thorax prend la forme d'une carène de vaisseau ou d'une poitrine d'oiseau. Il en résulte un rétrécissement de la poitrine, qui a son maximum à la réunion des vraies et des fausses côtes, c'est-à-dire au point le plus faible de la cage thoracique, dont la partie supérieure épaisse et solidement fixée résiste mieux à la pression atmosphérique et dont la base dilatée en auvent s'évase en s'appuyant sur les viscères abdominaux. Cette déformation entraîne dans la situation des viscères intra-thoraciques des modifications importantes, qui ont été bien étudiées par Rilliet et Barthez (1). Le cœur est plus rapproché de la paroi thoracique, d'où il résulte une augmentation de la matité précordiale à gauche et une absence du bruit respiratoire dans les points où on l'entend ordinairement. Le rétrécissement de la poitrine peut entraîner une gêne de la circulation en retour et par compensation une hypertrophie avec dilatation du ventricule droit. Les poumons, trop à l'étroit, se développent mal, et les fonctions respiratoires sont entravées, comme nous l'indiquerons plus loin.

La colonne vertébrale est rarement atteinte par le rachitisme, mais elle présente souvent des courbures de compensation ; les plus fréquentes sont une convexité thoracique exagérée et une ensellure lombaire, qui peuvent faire des enfants rachitiques de véritables bossus.

Le bassin est évasé, mais présente rarement dans le jeune âge des lésions apparentes. Chez les jeunes filles, au moment de la puberté, son développement normal

(1) Rilliet et Barthez, *Journ. des Connaissances méd.-chir.*, avril 1840.

peut être entravé, et il subit un rétrécissement antéro-postérieur qui gênera plus tard la parturition.

Le ventre des rachitiques offre un aspect tout spécial ; il est globuleux, développé sur les côtés et ressemble au ventre des batraciens. Ce développement anormal, que les parents attribuent souvent au carreau, tient d'une part à ce que les viscères abdominaux sont refoulés en bas et en avant par le thorax rétréci et la colonne lombaire qui proémine en avant, d'autre part à ce que les rachitiques sont gros mangeurs, sont souvent atteints de dilatation de l'estomac et ont les intestins distendus habituellement par des gaz.

3. **Membres.** — Les déformations des membres sont de deux sortes : les unes consistent en renflements des têtes articulaires (*nouures*); elles sont précoces et siègent principalement aux poignets, aux malléoles et aux genoux. Les autres sont des *courbures* de la diaphyse des os longs produites par le poids du corps et l'action des muscles ; elles manquent dans les cas légers, ou lorsque les enfants sont bien traités dès le début (J. Guérin). En effet, toutes choses égales d'ailleurs, les courbures des membres inférieurs sont beaucoup plus accentuées chez les enfants qui ont marché pendant la période du ramollissement des os que chez ceux qui sont restés couchés. Chez les tout petits enfants, qui sont encore portés ou qui commencent à se traîner par terre, les courbures des membres supérieurs sont plus marquées que celles des membres inférieurs.

La marche et la station debout prématurées, ainsi que des mouvements trop brusques, déterminent parfois des fractures incomplètes qui peuvent passer inaperçues et sont alors le point de départ de déformations persistantes.

Aux membres inférieurs, ce sont les os de la jambe qui se courbent les premiers. La convexité de leur courbure est tantôt antérieure, tantôt interne, tantôt, mais plus rarement, externe. Les fémurs présentent une exagération de leur courbure naturelle ; le col devient horizontal, et la diaphyse décrit une grande courbure à convexité antéro-externe (Bouvier) ; il en résulte une obliquité antérieure du bassin, un redressement en arrière du sacrum, de l'ensellure lombaire pendant la station, et parfois une subluxation de la hanche ou des genoux.

Le *genu valgum* est presque toujours dû à une ossification rachitique et est produit par le gonflement épiphysaire exagéré du condyle interne du fémur.

Aux membres supérieurs, ce sont les avant-bras et les clavicules qui présentent les déformations les plus marquées. L'avant-bras se fléchit en général d'arrière en avant, du côté dorsal au côté palmaire (Bouvier). La clavicule présente une exagération de sa double courbure en *S*. Quand l'humérus se courbe, c'est presque toujours vers son milieu ; il forme alors un arc à convexité antéro-externe.

L'apparition du rachitisme aux membres est précédée et accompagnée de douleurs vives lorsque la maladie est intense.

Système digestif. — Il n'y a pas de rachitisme sans dyspepsie, qui le précède et l'accompagne toujours. La dyspepsie peut, sous toutes ses formes, engendrer le rachitisme ; ainsi on voit souvent ce dernier se développer après les entérites aiguës graves, les cholérines estivales (Baginsky) ou l'entérite de sevrage. Mais, souvent aussi, le rachitisme commence sournoisement, sans bruit, chez les enfants qui paraissent florissants de santé, qui présentent de la polysarcie et un poids au-dessus de la moyenne. En pareil cas, nous avons toujours pu constater, comme Comby (1), une *dilatation de l'estomac* (2), quelquefois considérable, qui trouble les phénomènes chimiques de la digestion et amène la résorption de substances irritantes pour les os, aussi bien que pour la peau et la muqueuse respiratoire.

Les signes de cette période prodromique ont été, comme ceux de la dilatation de l'estomac, tracés de main de maître par Bouchard (3) ; ce sont, du côté de l'estomac, de la flatulence, un clapotement indiquant la rétention des

(1) Comby, *Arch. gén. de méd.*, 1884, XIV, pp. 148 et 317.

(2) La coïncidence du rachitisme et de la dilatation de l'estomac a été constatée par Huguenin (*Rev. mens. des mal. de l'enfance*, 1888, p. 503) à l'autopsie d'une petite fille de dix mois qui succomba à une bronchite capillaire dans le cours d'un rachitisme précoce.

(3) Bouchard, Leçons sur les auto-intoxications, Paris, 1887.

liquides dans ce viscère, une augmentation parfois considérable de la zone de sonorité stomacale, avec voussure épigastrique ; du côté de l'intestin, le tympanisme, une constipation opiniâtre avec évacuations de matières blanchâtres peu colorées par la bile, interrompue de temps en temps par des débâcles de matières liquides et gazeuses très fétides ; du côté du système nerveux, de l'agitation, de l'insomnie, parfois même des convulsions ; du côté de la peau, des éruptions de strophulus ou d'eczéma.

Les troubles digestifs s'amendent beaucoup plus vite, sous l'influence d'une bonne hygiène, que les déformations osseuses qu'elles ont créées.

Le rachitisme arrivé à un certain degré s'accompagne d'une dyscrasie anémique, qui dépend aussi en partie de l'alimentation vicieuse. La pâleur des téguments, l'amaigrissement qui apparaît à la longue dans tout rachitisme intense, les sueurs profuses, la mollesse des masses musculaires, la flaccidité de la peau sont les signes extérieurs les plus apparents de la détérioration générale de l'économie. Nous pensons qu'il faut attribuer à l'altération de la moelle osseuse un rôle important dans la production de l'anémie rachitique. Celle-ci paraît être en effet proportionnelle à la gravité et à l'extension des lésions du squelette.

Système nerveux. — Il y a toujours chez les enfants rachitiques quelque atteinte du système nerveux. Dans les cas les plus légers, on constate souvent de l'agitation, de l'irritabilité (cris fréquents) ou bien de l'apathie, de l'insomnie et une faiblesse musculaire qui n'est pas toujours en rapport avec l'amaigrissement ou l'intensité des douleurs osseuses. Dans les cas plus sérieux, on a signalé la fréquence des convulsions et en particulier du spasme de la glotte. Parmi les complications cérébrales spéciales au rachitisme, signalons l'hypertrophie et la sclérose du cerveau. On a remarqué aussi la coïncidence assez fréquente du rachitisme avec l'hydrocéphalie.

Système respiratoire. — Les déformations rachitiques du thorax entraînent, quand elles sont très marquées, de la gêne dans la respiration, qui devient poussive et haletante. Les fausses côtes, au lieu de s'écarter pendant l'inspiration, sont attirées en dedans par la contraction du diaphragme; il en résulte souvent de l'actélectase à la base des poumons, tandis que les parties antéro-supérieures de ces organes sont emphysémateuses. La bronchite, caractérisée par des râles ronflants et parfois par de gros râles muqueux, est si fréquente chez les rachitiques qu'elle peut être considérée comme un des symptômes de la maladie. La bronchite capillaire et la bronchopneumonie sont également des complications fréquentes du rachitisme, et elles sont dans ce cas d'autant plus graves que les mouvements de la cage thoracique sont plus gênés. L'hypertrophie du foie, signalée par Hogben (1), chez les enfants rachitiques, est due peut-être autant aux troubles circulatoires résultant de l'expansion incomplète du thorax qu'aux troubles de la digestion.

MARCHE. — La *période d'invasion* de la maladie peut être tout à fait latente ou ne se révéler que par la persistance anomale des fontanelles ou le retard de la dentition, mais on peut observer le plus souvent à ce moment les troubles dyspeptiques et les symptômes d'irritabilité nerveuse que nous avons décrits plus haut.

La *période d'état* est caractérisée par le ramollissement des os et par l'apparition des déformations.

Dans les cas légers, celles-ci se bornent au chapelet rachitique, à une légère nouure des poignets, des genoux ou des malléoles, à une cambrure des tibias ou des avant-bras et à un peu de proéminence des bosses frontales. Ces déformations ne s'accompagnent d'ailleurs d'aucune douleur et parfois d'aucun trouble particulier de la santé de l'enfant.

C'est dans les cas de moyenne intensité qu'on peut observer le mieux la marche du rachitisme qui est en rapport direct avec le développement du squelette. Le rachitisme du crâne est spécial aux enfants atteints de la maladie dans la première année ; quand le début a lieu après le huitième mois, la voûte du crâne est en général peu déformée ; aussi Elsaesser avait-il raison d'appeler

(1) Hogben, *Birmingham Med. Review*, août 1888.

le craniotabes le *rachitisme des nourrissons*. Le rachitisme du thorax ne manque que dans les cas tardifs, dont le début se fait dans le cours de la seconde année et dans lesquels la maladie ne se révèle que par les déformations des membres. Dans les cas complets, le rachitisme commence en général par la tête; le thorax se prend à la même époque ou peu après, et les membres ne sont envahis qu'en dernier lieu. La maladie peut d'ailleurs subir un arrêt à toutes ses périodes ou bien présenter de nouvelles poussées qui suivent dans leur siège la distribution centrifuge indiquée plus haut. Ces temps d'arrêt sont souvent dus à l'intervention thérapeutique, et les rechutes à de nouvelles fautes de régime. De cette façon, un enfant qui, dans la première année, a présenté des déformations caractéristiques du crâne, peut avoir une nouvelle poussée du côté des membres dans le cours de la seconde année, sans que le thorax présente de déformation notable.

Dans les cas graves, qui sont de beaucoup les moins fréquents, l'invasion de la maladie peut s'accompagner d'un mouvement fébrile. Cette *fièvre*, d'abord passagère, puis continue, paraît coïncider avec le moment du plus grand ramollissement des os et cesse dès que le squelette reprend un peu de consistance (Bouvier). Elle s'accompagne de sueurs profuses, surtout à la tête et à la paume des mains. Les petits malades présentent un grand abattement; ils crient dès qu'on les touche et paraissent avoir des douleurs dans la continuité des os. Les téguments deviennent pâles et terreux, les chairs flasques, les cheveux rares et soyeux. Les traits sont sans expression; le regard seul a conservé toute sa vivacité, et les facultés intellectuelles sont plutôt accrues que diminuées. Dès que la fièvre est tombée, l'appétit renaît et devient même exagéré. Les digestions néanmoins restent laborieuses et s'accompagnent de distension gazeuse des intestins.

Les *terminaisons* sont différentes suivant les cas. La guérison, de beaucoup la plus fréquente, s'annonce par l'augmentation de consistance des os et la disparition progressive des déformations. Dans les cas légers ou dans ceux qui ont été traités de bonne heure, les courbures et les nouures peuvent disparaître complètement dans l'espace d'un ou deux ans. Les enfants ne conservent alors vers quatre ou cinq ans que des jointures un peu grosses et un front légèrement proéminent. Dans les cas graves et généralisés, la croissance du squelette ayant reçu une atteinte sérieuse par la soudure prématurée des épiphyses, les membres restent grêles, très courts par rapport au tronc, parfois même courbés et déviés (1). Quand la déformation thoracique est très prononcée, les enfants deviennent emphysémateux et sont prédisposés aux maladies du cœur. Ils restent délicats, s'enrhument facilement et n'atteignent jamais un âge très avancé.

La mort peut survenir par les progrès mêmes du rachitisme, mais ce cas est fort rare. Elle est due presque toujours à des complications telles que l'éclampsie, le spasme de la glotte, la dégénérescence amyloïde des viscères abdominaux, la broncho-pneumonie ou le catarrhe des intestins, souvent aussi à la tuberculose (Henoch); ou bien encore les petits rachitiques sont enlevés par une maladie intercurrente, telle qu'une fièvre éruptive.

La *durée* des diverses périodes est très variable. Presque toujours le rachitisme est *chronique* et met huit à dix mois à parcourir ses diverses périodes, mais souvent la consolidation du squelette n'est complète qu'au bout de deux ou trois ans. On a décrit à plusieurs reprises une forme *aiguë* de la maladie (Pujol, Steiner [2]) pouvant évoluer en quelques semaines, qui n'est probablement qu'un rachitisme compliqué ou une affection d'une autre nature.

Le rachitisme peut récidiver (Léon Tripier).

COMPLICATIONS. — **Splénomégalie.** — Küttner (3) a constaté, chez 44 enfants rachitiques sur 60, une hypertrophie de la rate qui faisait sous le rebord costal une saillie facilement reconnaissable à la palpation. Gerhardt (4) avait aussi observé cette complication chez 35 rachitiques sur 60. Cette fréquence considérable de l'hypertrophie

(1) Les jeunes gens réformés du service militaire pour défaut de taille sont presque toujours d'anciens rachitiques.

(2) Steiner, Compendium der Kinderkrankheiten, p. 345.

(3) Küttner, *Berl. klin. Woch.*, 1892, pp. 1108 et 1137.

(4) Gerhardt, *Handb. der Kinderkr*, III, 1878, p. 87.

de la rate constatée par ces auteurs doit être considérée comme exceptionnelle. Friedreich (1), sur 14,211 enfants malades, n'a trouvé que 6 tumeurs spléniques; nous n'en avons jamais constaté d'exemple dans le rachitisme en dehors de la syphilis héréditaire, et Henoch, à Berlin, insiste également sur la rareté de l'hypertrophie de la rate dans le rachitisme. Pour Luzet (2), qui a observé quelquefois ce symptôme chez des rachitiques très anémiques, la tuméfaction de la rate doit être regardée comme le premier stade de l'anémie pseudo-leucémique infantile (voir p. 242).

Scorbut. — La combinaison des symptômes du rachitisme et de ceux du scorbut a été décrite à tort dans ces dernières années sous le nom de *rachitisme aigu*. Ce syndrome pathologique a été observé chez des enfants de dix à vingt-quatre mois, nourris exclusivement avec des conserves (farine lactée, lait condensé), et il en a été publié jusqu'à présent une cinquantaine de cas.

Les accidents observés sont généralement aigus. L'enfant, qui présente déjà depuis un certain temps des déformations rachitiques, est pris de douleurs vives et de tuméfaction dans la continuité des membres, surtout au niveau de la diaphyse du fémur et du tibia, parfois aussi du radius ou sur l'omoplate et les côtes; les épiphyses sont épargnées. Puis surviennent des altérations gingivales consistant en un gonflement ecchymotique qui siège principalement autour des dents et s'accompagne parfois d'un écoulement sanguin; les paupières peuvent être également le siège d'une tuméfaction ecchymotique considérable et on a parfois observé de l'œdème dans les membres inférieurs. A ces symptômes locaux viennent s'ajouter des troubles généraux tels que la pâleur cireuse de la face, l'anorexie, des accès fébriles irréguliers suivis de sueurs profuses.

Cheadle (3), qui émit le premier l'idée que cette complication devait être attribuée au scorbut, a démontré que les accidents guérissent rapidement si l'on substitue, dès leur apparition, à l'alimentation par les conserves une nourri-

(1) Friedreich, *Deutsche Klinik*, 1856, nº 20.
(2) Luzet, *Th. de Paris*, 1891.
(3) Cheadle, *Lancet*, novembre 1878 et juillet 1882.

ture fraîche (lait fraîchement trait, purée de viande ou de pommes de terre, suc d'orange, etc.). Des enveloppements humides autour des membres malades suffisent pour diminuer le gonflement et calmer la douleur.

Barlow (1) a pu, à propos de deux cas terminés fatalement, confirmer par l'autopsie la justesse du diagnostic de Cheadle; il a constaté que les tumeurs siégeant au niveau de la diaphyse des os sont formées par un épanchement sanguin siégeant dans la couche musculaire profonde, sous le périoste et même parfois dans l'os lui même, où il peut provoquer la nécrose ou déterminer une fracture en augmentant la friabilité du tissu osseux. Barlow signale également l'existence d'hémorragies internes dans le foie, la rate et les poumons.

DIAGNOSTIC. — Quand chez un enfant de un à trois ans la dentition ne se fait pas ou est retardée, quand le visage pâlit et devient triste et abattu, quand les digestions sont difficiles et laborieuses, quand la constipation est opiniâtre, on peut, avec beaucoup de vraisemblance, rapporter ces troubles de la santé au rachitisme latent. Le diagnostic devient très facile dès que les déformations apparaissent.

Toutes les autres déformations du squelette qui peuvent se produire à cet âge, se distinguent de celles du rachitisme par leur localisation même et par l'absence du chapelet thoracique.

On a confondu parfois le crâne des *hydrocéphales* avec le crâne rachitique, mais, dans l'hydrocéphalie, le développement du crâne se fait d'une manière uniforme dans toutes les directions, et la forme de pyramide renversée que prend la tête de l'enfant indique à tout observateur attentif que la dilatation de la voûte crânienne s'est faite de dedans en dehors.

Le *mal de Pott* produit quelquefois des déformations secondaires du thorax, qu'on pourra attribuer à première vue au rachitisme; il se reconnaîtra à l'absence du cha-

(1) Barlow, *Med. chir. Transact.*, London, 1883, XLVIII, p. 159. — Voir aussi: Rehn, *C. R. des Congrès internat. de Copenhague*, 1886, III, p. 45, et *de Berlin*, 1891, II, 6e partie, p. 57. — Heubner, *Jahrb. f. Kinderkeilk.*, 1892, XXXIV, p. 361.

pelet et des gouttières latérales, et à la forme spéciale de la déformation spinale.

Les déformations *paralytiques* des membres ne pourront être confondues avec les déformations rachitiques dans aucun cas, si l'on se donne la peine d'examiner de près les parties malades.

PRONOSTIC. — Le rachitisme est toujours une affection sérieuse à cause des retards ou des obstacles qu'elle oppose au développement du squelette, mais son pronostic dépend essentiellement des conditions hygiéniques dans lesquelles l'enfant se trouve placé; des soins bien entendus et donnés de bonne heure, le grand air, une nourriture suffisamment analeptique et adaptée aux capacités digestives du jeune sujet auront presque toujours raison de la maladie.

Le rachitisme joue un rôle indirect considérable dans la mortalité de la première enfance, soit en prédisposant à la tuberculose, soit en donnant une gravité particulière à certaines maladies respiratoires (broncho-pneumonie, coqueluche), soit en favorisant les convulsions.

TRAITEMENT. — Une bonne hygiène constitue toute la prophylaxie et la partie la plus importante du traitement du rachitisme (voir l'article *Dyspepsie*).

Parmi les nombreux médicaments préconisés contre cette maladie, l'*huile de foie de morue*, le *phosphate de chaux* et le *fer* méritent seuls d'être conservés. L'huile de foie de morue est regardée par beaucoup de médecins comme le spécifique du rachitisme, mais elle n'est pas toujours supportée et peut augmenter momentanément la dyspepsie. Un changement d'air, les bains de mer (1) ou

(1) L'efficacité, si généralement admise, des *bains de mer* dans le traitement du rachitisme ressort de la note suivante, communiquée à René Marjolin, sur les résultats obtenus chez les rachitiques à l'établissement de Berk-sur-Mer :

Rachitiques	guéris.	30
»	améliorés.	32
»	stationnaires	7
»	repris.	4
»	morts.	6
	Total	79

d'eau salée, les frictions excitantes, les préparations ferrugineuses, doivent alors précéder ou accompagner l'administration de l'huile de foie de morue. Le phosphate de chaux pourra être mélangé directement aux aliments à la dose de 40 à 80 centigrammes par jour, ou bien administré en sirop sous forme de lactophosphate de chaux (1).

Le *phosphore* a été préconisé par Kassowitz (2) comme le spécifique du rachitisme. Cette médication, qui demande à être surveillée de près et qui n'est pas sans danger à cause des troubles digestifs qu'elle peut occasionner, n'a pas répondu à ce qu'elle promettait; mais on ne peut lui refuser une certaine action sur l'irritabilité du système nerveux créée par le rachitisme. Hagenbach (3) vante son succès rapide contre le spasme de la glotte d'origine rachitique.

Quant au traitement des déformations, les moyens hygiéniques suffiront le plus souvent. Si les petits rachitiques ne marchent pas encore ou marchent peu, on aura soin de les porter avec précaution, d'éviter les mouvements brusques passifs ou actifs, et dans la belle saison on les laissera s'amuser sur du sable bien sec et chauffé par le soleil, avec un habillement léger.

Quand les enfants marchent déjà et qu'on ne peut les maintenir au lit, l'emploi des tuteurs pour les jambes torses sera utile. La gymnastique de Ling (gymnastique suédoise) pourra rendre de grands services au début de la période de consolidation.

Les difformités rachitiques seront traitées d'après les principes tracés par Bouvier, que nous transcrivons ici :

« Les difformités, les courbures, les affaissements partiels des os, déterminés par le rachitisme, réclament souvent l'emploi des moyens redresseurs. Les machines n'ont qu'un effet très borné dans la période d'éburnation. C'est surtout pendant la période de ramollisse-

(1) Lewis Smith recommande le mélange suivant :

Huile de foie de morue.	2 parties
Eau de chaux Sirop de lactophosphate de chaux	àà 1 »

une cuillerée à café 4 à 5 fois par jour pour un enfant d'un an.

(2) Phosphorbehandlung bei Rachitis, *Zeitschr. f. klin. Med.*, VII.

(3) *Correspondenz-Blatt für Schweizer Aertzte*, 1 juillet 1884.

ment que leur action peut être utile, mais elles ont l'inconvénient de gêner la circulation et les mouvements, aussi faut-il les exclure le plus souvent chez les enfants très jeunes et affaiblis ; en général, il ne faut les employer que lorsque les enfants sont en état de marcher.

« Quand il y a indication d'employer un de ces appareils, il faut qu'une pression porte sur la convexité des arcs osseux et une autre à chaque extrémité de la concavité. On obtient ainsi d'assez beaux résultats, quand il y a eu seulement affaissement de surfaces articulaires, dans les déviations des genoux, par exemple ; mais ces appareils agissent moins efficacement sur la continuité des os longs, ainsi que dans les déviations rachitiques de l'épine. »

Quand l'os n'est pas trop dur, on peut le rompre au niveau des courbures et faire le redressement forcé avec la main. Notre expérience personnelle, qui nous est commune avec J.-L. Reverdin, est favorable à ce mode de traitement, mais seulement dans des conditions restreintes ; ainsi il faut éviter le redressement forcé tant que l'enfant est en puissance de rachitisme. Cette opération est inutile pour toutes les déformations légères ou moyennes, qui disparaissent d'elles-mêmes par le temps et la croissance, si les enfants sont soumis à une bonne hygiène. Enfin, si la dureté des os déformés est telle qu'on ne puisse les redresser sans une fracture complète, il faut savoir que la consolidation est très lente, même dans un appareil plâtré, et qu'il faut en pareil cas, pour obtenir un résultat prompt et satisfaisant, pouvoir envoyer les enfants à la campagne ou au bord de la mer. Nous sommes heureux de voir notre opinion à ce sujet partagée par Le Fort et Lannelongue.

L'*ostéotomie* (1) a été aussi proposée pour remédier aux déformations rachitiques des membres (Bœckel). Elle n'est indiquée que si ces déformations sont déjà anciennes et ont résisté aux autres moyens de redressement.

(1) Consulter : Discussion à la *Société de Chirurgie de Paris*, 16 et 23 février 1876.

ARTICLE XVIII. — SCROFULE.

On entend par *maladies scrofuleuses* un groupe d'affections inflammatoires des ganglions lymphatiques, du tégument externe, des muqueuses, du tissu cellulaire sous-cutané, des os et des articulations, qui se distinguent cliniquement par leur tendance à la chronicité, leur résistance opiniâtre au traitement, et anatomiquement par des transformations régressives (caséification, infiltration graisseuse) ou par des néoplasies destructives (fonte purulente, ulcération). On appelle *scrofule* le vice constitutionnel, la diathèse, dont les maladies scrofuleuses ne sont que l'expression.

La scrofule n'est pas, à proprement parler, une maladie comme la syphilis ; c'est une prédisposition constitutionnelle spéciale à l'enfance et à l'adolescence, créée par l'hérédité ou acquise sous l'influence de causes non spécifiques, qui se manifeste à la moindre excitation interne (dentition, croissance, etc.) ou externe (traumatisme, malpropreté, humidité) et produit des inflammations dont l'intensité et la durée sont hors de proportion avec la cause minime qui en a été l'occasion.

On ne peut plus douter aujourd'hui de la nature *tuberculeuse* d'un grand nombre d'affections scrofuleuses des os, des articulations ou des ganglions. La présence du bacille de Koch dans la plupart d'entre elles est un fait acquis à la science. Néanmoins toutes les maladies scrofuleuses ne sont pas nécessairement tuberculeuses, surtout les premières en date comme l'impétigo, l'eczéma, les catarrhes de la muqueuse du nez, de la conjonctive, etc. ; mais ces lésions chroniques des téguments sont souvent la porte d'entrée du bacille tuberculeux, qui s'installe dans les ganglions lymphatiques de la région et peut de là exceptionnellement arriver dans la circulation générale. (Voir l'article *Tuberculose*.)

ÉTIOLOGIE. — La scrofule, sans être l'apanage exclusif du jeune âge, se montre le plus souvent dans la seconde enfance ; elle est rare dans les premiers mois de la vie. Chaussier rapporte le cas exceptionnel d'un enfant qui vint au monde avec des écrouelles en suppuration. Lannelongue (1) sur 1005 cas de tuberculose externe, en a observé 87 chez des enfants de 0 à 1 an, dont 4 dans le premier mois et 6 dans le second mois. Le maximum de fréquence a été l'âge de deux à trois ans.

Les premières manifestations de la scrofule coïncident en général avec le sevrage ou l'apparition des premières mollaires, mais c'est de cinq à quinze ans qu'on observe le plus de scrofuleux (Guersant). D'après Lebert, leur nombre augmente de fréquence jusqu'à la puberté, pour rester stationnaire jusqu'à vingt ans et décroît ensuite assez rapidement.

L'influence du *sexe* varie pour les diverses localisations de la scrofule. D'après Lebert. il y aurait prédisposition égale des deux sexes pour les maladies des os, prédominance du sexe masculin pour les maladies articulaires, les abcès et les ulcères, prédominance du sexe féminin pour les maux d'yeux et les maladies de la peau.

L'*hérédité* joue un rôle incontestable et prépondérant Non seulement la scrofule, mais toutes les causes d'affaiblissement chez les parents, tels que tuberculose, syphilis, misère, alcoolisme, etc., peuvent se traduire par la scrofule chez les enfants.

La *consanguinité* aurait aussi une grande part dans l'étiologie de la scrofule congénitale ; c'est au défaut de croisement des races que Lugol attribue les progrès de la scrofule chez les Juifs, les grands d'Espagne et les nobles de l'île de Jersey, qui ne s'allient qu'entre eux.

La scrofule *acquise* est surtout une maladie de misère ; de là sa fréquence dans les classes pauvres. En se fondant sur des documents recueillis à Genève, Marc D'Espine trouve que les décès par vice scrofuleux forment les 21 millièmes de tous les décès, les 6 millièmes des décès de la classe riche et les 34 millièmes des décès de la classe pauvre. Une mauvaise alimentation, un air vicié et humide, un climat froid, telles paraissent être les causes ordinaires de la scrofule acquise. Néanmoins, de temps à autre, les enfants de parents sains, qui vivent dans les meilleures conditions hygiéniques, sont rongés par la scrofule (Grisolle).

(1) Lannelongue, Abcès froids et tuberculose osseuse, Paris, 1881.

SYMPTOMES. — Les auteurs ont décrit un habitus scrofuleux et en ont tracé deux types différents. Le premier (*forme torpide*) n'exclut pas l'embonpoint, mais les chairs sont molles et flasques, ce qui tient à ce que le tissu cellulaire sous-cutané est gorgé de sucs; la lèvre supérieure est épaisse, le nez est pyriforme, la mâchoire inférieure est carrée, les saillies osseuses sont en général grossièrement marquées, le système adipeux est bien développé, le système musculaire est faible, et l'intelligence paresseuse. Dans le second type (*forme nerveuse*), la peau est blanche, fine, satinée; les formes sont sveltes et gracieuses. Les sujets sont très petits ou très élancés, secs, peu musclés; ils ont de beaux yeux avec une sclérotique bleuâtre et de longs cils soyeux; ils jouissent d'une grande activité intellectuelle.

Ces types existent réellement, mais leur rapport avec la scrofule n'est pas bien établi. On peut affirmer au contraire que l'habitus scrofuleux n'a rien de caractéristique en lui-même et varie suivant la race ou le pays.

Localisations. — La peau, les muqueuses, les ganglions lymphatiques, les os et les articulations sont le siège habituel des manifestations de la diathèse.

Steiner a trouvé que la scrofule avait atteint, chez 1,192 scrofuleux :

972 fois les ganglions.
684 » la peau.
622 » les muqueuses et les organes des sens.
588 » les os.
312 » les articulations.

Peau et tissus cellulaire sous-cutané. — La forme la plus bénigne de la scrofule et la première en date chez les enfants est en général la scrofule tégumentaire.

A l'époque de la première dentition ou dans le courant de la troisième année, on voit se développer de l'*eczéma impétigineux* sur le visage, autour des yeux, des narines, des lèvres, derrière les oreilles, à l'entrée du conduit auditif ou au cuir chevelu; ces éruptions apparaissent plus rarement au tronc ou sur les membres. Elles sont connues vulgairement sous le nom de *gourmes* et ont pour caractères : une sécrétion abondante et continue d'un liquide séro-purulent, l'absence de douleur ou de démangeaisons, le retentissement sur les ganglions lymphatiques de la région affectée, une grande chronicité et une tendance à se reproduire facilement sous l'influence des irritations extérieures (froid, malpropreté, grattage, poux de tête, favus, etc.).

Au cuir chevelu, il est fréquent de voir l'impétigo se compliquer d'abcès sous-cutanés qui soulèvent la peau du crâne et entravent la croissance des cheveux.

Plus tard et surtout à l'approche de la puberté, on voit se développer au visage de l'*acné punctata, varioliformis* ou *sebacea* (Bazin).

Les scrofulides malignes se manifestent rarement avant l'âge de dix ans; le *lupus* débute presque toujours entre dix et vingt ans.

Les abcès scrofuleux (*humeurs froides*) sont tantôt superficiels, tantôt profonds; ils peuvent se former indépendamment de toute altération ganglionnaire ou osseuse.

Les *abcès superficiels* se développent dans l'épaisseur du derme ou dans le tissu cellulaire sous-cutané. Les *abcès dermiques* sont petits, extrêmement mous, d'une couleur violacée; quand ils sont situés à la face, ils se gonflent et se colorent au moment où les enfants crient, ce qui pourrait les faire prendre à un examen superficiel pour des tumeurs érectiles (Guersant). Ils se terminent souvent par résolution en laissant une coloration violacée à la peau; quand ils s'ouvrent, ils laissent écouler un pus séreux. Les *abcès sous-cutanés* sont rarement isolés; ils se présentent souvent le long des membres sous forme de tumeurs molles, indolentes, sans changement de couleur de la peau au début. Ils sont limités par une membrane infiltrée de tubercules. S'ils viennent à s'ouvrir, la peau rougit, donne issue à un pus séreux, parfois caséeux, et la plaie se transforme en un ulcère scrofuleux de longue durée. Les *abcès profonds* sont situés aux lombes, dans les interstices musculaires profonds de la fesse, de la cuisse, etc. Il est parfois difficile avant leur ouverture de les distinguer des abcès ossifluents. Exceptionnellement ces abcès froids peuvent se résorber.

Muqueuses et organes des sens. — A. *Yeux.* — Les yeux sont très souvent le siège d'inflammations scrofuleuses. La plus commune est la *blépharite ciliaire* avec inflammation des glandes de Meibomius ; elle est plus fréquente dans la seconde que dans la première enfance. Dans cette affection, les paupières sont rouges, chassieuses, parfois légèrement œdématiées; il se forme des croûtes sur leur bord libre, et, sous les croûtes, de petites érosions. Cette blépharite peut se compliquer d'orgelets, de dacryocystite et de tumeur lacrymale; elle est peu grave par elle-même, mais souvent très rebelle.

La conjonctive et la cornée sont souvent malades simultanément; la *kérato-conjonctivite* scrofuleuse s'observe chez les enfants à tout âge et a pour caractères principaux la photophobie, le blépharopasme, un léger catarrhe purulent, une éruption papuleuse ou phlycténulaire sur la conjonctive bulbaire. Elle peut s'accompagner de la formation de pinceaux vasculaires se rendant au bord de la cornée, parfois même dans les cas chroniques d'un véritable pannus. On observe sur la cornée tantôt des ulcérations, tantôt des infiltrations interstitielles qui peuvent se compliquer d'hypopyon et laisser des traces permanentes de leur passage, sous la forme d'opacités cornéennes, de synéchies ou bien de staphylome, quand l'ulcération s'est terminée par la perforation de la cornée.

B. *Fosses nasales.* — Le coryza scrofuleux appartient surtout à la seconde enfance; il est chronique d'emblée et peut se compliquer d'impétigo rodens des narines. Le nez se gonfle et s'hypertrophie; les fosses nasales se remplissent de croûtes qui gênent la respiration et sous lesquelles on peut voir des érosions de la muqueuse. Quand le catarrhe se complique d'*ozène*, ce qui arrive seulement à partir de l'âge de sept ou huit ans, il y a presque toujours une nécrose profonde de la charpente osseuse du nez.

C. *Oreilles.* — L'otite scrofuleuse est beaucoup moins fréquente que l'ophtalmie et succède en général à une otite rubéolique ou scarlatineuse. Elle n'affecte habituellement qu'un seul côté (Bazin) ; elle s'accompagne, comme toute otorrhée, de surdité, d'écoulement purulent et fétide, parfois de perforation du tympan, et peut se compliquer de carie du rocher et de méningo-encéphalite.

D. *Muqueuse génito-urinaire.* — L'inflammation scrofuleuse des organes génito-urinaires externes est spéciale aux petites filles et survient spontanément ou sous l'influence d'une irritation locale (masturbation, oxyures). Les grandes lèvres s'épaississent et s'engorgent; il se fait un écoulement purulent chronique qui prend son origine dans les replis de la vulve ou dans le vagin. Les grandes lèvres et la peau avoisinante sont parfois le siège d'éruptions très tenaces d'impétigo ou d'ecthyma.

Demme (1) cite trois cas de vulvite chez des petites filles âgées de moins de deux ans, qui s'accompagnèrent d'ulcérations tuberculeuses avec bacilles de Koch; il est probable que dans deux de ces cas, la muqueuse génitale fut la porte d'entrée du virus tuberculeux qui se généralisa plus tard et entraîna la mort par des complications viscérales.

Ganglions lymphatiques. — L'engorgement des ganglions lymphatiques et les tumeurs auxquelles il donne lieu (*écrouelles, strumes*), sont si fréquents chez les scrofuleux, qu'on les a toujours regardés comme la marque caractéristique de la diathèse. Cet engorgement peut être primitif ou secondaire; le retentissement sur les ganglions d'inflammations de voisinage ou de maladies générales est la cause occasionnelle la plus fréquente des adénites scrofuleuses. Velpeau a trouvé, dans 730 cas sur 900, les tumeurs ganglionnaires consécutives à des phlegmasies du tissu cellulaire ou du derme voisin.

Les adénites scrofuleuses siègent de préférence à la région cervicale, soit à la base de la mâchoire inférieure, soit au-dessous des muscles sterno-mastoïdiens, soit à la nuque. Les ganglions engorgés superficiels sont en général isolés et roulent facilement sous le doigt; ceux qui sont profonds forment au début un chapelet perceptible à la palpation; puis, si la maladie s'étend et devient plus sérieuse, ils se groupent en masses plus ou moins considérables, inégalement développées de chaque côté de l'angle de la mâchoire.

Les engorgements ganglionnaires ont une marche très lente; ils peuvent se terminer par résolution, par indura-

(1) *24ter Bericht des Jenner'schen Kinderspitals für 1886*, p. 26. Berne, 1887.

tion ou par suppuration. Dans ce dernier cas, qui est très fréquent, les tumeurs deviennent douloureuses; après plusieurs poussées inflammatoires successives, elles finissent par s'immobiliser et par adhérer à la peau, qui rougit, s'amincit, s'ulcère et livre passage à un pus parfois phlegmoneux au début, mais plus tard séreux et mélangé à des grumeaux caséeux.

Les *fistules* qui s'établissent ainsi, suppurent pendant longtemps et ne se ferment qu'au bout de plusieurs mois en laissant une cicatrice indélébile. L'ouverture de ces abcès ganglionnaires n'est qu'exceptionnellement accompagnée de fièvre. La réaction inflammatoire peut être vive, quand le tissu cellulaire péri-ganglionnaire participe à la phlegmasie et suppure ; il peut se former alors, après l'évacuation du pus, des *ulcères* plus ou moins étendus, à bords décollés, d'un rouge livide, reliés entre eux par des ponts de peau indurée, à fond inégal gris jaunâtre d'où s'écoule un pus séreux mal lié et peu abondant. Ils guérissent très lentement en laissant des cicatrices difformes sous forme de brides qui gênent parfois les mouvements du cou.

Os et Articulations. — Un vaste chapitre de la chirurgie de l'enfance appartient à la scrofule. La carie, l'ostéite et la périostite chronique, les tubercules des os, l'arthrite fongueuse, telles sont les lésions élémentaires ; le mal de Pott, le mal cervical, la coxalgie, les tumeurs blanches des membres, le spina ventosa des doigts, telles sont les maladies si longues dans leur marche, si graves parfois dans leurs terminaisons, qui constituent la scrofule des os et des articulations.

Très rares dans la première enfance, elles atteignent leur maximum de fréquence dans la seconde enfance, de huit à quatorze ans surtout. Ces affections se développent spontanément ou sous l'influence de causes occasionnelles, telles qu'un traumatisme, de grandes fatigues, un refroidissement qui, agissant sur un mauvais terrain, déterminent des inflammations scrofuleuses.

Marche. — L'ordre de succession et la nature des manifestations de la scrofule varient trop d'un sujet à l'autre, pour qu'il soit possible d'en décrire la marche générale.

La maladie scrofuleuse la plus légère ne dure pas moins de plusieurs mois; et, quand l'affection est grave, elle se prolonge pendant une ou plusieurs années (Guersant).

Si les manifestations sont légères, limitées aux parties molles et superficielles, la diathèse s'épuise bientôt sous l'influence d'un traitement convenable et de bonnes conditions hygiéniques; la constitution se fortifie, et l'enfant arrive à l'adolescence sans avoir présenté de nouvelles manifestations. Parfois, néanmoins, après une guérison apparente de plusieurs années, on peut voir la diathèse réapparaître dans l'âge mûr sous la forme de lupus ou de tumeur blanche.

Dans les formes graves de la scrofule, les localisations se succèdent d'année en année; elles sont d'abord superficielles, puis elles deviennent profondes et se fixent sur les os ou les articulations. Les enfants meurent épuisés par de longues suppurations ou sont emportés rapidement par une phtisie pulmonaire, une méningite tuberculeuse ou une résorption purulente.

La guérison est une terminaison beaucoup plus fréquente de la scrofule que la mort, et ce n'est pas un des moindres arguments invoqués pour ne pas confondre pratiquement la scrofule et la tuberculose. Ainsi, à Genève, tandis qu'il y a 155 décès °/₀₀ par tuberculose, il n'y en a que 21 °/₀₀ par scrofule; en d'autres termes, la mort par scrofule est huit fois moins fréquente que la mort par tuberculose (Marc d'Espine.)

TRAITEMENT. — **Traitement général.** — L'importance et l'efficacité du traitement général contre les maladies scrofuleuses sont une des meilleures preuves en faveur du caractère constitutionnel qui leur est commun. Ce traitement doit être appliqué de bonne heure et continué sans relâche pendant toute la durée de la maladie.

L'*hygiène* en est un des facteurs les plus importants. Une alimentation saine et fortifiante (viandes noires rôties ou grillées, bon vin, lait, beurre, huile, etc.), une habitation bien aérée et bien ensoleillée, un air tonique (bords de la mer, montagne), suffisent parfois à enrayer la maladie et sont un auxiliaire indispensable du traitement médical.

Certaines *eaux thermales* ont acquis une réputation justement célèbre dans le traitement des affections scrofuleuses. Telles sont en première ligne les eaux mères bromo-iodurées des salines de Kreuznach, Nauheim, Bex, et les sources salines chaudes de Bourbonne-les-Bains et de Salins-Moûtiers; puis les eaux sulfureuses des Pyrénées, celles de Challes, en Savoie; celles de Lavey, en Suisse, où les eaux sulfureuses sont mélangées aux eaux mères des salines de Bex, ce qui double ainsi leur efficacité; etc.

Les *bains de mer* rendent également de grands services dans le traitement des scrofuleux; ils ont une action favorable si universellement constatée sur la diathèse scrofuleuse, que la plupart des États de l'Europe et quelques États de l'Amérique du Nord ont établi des *sanatoria maritimes* (1) où les enfants scrofuleux de la classe pauvre sont envoyés. On peut diviser ces établissements en deux catégories : les uns sont ouverts toute l'année, les autres ne sont ouverts que pendant les mois de la saison chaude. Parmi les premiers, nous citerons Margate en Angleterre et Berck-sur-Mer en France; parmi les seconds, les nombreux hospices maritimes italiens, dont le plus important, celui de Venise au Lido, peut recevoir 300 enfants. Certaines formes légères de la scrofule peuvent très bien guérir dans la saison d'été par un séjour qui est dans ces derniers établissements de 45 jours en moyenne, mais les scrofules osseuses et ganglionnaires avec fistules demandent un temps plus long. Nous avons vu guérir par un séjour de sept ou huit mois à Cannes, à l'asile Jean Dollfus (2), des caries osseuses invétérées qui avaient résisté à tous les traitements, tant médicaux que chirurgicaux. On ne saurait donc assez encourager la fondation d'hôpitaux maritimes permanents,

(1) Consulter à ce sujet : *C. R. du Congrès internat. d'hygiène à Genève en 1882*, Genève, 1883, II, p. 221. — Uffelmann, *Traité pratique d'hygiène de l'enfance*, trad. française, Paris, 1889, p. 785. — Cazin, De l'influence des bains de mer sur la scrofule des enfants, Paris, 1885.

(2) A. D'Espine, Rapport médical sur l'œuvre du Comité genevois des bains de mer. *Rev. méd. de la Suisse romande*, sept. 1888, p. 537.

qui ne peuvent être remplacés par des bains d'eau salée ou d'eau mère pris loin de l'atmosphère maritime.

L'*hydrothérapie* peut aussi être employée utilement contre la scrofule, dans les cas où un traitement à la fois tonique et excitant est indiqué.

Quant au traitement médical proprement dit, l'*huile de foie de morue* et l'*iodure de fer* en forment la base. On donnera la préférence en hiver à l'huile de foie de morue, qu'on administrera à doses modérées (une à deux cuillères à soupe matin et soir), mais longtemps répétées. En été, on lui substituera le sirop d'iodure de fer, que les enfants prennent volontiers et supportent facilement aux mêmes doses.

Le café de glands torréfiés, les tisanes de feuilles de noyer, de houblon, de quinquina, le vin de gentiane, le vin de quinquina seront les adjuvants utiles de ce traitement.

Enfin, contre certaines scrofulides cutanées rebelles, l'*arsenic* à l'intérieur est indiqué, quand on a échoué par le traitement externe et l'huile de foie de morue. On pourra l'administrer sous forme de liqueur de Fowler (de trois à dix gouttes par jour).

Traitement local. — Le traitement local des scrofulides cutanées sera indiqué à propos des maladies de la peau.

Les injections astringentes (sulfate de zinc au 1/250) sont indiquées dans le *catarrhe scrofuleux* de l'oreille, du nez, de la vulve et du vagin ; la pommade au précipité jaune (bioxyde de mercure hydraté), les collyres astringents, les attouchements au crayon mitigé (sulfate de potasse et nitrate d'argent) ou au sulfate de cuivre, trouveront leur indication dans l'*ophtalmie scrofuleuse* ; on réservera l'atropine pour les cas où la cornée ou l'iris sont malades. Le chlorhydrate de morphine a été employé à l'intérieur avec succès contre la photophobie, qui complique la kératite scrofuleuse.

Contre les *engorgements ganglionnaires*, on emploiera au début une pommade à base d'extrait de ciguë, d'extrait de belladone, d'iodure de plomb, d'iodure de potassium ou d'iodoforme. Parfois, les badigeonnages à la *teinture d'iode* pourront prévenir la suppuration. Si celle-ci ne peut être évitée, il ne faut pas se presser d'inciser l'abcès tant que la peau ne rougit pas, car on peut voir parfois son contenu se résorber. Mais, s'il grandit ou menace de s'ouvrir spontanément, il faut intervenir. L'incision, surtout au cou ou au visage, ne doit pas être grande; il suffit qu'elle permette le passage d'une petite curette pour racler les fongosités; on saupoudrera ensuite l'intérieur de la poche de poudre d'iodoforme. Quand la cavité est considérable, il est préférable de la tamponner avec la gaze iodoformée. Le tout sera recouvert d'un pansement à la ouate salicylée, et les pansements ne seront pas renouvelés trop souvent.

Les *abcès froids* et les *abcès par congestion* seront traités par les injections d'*éther iodoformé*. S'ils menacent de s'ouvrir spontanément, on les ouvrira largement, on raclera l'intérieur du foyer et on pansera avec les plus grandes précautions antiseptiques.

Les *ulcères scrofuleux* seront pansés avec le vin aromatique, l'iodoforme ou les bandelettes de diachylon suivant leur siège, leur étendue et leur vitalité.

Pour les *fistules* ganglionnaires, cellulaires ou osseuses (carie, nécrose), on se bornera habituellement à faire tous les deux jours une injection de liqueur de Villate; dans le cas de fongosités dans le trajet ou dans l'os, on cherchera par une incision à se faire du jour, et l'on ruginera toutes les parties fongueuses qu'on pourra atteindre avec la cuiller de Bruns. S'il y a un séquestre, on l'extraira par la nécrotomie.

Nous renvoyons pour le traitement local des tumeurs blanches, du mal vertébral de Pott et du mal cervical aux traités spéciaux de chirurgie.

Article XIX. — TUBERCULOSE.

NATURE. — La tuberculose est une maladie constitutionnelle spécifique, une dans sa nature, mais variable dans ses produits anatomiques et ses manifestations cliniques.

La doctrine de la spécificité de la tuberculose, qui était celle de Laënnec, a reçu dans ces dernières années une sanction nouvelle par l'expérimentation. Des beaux travaux de Villemin (1867) et de Chauveau (1869-1872), il résulte que la tuberculose peut se transmettre aux animaux par inoculation ou ingestion de divers produits tuberculeux (crachats, granulations, pus caséeux), tandis que les mêmes expériences tentées avec des matières caséeuses d'origine non tuberculeuse échouent quand on se met à l'abri des causes d'erreur. Ainsi tombe devant les faits l'hypothèse de Buhl, qui regarde tout foyer caséeux, quelle que soit son origine, comme un foyer d'infection tuberculeuse. L'anatomie pathologique vient aussi confirmer aujourd'hui la doctrine de l'unité de la tuberculose et démontrer que les inflammations et les granulations tuberculeuses sont des produits de la même maladie.

Nous pouvons ajouter que cette opinion a reçu une confirmation éclatante dans la découverte de Koch. Ce savant a démontré que les produits caséeux de la tuberculose renferment un bacille spécial, facile à mettre en évidence par des procédés spéciaux de coloration, qui permet de diagnostiquer la maladie par sa présence dans les crachats, dans les selles, dans le pus de caries osseuses ou d'abcès ganglionnaires, etc. Ce bacille a pu être isolé, cultivé et inoculé ; les expériences de Koch ont démontré que l'on pouvait ainsi obtenir une véritable tuberculose expérimentale.

ANATOMIE et PHYSIOLOGIE PATHOLOGIQUES. — Il n'existe entre l'enfance et l'âge adulte aucune différence dans les caractères et la nature des lésions élémentaires de la tuberculose, mais la localisation et la généralisation de ces lésions offrent chez l'enfant des particularités remarquables dont on doit la description à Rilliet et Barthez.

1. *Le poumon, tout en étant le siège de prédilection des tubercules, peut en être dépourvu pendant que d'autres organes en contiennent.* Cette exception à la loi de Louis est à peu près spéciale à l'enfance.

Papavoine avait déjà noté que, sur 50 enfants tuberculeux, les poumons étaient sains douze fois. Rilliet et Barthez, sur 312 cas, ont trouvé 47 fois, après un examen minutieux, les poumons exempts de tubercules.

2. *La tuberculisation est plus généralisée chez l'enfant que chez l'adulte.*

Il est exceptionnel de la voir bornée à un seul organe ;

elle en occupe dans la règle plusieurs à la fois. « Ainsi, disent Rilliet et Barthez, la phtisie du poumon coïncide souvent avec celle des ganglions bronchiques et aussi souvent avec celle des intestins. La phtisie mésentérique coïncide dans la moitié des cas avec une phtisie intestinale. »

3. *Certaines localisations sont beaucoup plus fréquentes dans l'enfance que plus tard;* telles sont la tuberculisation des ganglions bronchiques et mésentériques, celle de l'encéphale et des méninges, celle des reins, de la rate et du foie. D'autres localisations, au contraire, qui se voient chez l'adulte, sont très rares chez l'enfant; telle est la tuberculisation du larynx, de la bouche, des organes génitaux, etc.

Il est important d'étudier quelles sont chez les enfants les portes d'entrée du bacille tuberculeux et les conditions pathogéniques de ses diverses localisations.

Portes d'entrée du virus. — Ces portes sont au nombre de trois : la voie externe, la voie pulmonaire, la voie du tube digestif.

Voie externe. — Nous avons déjà indiqué plus haut que les eczémas de la peau et les catarrhes scrofuleux des muqueuses (nez, oreille moyenne, pharynx, vulve) peuvent être souvent le point de départ d'adénites tuberculeuses; l'invasion tuberculeuse qui se fait par cette voie s'arrête souvent en route, et c'est ainsi qu'on peut expliquer la bénignité relative de la tuberculose externe par rapport à la tuberculose interne. Mais il n'est pas impossible que l'obstacle des ganglions soit franchi, comme on l'a vu dans les expériences d'inoculation bacillaire dans la chambre antérieure de l'œil du lapin, et que l'infection de l'économie provienne parfois du tégument externe, si vulnérable chez l'enfant.

Ce fait est démontré par quelques observations d'inoculation tuberculeuse dans le tissu cellulaire du prépuce, pendant la circoncision, qui ont la précision d'expériences de laboratoire. Le procédé primitif d'hémostase par succion de la plaie, pratiqué par des rabbins phtisiques, a donné lieu à une ulcération tuberculeuse du prépuce, suivie dans plusieurs cas de mort par granulie ou par des affections tuberculeuses chroniques des viscères ou des os. L'examen microscopique a révélé en pareil cas la présence des bacilles dans l'ulcération préputiale (1) (Weichselbaum).

Voie pulmonaire. — Les ganglions bronchiques et les poumons sont, dans la grande majorité des cas de tuberculose viscérale, la porte d'entrée du bacille tuberculeux, comme Koch l'avait déjà signalé. Ce fait ressort d'une statistique considérable portant sur 416 autopsies de petits enfants tuberculeux (Frœbelius) (2) et dans lesquelles les poumons étaient tuberculeux dans tous les cas (100 °/₀) et les ganglions bronchiques dans presque tous les cas (99,2 °/₀), tandis que l'intestin ne l'était que dans 26,9 °/₀ et les ganglions mésentériques que dans 16,1 °/₀ des cas. La rate (86,5 °/₀) et le foie (88 °/₀) étaient parmi les organes secondairement atteints, ceux qui l'étaient le plus souvent.

Voie intestinale. — Dans certains cas, l'âge et l'extension des lésions démontrent que le bacille est entré par le tube digestif et ne s'est généralisé que plus tard aux autres viscères. On peut même dire que ce mode d'infection est spécial aux jeunes enfants. Il doit faire rechercher la cause de l'infection dans l'alimentation.

Généralisation et extension de la tuberculose. — La propagation de la tuberculose peut se faire dans l'économie de proche en proche *par contiguïté*. C'est ainsi que la péritonite tuberculeuse complique souvent la tuberculose entéro-mésentérique, que la tuberculose des ganglions du hile peut s'étendre aux lobes inférieurs du poumon, qui présentent souvent de vastes infiltrations, que la tuberculose des ganglions externes peut être le point de départ d'un abcès périadénique. Dans le poumon, l'extension peut se faire aussi directement par *aspiration bronchique*, quand un ganglion tuberculeux abcédé s'ouvre dans la trachée ou dans les bronches. L'accès de suffocation qui accompagne en général l'ouverture de l'abcès, facilite l'aspiration dans les dernières ramifications bronchiques et, quand il ne tue pas par asphyxie, peut être suivi à

(1) Lindmann, 2 cas. *D. med. Woch.*, 1883, n° 30. — Lehmann, 10 cas, ibid., 1886, n°s 9-13. — Hofmokl, Quelques cas. *Wien med. Presse*, 1886, n°s 22 et 23. — Elsenberg, 4 cas, *Berl. klin. Woch.*, 1886, n° 35. — W. Meyer, 1 cas, *New-York Presse*, juin 1887.

(2) *Jahrb. f. Kinderheilk.*, t. XXIV, p. 47, 1886.

courte échéance d'une généralisation tuberculeuse dans les lobes inférieurs du poumon.

La généralisation à l'économie peut se produire *par la voie lymphatique*, à petites doses par les chaînes ganglionnaires ou à grandes doses par les lymphatiques qui, du péritoine, conduisent la lymphe dans le canal thoracique sans traverser de ganglions.

Elle peut enfin avoir lieu, comme l'a démontré Weigert, *par les veines* envahies par les bacilles tuberculeux. Ce dernier mode est très important à connaître dans la pratique ; la chirurgie doit en tenir compte, depuis qu'on a publié des cas de granulie généralisée ou localisée principalement aux méninges, succédant à des opérations sanglantes faites, soit sur des tissus atteints de lupus (Demme), soit sur des foyers tuberculeux des os ou des articulations (Verneuil, Demars, Kœnig). Il n'est pas rare non plus de voir après une opération (évidement, curage, résection) surgir de nouvelles localisations tuberculeuses chroniques ou des manifestations anciennes prendre une marche rapide (1). Il en résulte qu'il faut en général devenir plus conservateur en chirurgie quand il s'agit d'affections tuberculeuses et que, lorsque l'opération s'impose, il faut désinfecter ou cautériser avec le plus grand soin le foyer tuberculeux.

Prédisposition locale. — S'il est vrai que la localisation dépend souvent de la porte d'entrée du virus, il est vrai aussi que la localisation est régie par des prédispositions locales qui dépendent de l'âge. On peut établir chez l'enfant cette loi, qu'un organe est d'autant plus fréquemment le siège de la tuberculose qu'il est dans une plus grande activité physiologique, représentée par la *vascularisation*. La tuberculose du larynx ne devient fréquente qu'après la mue de la voix, c'est-à-dire après la puberté. Par contre, les organes hématopoiétiques, qui jouent un rôle important dans le développement de l'enfant : la moelle des os, les ganglions lymphatiques, la rate et le foie, sont beaucoup plus souvent atteints par la tuberculose que chez l'adulte. Le cerveau et les méninges sont

(1) Cons. : Wartmann, *Th. de Berne*, 1886, — Eichenberger, *Th. de Bâle*, 1887.

atteints principalement à l'âge du développement de l'intelligence. Faut-il chercher la cause de la localisation dans le ralentissement de la circulation occasionné par la congestion physiologique de l'organe, qui permet au bacille de s'y fixer, ou dans l'équilibre instable d'un tissu jeune en formation? C'est ce que l'on ne peut trancher actuellement.

Les mêmes considérations s'appliquent au rôle des causes occasionnelles ou pathologiques dans la détermination du siège de l'affection tuberculeuse. Pour les articulations, par exemple, ce sera une contusion ou une entorse; pour les méninges, ce seront un coup de soleil, des travaux intellectuels exagérés, qui détermineront la localisation de la maladie chez un enfant scrofuleux ou prédisposé à la tuberculose.

ETIOLOGIE. — **Causes prédisposantes.** — 1. *Age.* — Les auteurs s'accordent à dire que la tuberculose est rare dans le premier âge. Ainsi Hervieux, sur 996 enfants morts à l'hospice des Enfants-Trouvés de Paris, n'a trouvé à l'autopsie que 10 tuberculeux de 0 à 1 an (1 %). Frœbelius indique, pour 16,581 autopsies d'enfants de un à quatre mois, faites pendant une période de dix ans, à la crèche de Saint-Pétersbourg, 416 tuberculeux (0,4 %). Par contre, Schwer a trouvé, de 0 à 1 an, sur 690 enfants, 44 tuberculeux (6,3 %), qui se répartissent comme suit:

263 enfants	de 1 jour à 4 semaines.	0 tuberculeux		0 %
123 »	de 5 à 9 semaines. . . .	1	»	0,8 %
144 »	de 9 semaines à 5 mois.	15	»	10,4 %
160 »	de 6 mois à 1 an	28	»	17,5 %

Biedert (1) donne une proportion analogue de 6,8 % de décès tuberculeux de 0 à 1 an. Landouzy et Queyrat (2) ont trouvé, dans 25 autopsies d'enfants de 3 à 25 mois, 11 tuberculeux, dont 5 ayant moins d'un an. Landouzy (3) calcule qu'à l'hôpital Tenon la mortalité par tuberculose des

(1) Biedert, *Jahrb. f. Kinderheilk.*, 1884, t. XXI, p. 175.

(2) Landouzy et Queyrat, *Bull. de la Soc. méd. des hôp.*, 9 avril 1886, p. 169.

(3) Landouzy, *Revue de méd.*, octobre 1888.

enfants de 0 à 2 ans a été de 1 sur 3,6 autopsies. Flesch (1) estime que cette forte proportion n'existe pas dans les classes aisées et est spéciale au prolétariat.

Les décès par tuberculose chez l'enfant ne deviennent fréquents qu'à partir de deux ans. Vers l'âge de cinq ans, plus de la moitié des décès d'enfants sont dus à la tuberculose (Papavoine, Rilliet et Barthez). D'après Barrier, le nombre des enfants tuberculeux serait :

de 1 pour 100 de 2 à 5 ans.
de 2 » » de 5 à 11 ans.
de 16 » » de 11 à 15 ans.

Pour d'autres, au contraire, le maximum de fréquence serait de deux à dix ans (Lannelongue, Schwer).

D'après Marc D'Espine (2), le nombre des décès par tuberculose croît dans une forte proportion à partir d'un an et atteint son maximum pour la tuberculisation abdominale entre un et trois ans, pour la tuberculisation encéphalique entre trois et dix ans, pour la tuberculisation thoracique entre vingt et trente ans seulement.

2. *Sexe.* — Rilliet et Barthez, en tenant compte de l'âge de leurs malades, arrivent au résultat suivant : De un à deux ans et demi, les garçons se tuberculisent plus souvent que les filles, dans une assez forte proportion ; c'est le contraire de trois à cinq ans, mais ici la différence est peu importante. De six à dix ans et demi, les deux sexes sont également sujets à se tuberculiser ; mais de onze à quinze ans, c'est-à-dire à l'approche et au moment de la puberté, les filles sont beaucoup plus fortement atteintes que les garçons.

3. *Position sociale.* — L'influence prédisposante de la misère et l'action préservatrice de l'aisance par rapport à la tuberculose sont très réelles, mais moins marquées que pour la scrofule. La tuberculisation encéphalique fait seule exception ; elle fait autant de victimes dans la classe aisée que dans la classe pauvre (Marc D'Espine).

4. *Hérédité.* — La transmission de la tuberculose des

(1) Flesch, *Jahrb., f. Kinderheilk.*, t. XXVI, p. 259.

(2) M. D'Espine, *Essai de statistique mortuaire comparée*, 1858, p. 354.

parents aux enfants par hérédité est fréquente. Quoiqu'il soit difficile d'arriver à un résultat très précis, on peut affirmer qu'il y a moins de tuberculoses acquises dans l'enfance que dans l'âge adulte et plus de tuberculoses héréditaires.

Tous les médecins jusqu'à nos jours ont admis que l'hérédité se traduit par une prédisposition de terrain. Koch lui-même s'est rangé à cet avis que nous partageons entièrement jusqu'à preuve du contraire. La présence de bacilles dans le sperme d'hommes tuberculeux (Johne [1], Niepce [2]) ou de cobayes tuberculisés (Landouzy et Martin) (3), a fait penser à une transmission plus directe par le bacille lui-même, mais, d'une part, les expériences récentes de Sanchez et Toledo (4) et de Vignal (5), sont arrivées sur ce point à des résultats absolument négatifs ; d'autre part, la tuberculose fœtale ou congénitale est à peu près inconnue chez l'homme (6), et la tuberculose du jeune âge, très rare dans les premiers mois, augmente de fréquence à mesure qu'on s'éloigne de la naissance. D'ailleurs, l'anatomie pathologique nous enseigne que, chez les enfants tuberculeux, les ganglions bronchiques et les poumons sont habituellement le siège des lésions les plus anciennes, fait important qui démontre le rôle de l'infection externe dans cette prétendue hérédo-tuberculose.

La tuberculose est, comme l'a dit Pidoux (7), l'aboutissant commun de toutes les détériorations organiques. Aussi toutes les causes d'affaiblissement de la santé chez

(1) Johne, *Virch. Arch.*, CIII, 1886, p. 522.

(2) Niepce, *de la Contagion, de la transmissibilité de la tuberculose*, Grenoble, 1886.

(3) Landouzy et Martin, *Études sur la tuberculose*, publiées sous la direction du prof. Verneuil, 1887, I, p. 59.

(4) Sanchez et Toledo, *Arch. de méd. exp*, juillet 1889.

(5) Vignal, *Congrès de la tuberculose*, 1891, dans : *Rev. mens. des mal. de l'enf.*, 1891, p. 413.

(6) Nous ne connaissons qu'une seule observation incontestable de tuberculose congénitale chez l'homme, celle de Charrin (*Lyon médical*, 6 juillet 1873, p. 295), qui a trouvé chez un enfant né à sept mois et demi d'une mère tuberculeuse et qui vécut trois jours, une tuberculose très étendue des viscères abdominaux et quelques tubercules disséminés dans les poumons.

(7) *C. R. de l'Académie de médecine*, 3 décembre 1867.

les parents, telles que scrofule, syphilis, alcoolisme, etc., peuvent favoriser l'éclosion de tubercules chez les enfants.

Causes occasionnelles. — 1. *Hygiéniques.* — Outre les causes banales qui peuvent à tout âge déterminer la tuberculose, le sevrage prématuré, la masturbation, le séjour prolongé dans un hôpital (Rilliet et Barthez), le travail trop précoce dans les fabriques doivent être particulièrement signalés comme causes de la maladie dans l'enfance.

2. *Pathologiques.* — De toutes les maladies de l'enfance, la coqueluche, la rougeole et la broncho-pneumonie sont celles qui sont suivies le plus souvent de tuberculisation, sous la forme de phtisie pulmonaire ou bronchique, et souvent aussi sous la forme de tuberculose aiguë généralisée (Barthez).

Le rétrécissement congénital de l'artère pulmonaire (voir l'art. *Cyanose congénitale*) se termine très souvent par la tuberculose pulmonaire, à laquelle succombent environ un tiers des malades dans l'enfance ou l'adolescence.

La tuberculose se développe très rarement chez les rhumatisants et en particulier chez des enfants atteints d'affections mitrales. L'antagonisme entre la scarlatine et la fièvre typhoïde d'une part et la tuberculose de l'autre est réel, mais moins absolu.

Nous nous sommes déjà expliqués sur les rapports qui existent entre la tuberculose et la scrofule. En faveur de leur identité, on peut invoquer l'étiologie commune, dans beaucoup de cas les mêmes produits anatomiques (tubercules et inflammations caséeuses) et la succession fréquente des deux maladies chez le même individu. Néanmoins, une très grande proportion d'enfants scrofuleux échappent à la tuberculose viscérale, et un nombre considérable de tuberculeux n'ont jamais présenté d'accidents scrofuleux. En d'autres termes, si la prédisposition générale paraît identique, la prédisposition locale des divers tissus aux inflammations tuberculeuses n'est pas la même, d'où une différence importante au point de vue du pronostic (1).

(1) Consulter à ce sujet la remarquable *Discussion sur la tuberculose et la scrofulose* qui a eu lieu en 1880-1881 à la *Société des hôpitaux de Paris*. Paris, 1881.

3. *Contagion.* — La contagion de la tuberculose, quoique rare et s'exerçant surtout quand elle est favorisée par un mauvais terrain, est incontestable ; un exemple souvent cité de la *contagion directe par les voies respiratoires* a été observé sur des enfants nouveau-nés. Une sage-femme de Neuembourg (1) manifestement phtisique et qui avait une expectoration purulente abondante, avait perdu dix nouveau-nés qu'elle avait accouchés dans sa clientèle et qui avaient succombé dans le cours de la première année à une méningite tuberculeuse ; elle avait la fâcheuse habitude d'aspirer le mucus de la bouche de l'enfant, et de lui insuffler de l'air de bouche à bouche. Elle mourut de phtisie quelque temps après. Les nouveau-nés accouchés pendant la même période par une autre sage-femme de Neuembourg, qui était bien portante, ne présentèrent rien de semblable. Cette curieuse observation donne la clef de bien des cas de prétendue tuberculose congénitale des nouveau-nés, quand c'est la mère qui est phtisique. Les soins et les baisers que celle-ci prodigue à son enfant, multiplient les chances d'infection par les voies respiratoires.

La *contagion par le lait de vaches* tuberculeuses (maladie perlée, ladrerie) est admise par un grand nombre de vétérinaires, tels que Chauveau, Gerlach, Bollinger, etc., et peut rendre compte de certaines tuberculoses miliaires aiguës qui se développent dans la première enfance chez des sujets vigoureux et exempts de prédisposition héréditaire. Bollinger (2) a cité le fait d'une chèvre dont le lait fraîchement tiré était bu par des enfants qui succombèrent à la tuberculose ; la chèvre à l'autopsie fut trouvée tuberculeuse. Le cas suivant observé par Demme (3) est plus démonstratif encore : Un enfant de quatre mois, sans aucun antécédent héréditaire, meurt et l'on trouve à l'autopsie une tuberculose bacillaire limitée aux ganglions mésentériques, sans lésions de l'intestin. L'enfant avait

(1) Observé par Reich, de Mülheim, *Berl. klin. Woch.*, septembre 1878.

(2) *Deutsche Vierteljahrsch. f. off. Gesundheitspflege*, Bd. IX, p. 61, 1877.

(3) Demme, 24ter *Bericht des Jennerschen Kindespitals pro* 1886, p. 20, Berne, 1887.

été nourri avec du lait cru provenant d'une seule vache. Comme les seuls phénomènes morbides observés chez lui étaient des troubles dyspeptiques, le médecin conseilla l'abattage de la vache, qui présenta à l'autopsie une tuberculose pleuro-pulmonaire. On trouva également le bacille tuberculeux dans le lait en exprimant fortement le pis.

Quelle est la part de la contagion par l'alimentation dans la tuberculisation du jeune âge? C'est ce qu'il est impossible encore aujourd'hui de déterminer exactement; mais c'est déjà un pas important de fait, que d'avoir soulevé la question et d'avoir démontré la possibilité d'une pareille transmission.

SYMPTOMES. — Pour les symptômes, le diagnostic et le pronostic, nous renvoyons aux articles sur les diverses localisations de la tuberculose (*tuberculose pulmonaire, bronchique, intestinale, méningite et péritonite tuberculeuses.*)

Nous ne décrivons ici que la **tuberculose du premier âge**, dont nous avons parlé à propos de l'étiologie et qui par sa physionomie spéciale mérite une description à part.

La tuberculose des deux premières années est dans la majorité des cas une trouvaille d'autopsie. La difficulté du diagnostic provient de ce que la maladie reste latente ou se dissimule sous les symptômes d'une cachexie sans manifestations locales bien déterminées, d'une fièvre typhoïde ou d'une affection locale plus commune chez les petits enfants que la tuberculose, telle que l'entérite, l'éclampsie, la broncho-pneumonie. Pour la facilité de l'exposition nous décrirons successivement une forme intestinale, une forme cérébrale et une forme broncho-pulmonaire.

1° *Forme intestinale.* — Dans quelques cas ce sont les symptômes généraux qui prédominent; l'enfant est atteint d'une infection tuberculeuse généralisée, *sorte de fausse fièvre typhoïde*, rappelant de loin la forme typhoïde de la granulie des adolescents. Signalée par Rilliet et Barthez et par Hervieux, cette forme a été observée également par Landouzy (1) et par Aviragnet (2) un de ses élèves, dont

(1) Landouzy et Queyrat, *Soc. méd. des hôp.*, 9 avril 1886.
(2) Aviragnet, *Rev. mens. des mal. de l'enf.*, 1892, p. 320.

nous résumons la description : Maladie à marche rapidement mortelle, caractérisée par l'amaigrissement, une diarrhée abondante, souvent fétide avec ballonnement douloureux de l'abdomen, se distinguant de l'entérite infectieuse vulgaire par l'intensité de la fièvre et de l'abattement typhoïde, et de la dothiénentérie par l'absence des taches rosées et de la tuméfaction de la rate. Les poumons présentent un peu de submatité aux deux bases et des râles sous-crépitants, parfois du souffle, mais ces phénomènes ne sont pas assez accentués pour fixer le diagnostic.

A côté de cette fièvre tuberculeuse suraigüe à forme typhoïde, que nous considérons comme rare chez les enfants au-dessous de deux ans, nous signalerons une *forme intestinale chronique* avec rémissions qui ne diffère en rien au premier abord de l'entérite chronique avec athrepsie si fréquente à cet âge. Ainsi, dans le cas de Demme cité plus haut, l'enfant présenta de la dyspepsie, puis de l'athrepsie et mourut dans le collapsus, comme il en meurt tant par l'intestin dans la première année; il était atteint d'une tuberculose mésentérique. Dans un autre cas qui nous est personnel, où les troubles gastro-intestinaux se prolongèrent pendant plusieurs mois avec des exacerbations et des rémissions, nous soupçonnâmes la tuberculose en nous fondant sur l'état cachectique de l'enfant qui persistait même pendant les périodes d'accalmie, sur la ténacité de la dyspepsie qui résistait à la meilleure hygiène alimentaire, enfin sur l'existence de la polyadénite inguinale, caractérisée par la formation d'une chaîne de petits ganglions indolents, roulant sous le doigt (1). L'autopsie révéla l'existence d'un semis de granulations peu abondantes dans l'intestin grêle, dans les ganglions mésentériques et dans les reins.

D'après une statistique de Parrot (2) portant sur 214 enfants morts de tuberculose dans les deux premières années,

(1) Voir : Legroux, La micropolyadénopathie infantile comme indice de tuberculose précoce, dans : *Congrès de la tuberculose*, 1888. — Mirinescu, La polyadénite périphérique chez les enfants tuberculeux : *Th. de Paris*, 1890.

(2) Publiée après la mort de Parrot par Leroux dans : Verneuil et Petit, *Etudes sur la tuberculose*, II, 1888, p. 1.

l'autopsie fit constater, chez 72 d'entre eux, soit dans le tiers des cas, la tuberculose intestinale.

2° *Forme cérébrale.* — Dans cette forme, l'enfant meurt d'encéphalopathie éclamptique, sans que la maladie ait présenté ni les signes classiques, ni la marche de la méningite tuberculeuse, que l'on constate seulement à l'autopsie. Tel était le cas chez un enfant de sept mois, sans antécédents héréditaires, qui était gardé et constamment embrassé par un frère de 19 ans, phtisique à la dernière période et présentant les signes d'une grande caverne. Ce frère était né d'un autre père; la mère était robuste et saine. Nous attribuâmes la maladie de l'enfant à la contagion, et l'autopsie parut nous donner raison en démontrant la présence d'énormes ganglions bronchiques caséo-tuberculeux, beaucoup plus âgés comme lésion que les tubercules méningés.

Dans quelques cas, des symptômes cérébraux de foyer ont été signalés, tels qu'une hémiplégie de la face ou des membres. Dans la statistique de Parrot, les lésions méningées ont été constatées dans un septième des cas.

3° *Forme broncho-pulmonaire.* — Sur 214 autopsies de tuberculose infantile faites par Parrot, trois seulement ont révélé l'absence de tubercules pulmonaires. La loi de Louis, qui, de l'aveu même de son auteur, perd de sa constance dans le jeune âge, serait donc vraie pour la première enfance; mais bien souvent les altérations pulmonaires restent latentes ou se dissimulent sous les symptômes d'une broncho-pneumonie vulgaire dont la nature bacillaire ne peut être soupçonnée pendant la vie, comme l'a déjà fait remarquer Landouzy. Parrot a constaté néanmoins une fois sur quatre (soit dans 57 cas) la présence de cavernes siégeant dans les deux tiers des cas au sommet des poumons et pouvant atteindre la capacité d'une noix. Dans plusieurs cas, ces lésions avaient été reconnues à l'auscultation pendant la vie.

Signalons ici une forme spéciale d'affection pulmonaire avec accès d'asthme et cyanose des extrémités, observée dans les premiers mois, qui pourra être rapportée avec une grande probabilité, en l'absence de maladie congénitale du cœur, à la tuberculose des poumons et des ganglions bronchiques. L'enfant ne prospère pas; son poids n'est pas normal, malgré une bonne hygiène alimentaire. On change de nourrice, l'état reste le même. On remarque que les respirations sont fréquentes, que le teint est pâle, plombé, et surtout que les muqueuses et les ongles sont bleus. Puis surviennent des accès de dyspnée, ressemblant tout à fait à ceux de l'asthme dyspeptique décrit par Henoch, et que l'examen de la poitrine n'explique pas. Tout au plus trouve-t-on à la racine des bronches une respiration un peu rude ou soufflante. Les accès se rapprochent, la dyspnée peut passer à la suffocation, et l'enfant finit par succomber avec ou sans convulsions. Parfois ces symptômes s'accompagnent d'une fièvre vive (cas de Demme (1), enfant de 3 mois), Si l'examen local peut établir la présence d'un engorgement des ganglions bronchiques, en pareil cas, le diagnostic sera assuré. (Voir plus loin l'article : *Tuberculose des ganglions bronchiques*.)

TRAITEMENT. — Le traitement général de la tuberculose est le même que celui de la scrofule. Les localisations de la maladie peuvent donner lieu à des indications thérapeutiques spéciales qui seront étudiées à propos de chacune d'elles.

Reste une question de la plus haute importance dans la pathologie infantile, celle de la *prophylaxie de la tuberculose* chez les sujets nés de parents phtisiques. Le médecin de la famille a pour mission de prévenir l'explosion de la maladie et d'en étouffer, si possible, le germe, en agissant sur la constitution de l'enfant par toutes les ressources de l'hygiène et la thérapeutique.

La sollicitude doit être en éveil dès la naissance. Le choix d'une nourrice est d'une importance capitale. On ne permettra pas à une mère phtisique de nourrir son enfant. Si les antécédents tuberculeux sont du côté paternel, on ne donnera son consentement à l'allaitement maternel que si la mère présente toutes les qualités d'une bonne nourrice; au cas contraire, on lui préférera une nourrice mercenaire de premier choix. L'allaitement arti-

(1) 25ter *Bericht des Jennerschen Kinderspitals pro* 1887, p. 22. Berne, 1888.

ficiel sera absolument proscrit. On ne devra pas sevrer l'enfant avant la fin de la première dentition ou tout au moins avant la sortie des canines. Les plus grandes précautions seront prises au moment du sevrage. Si l'enfant supporte mal les aliments, s'il présente de la diarrhée, des accidents nerveux, il ne faut pas hésiter à le remettre au sein pendant quelque temps encore.

Plus tard, les viandes noires, les œufs, les *substances grasses* doivent entrer pour une large part dans l'alimentation.

Dès que l'enfant commence à pouvoir marcher, courir, se promener, il faut l'habituer au lavage froid le matin, à des sorties quotidiennes au grand air, et quand il a atteint l'âge de dix ou douze ans, lui faire faire de la gymnastique ou de l'équitation. Cette dernière pratique était déjà fortement recommandée par Sydenham et Cullen aux enfants lymphatiques ou tuberculeux.

Pour les vêtements, le médecin se laissera guider par les circonstances et le climat. Il faut savoir prendre un juste milieu entre la méthode d'endurcissement et la méthode de préservation à outrance contre le froid extérieur, mais pencher plutôt pour la première. En tout cas, on aura soin de peu couvrir le haut de la poitrine, de façon à ce que les mouvements respiratoires aient toute l'amplitude désirable. Par contre, les pieds seront toujours préservés de l'humidité et du froid.

Il y a des enfants particulièrement délicats qui ne supportent pas facilement un traitement énergique. Il ne faut pas, dans ce cas, se relâcher des règles d'une hygiène sévère, mais faciliter leur application en faisant passer à ces enfants un ou plusieurs hivers dans le Midi, de préférence dans des stations maritimes (Cannes, Nice, Menton, Palerme, Alger).

Enfin le séjour prolongé à de grandes altitudes (Davos, Saint-Moritz) a paru agir très favorablement sur des enfants lymphathiques issus de parents tuberculeux.

La principale préoccupation qui doit guider les parents dans l'éducation d'enfants prédisposés à la tuberculose, est leur développement physique jusqu'à l'âge où ils pourront se livrer sans inconvénient à des études sérieuses ; aussi proscrira-t-on tout travail intellectuel prolongé ou forcé jusqu'à l'âge de dix ou douze ans, époque où le développement d'une méningite tuberculeuse est moins à craindre.

Quelques mots pour finir, sur la *prophylaxie de la contagion phtisique*. Nous croyons que, sans céder à une peur imaginaire, on fera bien dans une grande ville où la provenance du lait est souvent inconnue, de ne laisser boire aux enfants que du *lait bouilli*. Il nous semble aussi qu'un médecin ne pourra être taxé d'exagération en exigeant que la bonne des enfants confiés à ses soins soit exempte de tuberculose. Il faut enfin éviter de prendre comme vaccinifères des enfants atteints de manifestations scrofuleuses ou tuberculeuses.

Article XX. — SYPHILIS

ÉTIOLOGIE. — La syphilis peut être dans le jeune âge *acquise* ou *héréditaire*.

La **syphilis acquise** reconnaît parfois chez les enfants la même origine que chez les adultes; elle résulte alors d'un viol ou d'un libertinage précoce. D'autres fois, et ce sont les cas les plus fréquents, les enfants contractent la maladie accidentellement, par une éponge malpropre qui a servi dans un hôpital à un petit voisin syphilitique, par des baisers, par une cuiller contaminée, par l'habitude qu'ont certaines bonnes de mâcher la nourriture des nourrissons avant de la leur donner, etc. Le nombre des cas de syphilis infantile acquise (*syphilis insontium*) est plus grand qu'on ne le croit généralement et, si l'on tient compte du nombre de ceux dont le début échappe à l'observation, on en conclura que beaucoup de faits attribués à la syphilis congénitale tardive peuvent appartenir aussi bien à la syphilis acquise.

Les petits enfants sont en outre spécialement exposés à contracter la syphilis de leur *nourrice* ou par la *vaccination*.

Bien qu'on voie beaucoup plus souvent un nourrisson transmettre la syphilis à sa nourrice que le cas inverse, ce dernier fait s'observe cependant quelquefois. Dans ce cas, Rollet estime que c'est plus souvent par ses baisers ou dans les divers soins qu'elle lui donne, que la nourrice infecte l'enfant, que par l'acte même de l'allaitement, les accidents syphilitiques secondaires ne siégeant pas habituellement sur les seins. Cependant, quand une nourrice a contracté un chancre mammaire avec un nourrisson syphilitique, on comprend qu'elle puisse le communiquer à un second enfant en lui donnant le sein ; l'accident primitif siège alors toujours à la bouche de l'enfant. Quant à la possibilité de la transmission de la syphilis par le lait lui-même, bien qu'elle ait pour elle l'autorité de Melchior Robert, elle est encore extrêmement douteuse.

Lorsqu'un enfant est vacciné avec de la sérosité empruntée à un sujet syphilitique, il peut être infecté par l'inoculation, surtout si le vaccin est mélangé de sang ; on voit alors un chancre apparaître sur le lieu de la piqûre, après un délai qui est de vingt jours en moyenne, mais qui peut varier de dix jours à deux mois. La pustule vaccinale se développe la première, puis, au moment de sa dessiccation ou lorsqu'elle est déjà cicatrisée, elle s'enflamme de nouveau, s'entoure d'une auréole cuivrée ou d'un rouge sombre, s'ulcère, suppure, prend tous les caractères du chancre syphilitique et est bientôt suivie de l'apparition d'accidents secondaires. La présence d'une pléiade ganglionnaire indurée dans l'aisselle permet de reconnaître longtemps encore l'origine de l'infection.

Quant à la transmission de la syphilis de la mère à l'enfant au moment de l'accouchement par l'intermédiaire d'un chancre ou de plaques muqueuses de la vulve, le fait n'est pas matériellement impossible, mais on n'en connaît guère d'exemple authentique. L'enfant est protégé contre la contagion par l'enduit gras qui le recouvre et par les eaux de l'amnios qui s'écoulent pendant l'accouchement ; d'ailleurs il est le plus souvent déjà infecté lui-même, surtout si la maladie de sa mère date de quelques mois.

Une fois transmise à l'enfant, la syphilis suit la même marche que chez l'adulte et ne mérite pas une description spéciale.

La **syphilis héréditaire** s'observe beaucoup plus souvent dans le jeune âge que la syphilis acquise ; c'est la seule que nous décrirons ici.

L'enfant peut naître infecté si, au moment de la conception, l'un ou l'autre de ses parents est atteint de la syphilis. Des faits nombreux ont établi que la syphilis peut se transmettre du père à l'enfant, sans que la mère soit elle-même infectée, mais la transmission par la mère est la plus fréquente ; d'après Fournier (1), la proportion des enfants atteints est de 84 °/₀ quand la mère seule est malade, de 37 °/₀ quand le père seul est malade et de 92 °/₀ quand les deux parents sont syphilitiques. De plus, si la mère contracte la syphilis pendant les sept ou huit premiers mois de sa grossesse, l'enfant sera probablement atteint de la maladie ; il peut y échapper au contraire si la mère ne l'a acquise que dans le neuvième mois (2).

ANATOMIE PATHOLOGIQUE. — On ne trouve quelquefois aucune lésion interne appréciable à l'autopsie d'enfants qui ont succombé à la syphilis, mais parfois aussi on rencontre dans la plupart des organes, chez le fœtus comme chez le nouveau-né, des altérations étendues qui montrent avec quelle rapidité peut évoluer la syphilis héréditaire. Dans quelques cas, on a trouvé des lésions du placenta que nous n'avons pas à étudier ici.

Nous décrirons successivement les lésions des viscères et celles des os ; celles de la peau et des muqueuses seront décrites à propos des symptômes.

Lésions viscérales. — Ces lésions ont été trouvées dans la plupart des organes ; les plus fréquentes sont celles des poumons et du foie.

Plusieurs sortes de lésions pulmonaires ont été rencontrées dans la syphilis héréditaire ; Depaul a observé de véritables *gommes du poumon* qui font parfois saillie sous la plèvre et donnent au tissu de l'organe une teinte jaunâtre foncée ; elles peuvent renfermer dans leur centre de la matière caséeuse et du pus. Robin et Lorain ont décrit sous le nom d'*épithéliome pulmonaire* et Virchow sous celui d'*hépatisation blanche* une infiltration partielle des alvéoles du poumon par des cellules épithéliales disposées régulièrement ; le tissu malade présente une coloration rose ou d'un gris blanc, sa coupe est sèche et brillante. Cette altération est le plus souvent limitée à la superficie

(1) Fournier, L'hérédité syphilitique, Paris, 1891.
(2) Voir : Lhomet, *Th. de Lyon*, 1892.

du poumon et occupe de préférence les parties déclives des lobes supérieurs et inférieurs. Enfin, on rencontre quelquefois chez les nourrissons syphilitiques les lésions de la *pneumonie lobulaire* à tous les degrés, depuis la simple splénisation pulmonaire jusqu'aux formes chroniques avec sclérose pulmonaire et dilatation des bronches (1).

Les altérations syphilitiques du foie dans la syphilis héréditaire précoce sont assez différentes de celles qu'on rencontre chez l'adulte; ainsi on trouve rarement chez l'enfant des lésions localisées, des gommes proprement dites ou la dégénérescence amyloïde de l'organe, mais le plus souvent une *hépatite interstitielle diffuse;* le foie est augmenté de volume, sa surface paraît dépolie, elle est tantôt d'un jaune clair et uniforme, tantôt parsemée de jaune et de brun; à la coupe, les parties altérées présentent une coloration que Gubler a comparée à celle de la pierre à fusil (*foie silex*), leur consistance est dure et homogène. Dans quelques points, la prolifération cellulaire subit la dégénérescence graisseuse et se présente sous la forme de petits points blanchâtres analogues à des grains de semoule (*gommes miliaires* de Virchow) qui sont souvent visibles à la surface de l'organe. Dans quelques cas le foie, au lieu de subir une altération diffuse, est parsemé de nodosités arrondies, d'une teinte ocreuse ou plus claire; leur centre est déprimé et tacheté de blanc; elles sont constituées par un tissu nacré fibroïde, plus dur que le reste de la glande (Parrot) (2). Au microscope, on reconnaît de suite que les lésions du foie syphilitique ont pour siège principal les espaces interlobulaires qui entourent les ramifications de la veine porte; ces espaces sont remplis par un tissu de cellules embryonnaires dans les cas récents, qui se transforme peu à peu jusqu'à la sclérose constituée dans les cas plus anciens. Cornil et Ranvier (3) ont vu dans plusieurs cas la néoformation embryon-

(1) Cons.: Balzer et Grandhomme, *Rev. mens. des mal. de l'enf.*, 1886, p. 485.

(2) Parrot, *Rev. mensuelle de med. et de chir.*, 1877, p. 667.

(3) Cornil et Ranvier, *Manuel d'histologie pathologique*, Paris, 1876, p. 912. — Voir aussi: Hudelo, *Th. de Paris*, 1891.

naire pénétrer au centre même des lobules du foie en suivant les capillaires entre les cellules hépatiques.

Sous l'influence de la prolifération cellulaire, la veine porte peut être oblitérée dans tout son trajet intra-hépatique; on trouve alors en même temps une hypertrophie de la rate et un épanchement de sérosité quelquefois mêlée de sang dans le péritoine. C'est peut-être aussi sous l'influence des altérations syphilitiques du foie que se développent la *pyléphlébite* et la *péritonite* signalées l'une par Schüppel, l'autre par Simpson, parmi les lésions de la syphilis congénitale.

Quant aux lésions des autres organes, la *rate* est généralement augmentée de volume; on l'a trouvée parfois parsemée de gommes; Haslund, sur 154 autopsies d'enfants morts de syphilis congénitale, a trouvé cet organe atteint d'hyperplasie dans 55 cas. Förster et Schott ont observé une tuméfaction des plaques de Peyer et Oser des dépôts gommeux dans les tuniques de l'*estomac* et de l'*intestin* qui peuvent être suivies d'ulcérations (Mraçek, Darier et Feulard) (1). Birch-Hirschfeld a trouvé, chez 13 enfants sur 23 atteints de syphilis, une sclérose du *pancréas* qui avait plus ou moins détruit le tissu glandulaire. Coupland a trouvé de petites tumeurs gommeuses dans le *cœur* d'un enfant mort syphilitique, à trois mois ; Fœrster a observé une endocardite syphilitique. La myocardite a été aussi constatée dans quelques cas.

Les *ganglions lymphatiques*, surtout les ganglions viscéraux, ont été trouvés quelquefois hypertrophiés, même lorsque les autres organes étaient sains, mais cette hypertrophie est en général peu marquée; les ganglions malades n'ont pas de tendance à la suppuration, et, quand ils siègent sous la peau, ils ne sont pas adhérents, comme dans la scrofule. Cette hypertrophie ganglionnaire s'accompagne souvent d'altérations de la rate et paraît liée, lorsqu'elle est généralisée, à un état cachectique avancé du petit malade (Doyen) (2).

Le *thymus* présente parfois des lésions dont Paul Dubois paraît avoir exagéré la fréquence (Parrot); ces altérations

(1) Darier et Feulard, *Ann. de dermatologie*, 1891, p. 39.
(2) Doyen, *Arch. gén. de méd.*, juin 1883.

sont mal connues. Dubois a trouvé dans le thymus un suc demi-liquide d'un blanc jaunâtre; Weber et Hecker ont rapporté quelques cas de véritables abcès du thymus.

Le *rein* paraît rarement atteint; Klebs et Parrot ont cependant décrit des gommes de cet organe. Lancereaux et de Sinéty ont constaté les lésions de la néphrite interstitielle diffuse chez deux nouveau-nés syphilitiques, et Marchiafava (1) a rencontré dans deux cas une glomérulite nécrosique des reins.

Les *capsules surrénales* présentent quelquefois dans la syphilis congénitale des altérations qui consistent en général en une dégénérescence scléreuse caractérisée par l'épaississement de l'enveloppe et par la présence de petits nodules semblables à des grains de semoule dans l'intérieur de l'organe.

Les *testicules* peuvent présenter des lésions analogues à celles de l'adulte; de nombreux cas de sarcocèle observés chez des enfants atteints de syphilis héréditaire ont été publiés dans ces dernières années.

Le *système nerveux* peut être aussi atteint; quelques auteurs ont signalé des gommes de la base du cerveau et des altérations des méninges, Robin a observé une sclérose du cerveau chez un enfant qui paraissait entaché de syphilis héréditaire, Barlow l'atrophie de l'origine de quelques-uns des nerfs crâniens comprimés par des gommes, Chiari une endartérite des artères du cerveau, et Henoch des gommes multiples dans le cerveau avec inflammation chronique des méninges.

Lésions osseuses. — Ces altérations, surtout connues depuis les travaux de Wagner, de Parrot, de Waldeyer et Kobner, de Taylor, ont été rencontrées dans la plupart des os; elles siègent en particulier dans les os longs au point de jonction de la diaphyse et de l'épiphyse, c'est-à-dire au point où se forment les nouvelles couches osseuses; elle sont caractérisées par un épaississement partiel du périoste et de l'os, par la formation d'une sorte d'anneau qui entoure le cylindre osseux au voisinage de l'épiphyse; ces anneaux, qui font quelquefois une saillie de 1 à 2 centimètres, sont facilement reconnais-

(1) Marchiafava, *Arch. per le Sc. mediche*, 1884, VIII.

sables par la palpation pendant la vie, lorsqu'ils siègent par exemple sur l'extrémité inférieure de l'humérus, sur le cubitus ou à la face interne du tibia, où on les rencontre fréquemment.

Si l'on examine au point de vue histologique les altérations des os longs, on constate la formation, autour de la diaphyse, d'une nouvelle couche ostéophytique. Le périoste à son niveau est rouge et tuméfié ; les couches chondroïde et chondro-calcaire sont notablement épaissies. Le tissu spongieux présente dans une largeur de 1 à 2 centimètres une coloration grisâtre et des taches rosées blanchâtres ou jaune-chamois (Parrot). Le microscope fait constater une disparition de la substance fondamentale de la couche chondro-calcaire ; il y a surabondance de dépôt calcaire dans certains points et absence dans d'autres. Le tissu spongieux altéré est le siège d'une multiplication des éléments conjonctifs. Très souvent l'altération ne va pas plus loin, et les épiphyses des os longs, après avoir présenté un épaississement momentané, reprennent peu à peu leur structure et leurs dimensions normales.

Si, au contraire, la dégénérescence osseuse continue ses progrès, le tissu spongieux subit un *ramollissement gélatiniforme* au niveau de la zone d'accroissement. Il se forme en ce point une couche jaunâtre qui gagne peu à peu les parties non encore altérées ; cette couche est constituée par un tissu de granulations (Taylor), qui s'infiltre le long des vaisseaux et remplit les cavités de l'os, dont il altère la solidité. On peut même constater dans quelques points des espaces anfractueux remplis d'une matière puriforme et de débris osseux. La tumeur se transforme alors en une masse fluctuante qui devient adhérente à la peau et finit par s'ulcérer.

Si l'altération gélatiniforme s'étend à toute la largeur de l'os, l'épiphyse et la diaphyse perdent leur cohésion ; l'os est séparé en deux parties au niveau du tissu raréfié compris entre le cartilage épiphysaire et la diaphyse ; les tissus voisins et quelquefois les articulations s'enflamment, et il s'établit généralement une fistule analogue à celles qui succèdent aux caries scrofuleuses ; dans quelques cas, l'épiphyse tout entière et l'articulation sont détruites. Ces lésions ne sont cependant pas incurables ; Taylor a vu chez deux enfants syphilitiques la guérison se faire par réparation osseuse après le décollement de l'épiphyse. L'épaississement du périoste au voisinage des parties altérées favorise alors le travail de consolidation ; il peut même se former un cal en partie cartilagineux (Kassowitz) qui peut contribuer à l'accroissement futur de l'os (Stilling) (1).

La syphilis infantile atteint aussi les os du crâne où elle se manifeste par des lésions *ulcéreuses* et *ostéophytiques*.

Les ulcérations siègent en général au niveau des sutures ; ce sont tantôt des érosions de la table externe, circonscrites, taillées à l'emporte-pièce et remplies à l'état frais d'un tissu mou, gélatiniforme; tantôt elles sont plus diffuses et aboutissent à une exagération de l'état poreux de l'os qui semble rongé par les mites. Ces lésions se produisent toujours de l'extérieur à l'intérieur et sur le côté du crâne opposé au décubitus.

Les ostéophytes ne s'observent que plusieurs mois ou plusieurs années après la naissance. Ils peuvent atteindre les deux faces du crâne, mais siègent de préférence à la face externe des frontaux et des pariétaux et déterminent des déformations que Parrot considérait comme caractéristiques de la syphilis héréditaire ; les parties latérales de la voûte du crâne sont saillantes des deux côtés de la ligne médiane, tandis que celle-ci reste déprimée ; aussi le sommet de la tête prend-il l'apparence des fesses, d'où le nom de *crâne natiforme*, donné par Parrot à cette déformation. Ces ostéophytes se présentent comme des nappes diffuses d'un tissu velvétique formé de fibres perpendiculaires à la surface du crâne ; leur consistance est tantôt spongieuse, laissant sourdre du liquide à la pression, tantôt d'une extrême dureté.

Quelquefois enfin, le crâne présente une *synostose précoce* qui gêne le développement de l'encéphale.

Les os courts sont quelquefois aussi altérés dans la syphilis héréditaire, particulièrement les phalanges des doigts, qui subissent un élargissement notable; cette altération paraît due à une prolifération simultanée des éléments de l'os et du périoste (Taylor).

(1) Stilling, *Virch. Arch.*, 1882, LXXXVIII, p. 509.

DESCRIPTION. — **Début.** — Les enfants peuvent être atteints de la syphilis héréditaire dès la vie intra-utérine ; très souvent alors ils sont expulsés morts dans le cours de la grossesse, et peuvent présenter déjà des éruptions cutanées spécifiques. D'autres fois l'accouchement se fait à une époque assez rapprochée du terme naturel de la grossesse et l'enfant naît vivant, mais dans un état de cachexie avancée ; la maladie peut se manifester déjà par du coryza, des ulcérations du voile du palais, des plaques muqueuses, des bulles de pemphigus, mais, même en l'absence de toute lésion extérieure, on reconnaît la syphilis à la décrépitude prématurée de l'enfant, ainsi qu'à la teinte bistre et à l'aspect sale et ridé de sa peau, qui l'ont fait comparer à un petit vieillard. Il succombe en général au bout de peu de jours. C'est surtout chez ces enfants morts avant terme ou dans les premiers jours de la vie qu'ont été rencontrées les lésions des viscères thoraciques et abdominaux que nous venons de décrire.

D'autres fois la maladie ne commence à se manifester qu'après la naissance ; l'enfant vient au monde avec toutes les apparences de la santé ; les premiers sypmtômes morbides apparaissent alors dans les deux dernières semaines du premier mois ou dans le cours du second mois ; il est rare qu'ils se montrent avant la fin de la première quinzaine ou après trois mois révolus. Sur 124 cas dans lesquels Kassowitz put observer la première apparition de la syphilis héréditaire ou l'établir exactement, celle-ci se montra 11 fois dans la première semaine, 21 dans la seconde, 34 dans la troisième et la quatrième, 40 dans le second mois et 18 dans le troisième, soit dans 53 % des cas pendant le premier mois, 32 % pendant le second et 15 % pendant le troisième. Après le troisième mois, l'enfant qui n'a pas présenté de symptômes de syphilis, peut être regardé avec beaucoup de probabilité comme indemne de la maladie. D'après une statistique de Roger, comprenant 272 cas de syphilis héréditaire, celle-ci s'est déclarée 122 fois dans le premier mois, 128 fois dans le second et le troisième mois et 32 fois seulement plus tard. Diday en a vu quelques exemples chez des enfants de quatre mois et plus, mais n'en a jamais observé chez des sujets âgés de plus de deux ans. On a cependant rapporté des cas dans lesquels la maladie se serait manifestée seulement entre trois et dix-huit ans et même beaucoup plus tard. Nous reviendrons sur ces faits de syphilis héréditaire tardive, dont l'étiologie est du reste souvent contestable.

Le premier signe de l'infection syphilitique héréditaire consiste dans un *affaiblissement de la nutrition;* l'enfant maigrit, ses traits sont pincés, sa peau devient sèche, elle semble amincie, ce qui l'a fait comparer à une pelure d'oignon. Bientôt apparaissent sur la peau et les muqueuses les éruptions spécifiques de la maladie.

Affections cutanées. — Ce qui distingue les manifestations cutanées de la syphilis congénitale, c'est leur apparence protéiforme, c'est-à-dire la fréquence de l'apparition simultanée ou successive à courte échéance de syphilides secondaires (bulles, roséole, squames, papules, etc.), et de syphilides analogues à celle de la période tertiaire de l'adulte (tubercules, ulcérations serpigineuses, etc.). Ces diverses éruptions peuvent aussi se montrer isolément et caractériser à elles seules la maladie.

Une des plus précoces est le *pemphigus* que nous avons déjà mentionné à propos de la syphilis intra-utérine. Cet exanthème existe souvent au moment de la naissance ou apparaît aussitôt après; il est rare qu'il survienne après le septième jour. Il se montre d'abord sous la forme de petites taches vineuses entourées d'une zone rouge vif, dont l'épiderme est bientôt soulevé par du liquide; ces taches deviennent alors des bulles de dimensions très variables, pouvant dépasser un centimètre de diamètre. Leur contenu est trouble, verdâtre, quelquefois sanguinolent. Elles sèchent et se concrètent en croûtes brunâtres ou crèvent et laissent à leur place des excoriations ou des ulcérations entre lesquelles survient parfois une nouvelle poussée bulleuse. Le pemphigus syphilitique débute par la paume des mains et la plante des pieds, ce qui le distingue du pemphigus idiopathique des nouveau-nés, puis se généralise souvent à toute la surface cutanée et peut devenir confluent. Il est en général l'indice d'un cachexie avancée et est d'un pronostic grave. Il a été rarement observé chez des enfants qui ont guéri; cependant, dans les cas plutôt exceptionnels où il ne se montre qu'un ou deux mois après la naissance, son apparition est d'un moins fâcheux augure (Roger) (1).

Les autres éruptions sont généralement plus tardives; ce sont elles qui caractérisent plus particulièrement la syphilis héréditaire développée peu après la naissance.

Une des plus communes est la *syphilide maculeuse* qui se manifeste sous la forme de taches foncées d'une teinte rose cuivrée ou brunâtre, analogue à celle des taches hépatiques; d'abord lenticulaires, les macules s'élargissent et se confondent par leurs bords, formant ainsi, particulièrement aux fesses et sur les cuisses, un érythème diffus d'un aspect luisant. L'éruption peut s'étendre à toute la surface du corps; on l'observe en particulier au cou, aux sourcils, au front, au pourtour de la bouche, à la paume des mains, à la plante des pieds. Cette généralisation permettra de distinguer la syphilide maculeuse des érythèmes si fréquents chez les enfants mal nourris et sujets à l'entérite, qui ne s'observent habituellement que dans la région génito-anale et aux cuisses. La syphilide érythémateuse peut être pendant un ou deux mois la seule manifestation cutanée de la maladie, mais le plus souvent sur ce fond rouge cuivré apparaissent bientôt d'autres éruptions.

La *syphilide squameuse* (faux psoriasis de Trousseau) accompagne souvent l'érythème; elle débute habituellement par les plis des mains, la plante des pieds, le sillon mento-labial, les paupières, le cou, les lombes, et peut s'étendre d'une manière diffuse à toute la surface cutanée. La peau est épaissie et présente une exagération de ses plis et de ses rides, particulièrement à la plante des pieds; elle est recouverte d'une squame blanche, épaisse et sèche qui se soulève en bloc et laisse à nu une surface cuivrée d'un éclat métallique (Jullien).

La *roséole* proprement dite, caractérisée par des taches disséminées d'un rose vif, sans être aussi fréquente que dans la syphilis acquise, peut être un des symptômes précoces de la syphilis héréditaire (P. et E. Diday).

La *syphilide en plaques* (papules cutanées et plaques muqueuses) est une des manifestations les plus constantes de la maladie. Miller (2) l'a constatée dans 740 cas de sy-

(1) Roger, Rech. clin. sur les mal. de l'enf., Paris, 1883, II, p. 27.
(2) Miller, *Jahrb. f. Kinderheilk.*, 1888, XXVII, p. 359.

philis congénitale sur mille. Cette éruption se manifeste au début par des élevures discoïdes, plus ou moins larges, aplaties, de teinte variable, rosée, hortensia, grise ou brune; la couche épidermique qui les recouvre, se ramollit et devient blanchâtre, comme si elle avait été macérée, ou bien, dans les parties sèches de la peau, se couvre de squames ou s'entoure d'une collerette squameuse. Les plaques se présentent suivant les régions, tantôt comme de larges taches faisant à la surface de la peau une saillie à peine sensible, tantôt sous la forme de gros tubercules saillants (*condylomes*) qui, au niveau des plis de la peau, sont le siège d'un suintement séro-purulent abondant et exhalent une odeur fade. Chez quelques enfants, les plaques muqueuses sont confluentes et occupent à la fois les diverses régions cutanées et muqueuses; mais elles siègent de préférence partout où la peau présente des replis : on les rencontre au pourtour de l'anus, sur le scrotum et les grandes lèvres, à l'ombilic, aux plis du cou, aux aisselles, derrière les oreilles, aux lèvres, etc. Sous l'influence des frottements, elles s'élargissent considérablement, se crevassent et peuvent devenir le point de départ d'ulcères assez profonds et même d'ulcères serpigineux (Bazin).

Ces *ulcères serpigineux*, que Trousseau compare aux traces laissées sur le bois par les insectes xylophages et qu'il considère comme un des signes les plus caractéristiques de la syphilis des nouveau-nés, n'excèdent pas ordinairement quelques millimètres de largeur, mais peuvent atteindre chez les enfants gras une grande profondeur. Leur fond est souvent grisâtre, couenneux, et sécrète un pus séreux de mauvais aspect. Ils laissent après eux des cicatrices linéaires d'abord rouges, puis blanches, rappelant parfaitement leur origine. Dans un cas observé par l'un de nous, la syphilis congénitale ne se manifestait que par quelques ulcérations serpigineuses dans les plis des fesses et des jarrets et par des plaques muqueuses à la vulve et dans la cavité buccale.

Parmi les syphilides observées plus rarement sur les nouveau-nés, il faut signaler la *syphilide vésiculeuse*, formée de petites vésico-pustules entourées d'une auréole rouge brun, l'*impétigo syphilitique* qui diffère de l'impétigo simple par les ulcérations et les cicatrices qu'il laisse à sa suite, l'éruption pustuleuse décrite sous le nom de *variole syphilitique*, l'*ecthyma*, indice d'un état cachectique déjà avancé, qui siège particulièrement aux membres inférieurs et aux fesses où il peut produire des pertes de substances étendues, l'*acné* et les petites gommes cutanées décrites par Rinecker sous le nom de *syphilis cutanea nodosa*. Cette dernière éruption est constituée par de petites nodosités lenticulaires, d'abord dures et mobiles, puis adhérentes à la peau; elles font alors une saillie d'un rouge brunâtre, puis s'ouvrent et donnent issue à une petite quantité de pus; elles laissent après elles une cicatrice longtemps reconnaissable à sa coloration bleuâtre. Les *tubercules proprement dits* sont relativement rares; Bassereau a rapporté cependant que trois enfants nés de parents syphilitiques furent atteints peu de jours après la naissance de gros tubercules ou tumeurs sous-cutanées qui ne tardèrent pas à se ramollir et à s'ulcérer, et Virchow a trouvé sur le corps d'un enfant qui venait de naître des tubercules disséminés dont partaient des cordons lymphatiques qui au bras gauche aboutissaient aux ganglions axillaires tuméfiés. On en a cité encore d'autres exemples.

Les *gommes sous-cutanées circonscrites* se présentent quelquefois dans la syphilis congénitale sous la forme de tumeurs violacées, fluctuantes, recouvertes d'une peau amincie (Jullien). Les gommes musculaires sont exceptionnelles dans les premiers mois.

Mentionnons encore, parmi les manifestations cutanées de la syphilis congénitale, les *abcès sous-cutanés*, l'*onyxis*, les *sillons transversaux des ongles* et l'*alopécie* qui, vu l'âge des malades, se manifeste plutôt par la non-apparition des cheveux que par leur chute. Ce dernier symptôme manque du reste souvent.

Affections des muqueuses et des organes des sens. — La pituitaire est spécialement atteinte dans la syphilis congénitale, et le *coryza* est un des symptômes les plus constants et les plus précoces de la maladie. Au début on observe de l'enchifrènement; l'inspiration par le nez devient pénible et bruyante, et rend l'allaitement difficile. La sécrétion nasale diminue d'abord pour augmenter ensuite; elle est alors souvent filante, transparente, ou bien mélangée de pus et de sang (Rollet). Si la maladie continue à progresser, la pituitaire s'ulcère, le nez laisse écouler un pus ichoreux, qui se concrète en croûtes brunâtres et verdâtres sur la lèvre supérieure; exceptionnellement la maladie s'étend aux os du nez et du palais, qui sont en partie cariés et détruits. Le plus souvent les deux narines sont atteintes en même temps dans le coryza syphilitique (Rollet).

Les lèvres sont souvent le siège de plaques muqueuses qui se fendillent pendant les efforts de succion et rendent celle-ci très douloureuse; on observe surtout des rhagades aux commissures qui sont saignantes et recouvertes de croûtes noirâtres. Ces plaques muqueuses des lèvres des nourrissons sont la cause la plus fréquente des chancres du sein chez les nourrices.

La muqueuse buccale et pharyngienne est moins souvent atteinte dans la syphilis congénitale que dans la syphilis des adultes; cependant les plaques muqueuses de la langue et des amygdales sont assez communes.

Le larynx est également rarement atteint; cependant on peut observer chez les nouveau-nés syphilitiques une altération de la voix pouvant aller jusqu'à l'aphonie complète et des accidents de suffocation dus à l'œdème de la glotte et rappelant ceux du croup. La laryngite peut être une manifestation relativement tardive de la syphilis congénitale; elle se présente le plus souvent alors sous la forme d'une phlegmasie ulcéreuse de l'épiglotte pouvant se propager aux replis ary-épiglottiques et aux cordes vocales supérieures. Elle laisse quelquefois des traces persistantes sous forme de brides, de rétrécissement de la glotte, d'hypertrophie et de sclérose de la muqueuse laryngée (1).

L'*iritis* a été rarement observée chez les enfants syphilitiques; Bull l'y a cependant plusieurs fois constatée. La *kératite interstitielle diffuse* et la *choroïdite* appartiennent surtout à la forme tardive de la maladie dont il sera question plus loin. Bull a cependant quelquefois observé des lésions de la choroïde chez des nouveau-nés syphilitiques.

Autres manifestations. — Les *engorgements ganglion-*

(1) Voir : Sevestre, *Études de clinique infantile*, Paris, 1889, p. 89. — Strauss, *Arch. f. Kinderheilk.*, 1892, XIV, p. 312.

naires, bien qu'observés quelquefois dans la syphilis congénitale (Doyen), y sont en général peu marqués.

Les nouveau-nés syphilitiques présentent en général une *anémie* très prononcée; leur teint est d'un blanc mat (couleur de vieille cire). Cette anémie peut devenir un des symptômes prédominants de la maladie et s'accompagner de splénomégalie.

Nous avons parlé, à propos de l'anatomie pathologique, des altérations du système osseux et des déformations qu'elles peuvent amener dans le squelette. L'épaississement annulaire qui se forme au-dessus de l'épiphyse de l'extrémité inférieure de l'humérus, en est un des symptômes les plus caractéristiques. Les tumeurs qui se développent sur les os et qui s'ulcèrent quelquefois, sont généralement indolentes, à moins qu'elles ne s'accompagnent d'une tension extrême des téguments.

Lorsque la dégénérescence des tissus amène le décollement des épiphyses, cet accident se manifeste par une impuissance des membres qui peut être facilement prise pour une paralysie, surtout s'il est multiple, de là son nom de *pseudo-paralysie syphilitique* (Parrot). Il a été constaté dans 70 des mille cas de Miller, et dans 40 il a été le premier symptôme de la maladie.

Si l'affection est très prononcée et étendue à plusieurs os, le petit malade semble comme disloqué, et, lorsqu'on le soulève par les aisselles, ses membres pendent inertes comme un battant de cloche (Parrot). Dans quelques cas, Taylor a pu constater au niveau de la solution de continuité une crépitation douce.

Si la syphilis a déterminé des altérations viscérales, celles-ci se reconnaissent souvent à quelques troubles fonctionnels. C'est ainsi qu'on observe à la suite de lésions du système nerveux central des convulsions, des paralysies partielles, de la surdité, de l'amaurose ou les symptômes d'une méningite chronique (Dreyfous) (1). Lorsque les viscères abdominaux sont malades, l'enfant poussse des cris plaintifs, ses traits sont altérés; il présente tantôt de la constipation, tantôt de la diarrhée et des vomissements; la palpation et la percussion font constater l'hy-

(1) Dreyfous, *Revue mens. des mal. de l'enf.*, 1883, p. 497.

pertrophie du foie. Quelquefois le ventre est tuméfié par un épanchement ascitique, ou bien l'enfant est pris des symptômes d'une péritonite.

Dans quelques cas, la syphilis congénitale peut s'accompagner d'*hémorragies*. Behrend (1) a observé des pétéchies et l'omphalorragie chez des enfants manifestement atteints de syphilis héréditaire et a trouvé quelques faits analogues mentionnés dans la littérature médicale. Kassowitz (2) a observé également des hémorragies par le nez, la muqueuse buccale, l'intestin, les reins et l'ombilic, et des taches purpurines chez des nouveau-nés syphilitiques; sur 200 enfants atteints de la maladie, il a rencontré ces accidents 6 fois. D'autres auteurs (Deahna, Andronico, etc.) ont constaté des faits analogues; Mraçek (3), qui a pratiqué l'autopsie de 132 fœtus nés de mères syphilitiques, a rencontré 19 fois des hémorragies qui paraissaient dépendre d'altérations syphilitiques des vaisseaux. Sans nier l'existence d'une syphilis hémorragique, on ne doit pas oublier cependant que la diathèse hémorragique peut se manifester chez le nouveau-né en dehors de toute infection spécifique.

Terminaisons. — La syphilis congénitale abandonnée à elle-même peut rester stationnaire pendant trois ou quatre semaines, puis s'aggraver brusquement et amener la mort ou bien s'atténuer progressivement et se terminer par la guérison.

Lorsque la syphilis se termine fatalement, la mort arrive graduellement sous l'influence de la cachexie générale, de troubles digestifs ou de quelque complication telle que l'érésipèle ou la broncho-pneumonie; cette dernière n'est pas rare à la suite du coryza (Roger); quelquefois l'enfant meurt d'inanition, l'allaitement étant rendu impossible par l'intensité du coryza; enfin il peut succomber aux désordres résultant des lésions viscérales; parfois il est emporté par une péritonite ou meurt dans une attaque de convulsions.

(1) Behrend, *Berl klin. Wochensch.*, 15 mars 1878, et *Vierteljahrsch. f. Dermat. und Syph.*, 1884.

(2) Kassowitz, *Central-Zeitung für Kinderheilk.*, 15 oct. 1878.

(3) Mraçek, *Vierteljahrschr. f. Dermat. und Syph.*, 1886, t. I.

Si au contraire la maladie marche vers la guérison, les fonctions de la nutrition se rétablissent graduellement, les taches de la peau s'effacent, les plaques muqueuses s'affaissent et disparaissent, et les ulcérations se ferment en laissant après elles des cicatrices indélébiles. Le coryza est un des symptômes qui persiste le plus longtemps. Quelquefois le rétablissement ne se fait que très lentement après plusieurs retours offensifs caractérisés par des poussées successives de syphilides. Enfin l'enfant peut rester sous le coup d'une réapparition de la maladie pendant la seconde enfance, l'adolescence ou même l'âge adulte sous forme de syphilis héréditaire tardive.

Syphilis héréditaire tardive. — Parmi les manifestations attribuées à la syphilis héréditaire tardive, nous devons mentionner en premier lieu une *déformation atrophique des dents* de la seconde dentition signalée par Hutchinson.

Cette altération atteint principalement les incisives supérieures moyennes, qui sont courtes, étroites, arrondies sur les angles et sont creusées d'une encoche sur leur bord tranchant ; leur revêtement externe présente parfois des sillons et des saillies. Très souvent les dents sont en nombre insuffisant, et elles sont séparées par des intervalles plus ou moins considérables. Pour Hutchinson, cette déformation est un signe non douteux de syphilis héréditaire; mais il est difficile d'établir par les antécédents que tous les enfants qui la présentent sont entachés de cette maladie. Des faits nombreux établissent au contraire que la déformation des dents peut survenir à la suite d'affections autres que la syphilis ; aussi, sans admettre, comme Magitot, que les érosions dentaires soient liées à l'existence de l'éclampsie dans l'enfance, nous croyons qu'elles peuvent être la conséquence banale de plusieurs états organiques, tout en reconnaissant avec Fournier que la syphilis se les approprie souvent pour son compte.

Hutchinson attribue également à la syphilis héréditaire la *kératite interstitielle diffuse* (1), affection qui se montre

(1) D'après Horner (*Corresp.-Bl. f. Schweizer Aerzte*, 1882, p. 48), cette affection n'aurait pas son origine dans la cornée et serait précédée par des altérations de l'iris, du corps vitré et de la choroïde.

le plus souvent chez les enfants entre six et quinze ans, c'est-à-dire longtemps après la disparition de la syphilis congénitale. Elle débute en général par une opacité légère qui atteint en premier lieu le centre plus souvent que la périphérie de la cornée et s'étend peu à peu à tout l'organe. Certaines parties sont déjà guéries quand d'autres sont envahies. Examinée à l'éclairage oblique, cette tache paraît couverte de petits points plus ou moins foncés qui lui donnent un aspect granité. La maladie marche avec une extrême lenteur et ne suppure jamais ; elle est indolente et ne produit qu'un certain trouble dans la vision, les objets sont vus comme à travers un brouillard. Au bout de quelque temps les vaisseaux s'injectent, puis cette injection s'efface peu à peu, et la cornée redevient transparente après un temps fort long. Presque toujours les deux yeux sont envahis simultanément ou successivement. D'après Hutchinson, cette affection coïncide d'une façon constante avec l'altération des dents qu'il a signalée et serait, comme elle, d'origine *hérédo-syphilitique*. Nous croyons aussi qu'elle est habituellement due à la syphilis (1), sans nier cependant qu'elle ne puisse dans certains cas tirer son origine du lymphatisme et de la scrofule.

Hutchinson attribue encore à la syphilis héréditaire des affections profondes du globe oculaire, telles que la *choroïdite*, ainsi que des *lésions de l'oreille interne* qui se développeraient vers l'âge de la puberté et pourraient amener la diminution ou la perte de l'ouïe. Si les lésions de l'ouïe se développent dès la première enfance, elles peuvent amener la surdi-mutité (Fournier, Hermet).

D'autres affections, analogues aux manifestations tertiaires de la syphilis acquise, doivent être aussi rapportées à la syphilis héréditaire tardive. Signalons d'abord les affections osseuses et articulaires qui, lorsqu'elles siègent sur les os longs, détruisent par places les muscles et laissent, comme marques caractéristiques de la diathèse, des cicatrices nacrées profondes, adhérentes à l'os, qui est déformé

(1) Haltenhoff (*Rev. méd. de la Suisse rom.*, 1887, p. 478), qui a observé 72 de cas kératite interstitielle, estime que plus de la moitié de ces cas étaient dus à la syphilis héréditaire. — Voir aussi : Parinaud, *Arch. gén. de méd.*, nov. 1883, p. 521, et Trousseau, *Arch. de dermat. et de syph.*, 1886, p. 733, et 1887, p. 441.

et comme rongé en cet endroit. Nous avons observé les mêmes cicatrices avec dépression osseuse sur le crâne, comme terminaison d'une ostéité gommeuse. Les os peuvent présenter des végétations ostéophytiques dues à des périostoses ; le tibia en particulier est souvent épaissi, boursoufflé, recourbé en avant, de là le nom de *tibia en lame de sabre* donné par Lannelongue à cette déformation. Aux articulations, ce sont les genoux qui sont le plus souvent atteints. Ces arthropathies spécifiques se distinguent des arthrites tuberculeuses par la prédominance des lésions osseuses, qui déforment leurs extrémités articulaires et déterminent souvent de l'ankylose, par la douleur moins accentuée et par le peu de tendance qu'elles ont à suppurer. Aux genoux, elles sont volontiers symétriques. Mais les lésions osseuses les plus caractéristiques de la syphilis tardive chez l'enfant, qu'elle soit héréditaire ou acquise, sont les *nécroses du palais et du nez*. La voûte palatine est perforée, la cloison qui sépare les fosses nasales est détruite, et l'on voit s'établir une déformation caractéristique de la base du nez par la nécrose de l'ethmoïde.

Souvent aussi la peau, celle du visage particulièrement, au voisinage des orifices naturels, devient le siège de syphilides tuberculeuses et ulcéreuses à marche serpigineuse ou est soulevée par des gommes du tissu cellulaire qui laissent des traces persistantes.

Fournier (1), qui est un partisan convaincu de l'existence de la syphilis héréditaire tardive, dont il a pu réunir plus de deux cents exemples, recueillis surtout chez des sujets de dix à dix-neuf ans, admet comme caractères de cette affection, outre les symptômes déjà décrits, une dégénérescence générale des enfants qui sont faibles, maigres ; leur teint est pâle, grisâtre et ne présente jamais la fraîcheur qu'on trouve fréquemment chez les scrofuleux. Leurs testicules sont habituellement peu développés, parfois même atrophiés ou indurés. Les signes de la puberté se développent tardivement chez eux dans les deux sexes, de là le nom d'*infantilisme* donné par Fournier à ce retard du développement général. A ces symptômes se joignent

(1) Fournier, Leçons sur la syphilis héréd. tardive, Paris, 1886.

souvent des déformations du crâne. Le front est proéminent, ou bien il est bosselé sur les côtés ou à sa partie médiane (*front en carène*). Les autres parties du crâne peuvent être également bosselées symétriquement (*crâne natiforme*) ou être asymétriques. L'hydrocéphalie serait quelquefois aussi pour Fournier un résultat de la syphilis héréditaire (1). Le système nerveux peut présenter des altérations se traduisant par une céphalalgie persistante, par des attaques épileptiformes, par une paralysie localisée, par un retard dans l'intelligence ou même par l'idiotie et la démence (Bury). Les poumons (Dubousquet-Labordère et Gaucher) et le foie (Barthélemy) ont aussi été trouvés dans quelques cas atteints de lésions paraissant dépendre de la syphilis héréditaire tardive.

Tout en admettant l'existence de ces manifestations tardives de la vérole congénitale dont Fournier et ses élèves, Zeissl et d'autres auteurs ont observé un si grand nombre de cas, nous estimons qu'on doit toujours être très réservé dans l'appréciation des faits de cette nature, qui ne sont parfois que le résultat d'une syphilis acquise dans l'enfance et qui est restée méconnue. Nous avons pu suivre dès le début l'évolution d'une syphilis acquise chez une petite fille de cinq ans, qui débuta par un chancre de l'amygdale. Malgré un traitement énergique et prolongé, nous ne pûmes enrayer la marche grave de la maladie. Celle-ci, après quelques manifestations secondaires, s'affirma en moins de deux ans par un lupus ulcéreux du pharynx qui détruisit tout le voile du palais et amena la déformation caractéristique de la base du nez, par nécrose osseuse.

DIAGNOSTIC. — L'ensemble des symptômes que présente la syphilis congénitale, la coloration spéciale des éruptions, le coryza et particulièrement la présence de bulles de pemphigus ou de plaques muqueuses permettront

(1) L'hydrocéphalie syphilitique pourrait, d'après Sandoz (*Rev. méd. de la Suisse rom.*, 1886, p. 713), se développer dès les premiers mois de la vie. — Voir aussi : D'Astros (*Rev. mens. des mal. de l'enf.*, 1891, p. 481), qui, comme Sandoz, a vu l'hydrocéphalie coïncider chez le nouveau-né avec les signes de la syphilis héréditaire, et plus loin notre article *Hydrocéphalie*.

presque toujours de reconnaître la maladie. Chez les garçons, l'existence d'un *testicule* atrophié, induré et à surface chagrinée, suffira pour révéler l'existence d'une syphilis même ancienne, en dehors de toute autre manifestation. En cas de doute, l'examen des parents pourra parfois éclairer le diagnostic. Le fait que la mère a été sujette aux avortements sera une présomption en faveur de la syphilis.

L'*érythème papuleux des fesses*, consécutif à la diarrhée, présente cependant souvent, comme nous l'avons dit, une similitude extrême avec les syphilides papuleuses des fesses, et le diagnostic ne peut guère se faire que par la constatation de l'absence ou de la présence d'autres lésions syphilitiques sur le corps de l'enfant. L'éruption décrite par Parrot sous le nom de *syphilide lenticulaire* n'est probablement qu'une variété de cet érythème qui est souvent suivie d'ulcération et n'a pas de caractère spécifique (1).

On ne peut confondre, même à défaut d'autres manifestations de la maladie, les altérations osseuses de la syphilis avec celles du *rachitisme* ; leur existence dans les premières semaines de la vie suffirait pour les en séparer ; leur marche d'ailleurs est essentiellement différente, et jamais la syphilis ne produit une déformation symétrique et générale des terminaisons costales analogue à celle qui constitue le chapelet rachitique ; quand, dans la syphilis, les extrémités sternales des côtes sont tuméfiées, elles ne le sont jamais toutes à la fois. Les déformations que présente parfois le tibia se distinguent de celles du rachitisme par la présence de saillies ostéophytiques. Nous avons déjà dit à propos du rachitisme (p. 251) que nous ne pouvions considérer avec Parrot cette affection comme étant d'origine syphilitique.

La *pseudo-paralysie syphilitique*, due à une fracture amenée par l'altération des os et produisant une impuissance complète du membre atteint, se distinguera d'une paralysie vraie par la conservation de la contractilité électrique, par la tuméfaction de l'os et la constation de la douleur au niveau de la fracture et parfois par une légère crépitation.

Les accidents de la syphilis héréditaire tardive sont

(1) Voir : Jaquet, *Th. de Paris*, 1888, et Sevestre, *loc. cit.*, p. 37.

souvent fort difficiles à distinguer de ceux qui sont produits par la *scrofule;* le diagnostic ne pourra dans beaucoup de cas se fonder que sur les antécédents ou sur le résultat d'un traitement par le mercure et l'iodure de potassium; tel est le cas en particulier du *spina ventosa,* qui reconnaît parfois une origine syphilitique (Taylor), tout en étant habituellement une manifestation de la scrofule. Il en est de même de l'*angine dite scrofuleuse,* avec destruction du voile du palais et dont nous avons observé quelques cas chez des enfants manifestement syphilitiques. Citons encore, comme un exemple de la difficulté du diagnostic entre les deux diathèses, certains *abcès dermiques* qu'on observe dans la première année et qui sont tantôt des abcès tuberculeux, tantôt de petites tumeurs suppurées d'origine syphilitique (*syphilis cutanea nodosa*). Dans ce cas encore, le traitement seul pourra éclairer le diagnostic.

Il importe souvent, surtout au point de vue médico-légal, de savoir si les accidents syphilitiques observés chez un enfant sont héréditaires ou acquis. Dans ce cas l'examen des parents et de la nourrice est de rigueur, mais il n'est pas toujours possible et ne suffit pas à lever tous les doutes; on recherchera donc avec soin si l'enfant ne porte aucune trace de chancre sur le corps, particulièrement aux parties génitales, à l'anus, aux lèvres, dans l'intérieur de la bouche et jusqu'au fond de la gorge; Rollet a constaté un chancre primitif incontestable sur l'une des amygdales chez un nouveau-né. On examinera également les cicatrices vaccinales. En l'absence de tout vestige d'accident primitif, on se souviendra que *la syphilis qui se développe après le troisième mois est presque toujours acquise.* Le diagnostic se fondera aussi sur la nature des symptômes observés; la coloration rouge brunâtre de la roséole, le pemphigus et surtout le coryza ne s'observent presque jamais dans la syphilis acquise des enfants (Rollet); il sont pathognomoniques de la syphilis héréditaire; les affections de la gorge et du larynx, la tuméfaction ganglionnaire appartiennent plus spécialement à la maladie acquise. Les affections des os décrites plus haut ne peuvent servir d'éléments de diagnostic; elles ont été constatées par Roger, Taylor, Pellizari et par nous-mêmes chez des enfants qui avaient contracté la syphilis par contagion.

PRONOSTIC. — La syphilis héréditaire est habituellement grave. D'après une statistique citée par Roger, sur 106 enfants atteints de cette maladie, 47 moururent avant terme, 3 en naissant et 11 dans les trois premiers mois de la vie; on ignore le sort des survivants. La syphilis héréditaire est en effet dans beaucoup de cas une cause d'avortement, et il est exceptionnel de voir guérir un enfant qui vient au monde dans un état de décrépitude précoce, le corps couvert de bulles de pemphigus.

La syphilis qui apparaît seulement quelques semaines après la naissance offre plus de chances de guérison. Sur 316 enfants traités pour cette affection dans le service de Monti, 42 seulement succombèrent, la plupart avant trois mois, le plus souvent à des troubles digestifs ou pulmonaires. Le pronostic dépendra en particulier 1° *du mode d'alimentation :* un enfant élevé au biberon guérira moins souvent qu'un enfant allaité par sa mère; 2° de la *précocité du traitement*, qui aura d'autant plus de chances de succès qu'il aura été institué plus près du début des accidents.

La syphilis acquise est relativement assez bénigne chez les enfants, mais il ne faut pas oublier qu'elle ne l'est pas toujours, surtout chez les scrofuleux, et peut amener des lésions tertiaires graves.

TRAITEMENT. — La *prophylaxie* de la syphilis héréditaire consistera à empêcher autant que possible les unions entre sujets qui ne sont pas l'un et l'autre entièrement exempts de syphilis et à traiter par les mercuriaux les femmes syphilitiques pendant leur grossesse; à la suite d'un traitement bien fait, ces femmes donnent souvent naissance à des enfants bien portants. Sur 35 femmes enceintes traitées par Weber par les frictions mercurielles, toutes ont accouché dans des conditions normales, tandis que les avortements ont été fréquents chez celles qui avaient subi un traitement mixte ou n'avaient pris que l'iodure de potassium.

C'est encore au mercure qu'il faudra avoir recours pour traiter les enfants syphilitiques après la naissance; il conviendra d'administrer ce médicament dès l'apparition des premiers symptômes de la maladie. On peut l'employer sous des formes diverses.

Rollet recommande l'usage de la *liqueur de Van Swieten*, qu'on donnera d'abord à la dose d'une demi-cuillerée à café par jour (soit 2 1/2 milligrammes de sublimé) mêlé au lait de la mère ou à celui d'une chèvre ou d'une vache : la dose sera bientôt portée à une cuillerée à café. Ce traitement sera suspendu de temps en temps pendant quelques jours et remplacé par l'usage des toniques et surtout de l'iodure de fer. Le *protoiodure de mercure* à la dose de 1 centigramme par jour peut être substitué au sublimé.

Nous préférons pour la plupart des cas au traitement mercuriel interne le traitement externe, car il faut à tout prix respecter le tube digestif du petit malade, ne pas entraver l'alimentation et agir le plus rapidement possible sur une affection qui peut être promptement mortelle.

On emploie souvent dans ce but les *frictions avec l'onguent napolitain*, dont l'action est en général bien supportée par les enfants et ne détermine habituellement pas chez eux de salivation. On pratiquera une friction quotidienne avec l'onguent napolitain (0,50 à 1 gramme suivant la gravité des accidents), on variera chaque jour le siège de la friction, et on lavera au bout de douze heures la place frictionnée avec de l'eau de savon pour éviter l'irritation de la peau; on garantira avec soin l'enfant du froid en l'habillant de flanelle et en le maintenant dans une chambre chaude qui sera en même temps bien aérée. Tous les deux jours on donnera un bain chaud pour rendre la surface cutanée plus apte à l'absorption du mercure.

Les *bains de sublimé* sont le mode de traitement le plus usité dans la syphilis infantile. Leur usage ne sera contre-indiqué que dans les cas d'ulcérations étendues des téguments. Ils doivent être donnés dans des baignoires en bois et on les préparera en ajoutant à l'eau d'un bain simple de 0,50 à 2 grammes de sublimé dissous dans l'alcool ; dans les cas graves on peut porter la dose de sublimé à 3 grammes, mais il faut surveiller de près ce traitement et y renoncer au moindre signe d'irritation du gros intestin. On sait en effet que l'absorption du mercure par la voie externe peut donner lieu à une entérite hémorragique ou dysentériforme.

Sous l'influence du traitement mercuriel, les accidents

syphilitiques guérissent quelquefois en très peu de temps. Roger a vu la maladie disparaître ainsi en quinze jours. La guérison peut être définitive ; on fera bien néanmoins de continuer l'usage des mercuriaux quelque temps encore après que les derniers accidents auront disparu.

Lorsque la syphilis est rebelle ou s'accompagne de tubercules, de tumeurs osseuses et de périostoses, on recourra à l'*iodure de potassium* à la dose de dix à soixante centigrammes par jour, ou à un traitement mixte en ayant soin de ne donner, au moins au début, l'iodure et le sel mercuriel qu'à très faible dose. Le sirop de Gibert est la préparation que nous employons de préférence dans ce cas, en commençant par une ou deux cuillerées à café par jour d'un mélange de ce sirop avec deux parties de sirop d'écorce d'orange.

Le plus souvent les accidents locaux de la syphilis guérissent sous l'influence du traitement général ; néanmoins on hâtera leur disparition par un *traitement local* approprié ; les plaques muqueuses, les ulcérations seront lavées tous les jours avec de l'eau additionnée d'une petite quantité de liqueur de Van Swieten ou cautérisées avec une solution de nitrate d'argent ; on saupoudrera les plis ulcérés de la peau avec un mélange de poudre d'amidon et de calomel.

On traitera les tumeurs osseuses saillantes, particulièrement la tuméfaction des phalanges des doigts, par la compression avec l'*emplâtre de Vigo* ; la poudre d'*iodoforme* est le meilleur topique contre les ulcérations consécutives à ces tumeurs. On traitera le décollement d'une épiphyse comme une véritable fracture ; on immobilisera les fragments au moyen d'un petit bandage inamovible légèrement compressif, qui sera laissé en place jusqu'à la consolidation complète de l'os. Quand l'épiphyse entièrement séparée se comporte comme un corps étranger, elle doit être enlevée par une opération chirurgicale (Taylor).

Pendant toute la durée du traitement, on surveillera avec grand soin l'alimentation de l'enfant ; toutes les fois que cela sera possible, le nouveau-né devra être allaité par sa mère, qui suivra elle-même un traitement mercuriel. Lors même qu'elle n'aurait présenté aucun accident syphilitique, elle peut sans danger nourrir son enfant, car, comme l'a établi Colles (1), une femme ayant accouché d'un enfant syphilitique ne court aucun risque d'infection en lui donnant le sein. Si la mère ne peut nourrir, on recourra à l'allaitement artificiel ; en effet, à moins de trouver une nourrice déjà atteinte de syphilis, il serait coupable d'exposer une femme bien portante à contracter la maladie en donnant le sein à un enfant infecté. Fournier recommande en pareil cas l'allaitement par la chèvre. D'après son expérience, l'enfant s'accommode très bien de cette nourrice, surtout lorsqu'il n'a pas été accoutumé au sein d'une femme. Dans tous les cas où il a employé ce mode d'alimentation, Fournier a réussi à mener à bonne fin le traitement antisyphilitique. Quant à l'allaitement par un animal mercurialisé au moyen de frictions d'onguent napolitain, le lait ainsi obtenu contient des quantités trop insignifiantes de mercure pour contribuer activement à la guérison.

Dans tous les cas, l'alimentation doit être aussi tonique et réparatrice que possible pour lutter contre les progrès de la cachexie syphilitique.

Les *bains de mer* ou plutôt le séjour prolongé sur le bord de la mer seront un adjuvant utile dans le traitement des lésions osseuses tertiaires, mais l'action favorable de la mer est moins marquée pour celles-ci que pour les affections scrofuleuses.

Article XXI. — TUMEURS MALIGNES

Les tumeurs malignes sont généralement considérées comme très rares dans le jeune âge ; sur 471 cas de cancer cités par Lebert en 1851 dans son *Traité des maladies cancéreuses*, 15 seulement se rapportaient à des enfants. Cependant cette rareté n'est que relative, comme le prouve le travail de Duzan, qui s'est le premier occupé d'une façon spéciale de ce sujet ; cet auteur a pu réunir dans la littérature médicale 182 observations de tumeurs malignes relatives à des sujets âgés de moins de 17 ans, et il reconnaît

(1) La loi de Colles, sans être absolue, comme semblent le prouver les faits publiés par Guibout, Ranke et Merz, n'en est pas moins exacte pour l'immense majorité des cas.

n'avoir point puisé à toutes les sources. Nous avons repris nous-mêmes ce travail, et nous avons pu, tant dans les publications postérieures à la thèse du Duzan (1876)(1) que dans celles que cet auteur n'avait pas consultées, réunir 577 cas de tumeurs malignes chez les enfants. Nous croyons même qu'en prolongeant nos recherches nous aurions pu augmenter encore ce nombre, mais ce chiffre de 577 cas qui, ajouté aux 182 cas de Duzan, donne un total de 759 cas, suffit pour établir que les tumeurs malignes sont loin d'être une exception dans l'enfance. Quant à fixer un rapport proportionnel entre le nombre des cancers observés à cet âge et celui des cancers qui ne surviennent qu'à l'âge adulte, la chose est à peu près impossible, car, si la plupart des cas de tumeurs malignes des enfants sont publiés, il n'en est pas de même de ceux relatifs aux adultes que leur fréquence même fait passer sous silence. La statistique de Breslau (2) donne cependant quelques indications à cet égard ; sur 3,144 décès pour tumeurs constatées dans le canton de Zurich, cet auteur en compte 11 dans la première année, 15 dans les neuf années suivantes, et 17 de onze à vingt ans.

Nous avons compris dans nos recherches, non seulement les carcinomes, mais encore les sarcomes, les lymphomes et les enchondromes malins, les épithéliomes, certains papillomes de la vessie susceptibles de repullulation, en un mot toutes les tumeurs dites malignes, c'est-à-dire sujettes à récidiver après leur ablation et à se reproduire par métastase dans d'autres organes que ceux où elles siégeaient primitivement. Cettte étude nous a montré que ces tumeurs se comportent généralement chez l'enfant comme chez l'adulte; aussi n'en ferons-nous point une description complète, mais nous parlerons successivement de leur siège, des formes anatomiques qu'elles affectent de préférence, de l'influence qu'exercent sur leur fréquence l'âge et le sexe, des particularités qu'elles peuvent présenter dans leur marche et des indications qui en découlent pour le traitement.

Siège. — Voici une liste indiquant les organes qui ont

(1) Duzan, Du cancer chez les enfant, *Th. de Paris* 1876.

(2) Breslau, *Virch. Arch.*, XXVIII, 1863, p. 556.

été atteints de tumeurs malignes dans les faits recueillis par Duzan et par nous, ainsi que le nombre des cas dans lesquels chaque organe a paru être atteint *primitivement*.

Rein	146 fois	Amygdales	4 fois
Œil	138	Rectum	4
Os et périoste	96	Sein	4
Système nerv. cent.	54	Nez	4
Testicule	40	Ganglions lymphat.	3
Foie	28	Larynx	3
Médiastin	27	Parotide	3
Vagin, vulve, utérus	26	Cuisse	3
Abdom., périt., bassin	26	Paroi thoracique	2
Ovaire	24	Main	2
Vessie	19	Fesse	2
Prostate	11	Jambe	2
Dure-mère	11	Pied	2
Cou	10	Œsophage	1
Intestin	10	Cœur	1
Peau	8	Front	1
Poumon et plèvre	7	Joue	1
Langue	7	Lobule de l'oreille	1
Pancréas	6	Mâchoire inférieure	1
Capsules surrénales	5	Avant-bras	1
Estomac	4	Aine	1
Corps thyroïde	4	Muscles	1

Nous laissons de côté quelques cas de cancers multiples dans lesquels la localisation primitive était impossible à déterminer.

Il ressort de ce tableau que le *rein* est l'organe le plus fréquemment atteint de cancer dans le jeune âge. Nous avons trouvé 146 cas de tumeurs de cet organe (1) (voir plus loin l'article *Maladie des reins*). Viennent ensuite l'*œil* et ses annexes avec 138 cas (2). Les néoplasmes malins de

(1) Longstreet Taylor, dans une étude sur le cancer du rein dans le jeune âge (*Americ. Journ. of. med. Sc.* XCIV, oct. 1887, p. 461), a recueilli dans la littérature 144 cas de cette affection. Les indications bibliographiques des observations n'étant pas données, nous ne pouvons savoir combien de ces cas sont communs avec les nôtres.

(2) Dans ce nombre ne sont pas compris 30 à 40 cas de cancer de l'œil mentionnés sans autre indication par Guersant (*Bull. de Thérap.* 1865, II, p. 263), comme ayant été opérés par lui dans l'espace de vingt ans à l'Hôpital des enfants de Paris.

l'œil sont le plus souvent des gliomes de la rétine (1) ou quelquefois du nerf optique, mais le fongus hématode, et surtout l'encéphaloïde du globe de l'œil, ont été aussi fréquemment observés, tandis que le sarcome mélanique est rare dans l'enfance; les paupières sont quelquefois aussi à cet âge le siège de tumeurs malignes. Les *os* sont représentés par 96 cas; ceux qui sont mentionnés le plus souvent sont les deux maxillaires (23 fois), les os de l'orbite (15 fois), le tibia et le fémur (chacun 12 fois). Les *organes génitaux* dans les deux sexes sont également assez souvent le siège de tumeurs malignes dans l'enfance; si nous réunissons tous les cas relatifs au testicule, à la prostate, à l'ovaire, à l'utérus, au vagin et à la vulve, nous arrivons à un total de 101 cas. Le *système nerveux central* est représenté par 54 cas, dont 46 concernent l'encéphale et 8 la moelle épinière ou la pie-mère spinale; nous avons en outre trouvé la propagation de la maladie au cerveau indiquée dans un grand nombre de cas de sarcome de l'œil. Les tumeurs malignes du *foie* sont au nombre de 28, celles du *médiastin* au nombre de 27, celles de la *vessie* au nombre de 17. Les autres organes sont affectés dans une proportion moindre; le cancer de l'*intestin* n'est mentionné que 10 fois, celui de l'*estomac* 4 fois, celui du *rectum* 4 fois, celui du *sein* 4 fois, etc. On peut conclure de ce résumé que la plupart des organes qui sont souvent atteints de cancer chez l'adulte, sont généralement épargnés dans l'enfance, tandis que le rein, qui est rarement cancéreux à l'âge adulte, l'est relativement souvent dans le jeune âge. La fréquence du cancer de l'œil chez l'enfant mérite aussi d'être signalée (2).

Formes anatomiques. — Le *sarcome* est la tumeur maligne qui est désignée le plus souvent dans les 577 observations que nous avons recueillies; il y est mentionné 357 fois, 17 fois seulement dans celle de Duzan. Mais l'absence de cette désignation n'a pas grande importance pour

(1) Lawson et Teacher Collins (*London Ophtlam. Rep.* XIII, p. 12) ont réuni dans la littérature 60 cas de gliome de la rétine chez les enfants, dont plus de la moitié appartenaient aux deux premières années.

(2) Sur les tumeurs malignes dans l'enfance, voir en particulier : Stern, *Deutsche med. Woch.*, 1892, p. 494.

des observations relativement anciennes, dans lesquelles l'examen histologique n'a pas toujours été pratiqué, ou dans lesquelles les sarcomes sont souvent indiqués sous d'autres noms. Le sarcome fibro-plastique ou fasciculé et le sarcome encéphaloïde ou embryonnaire paraissent être également fréquents ; dans les os le sarcome ossifiant ou ostéosarcome, dans le médiastin le lymphosarcome, dans la rétine et l'encéphale le sarcome névroglique ou gliome sont les formes les plus habituelles. Starr (1), dans un travail sur les tumeurs cérébrales observées chez les sujets au-dessous de dix-neuf ans, compte 37 gliomes, 34 sarcomes et 5 glio-sarcomes : le cancer proprement dit n'est mentionné que 10 fois. Le sarcome désigné sous le nom de cancer vert (chlorome) a été trouvé plusieurs fois dans la dure-mère.

Le *carcinome* proprement dit a été observé chez les enfants, surtout sous la forme de l'encéphaloïde et quelquefois du fongus hématode ; le squirre est rare ; il en est de même de l'*épithéliome*, dont nous n'avons trouvé qu'une dizaine d'exemples ; par contre, les *papillomes récidivants* (cancers villeux) de la vessie ont été constatés à plusieurs reprises chez les enfants (Charon [2], de Saint-Germain). Les *adénolymphomes malins* sont également signalés dans une quinzaine de cas ; ils siégeaient particulièrement dans l'abdomen et le médiastin ; nous en rapportons plus loin deux exemples (voir l'article *Péritonite tuberculeuse*, diagnostic). Nous avons aussi trouvé trois cas d'*enchondrome malin* du testicule.

En résumé, toutes les formes du cancer peuvent être observées dans le jeune âge, mais celles qui prédominent sont le sarcome sous toutes ses formes et le cancer encéphaloïde, tandis que les formes dures et sèches à marche lente sont tout à fait exceptionnelles.

Age. — L'âge des enfants affectés de tumeurs malignes est indiqué par Duzan pour 96 cas, et dans 544 des cas que nous avons recueillis ; nous donnons sous forme de tableau la répartition par âge de ces 640 cas :

(1) Starr, *Med. News*, 12 janvier 1889.

(2) Charon, *Contribution à la pathologie de l'enfance*, 2e édit. Bruxelles, 1881, p. 241.

De 0—1 ans.......	94 cas.	De 9—10 ans....	18 cas.
1—2	47	10—11	20
2—3	63	11—12	31
3—4	57	12—13	27
4—5	52	13—14	19
5—6	45	14—15	26
6—7	40	15—16	28
7—8	28	16—17	14
8—9	31		

Comme on peut le voir, c'est dans la première année que les tumeurs malignes sont le plus fréquentes; souvent même elles ont été observées au moment de la naissance ou bien peu après et paraissaient alors être également congénitales. Duzan mentionne quatre cas de fœtus atteints de cancers qui ont été une cause de dystocie. Ces tumeurs congénitales ont été rencontrées dans presque tous les organes; elles semblent cependant affecter de préférence les reins et les organes génitaux. Remarquons aussi que c'est aux sept premières années de la vie qu'appartiennent près des deux tiers des cas de tumeurs malignes signalés chez les enfants, tandis qu'à partir de la huitième année le nombre de celles-ci diminue sensiblement. C'est encore à la prédominance des tumeurs du rein et du testicule pendant les premières années qu'il faut l'attribuer; en effet, la très grande majorité des 146 cancers du rein que nous avons trouvés signalés ont débuté entre 0 et 4 ans, et sur 130 cas recueillis par Longstreet Taylor, où l'âge est indiqué, 80 % ont été observés avant l'âge de quatre ans. Il en est de même pour le cancer du testicule, dont plus de la moitié des cas ont débuté dans la première année, et qui devient rare à partir de trois ans (Ch. Monod) (1). Les cancers du médiastin (2) et des os appartiennent au contraire plutôt à la seconde enfance et à l'adolescence.

(1) Ch. Monod, *Prog. méd.*, 11 mai 1884, et *Leçons de clinique chir.*, Paris, 1884, p. 77.

(2) Sur les tumeurs malignes du médiastin dans l'enfance, voir : Bollag, *Th. de Zurich*, 1887. — Edwards, *Arch. of Pædiatrics*, VI, n° 67. — *Keating's Cyclopædia of the Diseases of Children*, 1890, vol. II, p. 732.

Sexe. — Duzan considère le sexe masculin comme prédisposant les enfants aux tumeurs malignes ; en effet cet auteur en compte 60 cas chez les garçons et 32 seulement chez les filles. Dans les observations que nous avons recueillies, il y a aussi prédominance du sexe masculin, mais elle est moins marquée, puisque dans les cas où le sexe est indiqué nous avons compté 256 garçons et 216 filles. C'est le contraire de ce qu'on observe chez l'adulte, où il y a une légère prédominance du cancer chez la femme.

Hérédité. — Dans la plupart des cas de tumeurs malignes dans l'enfance, il est impossible de trouver d'antécédents héréditaires chez les parents (de Saint-Germain).

Marche, pronostic. — L'existence des tumeurs malignes passe quelquefois inaperçue au début, surtout chez les très petits enfants ; c'est ainsi que plusieurs fois des tumeurs évidemment congénitales n'ont été signalées au médecin qu'au bout de plusieurs mois ou même après plus d'une année ; elles ne se révélaient jusque-là par aucune douleur, par aucune gêne dans les fonctions, mais généralement elles prennent au bout d'un certain temps un développement rapide et peuvent atteindre un volume considérable; nous en mentionnerons un exemple remarquable à propos du cancer du rein. Arrivée à cette période, la tumeur produit souvent des douleurs assez vives et des troubles fonctionnels par la compression des filets nerveux et des organes voisins.

De Saint-Germain (1) signale la rareté de la cachexie chez les enfants atteints de cancer. Quels que soient les ravages locaux produits par le mal, la constitution n'en paraît pas affectée, le teint reste rosé, et on n'observe pas, comme chez l'adulte, la coloration jaune-paille des téguments.

La marche des tumeurs malignes est en général rapide dans l'enfance. Les squirres, les cancers de la peau à marche lente sont, nous l'avons dit, rares à cet âge ; au contraire, ce qui prédomine au point de vue clinique, ce sont les encéphaloïdes à prompte évolution. Un champignon du volume d'un gros œuf, dit de Saint-Germain, n'a

(1) Voir : De Saint-Germain, *Rev. mens. des mal. de l'enf.*, 1883, p. 26, et 1887, p. 77.

souvent pas mis huit jours à se développer; dans un cas observé par cet auteur, la diaphyse entière du radius était détruite en quelques semaines par une tumeur maligne; dans deux cas, au contraire, mentionnés également par Saint-Germain, la tumeur subit dans sa marche une régression remarquable, mais ces faits doivent être considérés comme tout à fait exceptionnels.

La généralisation rapide de la tumeur aux ganglions voisins ou à d'autres organes s'observe également très souvent, et, à la suite d'opérations, la récidive est fréquente. Aussi, plus encore que chez l'adulte, le pronostic des tumeurs malignes doit-il être considéré comme grave à courte échéance; dans un cas cité par Chauveau (1), la mort survint 24 jours après l'apparition de la tumeur.

Traitement. — Le seul traitement des tumeurs malignes est leur ablation lorsque leur siège le permet; l'absence de cachexie et quelques résultats heureux doivent encourager ces tentatives, bien qu'elles soient suivies généralement de récidive au bout de peu de temps, surtout lorsqu'il s'agit de carcinomes. C'est particulièrement dans les sarcomes des os et de l'œil, que l'ablation de l'organe malade a donné parfois des résultats satisfaisants. C'est ainsi que dans 32 cas d'ostéosarcomes opérés, mentionnés par Ost (2), on obtint 8 guérisons qui parurent définitives; mais les petits malades ne furent le plus souvent observés que peu de temps après l'opération. De Saint-Germain et Valude (3) citent également quelques cas de guérison de sarcomes chez l'enfant à la suite de l'ablation de la tumeur. Les cas de néphrectomie dans le sarcome du rein n'ont que très rarement donné d'heureux résultats.

(1) Chauveau, *Th. de Paris*, 1883.
(2) Ost, *Jahrb. f. Kinderheilk.*, XII, 1878, p. 205.
(3) Valude, *Revue mens. des mal. de l'enf.*, 1883, p. 412.

CHAPITRE II

MALADIES DU SYSTÈME NERVEUX

ARTICLE Ier. — MÉNINGITE AIGUË SIMPLE

Confondue en grande partie dans les descriptions des anciens auteurs avec la méningite tuberculeuse, la méningite franche de l'enfance en a été nettement séparée par Rilliet, dont la monographie est restée classique.

ÉTIOLOGIE. — La méningite franche est une maladie relativement rare chez les enfants ; on l'observe surtout de cinq à sept ans ; Billard et Guersant l'ont signalée chez les nouveau-nés. Elle est tantôt *primitive,* tantôt *secondaire.*

La méningite primitive peut être le résultat d'une *insolation* ou d'un *traumatisme*, mais, habituellement, surtout chez les enfants à la mamelle, on voit se développer cette affection au milieu d'une parfaite santé sans pouvoir reconnaître la cause qui l'a produite (Henoch).

La méningite peut sévir *épidémiquement*, surtout dans les mois froids et humides de l'année, sous la forme cérébro-spinale. La méningite cérébro-spinale épidémique frappe tous les âges et a été observée en particulier parmi les soldats des garnisons, mais elle sévit surtout chez les enfants. D'après les relevés d'Emminghaus, sur 1,435 individus atteints de cette affection dans diverses épidémies, 1,133 étaient âgés de moins de quinze ans ; elle paraît avoir atteint exclusivement ou principalement les enfants à Genève en 1805 (Vieusseux, Matthey), à Schelestadt en 1841 (Mistler), en Suède de 1854 à 1859 (Wistrand), en Silésie de 1863 à 1864, à Bromberg dans le grand-duché de Posen où elle a frappé 140 enfants de deux à sept ans environ, etc.

La forme secondaire de la méningite est beaucoup plus fréquente que la forme primitive. Tantôt elle survient par propagation d'une phlegmasie de voisinage, tantôt elle est une localisation d'une maladie générale. Dans le premier cas, elle se développe surtout après l'*otorrhée* avec carie du rocher ou plus rarement après l'*otite aiguë*, la *phlébite des sinus* ou l'*érésipèle du cuir chevelu*. Dans le second cas, elle survient dans le cours de la scarlatine, du rhumatisme aigu, ou bien elle est une manifestation de la pyémie dans la périostite phlegmoneuse diffuse et dans la fièvre puerpérale des nouveau-nés. Enfin elle peut être une complication de la pneumonie franche, et dans ce cas on a constaté dans les méninges la présence du pneumococcus de Frænkel, ou une complication de la fièvre typhoïde ; dans un cas de méningite consécutive à cette dernière affection, Breton (1) a constaté dans le pus des méninges la présence du bacille d'Eberth mélangé aux streptocoques.

ANATOMIE PATHOLOGIQUE. — Rilliet et Barthez ne décrivent comme méningite franche que la méningite suppurée. Dans un certain nombre de cas néanmoins, qui appartiennent à la méningite simple aiguë, on constate à l'autopsie des lésions inflammatoires évidentes, telles qu'une vascularisation intense de la pie-mère et de la substance corticale du cerveau avec adhérence intime entre ces deux couches, souvent même un état poisseux de l'arachnoïde et une exsudation de lymphe plastique à sa surface sans suppuration proprement dite. Ces lésions se rencontrent dans les méningites secondaires qui compliquent la fièvre typhoïde et le rhumatisme, ainsi que dans quelques méningites cérébro-spinales épidémiques, où elles coïncident alors avec un ramollissement de la rate et d'autres altérations viscérales qui s'observent généralement à la suite des fièvres graves.

Habituellement on trouve à la surface de la pie-mère une nappe de pus liquide, qui coiffe la convexité des hémisphères et peut s'étendre à la base du cerveau ainsi qu'au canal rachidien. L'arachnoïde participe souvent à

(1) Breton, *Rev. mens. des mal. de l'enf.*, 1891, p. 445.

l'inflammation ; les ventricules latéraux sont ordinairement sains et ne renferment pas de sérosité.

Quand la méningite est due à un traumatisme ou bien à la propagation d'une inflammation des os ou des veines du voisinage, les lésions sont toujours plus marquées du côté de la lésion primitive. La substance cérébrale participe alors presque toujours à la suppuration.

DESCRIPTION. — La méningite franche se distingue de la méningite tuberculeuse par la rapidité de sa marche, par la violence des symptômes nerveux et par l'intensité de la fièvre. Rilliet en a décrit deux variétés principales, la forme *phrénétique* et la forme *convulsive*. La méningite *cérébro-spinale épidémique* présente aussi quelques particularités dans ses symptômes, qui nécessitent une description séparée.

Forme phrénétique. — Cette forme, qui se rapproche de la méningite cérébrale aiguë des adultes, s'observe surtout dans la seconde enfance.

Le début est brusque, sans prodromes ; la fièvre est annoncée quelquefois par un violent frisson et acquiert d'emblée une grande intensité. Nous avons vu le thermomètre atteindre 40°,4 dès les premiers jours. En même temps les enfants accusent une céphalalgie très vive qui leur arrachent des cris aigus et que la moindre lumière exaspère. Ils sont pris de vomissements bilieux abondants et répétés pendant les deux premiers jours et plus rarement pendant toute la durée de la maladie. Dans quelques cas de méningite secondaire, ce symptôme manque complètement ; la constipation est habituelle, mais elle est moins opiniâtre que dans la méningite tuberculeuse (Rilliet et Barthez).

Dès la fin du premier jour ou dès le second jour apparaissent des symptômes nerveux graves, précédés par un léger assoupissement ou par de l'anxiété et de l'agitation. Le plus souvent c'est un délire violent, furieux, qui est suivi au bout d'un ou deux jours de somnolence et de coma ou bien alterne avec eux. On observe en même temps quelques grimaces convulsives, des soubresauts de tendons, de la raideur de la nuque, parfois même un véritable opisthotonos avec contraction tétanique des membres ;

dans d'autres cas, il y a une résolution générale des muscles, plus rarement de l'hémiplégie. Au début les pupilles sont contractées, le globe oculaire est très douloureux à la pression ; plus tard les pupilles sont complètement dilatées et insensibles.

Quelques malades succombent déjà le second ou le troisième jour. Ordinairement la maladie poursuit sa marche jusqu'au sixième jour, au plus tard jusqu'au huitième. La fièvre et l'agitation persistent jusqu'à la fin, et il est rare de voir reparaitre une lueur d'intelligence dans les derniers jours. Le pouls et la respiration s'accélèrent et deviennent irréguliers en même temps que la température atteint une élévation excessive, 42° et plus. Les rémissions sont très rares et ne durent que quelques instants. Dans un seul cas, Rilliet a observé un arrêt de la maladie, une convalescence apparente qui dura du onzième au vingt-neuvième jour et fut suivie d'une rechute mortelle après une insolation. Dans les derniers jours, le ventre se rétracte comme dans la méningite tuberculeuse; on observe parfois des selles involontaires, et l'enfant succombe dans le coma ou au milieu de violentes convulsions.

Forme convulsive. — Cette variété, qui s'observe principalement chez les nouveau-nés et dans les deux premières années de la vie, a une marche plus rapide que la forme phrénétique.

Tantôt la maladie s'annonce brusquement par des convulsions et une fièvre intense, tantôt son invasion est plus lente ; l'enfant maigrit, refuse le sein ; en même temps la température s'élève ; quelques légères grimaces et un peu de somnolence préludent aux convulsions générales (Quinquaud).

Une fois établies, les convulsions se répètent à de courts intervalles ; elles sont tantôt générales, tantôt limitées à un côté et sont alors en rapport avec une inflammation de la convexité sur les confins de la scissure de Rolando. Dans les intervalles des convulsions, l'enfant est assoupi ou dans le coma; il tressaille au moindre attouchement et au moindre bruit. La fontanelle est bombée et est le siège de pulsations énergiques ; le pouls est au début régulier et vibrant : il bat 132 à 160 fois par minute. Le plus souvent le regard est fixe ; les paupières sont demi-closes, et les globes oculaires sont dans une agitation continuelle; les pupilles sont contractées; il y a parfois du trismus et de la raideur de la nuque, dans quelques cas une hémiplégie bien caractérisée qui peut persister. Les vomissements et la constipation n'existent pas toujours; néanmoins chez un enfant de neuf mois, dont Henoch rapporte l'histoire, les vomissements avaient précédé de quatorze jours l'invasion de la maladie et continuèrent jusqu'au dernier moment.

La durée de la méningite à forme convulsive est en général de vingt-quatre à quarante-huit heures; elle dépasse rarement quatre ou cinq jours. Les rémissions sont exceptionnelles, elles ne durent en général que quelques heures. Dans une observation d'Abercrombie, tous les symptômes graves disparurent pendant deux jours après une attaque de convulsions initiales; on trouva néanmoins à l'autopsie une méningite suppurée.

La mort est la terminaison habituelle de la méningite. Dans certains cas, la maladie dure plusieurs semaines pendant lesquelles l'enfant présente alternativement des symptômes d'irritation et de compression ou de paralysie cérébrale. Parfois il se remet complètement, ou, ce qui est plus fréquent, il conserve après la guérison des traces de la maladie du côté de l'intelligence ou de la motilité. La méningo-encéphalite de la première enfance est une des causes de l'hémiplégie spasmodique (voir l'article *Hémiplégie cérébrale infantile*) et de l'idiotie.

Méningite épidémique (*typhus cérébro-spinal*). — La méningite cérébro-spinale épidémique s'annonce par de la chaleur et de la rougeur de la peau, des frissons, de la courbature, des vomissements persistants, bientôt suivis d'une céphalalgie violente, de délire et d'opisthotonos; la fréquence de ce dernier symptôme est telle que, dans certains pays, on donne à la maladie le nom de *crampe de la nuque*. Chez les jeunes enfants l'opisthotonos alterne avec des convulsions générales. Dans les deux tiers des cas environ, on observe une éruption herpétique aux lèvres, au menton, aux oreilles, aux joues, aux parties génitales, plus rarement des pétéchies ou de la roséole. Les autres symptômes de la maladie diffèrent peu de ceux des autres formes de la méningite aiguë. La marche seule est quelquefois moins rapide, et la terminaison plus souvent favorable. Dans un grand nombre de cas, les symptômes s'amendent au bout de dix à quinze jours, et l'enfant entre en convalescence, mais il souffre encore pendant assez longtemps de céphalalgie et d'une grande faiblesse. Souvent aussi la maladie se prolonge pendant plusieurs semaines en s'accompagnant de symptômes paralytiques, tels que strabisme, ptosis, affaiblissement de l'ouïe et de la vue, difficulté de la parole, miction involontaire, etc. ; cette forme, qui présente dans sa marche des rémittences et des paroxysmes survenant irrégulièrement, laisse quelquefois à sa suite un affaiblissement de l'intelligence et une paralysie plus ou moins complète des membres et des organes des sens.

Dans les premiers temps de l'épidémie, les cas sont en général graves ou foudroyants; la mort arrive au bout de deux ou trois jours ; au plus fort de l'épidémie, elle est habituellement retardée jusqu'au cinquième ou au sixième jour ; vers la fin de l'épidémie, les cas de guérison deviennent nombreux, et la maladie présente souvent une forme abortive dans laquelle les symptômes peuvent se borner à une céphalalgie plus ou moins vive avec douleur et raideur à la nuque.

La méningite cérébro-spinale paraît s'être manifestée parfois chez les enfants en dehors de toute influence épidémique (Henoch) (1).

DIAGNOSTIC. — Les *convulsions essentielles de l'enfance* se distinguent de celles de la méningite par leur apyrexie ou par le peu d'intensité de la fièvre qui les accompagne et surtout par le fait que dans l'intervalle des crises l'enfant reprend toute sa connaissance; l'assoupissement ne dure que quelques heures.

Les commémoratifs et l'absence totale de fièvre distinguent les *accidents cérébraux urémiques* de la méningite à forme comateuse ou convulsive.

Les *convulsions initiales* des maladies aiguës telles que la pneumonie, les fièvres éruptives, etc., pourront être facilement prises au début pour les accidents d'une ménin-

(1) Henoch, *Charité Annalen*, XI, 1886.

gite, mais, dans ce cas, les convulsions ne se renouvellent généralement pas après le premier jour, et elles sont bientôt suivies de l'apparition des symptômes caractéristiques de l'affection qui les a provoquées. Si, au contraire, les convulsions persistent et si elles coïncident avec le coma, la céphalalgie, la raideur du cou, une fièvre très intense, des vomissements, le strabisme, des pupilles punctiformes ou oscillantes, on devra craindre une méningite aiguë.

La forme fébrile de l'*hémorragie méningée* peut simuler une méningite franche, mais s'en distingue par des convulsions moins violentes, par une fièvre moins élevée et par la contracture des extrémités.

La *pneumonie franche à forme cérébrale* peut simuler complètement la méningite ; il ne faut pas oublier que cette dernière peut survenir comme complication, dans le cours d'une pneumonie du sommet surtout. Le diagnostic de la méningite se fondera sur la persistance des convulsions et de l'encéphalopathie et sur l'apparition des symptômes de localisation cérébrale (paralysie, strabisme, pupilles oscillantes, mydriase ou myosis unilatéral).

La *fièvre typhoïde* peut présenter dans son cours des accidents cérébraux graves simulant la forme phrénétique de la méningite, mais ces symptômes n'éclatent jamais dès le début, et le délire n'atteint la même violence que lorsque la maladie est compliquée d'une véritable méningite.

PRONOSTIC. — Quoique moins grave que la méningite tuberculeuse, la méningite franche guérit très rarement quand elle est étendue et va jusqu'à la suppuration. La méningite épidémique est la forme qui guérit le plus souvent.

TRAITEMENT. — Le traitement antiphlogistique est recommandé par tous les auteurs ; il doit être appliqué de bonne heure et gradué suivant l'âge. Des sangsues aux apophyses mastoïdes dans la forme ordinaire, ou à l'anus dans la forme cérébro-spinale, l'application de la glace sur la tête préalablement rasée, le mercure administré à l'extérieur en frictions ou à l'intérieur sous la forme de calomel à doses réfractées, mais surtout les bains tièdes prolongés et répétés avec affusions froides sur la tête, telles sont les ressources de la thérapeutique dans les premiers jours. Plus tard il faut s'abstenir des sangsues, les émissions sanguines paraissant alors hâter plutôt que retarder la terminaison fatale.

Dans le cours de la maladie, plusieurs auteurs, tels que Rilliet et Barthez, Chauffard, Forget, recommandent l'*opium* pour combattre le délire, dans la forme épidémique surtout. Ce médicament calme les symptômes nerveux, comme dans le délirium trèmens; Rilliet cite un cas de guérison chez un enfant de sept mois atteint de méningite, auquel il fit prendre journellement sept centigrammes d'opium pendant huit jours consécutifs.

Quand le délire est violent, il faut surveiller l'enfant de près. Il vaut mieux le faire coucher sur un matelas étendu par terre que de le lier dans son lit ou de lui mettre la camisole, moyen barbare qui torture l'enfant sans le calmer.

Nous recommandons, dans les formes d'encéphalo-méningite qui se prolongent, les révulsifs cutanés et en particulier les petits vésicatoires (mouches de Milan) appliqués successivement sur le cuir chevelu préalablement rasé.

ARTICLE II. — MÉNINGITE TUBERCULEUSE

Décrite pour la première fois d'une manière complète par Robert Whytt (1768) sous le nom d'*hydropisie des ventricules du cerveau*, puis sous le nom de *fièvre cérébrale* par Capuron, Chardel, etc., cette maladie a reçu dans le mémoire couronné de Fabre et Constant (1835) le nom de *méningite tuberculeuse*, qu'elle a gardé depuis lors.

ÉTIOLOGIE. — La méningite tuberculeuse atteint également les enfants de toutes les classes de la société. Rare dans les premiers mois de la vie, elle commence à être fréquente à partir de la seconde année. C'est de trois à cinq ans qu'elle fait le plus de victimes; elle devient plus rare après sept ans. Les garçons y sont plus sujets que les filles.

Manifestation d'une maladie générale et diathésique,

elle survient sous l'influence des mêmes causes que les autres affections tuberculeuses. Elle frappe principalement, mais non exclusivement, les enfants nés de parents tuberculeux et peut se développer successivement chez plusieurs membres d'une même famille. Quelques malades observés par Rilliet et Barthez appartenaient à des familles d'hypocondriaques ou d'aliénés.

Les enfants prédisposés à la méningite tuberculeuse sont ordinairement d'une constitution frêle et délicate. Ils présentent parfois un embonpoint remarquable, un teint frais et coloré, mais même alors leurs cils sont longs et soyeux, leurs chairs sont flasques et molles, et leur caractère est très impressionnable.

La maladie est habituellement rapportée par les parents aux causes occasionnelles les plus diverses, telles que la dentition, les vers, une frayeur, une chute ou un coup sur la tête; l'action de toutes ces causes est très problématique. Par contre, les travaux intellectuels exagérés ou prématurés et l'onanisme peuvent favoriser ou hâter l'éclosion de la méningite tuberculeuse. (Voir l'article *Tuberculose.*)

ANATOMIE PATHOLOGIQUE. — 1. **Lésions encéphaliques.** — A l'autopsie d'un enfant mort de méningite tuberculeuse, on trouve ordinairement des granulations et un exsudat inflammatoire dans les méninges, de l'hydrocéphalie des ventricules et des lésions diverses de la pulpe cérébrale, telles que l'inflammation de la substance grise des circonvolutions ou des foyers de ramollissement dans les ganglions cérébraux. Le vrai nom anatomique de la maladie devrait donc être *méningo-encéphalite tuberculeuse.* Les tubercules cérébraux, qui coexistent quelquefois avec la méningite, seront décrits séparément (voir l'article *Tumeurs de l'encéphale*), parce qu'ils modifient notablement le tableau clinique.

A. Les *granulations tuberculeuses* se présentent sous forme de corpuscules arrondis, ordinairement très petits, gris ou jaunes, qui forment un semis sur la face externe de la pie-mère et sont surtout abondantes le long des vaisseaux. C'est dans la méningite de l'enfance qu'on trouve les preuves les plus évidentes en faveur de l'origine embolique et vasculaire de l'infection tuberculeuse. La distribution des granulations le long des artères et surtout le long des branches de l'artère sylvienne à la surface des circonvolutions, est l'indice du chemin parcouru par l'infection. Il en est de même des relations des granulations avec la paroi vasculaire. Il est facile de constater par l'examen microscopique leur mode de genèse sous la forme de petits éléments ronds qui naissent par prolifération de la tunique adventice des artérioles de la pie-mère (Cornil); celles-ci sont oblitérées au niveau de la granulation par thrombose et endartérite.

Quant aux bacilles de la tuberculose, leur présence a été constatée par Guarnieri d'une façon constante dans les granulations de la méningite tuberculeuse.

Le nombre des granulations est très variable; tantôt elles sont disséminées sur toute la surface des circonvolutions sous la forme d'une fine poussière, tantôt elles s'accumulent dans quelques points pour former des plaques et des masses caséeuses d'un certain volume.

B. La pie-mère est fortement vascularisée, parfois louche et opaline et si adhérente par places à la substance cérébrale, qu'on ne peut l'en séparer sans entraîner des parcelles de la pulpe sous-jacente.

L'*exsudat* inflammatoire qui recouvre la pie-mère se présente souvent sous la forme d'une masse gélatiniforme infiltrée dans les mailles du tissu sous-arachnoïdien, surtout au niveau des confluents antérieur et inférieur. D'autres fois, il est plus consistant et forme des traînées verdâtres de pus concret le long des vaisseaux ou entre les circonvolutions. Jamais on ne trouve de nappe purulente liquide, comme dans la méningite franche.

Les granulations s'étendent plus loin que l'exsudat; on peut en rencontrer à la surface convexe des hémisphères, tandis que l'exsudat est limité en général à la base du cerveau. Les lieux d'élection des lésions tuberculo-inflammatoires sont: l'espace perforé antérieur autour du chiasma, l'espace sous-arachnoïdien inférieur, la scissure de Sylvius et la partie avoisinante des deux hémisphères, le vermis supérieur du cervelet et la partie supérieure du quatrième ventricule.

C. L'*épanchement intra-ventriculaire* peut être quelquefois si considérable, qu'il a été pris par les anciens auteurs pour la lésion principale de la maladie; de là les noms d'hydrocéphalie aiguë et d'hydropisie des ventricules du cerveau, qu'ils lui avaient donnés. Le liquide refoule alors la voûte des hémisphères, le septum et le trigone cérébral, qui sont ramollis ou diffluents. Ce ramollissement, regardé comme inflammatoire par Legendre et d'autres auteurs, est presque toujours le résultat de l'imbibition cadavérique. L'épendyme est tantôt lisse et poli, tantôt légèrement opalin.

D. Les *lésions cérébrales* sont à peu près constantes dans la méningite tuberculeuse ; elles sont de deux ordres. Les unes sont inflammatoires: au niveau de l'exsudat méningé ou des granulations, la substance grise des circonvolutions est ramollie, rouge et adhérente ; les capillaires dilatés forment un piqueté visible à l'œil nu ; au microscope, on constate une prolifération des noyaux de la névroglie et un état variqueux des capillaires (Hayem). Les autres lésions, beaucoup plus rares, sont d'origine vasculaire ; ce sont des foyers de ramollissement et d'apoplexie capillaires, qui siègent dans l'épaisseur des corps striés, des couches optiques ou des pédonculess cérébraux. Rendu (1), qui a attiré le premier l'attention sur la nature de ces lésions, les attribue à l'oblitération par thrombose des artères qui aboutissent au foyer de ramollissement, oblitération qui résulte de la compression exercée sur ces vaisseaux par l'exsudat inflammatoire à la base du cerveau ou dans la scissure de Sylvius.

Dans la grande majorité des cas, on trouve réunis sur le même sujet un exsudat méningé, des granulations tuberculeuses, de la péri-encéphalite et de l'hydropisie ventriculaire. Exceptionnellement, la diathèse tuberculeuse peut se manifester dans sa localisation encéphalique par de l'hydrocéphalie sans lésions méningées (hydrocéphalie aiguë des auteurs), par l'exsudat gélatiniforme ou concret caractéristique sans granulations tuberculeuses (Rilliet et Barthez), ou bien encore par des granulations seules sans lésions inflammatoires. Dans tous ces cas, l'existence de tubercules dans d'autres organes et l'identité du tableau

(1) Rendu, *Th. de Paris*, 1873.

clinique montrent qu'il s'agit de variétés de la même maladie.

2. **Lésions d'autres organes.** — La méningite tuberculeuse, n'étant qu'une localisation de la tuberculose, s'accompagne de granulations miliaires disséminées dans d'autres parties du corps. Au point de vue de la répartition des tubercules, on peut admettre avec Rilliet et Barthez les catégories suivantes :

A. *Des lésions des méninges très accusées* avec quelques rares granulations disséminées dans les poumons, sur les plèvres ou sur le péritoine, surtout au niveau de la rate et du foie. C'est ce qu'on trouve ordinairement dans la *méningite tuberculeuse régulière* des enfants; les poumons sont même quelquefois parfaitement sains; c'est là une exception à la loi de Louis, signalée déjà par ce savant observateur. Par contre, il est rare que les ganglions bronchiques ne soient pas le siège d'une tuberculisation plus ou moins étendue et plus ancienne que celle de l'encéphale. Il est probable que les voies aériennes sont dans ce cas la porte d'entrée des bacilles. Dans d'autres cas, le foyer tuberculeux d'origine est chirurgical (lupus, tumeur blanche, carie, abcès ganglionnaire, etc.). Nous avons déjà signalé à l'article *Scrofule* la méningite tuberculeuse, comme une complication possible des opérations sanglantes sur les foyers tuberculeux.

B. *Une éruption de granulations tuberculeuses généralisée* aux méninges, aux poumons, aux plèvres ou au péritoine. Cette forme anatomique est celle de la *phtisie aiguë* à forme typhoïde. Elle se rencontre plus souvent dans la jeunesse que dans l'enfance.

C. *Une tuberculisation chronique* avancée des poumons, des ganglions bronchiques et mésentériques, de la rate, du foie, des reins, etc., avec des *lésions encéphaliques insignifiantes*. C'est la forme secondaire ou *irrégulière* de la méningite tuberculeuse.

DESCRIPTION. — **Forme régulière. — Prodromes.** — La maladie confirmée est dans l'immense majorité des cas précédée d'une période prodromique plus ou moins longue, mais qui peut passer inaperçue chez les malades d'hôpitaux, les renseignements étant difficiles à obtenir et souvent donnés par des parents inintelligents. C'est à ce défaut d'informations qu'il faut probablement attribuer l'opinion de plusieurs médecins distingués, tels que Fothergill et Legendre, qui regardent le début brusque de la maladie comme aussi fréquent que le début lent avec prodromes. Les recherches de Rilliet faites surtout dans la clientèle privée, celles d'Archambault faites dans le service des scrofuleux à l'Hôpital des Enfants de Paris, ont mis hors de doute la fréquence des prodromes et l'extrême rareté du début brusque dans la méningite tuberculeuse. Ce mode de début n'est fréquent que chez les très petits enfants.

Un amaigrissement inquiétant que rien n'explique, la perte ou l'irrégularité de l'appétit, et surtout un changement dans le caractère de l'enfant, qui perd son entrain, devient irascible, triste et apathique, ou est au contraire d'une tendresse expansive insolite et enclin aux rêveries, enfin l'inaptitude au travail, sont les signes précurseurs habituels de la méningite tuberculeuse, en même temps que les premières manifestations de la diathèse. A côté de ces modifications de la santé générale, on voit souvent déjà poindre des symptômes encéphaliques avant-coureurs : de la céphalalgie, du vertige, un peu d'incertitude dans la marche, un sommeil agité, de l'inattention ou de véritables absences, etc. Ces prodromes durent en général de quinze jours à trois mois, presque jamais moins, rarement plus (Rilliet et Barthez).

Les auteurs divisent en général la marche de la méningite tuberculeuse en trois périodes. Nous nous conformerons à cette division, qui répond, quoi qu'on en ait dit, à la majorité des cas, tout en indiquant plus loin les variations que peut présenter la succession des symptômes.

1re Période. — L'invasion de la maladie est généralement signalée par trois phénomènes principaux, qui sont : 1° une *céphalalgie* frontale intense, qui, chez les jeunes sujets, s'annonce seulement par un regard hostile et irrité ou par des mouvements automatiques des mains, qui se portent souvent à la tête ; 2° des *vomissements* alimentaires, puis bilieux, accompagnés de peu d'efforts ; 3° une *constipation* opiniâtre qui résiste souvent aux purgatifs. De ces trois symptômes, le plus constant est la céphalalgie. Mais il ne faudrait pas conclure de son absence à la non-existence de la méningite. L'un de nous a observé dernièrement un cas dans lequel la céphalalgie était très peu marquée et où les vomissements ont été presque le seul signe prodromique pendant une à deux semaines. La constipation manque souvent chez les très jeunes enfants.

A ces symptômes essentiels s'en joignent souvent d'autres, tels que la somnolence ou la photophobie. La fièvre existe, mais elle est modérée. Pendant toute la première période, la température ne dépasse pas 38° ou 39° ; le pouls bat régulièrement de 110 à 120 pulsations par minute. Le ventre est habituellement développé ; il est parfois douloureux à la pression superficielle, ce qui tient à l'hypéresthésie cutanée et peut faire croire à une affection abdominale.

La première période a une durée d'une semaine environ.

2me Période. — Le début de la seconde période est annoncé tantôt par un peu de délire nocturne, tantôt par quelques grincements de dents, tantôt enfin par des cris perçants et brefs inconscients (*cris hydrencéphaliques*, Coindet); ces cris sont pathognomoniques. L'aspect des enfants est également caractéristique; les petits malades sont pelotonnés dans leur lit, avec le sourcil froncé et dans un état de somnolence ou d'apathie, dont on les tire cependant encore facilement. Ils ouvrent alors des yeux étonnés, répondent parfois aux questions qu'on leur fait, mais d'un air ennuyé, et se rendorment bientôt ou cachent leur tête sous les couvertures. Ils ont un sommeil agité, entrecoupé de soupirs profonds et présentent un peu de mâchonnement ou quelques grincements de dents.

Le symptôme le plus important de la seconde période, sur lequel Robert Whytt avait déjà insisté, est *le ralentissement et l'irrégularité du pouls*. Le nombre des pulsations tombe de 120 ou 130 à 90, 75 et même 60 par minute, rarement au-dessous chez les enfants. L'artère vibre sous le doigt, comme une corde de basse, et détache une série de coups parfaitement isolés les uns des autres (Rilliet et Barthez). Tantôt on observe une véritable intermittence dans les pulsations, tantôt seulement de l'irrégularité dans leur force et leur rythme. La diminution du chiffre des pulsations est presque toujours accompagnée d'une chute de la température, qui s'abaisse d'un degré à un degré et demi (Roger).

Ces caractères du pouls peuvent être fugitifs et ne durer que quelques heures, mais ils manquent rarement; ils persistent en général pendant deux ou trois jours, quelquefois beaucoup plus longtemps, en cessant et en réapparaissant plusieurs fois de suite.

Vers la fin de la seconde période, le ventre s'aplatit, se rétracte et prend une forme caractéristique que les auteurs ont appelée *ventre en bateau*. La constipation persiste ou n'est remplacée par de la diarrhée que dans les cas où l'on a fait usage de purgatifs drastiques.

On constate aussi les signes d'une paralysie des vaso-moteurs cutanés ; elle se traduit par des *rougeurs subites* et fugaces au visage, qui contrastent avec la pâleur habituelle du teint. En traçant avec le doigt des raies sur la peau du ventre, on les voit persister longtemps ; ce signe que Trousseau a décrit sous le nom de *tache méningitique*, se rencontre d'ailleurs dans d'autres maladies.

Enfin, vers la fin de la seconde période, chez les enfants de plus de six ou sept ans, on observe souvent un *délire* qui est plus marqué pendant la nuit que pendant le jour et n'est jamais aussi violent que dans la méningite franche. Il est caractérisé surtout par la carphologie, le marmottement. Les *grincements de dents* sont fréquents également.

3me Période. — La troisième période est signalée par la reprise de la fièvre d'une part et l'apparition des symptômes nerveux graves de l'autre.

Le pouls, qui avait présenté un ralentissement momentané, devient d'une fréquence excessive et ne peut plus être compté. Dans les derniers jours, la température s'élève progressivement à 40° ou 40°,5 et atteint son maximum au moment de la mort (41° à 41°,5) après laquelle elle continue encore à s'élever pendant quelques minutes.

A mesure que la maladie fait des progrès, l'assoupissement se transforme en *coma*, interrompu par des rémissions trompeuses ou par des *convulsions*. La face, habituellement très pâle, rougit encore par moments ; les paupières sont chassieuses et à demi closes, le regard est éteint, les pupilles sont paresseuses, souvent inégalement dilatées ; les yeux présentent un strabisme momentané ; la face et les membres sont agités par de légers mouvements convulsifs, plus rarement le corps tout entier est pris de convulsions violentes. Dans quelques cas rares, le petit malade est immobile dans son lit, couché sur le dos, la tête rejetée fortement en arrière et le dos cambré parfois par un véritable opisthotonos.

C'est à cette époque qu'apparaissent des *paralysies*, tantôt passagères, tantôt permanentes. Les *paralysies passagères* succèdent presque toujours à une attaque de convulsions; leur siège, leur marche, leur durée ne suivent aucune règle précise (Rendu). Ces paralysies, de même que les convulsions, sont très souvent partielles et incomplètes ; ce caractère joint à leur grande variabilité, permet de leur attribuer avec une grande vraisemblance une origine corticale (Landouzy). Les *paralysies permanentes* sont dues à la compression de la base de l'encéphale et des nerfs crâniens par l'exsudat méningé ou bien aux foyers de ramollissement cérébral signalés par Rendu. La plus fréquente de toutes est la *paralysie incomplète de la troisième paire*, qui se manifeste toujours par la dilatation de la pupille, plus rarement par le strabisme externe, exceptionnellement par la chute de la paupière supérieure. Elle coïncide presque toujours avec une paralysie partielle du membre supérieur correspondant. L'*hémiplégie* est aussi très commune ; elle peut frapper tout un côté du corps, quelquefois la face seule. Sa forme la plus habituelle est celle qui porte à la fois sur le membre supérieur et le membre inférieur du même côté, sans intéresser la face ; quand elle ne frappe qu'un seul membre, c'est le bras qui est atteint, jamais la jambe (Rendu). Ost a observé chez un enfant de deux ans une *aphasie* avec hémiplégie droite, qui s'établit subitement, après trois jours de céphalalgie. L'autopsie révéla la présence d'une méningite tuberculeuse de la base, avec oblitération d'une des branches de l'artère sylvienne gauche. La *rétention d'urine* s'observe quelquefois et persiste alors en général jusqu'à la fin.

Au bout d'un à trois jours, la mort survient par l'augmentation graduelle du coma ou au milieu d'une attaque convulsive. L'approche de l'agonie est annoncée par l'extrême fréquence du pouls, par l'accélération de la respiration, par l'enfoncement des yeux, par la sueur visqueuse du front et par la pâleur cadavérique ou l'injection violacée du visage (Rilliet et Barthez).

Marche. — Nous venons d'exposer la marche habituelle de la méningite tuberculeuse, mais cette affection ne présente pas dans tous les cas cette succession de symptômes en trois périodes distinctes. Les variations du tableau clinique dépendent, soit de la localisation de l'inflammation à la base ou à la convexité de l'encéphale, soit de son extension plus ou moins rapide, soit du degré de l'hydrocéphalie aiguë et de la compression cérébrale qui en est la conséquence. Certains symptômes paralytiques ou convulsifs, tels que le strabisme, la mydriase, les convulsions partielles ou générales peuvent exceptionnellement faire leur apparition dès le début. Dans quelques cas, c'est la compression cérébrale qui domine ; l'assoupissement et le coma apparaissent alors de bonne heure, les convulsions se bornent à quelques contorsions musculaires limitées. Dans d'autres cas, au contraire, la connaissance est plus ou moins conservée jusque dans les derniers jours, et le petit malade accuse encore, dans la troisième période, ses souffrances par ses gestes, ses gémissements ou ses cris.

Malgré toutes ces variétés qui peuvent se multiplier à l'infini, on peut reconnaître facilement, dans la grande majorité des cas, deux périodes dans la méningite tuberculeuse régulière. Dans la première, la maladie est en apparence légère, la connaissance est intacte, et l'enfant est regardé par son entourage comme atteint d'une simple indisposition ; dans la seconde, caractérisée par l'apparition des symptômes cérébraux graves, la connaissance s'obscurcit, et l'apparition de paralysies ou de convulsions dévoile aux yeux les moins clairvoyants la nature irrémédiable des lésions.

La durée totale de la maladie varie peu ; la mort arrive, en général, dans le cours ou vers la fin de la troisième semaine, beaucoup plus rarement dans la seconde ou la quatrième semaine. Quand le début peut être fixé exactement, il est exceptionnel de voir le malade survivre au vingt et unième jour à partir de l'apparition des premiers symptômes.

Par contre, la durée respective des diverses périodes est très variable, et la maladie est habituellement interrompue par des *rémissions*, parfois même après l'apparition du coma. Presque tous les symptômes inquiétants s'amendent alors ou se dissipent du jour au lendemain : l'irrégularité du pouls, la rétraction de l'abdomen et la fixité du regard persistent seules et empêchent le médecin éclairé de partager les illusions de la famille.

Forme typhoide. — Cette forme, qui est plus fréquente chez les adultes que chez les enfants, se montre dans les cas où les lésions tuberculeuses, les granulations surtout, sont généralisées et aussi accentuées au thorax et à l'abdomen qu'à la tête ; c'est une des variétés de la phtisie aiguë. Elle est accompagnée dès le début d'un mouvement fébrile beaucoup plus intense et plus soutenu que dans la forme régulière et est caractérisée par l'absence de la rétraction du ventre, et souvent par des symptômes thoraciques, tels que la toux, la dyspnée avec râles secs ou humides disséminés. La somnolence et la céphalalgie s'accompagnent d'un état typhoïde très prononcé. La seconde période peut être très courte et passer inaperçue. Le coma interrompu par le délire ou les convulsions de la troisième période simulent les accidents de la fièvre typhoïde ataxo-adynamique.

La durée de la maladie est à peu près identique à celle de la méningite tuberculeuse régulière ; parfois elle est un peu plus longue.

Forme irrégulière. — Cette forme, qui s'observe ordinairement dans le cours de la phtisie confirmée, est caractérisée surtout par sa courte durée et par l'apparition rapide des symptômes de la troisième période. La mort arrive ordinairement deux ou trois jours après le début des premiers accidents. Quelques vomissements et un peu de somnolence marquent l'invasion de la complication cérébrale et en sont parfois les seuls symptômes. Habituellement du délire, des convulsions partielles, de l'inégalité des pupilles et du coma se manifestent dès le premier jour et coexistent ou alternent jusqu'à la mort.

La forme rapide, irrégulière, peut éclater aussi au milieu

d'une santé parfaite en apparence. C'est ainsi que se manifeste le plus souvent la *méningite tuberculeuse du premier âge*. Cette forme a été bien décrite par Medin (1), qui en a donné une statistique portant sur près de quarante années et recueillie à l'hôpital général des enfants de Stockholm. Tout à fait exceptionnelle avant le troisième mois de la vie, elle ne devient plus fréquente que de quatre à six mois et néanmoins elle est toujours plus rare à cet âge que la méningite franche, qui a été six fois plus fréquente. La maladie tantôt reste latente, c'est le cas habituel pour la tuberculose méningée sans méningite, tantôt prend l'aspect aigu de la méningite franche. Le début est presque toujours brusque. La diarrhée est plus fréquente que la constipation. La rétraction du ventre n'a jamais été observée. Le strabisme est habituel, ainsi que la tension de la fontanelle. Le tableau clinique est constitué principalement par des attaques de convulsions cloniques, qui alternent avec le coma et sont parfois accompagnées de paralysie. La durée de la maladie a été de deux à quatre jours en moyenne; la durée la plus courte a été de trente heures et la plus longue de dix à douze jours.

Nous ne connaissons chez les enfants plus âgés que deux observations de la forme foudroyante qui simule la méningite franche ; l'une nous est personnelle, l'autre a été publiée par Rohrer (2). Dans les deux cas, la méningite était limitée à la convexité de l'encéphale et siégeait au niveau de la zone motrice.

Dans notre cas, une jeune fille de cinq ou six ans, qui paraissait jusqu'alors être en bonne santé, est prise subitement vers midi de céphalalgie et de fièvre. Nous ne la voyons qu'à six heures du soir, et nous la trouvons en proie à de violentes convulsions; le côté droit de la face, l'épaule et le bras droit sont agités de secousses très nombreuses, presque rythmiques ; la fièvre est très vive, la chaleur de la peau âcre et mordicante. Sous l'influence d'affusions froides répétées, les convulsions cessent dans la soirée, la température se rapproche de la normale, mais

(1) Medin, *Nord. med. Ark.*, 1883, n° 26.

(2) Rohrer, *Correspondenz-Blatt für Schweizer Aertzte*, 1878, p. 501.

la connaissance ne revient pas, et le membre supérieur droit est atteint d'une paralysie flaccide. L'enfant succombe dans le coma sans convulsions le lendemain matin.

Nous constatons à l'autopsie un dépôt tuberculeux qui paraît ancien, le long des artères calleuses dans le fond de la scissure interhémisphérique, d'où il s'étend sur la face interne de l'hémisphère gauche ; sur la convexité du même hémisphère, vers la partie moyenne de la scissure de Rolando, la pie-mère est adhérente, fortement congestionnée, et la substance cérébrale sous-jacente est ramollie. Nous ne constatons aucune lésion dans les autres parties de l'encéphale ; la base du cerveau est parfaitement saine et il n'y a pas d'hydrocéphalie interne. C'était évidemment la localisation de la poussée inflammatoire aiguë à la zone motrice qui avait déterminé l'explosion formidable à laquelle nous avions assisté, tandis que le foyer ancien était resté latent, parce qu'il était localisé à une partie non excitable de l'encéphale.

L'observation de Rohrer se rapproche par plusieurs points de la nôtre. Une petite fille de six ans, qui jouissait d'une bonne santé, est prise à midi, au retour de l'école, de vomissements et d'une légère céphalalgie. Les vomissements se renouvellent dans la soirée avec quelques vertiges. La fièvre devient intense, l'enfant perd connaissance et est prise de convulsions toniques et cloniques des deux extrémités avec trismus ; les convulsions, qui avaient cédé à des affusions froides, reprennent bientôt après, et la malade meurt deux heures et demie après leur début. A l'autopsie, on trouva un exsudat et des granulations tuberculeuses le long des deux scissures de Sylvius ; la base du cerveau était saine.

Forme latente. — Enfin, dans certains cas rares, la tuberculisation méningée peut passer complètement inaperçue ou ne se révéler qu'un ou deux jours avant la mort par un peu d'assoupissement ou quelques mouvements convulsifs. Dans ces cas, l'autopsie peut révéler la présence non seulement de granulations méningées, mais même de lésions inflammatoires de la pie-mère, parfois aussi de tubercules cérébraux dans la substance des hémisphères.

Cette forme latente est plus fréquente lorsque les enfants sont atteints depuis longtemps de phtisie pulmonaire que dans les cas de tuberculisation généralisée récente (Rilliet et Barthez).

DIAGNOSTIC. — Le diagnostic de la méningite tuberculeuse régulière est facile quand on peut avoir des renseignements complets ou suivre l'enfant dès le début de la maladie. Dans les formes irrégulières, le diagnostic est plus difficile ; il se fondera sur l'apparition d'accidents cérébraux dans le cours d'une affection tuberculeuse du poumon.

L'*ophtalmoscopie*, dont on a naguère vanté l'importance dans le diagnostic des maladies cérébrales de l'enfance (Heintzel, Bouchut), a permis de reconnaître dans quelques cas de méningite la présence de tubercules sur la choroïde ou bien d'une neuro-rétinite et d'un œdème péripapillaire dus à la compression des vaisseaux de la base du crâne par l'exsudat inflammatoire ou par l'hydrocéphalie. Néanmoins l'ophtalmoscope est rarement utile, car le plus souvent il ne révèle aucune altération appréciable du fond de l'œil, et habituellement, lorsque des lésions se développent en ce point, elles ne deviennent apparentes qu'à un moment où les symptômes et la marche de la maladie ne laissent plus aucun doute sur sa nature.

Nous recommandons un autre signe, parfois précoce, de la méningite tuberculeuse, qui nous a permis de reconnaître celle-ci avant l'apparition des symptômes cérébraux proprement dits, c'est l'*ataxie statique* (D'Espine). Pour le constater, on met l'enfant sur ses pieds et l'on voit se produire alors de grandes oscillations du tronc, qui finissent fatalement par une chute, si l'on ne retient pas le petit malade. Parfois celui-ci peut faire quelques pas, mais en titubant, comme s'il était ivre. Une grande angoisse se peint en même temps sur ses traits. Nous insistons sur ce signe nouveau, comme un moyen utile pour distinguer dans les cas difficiles une méningite tuberculeuse d'une céphalalgie nerveuse ou hystérique, ou bien d'un embarras gastrique. Ce signe n'est pas absolument pathognomonique pour la méningite tuberculeuse, puisqu'il a été signalé chez un malade atteint d'abcès du cerveau ; mais dans ce dernier cas l'étiologie permet en général d'établir le diagnostic.

L'*éclampsie* pourra être difficilement confondue avec la méningite tuberculeuse; elle s'en distingue par des convulsions plus générales et plus complètes, et surtout par un état de santé presque normal entre les attaques.

L'*hystérie* peut débuter exceptionnellement chez les enfants par des symptômes imitant ceux de la méningite tuberculeuse ; la marche de la maladie éclairera le diagnostic. Ollivier (1) en rapporte un exemple intéressant relatif à une petite fille de six ans.

La première période de la méningite peut être simulée par un *embarras gastrique* ou par les phénomènes d'auto-intoxication résultant de la *dilatation de l'estomac*; la somnolence, la respiration suspirieuse, le ralentissement du pouls, le machonnement, les vomissements feront quelquefois soupçonner une méningite tuberculeuse au début, mais on se rassurera bientôt s'il n'apparait aucun des symptômes de foyer (paralysie, etc.), qui viennent tôt ou tard caractériser cette affection.

On confondra rarement la méningite tuberculeuse avec la *méningite franche*. En effet, dans cette dernière, la fièvre est dès le début beaucoup plus vive; on observe un délire bruyant, souvent furieux, ou des attaques de convulsions coup sur coup, une marche beaucoup plus rapide. Les accidents méningitiques irréguliers qui peuvent survenir dans le cours de la phtisie avancée simulent parfois la méningite franche par leur courte durée et l'apparition du délire dès le premier jour, mais l'existence concomitante de la phtisie permettra toujours de les rapporter à leur véritable cause. Dans la forme foudroyante, au contraire, qui survient dans le cours d'une bonne santé et qui est propre aux très jeunes enfants, le diagnostic sera à peu près impossible. Il est enfin des cas de méningite qui ressemblent à la méningite tuberculeuse par leurs symptômes, mais qui en diffèrent parce que les rémissions sont le point de départ d'une amélioration réelle et parfois d'une guérison complète. Ces cas appartiennent probablement le plus souvent à la méningite simple non tubercu-

(1) Ollivier, *Assoc. franç. pour l'avancement des Sc.*, 1891.

leuse (hydrocéphalie aiguë vraie des anciens auteurs). Il est probable aussi qu'il existe des méningites de nature syphilitique, qui guérissent par le traitement mixte (calomel et iodures) et qui ne diffèrent de la méningite tuberculeuse que par leur terminaison heureuse sous l'influence de cette médication.

Le diagnostic avec les *scléroses* et les *tumeurs cérébrales* sera indiqué plus loin.

Le diagnostic de la méningite tuberculeuse avec la *fièvre typhoïde* peut offrir des difficultés sérieuses chez les enfants, surtout dans la forme aiguë généralisée de la tuberculose. Nous l'avons exposé ailleurs (voir p. 125).

Marshall Hall (1) a décrit sous le nom de *maladie hydrocéphaloïde* un état cérébral particulier dû probablement à une anémie de l'encéphale et qui survient chez des enfants épuisés par une diarrhée chronique, ou par une perte de sang abondante. Cet état peut en imposer quelquefois pour une méningite tuberculeuse secondaire à forme irrégulière ; il présente deux stades : dans le premier (*stade d'irritation*), on observe de la fièvre et une irritabilité nerveuse extrême ; l'enfant grince des dents, soupire et pousse des gémissements pendant le sommeil ; il a de la diarrhée et du tympanisme. Dans le second (*stade de collapsus*) ; le visage devient pâle, les joues sont froides et décolorées, les paupières sont demi-closes, le regard est vague, les pupilles sont peu sensibles à la lumière, la respiration devient suspirieuse et irrégulière, et l'on voit apparaître parfois du râle trachéal. L'enfant peut succomber rapidement au milieu du coma ou dans une attaque de convulsions, si on ne lui administre pas des stimulants énergiques, tels que les ammoniacaux, le cognac, l'opium. Il suffira de connaître la possibilité et la nature de ces accidents nerveux dans le cours de la diarrhée infantile, pour ne pas les confondre avec une vraie méningite.

PRONOSTIC. — Le pronostic de la méningite tuberculeuse est des plus sombres. Rilliet, tout en regardant comme apocryphes la plupart des exemples de guérison de la méningite tuberculeuse, rapportés par les auteurs,

(1) Marshall Hall, Lectures on the Nervous System, 1836, p. 66.

en a publié cependant dans un mémoire remarquable quelques observations incontestables. Dans trois cas qui lui sont personnels et dont un a été suivi d'autopsie, après une récidive, il a constaté la disparition complète des symptômes de la méningite. La guérison a eu lieu tantôt après la première période, tantôt au début de la seconde, exceptionnellement même dans le cours de la troisième période après bien des semaines de maladie, mais les enfants ont été presque tous emportés par une récidive dans la même année ou quelques années plus tard. Lebert (1) a également constaté deux fois dans les méninges des granulations tuberculeuses cicatrisées, à l'autopsie de sujets morts d'une autre affection. R. Blache (2) et Klein (3) ont cité quelques observations d'enfants qui, après avoir présenté des signes évidents de méningite tuberculeuse, ont guéri. Quant à nous, nous n'avons jamais vu guérir ou s'améliorer d'une manière durable les enfants atteints de cette maladie. Cadet de Gassicourt (4), qui a recueilli et observé quelques cas de guérison de méningite simulant la méningite tuberculeuse, reconnaît qu'il s'agissait de méningites développées autour de tumeurs tuberculeuses, de gommes syphilitiques, de scléroses cérébrales ou de néoplasmes de diverses natures.

TRAITEMENT. — Il faut chercher à préserver par une hygiène bien entendue les enfants prédisposés à la tuberculisation méningée ; les cheveux devront être courts ; la tête sera peu couverte et élevée pendant le sommeil ; on développera avant tout les forces physiques de l'enfant et on laissera reposer aussi longtemps que possible ses facultés intellectuelles; on ne permettra des études proprement dites qu'après l'âge de onze ou douze ans. Rilliet recommande en outre de respecter toutes les éruptions chroniques du cuir chevelu. (Voir l'article *Tuberculose*, p. 295, pour la prophylaxie en général.)

(1) Lebert, Klinik der Brustkrankheiten, 1874, II, p. 415.

(2) R. Blache, *Union médicale*, 12 avril 1881.

(3) Klein, *France médicale*, 1891, nos 66 et 67.

(4) Cadet de Gassicourt, Traité clinique des maladies de l'enfance, 1884, t. III, p. 398.

Lorsque la maladie est déclarée, on évitera toute médication violente, telle que les sangsues, les vésicatoires ou les frictions stibiées sur la tête, moyens dont l'inefficacité est notoire et qui tourmentent inutilement l'enfant. On se bornera à prescrire l'*iodure de potassium* à l'intérieur (de 30 centigrammes à 1 gramme par jour chez les jeunes enfants, de 2 à 4 grammes chez les enfants plus âgés) et des frictions sur le cuir chevelu préalablement rasé avec l'*onguent napolitain* ou avec une *pommade iodoformée* (vaseline 30 grammes, iodoforme 4 grammes). Les frictions avec cette dernière pommade, préconnisées par Nilsson, auraient donné quelques succès ; nous les avons essayées nous-mêmes, et elles ne nous ont pas réussi lorsque la maladie était confirmée ; mais nous avons vu quelques cas où les symptômes nous paraissaient être ceux des prodromes d'une méningite tuberculeuse, s'amender et guérir, lorsque nous les avions employées.

On cherchera en outre à atténuer les accidents les plus pénibles. On combattra la constipation par des purgatifs doux (huile de ricin, calomel et scammonée, etc.), la céphalalgie par l'application d'une vessie de glace ou de compresses froides sur la tête et des bains de pieds sinapisés, les vomissements par la glace à l'intérieur et l'eau de Seltz, les convulsions et le délire par le *bromure de potassium* à la dose de 50 centigrammes à 2 grammes par jour suivant l'âge, par le *chloral* à la dose de 20 à 50 centigrammes ou par l'*opium* (1 à 10 gouttes de laudanum suivant l'âge).

ARTICLE III. — ABCÈS DU CERVEAU

ÉTIOLOGIE. — L'abcès du cerveau est une maladie assez rare, plus encore chez l'enfant que chez l'adulte. Meyer, dans un relevé de 90 cas, n'en a trouvé que 15 au-dessous de vingt ans et que 3 au-dessous de 10 ans. La plupart des observations que nous avons recueillies dans les auteurs se rapportent à des enfants de neuf à quatorze ans. L'abcès du cerveau peut néanmoins se rencontrer aussi dans le premier âge. Lallemand cite le cas d'un abcès idiopathique chez un enfant de neuf mois. Wyss trouva tout l'hémisphère gauche transformé en un vaste kyste purulent chez un garçon d'un an qui avait fait une chute sur la tête quelques semaines auparavant. La maladie paraissait dater de plusieurs mois chez un enfant de quatorze mois, à l'autopsie duquel Warner constata la présence de deux abcès dans les hémisphères.

D'après Gerhardt, plus des deux tiers des cas observés chez les enfants se rapportent à des garçons.

Dans quelques cas, la maladie paraît se développer spontanément sans cause appréciable. Le plus souvent, elle se déclare à la suite d'un *traumatisme* ou d'une *otorrhée* ancienne compliquée de carie du rocher.

L'encéphalite traumatique peut survenir après une chute, des coups sur la tête ou une plaie pénétrante du crâne par instruments piquants, tels que la pointe d'un clou ou des ciseaux ; elle peut se produire même sans plaie et sans fracture du crâne, par simple commotion ou contusion de l'encéphale. L'abcès siège ordinairement alors dans le voisinage de l'endroit qui a été frappé ; mais il peut exceptionnellement se former *par contre-coup* du côté opposé à la lésion.

La pathogénie de l'encéphalite consécutive à une otite chronique n'est pas toujours facile à établir. Toynbee l'expliquait par une rétention du pus. Souvent l'inflammation se propage de proche en proche par la voûte de la caisse du tympan à l'hémisphère qui la recouvre ou par le tissu cellulaire du sinus latéral au cervelet. Dans d'autres cas, le lien pathogénique entre les deux inflammations n'est pas aussi évident, et l'abcès est séparé de l'os malade par une certaine épaisseur de tissus sains (Gull).

ANATOMIE PATHOLOGIQUE. — La subtance blanche des hémisphères est le siège le plus fréquent de l'encéphalite suppurée, chez l'enfant comme chez l'adulte ; des abcès ont été aussi rencontrés dans d'autres parties de l'encéphale, telles que le cervelet, le corps strié et la moelle allongée. Les abcès qui sont consécutifs à une carie du rocher siègent habituellement du côté droit (Meyer).

On trouve tantôt un seul abcès, tantôt plusieurs, mais rarement plus de deux ou trois. Demme (1) en a cependant

(1) Demme, *Jahresbericht des Berner Kinderspitales für 1875*. Berne, 1876, p. 21.

rencontré quinze dans le cerveau d'un enfant de 13 ans; les petits abcès métastatiques, multiples et disséminés dans l'encéphale, sont exceptionnels chez les enfants.

Les dimensions de la collection purulente sont très variables; dans plusieurs cas, l'abcès remplissait tout un hémisphère (Meyer, Wyss).

L'abcès du cerveau a une grande tendance à *s'enkyster*, surtout quand il passe à l'état chronique; on le trouve, au bout de vingt ou trente jours de maladie, nettement séparé du tissu cérébral par une néo-membrane formée parfois de plusieurs couches et qui peut atteindre quelques millimètres d'épaisseur. Dans le cas observé par Wyss, cette membrane présentait à sa face interne des replis et des cloisons incomplètes faisant saillie dans l'intérieur du kyste purulent. Le contenu est formé le plus souvent par un pus verdâtre, bien lié, parfois très fétide, qui peut présenter au microscope, outre des leucocytes en voie de régression graisseuse, des cristaux d'hématoïdine.

L'abcès, une fois enkysté, peut rester stationnaire ou s'accroître lentement et déterminer alors l'œdème et l'anémie du tissu cérébral avoisinant. Dans quelques cas, la membrane du kyste se perfore, et son contenu entre en communication par une large ouverture ou par une fistule étroite avec les ventricules latéraux (Rilliet et Barthez) ou même avec le rocher et le conduit auditif externe (Lallemand).

Dans les abcès consécutifs à une plaie du cerveau, le pus peut se vider à l'extérieur avec des lambeaux de masse cérébrale; la maladie finit toujours par se compliquer d'une méningite aiguë suppurée.

SYMPTOMES et MARCHE. — La marche de l'encéphalite suppurée est pathognomonique; chaque symptôme au contraire pris en particulier a peu de valeur dans l'espèce et varie suivant le siège et la rapidité du développement de l'abcès. On peut reconnaitre, dans presque tous les cas, une *période aiguë initiale*, caractérisée par des symptômes cérébraux et de la fièvre qui coïncide avec la formation de l'abcès, une *période de rémission* ou de tolérance, dans laquelle la maladie peut rester complètement latente pendant des semaines ou des mois, et une *période aiguë terminale*, caractérisée par la réapparition des accidents cérébraux, et qui aboutit fatalement à la mort au bout de quelques jours ; ces derniers symptômes paraissent dus à un œdème cérébral ou à une complication méningée.

Le *début* est annoncé en général par une fièvre modérée et par une céphalalgie parfois très vive qui prédomine du côté de la lésion ; dans les abcès du cervelet, la céphalalgie occupe de préférence la région occipitale. Dans d'autres cas, le seul symptôme qui fasse soupçonner une maladie cérébrale est le vertige, qui s'accompagne parfois de nausées et de vomissements, ou bien quelque paralysie limitée, telle que le strabisme, la dilatation d'une des pupilles, une paralysie incomplète du bras ou de tout un côté, l'embarras de la parole. Quelquefois il s'y joint de la contracture, des convulsions ou du délire. On a signalé au début de l'encéphalite consécutive à l'otite chronique, une diminution ou une suppression de l'otorrhée ; ce fait, que Morgagni expliquait par la pénétration du pus de l'oreille dans le cerveau, n'est pas constant.

La période de *rémission* existe presque toujours. Dans la forme aiguë, elle est courte et peu marquée ; à l'agitation et aux accidents cérébraux du début succède un calme relatif, pendant lequel les enfants conservent en général l'intégrité de leurs facultés intellectuelles (Steiner) ; mais il subsiste souvent une hémiplégie, une contracture limitée à la nuque ou aux doigts, du strabisme, etc., témoins silencieux de la lésion cérébrale. West rapporte l'histoire d'un enfant qui avait conservé une démarche chancelante et était obligé d'équilibrer sa marche avec ses bras, comme un danseur de corde. Dans la forme chronique, tous les symptômes alarmants peuvent disparaître, et l'enfant jouit en apparence pendant plusieurs semaines, ou même plusieurs mois, d'une santé parfaite. Deux cas cités par Gerhardt semblent même prouver que la maladie peut rester latente pendant des années et que certains abcès du cerveau constatés après la mort chez des adultes remontaient à l'enfance.

La *période terminale* de la maladie est très courte ; elle est caractérisée par la reprise de la fièvre et des symptômes cérébraux, tels que la céphalalgie, les vomissements ou le délire. Des convulsions d'abord partielles, puis générales, se déclarent et laissent à leur suite de la paralysie ; l'enfant tombe dans le coma et meurt au bout de quelques jours ; dans certains cas exceptionnels, il conserve sa connaissance jusqu'au dernier moment.

Parfois l'encéphalite suppurée ne se révèle que par ces accidents terminaux, la période initiale de la maladie ne s'étant manifestée par aucun symptôme. Ce fait peut s'observer à la suite d'une plaie pénétrante du cerveau, quand l'abcès est très superficiel et que le pus trouve un écoulement facile au dehors. Steiner a constaté chez un enfant de cinq ans, à la suite d'une fracture étendue de la voûte du crâne, la destruction presque complète de l'hémisphère cérébral gauche, qui s'élimina peu à peu par la plaie ; pendant tout ce temps, l'enfant mangea et dormit bien, fut très gai et ne présenta aucun symptôme cérébral; puis, vers la fin de la troisième semaine, éclata une méningite suppurée qui l'emporta en deux jours. Chez un nourrisson observé par Warner, les premières convulsions n'apparurent que sept jours avant la mort; la tête était augmentée de volume, la fontanelle largement béante et agitée de pulsations énergiques ; on observait en même temps une contracture légère des extrémités. Cet enfant fut frappé de cécité complète pendant les dernières heures de son existence.

DIAGNOSTIC. — Le diagnostic de l'abcès du cerveau doit se fonder sur les commémoratifs (traumatisme, otorrhée), ainsi que sur la marche de la maladie, plus que sur tel ou tel symptôme cérébral en particulier. Les *tubercules cérébraux*, qui sont beaucoup plus fréquents chez l'enfant que les abcès, peuvent présenter le même ensemble de symptômes revenant sous forme paroxystique au milieu d'une santé relativement bonne ; mais les commémoratifs, la fièvre et les accidents nerveux du début, les attaques de convulsions plus violentes et plus généralisées, une céphalalgie moins intense ou moins localisée, permettront de reconnaître l'abcès du cerveau (Griesinger).

PRONOSTIC. — Le pronostic des abcès du cerveau est presque absolument fatal.

TRAITEMENT. — On se bornera, pendant la période aiguë de la maladie, à des applications de *glace* sur la tête et à des dérivatifs sur le tube digestif; si la fièvre et la céphalalgie sont très vives, quelques *sangsues* aux apophyses mastoïdes, en cas de convulsions le *bromure de potassium* à haute dose, paraissent indiqués.

La mortalité des abcès du cerveau abandonnés à eux-mêmes étant de 90 à 100 °/₀, la *trépanation* s'impose, comme ressource ultime, quand les symptômes de foyer ou le point de départ de l'abcès permettent de localiser le siège de celui-ci. Le traitement antiseptique rigoureux employé dans ces dernières années a considérablement amélioré la statistique de cette opération. Ainsi, à côté des cas de guérison déjà anciens de Petit et de Clarke, nous pouvons citer comme exemple de réussite celui d'un abcès du lobe sphénoïdal consécutif à une otorrhée chez un garçon de neuf ans, observé par Barr et opéré avec succès par Mac-Ewen. Une couronne de trépan fut appliquée sur l'écaille du temporal, derrière le conduit auditif. On tomba sur du pus fétide à la profondeur de 2 à 3 centimètres; une seconde trépanation faite un peu plus bas permit de laver et de drainer la cavité de l'abcès. L'enfant, qui présentait déjà de la somnolence et du ptosis, guérit complètement. Citons encore un cas observé par Baginsky (1), relatif à un enfant de cinq ans qui, à la suite d'une othorrée traumatique suppurée occasionnée par un corps étranger de l'oreille, fut pris de symptômes diffus de compression cérébrale et d'encéphalite (perte de connaissance, cris violents, ralentissement et inégalité du pouls). Malgré l'absence de signes de foyer, on se guida, pour la trépanation, qui fut pratiquée par Gluck, sur l'étiologie qui faisait présumer l'existence d'un abcès du lobe temporal. Le diagnostic fut confirmé par l'opération, qui amena l'issue d'une quantité considérable de pus et une guérison rapide; dès le lendemain, l'enfant avait repris connaissance.

L'otorrhée étant chez les enfants le point de départ le plus fréquent de l'encéphalite, il sera du devoir de tout médecin de la combattre par des injections astringentes

(1) Baginsky, *Berl. klin. Woch.*, 1891, nº 48.

et désinfectantes. L'acide borique et l'iodoforme sont les meilleurs agents à prescrire en pareil cas.

Les plaies pénétrantes du cerveau devront toujours être pansées d'après la méthode de Lister; c'est le moyen le plus efficace de prévenir la suppuration.

Article IV. — HYPERTROPHIE ET SCLÉROSE DU CERVEAU (1)

Laënnec a le premier attiré l'attention sur l'hypertrophie du cerveau chez les enfants. Rilliet et Barthez ont rassemblé dans leur traité classique les quelques cas qui ont été publiés depuis, mais les observations qu'ils rapportent n'appartiennent pas toutes à l'hypertrophie du cerveau, telle qu'elle a été décrite par Laënnec; les unes, comme celles de Papavoine, sont des observations d'encéphalopathie saturnine, une autre qui leur est propre est un curieux exemple de tumeurs multiples de l'encéphale. Depuis lors, plusieurs faits nouveaux ont paru dans des recueils périodiques, mais sans élucider encore d'une manière définitive la nature et les causes de cette curieuse affection.

L'hypertrophie du cerveau est une *hypertrophie vraie*, c'est-à-dire une augmentation de tous les éléments de la pulpe cérébrale, et non pas seulement des éléments de la névroglie, comme quelques auteurs l'ont avancé. Elle s'étend en général aux deux hémisphères cérébraux, quelquefois aussi aux corps striés et aux couches optiques, très rarement au mésocéphale et au cervelet. Cette maladie est encore trop mal connue pour qu'il soit possible d'en donner une description didactique. Nous nous contenterons de présenter un résumé des faits connus et nous distinguerons les cas d'*hypertrophie simple* du cerveau de ceux où la maladie se compliquait de *sclérose*.

(1) Nous ne parlons pas dans ce chapitre de la maladie décrite par Bourneville et Brissaud (*Arch. de neurol.*, 1880, I, p. 397) sous le nom de *polioencéphalite tubéreuse*, parce que cette affection ne s'accompagne pas d'hypertrophie vraie du cerveau et que la présence de tumeurs multiples névrogliques disséminés à la surface des hémisphères rappelle plutôt le caractère des gliomes.

Les observations de Scoutetten (1), de Landouzy (2) et celle de Barthez et Sanné (3) sont les seules à notre connaissance où l'hypertrophie du cerveau était simple.

Dans l'observation de Scoutetten, il s'agit d'un garçon de cinq ans et demi, qui était né de parents sains et dont la tête très volumineuse s'était développée lentement et insensiblement. Pendant longtemps cet enfant ne se plaignit d'aucune douleur; il n'était gêné que par le poids de sa tête qui, lorsqu'il voulait courir, se portait subitement en avant et le faisait tomber; cet accident se produisait très fréquemment pendant la dernière année. Son intelligence était bien développée, mais ne l'emportait en rien sur celle des enfants de son âge. Toutes ses fonctions s'exécutaient régulièrement, lorsque survint une maladie aiguë intercurrente, à laquelle il succomba au bout de quinze jours sans avoir présenté de troubles nerveux quelconques.

Dans l'observation de Landouzy, relative à un garçon de dix ans, le poids du cerveau dépassait de 290 grammes le poids d'un cerveau d'adulte et de 600 grammes environ le poids moyen d'un cerveau du même âge; l'examen microscopique, qui fut fait avec le plus grand soin par Magnan, permit de constater que partout la masse cérébrale avait sa structure normale. L'enfant avait, depuis sa naissance, une tête énorme, surtout au niveau de la région frontale; les sutures crâniennes et la fontanelle étaient fermées. Il avait le développement et la taille de son âge; son visage était éveillé et son regard intelligent. Pendant le séjour qu'il fit à l'Hôpital des Enfants assistés, il put facilement suivre les leçons de l'école; sa santé était parfaite et rien ne faisait présager une fin prochaine, quand il fut pris subitement d'accidents pulmonaires auxquels il succomba en vingt-quatre heures.

Dans l'observation publiée de Barthez et Sanné, un enfant de deux ans rachitique est pris d'une encéphalopathie aiguë à laquelle il succombe rapidement. A l'autopsie, on constate que les circonvolutions cérébrales sont saillantes, fortement imprimées sur les dépressions osseuses, et que

(1) Scoutetten, *Arch. gén. de méd.* 1825, VII, p. 44.
(2) Landouzy, *Gaz. med. de Paris,* 1874, p. 328.
(3) Barthez et Sanné, *Traité des mal. de l'enf.* 1884, I, p. 289.

le crâne ossifié présente en deux points des perforations de 4 à 5 millimètres, qui semblent résulter de la pression en ces points du cerveau hypertrophié.

Dans presque toutes les autres observations publiées depuis Laënnec, l'hypertrophie s'accompagnait d'une *sclérose corticale*, limitée en général à un seul hémisphère et à un petit nombre de circonvolutions, quelquefois beaucoup plus étendue. L'un de nous a eu l'occasion d'observer trois cas (1) de cette nature, que nous rapporterons brièvement ici.

Le premier cas est celui d'un garçon, qui succomba à l'âge de trois ans et demi. Sa tête avait commencé à attirer l'attention par son volume anormal peu de temps après la naissance ; on crut à une hydrocéphalie. L'enfant présenta vers le cinquième mois et à plusieurs reprises des convulsions limitées à la jambe et au bras droit, qui laissèrent après elles une *hémiplégie droite ;* en même temps apparurent des vomissements, de la constipation et un strabisme convergent très prononcé. La période aiguë dura de quinze à vingt jours. L'enfant se rétablit assez rapidement et ne conserva qu'une paralysie incomplète du côté droit et un volume anormal de la tête. Il se développa néanmoins et se fit remarquer par son intelligence précoce. Sa marche fut difficile au début; il traînait la jambe droite et se servait mal de la main droite; il finit néanmoins par marcher passablement et jouissait d'une santé satisfaisante, quand il fut pris dans le cours de sa troisième année d'une broncho-pneumonie, puis d'une pleurésie purulente, à laquelle il succomba au bout de deux mois.

Nous constatâmes à l'autopsie une déformation rachitique très prononcée et une amplitude anormale de la boîte crânienne; les sutures et la grande fontanelle étaient ossifiées. Il y avait quelques adhérences molles entre les deux feuillets de l'arachnoïde et de l'œdème du tissu cellulaire sous-arachnoïdien. Les deux hémisphères avaient des dimensions très considérables : leur diamètre antéro-

(1) D'Espine, *Bull, de la Soc. méd. de la Suisse romande,* 1875, p. 375. — Duval et D'Espine, *ibid.*, 1876, p. 154. — D'Espine, *Rev. méd. de la Suisse romande,* 1881, p. 489.

postérieur mesurait 180 millimètres ; le poids total de l'encéphale était de 1.060 grammes. Nous avions affaire à une hypertrophie vraie, car partout le cerveau avait sa structure normale, excepté en un point limité de l'*hémisphère gauche,* qui était sclérosé ; la partie malade se reconnaissait facilement à sa dureté cartilagineuse, à sa teinte jaune gris fauve et à l'aspect flétri des circonvolutions. La sclérose comprenait l'arc postérieur de la circonvolution de la scissure de Sylvius, mais s'arrêtait à 1 ou 2 centimètres en arrière de la scissure de Rolando. En ouvrant le ventricule gauche, on trouvait le corps strié, atrophié et sclérosé dans son tiers postérieur ; l'épendyme était à ce niveau épaissi et chagriné et la cavité ventriculaire remplie d'un peu de sérosité louche. Le mésocéphale, la moelle allongée et le cervelet étaient parfaitement sains.

Le second cas que nous avons observé est celui d'un garçon de quatre ans, remarquable par l'énorme développement de sa tête, qui datait de la naissance. Cet enfant, qu'on avait pris aussi pour un hydrocéphale, était tout à fait idiot. Il n'avait jamais été intelligent et avait présenté à deux ans des accidents nerveux caractérisés par des convulsions et du coma à la suite desquels il resta *paralysé de tout le côté gauche.* Quand nous le vîmes, il était profondément cachectique à la suite d'une diarrhée chronique ; sa tête était énorme et fléchissait sur le cou ; elle présentait, ainsi que le thorax, les signes d'un rachitisme avancé ; les sutures crâniennes et les fontanelles étaient ossifiées ; le bras et la jambe gauches étaient atrophiés, contracturés et complètement inertes. L'enfant succomba peu après au marasme. — A l'autopsie, le cerveau fit hernie au moment de l'incision des méninges ; il présentait les dimensions et le poids d'un cerveau d'adulte ; l'hémisphère droit était normal, sauf à la partie postérieure du lobe occipital, qui présentait à sa surface une plaque de sclérose peu étendue. *L'hémisphère gauche était atrophié,* les anfractuosités qui séparaient les circonvolutions étaient presque aussi profondes que chez le vieillard. La sclérose s'étendait à toutes les circonvolutions qui avoisinent la scissure de Sylvius jusqu'à la circonvolution pariétale antérieure inclusivement. De cette lésion pariétale partait une *sclérose descendante fasciculée* qu'il était facile de suivre dans l'épaisseur du corps strié, dans le pédoncule cérébral droit, dans la moitié droite de la protubérance annulaire et dans le cordon antéro-latéral gauche de la moelle. Au microscope, on constatait dans toutes les parties sclérosées l'existence d'un tissu conjonctif fibrillaire dans les mailles duquel se trouvaient un grand nombre de corps granuleux.

Dans le troisième cas, relatif à un garçon mort à deux ans et demi d'une méningite aiguë de la convexité, nous avons trouvé à l'autopsie une hypertrophie considérable du cerveau qui pesait 1,250 grammes ; toutes les parties de l'encéphale avaient leur structure normale, sauf le bulbe, qui présentait une sclérose occupant soit les noyaux de l'hypoglosse, soit la partie inféro-externe des pyramides, avec atrophie de la onzième et de la douzième paire des nerfs crâniens ; on observait également une sclérose latérale double de la moelle, due probablement à une dégénérescence descendante. Les sutures du crâne étaient partout ossifiées ; pas de signes de rachitisme. La maladie s'était manifestée vers l'âge de seize mois par le développement exagéré de la tête et par la faiblesse des membres inférieurs ; peu à peu, on vit apparaître tous les symptômes de la paralysie labio-glosso-pharyngée.

Nous croyons pouvoir déduire, soit des faits publiés par d'autres auteurs, soit de ceux qui nous sont personnels, que l'hypertrophie du cerveau est en général une maladie *congénitale*, compatible avec la vie et un développement intellectuel normal, quand elle n'est pas compliquée de sclérose. Elle est surtout fréquente chez les garçons et survient sous l'influence de causes encore obscures. Betz (1) a observé cette maladie chez plusieurs enfants de la même famille et l'a vue coïncider avec d'autres anomalies du développement, telles que de la macroglossie. Dans la plupart des cas, l'hypertrophie du cerveau se complique, dans le cours de la première ou de la seconde année, d'une *encéphalite chronique*, qui siège de préférence à la surface des circonvolutions, mais a été observée également soit dans les corps striés, soit dans le bulbe. La sclérose, qui en résulte, se présente habituellement sous forme d'îlots

(1) Betz, *Memorabilien*, 1865, X, 6.

de consistance cartilagineuse. Quand elle s'étend à un grand nombre de circonvolutions, elle entraine à sa suite, au bout d'un temps plus ou moins long, une atrophie de l'hémisphère correspondant et une sclérose fasciculée descendante dans le côté opposé de la moelle; ces lésions se traduisent pendant la vie par de la paralysie avec atrophie et contracture des membres du côté opposé à la sclérose cérébrale et par de l'idiotie; néanmoins, quand la sclérose des circonvolutions est très limitée, elle peut être compatible avec un développement intellectuel normal. L'atrophie du corps strié se traduit par une parésie des membres du côté opposé. Nous avons cité un cas où la sclérose du bulbe avait déterminé une paralysie labio-glosso-pharyngée.

Le *diagnostic* différentiel entre l'hypertrophie du cerveau et l'hydrocéphalie est très difficile ; cette dernière maladie étant de beaucoup la plus fréquente, c'est toujours à elle qu'on croit avoir affaire. D'après Betz, dans l'hypertrophie du cerveau, la boîte crânienne conserve, malgré son ampliation, les caractères du crâne rachitique avec ses saillies frontales et occipitales ; l'augmentation de volume de la tête se fait beaucoup plus lentement et est moins étendue que dans l'hydrocéphalie ; enfin, quand l'hypertrophie du cerveau s'accompagne d'accidents nerveux, paralytiques ou convulsifs, ceux-ci sont plus limités que dans l'hydrocéphalie. Betz signale encore le spasme de la glotte comme une complication fréquente de l'hypertrophie du cerveau.

Le *pronostic* ne paraît pas nécessairement fatal dans l'hypertrophie simple ; les enfants succombent en général à une maladie intercurrente, dans le cours de la seconde enfance. Dans l'hypertrophie avec sclérose, les enfants meurent presque toujours entre trois et cinq ans. Il ne faut pas perdre de vue la possibilité d'une mort subite, qui a été observée quelquefois chez des enfants atteints d'hypertrophie du cerveau (Hüttenbrenner) (1).

La seule indication *thérapeutique* qui nous paraisse rationnelle consiste à prévenir et à combattre par une bonne hygiène le rachitisme, qui coïncide souvent avec la sclérose dans l'hypertrophie du cerveau.

(1) Hüttenbrenner, *Oester*, *Jahrb. f. Paed*, 1876, II, p. 158.

ARTICLE V. — SCLÉROSE ATROPHIQUE LOBAIRE DU CERVEAU ET PORENCÉPHALIE

L'*atrophie cérébrale* n'est pas, à proprement parler, une maladie distincte ; elle est l'aboutissant de maladies cérébrales diverses (hémorragies, ramollissement par thrombose ou embolie, méningo-encéphalite traumatique ou infectieuse), qui, frappant le cerveau soit déjà pendant la vie intra-utérine, soit dans la première enfance, entraînent souvent à leur suite un arrêt de développement de tout l'hémisphère lésé.

Quand la lésion destructive a entraîné la disparition d'un certain nombre de circonvolutions et la formation d'un trou (πόρος) à la surface de l'hémisphère communiquant avec le ventricule latéral, l'atrophie cérébrale prend le nom de *porencéphalie* (Heschl).

ANATOMIE PATHOLOGIQUE et ÉTIOLOGIE. — 1. **Sclérose atrophique lobaire.** — La lésion occupe le plus souvent tout un hémisphère, qui est alors réduit dans tous ses diamètres et présente une diminution de poids parfois considérable. Elle peut s'étendre aussi aux deux hémisphères, en intéressant symétriquement les deux lobes frontaux ou les deux lobes occipitaux, ou bien, ce qui est plus rare, elle est disséminée d'une façon irrégulière sur un certain nombre de circonvolutions des deux hémisphères.

La sclérose atteint à la fois dans chaque circonvolution malade le manteau gris et la partie blanche sous-jacente. Les circonvolutions sont diminuées de volume (*microgyrie*); elles sont comme flétries et indurées, présentant l'aspect de petites crêtes vermiformes. Les méninges sont en général soulevées à leur niveau par une sérosité claire (hydropisie *a vacuo*), qui remplit l'espace sous-arachnoïdien.

Quand la sclérose des circonvolutions occupe la région de la scissure de Rolando, elle est habituellement accompagnée d'une sclérose descendante du faisceau pyramidal du même côté, qu'on peut suivre jusque dans la moelle du côté opposé et parfois d'une atrophie croisée d'un hémisphère cérébelleux (Turner). On trouve aussi, signalée dans plusieurs observations, une atrophie des nerfs optiques.

Il n'est pas toujours facile d'affirmer, quand la mort n'arrive qu'après de longues années, quelle a été la maladie primitive. Néanmoins, la nature inflammatoire du processus ne peut être niée dans un grand nombre de cas, grâce à l'examen microscopique, qui révèle la prolifération de la névroglie et la disparition plus ou moins complète des éléments nerveux de la circonvolution. La prédominance des lésions scléreuses autour des vaisseaux a fait penser que la sclérose avait une origine vasculaire (Jendrassik et Marie) (1). L'autopsie d'une sclérose lobaire double publiée par Kast a été faite moins de deux ans après le début de la maladie. On ne trouvait aucune trace d'une lésion en foyer (ramollissement, hémorragie), ni d'une altération des troncs vasculaires. Force est donc d'admettre l'encéphalite primitive comme une des causes de l'atrophie cérébrale. Pour d'autres cas, il est permis d'attribuer l'origine de celle-ci au ramollissement par oblitération vasculaire consécutif à une thrombose des veines cérébrales de la convexité qui se rendent dans le sinus longitudinal (Hutinel, Gowers).

L'étiologie de la sclérose diffuse primitive est encore obscure. Il existait dans quelques cas des tares d'hérédité nerveuse manifestes (Richardière) (2) ou l'alcoolisme chez les parents. Dans une observation de Kast, les parents étaient sains, mais la mère avait déjà perdu cinq enfants de convulsions. Quand la sclérose débute après deux ans, elle paraît le plus souvent consécutive à une maladie infectieuse (rougeole, fièvre typhoïde, scarlatine, etc.) ou à un traumatisme.

La sclérose frappe les enfants depuis la naissance jusqu'à l'âge de cinq ou six ans. Elle paraît atteindre également les deux sexes.

2. **Atrophie du cerveau par lésions en foyer.** (Ramollissement, hémorragie). — On trouve parfois des plaques jaunes ou ocrées (Cotard) formant une dépression assez profonde à la surface du cerveau ; à leur niveau, les cir-

(1) Jendrassik et Marie, *Arch. de physiol.*, 1885, n° 1.
(2) Richardière, *Th. de Paris*, 1885.

convolutions sont rétractées ou atrophiées. Ce sont les restes d'un ramollissement de cause vasculaire, remontant à l'enfance.

D'autres fois ce sont des kystes remplis de sérosité, à parois lisses ou traversées de brides cellulaires siégeant le plus souvent vers les parties centrales de l'hémisphère. Leur forme et leur siège semblent indiquer qu'ils proviennent d'un ancien foyer hémorragique plutôt que d'un ramollissement. Parfois ces kystes semblent appartenir aux méninges et succéder à un ancien foyer d'hémorragie arachnoïdienne ou sous-arachnoïdienne (Cotard) (1).

3. **Porencéphalie.** — La porencéphalie peut être congénitale ou acquise. Le plus souvent, l'accident qui l'a produite, remonte à la vie intra-utérine ; quelquefois, il appartient à la première enfance, rarement à la seconde enfance. Un seul cas, rapporté par Kundrat (2), a trait à un adulte.

L'encéphalite, les oblitérations vasculaires, quelquefois l'hémorragie en sont les causes pathogéniques les plus fréquentes. Les arrêts de développement invoqués par Breschet ne sont pas admis par Lallemand, Cruveilhier et Kundrat. L'hydrocéphalie est le plus souvent une complication de la lésion primitive. D'après Cruveilhier, elle pourrait jouer un rôle prépondérant dans la destruction cérébrale (hydrocéphalie anencéphalique). Enfin le traumatisme a été la cause déterminante dans quelques cas de porencéphalie dont l'origine était postérieure à la naissance.

La porencéphalie est souvent double et siège alors symétriquement sur la convexité de chaque hémisphère.

L'étendue des lésions varie considérablement. Dans certains cas congénitaux, la destruction du manteau hémisphérique est presque complète. On ne retrouve, en pareil cas, que quelques moignons représentant les circonvolutions postérieures et inférieures. Dans d'autres cas, la lésion localisée à un hémisphère peut transformer celui-ci en un sac membraneux. Enfin, dans les lésions partielles, la porencéphalie est constituée par un trou dans le toit

(1) Cotard, *Th. de Paris*, 1868.

(2) Kundrat, Die Porencephalie, Gratz, 1882.

hémisphérique, faisant communiquer la cavité ventriculaire avec la cavité arachnoïdienne.

Les lésions sont habituellement masquées par un feuillet membraneux très vascularisé qui les recouvre et qui est formé par l'adossement des méninges. Au-dessous de ce toit membraneux se trouve la cavité porencéphalique, habituellement remplie de liquide. Dans un cas que l'un de nous, M. D'Espine, a eu l'occasion d'observer, l'épendyme était très épaissi et chagriné, indiquant que la cause de la lésion était une méningo-encéphalite.

Les circonvolutions qui entourent la cavité présentent dans la porencéphalie congénitale une disposition radiée, qui n'existe pas dans la porencéphalie acquise. Ces circonvolutions sont habituellement sclérosées et plus ou moins déformées par l'atrophie. La sclérose en pareil cas est probablement le fait d'une rétraction cicatricielle qui peut s'étendre à la perte de substance tout entière (Kundrat).

Quand la porencéphalie siège au niveau de la zone motrice, elle s'accompagne d'une dégénérescence descendante du faisceau pyramidal, qui peut être sclérosé jusqu'à la partie inférieure de la moelle, tantôt d'un seul côté, tantôt des deux côtés quand la lésion encéphalique est bilatérale.

DESCRIPTION CLINIQUE. — L'*idiotie*, à ses degrés divers, est la règle, quand la sclérose ou la porencéphalie ont atteint le manteau hémisphérique dans une étendue notable. Elle est notée par Audry (1) dans 42 cas de porencéphalie, sur 57 observations. Dans 30 cas, l'idiotie était absolue.

Dans la sclérose lobaire atrophique, l'idiotie est également habituelle. L'intelligence ne se développe pas ou se développe incomplètement dans les cas précoces. Si l'enfant était déjà développé au point de vue des facultés intellectuelles, la maladie anéantit ces facultés en tout ou en partie; dans un tiers des cas, l'enfant devient idiot (Richardière). L'aphasie est la règle au début dans les scléroses de l'hémisphère gauche ; elle peut persister indéfiniment

(1) Audry, *Rev. de méd.*, 1888, pp. 462 et 553.

(Cotard) ou bien finir par disparaître, par suppléance fonctionnelle de la troisième circonvolution droite.

Le début de la maladie, quand on peut l'observer, est caractérisé par des convulsions qui se répètent parfois pendant plusieurs mois et qui sont suivies d'une rémission, pendant laquelle apparaissent les paralysies et les contractures, en rapport avec la localisation de la maladie primitive sur les circonvolutions centrales.

Les malades, au point de vue de la paralysie, présentent deux types principaux, l'un celui de l'hémiplégie spasmodique (voir l'art. *Hémiplégie spasmodique infantile*), quand la lésion est unilatérale, l'autre celui du tabès spasmodique à forme cérébrale (voir l'art. *Tabes spasmodique*), quand la lésion touche aux zones motrices ou au faisceau pyramidal de chaque hémisphère.

Dans le cours de la maladie, l'épilepsie, l'athétose et diverses contractures peuvent survenir et compléter le tableau si navrant qu'offrent ces pauvres êtres.

La survie est parfois très longue. D'autres fois, les enfants succombent à l'état de mal épileptique ou à une maladie intercurrente.

TRAITEMENT. — J. Simon (1), qui a eu l'occasion de traiter un certain nombre d'enfants atteints de sclérose cérébrale, s'élève avec raison contre toute intervention médicale active et perturbatrice ; il déconseille les massages trop violents, l'électricité, l'hydrothérapie, les bains de mer, comme pouvant ramener des périodes d'excitation. La médication bromurée, l'exercice modéré, une éducation en rapport avec le degré du développement intellectuel, parfois un séjour dans un établissement spécial où l'on cherche à développer les lueurs d'intelligence qui existent encore, telles sont les seules indications à remplir dans une maladie sans espoir de guérison.

ARTICLE VI. — HÉMORRAGIE MÉNINGÉE

On a divisé les hémorragies méningées, suivant le siège qu'elles occupent, en hémorragies *sus-méningées*, *sous-*

(1) J. Simon, *Rev. mens. des mal. de l'enf.*, déc. 1883 et janv. 1884.

arachnoïdiennes et *intra-arachnoïdiennes*. L'hémorragie sus-méningée, qui se fait entre le crâne et la dure-mère complique parfois le céphalomatome sous-péricrânien; elle résulte de la compression que subit la tête pendant l'accouchement ou de l'intervention obstétricale. L'hémorragie sous-arachnoïdienne peut provenir de la rupture d'un épanchement cérébral ou intra-arachnoïdien dans le tissu cellulaire sous-arachnoïdien. La seule de ces variétés qui joue un rôle important dans la pathologie de l'enfance et que nous ayons en vue dans ce chapitre, est l'hémorragie dans la grande cavité de l'arachnoïde.

ÉTIOLOGIE. — L'hémorragie méningée est fréquente au moment de la naissance; elle est, suivant Cruveilhier, la cause de la mort chez un tiers des mort-nés. Elle se produit surtout quand la tête du fœtus est enclavée pendant l'accouchement et qu'il y a chevauchement considérable des os du crâne, ou bien lorsque le cou et les vertèbres cervicales ont subi un tiraillement trop considérable au moment de l'extraction (Nægele). Cruveilhier attribue aussi l'apoplexie méningée à la compression prolongée du foie et l'a vue coïncider dans ce cas avec des ecchymoses des poumons et du thymus.

Après la naissance, l'hémorragie méningée s'observe surtout de *un à trois ans*. Elle est très rarement idiopathique; Legendre rapporte un cas dans lequel elle se produisit par la rupture d'une veine dans un accès de colère. Habituellement c'est une affection secondaire qui vient compliquer un état de cachexie avancé chez des enfants rachitiques, mal nourris, tuberculeux, ou affaiblis par des maladies antérieures (rougeole). La *pachyméningite* et la *thrombose des sinus*, qui sont les deux causes prochaines les plus fréquentes de l'hémorragie méningée, sont elles-mêmes sous la dépendance de la cachexie. Enfin, dans quelques cas très rares, l'hémorragie méningée peut-être l'expression d'une *diathèse hémorragique* et s'accompagner alors de purpura ou d'hémorragies par diverses muqueuses (West, Wagner, Lépine.)

ANATOMIE PATHOLOGIQUE. — Dans un certain nombre de cas d'hémorragie méningée, l'épanchement sanguin est la seule lésion appréciable ; les parois de la cavité arachnoïdienne sont saines. Dans l'apoplexie des nouveau-nés on trouve habituellement un sang liquide, qui forme un foyer limité autour du cervelet et des lobes cérébraux postérieurs et qui fuse quelquefois jusque dans le canal vertébral (Cruveilhier). D'autres fois, après une thrombose des sinus, par exemple, l'arachnoïde est recouverte d'une large ecchymose ; ou bien on trouve répandus sur la convexité des hémisphères des caillots noirâtres, plus rarement décolorés et stratifiés (Vidal), qui peuvent s'étendre jusqu'à la base du cerveau. La quantité de sang épanché peut varier de quelques grammes à 100 ou 120 grammes environ.

Dans la plupart des cas, la face interne de la dure-mère est tapissée par une *néomembrane* très mince et transparente dans les cas récents, épaisse et consistante dans les cas plus anciens. Cette membrane est surtout développée le long de la faux du cerveau, d'où elle descend latéralement en s'amincissant sur ses bords jusqu'au plancher du crâne, représentant ainsi un long prisme à base supérieure. Elle coiffe habituellement les deux hémisphères et n'est que rarement limitée à un seul côté. Elle n'adhère pas au feuillet viscéral de l'arachnoïde. On peut la séparer en lamelles minces et transparentes, dans le dédoublement desquelles se trouvent soit des taches ecchymotiques, soit de petits caillots, soit un épanchement sanguin plus considérable. Nulle part la structure stratifiée de la néomembrane n'est plus apparente que sur la ligne médiane (Rilliet et Barthez).

On a longtemps discuté pour savoir si ce sont les caillots ou les fausses membranes qui sont la lésion primitive. Grâce aux travaux de Virchow, on sait aujourd'hui que l'inflammation de la face interne de la dure-mère (*pachyméningite*) est le fait initial, que la fausse membrane ainsi formée se vascularise, que les nouveaux capillaires se rompent au moindre effort et produisent cette multitude de foyers hémorragiques à tous les degrés et de toutes les dimensions, qu'on trouve à la surface et dans l'épaisseur de la fausse membrane.

Quand on peut étudier le processus dans ses premiers stades, on trouve à la face interne de la dure-mère une mince couche gélatineuse, demi-transparente, formée de jeunes cellules assez grandes, à un ou plusieurs noyaux, provenant très probablement de l'épithélium transformé. Des capillaires nouveaux s'y développent rapidement; une néomembrane s'organise, puis s'épaissit par l'adjonction de nouvelles couches qui se forment à sa face interne par le même processus, de sorte qu'au bout d'un temps plus ou moins long elle présente de dehors en dedans la structure suivante: *a*) le tissu conjonctif de la dure-mère; *b*) une ou plusieurs couches de tissu conjonctif presque organisé, relié à la dure-mère par des filaments ténus et faciles à déchirer; *c*) une couche en voie d'organisation, dans laquelle viennent s'épanouir en bouquets ou en étoiles les capillaires nouveaux qui traversent perpendiculairement les couches précédentes; *d*) une couche interne récente, non vasculaire, formée uniquement de jeunes cellules. C'est presque toujours entre les deux dernières couches que l'on trouve l'épanchement sanguin (*hématome de la dure-mère*), qui est dû à la rupture des dernières ramifications des capillaires. Lorsque cet épanchement est abondant, il déchire la mince couche qui le sépare de la cavité arachnoïdienne et se répand à la surface des hémisphères.

Lorsque l'enfant ne succombe pas dans les premiers jours de la maladie, les parois de l'hématome s'organisent, le liquide se décolore peu à peu, il renferme, outre des cristaux d'hémato-cristalline, de grandes cellules pigmentaires contenant de trois à six globules sanguins. Les parois encore élastiques du kyste peuvent être distendues par une exhalation séreuse; les fontanelles, quand elles ne sont pas encore ossifiées, cèdent quelquefois à la pression interne, et il se produit une *hydrocéphalie externe* bilatérale; le cerveau échappe ainsi à toute compression sérieuse (Poumeau, Boudet, Legendre).

Dans quelques cas, le kyste est multiloculaire, et on peut trouver alors sur le même hémisphère côte à côte deux liquides de nature différente, l'un bourbeux et hématique, l'autre clair et séreux. Rilliet et Barthez ont trouvé dans un cas un demi-litre de liquide de chaque côté.

SYMPTOMES. — L'hémorragie méningée peut ne se révéler pendant la vie par aucun symptôme appréciable. Cette forme latente serait même la plus fréquente d'après Rilliet et Barthez; elle dépend de l'état de débilitation des enfants, du peu d'étendue de l'épanchement et de la lenteur avec laquelle celui-ci se produit.

Dans d'autres cas, ce sont quelques accidents nerveux ultimes, tels que le coma et des attaques convulsives, qui sont les seuls indices de l'hémorragie. L'enfant tombe subitement dans un état comateux qui dure de quelques heures à un jour ou deux et se termine par la mort; quelquefois celle-ci est précédée par la contracture des membres. Dans quelques cas on observe des attaques de convulsions répétées. Nous donnons comme exemple de cette forme incomplète le résumé d'une observation publiée par Homolle (1). Un enfant de trois ans, qui a eu la rougeole, quinze jours auparavant, est pris pendant la nuit de convulsions. Le matin, on constate que les yeux sont en déviation conjuguée à droite, que la tête est tournée du même côté (l'enfant regarde son foyer), que les membres du côté droit sont agités de secousses rythmiques peu étendues. Le soir, l'enfant succombe à une nouvelle attaque de convulsions, et on trouve à l'autopsie une pachyméningite hémorragique limitée au côté droit.

Legendre a décrit une forme plus complète de la maladie, qui rappelle par ses prodromes et par la fièvre qui l'accompagne la pachyméningite des vieillards et des aliénés. Cette *forme fébrile* est souvent annoncée par un ou deux vomissements qui ne se répètent pas et par quelques mouvements convulsifs des globes oculaires, qui laissent à leur suite un strabisme léger. La fièvre, très marquée dès le début, subsiste pendant tous le cours de la maladie; le pouls augmente de résistance et de fréquence, mais conserve sa régularité. On voit bientôt apparaître une *contracture persistante des mains et des pieds;* il s'y joint fréquemment des accès convulsifs toniques et cloniques, généralisés ou partiels. Les convulsions marquent le début et la fin de la maladie; dans l'intervalle, on observe un peu d'assoupissement. Dans les derniers mo-

(1) Homolle, *Bull. de la Soc. anat.*, 1873, p. 765.

ments, les convulsions se répètent coup sur coup, et l'enfant succombe au milieu d'une attaque.

La *paralysie*, si fréquente dans la pachyméningite des adultes et des vieillards, est exceptionnelle dans l'apoplexie méningée de l'enfance. L'hémorragie se produisant ordinairement chez des enfants dont la fontanelle est encore ouverte, les os du crâne cèdent facilement, et les phénomènes de compression sont moins accusés que chez l'adulte. Dans les cas rares où l'hémorragie survient après l'ossification des sutures, on peut observer une paralysie qui prédomine du côté opposé au foyer méningé, tandis que les phénomènes convulsifs prédominent du côté de la lésion (cas de Rilliet et Barthez).

TERMINAISONS et PRONOSTIC. — La mort est la terminaison habituelle de l'hémorragie méningée. Dans la forme aiguë, elle arrive au bout de quatre ou cinq jours, soit par les progrès de la maladie, soit à la suite d'une pneumonie lobulaire, qui vient souvent la compliquer.

Dans d'autres cas moins fréquents, l'enfant se remet de son attaque, mais devient hydrocéphale au bout d'un temps plus ou moins long. Les os frontaux sont alors proéminents, la fontanelle est bombée, les pariétaux sont écartés; l'intelligence diminue, l'enfant tombe dans l'idiotie; le regard a perdu toute expression, et souvent on observe du strabisme. Les symptômes peuvent être en tout semblables à ceux de l'hydrocéphalie ventriculaire; la tête n'atteint cependant jamais un volume aussi considérable. Les enfants succombent alors au bout d'un temps qui varie de quelques mois à un ou deux ans au milieu d'une attaque convulsive ou sont emportés par une maladie intercurrente; la guérison serait cependant possible dans quelques cas (Legendre).

On a vu enfin l'hémorragie méningée des nouveau-nés être le point de départ d'une atrophie scléreuse de l'écorce cérébrale et devenir ainsi l'origine de l'idiotie ou du tabes spasmodique.

DIAGNOSTIC. — Le diagnostic de l'hémorragie méningée est entouré de grandes difficultés. La contracture des extrémités, accompagnée de fièvre et d'assoupissement, est le symptôme le plus caractéristique. L'absence de céphalalgie et de constipation, l'apparition des convulsions dès le début et surtout les commémoratifs, permettront d'éliminer la *méningite tuberculeuse ;* l'hémorragie méningée est d'ailleurs une maladie de la première enfance, tandis que la méningite tuberculeuse appartient en général à la seconde enfance.

Quant à l'hydrocéphalie externe consécutive à l'hémorragie méningée, elle n'a pas de signes propres qui permettent de la distinguer nettement de l'*hydrocéphalie interne* ou *ventriculaire.* On se guidera surtout sur le mode de début de la maladie, et on prendra en considération l'âge des malades ; l'hydrocéphalie externe n'est jamais congénitale, elle apparaît le plus souvent vers l'âge de dix mois (Legendre).

TRAITEMENT. — La *prophylaxie* de l'hémorragie méningée consistera à combattre la cachexie dans les maladies de l'enfance par une bonne alimentation et à éviter, chez les sujets affaiblis, toutes les causes qui pourraient gêner la circulation céphalique, telles que la constriction du cou par des vêtements étroits ou la position déclive de la tête. Rilliet et Barthez conseillent aussi de respecter chez les enfants les éruptions chroniques du cuir chevelu ; ils citent deux cas d'hémorragie méningée survenus à la suite de la disparition de ces éruptions.

On évitera dans le traitement proprement dit toutes les médications débilitantes et en particulier les émissions sanguines ; on se bornera à appliquer des révulsifs sur les extrémités (sinapismes, compresses vinaigrées, enveloppement ouaté) et à combattre les convulsions par le bromure de sodium ou le chloral (voir l'article *Éclampsie*).

ARTICLE VII. — HÉMORRAGIE CÉRÉBRALE

ÉTIOLOGIE. — L'hémorragie cérébrale est une maladie rare chez les enfants. D'après Rilliet et Barthez, qui ont pu en recueillir seize cas, elle s'observe plus fréquemment dans la seconde que dans la première enfance, si l'on ne tient pas compte des hémorragies qui se produisent sous l'influence d'un accouchement laborieux et qui coïncident alors presque toujours avec des épanchements de sang sous le péricrâne, sous les os du crâne ou dans la cavité arachnoïdienne (voir l'article *Hémorragie méningée*, p. 370).

L'hémorragie cérébrale survient dans la seconde enfance sous l'influence de causes très diverses, dont les principales sont :

1) Les *lésions cérébrales,* telles que la thrombose des sinus, les tubercules cérébraux, la méningite et plus rarement l'athérome des capillaires du cerveau ;

2) Les *troubles mécaniques de la circulation encéphalique,* dus aux quintes de la coqueluche ou aux tumeurs ganglionnaires qui compriment les veines du cou, aux tumeurs abdominales volumineuses qui gênent la circulation en retour, ou à une déformation rachitique considérable du thorax ;

3) Une *diathèse hémorragique,* qui peut déterminer en même temps des hémorragies dans d'autres organes (plèvre, péricarde).

ANATOMIE PATHOLOGIQUE. — L'hémorragie cérébrale n'est pas aussi souvent localisée dans les corps striés et les couches optiques que chez l'adulte ; elle se présente tantôt en foyers plus ou moins étendus, tantôt sous forme d'apoplexies capillaires disséminées, et peut se rencontrer à peu près indifféremment dans toutes les parties de la masse du cerveau, ainsi que dans les ventricules latéraux. L'hémorragie cérébelleuse est exceptionnelle.

SYMPTOMES. — Il est rare de rencontrer chez l'enfant le tableau classique de l'hémorragie cérébrale. Rarement primitive, cette affection se montre le plus souvent comme complication terminale d'une maladie antérieure et peut rester complètement latente (Rilliet et Barthez).

Elle se révèle habituellement, au milieu des symptômes d'une cachexie avancée, par quelques convulsions, parfois par une contracture légère du cou ou des membres et par le coma ; tous ces accidents, qui n'ont rien de caractéristique, sont de très courte durée, et la mort arrive au bout de vingt-quatre heures au plus. L'hémiplégie est très rare, soit parce que les enfants succombent à l'ictus apoplectique avant d'avoir repris connaissance, soit parce que les corps striés et les couches optiques sont rarement le siège de l'hémorragie. Chez les nouveau-nés, on a signalé comme signes d'un épanchement sanguin dans les hémisphères une tension subite des fontanelles et une rougeur bleuâtre asphyxique des téguments.

Gerhardt admet que l'hémorragie cérébrale n'est pas fatalement mortelle chez les enfants et qu'elle peut guérir en laissant comme suites des atrophies unilatérales limitées soit à la face, soit à un des membres. Il en donne pour preuve les cicatrices ocreuses trouvées à l'autopsie du cerveau dans plusieurs cas d'atrophie unilatérale datant de l'enfance. (Voir plus loin l'article *Hémiplégie spasmodique infantile.*)

Le *diagnostic* est ordinairement impossible et le *traitement* inutile.

Article VIII. — PHLÉBITE ET THROMBOSE DES SINUS

ÉTIOLOGIE. — La thrombose des sinus présente sa plus grande fréquence chez les enfants de deux à quatre ans. Le premier âge, néanmoins, n'en est pas exempt ainsi Parrot a observé chez une fillette cachectique de huit jours une thrombose des sinus qui avait déterminé une hémorragie sous-arachnoïdienne et ventriculaire.

Elle peut survenir chez les enfants :

1) *Par propagation d'une phlegmasie du voisinage*, telle qu'une carie du rocher avec otite interne ou externe, ou plus rarement une inflammation suppurative du cuir chevelu ; dans ce cas, il y a le plus souvent phlébite suppurée et méningite ;

2) *Par compression des veines du cou* par des tumeurs ganglionnaires ou des abcès par congestion qui gênent la circulation en retour ;

3) *Par marasme* dans le cours ou à la fin de la rougeole, dans le cours du mal de Pott et surtout chez les nourrissons atteints de choléra infantile.

La thrombose cachectique s'est produite 23 fois, sur 36 cas réunis par Bouchut, après le développement d'une affection pulmonaire aiguë ou chronique. Barthez et Sanné signalent parmi les diverses dyscrasies qui ont favorisé la thrombose des sinus, le rachitisme, la tuberculose, l'affaiblissement qui accompagne la convalescence d'une maladie aiguë (rougeole, scarlatine).

ANATOMIE PATHOLOGIQUE. — Le sinus droit et les sinus transverses sont le siège ordinaire de la thrombose, qui peut s'étendre aussi, mais plus rarement, au sinus longitudinal supérieur et inférieur, et exceptionnellement aux sinus pétreux et caverneux (Gerhardt). Les veines qui vont se rendre aux sinus obstrués par la thrombose sont sinueuses, gorgées d'un sang noir liquide ou coagulé. Dans la partie correspondante de l'encéphale, on constate de l'œdème du tissu cellulaire sous-arachnoïdien, souvent de l'œdème cérébral, parfois des hémorragies dans la grande cavité de l'arachnoïde, sous la pie-mère ou dans l'épaisseur des hémisphères cérébraux.

L'oblitération permanente ou transitoire des veines ou des sinus semble, dans les hémorragies et les ramollissements de l'enfance, jouer un rôle important. Hutinel a montré que le plus souvent chez les nouveau-nés le ramollissement rouge était dû à des thromboses des veines cérébrales. Gowers pense que, lorsque la thrombose reste limitée aux veines superficielles du cerveau qui se jettent dans le sinus longitudinal, la lésion est parfois compatible avec une survie de l'enfant et pourrait être la cause de certaines scléroses atrophiques dans les territoires vasculaires qui en dépendent.

Les parois des sinus sont habituellement exemptes de lésions apparentes, ce qui justifie le nom de thrombose donné à cette lésion, la coagulation étant le fait primitif. Le caillot néanmoins peut être, suivant la durée de la maladie, plus ou moins adhérent à la paroi.

La suppuration du caillot est fréquente dans la forme septique, et s'accompagne toujours de méningite suppurée. Lorsque la thrombose survient sous l'influence d'un état cachectique ou d'une compression veineuse, les caillots ne suppurent jamais.

Comme lésions concomitantes, on a signalé dans certain cas des infartus hémorragiques ou des abcès métastatiques du poumon (Langenbeck, Fritz, Steiner, Tonnellé).

SYMPTOMES et DIAGNOSTIC. — La thrombose des sinus étant une affection presque toujours secondaire, sa marche et ses symptômes varient suivant la nature de la maladie primitive ou des complications (hémorragie méningée ou cérébrale, œdème cérébral, pyémie, etc.).

Quand elle survient à la suite d'une otite et d'une carie du rocher, son invasion est marquée par les symptômes de l'infection purulente et de la méningite suppurée concomitante ; la mort survient alors rapidement, et il est bien rare que le diagnostic puisse être posé.

Dans le cours du choléra infantile, ou chez un jeune enfant cachectique, il faut penser à la possibilité d'une thrombose des sinus, quand apparaissent des accidents nerveux, tels que la somnolence, le coma, les convulsions, le strabisme ou l'opisthotonos. La probabilité sera plus grande encore, si en même temps il y a affaissement de la grande fontanelle et chevauchement des os du crâne. Dans certain cas, on pourra reconnaître pendant la vie le siège de l'oblitération veineuse à quelques signes particuliers. C'est ainsi que, lorsque la thrombose siège dans le sinus longitudinal supérieur, on observe parfois de la cyanose du visage avec dilatation des veines temporales et frontales, des épistaxis, ainsi que des sueurs circonscrites au front et au nez (Fritz, Dusch, Steiner). Quand c'est le sinus transverse qui est le siège de la maladie et que l'oblitération s'étend jusqu'au golfe de la veine jugulaire par les sinus pétreux inférieurs, les veines jugulaires du côté malade sont souvent affaissées et moins apparentes que du côté opposé (Gerhardt) ; ce signe n'est d'ailleurs pas constant. Quand le caillot obturateur se prolonge du sinus transverse dans les veines auriculaires postérieures par les veines émissaires de l'apophyse mastoïde, on voit apparaître derrière l'oreille un œdème dur, circonscrit à la région mastoïdienne (Griesinger, Mohs). La thrombose d'un des sinus caverneux s'est manifestée dans un cas par de l'exophtalmie du côté malade (Huguenin), dans un autre cas par l'œdème de la paupière supérieure et de toute la moitié correspondante de la face (Genouville). S'il y a en même temps compression des nerfs de l'orbite, on observera la paralysie ou la contracture des muscles de l'œil (Heubner) ; ce dernier phénomène a été signalé plutôt chez les adultes que chez les enfants. Bouchut a constaté à l'ophtalmoscope dans un cas des lésions rétiniennes qu'il rapporte à la thrombose des veines de la rétine.

PRONOSTIC. — La mort est la terminaison presque fatale de la maladie. Elle arrive dans certains cas déjà au bout de deux ou trois semaines; Griesinger a cité quelques cas de guérison, mais le diagnostic était alors discutable. On ne comprend la possibilité d'une guérison que dans le cas d'une thrombose très circonscrite.

TRAITEMENT. — Les toniques et les stimulants forment la base de la prophylaxie et du traitement de la thrombose par cachexie. Dans les otorrhées chroniques, il faut prévenir le développement de la carie du rocher et des accidents cérébraux par des injections quotidiennes antiseptiques et détersives. Le sulfate de quinine, les dérivatifs sur le tube digestif et la glace sur la tête sont particulièrement indiqués dans la forme inflammatoire et pyémique.

Article IX. — HYDROCÉPHALIE

On a décrit sous le nom d'*hydrocéphalie* ou d'*hydrencéphalie* tous les épanchements de sérosité qui peuvent se faire chez les enfants à l'intérieur de la boîte crânienne, qu'ils siègent dans la grande cavité arachnoïdienne, dans la pie-mère, dans les ventricules ou dans la substance cérébrale. Les auteurs admettent deux formes principales de la maladie : l'*hydrocéphalie aiguë* et l'*hydrocéphalie chronique*.

A. **Hydrocéphalie aiguë.** — Presque tous les faits qui ont été rapportés comme des exemples d'hydrocéphalie aiguë reconnaissaient une origine tuberculeuse. Le plus souvent un examen attentif a fait constater, à l'autopsie des enfants qui avaient succombé à cette affection, l'existence de granulations tuberculeuses dans les méninges ou dans d'autres organes (Rilliet et Barthez, Dietz, etc.). Cependant Rilliet, Barthez et d'autres auteurs également recommandables admettent l'existence d'une hydrocéphalie aiguë essentielle dans quelques cas exceptionnels.

Cette maladie a été observée chez de très jeunes enfants; elle s'annonce par de la fièvre et des symptômes méningitiques tels que des convulsions qui éclatent subitement au milieu de la santé, le coma, les contractures, et elle se termine par la mort au bout de quelques heures ou de quelques jours. On ne trouve à l'autopsie qu'un léger œdème cérébral et un épanchement peu abondant dans les ventricules latéraux; il s'y joint quelquefois un œdème du tissu cellulaire sous-arachnoïdien qui peut se présenter après l'incision de la dure-mère sous la forme d'une vaste ampoule coiffant les deux hémisphères (cas de Matthey). Rien ne prouve cependant que cet œdème soit le fait primitif dans tous les cas; il peut être probablement aussi le résultat de convulsions répétées.

On peut rattacher aussi à l'hydrocéphalie aiguë les cas d'encéphalopathie albuminurique (voir l'art. *Scarlatine*, p. 41), dans lesquels on a trouvé un épanchement séreux dans les ventricules et un œdème du cerveau.

D'après les recherches de L. Monod, l'infiltration des méninges, les épanchements ventriculaires et sous-arachnoïdiens ont été constatés 9 fois sur 16 cas d'éclampsie albuminurique dans l'enfance; dans la plupart des cas, l'hydrocéphalie était modérée.

B. **Hydrocéphalie chronique.** — On distingue deux variétés d'hydrocéphalie, l'une *congénitale*, qui se développe pendant la vie intra-utérine, après la fin du septième mois, l'autre *acquise*, qui n'apparaît que quelques mois ou quelques années après la naissance.

ÉTIOLOGIE. — Les causes de l'**hydrocéphalie congénitale** sont très obscures, comme celles de toutes les monstruosités. Gœlis regarde l'âge avancé des parents, l'abus des boissons spiritueuses chez le père, comme des causes prédisposantes. Le seul fait bien avéré est l'existence concomitante du crétinisme et de l'hydrocéphalie chez plusieurs enfants de la même famille. Quand une femme est accouchée d'un hydrocéphale, on peut craindre que les enfants qu'elle aura dans la suite soient atteints de la même maladie ou ne soient crétins ; Gœlis rapporte l'histoire d'une femme qui aurait mis successivement au monde six hydrocéphales.

Fournier fait remarquer la fréquente coïncidence de la *syphilis* chez le père et de l'hydrocéphalie chez les enfants, sans en conclure toutefois que l'hydrocéphalie résulte d'une inflammation spécifique. Sandoz (1) relate quatre observations d'enfants atteints de syphilis héréditaire incontestable avec hydrocéphalie congénitale, dont trois ont succombé malgré un traitement spécifique, et chez lesquels la seule lésion pouvant expliquer l'hydrocéphalie était une inflammation chronique de l'épendyme et des plexus choroïdes. A ces quatre cas observés dans le service du prof. Demme, il en ajoute cinq autres empruntés à Baerensprung (2). Siemerling (3) a trouvé également une hydrocéphalie coïncidant avec des granulomes syphilitiques de la base du cerveau et une leptoméningite chronique cérébro-spinale chez une jeune fille de douze ans atteinte de syphilis héréditaire. D'Astros (4) est venu confirmer par de nouvelles observations les faits signalés par Sandoz. On peut donc compter désormais la syphilis comme une des causes de l'hydrocéphalie ventriculaire.

L'**hydrocéphalie acquise** se développe habituellement dans les deux ou trois premières années de l'existence, avant la suture complète des os du crâne. Sur quatre-vingt cas rapportés par Steiner, dix-sept seulement appartiennent à des enfants au-dessus de trois ans. C'est une maladie presque toujours *secondaire;* elle reconnaît comme origine :

1° Pour l'*hydrocéphalie interne*, la méningite aiguë ou chronique franche dans la première année (Huguenin), et plus tard les cysticerques libres dans la cavité ventriculaire, les tumeurs cérébrales et surtout les tubercules, qui, en comprimant les veines de Galien (Robert Whytt) ou le sinus droit (Barrier), favorisent l'accumulation de

(1) Sandoz, *Rev. méd. de la Suisse rom.*, 1886, p. 713, et *Th. de Berne*, 1886.

(2) Baerensprung, Die hereditaere Syphilis. Berlin, 1864.

(3) Siemerling, *München. med. Woch.*, 1867, n° 52.

(4) D'Astros, *Rev. mens. des mal. de l'enf.*, 1891, p. 481.

sérosité dans les ventricules. Les tumeurs ganglionnaires du cou contribuent aussi dans quelques cas à la production de cette affection (1).

2° Pour l'*hydrocéphalie externe*, l'hémorragie intra-arachnoïdienne. Nous avons décrit cette variété à propos de l'hémorragie méningée (voir p. 374); elle est beaucoup plus rare que l'hydrocéphalie interne ; Steiner a pu rassembler 100 cas d'hydrocéphalie interne et 10 seulement d'hydrocéphalie externe.

ANATOMIE PATHOLOGIQUE. — L'*épanchement ventriculaire* est habituellement de 250 à 500 grammes ; il est plus considérable dans la variété congénitale que dans la variété acquise ; on l'a vu s'élever dans le premier cas à 20 et même 25 livres. Sa composition chimique varie suivant la cause de l'hydrocéphalie. On peut distinguer à ce point de vue deux variétés. Le liquide de l'*hydrocéphalie non inflammatoire*, due à une distension du crâne par le liquide céphalorachidien, présente les mêmes caractères que ce dernier. Il est limpide, transparent, il est pauvre en principes fixes ; les phosphates alcalins et le chlorure de sodium y prédominent; l'albumine y est peu abondante, elle ne dépasse pas la proportion de 1 à 2,5 °/₀₀. Dans l'*hydrocéphalie inflammatoire*, le liquide ventriculaire est plus riche en albumine, il est parfois trouble ou laiteux ; Huguenin y a trouvé 3,5 et 3,6 °/₀₀ d'albumine. Parfois une hydrocéphalie simple se transforme dans le cours de la maladie en hydrocéphalie inflammatoire.

L'*épendyme* est habituellement lisse, pâle et anémié, beaucoup plus rarement épaissi et de couleur laiteuse. Dans le cas d'hydrocéphalie inflammatoire, il est chagriné,

(1) On trouve dans la *Chirurgie* de La Motte, t. II, p. 186, un bel exemple d'hydropisie encéphalique probablement déterminée par la gêne de la circulation veineuse, chez une jeune fille de huit ans, qui succomba dans le coma ; on trouva, à l'autopsie, outre une hydrocéphalie et un épanchement pleural, deux abcès et deux tumeurs dures, chacune du volume d'un œuf de pigeon, qui avaient comprimé la veine cave descendante ; il n'y a pas de doute, dit La Motte, que c'était à cet obstacle à la circulation qu'il fallait attribuer la collection de sérosité dans la tête et dans la poitrine.

parfois épaissi et recouvert de granulations papillaires, qui contiennent des corps amyloïdes en grande quantité (Virchow). Les plexus choroïdes sont pâles, exsangues et renferment dans quelques cas de petits kystes.

Les *parois ventriculaires* sont refoulées de toutes parts par le liquide ; la voûte des ventricules latéraux s'amincit considérablement et ne forme souvent plus qu'une couche mince, qui sert de coque membraniforme au kyste intra-ventriculaire. Les couches optiques et les corps striés sont aplatis ; les pédoncules cérébraux sont séparés l'un de l'autre ; le septum lucidum est ramolli, quelquefois déchiré ; le liquide communique facilement d'un ventricule à l'autre à travers les trous de Monro élargis ; dans un cas, ces trous avaient le diamètre d'un œuf de poule (Steiner).

La *substance cérébrale* est anémiée ; tantôt d'un aspect brillant et nacré, elle laisse sourdre à la coupe des gouttelettes de sérosité (œdème cérébral), tantôt homogène, dense et d'un aspect lardacé, elle présente une teinte uniforme et ne peut être séparée en substance blanche et substance grise.

Dans l'hydrocéphalie congénitale, l'état du cerveau est variable ; ainsi il est des cas où l'encéphale ne présente aucune altération ; il en est d'autres plus rares où l'hydrocéphalie s'accompagne d'une hypertrophie de quelques parties du cerveau ; dans d'autres cas enfin, il y a arrêt de développement ou destruction de l'encéphale à des degrés divers. Tantôt l'*anencéphalie hydrocéphalique* atteint exclusivement la voûte des ventricules et les circonvolutions supérieures qui sont plus ou moins atrophiées, tantôt elle porte à la fois sur la voûte et sur la base du cerveau (Cruveilhier). Quelquefois l'encéphale présente en même temps des traces de lésions plus ou moins profondes qui remontent à la vie intra-utérine (foyers inflammatoires ou hémorragiques transformés en plaques de sclérose, en kystes ocreux ou celluleux). Ces cas d'hydrocéphalie congénitale coïncident souvent avec d'autres vices de conformation, tels que le spina bifida ou le bec de lièvre.

Dans l'hydrocéphalie acquise, l'œdème du cerveau et de la pie-mère est habituel ; la déformation des ventricules et de leurs parois est beaucoup moindre que dans la forme congénitale. On trouve le plus souvent des tubercules dans la partie postérieure du cervelet, surtout aux environs du bourrelet du corps calleux, de la glande pituitaire et du vermis superior.

Les *os du crâne* sont presque toujours refoulés excentriquement par le liquide hydrencéphalique ; les sutures sont élargies, et dans l'hydrocéphalie acquise les os de la voûte peuvent se séparer après un commencement de soudure sous l'influence de la pression centrifuge ; ceux de la base peuvent être aussi distendus et séparés, mais à un degré beaucoup moindre. Les os sont souvent amincis, transparents et cèdent sous le doigt, comme s'ils avaient été dépouillés de leurs parties salines (Breschet) ; plus rarement ils sont plus épais qu'à l'état normal. Cet épaississement s'observe surtout dans l'hydrocéphalie congénitale ; il provient d'une suture prématurée des os du crâne qui sont alors plus petits qu'à l'état normal (*microcéphalie*), ou bien il est le résultat d'une ossification tardive et de la formation d'ostéophytes périostaux à la face interne de quelques os de la voûte crânienne ; dans cette variété, l'ossification n'est presque jamais terminée avant la cinquième année et se fait par l'intermédiaire de points d'ossification complémentaires qui se développent dans l'intervalle élargi des sutures. Ces os wormiens se voient principalement sur la suture lambdoïde et vers l'angle supérieur de l'occipital, ainsi qu'entre l'angle antéro-inférieur du pariétal et l'extrémité supérieure de la grande aile du sphénoïde (Breschet).

SYMPTOMES. — La plupart des hydrocéphales congénitaux meurent dans le sein maternel, à la naissance ou quelques jours après. Il faut distinguer parmi eux les *hydrocéphales à petite tête* (*microcéphales*) dont les fontanelles sont fermées et les sutures ossifiées à la naissance ; leur tête est constamment pointue vers le sommet et déprimée sur les parties latérales, leur front est aplati et leur crâne est couvert de cheveux épais. Ces pauvres êtres meurent au bout de peu d'heures ou de jours au milieu de convulsions, ou bien, quand ils survivent, ils présentent tous les caractères de l'idiotie ; leur visage est stupide, sans expression, leurs yeux sont souvent insensibles à la lumière et dans un état de rotation continuelle; leur voracité est très grande ; ils ont une voix faible et enrouée; tout mouvement volontaire leur est étranger, ils paraissent n'avoir qu'une vie purement végétative. Ils dépassent rarement la première année (Breschet). Les *hydrocéphales à grosse tête*, qui sont de beaucoup les plus nombreux, peuvent survivre dans quelques cas exceptionnels, quand il n'y a pas d'arrêt de développement du cerveau et que la quantité de liquide intra-crânien est modérée à la naissance ; leur histoire ne diffère pas alors de celle des enfants dont l'hydrocéphalie est acquise.

Nous étudierons successivement les *signes physiques*, les *signes rationnels* et la marche de l'hydrocéphalie.

Signes physiques. — Le *développement exagéré du volume de la tête*, seul signe certain de l'hydrocéphalie, ne se fait que lentement et progressivement. Il peut acquérir des dimensions colossales dans certains cas d'hydrocéphalie congénitale ; Rilliet et Barthez ont vu un enfant de quatorze mois dont le crâne avait 58 centimètres de circonférence ; Steiner a même trouvé 83 centimètres de circonférence chez un enfant de neuf mois. Chez d'autres hydrocéphales au contraire le développement de la tête est peu apparent, et le diagnostic de la maladie très difficile.

Le crâne s'élargit le plus souvent symétriquement et dans tous les sens ; dès que l'hydrocéphalie atteint un certain degré et que les sutures s'écartent, l'augmentation du diamètre transversal est très marquée et donne à la tête un aspect caractéristique. Le front s'élève, s'étend, s'avance sur les yeux, en sorte que ceux-ci sont portés en bas et recouverts par la paupière inférieure jusqu'au niveau du centre de la pupille (Boyer). La tête a la forme d'une pyramide à base supérieure, sous laquelle la face pâle et osseuse apparaît en raccourci.

Plus rarement, le développement céphalique est *asymétrique ;* une bosse frontale est plus proéminente que l'autre, l'occiput est aplati, ou bien encore il y a prédominance d'une des bosses pariétales. Cette asymétrie peut être le résultat d'irrégularités dans l'ossification du crâne, de la réunion prématurée de certaines sutures, de la complication du rachitisme ou d'une pression prolongée sur un des côtés de la tête (Steiner).

Le cuir chevelu est couvert de quelques rares cheveux; les veines sous-cutanées des tempes et du front sont en général très apparentes. Le toucher permet de reconnaître le peu de résistance des os de la voûte du crâne et l'intervalle membraneux qui les sépare ; il est très rare de constater une véritable fluctuation.

Tous ces signes sont plus marqués dans l'hydrocéphalie congénitale que dans l'hydrocéphalie acquise. Quand cette dernière se développe chez des enfants dont les fontanelles sont déjà ossifiées, la tête ne subit pas en général d'ampliation notable ; Rilliet et Barthez ont constaté néanmoins chez un enfant de neuf ans, qui avait présenté à l'âge de huit ans les premiers symptômes de l'hydrocéphalie, un accroissement énorme de la tête malgré l'ossification des fontanelles.

Signes fonctionnels. — Certains troubles fonctionnels sont sous la dépendance directe du volume de la tête. Lorsque celui-ci est considérable, l'enfant a de la peine à la soutenir et préfère rester couché ; Gœlis avait déjà signalé l'immobilité des enfants hydrocéphales qui se tiennent habituellement dans le décubitus dorsal, la tête enfoncée dans les oreillers. Quand les petits malades peuvent marcher, on les voit parfois porter les mains à leur tête, comme pour la soutenir ; leur démarche est mal assurée, leurs mouvements sont lents et peu énergiques.

D'autres symptômes dépendent du degré de compression du cerveau et de l'anémie cérébrale. Ils varient beaucoup suivant les cas. Les hydrocéphales frappent en général par la gravité et l'impassibilité de leurs traits. Leur *intelligence* peut rester intacte parfois jusque dans les derniers temps (Rilliet et Barthez); elle est habituellement retardée, diminuée ou même elle fait complètement défaut; on peut rencontrer chez eux tous les degrés de la déchéance psychique, depuis la simplicité d'esprit jusqu'à l'idiotie complète. La *vue* est souvent atteinte ; elle est tantôt diminuée, tantôt complètement abolie. Quelques enfants présentent un strabisme qui est presque toujours convergent; d'autres ne se font remarquer que par un peu de fixité du regard ou de la myopie (Gerhardt).

On observe des troubles divers dans la motilité. Un

symptôme qui apparaît souvent de bonne heure est une *faiblesse générale* du système musculaire; les enfants ne peuvent se tenir ni assis ni debout; ils apprennent très tard à marcher (Steiner).

La *paralysie des membres*, quand elle existe, est toujours partielle et rarement complète. La *contracture* n'est pas rare chez les jeunes enfants; elle commence par les doigts, puis gagne rapidement les avant-bras et les membres inférieurs, qui sont tantôt fléchis, tantôt étendus (Rilliet et Barthez). Quelquefois le malade est pris de crises de *convulsions*; ces crises peuvent être séparées par plusieurs années d'intervalle; quand elles se répètent et se rapprochent, elles annoncent en général une fin prochaine.

Du côté de la sensibilité, on observe tantôt de l'*anesthésie*, qui est toujours partielle et limitée à un membre ou à un côté du corps, tantôt des *douleurs* telles qu'une céphalagie, qui se manifeste par accès intermittents; ce symptôme paraît lié quelquefois au travail d'ossification du crâne (Rilliet et Barthez).

La *nutrition* et les *fonctions digestives* contrastent en général par leur intégrité avec les fonctions du système nerveux. A part les enfants qui succombent dans les premiers jours de la vie ou ceux qui sont atteints de quelque complication, les hydrocéphales sont le plus souvent gras et bien nourris. L'appétit est plutôt exagéré; la constipation est habituelle, elle est parfois opiniâtre. Néanmoins, vers la fin de la vie, malgré une voracité extraordinaire, les malades maigrissent et ont parfois des selles involontaires.

Marche, Pronostic. — Le début de l'hydrocéphalie acquise passe le plus souvent inaperçu; il est quelquefois marqué par un peu de fièvre, de l'irritabilité sensorielle, des vomissements et de la constipation.

La marche de la maladie est essentiellement chronique, mais elle est interrompue par des épisodes aigus, caractérisés par des signes d'irritation cérébrale, tels que de l'agitation, du délire, des vomissements, des convulsions épileptiformes qui peuvent disparaître et revenir à intervalles irréguliers sans cause appréciable. D'autres fois une méningite aiguë se déclare et emporte l'enfant en quelques jours, ou bien la mort survient à la suite d'une maladie intercurrente, telle qu'une pneumonie, une entérite ou une fièvre éruptive.

La guérison de l'hydrocéphalie est extrêmement rare ; Rilliet et Barthez révoquent en doute sa possibilité. Il est exceptionnel que les enfants dépassent cinq ou six ans. La maladie ne rétrograde presque jamais ; elle peut, dans quelques cas, devenir stationnaire. Chez les rares hydrocéphales qui ont atteint l'âge adulte, la maladie était probablement congénitale ou était due à une hémorragie dans la cavité de l'arachnoïde. On a cité néanmoins quelques cas de guérison de l'hydrocéphalie à la suite d'une évacuation spontanée ou artificielle du liquide par les fosses nasales ou les fontanelles.

DIAGNOSTIC. — Le diagnostic de l'hydrocéphalie se fait :

1° Par les *mensurations de la circonférence* du crâne qui permettent de suivre de mois en mois l'ampliation anormale de celle-ci. La circonférence normale à la naissance est habituellement de 35 à 37 centimètres et augmente en moyenne dans la première année de 10 à 12 centimètres.

2° Par la forme spéciale de l'ampliation qui se fait suivant tous les diamètres et donne à la tête l'aspect d'un cône renversé, la face paraissant très petite par rapport au crâne.

3° Par la dépression de la voûte de l'orbite qui enfonce le globe de l'œil sous la paupière supérieure ; ce symptôme ne manque que dans l'hydrocéphalie externe ou dans l'hydrocéphalie interne tardive.

Quand l'ampliation de la tête fait défaut, ou est peu marquée, le diagnostic de l'hydrocéphalie est presque impossible ; les symptômes observés, qui sont ceux de l'anémie cérébrale par compression, se retrouvent dans un grand nombre d'autres maladies.

Le *rachitisme du crâne* sera difficilement confondu avec l'hydrocéphalie, parce qu'il s'accompagne presque toujours d'autres déformations rachitiques caractéristiques, et parce que l'ampliation des os de la voûte crânienne se fait d'une façon irrégulière, ce qui est exceptionnel dans l'hydrocéphalie ; jamais, dans le rachitisme, on n'observe une augmentation du diamètre bipariétal du crâne, jamais les yeux ne sont déprimés de haut en bas, et jamais la cornée n'est recouverte par la paupière inférieure. Rilliet avait cru trouver dans l'auscultation des fontanelles un signe certain pour distinguer les deux maladies; il paraît démontré que le *souffle céphalique* peut manquer dans le rachitisme et peut exister quelquefois dans l'hydrocéphalie (Roger) (1). Les signes propres à ces deux affections permettront de poser le diagnostic même dans les cas où elles se combinent et coexistent.

Nous avons vu prendre pour une hydrocéphalie un cas d'*hypertrophie générale* du cerveau compliquée de rachitisme avancé des os du crâne (voir page 363). Cette erreur, presque inévitable, sera toujours exceptionnelle, à cause de la rareté de l'hypertrophie du cerveau.

Quant au diagnostic de la *cause* et du *siège* de l'hydrocéphalie, on en sera réduit à des probabilités, en l'absence de commémoratifs certains. Il faut se rappeler seulement que l'hydrocéphalie interne est beaucoup plus fréquente que l'hydrocéphalie externe, et que l'hydrocéphalie acquise est due le plus souvent à la présence d'une tumeur cérébrale.

TRAITEMENT. — Parmi les nombreux moyens médicaux recommandés contre l'hydrocéphalie, le seul qui mérite quelque confiance est l'emploi des frictions avec l'*onguent napolitain*, quand elles sont pratiquées pendant la première période de l'affection. Fede (2) a observé dans 55 cas une amélioration considérable après deux ou trois semaines de traitement mercuriel, et Massini en a également obtenu de bons résultats. Ce traitement alternera avec l'emploi de l'iodure (0,20 à 0,30 d'iodure de sodium par jour) dans les cas où l'on pourra soupçonner que l'hydrocéphalie est d'origine syphilitique.

Les progrès de l'antisepsie ont permis aux chirurgiens d'être plus hardis que par le passé, dans le traitement curatif de l'hydrocéphalie. Keen recommande la ponction du ventricule latéral, qu'il pratique en appliquant une

(1) Roger, Recherches cliniques sur les maladies de l'enfance, II, p. 282. Paris, 1883.

(2) Fede, *Arch. ital. di Paediatria*, janvier 1891.

couronne de trépan à 3 centimètres en arrière et à 3 centimètres au-dessus du méat auditif externe, puis ponctionne avec un trocart qui en ce point ne touche pas la zone excitable de l'écorce; pour éviter les dangers résultant de la décompression brusque du cerveau, il n'évacue pas immédiatement le liquide, mais établit un drainage. Ce procédé a réussi à Keen (1) dans trois cas, à Mayo Robson (2) dans deux cas, à Thiriar et à A. Broca (3) chacun dans un cas. O. Wyss (4) se loue de l'emploi de la ponction simple suivie d'aspiration, qui peut être répétée et paraît inoffensive si elle est pratiquée aseptiquement; cette opération peut amener la cessation des convulsions, la diminution de l'agitation et des cris, parfois le rétablissement de la vue et une amélioration dans les fonctions psychiques. Le résultat définitif dépendra de la cause première de l'hydrocéphalie qui ne peut pas toujours être déterminée avant l'opération et du degré de l'ossification du crâne, qui ne pourra revenir sur lui-même que si cette ossification n'est pas encore complète. Le nombre des succès donnés par ces opérations est encore trop restreint pour en apprécier la valeur.

Article X. — TUMEURS DE L'ENCÉPHALE

ÉTIOLOGIE. — Les *tubercules de l'encéphale* forment la majorité des tumeurs trouvées dans la masse encéphalique chez les enfants (5). Exceptionnels avant trois ans (Rilliet et Barthez), ils atteignent leur maximum de fréquence entre trois et cinq ans et deviennent rares après sept ans. L'un de nous, M. D'Espine, a eu cependant l'occasion d'observer des convulsions chez un enfant de onze mois

(1) Keen, *Lancet*, 13 sept. 1890.

(2) Mayo Robson, *Brit. med. Journ.*, 6 déc. 1890.

(3) Broca, *Rev. de chir.*, 1891, p. 41, et *Revue mens. des mal. de l'enf.*, 1891, p. 126.

(4) O. Wyss, *Corresp. Bl. f. Schweizer Aerzte*, 1893, p. 289.

(5) Dans une statistique établie par Starr (*Med. News*, 12 janvier 1889) de 300 cas de tumeurs cérébrales observées chez des sujets au-dessous de dix-neuf ans, on trouve 152 tumeurs tuberculeuses, 86 tumeurs malignes, 30 kystes, 2 gommes et 30 tumeurs sans indication précise.

qui se renouvelèrent à treize mois et furent mortelles. Il trouva à l'autopsie quelques tubercules disséminés dans la substance grise des circonvolutions ; d'eux d'entre eux siégeaient au niveau de la zone motrice. Les tubercules cérébraux se développent plus souvent chez les garçons que chez les filles, et presque toujours chez des enfants prédisposés aux tubercules par l'hérédité ou par une constitution lymphatique. Les autres variétés de tumeurs cérébrales, telles que les *gliomes*, les *sarcomes*, les *carcinomes*, les *cysticerques* et les *échinocoques* sont plus rares.

Le *traumatisme* joue un rôle important dans l'étiologie des gliomes. Ces tumeurs se développent avec une extrême lenteur. Fürstner et Stühlinger ont démontré pour trois cas de gliomes, qu'ils ont constatés chez les adultes, que l'origine de ces tumeurs devait remonter à la première enfance et se rattachait probablement à une ancienne leptoméningite. Kirmisson et de Salis ont soutenu également le rôle du traumatisme crânien dans la genèse des tubercules cérébraux. Nous avons indiqué à l'article *Tuberculose* le rôle des causes irritantes sur les localisations tuberculeuses ; mais il faut tenir compte des coïncidences, et les observations qui ont été publiées par ces auteurs prêtent le flanc à cette objection.

ANATOMIE PATHOLOGIQUE. — 1. **Tubercules.** — Les tubercules siègent à peu près aussi souvent dans le cervelet que dans le cerveau et parfois simultanément dans ces deux organes ; on les a trouvés plus rarement dans le bulbe ou le mésocéphale; ils coïncidaient alors généralement avec des tubercules des hémisphères (Rilliet et Barthez). L'un de nous a observé néanmoins un cas de tubercule de la protubérance sans tubercules dans le cerveau. La substance grise des circonvolutions et la substance blanche avoisinante sont leur siège de prédilection, mais on peut en rencontrer également dans le centre ovale, les corps striés, les couches optiques, etc. Dans un cas observé par Hutinel, les tubercules étaient disséminés dans le corps strié, dans le cervelet, dans le centre ovale, et étaient accompagnés de deux tubercules dans la moelle épinière.

Le plus souvent, on trouve au milieu de la substance

cérébrale, et faisant corps avec elle, une, deux ou trois tumeurs régulières, arrondies, de la grosseur d'une noisette ; plus rarement ce sont des masses volumineuses, irrégulières, atteignant la grosseur d'un œuf de poule ou même du poing, et provenant de la fusion de plusieurs tubercules isolés. On a vu de ces masses énormes remplir presque complètement un des hémisphères. Ces tumeurs sont dures et compactes ; elles présentent à la coupe un centre jaune, caséeux, sec ou ramolli, et une couche périphérique grise demi-transparente, qui se continue directement avec le tissu cérébral. Parfois elles présentent une teinte verdâtre et une disposition en couches concentriques (Rilliet et Barthez).

Ces tumeurs sont-elles constituées par une agglomération de vraies granulations ou par une encéphalite tuberculeuse ? Il n'est pas toujours facile de le dire. D'après Cornil et Ranvier, la partie du cerveau qui entoure le tubercule présente tous les degrés d'une prolifération active de la névroglie et en particulier de grosses cellules à plusieurs noyaux ; les vaisseaux, qui pénètrent dans la masse du tubercule, sont tous oblitérés par de la fibrine et par la prolifération de leur gaine lymphatique. Le tubercule lui-même est formé, comme dans tous les autres organes, de petits éléments unis par de la matière granuleuse et présente au centre la dégénérescence caséeuse. Dans quelques cas rares, les tubercules du cerveau deviennent crétacés ; Rilliet et Barthez n'ont rencontré que deux fois cette transformation calcaire. En dehors de la zone tuberculeuse, le tissu nerveux est tantôt parfaitement normal, tantôt ramolli par l'œdème cérébral ou injecté et parsemé de petits foyers d'hémorragie capillaire.

Les tubercules cérébraux coïncident souvent avec des *tubercules méningés* et parfois avec la *méningite tuberculeuse*.

L'*hydrocéphalie interne* est une complication très fréquente de ces tumeurs, surtout quand celles-ci occupent le voisinage du vermis superior et gênent la circulation en retour par la compression des veines de Galien.

Les tubercules encéphaliques sont presque toujours accompagnés de tubercules dans d'autres organes ; ceux-ci siègent alors le plus souvent dans les ganglions bronchiques, dans les ganglions mésentériques ou dans les poumons,

2. **Tumeurs parasitaires.** — Les *kystes à échinocoques* de l'encéphale ont été observés quelquefois dans la seconde enfance ; un tiers à peu près des cas rapportés par Davaine appartient à cet âge. Ils siègent tantôt dans la dure-mère, tantôt dans le cerveau ; on les trouve alors presque toujours dans les ventricules latéraux, où ils peuvent acquérir des dimensions considérables. Ces kystes présentent parfois plusieurs poches et peuvent coïncider avec des hydatides du foie. Ils ont une marche lentement progressive qui peut amener par compression une atrophie des parties encéphaliques avoisinantes. Dans un cas observé par Roger, la tumeur était partie de la selle turcique qu'elle avait déprimée, s'était étendue au quatrième ventricule et avait pénétré de là dans les deux ventricules latéraux, où elle avait atteint un grand développement et atrophié le lobe frontal. Dans les cas de Reeb et de Moulinié, le kyste avait fait saillie sous la voûte crânienne, qu'il avait perforée par compression.

Le *cysticercus cellulosæ*, qui est le scolex du tænia solium, peut s'enkyster dans l'encéphale. On le trouve sous la forme de petites vésicules solitaires, tantôt à la surface du cerveau dans la substance grise, tantôt dans les ganglions centraux ou le cervelet, tantôt dans les ventricules. Damaschino en a observé un dans le quatrième ventricule chez une petite fille de six ans, et G. Merckel en a trouvé un à l'entrée du troisième ventricule. Gerhardt a pu rassembler douze cas de cysticerques encéphaliques chez les enfants ; dans aucun on n'avait signalé la présence du tænia dans l'intestin. Les kystes auxquels donnent naissance les cysticerques ne sont jamais aussi volumineux que les kystes à échinocoques. Le cysticerque peut rester vivant dans l'encéphale pendant trois à six années. Il exerce, sur la substance qui l'entoure, une action irritative qui se traduit par une adhérence des méninges à la surface du cerveau et par de l'hydrocéphalie inflammatoire dans les ventricules.

3. **Cancer.** — Le *carcinome* encéphalique a été observé surtout comme extension d'un fongus de la dure-mère (Ecklund et Borkmann) ou comme métastase d'un carcimone situé ailleurs (Nobiling).

Le *sarcome*, qui est la forme la plus habituelle du cancer dans l'enfance, ne se développe en général dans la masse encéphalique que secondairement à un sarcome de l'œil. Nous avons pu cependant recueillir 46 observations de tumeurs malignes primitives de l'encéphale relatives à des enfants (voir l'article *Tumeurs malignes*, p. 325); c'étaient le plus souvent des glio-sarcomes, mais quelquefois d'autres formes de tumeurs ont été observées. Rothmund a trouvé dans le cerveau d'une jeune fille de treize ans, qui souffrait depuis longtemps de céphalalgie et de crises de vomissements, un sarcome primitif à éléments fusiformes, de la grosseur d'un œuf de poule; cette tumeur siégeait dans la partie postérieure des hémisphères cérébraux, au-dessus des ventricules latéraux. Breton (1) rapporte un cas de glio-sarcome de la dure-mère, observé chez un enfant de cinq ans, qui, parti de la tente du cervelet, perfora la base du crâne et envoya un prolongement dans le pharynx; celui-ci détermina des accès de suffocation qui nécessitèrent la trachéotomie.

4. **Gliome.** — Les gliomes vrais ont une marche beaucoup plus lente que les sarcomes. Ils siègent tantôt dans la substance grise des hémisphères (Gliky, Fürstner et Stühlinger), tantôt dans la couche optique (Rendu), tantôt dans le cervelet (Broadbent). Dans un cas de Ross, il existait, outre un gliome du vermis superior, une dégénérescence gliomateuse étendue de la moelle épinière. Ces tumeurs peuvent se transformer à la longue en tissu scléreux, présentant parfois une lacune à l'intérieur (Fürstner et Stühlinger),

SYMPTOMES et MARCHE. — Souvent les tumeurs cérébrales ne se révèlent pendant la vie par aucun symptôme appréciable ; c'est ce qui se passe habituellement pour les tumeurs qui siègent dans la subtance blanche des hémisphères, pour celles surtout dont le volume ne dépasse pas la grosseur d'un pois (Ladame, Fleischmann) et pour certaines tumeurs médianes des pédoncules ou du pont de Varole, qui écartent les cordons nerveux sans les léser ou les comprimer. La lenteur du développement du néoplasme, l'absence de congestion, d'inflammation ou de

(1) Breton, *Rev. mens. des mal. de l'enfance*, 1892, p. 434.

ramollissement du tissu cérébral ambiant jouent un rôle encore plus important dans cette absence de symptômes que la nature ou le volume de la tumeur.

D'autres fois, les tumeurs encéphaliques, latentes pendant tout le temps de leur développement, se révèlent peu de temps avant la mort par des convulsions, du coma ou une attaque apoplectique; ou bien encore un seul symptôme éveille l'attention pendant le cours de la maladie et fait soupçonner par sa persistance l'existence de la tumeur. Souvent c'est une céphalalgie opiniâtre et fixe ou revenant irrégulièrement sous forme de migraine. D'autres fois, c'est un spasme musculaire limité; ainsi chez un garçon de deux ans et demi, qui présenta à l'autopsie deux tubercules des hémisphères, on n'observa pendant plusieurs mois d'autre anomalie qu'un léger strabisme convergent (Bares).

Habituellement néanmoins, les tumeurs cérébrales s'annoncent chez les enfants comme chez les adultes par deux sortes de symptômes, les uns communs à toutes les tumeurs de l'encéphale, les autres variables suivant le siège de la tumeur. Nous avons surtout en vue, dans la description qui va suivre, les symptômes observés dans le cas de tubercules cérébraux.

1. **Symptômes communs.** — La *céphalalgie* apparaît de bonne heure. Tantôt elle est générale, tantôt elle se localise dans un des côtés de la tête et siège alors ordinairement du même côté que la tumeur; dans les tumeurs du cervelet, elle occupe souvent l'occiput. Chez les petits enfants, la céphalalgie est difficile à constater; elle ne se revèle que par le froncement des sourcils, la mauvaise humeur, l'agitation et les cris.

Les enfants présentent un *changement de caractère*; ils deviennent silencieux, irascibles et grognons. Leur teint perd sa fraîcheur, leur peau devient rugueuse, et leur visage se couvre parfois de taches de vitiligo.

A ces symptômes banaux des premiers temps viennent se joindre bientôt des accidents nerveux d'une plus grave portée; les plus fréquents sont les *convulsions*. Tantôt véritables attaques épileptiformes avec coma et stades bien reconnaissables, tantôt convulsions partielles limitées à l'œil, aux muscles de la face, au membre supérieur;

elle peuvent se renouveler souvent, sans cause appréciable et être suivies de paralysies passagères dans les muscles affectés.

Entre les attaques, il est rare que l'enfant jouisse d'une santé parfaite ; il *vomit* facilement, perd l'appétit, se plaint de la tête et est constipé. Sa démarche est parfois mal assurée dans les jours qui suivent l'attaque ; il est pris de *vertiges* persistants et de trouble dans les idées. D'autres fois, surtout chez les malades qui sont atteints de tumeurs siégeant dans l'écorce cérébrale à la région antérieure et supérieure des hémisphères, on observe dans le membre supérieur ou inférieur des *tremblements*, des spasmes et même de l'hémichorée.

Parfois on voit survenir de véritables *paralysies* à forme hémiplégique, qui viennent affirmer l'existence d'une lésion cérébrale. Tantôt c'est une hémiplégie totale avec perte du sentiment et du mouvement, tantôt et plus souvent une hémiplégie limitée à la face ou au membre supérieur; ou bien ce sont des phénomènes de paralysie ou de contracture isolés, tels que le strabisme, le ptosis de la paupière supérieure, la dilatation d'une pupille, l'amaurose.

Les *contractures* sont beaucoup plus rares; elles sont le plus souvent le résultat d'une dégénérescence secondaire de la moelle et ne se développent qu'au bout d'un temps plus ou moins long dans les membres paralysés.

2. **Symptômes spéciaux.** — On peut soupçonner une tumeur du *bulbe*, quand aux signes généraux des tumeurs encéphaliques se joignent des troubles de la déglutition et de la respiration.

Les tumeurs du *mésocéphale* s'accompagnent plus facilement que d'autres d'hémiplégie faciale complète avec lagophthalmie. L'un de nous en a présenté un cas avec autopsie à la Société de Biologie (1). Dans un autre cas, nous avons observé une paralysie de la sixième paire d'un côté et une hémiplégie complète du côté opposé (*paralysie alterne* de Gubler).

Les tumeurs des *pédoncules cérébraux* déterminent souvent une paralysie partielle du nerf de la troisième

(1) A. D'Espine. *Comptes rendus de la Soc. de Biol.*, 10 avril 1869.

paire du même côté que la lésion, ainsi qu'une hémiplégie des membres et de la face du côté opposé (cas de Fleischmann).

Les *tumeurs du cervelet* s'accompagnent plus souvent que d'autres d'hydrocéphalie ; on voit alors la fontanelle proéminer et la tête s'élargir dans tous ses diamètres. La céphalalgie occipitale et l'incertitude dans la marche paraissent être aussi plus fréquentes dans les tumeurs de cet organe que dans celles des autres parties de l'encéphale. On a signalé également la fréquence et la persistance des *vomissements* dans les tumeurs du cervelet.

Dans une observation de Schweinitz se rapportant à des tubercules des deux hémisphères cérébelleux, les symptômes que présenta l'enfant, résument assez bien ceux que l'on rencontre le plus fréquemment dans les tumeurs du cervelet : faiblesse progressive des membres inférieurs, névrite optique, vomissements et convulsions. Ce sont plutôt des symptômes de voisinage que des symptômes propres à la lésion cérébelleuse. Dans un cas cité par Vulpian, où le tubercule avait envahi le vermis et une partie de l'hémisphère cérébelleux droit, l'enfant avait une tendance à la rotation à gauche autour de son axe longitudinal. Comme l'a montré Nothnagel, l'ataxie cérébelleuse paraît être en rapport avec des lésions du vermis superior.

Les *tumeurs corticales du cerveau* qui siègent au niveau de la zone motrice (région rolandique), ne peuvent être diagnostiquées que lorsqu'elles déterminent des attaques d'épilepsie jacksonienne, des monospasmes ou des monoplégies ou encore de l'aphasie (circonvolution de Broca).

PRONOSTIC. — La marche des tumeurs encéphaliques et des tubercules en particulier varie suivant les cas, mais la terminaison est toujours fatale au bout d'un temps qui peut s'étendre de quelques mois à un ou deux ans. Quelquefois l'enfant succombe à la suite de convulsions répétées ou d'une attaque apoplectiforme ; d'autres fois le tableau de la maladie se confond avec celui de l'hydrocéphalie interne. Plus rarement apparaissent les symptômes de la méningite tuberculeuse. Enfin l'enfant peut succomber dans le marasme par les progrès de la tuberculisation dans d'autres organes.

DIAGNOSTIC. — Le diagnostic des tumeurs cérébrales est impossible dans les cas où la tumeur reste latente pendant toute sa durée ou bien ne se révèle que par des accidents terminaux, qu'on ne pourra pas distinguer de ceux d'une hémorragie cérébrale ou méningée, ou d'une éclampsie essentielle.

Dans quelques cas, où la tumeur se complique de troubles visuels, le diagnostic peut être posé avec une grande certitude par l'examen ophtalmoscopique, quand celui-ci révèle l'existence d'une *neurorétinite*. Une tumeur cérébrale, quel que soit son siège, peut donner lieu à deux formes de neurorétinite. Dans la première (*neurorétinite par étranglement*), les contours de la papille sont effacés par un exsudat gris rougeâtre, la papille elle-même est engorgée et tuméfiée, les vaisseaux centraux paraissent interrompus en divers points, les veines ont disparu. Cette forme serait plus spécialement liée à l'existence d'une tumeur encéphalique (Græfe). Dans l'autre forme (*neurorétinite descendante*), la papille, dont les contours sont irréguliers, semble entourée comme d'un nuage ; les vaisseaux sont tortueux et interrompus par places.

Habituellement les tumeurs et particulièrement les tubercules cérébraux se révèlent par un ensemble de symptômes caractéristiques. « Lorsqu'un enfant scrofuleux « a souffert pendant quelques temps de céphalalgie in- « tense, lorsque le mal de tête est suivi de mouvements « convulsifs, de quelque affection paralytique, d'amaurose, « de contraction musculaire, de vomissements consi- « dérables... lorsque ces symptômes se succèdent les « uns aux autres à des intervalles de plusieurs semaines « ou de plusieurs mois, nous avons beaucoup de raisons « de croire que l'enfant a des tubercules du cerveau » (Green) (1).

Il est important toutefois de ne pas confondre ces symptômes cérébraux avec de simples *migraines* ou avec la céphalalgie opiniâtre que présentent quelquefois les jeunes filles chlorotiques ou les jeunes garçons fatigués par des travaux intellectuels. Cette dernière peut s'accompagner de photophobie, ainsi que d'une inaptitude com-

(1) Green, *Gaz. méd.*, 14 janvier 1843.

plète aux travaux intellectuels (Rilliet et Barthez); mais elle n'est jamais aussi intense que dans les tumeurs cérébrales, et elle coïncide souvent avec des points névralgiques dans d'autres parties du corps, tels que l'épigastre, le dos, les espaces intercostaux ; enfin elle cède à un repos intellectuel complet, aux voyages, à l'hydrothérapie, aux bains de mer, etc.

Les attaques de l'*épilepsie essentielle* se distingueront facilement des convulsions épileptiformes symptomatiques, des tumeurs cérébrales, par le retour complet de la santé après les attaques. L'*éclampsie* s'observe surtout dans la première enfance où les tumeurs sont rares, ou bien survient à la suite d'une scarlatine ou de quelque autre affection compliquée d'albuminurie qui suffit à la faire reconnaître.

Quand on fait le diagnostic de tumeur cérébrale, il est important, même chez l'enfant, de ne pas exclure la possibilité d'un *syphilome*, dont on a cité quelques exemples à la suite de la syphilis héréditaire et d'instituer, comme pierre de touche, le traitement spécifique.

TRAITEMENT. — L'iodure de potassium, l'huile de foie de morue, le séjour à la campagne, les bains salés, formeront la base du traitement des tubercules cérébraux. Contre les autres variétés des tumeurs, la thérapeutique médicale est absolument impuissante ; on sera réduit à la médecine des symptômes. Quand à l'ablation de ces tumeurs par une opération chirurgicale, les tentatives faites dans ce sens ont donné quelques succès.

ARTICLE XI. — HÉMIPLÉGIE CÉRÉBRALE INFANTILE

Les paralysies de l'enfance, qui formaient jadis un vrai chaos sous le nom de *paralysies essentielles*, peuvent être divisées aujourd'hui d'une façon rationnelle, d'après le siège de la lésion, en cérébrales, spinales et périphériques. Ces dernières, dans lesquelles rentrent les paralysies *obstétricales*, sont habituellement d'origine traumatique.

HISTORIQUE. — Le nom d'*hémiplégie spasmodique infantile* a été donné par Heine en 1860 à un syndrome clinique qui se rencontre un peu moins souvent dans l'enfance que la paralysie spinale infantile, et qui, malgré la diversité des causes qui peuvent la produire, est très uniforme dans sa symptomatologie.

L'hémiplégie infantile a été entrevue par les anciens auteurs, Cazauvielh, Lallemand, Cruveihier, Turner, mais c'est à Charcot et à ses élèves, Cotard, Bourneville, Regnard, Raymond, Oulmont, qu'on doit les contributions cliniques les plus importantes sur cette maladie.

Le premier travail d'ensemble sur cette question a été l'article que lui a consacré l'un de nous, M. D'Espine, dans la troisième édition de ce Manuel (mars 1884), et la thèse inaugurale de Gaudard, un de ses élèves (1).

Quelques mois après, Strümpell (2) décrivait la même maladie sous un nouveau nom, *poliencéphalite aiguë*, qui n'a pas fait fortune, parce qu'il reposait sur une donnée hypothétique, celle d'une lésion inflammatoire de la zone motrice du cerveau analogue à celle trouvée dans les cornes antérieures de la moelle chez les sujets atteints de paralysie infantile.

D'Espine et Gaudard ont démontré, au contraire, par 15 observations personnelles et 80 observations empruntées aux auteurs dont plus de la moitié avec autopsie, que l'hémiplégie spasmodique de l'enfance est le résultat de maladies primitives diverses, qui ont pour lien commun d'avoir leur siège dans la zone motrice ou sur le trajet du faisceau pyramidal. Ils ont insisté particulièrement sur le rôle étiologique important des maladies infectieuses.

Depuis lors, de nombreux travaux ont été publiés sur cette maladie. Citons en particulier le travail de Wallenberg (3), qui est basé sur une statistique de 160 cas, dont 48 avec autopsie, et le remarquable article consacré par P. Marie à l'hémiplégie spasmodique dans le *Dictionnaire encyclopédique des sciences médicales*.

DESCRIPTION CLINIQUE. — Les *phénomènes du début* sont très variables. Tantôt l'hémiplégie apparaît soudai-

(1) Gaudard, *Th. de Genève*, 1884.
(2) Strümpell, *Jahrb. f. Kinderheilk*, 1884, XXII, p. 173.
(3) Wallenberg, *ibid*, 1886, XXIV, p. 384.

nement avec ou sans perte de connaissance, tantôt, et c'est le cas habituel, elle est le terme, le résultat d'une encéphalopathie plus ou moins grave qui se caractérise par des convulsions épileptiformes et qui s'accompagne parfois d'une fièvre modérée. Les convulsions sont ou bien générales, ou bien partielles. Dans ce dernier cas, le côté qui sera atteint par la paralysie est le siège de secousses rythmiques, surtout dans la face et dans les membres supérieurs, parfois aussi dans la jambe. Cette forme de convulsions, décrite depuis longtemps par Bravais sous le nom d'*épilepsie hémiplégique*, et qui a reçu de Charcot le nom d'*épilepsie jacksonienne*, est un symptôme de localisation cérébrale presque pathognomonique ; elle indique une lésion *corticale*, cantonnée aux environs de la scissure de Rolando, dans les circonvolutions centrales. C'est, en effet, un trait particulier à l'histoire de l'hémiplégie infantile, que la prédominance des lésions corticales du cerveau sur les lésions centrales siégeant dans les ganglions opto-striés (1). Ce fait explique aussi pourquoi l'*aphasie* a été observée fréquemment chez les enfants à la suite de l'attaque, quand l'hémiplégie siège à droite, et pourquoi l'hémiplégie atteint surtout la motilité, la sensibilité étant le plus souvent conservée.

Quand on observe un enfant atteint d'hémiplégie infantile dans les premières semaines qui suivent l'attaque, on constate une paralysie *flaccide* avec intégrité de la contractilité électrique faradique et galvanique, paralysie qui atteint son maximum dans le membre supérieur. L'*hémiplégie faciale* n'est pas indiquée dans toutes les observations, mais elle fait rarement défaut ; elle est bornée au facial inférieur, comme dans les paralysies de la face d'origine cérébrale et n'est pas en général très accentuée. Elle s'efface souvent peu de temps après le début. Au membre inférieur, nous avons constaté dans presque toutes nos observations *une exagération notable du réflexe rotulien.*

La *marche* de l'hémiplégie infantile varie suivant la gravité et le siège de la lésion.

(1) Dans la relation de 48 autopsies données par Wallenberg, trois fois seulement on trouve mentionnée une lésion primitive centrale, quatre fois les lésions paraissent avoir été à la fois corticales et centrales, et une fois elles siégeaient dans l'isthme et le bulbe.

Parfois l'hémiplégie disparaît au bout de quelque temps sans laisser de traces, mais c'est l'exception. Nous en avons observé un exemple chez un enfant d'un an environ atteint d'hémiplégie à la suite d'une méningo-encéphalite caractérisée par de la fièvre, des vomissements et des convulsions qui durèrent deux ou trois semaines. L'hémiplégie disparut spontanément au bout de quelques mois, et aujourd'hui l'enfant s'est développé normalement, sans que rien puisse faire soupçonner la gravité des accidents de la première enfance. Cartaz (1) a publié une observation d'hémiplégie traumatique, dans laquelle la guérison a été plus rapide encore. Un jeune enfant glisse sur le parquet et tombe sur l'occiput ; à la suite de cette chute, et sans qu'il y eût perte de connaissance, on observa de l'aphasie et une hémiplégie droite complète et flaccide, sans anesthésie. Deux jours après, les mouvements commencèrent à revenir dans la jambe, et, au bout de cinq jours, toute trace de l'accident avait disparu. On ne peut expliquer un pareil fait que par la production d'apoplexies capillaires, semblables à celles que Duret a obtenues mécaniquement dans ses expériences sur la commotion cérébrale.

Habituellement, l'hémiplégie infantile persiste ; elle se présente alors dans les cas anciens sous deux formes différentes, suivant l'influence de la lésion cérébrale sur le développement du squelette.

Dans la *forme ordinaire*, qui est la moins grave, il n'y a pas d'arrêt dans le développement des os. L'atrophie musculaire est peu marquée et s'explique suffisamment par l'inactivité du membre. La contractilité électrique est normale, le mouvement revient partiellement, plus au membre inférieur qu'au membre supérieur ; les muscles les plus frappés sont toujours les mêmes : au membre supérieur, ce sont ceux qui sont innervés par le nerf radial, c'est-à-dire les triceps, les muscles extenseurs de la main et des doigts, les muscles supinateurs ; au membre inférieur, les muscles innervés par le sciatique poplité externe, c'est-à-dire le jambier antérieur, les extenseurs des orteils et les péroniers. Il résulte de cette inégale répartition de

(1) Cartaz, *Union médicale*, 1883, p. 664.

la paralysie d'une part et de la contracture des antagonistes de l'autre, des *attitudes* qui ne varient dans les différents cas d'hémiplégie infantile que par l'intensité de la *contracture*.

En général, les déformations du membre supérieur sont beaucoup plus marquées que celles du membre inférieur, fait important qui permet souvent de reconnaître à première vue l'origine cérébrale de la paralysie. La main et les doigts sont fléchis, l'avant-bras est en pronation et en flexion sur le bras. Quand l'hémiplégie s'améliore, les mouvements qui reviennent les derniers et qui habituellement restent imparfaits, sont l'abduction du pouce et en général les mouvements d'opposition du pouce et de l'index, ainsi que la supination complète de la main.

Au membre inférieur, l'attitude habituelle est le pied équin varus; quand la paralysie est légère ou bien a suivi une marche rétrograde, l'enfant finit par bien marcher, mais il reste presque toujours une déviation de la pointe du pied en dedans et un redressement du gros orteil vers le dos du pied. Ce dernier phénomène tient à l'action de l'extenseur propre non paralysé, dont le tendon est raccourci par la chute de la voûte plantaire, due à la paralysie du long péronier.

La *forme atrophique* de la paralysie cérébrale est spéciale au jeune âge. On a bien signalé chez les hémiplégiques adultes des altérations du tissu osseux dans certaines formes de dégénérescence descendante de la moelle (Debove), ainsi que quelques cas rares d'atrophie musculaire par altération des cornes antérieures (Brissaud), mais ces faits sont exceptionnels et ne peuvent se comparer à l'*arrêt de croissance*, connu dans le peuple sous le nom de *décroît*, qui est le résultat de certaines hémiplégies infantiles. C'est le membre supérieur encore ici qui est le plus atteint ou le seul frappé par l'atrophie. Celle-ci atteint l'os dans toutes ses dimensions et se manifeste en particulier par un raccourcissement du membre qui peut atteindre, surtout dans les cas anciens, plusieurs centimètres; souvent alors on peut voir du côté paralysé une *main* bien conformée, presque normale, et qui ne diffère de la main du côté sain que par des dimensions plus petites.

La *contracture* est en général plus marquée, plus difficile à vaincre que dans la forme ordinaire, et il est rationnel d'admettre qu'en pareil cas elle tient à une sclérose descendante du faisceau pyramidal de la moelle. De là le nom d'*hémiplégie spasmodique* sous lequel Heine a déjà bien décrit cette forme. Les masses musculaires, quoique très réduites parfois, ne disparaissent jamais complètement comme dans les formes analogues de la paralysie spinale; la contractilité faradique, quoique abaissée, n'est jamais entièrement perdue.

On rencontre souvent dans les cas d'hémiplégie remontant à la première enfance un *aplatissement du crâne* du côté de l'hémisphère atrophié (asymétrie crânienne) (1). Dans un cas d'hémiplégie gauche qui datait du premier âge, nous avons observé une *hémiatrophie* osseuse de la face et du frontal. D'ailleurs plusieurs cas de la curieuse névrose, décrite sous le nom d'atrophie unilatérale de la face, nous paraissent rentrer dans la même catégorie de faits.

Les *mouvements anormaux* dans le côté paralysé (hémiathétose, hémichorée) sont fréquents et appartiennent à la caractéristique de l'hémiplégie infantile. Marie établit à ce sujet deux types d'hémiplégiques, les uns avec contracture et déformations prononcées des membres, sans mouvements anormaux, qui correspondent à notre forme atrophique, les autres sans atrophie des membres, avec réflexes tendineux presque normaux, qui présentent une motilité anormale se traduisant par une suite presque ininterrompue de mouvements. L'*hémiathétose*, si bien décrite par Oulmont, consiste en mouvements lents et exagérés, surtout des doigts et des pieds, cessant habituellement pendant le sommeil, et qu'on peut attribuer avec Brissaud (2) à l'irritation provenant du faisceau pyramidal non dégénéré par la présence du foyer sur son trajet. L'*hémichorée* consiste dans des mouvements à courbes beaucoup plus étendues, qui s'étendent à tout le membre (presque toujours le membre supérieur). Elle constituerait, d'après

(1) Fisher et Peterson (*New-York med. Journ.* 16 février 1889) ont trouvé dans vingt cas d'hémiplégie cérébrale infantile le volume total du crâne réduit du côté opposé à l'hémiplégie.

(2) Brissaud, *Gaz. hebd.*, 1880, pp. 785 et 801.

Brissaud, un degré plus avancé du même phénomène irritatif, indiquant des lésions plus importantes ou plus profondes. Il y a enfin des cas de transition entre l'hémiathétose et la contracture avec immobilité.

Il faut faire néanmoins une restriction importante à la division admise par Marie. Toute une série de cas légers d'hémiplégie sans atrophie ne présentent ni hémichorée, ni hémiathétose. Nous en suivons un certain nombre depuis plusieurs années, sans avoir vu se développer de mouvements pathologiques.

Les *fonctions intellectuelles* peuvent être absolument normales chez les enfants hémiplégiques ; c'était le cas 11 fois sur 12 dans nos cas personnels ; on peut aussi observer des idiots sans paralysie, mais il n'en est pas moins vrai que l'atrophie cérébrale partielle est souvent la conséquence de la lésion primitive qui a déterminé l'hémiplégie, et que l'idiotie, avec tous ses intermédiaires, tels que l'imbécilité, l'intelligence arriérée, accompagne fréquemment l'hémiplégie infantile, surtout dans sa forme grave, l'atrophie osseuse.

Le côté sur lequel siège l'hémiplégie ne semble pas exercer une influence manifeste sur le degré de la déchéance intellectuelle (Cotard, Gaudard). Mais, lorsque l'hémiplégie est double, l'idiotie est beaucoup plus fréquente et plus marquée (voir l'article *Tabes spasmodique).* Les troubles intellectuels, dans l'hémiplégie infantile, restent en général stationnaires. Bourneville a obtenu cependant quelques succès à Bicêtre dans l'éducation de cette classe d'arriérés et d'idiots. Mais dans plusieurs cas la déchéance intellectuelle a continué et a abouti à l'idiotie complète (Bernhardt, Marie).

L'*aphasie* est observée souvent pendant les premiers moments qui suivent l'accident primitif, mais il est très rare qu'elle persiste définitivement, l'enfant pouvant encore apprendre à parler avec l'hémisphère non lésé (Cotard). Wallenberg a noté 45 aphasiques sur 94 enfants atteints d'hémiplégie droite et 17 aphasiques sur 66 enfants atteints d'hémiplégie gauche. Dans le cas où l'accident est survenu chez des enfants qui ne parlaient pas encore, le langage ne se développe que tardivement et parfois incomplètement. Nous observons depuis plusieurs années une enfant très intelligente, mais aphasique, qui jusqu'à l'âge de neuf ans ne pouvait s'exprimer que par quelques monosyllabes. Depuis lors l'école et la société d'autres enfants ont développé son vocabulaire. La seule affection nerveuse à laquelle on puisse attribuer l'aphasie dans ce cas est une encéphalopathie convulsive survenue dans les premières semaines de la vie et se rapportant probablement à l'asphyxie des nouveau-nés.

L'*épilepsie* se développe fréquemment dans le cours de l'hémiplégie infantile et contribue aussi pour sa part à abaisser le niveau intellectuel des petits malades. Les crises épileptiformes, observées au début, s'apaisent en général après l'accident, pendant la période de cicatrisation, et ne reparaissent que plus tard, aux moments physiologiques qui rendent le cerveau particulièrement impressionnable, tels que la première et la seconde dentition. On sait qu'à ces deux époques le cerveau subit un accroissement considérable.

Parfois les attaques d'épilepsie ne se reproduisent qu'à la puberté, époque favorable également aux troubles nerveux. Bourneville et Regnard, qui ont fait une étude spéciale de l'épilepsie partielle symptomatique d'une lésion cérébrale de l'enfance, lui reconnaissent les caractères suivants : l'aura existe presque toujours et a une durée suffisante pour permettre aux malades de ne pas se blesser pendant l'attaque. Il n'y a pas de cri initial. Les mouvements convulsifs toniques et cloniques sont, ou bien limités au côté paralysé, ou bien plus violents et plus longs dans ce côté que dans le côté sain. Le stertor est très court et manque parfois. Les attaques ne sont pas suivies de délire épileptique ; la connaissance revient vite. Le petit mal dans l'intervalle des attaques est rare.

Néanmoins toutes ces différences ne tardent pas à disparaître à mesure que l'épilepsie vieillit, et à la longue elles peuvent s'effacer entièrement. Les enfants succombent même parfois au bout de quelques années en *état de mal* épileptique.

D'après Wuillamier, les accès d'épilepsie diminuent de fréquence vers l'âge de trente ans et finissent même par disparaître complètement vers quarante ou cinquante ans.

L'épilepsie chez les hémiplégiques infantiles entraine rarement la démence progressive.

ANATOMIE PATHOLOGIQUE. — Nous distinguerons, en dehors des tumeurs cérébrales déjà décrites, deux sortes de lésions, les lésions *primitives* et les lésions *secondaires*.

Lésions primitives. — De la lésion primitive, il peut ne rester aucune trace ou bien la *cicatrice* trouvée à l'autopsie ne permet pas d'affirmer la nature de l'accident primordial. Dans la plupart des autopsies, on peut néanmoins reconnaître l'une des lésions pathogéniques suivantes :

1° D'*anciens foyers* d'hémorragie ou de ramollissement qui se présentent sous la forme de plaques jaunes, de foyers ocreux, d'infiltration cellulaire cicatricielle, de kystes séreux, etc. Dans 12 autopsies faites peu de temps après le début de l'hémiplégie, on a trouvé 7 fois un ramollissement dû à une embolie, et dans 5 cas une hémorragie cérébrale (Wallenberg) ; huit enfants seulement avaient moins de neuf ans. Dans une autopsie faite par E. Revilliod (1) sur un enfant de trois ans et demi, six semaines après le début des accidents, l'artère sylvienne droite était obstruée ; le ramollissement comprenait le lobe frontal et les trois quarts inférieurs du lobe pariétal. Il est possible que chez les nouveau-nés la thrombose des veines du sinus longitudinal inférieur joue un rôle pathogénique important (Hutinel, Gowers).

2° La *porencéphalie* (Kundrat), qui reconnaît souvent, comme nous l'avons vu, une origine analogue (hémorragie ou ramollissement).

3° La *sclérose atrophique lobaire* (Cotard, Richardière).

4° La *sclérose avec hypertrophie du cerveau* qui est le plus souvent superficielle et se caractérise par des îlots de sclérose disséminés aux environs de la scissure de Rolando (Duval, D'Espine).

5° Des *méningo-encéphalites* caractérisées au début par la congestion méningée et cérébrale, par le ramollissement de la substance grise et par l'adhérence de celle-ci à la pie-mère, comme nous avons pu le constater au

(1) E. Revilliod, *Thèse de Paris*, 1886, p. 193.

niveau de la zone motrice corticale chez une enfant qui mourut quelques heures après une crise d'épilepsie hémiplégique. Dans les cas anciens, l'existence de la méningo-encéphalite se reconnaît à la présence d'une sclérose atrophique, d'une symphyse méningo-cérébrale, de cicatrices froncées avec ou sans perte de substance à la surface de l'hémisphère, ou bien, comme l'a observé Bourneville, d'altérations rappelant celles de la paralysie générale ; dans ce cas l'ablation des méninges entraîne toute la couche de substance grise et met à nu la substance blanche, atrophiée, indurée, des circonvolutions cérébrales.

Lésions secondaires. — Charcot a démontré que la sclérose descendante du faisceau pyramidal s'observe quand la lésion primitive siège au niveau de la capsule interne ou quand elle s'étend à une grande partie de la zone motrice corticale en détruisant la substance blanche sous-jacente. L'anatomie pathologique des hémiplégies infantiles fournit les exemples les plus complets et les plus frappants de cette loi. Il n'est pas rare de constater une hémiatrophie de tout l'hémisphère, mais surtout du lobe antérieur et du lobe moyen et de pouvoir suivre à l'œil nu, à travers le centre ovale et la capsule, les fibres jaunes dégénérées du faisceau pyramidal, de constater plus bas une asymétrie évidente du pédoncule cérébral et de la pyramide du même côté, ainsi qu'une sclérose descendante dans le côté opposé de la moelle. Nous en avons publié plus haut un cas typique (voir *Hypertrophie et sclérose du cerveau*, p. 363). Turner a trouvé dans plusieurs de ces cas une hémiatrophie cérébelleuse croisée. L'hémisphère cérébelleux et le pédoncule cérébelleux moyen correspondant sont atrophiés du côté opposé à l'hémisphère cérébral malade.

En dehors de ces faits, on possède un certain nombre d'observations appartenant à la seconde enfance et qui présentent les lésions vulgaires de l'hémiplégie chez l'adulte. Ainsi, le ramollissement cérébral embolique récent a été constaté plusieurs fois à l'autopsie dans le cours d'une endocardite et, dans un cas d'Henoch, à la suite d'une thrombose des veines pulmonaires. Church (1)

(1) Church, *St-Bartholomew's Hosp. Rep.*, t. V. p. 202.

a rassemblé 4 cas d'anévrysme des artères cérébrales et, en particulier, de la sylvienne, qui par leur rupture auraient donné lieu à une hémorragie considérable. Ces cas étaient relatifs à des enfants de 13 à 15 ans.

ÉTIOLOGIE. — L'étiologie de l'hémiplégie infantile est encore très obscure. Nous ne pouvons relever ici que les circonstances principales dans lesquelles elle peut se produire.

L'hémiplégie *congénitale* est rare ; elle n'a été dûment constatée que dans quelques cas ; le plus souvent elle n'a été que soupçonnée d'après les renseignements souvent incertains donnés par les parents (1).

Deslandes (2) cite le cas d'une femme qui reçut un coup sur le ventre au terme de sa grossesse. L'enfant fut pris de mouvements extraordinaires qui firent penser à des convulsions internes, et la mère accoucha quelques jours après d'un enfant mort dont l'hémisphère droit était broyé et réduit à l'état de pulpe sanguinolente. Cette observation prouve que le traumatisme peut être une des causes de l'hémiplégie congénitale, car il est évident que, si les lésions avaient été compatibles avec la vie, l'enfant aurait été hémiplégique.

Dans une observation bien connue de Gibb (3), on constata l'hémiplégie fœtale ; une femme, ayant reçu un coup sur le ventre pendant sa grossesse, accoucha trois mois après d'un enfant mort qui avait les articulations du côté gauche si raidies dans la flexion qu'on ne put les étendre sans rompre les tendons ; on trouva à l'autopsie dans l'hémisphère droit un caillot ancien et une ecchymose sur la partie correspondante du pariétal.

Les *accouchements laborieux* et les applications de forceps qui causent souvent des lésions nerveuses périphériques ne déterminent qu'exceptionnellement des lésions

(1) Voir pour les observations d'hémiplégie congénitale : Dugès, *Éphémer. méd. de Montpellier*, mars 1826. — Cazauviehl, *Arch. gén. de méd.*, t. XIV, p. 1827. — Breschet, *ibid.*, XXV et XXVI. 1831. — Waldenburg, *Berl. klin. Woch.*, t. X., p. 1. — Klebs, *Oesterr. Jahrb. f. Pæd.*, 1876, t. I, p. 1.

(2) Voir : Lallemand, Lettres sur l'encéphale, III, p. 222.

(3) Gibb, *Gaz. des hôp.*, 1859, p. 79.

cérébrales suivies d'hémiplégie; Wharton Sinkler en cite cependant deux cas.

La *première enfance*, surtout la période de la première dentition, est l'époque où se produit le plus souvent l'hémiplégie infantile, mais la prédominance de la paralysie cérébrale à cet âge est moins absolue que pour la paralysie spinale. Ainsi, nous avons trouvé à peu près autant d'observations d'hémiplégie infantile qui se sont produites après qu'avant trois ans. L'hémiplégie de la première enfance est en générale spontanée, c'est-à-dire que les causes en sont obscures ; elle est habituellement accompagnée de fièvre et de symptômes méningitiques.

Nous avons observé deux fois l'hémiplégie infantile dans le cours de la *syphilis héréditaire*. Dans l'un des cas, il s'agissait d'une fillette de seize mois, qui présenta depuis l'âge de trois mois des symptômes spécifiques et qui, à la suite de deux attaques consécutives, devint aphasique et hémiplégique droite; son état s'est amélioré depuis, mais la parole n'est revenue qu'incomplètement. Dans le second cas, l'hémiplégie s'est développée dans la seconde année après des accidents multiples de syphilis héréditaire. L'enfant a été très mal soigné ; à l'âge de dix ans, il avait conservé de sa paralysie une atrophie de la main et de la face à gauche.

L'hémiplégie qui se produit dans la *seconde enfance* est en général accidentelle, due à un traumatisme (10 observations), ou consécutive à une maladie infectieuse. Parmi ces dernières, nous citerons en premier lieu la *scarlatine* (7 observations), dont les complications cardiaques ou néphritiques ne sont peut-être pas étrangères à l'accident cérébral, et la *diphtérie* (4 observations) ; dans ce dernier cas, la thrombose est peut-être le lien entre la maladie primitive et l'hémiplégie. On a observé aussi celle-ci à la suite de la *rougeole*, de la *variole*, etc.

Dans d'autres cas, il semble que l'hémiplégie soit survenue sous l'influence d'une cause mécanique qui aurait déterminé une rupture vasculaire ou un œdème cérébral ; ainsi, deux fois elle s'est produite après un violent accès de coqueluche, dans deux autres cas, après des convulsions épileptiques qui avaient été plus prolongées et plus violentes que les précédentes.

Parmi les causes possibles de l'hémiplégie infantile après l'âge de trois ans, mentionnons encore les *tumeurs cérébrales* et en particulier les tubercules solitaires, dont l'hémiplégie, survenant brusquement, peut être le premier symptôme. Il est rare néanmoins que d'autres symptômes cérébraux ne précèdent pas l'attaque apoplectiforme ou ne se développent pas après elle, et ne permettent pas de faire le diagnostic entre la tumeur cérébrale et l'hémiplégie simple; tels sont : une paralysie directe ou alterne d'un nerf crânien, une névrite optique, des vertiges, des vomissements, une céphalalgie persistante, etc.

DIAGNOSTIC. — L'hémiplégie infantile sera toujours facile à distinguer des *paralysies obstétricales* périphériques. Une des formes les plus fréquentes de ces dernières est l'*hémiplégie faciale* produite par la compression du tronc du facial à la sortie de l'aqueduc de Fallope par une des branches du forceps. Sa présence indépendante de tout autre symptôme cérébral, sa disparition spontanée, rapide, ou bien, quand elle persiste, la perte de la contractilité faradique et la contractilité galvanique exagérée au pôle positif (réaction de dégénération d'Erb), permettront d'affirmer son origine périphérique. Il en sera de même de la *paralysie atrophique du sous-épineux et du deltoïde*, qui succède parfois à des tractions sur le creux axillaire à l'aide des doigts ou d'un crochet.

La *paralysie spinale* infantile affecte plus souvent les extrémités inférieures que les extrémités supérieures, tandis que ces dernières sont toujours plus déformées que les pieds dans l'hémiplégie cérébrale. La paralysie spinale s'accompagne ordinairement d'une atrophie musculaire considérable et d'une perte plus ou moins complète de la contractilité électrique, ainsi que du réflexe rotulien, enfin elle ne se présente qu'exceptionnellement sous la forme hémiplégique et ne s'accompagne presque jamais d'hémiplégie faciale.

TRAITEMENT. — Le traitement électrique et l'orthopédie sont les seuls agents à opposer à l'hémiplégie infantile. On ne peut guère modifier l'état du cerveau quand l'hémiplégie est ancienne, et il est le plus souvent inutile de traiter la forme atrophique de cette affection. Mais nous avons obtenu une amélioration notable dans les mouvements et l'usage du membre, dans tous les cas qui ne s'accompagnaient pas d'atrophie ou de contracture trop intense. C'est le courant faradique ou plutôt le courant *farado-galvanique* (de Watteville), localisé aux nerfs et aux muscles paralysés, qui nous a donné les meilleurs résultats et qui, dans certains cas légers, a amené une guérison complète. Nous croyons que le courant galvanique est de fort peu d'utilité dans les affections hémiplégiques anciennes.

Le traitement *orthopédique* peut améliorer et guérir parfois les déformations du pied provenant d'une hémiplégie infantile. Comme les muscles ne sont pas dégénérés et sont susceptibles de se développer, il suffit de maintenir le pied dans une bonne position et de faire faire aux muscles affaiblis ou paralysés une gymnastique passive, pour obtenir un bon résultat. Le *sabot de Venel* nous a rendu, sous ce rapport, d'excellents services.

Article XII. — TABES SPASMODIQUE INFANTILE

Erb (1) et Charcot (2) ont décrit à peu près en même temps, l'un sous le nom de *paralysie spinale spastique*, l'autre sous celui de *tabes dorsal spasmodique*, une affection médullaire chronique caractérisée par de la paralysie des jambes avec contracture et augmentation des réflexes, sans atrophie musculaire, sans troubles de la sensibilité et des fonctions des sphincters.

Le substratum anatomique probable de cette affection était pour Erb et Charcot une sclérose systématisée des cordons latéraux. Les autopsies de tabes dorsal spasmodique qui ont été faites depuis lors, n'ont pas confirmé cette manière de voir (Raymond) (3) et ont démontré qu'il s'agit d'un syndrôme clinique produit par des affec-

(1) Erb., *Virch. Arch.*, 1877. LXX.

(2) Charcot, Leçons sur les localisations dans les maladies du cerveau et de la moelle, Paris 1878-1880, p. 365.

(3) Raymond, Art. TABES SPASMODIQUE du *Dict. encycl. des Sc. méd.*, 1885.

tions variées, plutôt que d'une maladie définie. Le lien commun entre ces affections diverses paraît être une excitation anomale des cellules motrices de la moelle, irritation qui peut être d'ordre purement dynamique (hystérique) ou être transmise à la corne antérieure par les faisceaux pyramidaux irrités sur un point quelconque de leur parcours.

Les conditions spéciales dans lesquelles se produit le tabes spasmodique infantile, doivent séparer son histoire de celle du tabes spasmodique de l'adulte. C'est une affection congénitale, en général non héréditaire, consécutive à une naissance prématurée ou due à des lésions qui se produisent au moment de l'accouchement et qui gênent le développement normal des faisceaux pyramidaux.

Elle a été décrite pour la première fois sous le nom de *rigidité spasmodique congénitale des membres* par Little (1), qui en distingue déjà une forme spinale et une forme cérébro-spinale. Cette division, adoptée plus tard par Heine, puis par Naef (2), a figuré également dans notre édition précédente. Feer (3), dans un excellent travail basé sur l'étude de 179 cas de rigidité musculaire congénitale, dont 20 lui sont personnels, arrive à la conviction que cette division ne peut plus être soutenue, ni au point de vue pathogénique, ni au point de vue symptomatique. D'autres auteurs, tels que Osler (4), Rosenthal (5), Sachs (6), vont même plus loin et confondent dans une seule description toutes les paralysies cérébrales de l'enfance, dont ils distinguent trois formes : la forme hémiplégique, la forme diplégique qui correspond à la forme dite cérébro-spinale du tabes et la forme paraplégique correspondant à la forme spinale pure.

(1) Little, Deformities of the human frame, London, 1852, et *Trans. of the obst. Soc. of London*, 1862, III, p. 293. Le nom de *maladie de Little*, proposé par Rupprecht (*Volkmann's klin. Vortr.* n° 198, 1881) pour caractériser le tabes spasmodique infantile, nous paraît justifié par l'historique.

(2) Naef, *Th. de Zurich*, 1885.

(3) Feer, *Th. de Bâle*, 1890.

(4) Osler, The cerebral palsies of children, Philadelphia, 1889.

(5) Rosenthal, Les diplégies cérébrales de l'enfance, Paris, 1891.

(6) Sachs, Die Hirnlaehmungen der Kinder, *Samml. klin. Vortr.*, n°s 46 et 47, Leipzig, 1892.

Si l'on se place au point de vue symptomatique et didactique, on ne peut se ranger à cette manière de voir, aussi avons-nous conservé la division entre l'*hémiplégie cérébrale infantile* décrite dans l'article précédent, caractérisée avant tout par une paralysie à début brusque, pouvant, comme celle de l'adulte, se compliquer plus tard de contracture et frappant habituellement aussi bien la face que les membres, et le *tabes spasmodique* caractérisé principalement par la rigidité spasmodique qui en est parfois la seule manifestation et accessoirement seulement par la parésie plutôt que par une paralysie véritable. Par contre, l'étude de nouveaux faits nous a amené à réunir dans une même description les cas de rigidité spasmodique généralisée et ceux où la rigidité est localisée aux membres inférieurs tout en conservant comme utile au point de vue pratique la distinction entre le *tabes spasmodique simple* et le *tabes compliqué* de troubles cérébraux graves tels que l'idiotie. Cette distinction est d'ailleurs conforme à l'étiologie.

FRÉQUENCE. — Il ressort de plusieurs statistiques que l'hémiplégie spasmodique est notablement plus fréquente que le tabes spasmodique. Ainsi Osler (1), en faisant le relevé de tous les cas traités à l'asile d'Elwyn, a trouvé 120 cas d'hémiplégie infantile ordinaire, 19 cas d'hémiplégie double et seulement 11 cas de paralysie spinale spastique. Sachs, sur 225 paralysies cérébrales infantiles, constate 156 hémiplégies (soit 69 %), 39 diplégies cérébrales et 30 paraplégies.

Naef compte une moyenne de un cas de tabes spasmodique sur mille enfants hospitalisés. Cette fréquence est beaucoup plus considérable dans les asiles d'idiots où Feer a constaté à peu près un dixième d'enfants atteints de rigidité musculaire et d'exagération des réflexes tendineux. Nous avons eu nous-mêmes l'occasion d'observer huit cas de tabes spasmodique dont trois appartenaient à la forme simple, non compliquée d'idiotie.

ÉTIOLOGIE, PATHOGÉNIE. — 1° **Tabes spasmodique simple.** — La *naissance avant terme* est ici la cause pré-

(1) Osler, *Med. News.*, 1888, nos 2 à 6.

disposante par excellence; elle est mentionnée dans 90 % des cas recueillis par Naëf et dans 82 % de ceux de Fehr. Le plus grand nombre de ces cas se rapportaient à des enfants nés entre la 28e et la 32e semaine de la grossesse. D'autres étaient relatifs à des jumeaux, qui, comme on le sait, présentent souvent un retard dans leur développement. D'autres enfin concernaient des enfants qui, quoique nés à terme, frappaient par leur petitesse et leur faiblesse congénitale. Peut-être aussi faut-il admettre, quoiqu'on ne connaisse aucune autopsie relative à la forme simple du tabes spasmodique congénital, que le développement ultérieur des faisceaux pyramidaux est parfois entravé par des lésions superficielles et peu étendues résultant d'un accouchement laborieux, telles que des ecchymoses disséminées le long du tractus moteur et dues à l'asphyxie des nouveau-nés, comme Little le supposait déjà ?

Quoi qu'il en soit, on peut considérer la forme simple du tabes spasmodique comme étant, dans la grande majorité des cas, une affection congénitale, non héréditaire, due à l'agénésie des faisceaux pyramidaux, et caractérisée par conséquent, au point de vue de ses manifestations, par la prédominance de l'action réflexe médullaire sur l'influx volontaire cérébral. Ce n'est pas une maladie, mais une infirmité qui aura de la tendance à s'atténuer ou même à disparaître dans le cours de la vie, à mesure que les communications entre le cerveau et les cornes antérieures deviendront plus faciles.

2° **Tabes spasmodique compliqué.** — Dans la forme compliquée de troubles psychiques, les causes peuvent être multiples, comme celles de l'hémiplégie infantile. De nombreuses autopsies ont démontré l'existence de lésions bien caractérisées, bilatérales, étendues parfois à toute l'écorce cérébrale, limitées d'autres fois plus particulièrement à la zone motrice ; celles qui sont mentionnées le plus souvent sont l'atrophie du cerveau avec sclérose, l'agénésie de l'écorce et la porencéphalie. Les traumatismes éprouvés par la mère pendant la grossesse ne paraissent jouer qu'un rôle restreint dans la production de ses lésions ; Sachs cite néanmoins le cas d'un enfant qui présentait une rigidité spasmodique complète des membres inférieurs, une légère contracture du coude gauche et des mouvements athétoïdes de la main gauche et dont la mère avait reçu un coup de pied de cheval dans le ventre deux mois avant le terme de sa grossesse. D'autres lésions sont consécutives au *traumatisme obstétrical*, qui peut déterminer chez les nouveau-nés des hémorragies étendues, méningées ou intra-cérébrales, se traduisant plus tard sous la forme de scléroses corticales plus ou moins étendues constatées dans les autopsies (Sarah Mac Nutt) (1).

On a décrit une forme *familiale* du tabes spasmodique. Newmark (2) rapporte le cas d'un frère, d'une sœur et de leur cousine germaine atteints de cette affection dès le premier âge; chez d'autres membres de la même famille, en apparence sains, il observa une exagération des réflexes tendineux. Sachs, qui a eu l'occasion de pratiquer l'autopsie d'un sujet atteint de tabes spasmodique familial, attribue cette affection à une agénésie corticale de l'écorce frappant principalement les cellules ganglionnaires pyramidales de l'écorce, lésion qui ne serait pas d'origine inflammatoire, tandis que les porencéphalies qui remontent à la vie fœtale sont presque toujours dues à une méningo-encéphalite ou à une lésion vasculaire.

SYMPTOMES MARCHE. — **Forme spinale simple.** — La rigidité des membres inférieurs qui caractérise le tabes spasmodique, a été observée chez quelques enfants par Little, immédiatement après la naissance. Le plus souvent, c'est dans le cours de la première année que l'on s'aperçoit de quelque chose d'anormal dans les membres de l'enfant ; on remarque, en le baignant par exemple, que ses genoux sont serrés l'un contre l'autre et fléchis, qu'il faut une certaine force pour les séparer et les étendre. Mais c'est surtout plus tard que se manifeste la maladie, à un moment où l'enfant devrait pouvoir se tenir sur ses jambes et marcher facilement. Non seulement il est arriéré pour la marche, mais, quand on veut l'aider, en le soutenant sous les bras, on constate que ses deux hanches sont fléchies, souvent d'une façon inégale, ce qui entraîne

(1) Sarah Mac Nutt, *American Journ. of med. Sc.*, janv. 1885.
(2) Newmark, *ibid.*, avril 1893, p. 432.

une inclinaison plus ou moins forte du bassin sur la cuisse et une difficulté ou une impossibilité pour l'enfant de se tenir assis ; les genoux sont également légèrement fléchis, mais surtout en adduction et les pieds en extension forcée, en équin-varus, de telle sorte que l'enfant, aidé par la personne qui le soutient, marche en croisant ses jambes et ne touche le sol qu'avec la pointe de ses pieds. Pour maintenir son équilibre, il penche le tronc instinctivement en arrière.

Ce n'est que vers cinq ou six ans que les enfants commencent à pouvoir faire quelques pas seuls ou appuyés sur des cannes. A ce moment apparaît dans toute sa netteté la marche *spastique* décrite par Erb ; le sautillement sur la pointe des pieds est moins fréquent dans la forme infantile que le dandinement. A chaque pas, le pied retombe sur le sol assez lourdement ou glisse bruyamment, puis l'enfant se penche en arrière pour compenser la flexion du bassin sur la cuisse et pour soulever le membre inférieur à l'aide des muscles postérieurs qui unissent celui-ci au tronc. Cette démarche suffit, en général, pour faire le diagnostic de la maladie et en constitue souvent le seul symptôme.

Les *réflexes tendineux* sont toujours exagérés ; le phénomène du genou a été plus souvent observé que celui du pied.

Les extrémités supérieures sont tantôt indemnes, tantôt plus ou moins rigides, mais toujours à un degré moins marqué que les extrémités inférieures

La conservation de la sensibilité et de la contractilité électrique, l'intégrité des sphincters, l'absence de symptômes du côté de l'intelligence ou des nerfs crâniens, constituent les symptômes négatifs du tabes spasmodique simple. Les muscles ne sont jamais atrophiés comme dans la paralysie infantile ordinaire; leur élongation permanente dans une attitude vicieuse peut seulement à la longue les émacier, mais ils conservent toujours leurs réactions électriques.

La santé générale reste bonne, les enfants sont plutôt impotents que malades. On peut dire d'une façon générale que leur état s'améliore, mais ils n'arrivent à marcher que fort tard et pendant longtemps d'une façon défectueuse ; cependant plusieurs d'entre eux arrivent, à l'âge adulte, à pouvoir le faire convenablement ou même à danser (Rupprecht) sans trop de peine.

Forme compliquée. — Cette forme se distingue de la forme spinale simple par la fréquence des *convulsions* au début de la maladie; souvent ces convulsions se produisent de suite après un accouchement laborieux et paraissent déterminées par l'apoplexie des nouveau-nés, mais elles ne se renouvellent pas plus tard. L'épilepsie, qui est une complication fréquente de l'hémiplégie infantile, est exceptionnelle dans le tabes spasmodique.

Les *extrémités supérieures* sont ici presque toujours rigides ou contracturées, dès le début, en même temps que les extrémités inférieures. Les bras sont en général en adduction et les coudes en demi-flexion ; la supination des avant-bras est difficile. Les doigts sont souvent en extension forcée ou animés de mouvements athétoïdes; la préhension entre le pouce et l'index se fait mal.

La rigidité peut s'étendre même aux muscles du *tronc* et de la *nuque*. Nous avons observé dans deux cas la rétraction de la nuque et la tendance à l'opisthotonos avec rigidité des quatre membres dès qu'on cherchait à soulever l'enfant ou à le mettre sur son séant. Dans un troisième cas, que nous observons sur une petite fille actuellement âgée de quatre ans, ces symptômes qui existaient dans la première année ont disparu et ont fait place au contraire à une faiblesse très marquée des muscles du tronc. L'enfant a maintenant de la peine à tenir sa tête et présente dans la position assise une lordose paralytique; elle marche, quand on la place sur ses pieds et qu'on la soutient, avec l'allure spastique caractéristique. Si on l'assied, la contracture cesse presque complètement dans le pied, et on constate nettement une parésie des muscles antéro-externes des deux jambes, surtout marquée dans la jambe gauche. Nous tenons à citer cette observation pour prouver que la *paralysie*, dont l'existence dans le tabes spasmodique a été niée par Feer, peut se montrer dans cette affection, mais qu'elle y est peu intense et souvent masquée par la contracture.

Le *strabisme*, qui peut s'observer aussi dans la forme simple, est très fréquent dans la forme compliquée; il est habituellement convergent et est, comme les autres systèmes déjà décrits, de cause spasmodique.

Mentionnons encore l'extension du spasme aux muscles de la déglutition sous la forme de *spasmes pharyngés* se traduisant par la dysphagie ou des ronflements pharyngés à l'inspiration. Rupprecht a rencontré plusieurs fois une *raideur spasmodique des muscles de la face* qui se manifeste par l'impassibilité des traits. D'autres auteurs ont été frappés de l'aspect étrange que prend le visage d'enfants même intelligents sous l'influence d'une émotion qu'ils traduisent par une mimique non appropriée. Enfin on peut rapporter à la même origine spasmodique le *retard dans la parole* et la difficulté dans l'articulation des sons qu'on a décrite sous le nom de *bégaiement explosif*.

Les *fonctions intellectuelles* sont toujours plus ou moins atteintes, et c'est l'existence de l'*idiotie* à ses divers degrés qui distingue principalement la forme compliquée de la forme simple du tabes; il y a d'ailleurs des transitions insensibles entre l'idiotie proprement dite et la simple faiblesse intellectuelle ou la bizarrerie de caractère qu'on peut observer aussi dans la forme simple.

La marche de la maladie dans la forme compliquée est habituellement stationnaire; les membres inférieurs restent toujours plus impotents que les bras, et il est rare que les enfants arrivent à marcher convenablement. Sachs a décrit une *forme progressive* qu'il a observée chez plusieurs enfants d'une même famille atteints d'agénésie corticale; le développement physique et intellectuel, qui avait été normal dans les premiers mois, s'arrêtait; l'enfant cessait de jouer, devenait indifférent à ce qui l'entourait et, à mesure que la paralysie des extrémités se prononçait, l'idiotie devenait de plus en plus évidente, en même temps qu'apparaissait parfois la surdité ou la cécité; les forces déclinaient rapidement, et l'enfant succombait dans le marasme avant la fin de la seconde année.

DIAGNOSTIC. — Le diagnostic du tabes spasmodique doit être fait avec quelques affections médullaires qui, bien que se développant le plus souvent à l'âge adulte, ont été observées quelquefois dans le jeune âge.

La maladie qui peut être confondue le plus facilement avec le tabes spasmodique est la **sclérose en plaques disséminées.** Cette affection est, somme toute, exceptionnelle dans l'enfance (1). On en connaît aujourd'hui à peu près vingt-cinq observations incontestables, dont une seule suivie d'autopsie (Schüle) (2). Elle n'est jamais congénitale. Elle débute le plus souvent chez les enfants avant l'âge de sept ans et, dans plus de la moitié des cas, de deux à cinq ans ; le début le plus précoce a été à cinq mois (Pollak), le plus tardif à quatorze ans (Marie). Cette affection s'est développée souvent à la suite de maladies infectieuses, telles que la rougeole, la scarlatine, la variole (Moncorvo) (3), la coqueluche, exceptionnellement à la suite d'un traumatisme cranien (Hœdemaker [4], Dickinson [5]). Moncorvo en a observé trois cas chez de jeunes enfants atteints de syphilis héréditaire. La maladie présente chez l'enfant les mêmes symptômes que chez l'adulte. Le tremblement caractéristique des mouvements volontaires s'est montré dans presque tous les cas et le plus souvent dès le début. La paralysie ou la parésie des membres, combinée souvent avec des contractures (marche spastique), l'exagération des réflexes tendineux pouvant déterminer parfois des secousses dans tout le membre, des troubles psychiques, consistant le plus souvent dans un changement de caractère, qui devient apathique et parfois s'accompagne de faiblesse intellectuelle ou d'idiotie, surtout le nystagmus et la parole monotone, scandée, tels sont les symptômes observés le plus souvent dans le jeune âge. Les attaques apoplectiformes (Pollak) et l'atrophie de la papille des nerfs optiques (Westphal) (6) ont été observées aussi dans quelques cas et démontrent

(1) Voir : Marie, De la sclérose en plaques chez les enfants, *Rev. de méd.*, 1883, p. 636. — Unger, Ueber multiple inselformige Sklerose im Kindesalter, Leipzig u. Wien, 1887. — Nolda, *Arch. f. Psychiatrie*, XXIII, Heft 2, 1890.

(2) Schüle, *D. Arch. f. klin. Med.*, 1871, Bd VIII, p. 223.

(3) Moncorvo, Contribution à l'étude de la sclérose multiloculaire chez les enfants. Paris, 1884.

(4) Hœdemaker, *D. Arch. f. klin. Med.*, 1879, Bd XXIII, p. 443.

(5) Dickinson, *Med. Times and Gaz.*, 1878., vol. I, p. 112.

(6) Westphal, *Charité Ann.*, 1888, XIII, p. 459.

ainsi l'identité du tableau de la maladie avec celui tracé de main de maitre par Charcot pour la sclérose en plaques de l'adulte. Le seul point peut-être particulier à l'enfance est la possibilité d'une amélioration ou même de la guérison. L'amélioration a été observée par Moncorvo dans deux cas après l'emploi du traitement antisyphilitique. La guérison presque complète a été constatée dans un cas par Barthez et Sanné (1) quatre ans après le début des accidents et dans un autre cas par Charcot après six ans de maladie. La confusion avec le tabes spasmodique ne pourra avoir lieu que dans les cas dont le début précède le développement de la marche, et dans les cas de sclérose fruste à forme spinale ; le diagnostic ne sera alors possible qu'à l'apparition des symptômes pathognomoniques, tels que le tremblement, la parole scandée, le nystagmus, l'atrophie papillaire. Il faut se rappeler aussi que la marche des deux maladies est très différente ; la sclérose en plaque est une affection progressive et qui aboutit, quoique très lentement et au bout de plusieurs années, à une terminaison fatale, ou bien, exceptionnellement rétrograde et guérit, tandis que le tabes spasmodique est une infirmité qui reste stationnaire.

Friedreich (2) a décrit sous le nom d'**ataxie héréditaire** une maladie nerveuse qu'il a observée chez plusieurs enfants d'une même famille et qui débute en général dans la seconde enfance ou vers la puberté, dans les deux tiers des cas avant 14 ans et rarement après 16 ans. Ce n'est qu'exceptionnellement qu'elle a été rencontrée dans les premiers mois de la vie. Cette affection, qui s'est montrée quelquefois sous forme de cas isolés, rappelle moins le tabes spasmodique que la sclérose en plaques et certains cas de chorée chronique ou d'athétose double. Aussi ne la signalons-nous ici que pour mémoire et très brièvement. Elle siège, comme l'ataxie de l'adulte, dans les cordons postérieurs qu'elle envahit de bas en haut, comme

(1) Barthez et Sanné, Traité clinique, etc., 1884, t. I. p. 364.

(2) Friedreich, *Virch. Arch.*, XXVI et XXVII, 1863, et LXVIII, 1876. — Voir aussi : Brousse, *Thèse de Montpellier*, 1882. — Charcot, La maladie de Friedreich, *Prog. méd.*, 1887, n° 23. — Ladame, *Rev. méd. de la Suisse romande*, 1889, p. 397. — Marie, Leçons sur les maladies de la moelle, Paris, 1892, p. 381.

l'a démontré F. Schultze. Elle n'a de commun avec le tabes spasmodique que l'absence d'atrophie musculaire, l'intégrité de la sensibilité et des fonctions des sphincters de la vessie et du rectum, mais elle en diffère par l'existence d'une incoordination motrice accompagnée souvent de titubation, qui débute par les membres inférieurs, puis s'étend au bout d'un certain nombre d'années aux membres supérieurs et aux organes de l'articulation des sons, comme le démontre l'embarras de la parole fréquemment indiqué dans les observations. L'ataxie héréditaire peut, comme la sclérose en plaques, s'accompagner de nystagmus, de vertiges, d'attaques apoplectiformes. Elle diffère de l'ataxie classique de l'adulte par l'absence presque constante des troubles de sensibilité générale ou spéciale, par la marche fatalement ascendante de l'incoordination motrice, qui prend les membres supérieurs quelques années après les membres inférieurs et peut s'étendre aux mouvements de la tête et de la langue. Elle débute souvent par la formation d'un pied bot d'une nature spéciale caractérisé par l'équinisme et le relèvement des orteils en griffe vers le dos du pied. L'hyperextension du gros orteil est parfois le premier symptôme de la maladie. La marche de l'ataxie héréditaire, quoique plus lente chez l'enfant et l'adolescent que chez l'adulte, est également fatalement progressive.

PRONOSTIC et TRAITEMENT. — Le tabes spasmodique présente peu de chances de guérison ; c'est une infirmité le plus souvent incurable, mais pourtant parfois susceptible d'être améliorée par le traitement.

Les divers moyens employés pour vaincre la contracture, tels que l'extension continue, la contention dans un appareil inamovible appliqué pendant la résolution chloroformique, etc., sont inutiles ou nuisibles et doivent être abandonnés. Tous les auteurs ne sont pas du même avis sur l'utilité de la *ténotomie*. Rupprecht a obtenu dans quelques cas une amélioration considérable de la marche en sectionnant soit le tendon d'Achille, soit le tendon des adducteurs contracturés.

Un jeune homme de 27 ans que nous avons observé est arrivé à marcher sans canne et à suivre une carrière libérale, grâce à des manipulations orthopédiques et une gymnastique quotidienne active et passive faite depuis l'enfance ; c'est dans ce sens qu'il faut diriger ses efforts..

L'électricité galvanique a été recommandée par Erb, sous la forme de courants médullaires faibles et prolongés ; Fœrster cite un cas où son emploi a été suivi d'une amélioration sensible ; Seeligmüller n'en a obtenu aucun résultat. On a également préconisé les bains chauds suivis de frictions à l'eau froide sur la colonne vertébrale. Les sources thermales chaudes indifférentes (Teplitz, Ragatz, Wildbad) pourront être aussi essayées.

Ce qu'il faut éviter avec soin, ce sont les agents tétanisants, tels que la strychnine et le courant faradique.

Article XIII. — PARALYSIE SPINALE INFANTILE

(POLIOMYÉLITE AIGUE ANTÉRIEURE).

La paralysie spinale infantile a été longtemps regardée comme une *paralysie essentielle* ; on sait aujourd'hui qu'elle est produite par une myélite aiguë des cornes antérieures de la moelle *(poliomyélite antérieure aiguë)*. Underwood a entrevu le premier cette maladie, qu'il a décrite sous le nom de *débilité des extrémités inférieures* ; mais elle n'est bien connue que depuis les travaux classiques de Heine (1840), de Kennedy (1841), de West (1845) et de Rilliet (1851). La lésion spinale que Heine avait soupçonnée, d'après les seules données de la clinique, a été localisée pour la première fois par J.-L. Prevost (1), en 1866, dans les cornes antérieures de la moelle.

ÉTIOLOGIE. — *Age*. — La paralysie spinale a son maximum de fréquence *entre neuf mois et deux ans* ; c'est l'âge du développement du mouvement volontaire, c'est celui où l'activité physiologique des cornes antérieures augmente considérablement. Cette prédisposition d'âge distingue essentiellement la poliomyélite aiguë antérieure de la paralysie cérébrale, qui, dans sa forme hémiplégique, est aussi fréquente dans la seconde que dans la première enfance et qui, dans sa forme à tabes spasmodique, est

(1) J.-L. Prevost, *C. R. de la Soc. de Biol.*, 1866, p. 215.

presque toujours congénitale. La poliomyélite aiguë antérieure peut, il est vrai, se développer aussi chez l'adolescent ou chez l'adulte, comme l'avait déjà montré Duchenne, mais très exceptionnellement en comparaison de sa fréquence dans le jeune âge.

Sexe. — Elle est également fréquente dans les deux sexes.

Saisons. — Wharton Sinkler a démontré que la saison chaude prédispose à la paralysie aiguë spinale. Sur 57 cas réunis par lui, 47 ont débuté de mai à septembre.

Maladies aiguës. — La maladie est habituellement primitive; mais, dans un certain nombre de cas aussi, elle survient, comme d'autres formes de paralysie chez les enfants, dans la convalescence des maladies aiguës infectieuses, telles que les fièvres éruptives, surtout la rougeole, et la malaria.

Hérédité. — Contrairement à ce qu'on observe pour d'autres affections nerveuses de l'enfance, l'hérédité ne paraît jouer aucun rôle dans l'étiologie de la paralysie spinale infantile.

Épidémie. — La cause déterminante de la maladie est encore inconnue ; cependant certains faits permettraient peut-être de l'attribuer à un agent *infectieux*. C'est ainsi que Cordier (1) a observé à Sainte-Foy-l'Argentière une épidémie de paralysie atrophique de l'enfance qui, dans l'espace de deux mois (juin et juillet 1885), se manifesta par 13 cas dans une agglomération de 1500 habitants. Les malades étaient âgés de un à trois mois. Ils furent pris brusquement des accidents de la paralysie au milieu d'une santé florissante, après une période d'incubation qui varia de huit à trente-six heures. Quatre enfants en bas âge succombèrent vers la fin du troisième jour. Dans ces cas graves, dont la nature aurait été méconnue s'ils eussent été observés isolément en dehors du foyer épidémique, les lésions n'étaient pas limitées à la moelle ; elles avaient envahi les noyaux moteurs du bulbe. L'origine infectieuse de la maladie est rendue plus probable encore par la description de l'épidémie observée par Medin (2) à

(1) Cordier, *Lyon méd.*, 1 à 8 janvier 1888.

(2) Medin, *C. R. du Congrès internat. de méd. de Berlin*, 1890, Bd. II, Abtheil. VI, p. 37.

Stockholm, de mai à novembre 1887, et qui frappa 44 enfants, dont 3 succombèrent en quelques jours après avoir présenté des symptômes infectieux. Ces faits sont d'autant plus remarquables que la paralysie infantile ne s'était montrée que par quelques cas isolés depuis quinze ans à Stockholm. Comme dans l'épidémie observée par Cordier, les symptômes généraux du début furent très marqués, fièvre, somnolence, allant parfois jusqu'au coma, et dans 17 cas les altérations s'étendaient jusqu'aux noyaux moteurs des nerfs craniens.

ANATOMIE PATHOLOGIQUE. — Nous étudierons successivement les lésions *primitives*, qui siègent dans le centre spinal, et les lésions *consécutives*, qui frappent les muscles et les os des membres malades.

La *lésion de la moelle* n'est pas en général appréciable à l'œil nu ; aussi a-t-elle échappé longtemps aux recherches des investigateurs. Dans quelques cas, cependant, on peut déjà la soupçonner en constatant l'atrophie de certaines parties de l'axe médullaire, mais sa véritable nature ne peut être reconnue qu'au microscope.

Dans deux autopsies qui ont été faites, l'une deux mois, l'autre six mois après le début de la maladie, Roger et Damaschino (1) ont trouvé dans la substance grise des cornes antérieures de la moelle de petits *foyers de ramollissement*, qui présentaient les traces évidentes d'une origine phlegmasique ; ainsi on constatait un développement anormal des capillaires avec prolifération des noyaux de la névroglie et de la tunique adventice des vaisseaux, ainsi qu'une accumulation de corps granuleux (leucocytes en voie de régression) dans l'épaisseur de la substance grise et dans la gaine lymphatique des capillaires. Dans une troisième autopsie, Damaschino et Archambault (2) ont pu étudier les lésions médullaires quatre semaines après le début de la paralysie. Le fait le plus intéressant qu'ils ont constaté, c'est la présence de foyers de myélite absolument limités aux cornes antérieures et disposés

(1) Roger et Damaschino, *Gaz. méd. de Paris*, 1871, nos 41 et suiv.

(2) Damaschino et Archambault, *Revue mens. des mal. de l'enf.*, 1883, p. 63.

dans des coupes longitudinales sous la forme de chapelet. Dans ces foyers, on voyait encore très nettement l'hypérémie vasculaire du début côte à côte avec l'altération nerveuse des cellules et des tubes à myéline de la corne antérieure. Les racines correspondant aux foyers de myélite contenaient déjà un grand nombre de fibres dégénérées.

Medin a trouvé à l'autopsie de deux enfants morts le cinquième et le sixième jour de la maladie des altérations générales plaidant en faveur de l'origine infectieuse de celle-ci, telles que : petites ecchymoses sous la plèvre ou l'endocarde, altérations parenchymateuses de la fibre cardiaque, de la rate, du foie, des reins, des ganglions mésentériques et des follicules clos de l'intestin. L'altération inflammatoire du système nerveux, quoique localisée principalement dans les cornes antérieures, frappait par sa diffusion. L'hypérémie s'étendait à tout le canal rachidien, atteignait dans un cas le bulbe, dans l'autre le cerveau tout entier; les cornes postérieures de la moelle participaient dans un des cas à l'hypérémie. Rissler (1), qui a fait une étude approfondie de la lésion médullaire dans ces deux cas, la désigne pour les cornes antérieures sous le nom d'inflammation parenchymateuse aiguë avec dégénérescence des cellules ganglionnaires et dégénérescence secondaire des racines antérieures. Les mêmes lésions inflammatoires dégénératives furent constatées dans les noyaux de l'hypoglosse, du nerf vague, du facial et de la sixième paire.

Dans tous les cas, il est facile de constater sur des coupes durcies l'atrophie d'un certain nombre de cellules ganglionnaires des cornes antérieures et de leurs prolongements, ainsi qu'une atrophie des tubes nerveux qui les traversent pour aller constituer les racines motrices des nerfs spinaux. La lésion de la substance grise est tantôt bilatérale, mais plus marquée d'un côté que de l'autre, tantôt unilatérale ; elle se rencontre surtout dans le renflement *lombaire*, parfois aussi dans le renflement *cervical*.

Dans les cas anciens, l'atrophie des cornes antérieures

(1) Rissler, *Nord. med. Ark.*, XX, n° 22, 1889.

est très marquée et se reconnaît déjà à l'œil nu sur les coupes colorées au carmin ; on trouve aussi presque toujours une atrophie des cordons blancs antéro-latéraux, plus encore de la partie latérale que de la partie antérieure, atrophie consécutive qui peut s'accompagner de sclérose et qui est d'autant plus avancée et étendue que la lésion primitive est plus ancienne. On constate en même temps une atrophie des *racines antérieures* des nerfs du côté malade ; les nerfs périphériques qui se rendent au membre paralysé sont diminués de volume.

Les *altérations des muscles* sont celles qui ont le plus frappé les observateurs. Certains groupes musculaires, particulièrement ceux des membres, sont atrophiés à des degrés divers; quelques muscles sont diminués de volume, mais ont conservé leur aspect normal; d'autres sont pâles et décolorés. Dans les cas anciens, quelques-uns sont dépourvus de fibres charnues et réduits à l'état de membrane aponévrotique; d'autres, qui ont conservé en partie leur forme et leur volume, ne renferment plus que de la graisse.

La nature de l'altération primitive des muscles est encore peu connue. La majeure partie des faisceaux primitifs subirait au début une atrophie simple, sans dégénérescence graisseuse ; à côté des fibres atrophiées, on peut en trouver d'autres hypertrophiées (Déjerine, Joffroy et Achard [1]). Quelques observateurs ont constaté en outre des lésions irritatives, telles qu'une prolifération du myolemme (Roger et Damaschino). On rencontre habituellement dans le muscle malade une surcharge graisseuse parfois considérable ; les interstices des faisceaux primitifs sont remplis de vésicules adipeuses, tandis que les faisceaux eux-mêmes sont diminués de volume ou même réduits à leur myolemme ; cette accumulation de graisse est insignifiante dans certains cas d'atrophie avancée et très anciens (Volkmann et Steudener). Il paraît donc probable que l'atrophie des faisceaux avec ou sans prolifération conjonctive est le fait essentiel dans la paralysie spinale infantile et que l'accumulation de la graisse dans les muscles n'est qu'un phénomène secondaire.

(1) Joffroy et Achard, *Arch. de méd. exp.*, 1889, I., p. 57.

Les os participent habituellement à l'atrophie; ils sont alors diminués de volume; le tissu osseux est raréfié et la moelle est chargée de cellules adipeuses. L'arrêt de développement ou l'atrophie porte sur toutes les parties de l'os et en particulier sur les canicules de Havers, qui ont un diamètre moindre qu'à l'état normal (Joffroy et Achard). L'atrophie du système osseux n'est pas dans un rapport nécessaire avec le degré ou l'étendue de l'atrophie musculaire.

En résumé, la lésion *primitive* de la paralysie infantile consiste dans une myélite suraiguë limitée aux cornes antérieures de la moelle. Cette inflammation débuterait d'après Charcot par les cellules ganglionnaires, d'après Roger et Damaschino par les vaisseaux et la névroglie. Toutes les autres lésions de la maladie peuvent être considérées comme des troubles trophiques *secondaires* résultant de la destruction des cellules ganglionnaires. L'expérimentation physiologique le démontre : Prevost a réussi dans un cas à produire une paralysie atrophique des membres chez un jeune rat dont il avait piqué la moelle (1).

DESCRIPTION. — **Début.** — Un enfant est pris dans la nuit, sans cause appréciable et au milieu d'une santé parfaite, de fièvre, d'agitation, et l'on s'aperçoit au matin qu'il est privé de l'usage d'un ou de plusieurs de ses membres ; tel est le début le plus habituel de la paralysie infantile. Plus rarement la maladie survient silencieusement, sans réaction générale ; on s'aperçoit un jour par hasard qu'un ou plusieurs membres sont réduits à un état d'inertie absolue, sans qu'on puisse fixer l'époque exacte à laquelle remonte l'accident. Dans quelques cas exceptionnels, le début de la maladie est annoncé par des *convulsions*.

La *fièvre initiale*, sur laquelle Roger a le premier attiré l'attention, a été constatée par Laborde (2) dans 40 cas sur 50 : elle ne dure pas plus de vingt-quatre ou de quarante-huit heures en général, aussi échappe-t-elle souvent

(1) J.-L. Prevost, *C. R. de la Soc. de Biol.*, 15 avril 1872.
(2) Laborde, De la paralysie dite essentielle de l'enfance. Paris, 1864.

à l'attention des parents. Dans l'épidémie observée par Cordier, la fièvre a été violente chez le plus grand nombre des petits malades; elle a paru être en rapport avec les lésions médullaires; chez un des enfants qui présenta une paralysie atrophique étendue, elle a été très marquée et a persisté quinze jours. La fièvre peut s'accompagner parfois de *contractures* légères et fugaces, ou encore de *douleurs* dans les membres paralysés (West, Kennedy). L'articulation du genou et celle du coude sont quelquefois douloureuses (J. Simon).

Période paralytique. — La paralysie qui subsiste après la disparition de la fièvre présente des caractères qui lui sont propres : elle n'abolit que la motilité et laisse la sensibilité intacte ; elle ne frappe jamais ni l'intestin, ni la vessie, enfin elle atteint d'emblée son maximum d'intensité et d'extension. La forme *paraplégique* est la plus fréquente ; dans trente cas, où Laborde a pu noter exactement la forme de la paralysie, la paraplégie existait vingt et une fois. D'abord complète et égale des deux côtés, la paraplégie ne tarde pas à perdre de son intensité et à se localiser dans un seul membre. Au début, dans les cas très intenses, la paralysie peut s'étendre aussi aux membres supérieurs, tantôt à un seul bras, tantôt à tous les deux ; dans 25 cas sur 44, West a trouvé que les jambes et les bras étaient atteints à la fois. La *forme hémiplégique* (paralysie du bras et de la jambe homonymes) est rare, et il est probable que parmi les observations citées se sont glissés des cas de paralysie d'origine cérébrale. Laborde cite deux cas de *paralysie croisée* (un bras d'un côté avec une jambe du côté opposé). Enfin, exceptionnellement, la paralysie peut se *généraliser* d'emblée et s'étendre dès son apparition non seulement aux quatres membres, mais encore au tronc et au cou. « Dans ces conditions, dit Laborde, si l'on essaie de mettre le petit malade sur ses jambes, celles-ci s'affaissent et ne peuvent le supporter ; il tombe si l'on n'y prend garde, et la chute est d'autant plus facile que les membres supérieurs, également paralysés, ne peuvent la prévenir ou l'atténuer. Non seulement la situation et la marche sont impossibles, mais le petit malade ne peut même pas se tenir sur son séant ; ses reins fléchissent et cèdent sous le poids du tronc, tandis que la tête vacillante tombe, soit en avant, soit en arrière, sur l'une ou l'autre épaule. »

Les membres paralysés prennent rapidement une teinte bleuâtre, ils sont plus froids que les membres épargnés, mais ils conservent néanmoins toute leur sensibilité.

L'*électricité*, comme Duchenne l'a montré le premier, permet de constater de bonne heure l'étendue de la lésion centrale, d'après le nombre des muscles dont la contractilité électrique a souffert. Dans les muscles voués à l'atrophie, la contractilité faradique se perd de très bonne heure soit dans le nerf, soit dans le muscle ; la contractilité *galvanique* du muscle est un peu exagérée au début, puis diminue d'intensité avec les progrès de l'atrophie ; de plus, on observe dans les muscles malades la réaction de dégénérescence ou *réaction d'Erb*, qui est caractérisée principalement par la paresse et la longue durée de la contraction musculaire provoquée par le courant galvanique et, en second lieu, par l'inversion de l'action polaire.

La réaction de dégénérescence (R D) présente deux degrés différents, importants à reconnaître pour établir le pronostic de la restitution musculaire par le traitement électrique. Dans la *forme grave*, le nerf est inexcitable par le galvanisme et le faradisme ; le muscle ne répond plus qu'à l'excitation par le courant galvanique ; la contraction obtenue par le pôle positif est plus forte que celle obtenue par le pôle négatif, ou tout au moins elle lui est égale. C'est la dernière contraction qui persiste. Elle finit aussi par disparaître au bout d'un temps qui varie de six mois à un an. Dans la *forme moyenne*, beaucoup moins grave, le nerf est encore excitable par les deux courants, le muscle également, mais avec les caractères de la réaction de dégénérescence.

Les *mouvements réflexes* ne sont pas toujours abolis dès le début dans les membres paralysés ; Laborde, qui a eu quatre fois seulement l'occasion d'étudier l'action réflexe à une époque rapprochée de la période d'invasion, a constaté deux fois une abolition complète, une fois une diminution et une fois l'intégrité absolue des mouvements réflexes. Le *réflexe du genou* est en général diminué ou peut disparaître entièrement quand le foyer médullaire est dans la région lombaire.

Au bout d'un temps qui varie entre trois et quinze jours, survient une rémission ; la paralysie *se retire progressivement pour se localiser* dans un seul membre (une jambe ou un bras), ou même seulement dans quelques muscles d'un des membres et les frapper dès lors d'impotence définitive. Elle se retire en général des parties supérieures aux parties inférieures, mais suit aussi dans quelques cas une marche inverse.

Les cas où la paralysie disparaît sans laisser de traces sont exceptionnels ; on peut cependant interpréter par une guérison complète de la maladie quelques-unes des observations que Kennedy relate sous le nom de paralysies temporaires. Il faut admettre alors qu'il y a eu une poussée congestive dans la moelle, sans destruction des cellules motrices. C'est seulement ainsi qu'on peut expliquer une observation de Laborde, relative à un enfant qui fut pris à trois mois d'intervalle de deux attaques de paralysie accompagnées de fièvre et suivies d'une guérison complète ; ce ne fut qu'après une troisième attaque que la paralysie s'établit définitivement et persista avec prédominance dans l'un des membres.

L'un de nous, M. D'Espine (1), a observé, comme forme intermédiaire entre la forme passagère de Kennedy et la forme atrophique, un cas dans lequel la paralysie était stationnaire depuis le début de la maladie qui remontait à deux ou trois mois. Les réactions électriques étaient restées à peu près normales pour le muscle, comme pour le nerf, sauf un peu de paresse dans les contractions de certains muscles ; l'atrophie musculaire n'était pas encore développée. L'impotence fonctionnelle disparut complètement après trois mois d'électrisation localisée. La guérison s'est maintenue depuis quelques années. Ces formes intermédiaires rappellent les formes abortives des maladies infectieuses.

Période atrophique. — Tandis que le plus grand nombre des muscles tout d'abord paralysés recouvrent leur contractilité volontaire et électrique, d'autres sont frappés d'inertie définitive et *s'atrophient*.

Il est très rare de voir tous les muscles d'un membre

(1) D'Espine, *Congrès internat. de méd. de Copenhague*, 1884.

également atteints ; Duchenne rapporte cependant le cas d'un enfant chez lequel, non seulement tous les muscles de la jambe, mais encore ceux des deux cuisses, à l'exception du tenseur du fascia lata, étaient complètement atrophiés et graisseux. Habituellement, la destruction se concentre sur certains groupes musculaires. A la jambe, les muscles qui sont le plus souvent atrophiés sont les péroniers latéraux, l'extenseur commun et le jambier antérieur ; parfois la paralysie se localise plus particulièrement dans les gastro-cnémiens. A la cuisse, l'atrophie est beaucoup moins fréquente ; le triceps crural d'un côté est souvent plus faible et moins développé que son congénère du côté opposé, mais il est très rarement atrophié dans toute sa masse. Au membre supérieur, l'atrophie porte surtout sur le deltoïde dans son tiers antérieur; Duchenne cite le cas d'une paralysie et d'une atrophie simultanées du deltoïde et du triceps brachial. Le grand pectoral est toujours épargné. Les muscles de l'avant-bras perdent aussi quelquefois leur contractilité, mais ne disparaissent presque jamais entièrement. Contrairement à ce qui arrive dans d'autres affections, la paralysie des inter-osseux est excessivement rare dans la paralysie infantile.

Suivant Laborde, l'atrophie des muscles qui restent frappés de paralysie commence à s'accentuer dans le courant du deuxième mois ; d'après Heine, elle ne devient véritablement marquée qu'après un ou deux ans.

A la longue, les muscles atrophiés finissent par être inexcitables par l'*électricité*, même par le pôle positif du courant galvanique; c'est la preuve de leur déchéance définitive.

Dans tous les cas intenses, l'atrophie ne se borne pas aux muscles, mais s'étend aussi aux os, aux téguments et aux vaisseaux du membre affecté qui se raccourcit, devient grêle et s'arrête dans son développement. Chez un enfant de neuf ans observé par Laborde, le membre inférieur gauche frappé de paralysie présentait un raccourcissement de trois centimètres, aussi la marche était fort difficile, amenait une prompte fatigue et s'accompagnait d'une forte claudication. Dans quelques cas le raccourcissement peut atteindre cinq à six centimètres.

Déformations. — L'atrophie osseuse et musculaire entraîne à sa suite des attitudes vicieuses et des déformations permanentes des membres qui varient suivant le siège et le degré de la paralysie, suivant l'âge auquel l'enfant a été paralysé, et suivant le traitement employé. Nous ne pouvons que mentionner ici les déformations les plus importantes, et nous renvoyons pour leur étude approfondie aux traités d'orthopédie.

Au *membre inférieur*, on peut observer le développement de toutes les variétés du pied-bot. La plus fréquente est le pied *équin-varus*, attitude normale du pied entraîné par son propre poids, aussi est-ce la déformation qu'on observe habituellement chez les enfants paralysés qui ne marchent pas encore. Le pied *valgus* s'observe chez les malades plus âgés qui marchent déjà au moment de l'invasion de la paralysie ; en effet, lorsque l'enfant marche, il pose toute la plante du pied par terre et fait porter le poids du corps sur la partie interne des deux pieds ; grâce à la faiblesse musculaire, la voûte plantaire finit alors par s'effondrer (*pied plat*) et le bord externe par se relever (*valgus*), quels que soient d'ailleurs les muscles paralysés (Volkmann). Duchenne a attiré l'attention sur une variété rare de talus qui a toujours une origine paralytique, c'est le *talus pied creux*, dans lequel le talon est abaissé comme dans le talus ordinaire, mais dans lequel l'avant-pied se creuse par exagération de la concavité plantaire ; cette déformation serait due, suivant Duchenne, tantôt à la rétraction des fléchisseurs des orteils, tantôt à celle du long péronier.

Le *genou* est en général un peu relâché ; il s'incurve quelquefois en avant pendant la marche. L'enfant, pour pouvoir marcher, transforme son membre impotent en une tige rigide et fait tomber son centre de gravité au-devant de la jointure ; dans ce but, il fait basculer en avant son bassin et creuse par compensation la colonne vertébrale lombaire. La *lordose*, qui est très fréquente chez les enfants paralytiques, est presque toujours une courbure de compensation et n'est qu'exceptionnellement le résultat d'une atrophie de la masse sacro-lombaire.

Au *membre supérieur*, les déformations les plus fréquentes sont les suivantes : Le bras pend inerte le long du corps ; il contraste par sa maigreur et son raccourcissement avec le bras du côté opposé du corps ; les doigts sont fléchis dans la paume de la main, mais peuvent exécuter encore quelques petits mouvements ; la main est fléchie sur l'avant-bras en demi-pronation ; le coude est étendu, mais non rigide. La déformation la plus constante et parfois la seule que présente le membre supérieur est l'*aplatissement de l'épaule ;* la tête de l'humérus est facile à sentir en avant sous la peau, grâce à l'atrophie du deltoïde; elle est abaissée et séparée de l'acromion par un creux qui peut parfois admettre le doigt; on remarque en outre dans certains cas une contracture légère du grand dorsal et du grand pectoral.

TERMINAISONS et PRONOSTIC. — Absolument favorable quant à la conservation de la vie, à part les cas graves au début, le pronostic de la paralysie infantile est très fâcheux quant à la guérison de l'atrophie musculaire. La santé générale se conserve malgré des lésions locales ; quand les enfants succombent, c'est toujours à une maladie intercurrente.

L'atrophie musculaire est incurable, mais tous les muscles paralysés au début ne sont pas voués nécessairement à l'atrophie, et il paraît à peu près certain qu'un traitement électrique appliqué de bonne heure peut arracher quelques muscles à la déchéance finale. Duchenne regardait comme un présage certain d'atrophie la perte de la contractilité faradique qu'on observe dès le début de la maladie dans certains muscles ; mais ce signe est loin d'être absolu, et l'on a vu parfois revenir le mouvement volontaire dans des muscles qui avaient perdu momentanément la faculté de se contracter sous l'influence du courant électrique.

DIAGNOSTIC. — A une époque rapprochée du début de la maladie, le diagnostic présente rarement de difficultés sérieuses, surtout si l'on peut obtenir des renseignements précis.

Le début soudain de la paralysie après l'âge de six mois chez des enfants sains et bien conformés exclut tout d'abord l'idée d'une *paralysie congénitale*. La paralysie spinale se distingue de toutes les *paralysies d'origine encéphalique* par l'absence complète de tout symptôme cérébral persistant, tel que le strabisme, l'hémiplégie faciale, l'embarras de la parole, un trouble des facultés intellectuelles, le développement anormal de la tête ou l'anesthésie ; l'absence de ces symptômes permettra toujours de faire le diagnostic, même dans le cas où la paralysie spinale aurait été précédée de convulsions.

La *paralysie douloureuse des jeunes enfants*, décrite par Chassaignac (1), qui paraît due à un tiraillement du plexus brachial par un mouvement brusque ou par une chute, reste localisée dans le membre lésé, s'accompagne de douleurs vives et guérit rapidement ; elle ne pourra donc être confondue avec la paralysie spinale.

La *paralysie diphtérique* se distinguera toujours de la paralysie spinale par les commémoratifs, par sa marche toute spéciale et par la paralysie du voile du palais, qui l'accompagne presque toujours.

A une époque éloignée du début, l'impossibilité d'avoir des renseignements précis sur l'invasion et la marche de la paralysie peuvent rendre parfois le diagnostic difficile. La conservation de la sensibilité, la localisation de la paralysie dans certains muscles et l'atrophie consécutive du membre permettront toujours d'éliminer la paralysie de *cause périphérique* (lésion ou inflammation des nerfs).

TRAITEMENT. — C'est seulement au début de la maladie qu'on a quelques chances de l'enrayer. Plus tard, quand les cellules ganglionnaires sont atrophiées ou détruites, on ne pourra plus qu'atténuer les conséquences de ces lésions en relevant la vitalité des muscles frappés ou en remédiant de son mieux aux déformations paralytiques des membres.

On opposera dans les premiers jours un traitement rationnel aux lésions médullaires. On n'hésitera pas, pendant l'orage inflammatoire, à placer une ou deux sangsues à l'anus, des ventouses sèches ou même scarifiées, des vésicatoires le long de la colonne vertébrale (J. Simon) ou

(1) Chassaignac, *Arch. gén. de méd.*, 1856, p. 653.

bien, comme le recommande Bouchut, à appliquer de petites pointes de feu tous les deux jours sur les côtés de la colonne vertébrale, près du foyer médullaire présumé. Si l'âge et la constitution de l'enfant le permettent, on administrera en même temps quelque dérivatif sur le tube digestif, tel que le calomel et la scammonée. Althaus préconise les injections d'*ergotine* faites deux fois par jour aux extrémités inférieures ; la dose par injection serait pour des enfants de un à cinq ans de 1 centigramme et demi à 2 centigrammes d'ergotine. Il faut s'arrêter ou diminuer la dose, dès que l'on a produit un myosis des pupilles. Althaus espère ainsi obtenir une ischémie de la moelle et arrêter la congestion apoplectiforme.

Dès que la période aiguë sera passée, on soumettra la moelle à des *courants continus* descendants très faibles (de 10 à 20 éléments), en plaçant le pôle positif sur la colonne vertébrale et le pôle négatif sur les membres paralysés ; les séances ne doivent pas dépasser au commencement vingt minutes. Plusieurs auteurs, tels que Hitzig et Jürgensen, ont signalé les bons effets de ce traitement; d'autres au contraire n'en ont rien obtenu ; il est probable que ces derniers ont agi à une époque trop éloignée du début de la maladie, quand l'atrophie des cellules nerveuses était déjà consommée. Bouchut donne le conseil de faire passer le courant galvanique pendant plusieurs heures consécutives; ce mode de traitement lui aurait donné d'excellents résultats dans quelques cas récents. Il est en tout cas inoffensif et mérite d'être essayé. Erb recommande un traitement galvanique de six mois à un an pour les cas récents ; il place d'abord une grande électrode sur le foyer médullaire et l'autre sur la partie antérieure du tronc, et applique des courants modérés de 1 à 2 minutes chacun, d'abord avec le pôle positif sur la moelle, puis avec le pôle négatif. La séance est terminée par l'application d'un courant continu de la moelle aux muscles paralysés, en plaçant à la périphérie le pôle actif, c'est-à-dire celui qui à chaque interruption peut encore déterminer une contraction musculaire ; c'est en général le pôle positif.

Le *sulfate de strychnine* est un adjuvant utile du traitement électrique et pourra être employé conjointement dès le second ou le troisième mois de la paralysie ; il sera administré à la dose de 1 milligramme par jour en potion; on pourra, en surveillant attentivement les effets du médicament, augmenter légèrement ou diminuer cette dose d'après les effets observés. Dans certains cas, la strychnine a paru plus efficace en injections sous-cutanées ; celles-ci seront données à la dose d'un demi-milligramme, qu'on élèvera graduellement à 1 milligramme et demi ; ces injections seront répétées deux ou trois fois par semaine.

Les *bains sulfureux* et les *bains de mer* peuvent être aussi utiles à la période de réparation musculaire.

Plus tard, quand la paralysie s'est localisée, il faut se hâter de venir en aide aux muscles encore excitables par une *gymnastique* convenable ; à ce titre, la gymnastique passive d'après la méthode de Ling, les frictions stimulantes et surtout des séances de *faradisation* (courants intermittents) pourront rendre de grands services.

On fera marcher les enfants le plus tôt possible, on proscrira les béquilles ; on suppléera à la faiblesse musculaire par des *attelles* rigides, et on corrigera la déviation du pied par une *bottine orthopédique*. Il est aussi très important de lutter pendant la nuit contre l'équinisme et le creusement de la plante du pied au moyen d'une *attelle plantaire* fixée par une bande roulée, qui relève le pied sur la jambe. Si l'atrophie du triceps crural est très marquée, il sera indiqué de remplacer l'action indispensable de ce muscle par un appareil prothétique (ressort ou bande de caoutchouc).

Il sera toujours possible de faire marcher convenablement les jeunes paralytiques, à la condition d'employer des appareils orthopédiques qui puissent être supportés par le malade et qui combattent efficacement la déformation ; ces appareils demandent une surveillance minutieuse si l'on veut que la déformation atrophique diminue par la marche au lieu d'augmenter.

La *ténotomie*, qui rend de grands services dans le pied-bot congénital, est proscrite par la plupart des chirurgiens dans le traitement des déformations paralytiques ; elle augmente la faiblesse musculaire sans guérir définitivement la déviation (Malgaigne, Volkmann).

ARTICLE XIV. — ATROPHIE MUSCULAIRE PROGRESSIVE INFANTILE

Duchenne (1), a décrit, en 1872, sous le nom d'atrophie musculaire progressive de l'enfance, une forme spéciale héréditaire d'atrophie musculaire progressive débutant par les muscles de la face et donnant à la physionomie un aspect particulier. Landouzy compléta, en 1874, le tableau de l'atrophie faciale en signalant l'occlusion incomplète des paupières due à l'atrophie des orbiculaires. Landouzy et Déjerine (2) établirent en 1885 et 1886, par deux mémoires importants, la réalité du type décrit par Duchenne, tracèrent son histoire clinique sous le nom de *type facio-scapulo-huméral*, et démontrèrent par deux autopsies l'intégrité du névraxe. Ces deux auteurs purent ainsi séparer nettement l'atrophie musculaire progressive de l'adulte (type Aran-Duchenne), d'origine *myélopathique*, maladie souvent acquise, de l'atrophie musculaire de l'enfance, d'origine *myopathique*, toujours héréditaire et familiale. On a publié jusqu'à aujourd'hui une trentaine de cas de cette dernière forme.

A côté du type Landouzy-Déjerine, qui paraît de beaucoup le plus important dans l'enfance, il en existe d'autres, sur la nature desquels on n'est pas aussi nettement fixé, en l'absence de données anatomo-pathologiques. Ainsi la forme *juvénile* d'Erb, ou type scapulo-huménal, semble n'être qu'une variété du type Landouzy-Déjerine, l'atrophie faciale pouvant, dans certains cas, survenir après l'atrophie scapulo-humérale. Certains cas publiés par Erb, par Leyden, par Mœbius, par Pilliet (3), paraissent être un mélange d'atrophie musculaire progressive et de pseudo-hypertrophie musculaire; ils démontrent l'étroite parenté qui relie ces deux formes de dystrophie musculaire qui débutent toutes deux dans l'enfance.

Enfin, nous ne ferons que mentionner ici une forme

(1) Duchenne, Traité d'électrisation localisée, 3me édit., Paris, 1872, p. 518.

(2) Landouzy et Déjerine, *Rev. de méd.*, 1885 et 1886.

(3) Pilliet, *Rev. de méd.*, 1890, p. 399.

d'atrophie musculaire progressive, datant également de l'enfance, connue en France sous le nom de *type Charcot-Marie* (1) et décrite par Hoffmann (2) sous le nom d'*atrophie musculaire progressive névritique*. Cette forme est caractérisée par une atrophie musculaire débutant par les membres inférieurs et n'atteignant que plus tard les membres supérieurs; elle marche progressivement des extrémités à la racine des membres. C'est une affection familiale; Herringham (3) en a décrit 20 cas appartenant à cinq générations d'une même famille. Peut-être faut-il rattacher à la même forme les deux cas récemment décrits par Déjerine et Sottas (4) sous le nom de *névrite interstitielle hypertrophique progressive* qui présentaient, outre les symptômes de la forme Charcot-Marie, des troubles tabétiques et une hypertrophie considérable des troncs nerveux des membres. L'autopsie d'un des malades révéla la présence d'une névrite s'étendant des muscles des extrémités aux centres et ayant amené une altération des racines nerveuses et des cordons postérieurs de la moelle.

DESCRIPTION. — La myopathie atrophique progressive est une affection qui appartient en général à la seconde enfance par son début; exceptionnellement elle peut aussi se développer plus tard, chez l'adolescent ou chez l'adulte. Pour la forme infantile, comme l'a montré Duchenne, le début par la face est caractéristique. Les muscles innervés par le facial, ceux qui servent à la mimique, sont les seuls frappés d'atrophie ; les muscles masticateurs, ceux de la langue, du pharynx et de l'œil sont toujours épargnés.

L'atrophie des *muscles des lèvres*, en amenant un relâchement des tissus, détermine au repos une épaisseur plus grande, soit de la lèvre supérieure (lèvre de tapir), soit de la lèvre inférieure qui est abaissée. Quand le malade rit, sa fente buccale s'élargit singulièrement, il rit en travers ; de chaque côté de la commissure se dessine une dépres-

(1) Voir : Marie, *Rev. de méd.*, février 1886. — Brossard, *Th. de Paris*, 1886.

(2) Hoffmann. *Arch. f. Psych.* XX, 1889.

(3) Herringham, *Brain*, 1888, p. 230.

(4) Déjerine et Sottas, *Mém. de la Soc. de Biol.*, 18 mars 1893.

sion verticale (coup de hache). Il ne peut siffler qu'incomplètement. La prononciation des labiales est gênée.

Les *muscles orbiculaires des paupières* ne ferment celles-ci qu'imparfaitement, parfois l'une plus que l'autre, soit pendant le sommeil, soit pendant l'état de veille. A l'état de repos, l'œil est largement ouvert.

La physionomie est atone, immobile, à la fois chagrine et rieuse, le masque facial est lisse ; parfois un côté est plus atrophié que l'autre, mais il n'y a pas de paralysie véritable.

L'atrophie de la face s'établit d'une façon lente, insensible ; elle peut passer même inaperçue et n'être reconnue qu'après coup.

Au bout d'un certain nombre d'années, en général aux environs de la puberté, l'atrophie s'étend au membre supérieur en commençant par les muscles de la ceinture scapulaire (trapèze, rhomboïde, pectoraux), puis prend symétriquement les deux bras, qui s'atrophient en même temps. Les avant-bras contrastent par leur volume presque normal avec les racines amincies du membre ; le long supinateur et les radiaux seuls finissent par s'atrophier. Les muscles de la main sont le plus souvent respectés, contrairement à ce qui se passe dans le type classique Aran-Duchenne.

Plus tard, l'atrophie peut se généraliser aux membres inférieurs, en suivant la même marche. Ce sont les muscles de la racine des membres qui sont frappés les premiers et qui sont le plus atrophiés. Ils le sont en général moins que les muscles du membre supérieur. Les muscles des parois abdominales et de la masse sacro-lombaire participent parfois à l'atrophie. A la jambe, il y a prédominance de l'atrophie dans les muscles antéro-externes ; il en résulte alors un certain degré d'équinisme, et, dans certains cas, le malade marche sur les orteils.

Les muscles profonds du cou, le diaphragme et les muscles intercostaux sont toujours épargnés.

Les fonctions végétatives, déglutition et respiration, restent intactes, et les malades ne succombent jamais à une paralysie bulbaire, comme dans la forme classique.

On a indiqué, comme autres signes différentiels avec cette dernière, la rareté des contractions fibrillaires, la conservation habituelle des réactions électriques, dont l'intensité est proportionnelle au nombre des fibres musculaires conservées, la rétraction tendineuse de certains muscles du biceps brachial en particulier, qui, pour Landouzy et Déjerine, est caractéristique de la forme myopathique. La réaction de dégénérescence, dans les cas rares où elle a été observée, peut s'expliquer par la lésion des nerfs musculaires.

ANATOMIE PATHOLOGIQUE. — Les lésions anatomiques se réduisent à celles du tissu musculaire, qui consistent en une myosite irritative simple, sans sclérose interstitielle, avec lipomatose dans les cas anciens, mais sans augmentation du volume du muscle. Parfois on trouve des fibres musculaires hypertrophiées à côté de celles qui sont atrophiées. Pour Hitzig (1), la stade d'hypertrophie vraie des fibres musculaires est le premier stade ; l'atrophie le second.

PRONOSTIC et TRAITEMENT. — Les malades atteints d'atrophie myopathique progressive peuvent atteindre un âge très avancé, contrairement à ceux dont l'atrophie est myélopathique (Aran-Duchenne).

Ladame recommande comme traitement le massage et l'électrisation localisée avec le courant farado-galvanique.

Article XV. — PARALYSIE PSEUDO-HYPERTROPHIQUE

Cette affection singulière, à peu près spéciale à l'enfance, a été pour la première fois entrevue en 1858 par Duchenne (2), de Boulogne, puis décrite par lui en 1861 sous le nom de *paralysie hypertrophique congénitale* (3). Coste et Gioja (4) à Naples en 1838, et Meryon (5) à Londres en 1852 avaient déjà publié des cas de cette maladie, mais sans la reconnaître. Depuis lors, plus de quatre-

(1) Hitzig, *Berl. klin. Woch.*, 1888, n°s 25, 34 et 35.
(2) Duchenne, *Arch. gén. de méd.*, 1858, I, pp. 1 et 179.
(3) Duchenne, Électrisation localisée, 2me éd., Paris, 1861, p. 364.
(4) Coste et Gioja, *Ann. clin. dell'osped. d. incur. di Napoli*, 1838.
(5) Meryon, *Med. chir. Trans.*, vol. LIII, 1852, p. 73.

vingts cas ont été publiés, soit en France, soit en Allemagne, et l'on peut dire aujourd'hui que la paralysie pseudo-hypertrophique est une maladie du système musculaire sans lésions du système nerveux central.

ÉTIOLOGIE. — Le début de la maladie remonte dans le plus grand nombre des cas à la première enfance et parfois même à la naissance ; on ne la voit se développer qu'exceptionnellement après l'âge de dix ans. Ainsi, sur 80 cas dans lesquels le début a pu être fixé, l'affection a commencé 45 fois de un à cinq ans, 22 fois de six à dix ans, 8 fois de onze à seize ans et 6 fois plus tard (Eulenburg). Les garçons y sont beaucoup plus sujets que les filles, dans la proportion de 9 à 2, suivant Eulenburg. Friedreich avait déjà remarqué que le début est beaucoup plus tardif chez les filles que chez les garçons.

La *prédisposition de famille* joue un rôle prépondérant dans l'étiologie de la paralysie pseudo-hypertrophique, maladie dont très probablement les enfants portent déjà le germe à la naissance. Ainsi il est habituel de voir plusieurs enfants d'une même famille atteints de cette affection, et, dans ce cas, ce sont en général les garçons. Edw. Meryon rapporte l'histoire d'une famille dans laquelle les quatre fils furent pris de la maladie, tandis que les quatre filles restèrent indemnes. Quoiqu'il n'y ait pas d'exemple de transmission héréditaire directe de la paralysie pseudo-hypertrophique, par la bonne raison que les malades meurent avant d'être nubiles ou ne sont plus en état de procréer, Heller (1) a démontré qu'une mère bien portante peut transmettre le germe de la maladie à ses enfants par atavisme, comme c'est le cas pour l'atrophie musculaire progressive qui a beaucoup de points de ressemblance avec la paralysie pseudo-hypertrophique.

Dans deux ou trois cas, la paralysie pseudo-hypertrophique s'est développée après une attaque de convulsions, d'autres fois après la rougeole, mais le plus souvent elle débute sans cause appréciable.

ANATOMIE PATHOLOGIQUE. — Les *centres nerveux*

(1) Heller, *Arch. f. klin. Med.*, 1865, I, p. 616.

ont été examinés dans trois autopsies avec un soin minutieux par les micrographes les plus compétents et ont présenté dans ces trois cas une intégrité parfaite. La première autopsie de paralysie pseudo-hypertrophique a été publiée en Allemagne par Cohnheim et Eulenburg (1). Dans la seconde faite dans le service de Bergeron, la moelle a été examinée après durcissement par Charcot et Pierret (2). Dans une troisième autopsie faite par Cornil (3), la moelle, les racines et les ganglions spinaux ne présentaient, comme dans les précédentes, rien de pathologique. Dans d'autres autopsies, on a trouvé quelques lésions de la moelle très probablement secondaires (Ross [4], Pekelharing [5]). Il faut donc considérer la paralysie pseudo-hypertrophique comme une paralysie myogénique.

Les *muscles* ont pu être examinés au microscope pendant la vie sur de petits fragments enlevés à l'aide de l'emporte-pièce de Duchenne ou du harpon de Middeldorf. On a constaté que l'altération principale de la maladie consiste en une hyperplasie du tissu conjonctif interstitiel des muscles ; cette lésion se traduit sous le microscope soit par une accumulation de cellules fusiformes et de noyaux (Charcot), soit par la formation d'un tissu fibrillaire ondulé auquel il faut rapporter en grande partie l'augmentation de volume et la dureté des muscles malades. En outre le tissu adipeux intermusculaire prend un grand développement et donne parfois au muscle l'aspect d'un vaste lipôme. La dégénérescence graisseuse de la fibre musculaire est au contraire très rare. Les faisceaux primitifs conservent longtemps leur striation transversale, qui devient seulement plus fine et moins marquée, mais ils diminuent de diamètre et peuvent même, suivant quelques auteurs, se réduire au myolemme. Cohnheim a constaté la présence de fibres musculaires hypertrophiées ou

(1) Cohnheim et Eulenburg, *Verhandl. der Berl. med. Gesellsch.* 1863, f. I, 101.

(2) Charcot et Pierret, *Arch. de Phys. norm. et path.*, mars 1872.

(3) Cornil, *Union méd.*, 12 oct. 1880.

(4) Ross, *Deseases of the Nervous System*. London, 1881, t. II, p. 204.

(5) Pekelharing, *Virch. Arch.*, 1882, LXXXIX, p. 228.

trifurquées qui étaient disséminées au milieu de fibres atrophiées. On a signalé aussi une prolifération abondante des noyaux du myolemme (Friedreich, Charcot).

En résumé, les recherches anatomo-pathologiques nous amènent à regarder la sclérose du périmysium comme le point de départ et la cause de l'affaiblissement du système locomoteur dans la paralysie pseudo-hypertrophique.

DESCRIPTION. — **Début.** — Le premier symptôme qui attire l'attention est un *affaiblissement des membres inférieurs*. Si l'enfant marche déjà, il se fatigue vite, tombe facilement, enfin refuse de marcher et se fait porter ; s'il est atteint de la maladie en bas âge, il n'apprend à marcher que fort tard et avec beaucoup de peine.

Période d'hypertrophie. — Au bout de quelques mois, plus rarement dès le début, les *mollets* deviennent proéminents ; ils forment bientôt deux fortes saillies dures et résistantes au toucher, qui font comme hernie sous la peau amincie ; leur volume peut devenir véritablement monstrueux. De là, l'hypertrophie s'étend en général symétriquement de bas en haut et frappe de préférence les *fessiers*, le *triceps crural*, la *masse sacro-lombaire*, le *grand dentelé*, le *deltoïde*, les *muscles de l'omoplate*, le *biceps* et le *triceps brachial*, etc.

Le début de l'hypertrophie peut avoir lieu exceptionnellement par d'autres muscles que les jumeaux. Ainsi Mahot cite l'hypertrophie des fesses comme le premier symptôme chez un enfant atteint de parésie des jambes depuis quelques mois. Bourdel et Cadet de Gassicourt ont observé l'hypertrophie du triceps crural à une période où les jumeaux avaient encore leur volume normal.

L'hypertrophie peut aussi atteindre d'autres muscles ; dans un cas observé par Weir Mitchell, la *langue* et tous les muscles *faciaux*, mais surtout les muscles *temporaux*, offraient un volume exagéré ; le muscle cardiaque lui-même présentait une impulsion plus forte qu'à l'ordinaire. Il faut considérer comme très exceptionnel le cas observé par Bergeron, dans lequel l'hypermégalie s'était généralisée à presque tous les muscles du corps et faisait du petit malade la caricature de l'Hercule Farnèse. Par contre, dans certains cas, l'hypertrophie peut rester localisée dans un seul groupe musculaire, qui est alors presque toujours celui des mollets.

Un certain nombre de muscles sont presque invariablement respectés par l'hypertrophie ; ce sont, au membre inférieur, les muscles antéro-externes de la jambe, au tronc, les grands pectoraux, les rhomboïdes, les muscles du cou.

Les déformations musculaires s'accompagnent de troubles caractéristiques dans la démarche de l'enfant. Celui-ci se dandine en marchant et incline instinctivement le tronc du côté où il pose le pied ; ce *dandinement* caractéristique tient, comme l'a montré Duchenne, à la faiblesse du moyen et du petit fessier. L'enfant est obligé, pour se tenir debout, d'écarter fortement les jambes et de cambrer les reins, de façon à ce que son centre de gravité tombe en arrière du sacrum (*lordose paralytique*) ; quand on le redresse, il est incapable de reprendre son équilibre et tombe en avant ; quand il est assis ou couché, l'*ensellure lombaire* disparait ; elle tient, comme l'a montré Duchenne, à la faiblesse des muscles extenseurs du tronc.

Bergeron et Bourdel (1) ont remarqué que l'enfant ne peut marcher ou marche difficilement lorsqu'on le tient par le bras ou par la main, tandis que, livré à lui-même, il se tire mieux d'affaire, en ce sens qu'il fait plus facilement les mouvements nécessaires au maintien de l'équilibre.

La *consistance* des muscles hypertrophiés est variable. Tandis que les mollets sont habituellement durs et tendus, même au repos complet, d'autres muscles, tels que les fessiers, les droits antérieurs de la cuisse, présentent, même pendant leur contraction, une consistance mollasse, pâteuse, tenant à la prédominance de la graisse sur le tissu conjonctif scléreux.

Quelques observateurs ont signalé, au niveau des muscles malades, une coloration rouge marbrée de la peau et des phénomènes de refroidissement ou d'élévation de température dans les membres inférieurs, qu'ils attribuent à une paralysie des vaso-moteurs ; on s'est fondé sur ce fait pour considérer la paralysie pseudo-hypertrophique comme une névrose vaso-motrice.

(1) Bourdel, *Rev. mens. des mal. de l'enf.*, 1885, p. 54.

Période d'état. — C'est en général vers l'âge de quatre à six ans que l'hypertrophie musculaire atteint son maximum aux membres inférieurs.

La maladie, après avoir progressé lentement pendant douze à seize mois, s'arrête et reste stationnaire pendant quelques années. Les parents, trompés par ces formes athlétiques et par le bon état de la santé générale, se font les plus grandes illusions à l'égard de leur enfant et ne doutent pas de sa guérison prochaine. A ce moment, l'aspect des enfants est très remarquable ; le haut du corps, maigre et sec, contraste avec sa moitié inférieure dont toutes les saillies musculaires sont exagérées.

La répartition de l'hypertrophie et de l'atrophie peut varier et dépend seulement de la présence ou de l'absence de la formation graisseuse à l'intérieur du muscle sclérosé. L'hypertrophie ne dépasse pas la gaine aponévrotique du muscle et ne s'étend pas aux tendons. Parfois, une partie du muscle est atrophiée, tandis que l'autre est hypertrophiée. Parmi les muscles qui s'atrophient d'emblée, on observe les muscles du thorax, surtout le *grand dorsal* et la portion *sterno-costale* du *grand pectoral*, dont l'atrophie serait très caractéristique pour la maladie de Duchenne, d'après Gowers, puis ceux de l'omoplate, de l'abdomen, de la colonne vertébrale, jamais ceux du mollet, qui ne s'atrophient que secondairement après avoir été hypertrophiés (Hamon).

Il est enfin des muscles dont le volume est normal et dont la force de contraction a notablement diminué. L'*exploration électrique* est utile en pareil cas ; la contraction se produit plus facilement en plaçant le pôle excitateur sur le nerf que sur le muscle, dont la graisse et le tissu conjonctif augmentent la résistance ; la diminution de la contraction électrique (faradique et galvanique) est proportionnelle à la diminution du nombre des fibres musculaires. La *sensibilité* cutanée est intacte ; parfois, le sentiment de fatigue musculaire, quand le malade est surmené, se transforme en une douleur véritable.

Les *déformations* et les *attitudes* dues à la lésion musculaire s'accentuent à cette période. La marche est à la longue rendue très difficile par le développement d'un *équinisme bilatéral* qui, d'après Duchenne, est un des symptômes constants de la paralysie pseudo-hypertrophique. « Cet accident n'apparait pas dans les premiers temps de la maladie, dit Duchenne ; il est d'abord peu prononcé ; puis il augmente, en général, progressivement et arrive lentement à un tel degré que le talon repose difficilement sur le sol pendant la station. Il prend alors la forme de l'*équin-varus*. Le pied se creuse par le fait de l'augmentation de la voûte plantaire, et les premières phalanges sont placées dans une extension exagérée sur les têtes des métatarsiens, tandis que les deux dernières sont infléchies, ce qui donne aux orteils la forme d'une *griffe*. » Cette déformation est due à la rétraction du triceps sural.

A ce moment, les enfants ont beaucoup de peine à se relever lorsqu'ils sont tombés et n'y parviennent qu'avec effort, en prenant un point d'appui sur les genoux. Le manège auquel se livre l'enfant pour passer de la position couchée à la position debout est presque pathognomonique pour la paralysie pseudo-hypertrophique et provient de la localisation spéciale de l'affaiblissement musculaire dans les extenseurs du tronc et de la jambe.

Période d'atrophie. — Vers l'âge de douze ou treize ans en général, l'affaiblissement musculaire augmente ; les membres inférieurs fléchissent et refusent le service; aussi la plupart des malades passent-ils désormais leur vie assis ou couchés. Les muscles des membres supérieurs et du tronc perdent aussi de leur force et s'atrophient. L'élévation du bras devient difficile, puis impossible; les autres mouvements du membre supérieur s'affaiblissent peu à peu et finissent par se perdre aussi. Dans les premiers temps, l'enfant peut encore s'asseoir dans son lit et présente alors une *cyphose dorsale* due à la paralysie des muscles sacro-lombaires et abdominaux. Plus tard, quand la paralysie gagne les psoas, il ne peut plus même se relever et ne parvient à s'asseoir qu'avec le concours exclusif de ses bras ou avec celui d'un aide.

C'est surtout dans cette dernière période que le varus équin-bilatéral et la griffe des pieds s'accentuent, pour persister désormais. Le malade est à peu près réduit à l'immobilité dans des positions forcées, dues à la rétraction du tissu morbide ou à l'ankylose et qui se résument dans la flexion exagérée des articulations des membres et du tronc. La sensibilité, au contraire est partout intégralement conservée. La contractilité électrique et les réflexes tendineux qui, dans les premières périodes de la maladie, sont à peu près normaux, diminuent à la période ultime proportionnellement à la fonte des fibres musculaires. On peut citer à titre exceptionnel l'observation de W. Ord, dans laquelle tous les muscles étaient sensibles au courant faradique, ceux des mollets hypertrophiés plus que les autres, bien que la maladie datât de deux ans.

Pendant longtemps, les fonctions végétatives s'exécutent normalement ; il n'y a pas de fièvre, l'état général est assez satisfaisant. A la longue, les enfants finissent par tomber dans un grand épuisement et offrent alors peu de résistance aux maladies intercurrentes, qui les enlèvent rapidement, ou bien ils succombent à une paralysie des muscles respiratoires. Sur 22 décès, dont la cause est indiquée, 3 sont dus à des maladies de l'appareil respiratoire (Seidel). Dans un cas dans lequel la mort survint par asphyxie à une époque relativement peu avancée de la maladie, Handford (1) trouva à l'autopsie une destruction complète des fibres musculaires du diaphragme, transformées en tissu fibreux. Les malades meurent en général avant quinze ans ; il est très rare qu'ils dépassent la vingtième année.

DIAGNOSTIC. — Les symptômes et la marche de la paralysie pseudo-hypertrophique sont si caractéristiques, et le tableau qu'en a tracé Duchenne si uniforme, qu'il semble au premier abord impossible de la confondre avec une autre maladie.

L'*atrophie musculaire progressive* (type facio-scapulo-huméral), dans la forme si bien décrite par Landouzy et Déjerine, ne peut donner lieu à aucune confusion. Il n'en est pas de même des formes de transition décrites par Leyden, Mœbius et Pilliet (voir p. 440), dans lesquelles l'hypertrophie de certains muscles se mélange à l'atrophie d'autres groupes musculaires. S'agit-il ici d'une seule et même maladie, myopathie primitive progressive ou dys-

(1) Handford, *Brit. Méd. Journ.* 9 mars 1889.

trophie musculaire, tantôt atrophique, tantôt pseudo-hypertrophique? C'est un point que l'anatomie pathologique musculaire ne paraît pas avoir tranché encore complètement. Nous croyons néanmoins que la maladie décrite par Duchenne gardera son autonomie, qu'elle doit à l'accumulation considérable de graisse qui la caractérise et qu'on ne trouve pas à un degré pareil dans les formes juvéniles de l'atrophie, à son début par les membres inférieurs, à sa prédilection pour certains muscles, aux attitudes et aux déformations spéciales qu'elle amène. C'est une maladie qui appartient en propre à l'enfance, tandis que les variétés hypertrophiques de la myopathie progressive débutent parfois dans l'adolescence ou à l'âge adulte.

Nous dirons quelques mots ici d'une affection musculaire assez rare, décrite dans ces dernières années sous le nom de **maladie de Thomsen** ou **myotonie congénitale** (1), qui a été confondue dans quelques cas avec la paralysie pseudo-hypertrophique, à cause de l'hypertrophie athlétique des muscles qui la caractérise et de son début dans l'enfance, mais qu'il sera toujours facile de reconnaître aux caractères suivants. C'est une affection familiale, congénitale, commençant à se montrer dès la première enfance et caractérisée par un trouble spécial dans l'innervation musculaire, surtout à son début. Quand les muscles ont été au repos pendant quelque temps, les mouvements volontaires que veut exécuter le malade sont rendus difficiles par une raideur presque tétanique, qui parfois se généralise à tout le corps, et, dans les cas graves, rend impossible la station ou la marche. Cette raideur disparaît peu à peu après les premiers efforts, et, à la fin, les mouvements s'exécutent facilement. Les muscles sont bien développés, et présentent parfois même un developpement athlétique qui a pu

(1) Consulter sur cette affection : J. Thomsen, Tonische Krampfe, etc. in Folge von ererbter psych. Disposition. *Arch.-f. Psych.*, 1876, VI, p. 702. — Seeligmüller, *Jahrb. f. Kinderheilk*, 1878, XIII, p. 257. — Bernhardt, *Virch. Arch.*, 1879, LXXV, p. 516. — Strümpell, *Berl. klin. Woch.*, 1881, nº 9. — Ballet et Marie, *Arch. de neur.*, 1883, V, p. 1. — Vigouroux, *Ibid.*, 1884, VIII, p. 273. — Deligny, *Union méd.*, 8 janv. 1885. — Pitres et Dallidet, *Arch. de neur.*, 1885, X, p. 201. — Erb, Die Thomsen'sche Krankheit. Monographie, Leipzig, 1886.

faire croire à la pseudo-hypertrophie. Mais l'absence de toute paralysie véritable, de toute déformation ou attitude pathologique, dès que les malades se sont déraidis, surtout les caractères de la contractilité électrique, l'en distinguent absolument. Erb a montré que la contractilité, soit faradique, soit galvanique, des muscles est augmentée et donne lieu à des contractions toniques paresseuses, pouvant persister de 5 à 30 secondes. Enfin la maladie de Thomsen, qu'on pourrait confondre plutôt avec la tétanie, dont elle n'a d'ailleurs ni la localisation, ni le caractère temporaire, se distinguera toujours de la pseudo-hypertrophie par sa marche stationnaire, par l'absence d'atrophie des muscles non hypertrophiés et par le caractère passager des attitudes (lordose lombaire), qui ne s'observe qu'au commencement de la marche.

PRONOSTIC et TRAITEMENT. — Le pronostic de la paralysie pseudo-hypertrophique est très sombre ; néanmoins il ne parait pas absolument fatal quand la maladie est encore à ses débuts.

Duchenne a obtenu deux guérisons à la première période en associant à la *faradisation localisée* le massage, les douches froides et l'huile de foie de morue. Après deux mois et demi de traitement par les courants faradiques, l'un des malades pouvait marcher et même courir ; les séances de faradisation avaient lieu quatre fois par semaine; chacune d'elles durait cinq à six minutes ; on employait un courant induit de la deuxième hélice, avec des intermittences éloignées et à des degrés de tension variés, de manière à faire pénétrer le courant à des profondeurs différentes et sans produire de douleur ni de surexcitation. Malheureusement, il n'a pas été publié à notre connaissance d'autre cas de véritable guérison.

Benedikt dit avoir obtenu, dans trois cas de paralysie pseudo-hypertrophique, de bons effets des *courants continus* par l'électrisation du grand sympathique. Par contre, Erb n'en a obtenu aucun résultat, et Roquette attribue à ce mode de traitement l'aggravation qui suivait chaque série d'électrisations.

ARTICLE XVI. — ÉCLAMPSIE

On désigne sous le nom d'*éclampsie* une névropathie essentielle aiguë et passagère, caractérisée par des accès de convulsions partielles ou générales qui s'étendent toujours aux deux côtés du corps et s'accompagnent d'une perte de connaissance plus ou moins complète.

Quelques auteurs (J.-P. Franck, Hasse, etc.) ont décrit l'éclampsie sous le nom d'*épilepsie aiguë*. Cette dénomination a sa raison d'être dans l'identité clinique de l'attaque éclamptique et de l'attaque épileptique, ainsi que dans la physiologie pathologique de l'accès convulsif, qui paraît être la même dans les deux cas ; elle mériterait donc d'être conservée, si elle n'était pas formée de deux termes qui s'excluent réciproquement ; l'épilepsie est une maladie *sui generis* essentiellement chronique et diathésique, redoutable par son incurabilité habituelle et qui n'apparaît presque jamais avant l'âge de cinq ou six ans ; l'éclampsie au contraire est un accident éphémère, presque spécial aux premières années de la vie et qui éclate sous l'influence des causes les plus diverses.

Tous les auteurs qui se sont occupés de pathologie infantile emploient le mot d'éclampsie comme synonyme des *convulsions essentielles de l'enfance,* par opposition aux *convulsions symptomatiques* d'une lésion des centres nerveux. Ces dernières ont été décrites plus haut à propos des maladies dont elles ne sont qu'un des symptômes. Reste une variété importante de convulsions, qui a été rattachée par les uns à l'éclampsie, par les autres aux convulsions symptomatiques ; ce sont les convulsions dites *urémiques,* qui surviennent dans le cours d'une néphrite albumineuse. Nous croyons que dans l'état actuel de la science il n'est pas possible de les séparer de l'éclampsie, telle que nous l'avons définie ; d'une part, en effet, elles en représentent le type clinique le plus complet ; d'autre part les lésions nerveuses centrales, auxquelles on les a rapportées ne sont pas constantes et ne sont peut-être que secondaires.

Les convulsions ont été divisées en *externes* et en *internes* suivant qu'elles frappent les muscles de la vie de relation ou les muscles de la vie organique ; cette division n'est point fondamentale ; nous ne la suivrons que pour la commodité de la description. Cet article sera consacré aux convulsions externes ; les convulsions internes seront décrites sous le nom de *spasme de la glotte*. (Voir l'article suivant.)

ÉTIOLOGIE. — **Causes prédisposantes.** — Le *jeune âge* est de toutes les causes prédisposantes de l'éclampsie la plus générale et la plus manifeste ; les convulsions sont très fréquentes dans les deux premières années ; elles deviennent rares après cinq ans et exceptionnelles après sept ans. On a cherché l'explication de cette singulière disposition soit dans la texture plus délicate et la cohérence moindre de la pulpe cérébrale chez les jeunes sujets, soit dans l'accroissement rapide du cerveau dans les quatre premières années de la vie.

Le rôle de l'*hérédité* dans l'éclampsie paraît peu considérable, si l'on en défalque tous les cas qui se sont compliqués d'épilepsie dans la seconde enfance ; on ne peut nier cependant la fréquence de l'éclampsie chez les enfants de certaines familles. Bouchut cite l'exemple curieux d'une famille de dix personnes qui toutes avaient eu des convulsions en bas âge ; l'une d'elles se maria et eut dix enfants qui, à l'exception d'un seul, eurent aussi des attaques d'éclampsie. Rilliet et Barthez rapportent le cas d'une mère hystérique au plus haut degré, dont les deux filles furent atteintes à peu près au même âge d'une violente attaque de convulsions.

Quoique l'éclampsie survienne souvent chez des enfants vigoureux et en pleine santé, on doit reconnaître l'action prédisposante de toutes les causes *débilitantes* (diarrhée profuse, hémorragies abondantes, cachexie palustre, syphilis, atrophie infantile) qui, en appauvrissant le sang et en altérant la nutrition générale des tissus, augmentent le pouvoir excitomoteur de l'axe cérébro-médullaire. Gee regarde le *rachitisme* comme une des causes prédisposantes les plus puissantes ; sur 65 enfants atteints de convulsions essentielles qu'il a observés, 56 étaient rachitiques. Henoch est du même avis.

L'influence du sexe féminin, d'un tempérament nerveux

et irritable, ou des saisons, sur le développement de l'éclampsie a été admise par plusieurs auteurs, mais paraît très problématique.

Causes déterminantes. — Un grand nombre des causes auxquelles les anciens auteurs attribuaient une action sur l'apparition des convulsions sont purement hypothétiques (1). Nous ne rapporterons ici que celles dont l'influence paraît établie par l'observation, et nous diviserons au point de vue étiologique les convulsions en convulsions *idiopathiques,* convulsions *réflexes,* convulsions *de la fièvre,* convulsions *de l'asphyxie* et convulsions *urémiques.* Rappelons néanmoins que souvent dans la pratique plusieurs causes d'ordre différent se trouvent réunies chez le même enfant et qu'il n'est pas toujours facile dans ces cas complexes de discerner la cause efficiente principale.

Dans les *convulsions idiopathiques,* la cause occasionnelle est subordonnée à la prédisposition. Les impressions les plus légères, une peur, un accès de colère ou bien le moindre écart du régime suffisent pour provoquer une attaque ; parfois même les convulsions éclatent sans aucune cause occasionnelle appréciable. Baumes avait créé le mot de *convulsionnabilité* pour exprimer l'excitabilité anormale du centre excito-moteur chez certains enfants.

Les *convulsions réflexes* se développent à la suite d'impressions agissant sur les extrémités périphériques des nerfs. Leur point de départ peut varier à l'infini ; ainsi on a cité des cas de convulsions survenues après des piqûres d'épingles, des plaies ou des brûlures de la peau ; on a vu des attaques d'éclampsie provoquées chez les enfants par la présence de calculs dans les reins, par une rétention d'urine, par des corps étrangers du conduit auditif externe, par l'étranglement du testicule dans l'anneau, par un polype du rectum, par un phimosis, par un vésicatoire (J. Simon), etc. ; ce sont néanmoins des cas exceptionnels.

Le point de départ habituel des convulsions réflexes est

(1) L'énumération de ces causes remplit 300 pages du *Traité des convulsions dans l'enfance,* de Baumes, 2e édit. Paris, 1805.

dans les nerfs sensitifs de la muqueuse digestive, de la bouche à l'anus. Ainsi il suffit de l'irritation de la muqueuse intestinale par la présence de *vers* pour déterminer chez certains enfants des attaques d'éclampsie qui disparaissent dès que les vers ont été expulsés; des faits incontestables établissent la réalité de cette connexion, mais on a beaucoup exagéré leur importance. Le plus souvent il faut chercher la cause de ces convulsions dans l'irritation prolongée de la muqueuse intestinale par des aliments grossiers ou par des grumeaux de lait non digéré; aussi les enfants qui sont élevés au biberon, et ceux que l'on sèvre prématurément sont-ils tout particulièrement exposés à l'éclampsie.

L'anémie et la cachexie, qui sont le résultat d'une mauvaise alimentation (athrepsie, atrophie infantile), viennent augmenter la prédisposition convulsive. Mais on peut voir aussi éclater des convulsions chez des enfants vigoureux et bien nourris au début d'une diarrhée aiguë (Nothnagel). Quelques faits semblent même prouver que le lait de la nourrice, après une violente émotion morale ou une copieuse libation, peut engendrer des convulsions chez le nourrisson.

Les *convulsions de la fièvre* s'observent au début des maladies fébriles et en particulier de celles qui s'annoncent par une élévation rapide et considérable de la température; elles sont fréquentes au début de la pneumonie franche ou des fièvres éruptives et pendant le stade de frisson de la fièvre intermittente. Cette forme d'éclampsie, qui paraît due à la production rapide d'une haute température, ne doit pas être confondue avec les convulsions qui éclatent parfois dans le cours des maladies fébriles, telles que la fièvre typhoïde ou les fièvres éruptives, et qui sont presque toujours symptomatiques d'une congestion cérébrale, d'une méningite ou d'une hydrocéphalie aiguë.

Les *convulsions de l'asphyxie* surviennent dans le cours des maladies des organes respiratoires; elles peuvent apparaître aussi comme phénomène ultime dans la plupart des maladies de la première enfance; elles succèdent quelquefois aux violentes quintes de coqueluche.

L'un de nous, M. D'Espine, a incriminé dans deux cas d'éclampsie l'action toxique de la *vapeur de charbon*. Après que le tirage d'un poêle eut été amélioré, les convulsions cessèrent et ne se sont pas reproduites depuis.

Les convulsions dites *urémiques* sont toujours liées à l'albuminurie brightique. Elles surviennent chez les enfants surtout à la suite de la scarlatine ; elles sont parfois la première manifestation de la néphrite albumineuse et accompagnent l'apparition de l'œdème, mais le plus souvent elles éclatent entre la deuxième et la quatrième semaine à partir du début de l'anasarque (Rilliet). On les a aussi signalées exceptionnellement chez les nouveau-nés (Cahen, Parrot), en dehors de la scarlatine.

DESCRIPTION. — L'attaque d'éclampsie éclate parfois brusquement ; d'autres fois, elle est annoncée par quelques phénomènes précurseurs ; d'après Rilliet et Barthez, l'invasion brusque, sans prodromes, serait la plus fréquente.

Prodromes. — Les prodromes sont tantôt *éloignés*, tantôt *immédiats*. Parmi les premiers, qui peuvent précéder de plusieurs jours l'apparition des convulsions, on a signalé l'insomnie, l'irascibilité et l'assoupissement ; parmi les seconds, les plus fréquents sont : une agitation excessive, un pouls dur et vibrant, un visage effaré, et des tressaillements pendant le sommeil qui réveillent l'enfant en sursaut. Certains mouvements involontaires, rangés par quelques auteurs au nombre des prodromes, font en réalité déjà partie de l'attaque ; tels sont le rire sardonique dû à la contraction spasmodique des commissures labiales et les mouvements de rotation du globe de l'œil autour de son axe.

Attaque. — Nous ne pouvons mieux faire que de reproduire le tableau d'une attaque d'éclampsie infantile, tel que l'ont tracé Rilliet et Barthez :

« Lorsque l'enfant est pris de convulsions, le regard, qui était naturel, devient fixe ; l'œil exprime la terreur, puis rapidement le globe oculaire est agité de mouvements saccadés qui le dirigent en haut sous la paupière supérieure ; il redevient ensuite momentanément fixe pour être bientôt entraîné par des mouvements désordonnés, tantôt à gauche, tantôt à droite ; le strabisme est alors des plus prononcés. Les pupilles sont tantôt dilatées, tantôt contractées, et lorsque l'iris est entièrement voilé par la paupière supérieure, on n'aperçoit plus que le blanc de l'œil, et le facies revêt un aspect caractéristique et effrayant. En même temps les *muscles du visage* entrent en contraction, la face est grimaçante, les commissures tirées en dehors par des mouvements saccadés, produisent à chaque secousse un bruit particulier, résultat du passage de l'air dans l'espèce d'entonnoir que forme le coin de la bouche ; souvent des mucosités mousseuses ou légèrement sanguinolentes couvrent les lèvres d'une écume blanche ou rosée. La *lèvre supérieure*, tiraillée en haut, donne quelquefois à la bouche l'aspect de certains rongeurs ; la *mâchoire inférieure* est agitée du même mouvement ; d'autres fois, il y a du trismus, interrompu de temps à autre par des grincements de dents. La *tête* est d'habitude fortement portée en arrière ; plus rarement, elle se meut latéralement, ou en rotation. — Les *doigts* sont fléchis sur la paume de la main avec raideur, les avant-bras ramenés sur les bras sont incessamment agités par des mouvements saccadés de demi-flexion et demi-extension ; d'autres fois, l'articulation du poignet passe d'un instant à l'autre de la pronation à la supination ; on voit aussi les *membres supérieurs* tortillés en divers sens d'une manière bizarre et inattendue. — On observe les mêmes symptômes aux *extrémités inférieures*, mais ils sont en général moins prononcés. — Les muscles du *tronc* participent rarement aux contractions cloniques, mais d'ordinaire le torse est raide. Lorsque les mouvements d'un des côtés du corps prédominent en intensité sur ceux du côté opposé, l'enfant est porté vers le bord de son lit, de façon à ce que l'on est ordinairement obligé de l'y retenir pour éviter une chute. La contraction spasmodique du *diaphragme* et des muscles du *larynx* produit quelquefois un bruit tout spécial lorsque l'air s'engouffre dans la poitrine à chaque inspiration. Si les convulsions sont très violentes, les *urines* et les *matières fécales* sont rendues involontairement, mais ce symptôme est peu fréquent. La déglutition est bien rarement impossible ; nous l'avons vue se faire chez des enfants atteints d'une crise d'une violence extrême. L'*intelligence* est presque toujours abolie, et la *sensibilité* nulle; les autres sens sont souvent impressionnables ;

ainsi souvent on a vu des enfants témoigner du déplaisir, lorsqu'on leur faisait sentir de l'ammoniaque ou d'autres odeurs fortes. — Lorsque la convulsion se prolonge, la face est violette, vultueuse, couverte de sueur, la chaleur de la tête brûlante, tandis que les extrémités sont froides; la peau est moite, le pouls très accéléré et très petit, difficile à compter, souvent effacé par les contractions musculaires et les soubresauts de tendons ; la respiration est très accélérée, bruyante et stertoreuse seulement dans les cas d'une haute gravité. »

En résumé, une attaque d'éclampsie est composée d'une série de contractions toniques et cloniques revenant par accès et accompagnées de perte de connaissance.

Les *mouvements cloniques* peuvent commencer, comme dans l'aura épileptique, par un membre ou être limités au début à un seul côté du corps, mais ils ne tardent pas habituellement à se généraliser et suivent alors une marche presque invariable dans leur propagation. Les muscles de la face sont agités les premiers; ce sont principalement les muscles moteurs de l'œil et les muscles des commissures labiales ; souvent même, dans les convulsions peu intenses, ces muscles sont le siège exclusif des contractions involontaires. De la face, les secousses s'étendent aux membres supérieurs ; dans les convulsions d'intensité moyenne, elles se bornent aux doigts, qui sont fortement fléchis dans la paume de la main ou à l'avant-bras, qui est agité de mouvements alternatifs de flexion et d'extension ; dans les formes plus violentes, l'épaule est soulevée par des contractions rythmiques. Les convulsions ne s'étendent aux extrémités inférieures et au tronc que dans les grandes attaques. Quand les convulsions diminuent et disparaissent, elles suivent une marche rétrograde, de telle sorte que les muscles envahis les premiers sont abandonnés les derniers par le spasme.

La *grande contraction tonique*, qui forme le premier stade de l'attaque dans l'épilepsie, manque souvent dans l'éclampsie ou bien se produit dans le cours de l'attaque en alternant avec les mouvements cloniques. Ce mélange de *tonisme* et de *clonisme*, comme disait Baumes, s'observe surtout dans les convulsions des nouveau-nés. Dans les cas où la contracture persiste après l'attaque (mâchoire, nuque ou doigts), il s'agit presque toujours d'une convulsion symptomatique.

Il n'y a pas d'éclampsie vraie sans *perte de connaissance*, mais ce phénomène est parfois incomplet et très court ; son existence n'est pas toujours facile à constater chez les très jeunes enfants. La sensibilité au toucher et la vue paraissent plus complètement abolies que l'ouïe. Tantôt l'enfant revient à lui de suite après l'attaque, ne conservant qu'un peu de fatigue et d'assoupissement, tantôt il reste plongé dans le coma, ce qui est toujours un signe fâcheux.

Les fonctions végétatives ne sont sérieusement entravées que lorsque l'éclampsie est précédée ou compliquée par des convulsions internes (voir l'article *Spasme de la glotte*). L'état du pouls et de la température varie suivant la cause première des convulsions.

Marche. Terminaisons. — La durée et la marche de l'attaque d'éclampsie varient considérablement suivant les circonstances dans lesquelles celle-ci se produit. Tantôt les convulsions cessent au bout de quelques minutes, tantôt il s'écoule des heures entières avant qu'elles disparaissent, soit tout à coup, soit par degrés ; on les voit parfois se prolonger pendant plusieurs jours de suite avec de très courts intervalles de calme (Guersant et Blache). Les convulsions de l'asphyxie sont le plus souvent partielles, incomplètes et alternent avec le coma (*convulsions terminales*). Les convulsions initiales des fièvres sont intenses et généralisées, mais se bornent le plus souvent à un seul accès. Les convulsions urémiques se font remarquer par leur violence, par la répétition subintrante des accès (état de mal) et par le coma profond qui succède aux convulsions ou alterne avec elles.

L'attaque d'éclampsie est souvent suivie d'un rétablissement complet ; habituellement le retour à la santé se fait lentement.

On observe souvent, à la suite des convulsions violentes et prolongées, des ecchymoses, surtout à la face et aux paupières, ainsi que des douleurs aiguës dans les membres convulsés. Les ruptures de tendons, les fractures ou les luxations citées par quelques auteurs, comme conséquences d'une attaque d'éclampsie, sont exceptionnelles.

On a aussi rangé parmi les suites possibles des convulsions des troubles intellectuels, l'idiotie, des paralysies et des contractures dans les membres qui ont été le siège des mouvements convulsifs, mais il est difficile de savoir s'il s'agit bien dans ces cas d'une éclampsie essentielle et si les accidents consécutifs ne sont pas liés à une lésion cérébrale ou médullaire.

Les convulsions essentielles sont quelquefois *mortelles;* la mort peut succéder à une seule attaque très violente ou à une série de crises multipliées et très rapprochées les unes des autres (Guersant et Blache); elle est alors presque toujours due à l'asphyxie et survient soit par suffocation au milieu de l'attaque, soit par une asphyxie lente plusieurs heures après les dernières contractions convulsives. Il est probable que, dans ce dernier cas, les centres nerveux ont été trop longtemps imprégnés d'un sang chargé d'acide carbonique pour que leurs fonctions se réveillent, même après le rétablissement de la circulation (Foville). Il ne faut cependant pas admettre trop facilement la mort après une attaque d'éclampsie : on a vu des enfants qu'on croyait morts à la suite de violentes convulsions revenir à la vie comme par miracle (Brachet).

DIAGNOSTIC. — Les convulsions sont toujours un symptôme si caractéristique et si frappant qu'elles peuvent être reconnues par le médecin à première vue ou même après coup, d'après les renseignements fournis par ceux qui entouraient l'enfant au moment de l'accident; mais il est beaucoup plus difficile de reconnaître leur signification. On peut hésiter entre l'éclampsie véritable, l'épilepsie ou les convulsions symptomatiques d'une lésion des centres nerveux; et, pour éclairer le diagnostic, on devra rechercher la cause prochaine de l'attaque en se guidant avant tout sur les commémoratifs, mais en tenant également compte de l'âge, de l'état de la température et des urines, du caractère des convulsions et de la santé de l'enfant dans l'intervalle des crises.

1. L'*âge* a une importance capitale. L'éclampsie est le plus souvent une maladie de la première enfance ; elle éclate alors très facilement, sous l'influence de la moindre cause occasionnelle : c'est donc à elle qu'il faut penser tout

d'abord chez les enfants au-dessous de deux ans. Au delà de cet âge, l'éclampsie est rare et ne survient que sous l'influence de causes parfaitement déterminées, telles qu'une indigestion, l'invasion d'une fièvre éruptive, d'une pneumonie ou une albuminurie brightique. A cet âge, quand les convulsions se répètent sous forme d'accès irrégulièrement intermittents pendant des mois ou même des années, on peut exclure l'éclampsie ; il s'agit alors presque toujours de l'*épilepsie* essentielle ou symptomatique d'une lésion cérébrale.

2. L'état de la *température* du corps de l'enfant est un guide précieux, soit pour le diagnostic, soit pour le traitement à instituer. Nous ne parlons ici que des convulsions initiales, qui éclatent au milieu d'une bonne santé ; nous avons déjà dit que celles qui surviennent pendant le cours des maladies fébriles sont presque toujours symptomatiques d'une lésion des centres nerveux, telles qu'une congestion ou une inflammation intracrânienne et ne rentrent pas dans l'éclampsie. Quand donc des convulsions primitives s'accompagnent d'une élévation considérable de la température et que le thermomètre marque 40° et au delà, elles annoncent en général l'invasion d'une pneumonie franche, d'une fièvre éruptive, plus rarement d'un accès de fièvre intermittente, d'une amygdalite aiguë, d'un érésipèle ou d'un phlegmon. La marche subséquente et les symptômes concomitants indiqueront bientôt à laquelle de ces maladies on a affaire.

Une seule maladie cérébrale pourrait être confondue avec les convulsions sympathiques de la fièvre. C'est la *méningite aiguë franche;* elle s'annonce en effet également dès le début chez les jeunes enfants par une température très élevée et des convulsions; mais alors la violence de celles-ci, leur répétition coup sur coup, leur prédominance fréquente d'un seul côté, la concomitance de symptômes cérébraux, tels que les vomissements et la constipation, et quelquefois la paralysie consécutive des membres convulsés permettront d'établir le diagnostic de la maladie.

L'éclampsie des petits enfants peut être accompagnée de fièvre, mais l'élévation de la température n'est jamais très considérable.

La température est plutôt abaissée dans les convulsions

de l'urémie ou dans celles qui succèdent brusquement à une indigestion dans la seconde enfance.

3. Les *urines* devront être examinées au point de vue de l'albumine dans tous les cas de convulsions ; c'est le seul moyen de se mettre à l'abri de toute chance d'erreur et de reconnaître les convulsions urémiques.

4. Le *caractère des convulsions* fournira souvent à lui seul des éléments importants au diagnostic. A part le cas où elle est due à l'urémie, l'éclampsie infantile revêt rarement tous les caractères de la grande attaque d'*épilepsie.* Si les convulsions sont précédées d'une *aura* bien caractérisée, si l'attaque a débuté par un cri et une pâleur subite, si l'on peut distinguer nettement une période de contraction tonique, un stade de convulsions cloniques et un stade de coma avec ronflement, enfin, si l'enfant a de l'écume à la bouche et se mord la langue, il y a tout lieu de croire à une attaque de mal comitial.

Les convulsions qui restent limitées à un seul côté du corps ou à un seul membre sont toujours symptomatiques d'une lésion cérébrale. La présence pendant l'attaque de contracture ou de paralysie des membres, l'hémiplégie faciale, le ptosis de la paupière supérieure, l'inégalité des pupilles doivent aussi faire exclure l'éclampsie et admettre une lésion des centres nerveux.

5. L'état de la santé *dans l'intervalle des attaques* doit être également pris en considération.

Dans l'épilepsie, le retour apparent à la santé est complet et immédiat après l'accès, mais dans l'intervalle des grandes attaques apparaissent souvent des troubles nerveux passagers, connus sous le nom de *petit mal,* qui portent plus encore que la grande attaque le cachet de la redoutable névrose ; tels sont les vertiges subits, les absences, des troubles intellectuels, l'incontinence nocturne d'urine, certains tics, tels que le tic de Salaam, particuliers aux enfants épileptiques.

Les convulsions symptomatiques d'une lésion cérébrale ou médullaire peuvent éclater parfois au milieu d'une bonne santé et simuler l'éclampsie; dans la moitié des cas de convulsions symptomatiques recueillis par Rilliet et Barthez, l'attaque de convulsions a marqué le début de l'affection encéphalique. Rappelons également ici que, dans certains cas, la paralysie spinale de l'enfance commence par une attaque d'éclampsie. Mais, dans tous ces cas, une fois les convulsions disparues, il persiste quelque trouble nerveux, tel qu'une paralysie, une contracture, du strabisme, de la mydriase, du coma, qui ne peut laisser aucun doute sur l'existence d'une lésion des centres, et qu'on ne peut confondre avec les troubles passagers qui accompagnent ou suivent quelquefois une attaque d'éclampsie.

PRONOSTIC. — Le pronostic de l'éclampsie dépend soit des caractères de l'attaque, soit des circonstances étiologiques dans lesquelles celle-ci se produit.

1. *Caractères de l'attaque.* — Des convulsions coup sur coup, la présence du stertor et la cyanose, la complication de convulsions internes, un pouls très petit et incomptable, doivent faire craindre une terminaison fatale à courte échéance, quelle que soit d'ailleurs la cause des convulsions.

2. *Circonstances étiologiques.* — La plupart des auteurs considèrent l'éclampsie comme moins grave dans la première enfance que dans la seconde, toutes choses égales d'ailleurs; mais le pronostic dépend avant tout de la cause prochaine de l'attaque. Nous passerons en revue à ce point de vue les diverses catégories de convulsions essentielles que nous avons admises.

Les *convulsions idiopathiques* ne sont graves que par la prédisposition convulsive qu'elles dénotent; quand un enfant a eu dans les premières années de fréquentes attaques d'éclampsie qui ont éclaté sans cause apparente, le médecin devra être réservé dans son pronostic et craindre l'apparition de l'épilepsie dans la seconde enfance; cette crainte sera surtout justifiée s'il existe des antécédents héréditaires.

Les *convulsions réflexes* sont celles dont le pronostic est le moins sérieux, pourvu que la cause qui les a provoquées ne dure pas trop longtemps et que la nutrition générale n'ait pas trop souffert; en effet celles qui surviennent chez des enfants cachectiques ou épuisés par une diarrée profuse sont presque toujours l'indice d'une mort prochaine.

Les *convulsions initiales des fièvres* (fièvres éruptives,

pneumonie), qui sont chez l'enfant ce qu'est le délire chez l'adulte, n'ont aucune gravité par elles-mêmes. Sydenham leur attibuait même une signification favorable au début de la variole. Les convulsions du début de la scarlatine sont cependant d'un pronostic fâcheux, lorsqu'elles sont accompagnées d'une grande prostration et de coma ; elles sont alors l'expression de la forme maligne, qui ne pardonne guère..

Le pronostic des convulsions qui éclatent *dans le cours des fièvres* est des plus fâcheux. Elles annoncent dans la plupart des cas une issue fatale.

Les *convulsions de l'asphyxie* sont presque absolument fatales ; telles sont les convulsions terminales de la coqueluche, de la broncho-pneumonie, celles qui surviennent dans le cours du croup, etc.

Les *convulsions urémiques* se terminent plus souvent par la guérison que par la mort (voir l'art. *Scarlatine*, p. 41). Quand l'enfant a survécu aux premières vingt-quatre ou trente-six heures, on peut le regarder le plus souvent comme sauvé.

TRAITEMENT. — Deux indications principales se posent au médecin devant une attaque d'éclampsie : l'une qui consiste à combattre les convulsions elles-mêmes, l'autre qui cherche à supprimer la cause de l'éclampsie et à prévenir ainsi le retour de nouvelles attaques.

Indication symptomatique. — Pendant l'attaque, il faut débarrasser le cou et la taille des vêtements qui les serrent et placer l'enfant dans un grand lit, afin qu'il ne puisse pas se blesser ; il faut en même temps renouveler l'air de la chambre, faire préparer un bain tiède et y plonger l'enfant en lui arrosant la tête d'eau froide. Quand le petit malade sera revenu à lui, on lui fera prendre par cuillerées une potion au bromure de potassium et, s'il est constipé, on lui ordonnera un purgatif léger ou un lavement composé de 50 grammes d'eau tiède simple ou salée, ou de trois à quatre cuillerées d'huile de table. Cette simple médication suffira dans bien des cas à calmer l'orage convulsif ; on devra d'ailleurs toujours commencer par elle.

Dans les cas plus rebelles, où les convulsions ont une grande violence et se répètent coup sur coup, le médecin est malheureusement souvent désarmé. Nous passerons en revue les diverses médications proposées :

1. La *compression des carotides*, préconisée par Trousseau, nous inspire peu de confiance, l'anémie cérébrale jouant un rôle important dans la prédisposition à l'éclampsie. Fevez (1), qui a publié trois cas de guérison par ce moyen, donne les conseils suivants sur la manière de faire la compression. On reconnaîtra que la compression est efficace lorsqu'on sentira un battement artériel assez fort sous le doigt du côté du cœur. Pour éviter l'enfoncement de la peau sous la pression digitale et la compression du larynx qui en résulte, il faut, avant d'appliquer le doigt compresseur, pincer la peau du cou et la porter en dedans du larynx. Pour éviter la compression de la veine jugulaire, qui augmenterait l'hypérémie encéphalique, il faut n'employer qu'une surface limitée pour la compression : un seul doigt suffit en général ; si l'on veut employer plusieurs doigts pour avoir plus de force, il faut les placer parallèlement l'un à côté de l'autre le long du trajet de l'artère.

2. Le *chloroforme* a été beaucoup recommandé par West, qui l'a employé en inhalations sur une large échelle ; il n'en a jamais vu d'inconvénients, quand le remède était administré par le médecin lui-même *secundum artem*. On parvient ainsi parfois à éloigner les crises et à diminuer leur violence, mais l'action du chloroforme est passagère ; si la cause des convulsions subsiste, celles-ci reparaissent de plus belle, dès qu'on cesse la chloroformisation. L'emploi de ce médicament nous paraît devoir être réservé pour l'éclampsie grave qui menace immédiatement la vie dans tous les cas où la saignée est contre-indiquée.

3. Le *chloral* est, de tous les médicaments qui répondent à l'indication symptomatique, celui qui mérite le plus de confiance. Il est préférable au chloroforme, parce qu'il est plus facile à doser et que son action est moins passagère. Il diminue habituellement l'intensité et la durée des convulsions, mais ne paraît pas empêcher toujours leur répétition. Il est contre-indiqué dans tous les cas de cyanose, quelle qu'en soit la cause, et ne doit être employé qu'avec les plus grandes précautions chez

(1) Fevez, *Gaz. des Hôp.*, 1866, p. 155.

les enfants très anémiques et affaiblis (Steiner). La méthode des doses fractionnées doit être préférée à celle des doses massives, parce qu'elle permet plus aisément de surveiller l'effet du médicament et de le proportionner au but qu'on se propose d'atteindre (Monti). La dose variera suivant l'âge ; Steiner indique la gradation suivante :

Nouveau-nés	de 3 à 5	centigr.
Nourrissons.	de 5 à 15	—
Enfants de 2 à 6 ans. .	de 20 à 30	—
Enfants de 10 à 12 ans.	de 40 à 75	—

Ces doses seront d'abord répétées à intervalles rapprochés, tous les quarts d'heures ou toutes les demi-heures, jusqu'à ce qu'on ait obtenu un sommeil paisible sans convulsions ; on les reprendra plus tard, chaque fois que les crises éclamptiques recommenceront. On en suspendra l'administration si l'on constate que l'haleine exhale l'odeur du chloforme.

Henoch a employé également le chloral en lavement, à la dose de 0.30 à 0.50 dans 50 grammes d'eau.

4. La *saignée*, dont on a trop abusé dans le traitement des convulsions, ne doit être employée que dans deux cas bien définis : contre les convulsions urémiques qui éclatent dans l'anasarque scarlatineuse et contre les convulsions symptomatiques d'une inflammation aiguë du cerveau ou de la moelle. Dans le premier cas, la déplétion sanguine devant être rapide, on préfèrera la saignée générale aux sangsues ; les indications les plus positives pour une saignée du bras seront un coma profond succédant aux convulsions, une respiration stertoreuse, une teinte cyanosée du visage, un pouls dur et vibrant. Contre les convulsions d'origine cérébrale, on emploiera les sangsues qu'on appliquera aux apophyses mastoïdes.

5. L'*hydrothérapie* est le meilleur agent contre les convulsions fébriles accompagnées d'une élévation considérable de la température. On sait que Trousseau employait volontiers l'eau froide contre les accidents nerveux initiaux de la scarlatine. Les affusions froides, les compresses froides ou la vessie de glace sur la tête, un bain tiède prolongé ou des lavages froids fréquemment renouvelés

pourront être employés séparément ou combinés suivant les cas.

6. Les *antispasmodiques*, depuis l'oxyde de zinc et la jusquiame jusqu'au musc et à la valériane, qui formaient jadis la base du traitement de l'éclampsie, méritent peu de confiance dans les cas graves. Grisolle fait une exception pour le *musc*, qu'il considère comme un médicament excellent en pareil cas ; mais il conseille d'en élever la dose au delà de celles qui sont communément conseillées ; il faut en donner de 40 centigrammes à 1 gramme dans les vingt-quatre heures.

Les *bromures* seront prescrits dans l'intervalle des accès pour en empêcher le retour. West associe le bromure de potassium au chloral pendant l'attaque. Barthez et Sanné préfèrent le bromure de sodium au bromure de potassium, si les voies digestives sont en mauvais état, parce qu'il est mieux toléré ; ils préconisent le bromure d'ammonium quand l'éclampsie s'accompagne d'un état congestif du cerveau. Ils donnent ces bromures dans l'intervalle des accès à la dose de 1 à 4 grammes par jour et continuent la médication à la même dose pendant un ou deux jours pour prévenir le retour de l'attaque.

Indication causale. — Le traitement de la cause de l'éclampsie est souvent plus important que celui de l'accès. Ainsi, dans le cas où l'éclampsie est produite par une indigestion, un *vomitif* suffira le plus souvent pour guérir à la fois la cause et l'effet ; la saignée aurait alors un résultat fâcheux. On aura toujours soin de remonter à la cause prédisposante de la maladie ; ainsi il ne suffira pas que la présence de vers ait été constatée dans l'intestin ou que l'enfant perce une dent, pour se borner à donner un anthelmintique ou à scarifier la gencive enflammée. Dans beaucoup de cas, ces causes ne sont que secondaires, et l'éclampsie provient d'une mauvaise nourrice, d'une alimentation artificielle indigeste, d'une entérite aiguë ou d'une néphrite albumineuse.

Les *purgatifs* sont indiqués dans les cas d'éclampsie provoqués par la dyspepsie chez les petits enfants ; nous avons vu disparaître chez un nourrisson de trois mois, immédiatement après l'administration de l'huile de ricin, des crises d'éclampsie qui se répétaient depuis trente-six heures. C'est à de pareils cas qu'on peut appliquer le vieil adage : *Naturam morborum curationes ostendunt.*

Il faut tenir compte aussi dans le traitement à instituer des causes constitutionnelles prédisposantes, telles que le rachitisme et l'anémie ; on a cité plusieurs cas de guérison de l'éclampsie par le *carbonate de fer* et l'*huile de foie de morue.* West recommande dans le même but le *changement d'air.*

Article XVII. — SPASME DE LA GLOTTE

Les différents noms qui ont été successivement donnés au spasme de la glotte montrent combien les opinions ont varié sur sa nature. Signalée déjà au commencement de ce siècle par Hamilton, par Clarke, par Cheyne, cette affection fut décrite en 1829 par Kopp comme une maladie nouvelle sous le nom d'*asthme thymique;* quelques auteurs allemands qui crurent, comme lui, avoir trouvé dans l'hypertrophie du thymus la lésion pathogénique de la maladie, lui donnèrent le nom d'*asthme de Kopp.* A la même époque les médecins anglais, guidés plutôt par le bon sens clinique que par des recherches anatomiques exactes, persistaient à croire à la nature purement nerveuse de l'affection, mais plusieurs d'entre eux (Joy, Ley, Evanson et Maunsell) eurent le tort de confondre sous le nom de *laryngismus stridulus* le faux-croup avec le spasme de la glotte. En France, Valleix et Trousseau soutinrent l'opinion que le spasme de la glotte n'est qu'une *convulsion partielle.* Hérard, en 1847, dans une thèse restée classique, démontra que les diverses lésions regardées comme la cause de l'accès de suffocation, telles que l'hypertrophie du thymus et des ganglions bronchiques, étaient purement fortuites ; il analysa avec plus de soins que ses prédécesseurs la physiologie pathologique de la convulsion interne et reconnut qu'elle peut envahir non seulement le larynx, mais aussi le diaphragme. Le nom de *phrénoglottisme* proposé par Bouchut exprime mieux que celui de *spame de la glotte* ce double siège. Rilliet et Barthez qui, dans leur première édition, ont publié une des premières observations françaises du spasme de la glotte, lui ont consacré dans leur seconde édition un article très complet sous le nom de *convulsion interne.*

ÉTIOLOGIE. — **Causes prédisposantes.** — L'étiologie du spasme de la glotte a beaucoup de points communs avec celle de l'éclampsie, mais elle est plus restreinte et présente quelques particularités remarquables. Ainsi, le spasme de la glotte ne s'observe guère après un an et atteint surtout des enfants de quatre à dix mois; il est beaucoup plus fréquent chez les garçons que chez les filles; il sévit presque exclusivement dans la classe pauvre et chez les enfants chétifs, mal nourris, cachectiques ou rachitiques. Tous les auteurs insistent sur l'influence prépondérante du *rachitisme;* ainsi sur 50 enfants atteints de spasme glottique, observés par Gee, 48 étaient rachitiques; sur 61 observés par Henoch, 45 présentaient des signes plus ou moins accusés de rachitisme.

Causes occasionnelles. — Parmi les causes occasionnelles spéciales au spasme de la glotte, il faut mentionner l'action du *froid* extérieur, qui s'exerce sur les extrémités nerveuses de la muqueuse laryngienne, soit directement, soit par l'intermédiaire d'un catarrhe laryngo-trachéal. Ainsi, la maladie paraît beaucoup plus fréquente au nord qu'au midi; elle apparaît plus souvent en hiver et surtout au mois de mars qu'en toute autre saison. On a vu le spasme de la glotte succéder à un quinte prolongée de *coqueluche;* dans ce cas, l'asphyxie vient s'ajouter à l'irritation catarrhale de la muqueuse et favoriser ainsi l'explosion de la convulsion (voir p. 190). Enfin la fatigue exagérée des muscles du larynx, produite par des *cris* violents et prolongés, est encore une cause occasionnelle dont il faut tenir compte (Henoch).

Une fois la maladie déclarée, les attaques peuvent se reproduire sous l'influence des causes les plus variées, telles que l'examen médical du fond de la gorge, les mouvements de déglutition, lorsqu'ils se font avec précipitation, ou même le passage du sommeil à l'état de veille.

PHYSIOLOGIE PATHOLOGIQUE. — Hérard a démontré par des recherches anatomiques précises, qu'il n'existe aucune relation entre le volume du thymus et l'apparition du spasme de la glotte. Cette affection doit être rangée parmi les convulsions, comme cela ressort déjà de la coïncidence habituelle des convulsions externes avec le spasme de la glotte ; sur 61 cas observés par Henoch, 46 se sont compliqués d'éclampsie.

L'irritabilité anormale du *centre respiratoire* dans la moelle allongée, à laquelle est due la convulsion phréno-glottique, ne se développe pas aussi facilement que celle des centres moteurs corticaux. Il faut pour la produire une cause générale de dénutrition, qui, en agissant pendant un temps plus ou moins long, finisse par altérer la crase du sang et la vitalité des cellules ganglionnaires de la moelle allongée ; il faut aussi, pour que le centre respiratoire puisse être ainsi le siège d'un arc excito-moteur anormal, que les sujets n'aient pas dépassé les premiers mois de l'existence. Ce fait, qui ressort brutalement de la statistique, n'est qu'un cas particulier d'une loi physiologique générale, qui peut s'exprimer ainsi : A mesure que le cerveau se développe et s'individualise, à mesure aussi les centres nerveux qui président aux fonctions végétatives s'individualisent et échappent dans une certaine mesure aux actions réflexes pathologiques. Le centre respiratoire est de tous celui qui devient le plus indépendant.

DESCRIPTION. — **Début**. — Le début est le plus souvent brusque, sans prodromes ; l'accès survient, d'après West, plus souvent la nuit que le jour. Reid a signalé, comme phénomène précurseur, un *râle muqueux laryngé* ; Rilliet et Barthez ne l'ont jamais observé.

Accès. — Le spasme de la glotte est un accès de suffocation instantanée, survenant brusquement au milieu du calme le plus profond. La respiration se suspend, la face se colore et s'injecte ; la physionomie de l'enfant exprime alors l'anxiété la plus vive ; sa bouche est largement ouverte, comme pour aspirer l'air qui lui manque ; sa tête se renverse en arrière, ses yeux sont fixes ; en même temps sa face devient bleue ; il présente en un mot tous les signes d'une asphyxie commençante (Hérard). Cette suspension de la respiration peut durer de dix à vingt secondes ; la fin de l'accès est annoncée par une *série d'inspirations sonores*, brèves, se répétant plusieurs fois sans expiration intermédiaire, pareilles à un hoquet grêle, et dont la dernière, plus longue et moins sifflante, devient insonore ; puis la respiration reprend son rythme normal. L'inspiration sonore est pathognomonique pour le spasme de la glotte ; il suffit de l'avoir entendue une fois pour ne plus l'oublier et la reconnaître même à distance. L'*expiration* est très variable. Dans certains cas, elle revient à la fin de l'accès, d'abord courte et difficile, puis reprend peu à peu ses caractères normaux. Dans d'autres cas, la série des convulsions expiratrices est suivie d'une série de convulsions inspiratrices, courtes, sonores et saccadées. Dans quelques cas exceptionels enfin, chaque inspiration sifflante est suivie d'une expiration bruyante et forcée ou bien plus rarement encore les secousses expiratrices constituent le phénomène initial.

Hérard distingue trois formes cliniques principales de l'accès phréno-glottique : 1) le *spasme du diaphragme*, qui se traduit uniquement par l'apnée ; 2) le *spasme du larynx*, caractérisé par une ou plusieurs inspirations convulsives ; 3) une *forme mixte*, caractérisée par le spasme simultané de la glotte et du diaphragme.

Symptômes concomitants. — La plupart des fonctions éprouvent pendant l'accès un trouble passager. Le pouls s'accélère, devient petit, souvent à peine sensible ; les battements de cœur sont tumultueux, irréguliers ; la poitrine reste immobile, mais chaque inspiration lui communique un léger ébranlement, et si l'on pratique l'auscultation, on n'entend plus l'expansion vésiculaire ; les veines du cou et du visage se gonflent ; la peau se couvre d'une sueur froide ; des évacuations involontaires ont lieu. (Hérard.)

On n'observe des *convulsions épileptiformes* généralisées qu'à la fin de l'accès et seulement dans les spasmes intenses et prolongés. L'asphyxie rapide produite par la suspension de la respiration est la cause principale de cette complication. La *contracture des extrémités* (tétanie) est au contraire un des symptômes concomitants habituels de l'accès ; elle le précède quelquefois de plusieurs jours ou de quelques heures ; ce symptôme nerveux apparaît en général pendant la période d'état de la maladie et paraît dépendre des mêmes causes générales que le spasme de la glotte. La contracture se borne ordinairement à la flexion de la main et à l'extension des pieds; dans quelques cas rares, elle envahit les bras, les jambes ou le tronc (voir l'article *Tétanie*, p. 481).

Marche, Terminaisons. — La maladie peut se borner à un seul accès ou à une série d'accès se succédant pendant quelques heures et constituant une seule attaque; c'est l'exception. Habituellement elle se compose d'une série d'accès revenant à intervalles irréguliers pendant quelques jours ou quelques semaines. On peut distinguer alors :

1) Une *période d'augment*, pendant laquelle les accès sont rares, courts, séparés par des intervalles de santé parfaite; cette période dure en général quelques jours; vers la fin les accès se rapprochent et augmentent d'intensité; la santé générale commence à souffrir.

2) Une *période d'état*, pendant laquelle la maladie acquiert son maximum d'intensité : l'enfant est alors emporté quelquefois pendant un accès violent de suffocation, ou succombe au marasme et à l'épuisement nerveux après des crises répétées.

3) Une *période de déclin*, quand l'enfant survit, dans laquelle les accès perdent en durée et en violence et s'éloignent. La maladie se termine alors par la guérison au bout d'une semaine à un ou deux mois environ; parfois cependant, au moment où on croyait la guérison complète, le spasme reparaît sous l'influence d'un catarrhe laryngé, d'une diarrhée, ou sans cause appréciable.

DIAGNOSTIC.— Le diagnostic du spasme de la glotte est très facile quand on a assisté à un des accès ou quand, avec des renseignements assez circonstanciés, on peut constater soi-même la parfaite santé de l'enfant dans l'intervalle des crises.

La *laryngite striduleuse* par son caractère intermittent et spasmodique a quelques rapports avec le phréno-glottisme, mais elle s'en distingue suffisamment par la présence de l'enrouement et d'une toux aboyante, tandis que l'inspiration est insonore; elle s'accompagne souvent de coryza et d'un léger mouvement fébrile; enfin elle n'apparaît presque jamais chez des enfants âgés de moins d'un an, tandis que le spasme de la glotte est rare après cet âge.

PRONOSTIC. — La mortalité du spasme de la glotte est en général très élevée; Reid l'évalue à 40 %. Henoch est beaucoup plus optimiste; la plupart des enfants qu'il a observés ont guéri; les quatre cas de mort qu'il a vus, sont survenus au milieu d'une violente attaque d'éclampsie.

Rilliet et Barthez indiquent comme *circonstances favorables* au pronostic la brièveté des accès et leur éloignement, la présence d'une expiration à la suite de chaque inspiration, l'absence de teinte asphyxique, le sexe féminin, de bons antécédents hygiéniques et constitutionnels. Ces auteurs regardent comme *annonçant un danger imminent* les circonstances suivantes : 1° la longueur et l'intensité des accès, qui s'accompagnent alors de cyanose de la face et de suffocation violente ou d'une pâleur très grande et d'une petitesse excessive du pouls; 2° la répétition des accès à de très courts intervalles, c'est-à-dire toutes les demi-heures, tous les trois quarts d'heure, survenant après des accès éloignés et peu graves; 3° l'amaigrissement et la perte des forces.

TRAITEMENT. — Au moment de l'accès, il y a peu de chose à faire. On aérera largement la chambre et on débarrassera l'enfant de tous les vêtements qui pourraient le gêner. Dans les accès prolongés et intenses qui mettent en quelques instants la vie dans un danger imminent, on fera respirer à l'enfant quelques gouttes de chloroforme au moment de la première inspiration convulsive; si l'enfant ne respire plus et est en état de mort apparente, il ne faut pas désespérer trop tôt de le ramener à la vie et employer tous les moyens conseillés en pareils cas, tels que la flagellation, les aspersions froides sur le visage et la poitrine, le chatouillement de la pituitaire par l'introduction dans les fosses nasales d'une barbe de plume ou l'insufflation de poudres irritantes, l'électricité, les sels ammoniacaux, le marteau Mayor ou même la respiration artificielle à l'aide du tube laryngé de Depaul. Henoch a sauvé un enfant en lui ouvrant la bouche de force et en tirant en avant la langue qui gênait l'entrée de l'air dans le larynx (1).

(1) Ce procédé est analogue à celui récemment préconisé par Laborde pour ramener les noyés à la vie.

Contre le *retour des accès*, la médication tonique fait merveille ; le fer, l'huile de foie de morue, une bonne hygiène alimentaire (nourrice, lait d'ânesse, etc.) seront les antispasmodiques par excellence. Les bains de son tièdes sont souvent les calmants les plus efficaces du système nerveux chez les petits enfants; on pourra y ajouter avec avantage 30 à 50 grammes de racine de valériane. Les nervins proprement dits, tels que l'asa-fœtida, l'oxyde de zinc, même les bromures et le chloral, paraissent sans action contre le retour des accès. Le musc en poudre, à la dose de 1 centigramme répétée toutes les heures ou toutes les deux heures, parait avoir dans quelques cas diminué la fréquence et l'intensité des spasmes (Girard) (1). Henoch l'emploie sous forme de teinture (10 gouttes toutes les heures ou toutes les deux heures), sans y avoir grande confiance ; quand les accès, par leur fréquence et leur répétition à courte échéance, rendent le danger imminent, il n'hésite pas à donner la *morphine*, en surveillant son action pour ne pas avoir d'intoxication. Voici la formule qu'il préconise : Chlorhydrate ou acétate de morphine, 0,01; eau distillée, 35,0; sirop de guimauve, 15,0; une cuillerée à café 2 à 4 fois par jour.

Article XVIII. — TÉTANIE

La tétanie est une névrose à symptomatologie bien définie, à étiologie variable, qui est caractérisée essentiellement par des attaques de contracture intermittentes frappant symétriquement les extrémités et pouvant s'étendre de là exceptionnellement à quelques muscles du tronc ou de la face. Elle se distingue de l'éclampsie, avec laquelle elle a des affinités naturelles, par la conservation de la connaissance et l'absence de clonisme.

Cette névrose, décrite par Dance chez l'adulte sous le nom de *tétanos intermittent*, a été étudiée pour la première fois chez l'enfant par Tonnellé (2), puis par Constant (3) sous le nom de *contracture essentielle des extré-*

(1) Girard, *Rev. méd. de la Suisse romande*, 1885, p. 155.
(2) Tonnellé, *Gaz. méd. de Paris*, 1832, p. 1.
(3) Constant, *ibid.*, 1832, p. 80.

mités. On la désigne aujourd'hui sous le nom de *tétanie*, expression proposée par Corvisart en 1852 et adoptée par Trousseau dans ses cliniques.

ÉTIOLOGIE. — **Causes prédisposantes.** — *Age.* — La tétanie, qui est somme toute une maladie rare, se rencontre le plus souvent de dix-sept à trente ans (Trousseau), mais elle peut survenir aussi dans l'enfance, à des périodes très différentes. On l'a observée chez des nourrissons de deux à quinze mois (Koppe, Baginsky, Escherich), puis dans la seconde enfance, de trois à six ans principalement, enfin aux environs de la puberté chez les jeunes filles de douze à quinze ans.

Barthez et Sanné, sur 87 cas de tétanie qu'ils ont analysés, en ont trouvé près de la moitié dans les deux premières années, un cinquième de trois à six ans et un quart environ de douze à quinze ans.

Maladies antérieures. — La tétanie n'est presque jamais chez les enfants une affection primitive. Elle est habituellement consécutive à une détérioration de l'organisme, telle que l'atrophie infantile par diarrhée chronique, le rachitisme, ou amenée par des maladies aiguës comme la broncho-pneumonie, la coqueluche, le choléra et surtout la fièvre typhoïde. La tétanie peut être aussi parfois chez les enfants plus âgés l'expression de l'hystérie infantile (diathèse de contracture de Charcot).

Causes déterminantes. — Ces causes ne sont pas toujours faciles à reconnaître ; on a cité l'onanisme (Constant), le travail de la dentition (Tonnellé, Henoch), les vers intestinaux (Riegel), l'approche des règles, les émotions violentes, la contagion nerveuse pour la forme hystérique (J. Simon), l'extirpation d'un goitre (Chvostek, Weiss). Deux causes paraissent prépondérantes : l'irritation du tube digestif chez les jeunes enfants principalement, l'action du froid humide chez les enfants plus âgés

L'étiologie *gastro-intestinale* paraît la plus fréquente, qu'elle agisse seulement par action réflexe, comme dans les cas où la maladie est provoquée par les vers intestinaux, l'invagination intestinale (Barthez et Sanné), les lavages de l'estomac, ou qu'elle soit due à une auto-intoxication par viciation chimique de la digestion, comme dans la dilatation de l'estomac, l'indigestion, la dyspepsie et l'entérite. Trousseau avait déjà remarqué que la diarrhée paraît être un des facteurs les plus importants de la tétanie, lorsqu'elle est profuse et rebelle.

L'action du *froid* paraît également bien constatée. Lasègue (1) en cite un exemple très probant : Un enfant de dix à douze ans, peu vêtu, sort en sueur d'un bal et descend dans la rue où la température était très froide; il est pris tout à coup d'une contracture douloureuse des pieds et des mains ; l'accès dure quatre ou cinq heures et est accompagné d'une réaction fébrile assez vive ; le lendemain la contracture avait disparu. La tétanie a été observée par quelques auteurs particulièrement pendant les mois froids et humides ; c'est ce que l'on a appelé à tort le tétanos rhumatismal.

Le *génie épidémique* est invoqué par quelques auteurs pour expliquer l'explosion simultanée d'un certain nombre de cas. Dans l'épidémie de Gentilly (2), la contagion nerveuse et peut-être la simulation paraissent avoir été les facteurs importants; l'épidémie fut arrêtée par la fermeture de l'école. On a signalé cependant dans ces dernières années de véritables épidémies de tétanie survenant au printemps et dans lesquelles la maladie se rapprochait des affections infectieuses par sa marche aiguë et cyclique et parce qu'elle s'accompagnait de fièvre. Escherich (3) a observé à Gratz une de ces épidémies qui frappa de mars à mai trente enfants âgés de huit mois à deux ans, habitant la plupart le même quartier bas et malsain.

Schlesinger (4) distingue deux formes entièrement distinctes de la maladie : l'une, la *tétanie* vraie, infectieuse, souvent épidémique, à marche rapide et cyclique, qui guérit toujours; l'autre, la *pseudo-tétanie*, à marche irrégulière, parfois chronique, due à une auto-intoxication pouvant partir de l'estomac (dilatation) ou de l'intestin (diarrhée, helminthes) ou résulter de l'extirpation d'un goitre (intoxication par la mucine normalement détruite par le

(1) Lasègue, *Bull. de la Soc. méd. des hôp. de Paris*, 1855, p. 413.
(2) Voir : J. Simon et Regnard, *Prog. méd.*, 1876.
(3) Escherich, *C. R. du Congrès internat. de Berlin en* 1890, II, 6e partie, p. 65.
(4) Schlesinger, *Allg. Wien. med. Zeit.*, 1890.

corps thyroïde). On peut également rapporter à cette forme les tétanies observées à la suite de l'empoisonnement par le chloforme et l'ergotine.

DESCRIPTION. — Le plus souvent l'apparition de la contracture est précédée par quelques phénomènes prodromiques, tels que des fourmillements, de l'engourdissement dans les membres ou bien par un léger mouvement fébrile et un embarras gastrique; ces symptômes sont souvent masqués chez les enfants par ceux de la maladie primitive. Dans quelques cas rares, la contracture survient sous forme d'une attaque brusque au milieu d'une bonne santé. Barrier (1) en a observé un exemple chez un enfant de onze ans; ce jeune garçon fut pris tout à coup, sans cause connue, d'un étourdissement qui le fit tomber à terre; s'étant relevé, il eut une peine extrême à marcher à cause d'une flexion forcée des pieds sur les jambes; le lendemain il eut un nouveau vertige et dut s'aliter. La contracture céda en trois jours à un traitement antispasmodique.

Dans la grande majorité des cas, la contracture débute par les extrémités supérieures auxquelles elle reste rarement bornée, elle s'étend bientôt aux extrémités inférieures en frappant également les deux côtés et en suivant toujours à la jambe, comme au bras, une marche centripète (Rilliet et Barthez). Les doigts sont fléchis, les phalanges étendues et parfois écartées, le pouce est replié dans la paume de la main ; le poignet est fléchi à angle aigu et l'avant-bras est en pronation légère. La main présente alors souvent la forme d'un *cone;* Trousseau a comparé son attitude à celle de la main de l'accoucheur, au moment où elle pénètre dans le vagin pour faire la version. Les muscles fléchisseurs forment une saillie rigide; le coude et l'épaule conservent en général la liberté de leurs mouvements.

Aux extrémités inférieures, ce sont le plus souvent les muscles extenseurs du pied qui sont le siège de la contracture; on remarque alors une flexion forcée des orteils,

(1) Barrier, *Traité prat. des maladies de l'enf.*, 3e éd., 1861, t. II, p. 250.

une augmentation de la concavité plantaire et l'extension du pied avec saillie et rigidité du tendon d'Achille. Barrier cite un cas exceptionnel dans lequel le pied était fléchi sur la jambe, de telle sorte que l'enfant étant debout ne pouvait appuyer que le talon sur le sol et faisait de vains efforts pour étendre son pied. Le genou et la hanche gardent en général la liberté de leurs mouvements ; la contracture s'étend très rarement aux muscles de la cuisse. Dans une observation de Constant, la rigidité s'étendait à tous les muscles du membre inférieur en prédominant dans les adducteurs; l'enfant tenait les jambes croisées. Rilliet et Barthez ont observé plusieurs cas où la contracture était limitée aux muscles de la hanche d'un seul côté et produisait une rétraction de la cuisse sur le bassin, qui simulait une coxalgie.

Les muscles contracturés sont très saillants dans les cas intenses ; ils peuvent même acquérir exceptionnellement une rigidité que Tonnellé et Constant ont comparée à celle du marbre. La contractilité électrique, soit faradique, soit galvanique, paraît notablement accrue dans les muscles atteints (Erb).

La tétanie entraîne naturellement une grande gêne dans les mouvements et s'accompagne parfois de *douleurs* très vives exaspérées par les tentatives de redressement du membre, douleurs qui chez les très jeunes enfants se traduisent par de la tristesse, de l'agitation et des cris aigus qui reviennent par intervalles. La contracture est accompagnée d'engourdissement dans les extrémités, mais il n'y a jamais d'anesthésie véritable. Enfin on a signalé quelquefois une tuméfaction œdémateuse des extrémités contracturées, accompagnée dans quelques cas de rougeur au pourtour des articulations (De la Berge, Grisolle).

La tétanie n'est pas habituellement une maladie fébrile sauf dans sa forme infectieuse; la fièvre rémittente et les troubles digestifs notés chez quelques enfants paraissent être causés par l'affection que complique la tétanie plutôt que par la névrose elle-même. L'intelligence reste nette, la connaissance est complète.

La contracture n'est point permanente; elle présente des intermittences dont la durée est variable et dont le retour n'affecte aucun type régulier. La durée de l'intermittence peut s'étendre de quelques heures à plusieurs jours. Il peut n'y avoir qu'un seul accès, mais le plus souvent les accès se répètent et forment par leur groupement de véritables attaques. Le retour de la contracture peut être causé par une émotion morale.

D'après Trousseau, il serait toujours possible, tant que la maladie n'est pas complètement guérie, de faire reparaître la contracture dans les muscles qu'elle a quittés par la compression de l'artère ou du nerf principal du membre malade. Ce *signe de Trousseau* paraît assez constant dans la tétanie, chez l'enfant comme chez l'adulte.

Weiss a signalé un autre moyen de démasquer la tétanie latente, qui consiste à percuter légèrement les branches du facial, particulièrement à l'angle externe de l'orbite, à l'endroit où apparaissent les rides connues sous le nom de patte d'oie. La percussion faite soit avec le doigt, soit avec un marteau, est suivie d'une contraction brusque comme l'éclair de l'orbiculaire palpébral correspondant. Le *signe de Weiss* a été signalé dans la tétanie des jeunes enfants par Cheadle, Dusch et Baginsky.

La *durée* totale de la maladie peut varier, suivant Delpech, de cinq jours à plus de deux mois ; dans la forme bénigne, qui est la plus habituelle chez les enfants, la contracture cesse spontanément au bout d'une à deux semaines. On observe parfois des récidives; ainsi, chez un enfant qui avait eu une première attaque de contracture à l'âge d'un an, Constant observa à l'âge de quatre ans trois nouvelles attaques dans l'espace de trois mois.

Certaines circonstances peuvent hâter la guérison ; ainsi, quand la conctracture est liée à l'établissement de la menstruation, il suffit que les règles se montrent pour que la maladie disparaisse (Tonnellé, obs. IX et X) ; dans une observation de Constant, une rougeole intercurrente détermina la guérison immédiate de la tétanie.

On observe dans quelques cas rares, à côté de la forme *bénigne* de la contracture qui reste localisée aux extrémités, une forme plus grave, généralisée ou *tétanique*, dans laquelle la contracture s'étend à certains muscles du tronc ou de la face. On observe alors de l'opisthotonos, du trismus, et parfois même du strabisme (Rilliet et Barthez).

Cette forme est très exceptionnelle dans le jeune âge. Rilliet en cite cependant un exemple remarquable observé chez un enfant de seize mois qu'il vit en consultation avec Marc D'Espine. Cet enfant fut pris tout à coup, dans la convalescence d'une grippe, de contracture des extrémités inférieures ; en outre, tous les quarts d'heure, il était saisi d'un accès d'opisthotonos et de trismus, et poussait à ce moment des cris aigus, indices d'une vive souffrance. Pendant dix heures, les accès conservèrent toute leur violence, en même temps que la contracture gagna les mains. A partir de la dixième heure, les accès s'éloignèrent ; au bout de vingt-quatre heures, ils étaient très rares. Quarante-huit heures après le début, l'enfant paraissait guéri ; cependant le troisième jour il eut encore un ou deux accès légers ; depuis lors la maladie disparut pour ne plus revenir. Kjellberg (1) a observé un fait analogue chez un enfant de quatre ans.

Enfin, dans certains cas encore plus rares, la contracture peut être bornée à quelques muscles du tronc ou de la nuque ; nous avons eu l'occasion de voir chez un enfant de quelques mois une contracture limitée à la nuque ; elle était caractérisée par un renversement de la tête en arrière, sans trismus et sans convulsions ; la maladie, survenue sans cause appréciable, s'accompagna d'un léger mouvement fébrile et céda au bout de quelques jours à des bains et aux antispasmodiques ; l'enfant, chez lequel nous avions soupçonné au début une maladie grave des centres nerveux, guérit parfaitement.

COMPLICATIONS. — Les auteurs rangent les *convulsions* parmi les symptômes de la tétanie chez les petits enfants ; Rilliet et Barthez ont observé, dans sept cas sur vingt-trois, des convulsions générales ou partielles ; elles sont survenues trois ou quatre jours après l'apparition de la contracture, ou bien elles ont été terminales.

Hérard a signalé la fréquence de la contracture des extrémités dans le cours du *spasme de la glotte ;* la tétanie précède quelquefois le spasme, mais le plus souvent elle apparaît et elle cesse avec lui. La coïncidence fréquente

(1) Kjellberg, *Arch. f. Kinderheilk.*, 1882, III, p. 438.

de ces deux manifestations nerveuses chez les enfants du premier âge a été confirmée par les recherches récentes d'Escherich et de Loos (1).

La contracture des extrémités peut être dans quelques cas suivie d'une *paralysie* ou alterner avec elle. Cette paralysie succède quelquefois à une attaque de convulsions; elle est toujours passagère lorsque la contracture est essentielle.

DIAGNOSTIC. — La forme tétanique de la contracture essentielle pourra dans certains cas en imposer pour un *tétanos* véritable, dont il est quelquefois même difficile de la séparer. L'absence de traumatisme, l'apyrexie, le début de la maladie par les extrémités, la rareté du trismus, l'intermittence complète des symptômes sont les signes distinctifs de la tétanie.

L'intégrité parfaite des fonctions cérébrales sépare la tétanie des contractures symptomatiques de la *méningite* ou des *tumeurs cérébrales*.

L'*hémorragie méningée* est, de toutes les maladies de l'encéphale, celle qui s'accompagne le plus souvent de contracture des extrémités ; elle se distinguera de la contracture essentielle par l'existence d'une fièvre plus vive et surtout par son début purement cérébral caractérisé par des convulsions, du coma ou du strabisme.

Enfin, il ne faut pas oublier que les *contractures intermittentes* peuvent être l'expression, chez l'enfant, de la *malaria*. J. Simon (2) cite un cas de torticolis musculaire douloureux chez une fillette de six ans, qui revenait deux fois par jour, à des heures régulières. Cette affection, considérée comme de nature rhumatismale, fut traitée pendant six semaines sans succès par les émollients et les calmants ; elle céda à l'administration de 40 cent. de sulfate de quinine et disparut au bout de huit jours de traitement.

PRONOSTIC. — La tétanie offre peu de gravité quand elle reste bornée aux extrémités ; même la forme tétanique se termine habituellement par la guérison. Dans les cas

(1) Loos, Die Tetanie der Kinder und ihre Beziehungen zum Laryngospasmus, Leipzig, 1892.

(2) J. Simon, *Revue mens. des mal. de l'enf.*, 1883, I, p. 85.

mortels, l'issue fatale est toujours amenée par l'affection primitive ou par une complication ; les convulsions externes et surtout le spasme de la glotte aggravent beaucoup le pronostic.

TRAITEMENT. — Les émissions sanguines locales et générales, qui réussissent quelquefois chez l'adulte, doivent être proscrites dans le traitement de la tétanie chez l'enfant ; l'application de sangsues ne pourrait être indiquée qu'à l'approche de la puberté chez les jeunes filles pour hâter l'apparition des règles. Chez les jeunes enfants, il faut au contraire combattre l'anémie et la diarrhée qui sont les deux causes prédisposantes les plus puissantes de la contracture. Une alimentation appropriée à l'état des voies digestives, l'administration des toniques (fer, sirop de quinquina), seront plus efficaces que tous les antispasmodiques pour combattre l'irritabilité médullaire. Si l'on soupçonne que la maladie est causée par la présence de vers intestinaux, on prescrira un anthelminthique ; si elle paraît due à une dentition laborieuse, on cherchera à favoriser la sortie des dents.

Dans les cas simples, le traitement de la contracture se bornera aux bains tièdes et à des frictions sur les extrémités contracturées avec le baume opodeldoch, le baume tranquille ou un liniment chloroformé. Monteuuis (1) a vu un cas de tétanie chez une petite fille de dix ans guérir rapidement à la suite de l'administration d'un gramme d'*antipyrine* par jour, dissoute dans de l'eau additionnée de curaçao.

Dans le cas où la maladie revêt la forme tétanique, on prescrira simultanément les injections sous-cutanées de *chlorhydrate de morphine* (2 à 8 milligr.) et les *inhalations de chloroforme ;* toutefois, cette médication ne sera employée qu'avec une extrême réserve dans la première enfance.

On pourra employer également le *bromure de potassium* à haute dose (2), administré soit par la bouche, soit par le rectum dans les cas où la déglutition est difficile ou impossible.

(1) Monteuuis, *Journ. des sc. méd. de Lille*, 9 août 1889.

(2) Southey a pu administrer, pendant plus d'une semaine, des doses vraiment fabuleuses de ce sel à un garçon de dix ans atteint

ARTICLE XIX. — ÉPILEPSIE

L'épilepsie n'est point une maladie spéciale à l'enfance, aussi nous n'en donnerons pas une description complète et nous n'insisterons que sur les particularités que présente l'épilepsie idiopathique dans le jeune âge. Nous avons déjà parlé aux articles *Tumeurs cérébrales* et *Hémiplégie cérébrale infantile* de l'épilepsie symptomatique chez les enfants.

ÉTIOLOGIE. — L'*hérédité*, prise dans son sens le plus large, joue un rôle prépondérant dans l'épilepsie de l'enfance; en effet, non seulement l'épilepsie, mais toute autre névrose, telle que l'hystérie, l'état nerveux, même la migraine (Nothnagel) chez les parents, peut se traduire par l'épilepsie chez leurs descendants. L'ébriété au moment de la conception a été incriminée comme une cause de l'épilepsie chez les enfants. L'épilepsie héréditaire se développe presque toujours avant la puberté (Echeverria), et est souvent précédée par l'éclampsie dans la première enfance; habituellement les deux maladies sont séparées par un intervalle de santé parfaite qui s'étend jusqu'à l'âge de six ou sept ans, parfois même jusqu'aux approches de la puberté. Dans quelques cas, au contraire, les attaques d'éclampsie du premier âge passent à l'état chronique et la maladie revêt insensiblement tous les caractères de l'épilepsie.

Quant à la question de savoir si, en dehors de toute prédisposition héréditaire, l'éclampsie dans la première enfance peut favoriser ou déterminer l'explosion de l'épilepsie dans la seconde enfance, elle n'est pas tranchée et ne pourra être résolue que par des statistiques étendues et rigoureuses (Nothnagel).

Parmi les causes déterminantes, la *peur* est une de celles qui est le plus souvent mentionnée comme ayant provoqué l'apparition des crises d'épilepsie chez les en-

de tétanos idiopathique, sans déterminer d'accidents (4 grammes toutes les deux ou trois heures!); il attribue à cette médication la guérison rapide qu'il a observée (*Lancet*, 1877, I, p. 649).

fants prédisposés à cette affection (1). Des irritations du tube digestif (vers intestinaux) ou des organes génito-urinaires (onanisme, calculs, phimosis) peuvent être aussi chez de jeunes sujets l'origine d'une *épilepsie réflexe* qui disparait parfois avec la cause qui l'a provoquée.

SYMPTÔMES et DIAGNOSTIC. — L'épilepsie dans l'enfance ne se révèle presque jamais d'emblée sous la forme de la grande attaque (*haut mal*), mais se cache pendant longtemps sous des formes plus légères en apparence (*petit mal*), mais au fond plus caractéristiques que les grandes attaques convulsives. Ce sont le plus souvent des *vertiges*, des *absences* avec pâleur subite de la face, qui durent à peine quelques secondes; quelquefois l'enfant tombe et se heurte contre les objets qui se trouvent sur son passage; on attribue longtemps ces accidents à la maladresse, jusqu'à ce qu'un jour éclate une attaque en règle qui en démontre la véritable signification (West).

Les formes que revêt le petit mal chez les enfants peuvent être variées; tantôt les attaques n'ont lieu que la nuit et ne se révèlent que par une émission involontaire d'urine; tantôt c'est pendant le jour qu'apparaissent les symptômes furtifs et passagers de la diathèse; l'enfant présente alors une certaine bizarrerie d'allures ou bien de temps à autre une fixité subite du regard avec un marmottement de paroles indistinctes, qui cesse dès qu'on l'interpelle un peu vivement.

Dans certains cas, le petit mal se traduit par des *mouvements convulsifs limités*. Ainsi Steiner a observé, comme premier symptôme de la maladie chez certains enfants, une secousse convulsive de quelques doigts survenant sans cause appréciable et durant de une à deux minutes. Dans un cas observé par Henoch, l'épilepsie avait débuté par un tic convulsif de la paupière gauche. D'autres fois, c'est un balancement oscillatoire de la tête d'arrière en avant qui a été décrit comme une maladie spéciale sous le nom de *tic de Salaam* ou d'*eclampsia nutans*. « Les enfants inclinent la tête et plient légèrement le corps en avant,

(1) Voir : Moreau (de Tours), La folie chez les enfants, Paris, 1888, p. 371.

mouvement qui s'exécute avec une grande rapidité, quelquefois vingt, cinquante, cent fois de suite, puis cesse et peut se reproduire une ou plusieurs fois dans les vingt-quatre heures. Pendant l'attaque, l'enfant paraît hébété, mais l'intelligence reparaît complètement après chaque attaque... Cette maladie a une grande tendance à passer à l'état d'épilepsie confirmée et elle dure rarement plus de quelques semaines sans qu'au mouvement d'inclinaison s'ajoute quelque autre mouvement convulsif » (West) (1).

Parmi les formes larvées de l'épilepsie observées plus spécialement dans l'enfance et la jeunesse, nous devons mentionner aussi l'*épilepsie procursive*, dans laquelle l'accès se manifeste par une course impulsive en avant, accompagnée ordinairement de cris et de perte de connaissance, et rarement précédée d'une aura (Ladame) (2).

Aux symptômes du petit mal viennent se joindre tôt ou tard de *grandes attaques d'épilepsie*, d'abord rares et éloignées, puis plus rapprochées. Ces attaques ne présentent rien de particulier à l'enfance ; elle sont souvent précédées d'une *aura* dans un des membres ou bien seulement de vertiges ou de vomissements ; dans un cas observé par Henoch, chaque accès était précédé d'une rougeur qui apparaissait brusquement au visage et s'étendait à une grande partie du corps. L'attaque est caractérisée par une perte de connaissance subite avec pâleur de la face et contraction tonique de tous les muscles, suivie de grandes convulsions cloniques, d'écume à la bouche et de cyanose ; elle se termine par un stade de ronflement, au sortir duquel l'enfant reprend sa vie habituelle, sans se douter de ce qui s'est passé.

La santé générale reste bonne quand les attaques ne se répètent pas trop fréquemment. Les fonctions intellectuelles demeurent intactes chez beaucoup d'enfants, tandis que chez d'autres elles finissent par s'obscurcir ou se troubler. C'est ainsi que la folie morale complique sou-

(1) West, Leçons sur les maladies des enfants. Trad. franç., p. 249.
(2) Ladame, *Rev. méd. de la Suisse rom.*, 1889, p. 4. — Voir aussi : Bourneville et Bricon, *Arch. de neurol.*, vol. XIV à XVI, 1887 et 1888.

vent l'épilepsie procursive et que la manie (1), la mélancolie ou même l'idiotie peuvent être le résultat d'attaques repétées. West fait observer que plus l'épilepsie est précoce, plus il est à craindre que l'intelligence soit entravée dans son développement.

PRONOSTIC. — L'épilepsie confirmée est une maladie presque incurable, quoiqu'elle soit compatible avec une grande longévité. On a cité cependant des cas de guérison spontanée, après une violente commotion, après une maladie aiguë ou après la puberté, mais il s'agit toujours de faits exceptionnels.

Le *petit mal* est d'un pronostic aussi sérieux que la grande attaque. L'hérédité est une circonstance singulièrement aggravante, qui doit laisser fort peu d'espoir pour l'avenir; on doit donc être très réservé dans le pronostic de l'éclampsie chez les enfants prédisposés par leurs antécédents aux maladies nerveuses. Nothnagel estime qu'on ne peut considérer ces enfants comme à l'abri de l'épilepsie que lorsqu'ils ont atteint sans accident la puberté ou l'âge de vingt ans.

TRAITEMENT. — Parmi les nombreux médicaments préconisés contre l'épilepsie idiopathique, le seul qui ait donné des résultats satisfaisants et qui mérite d'être conservé, est le *bromure de potassium*. Donné à la dose rapidement croissante de 1 gramme à 4 ou 5 grammes par jour, il éloigne les attaques, diminue leur violence et paraît même avoir dans quelques cas contribué à la guérison définitive.

Tous les auteurs sont d'accord sur l'importance du *régime* contre le retour des attaques; on doit éviter avec soin de donner aux enfants une nourriture trop substantielle, trop animalisée surtout; la constipation doit être également combattue avec soin. La vie au grand air et l'hydrothérapie sont des adjuvants utiles du traitement.

West donne de judicieux conseils sur l'*hygiène morale*, à laquelle il faut soumettre les enfants épileptiques.

(1) Voir en particulier : Audry, Fureur maniaque chez un épileptique de onze ans, *Lyon méd.*, 26 févr. 1888.

Leur vie doit être calme, réglée, exempte de toute émotion violente, mais elle ne doit être ni oisive ni solitaire; il faut à ces enfants des occupations qui les intéressent et qui captivent leur attention sans fatiguer leur cerveau. Il recommande la *musique* comme l'un des moyens les plus puissants pour les calmer, pour développer leur intelligence et leurs facultés affectives. Redoutant avec raison la vie en commun des enfants épileptiques avec d'autres enfants bien portants, à cause de la contagion possible des maladies nerveuses par l'imitation, il voudrait qu'on créât pour eux des institutions spéciales. C'est une expérience qui a été déjà faite depuis de longues années en France et qui a donné des résultats surprenants, sous la direction d'un homme aussi dévoué que distingué, le pasteur John Bost, dans les asiles de La Force (Dordogne).

Nous ne parlerons pas ici des opérations récemment proposées comme traitement de l'épilepsie et dont les résultats favorables sont encore très problématiques.

Article XX. — HYSTÉRIE

Comme l'épilepsie, l'hystérie n'est pas une maladie spéciale à l'enfance, mais elle se manifeste souvent dès le jeune âge, aussi la mentionnerons-nous brièvement ici, en n'insistant que sur ce qui concerne particulièrement les jeunes sujets.

ÉTIOLOGIE. — **Causes prédisposantes.** — *Age.* — L'hystérie peut débuter dès l'âge de cinq ans; Briquet en cite trois exemples, et elle devient plus fréquente à mesure qu'on se rapproche de l'adolescence. En additionnant les statistiques de Landouzy, de Georget, de Beau et de Briquet, on trouve 71 cas d'hystérie entre cinq et dix ans et 157 entre dix et quinze ans. D'autres observateurs ont également cité depuis lors un grand nombre de cas d'hystérie chez les enfants; cependant le début de la maladie est encore plus fréquent après quinze ans. Pour Briquet les enfants hystériques ne représentent que le quart ou le cinquième du nombre total des hystériques.

Sexe. — L'hystérie s'observe surtout chez les petites filles, mais elle n'épargne pas non plus les garçons. Si

Klein (1), sur 58 cas d'hystérie chez l'homme, n'en a pas trouvé un seul avant treize ans, Richer, Bourneville, Charcot, Laufenhauer (2) en ont observé plusieurs avant cet âge, et Batault a pu réunir 54 cas d'hystérie chez les garçons, dont 10 avant dix ans (dont l'un aurait même débuté à deux ans et neuf mois) et 44 entre dix et quinze ans. Il semble même que la proportion des cas masculins, par rapport aux cas féminins, est plus forte dans le jeune âge qu'à l'âge adulte.

Menstruation et puberté. — L'apparition de la menstruation et de la puberté n'est point une condition nécessaire au développement de l'hystérie ; la preuve en est dans le grand nombre de cas de cette affection signalés avant l'âge où ces phénomènes se montrent habituellement et qui n'appartenaient certainement pas tous à des enfants présentant une puberté ou une menstruation précoce. Dans trois des vingt-trois cas d'hystérie infantile cités par Greffier (3), l'absence des règles est d'ailleurs positivement spécifiée. L'existence de l'hystérie avant la puberté est une preuve de plus contre l'opinion qui a si longtemps régné d'une relation entre cette affection et le développement des fonctions génitales.

Hérédité. — L'hérédité nerveuse est la cause la plus importante de l'hystérie dans le jeune âge. Chez un grand nombre d'enfants atteints de cette affection, on trouve des hystériques parmi leurs ascendants ou leurs collatéraux, et dans les cas où l'hystérie faisait défaut, les parents avaient plusieurs fois présenté des symptômes d'aliénation mentale, d'épilepsie, d'alcoolisme, etc. Comme le dit Déjerine (4), l'hystérie peut être considérée comme la plus héréditaire des névroses, et cette hérédité semble d'autant plus grave et d'autant plus fortement accentuée quand l'hystérie éclate dès l'enfance ou chez l'homme.

Influences morales. — Une éducation mal dirigée, développant d'une manière exagérée la sensibilité nerveuse, la trop grande indulgence des parents ou, au contraire, une

(1) Klein, De l'hystérie chez l'homme, *Th. de Paris*, 1880.
(2) Laufenhauer, *Centralbl. f. Nervenheilk.*, 1886, nº 6.
(3) Greffier, *Arch. gén. de méd.*, oct. 1882.
(4) Déjerine, De l'hérédité nerveuse, *Th. d'agrég.*, Paris, 1886.

sévérité outrée, de mauvais traitements, des frayeurs répétées peuvent favoriser le développement de l'hystérie, mais leur rôle est très secondaire, et ces causes n'agissent guère que sur des enfants déjà prédisposés héréditairement à la maladie. L'influence de la masturbation est très problématique.

État de santé antérieur. — La chlorose est souvent liée à l'hystérie et peut prédisposer à cette affection ; l'influence des autres maladies est très douteuse, cependant les affections fébriles ayant amené un grand épuisement des forces ont été quelquefois suivies de l'hystérie, et c'est généralement chez les enfants doués d'une faible constitution que la maladie se montre de préférence (Henoch).

Causes déterminantes. — Ces causes n'agissent que sur les sujets prédisposés, et leur action est souvent hypothétique. Briquet, recherchant la cause déterminante de la maladie chez 79 enfants hystériques, l'attribue 18 fois aux mauvais traitements, 8 fois à une frayeur, 3 fois à l'ennui dans une pension, 3 fois aux contrariétés, etc. ; dans 40 cas, on n'en trouvait aucune.

La *contagion nerveuse* peut être aussi invoquée comme cause déterminante : la vue d'une attaque d'hystérie peut provoquer des accidents analogues chez un enfant prédisposé; aussi dans toutes les relations d'*épidémies* d'hystérie trouve-t-on rapportés des cas concernant de jeunes sujets.

Citons enfin le *traumatisme* qui, chez l'enfant comme chez l'adulte, peut être la cause déterminante de manifestations locales de la maladie ; Massé (1) et Shaffer (2) en rapportent chacun un exemple relatif à des garçons de douze et quinze ans.

SYMPTOMES. — Les symptômes de l'hystérie se montrent chez les enfants sous les formes variées qu'ils affectent chez les adultes, sans présenter rien qui les caractérise d'une façon spéciale, sauf cependant dans la plupart des cas une intensité et une durée moindres (Riegel).

L'hystérie peut se manifester dans le jeune âge sous sa

(1) Massé, Contr. à l'étude de l'hystérie chez l'homme, Montpellier, 1883.

(2) Shaffer, *Arch. of med.*, déc. 1879.

forme non convulsive. Elle s'annonce alors principalement par un changement dans le caractère; l'enfant présente une sensibilité exagérée, prend très vivement la moindre contrariété; son humeur s'altère et devient capricieuse; ses sentiments varient constamment, passant sans raison de la colère à la gaieté. Un des phénomènes les plus habituels est le besoin d'attirer sur lui l'attention et de tromper; il joue perpétuellement la comédie et ment volontiers, souvent sans motif apparent, ou bien pour exciter la commisération en exagérant ses chagrins ou ses souffrances, si même il ne les invente pas. S'il s'agit d'un petit garçon, ses goûts et son caractère se rapprochent parfois de ceux des petites filles.

Ces altérations psychiques et morales ne suffisent pas à caractériser la maladie, mais, s'il s'y joint quelques-uns des stigmates de l'hystérie, tels que la sensation d'une boule épigastrique, des étouffements, des spasmes du pharynx, de l'œsophagisme, des anesthésies partielles, une douleur au niveau de l'ovaire, des troubles visuels, des contractures, etc., l'existence de la névrose n'est plus douteuse. Charcot (1) considère comme un des symptômes fréquents de l'hystérie infantile, des troubles psychiques associés à des accès de violence; il cite le cas d'un petit garçon de sept à huit ans qui était pris brusquement d'une douleur dans les genoux; cette douleur s'étendait bientôt à la cuisse, à l'aine, au ventre, avec hypéresthésie cutanée des mêmes régions, sans perte de connaissance; puis survenait une période d'agitation qui semblait se calmer par une course folle autour d'une table. Ces accès se reproduisaient à la moindre contrariété et se manifestaient généralement périodiquement chaque soir, ce qui exclut l'idée de l'épilepsie.

La *forme convulsive* est également fréquente; les convulsions débutent, comme chez l'adulte, par une aura suivie d'une crise qui peut revêtir aussi bien la forme de la petite hystérie que celle de la grande hystérie ou hystéro-épilepsie, avec ses diverses phases de convulsions d'abord toniques, puis cloniques, suivies de résolution, de grands mouvements, d'attitudes passionnelles et de

(1) Charcot, *Gaz. hebd.*, 4 janv. 1889.

délire. La phase des attitudes passionnelles est celle qui manque le plus souvent ou qui présente le moins d'intensité chez les enfants, ce qui tient à ce que ceux-ci sont encore inhabiles à exprimer des passions dont ils ont encore peu d'expérience. Les grands mouvements sont aussi, en général, moins vifs que chez les adultes (Peugniez) (1).

Quant aux troubles intermédiaires entre les attaques, presque tous ceux qui ont été étudiés chez les adultes ont été observés également chez les enfants; nous citerons en particulier les anesthésies de sièges divers, occupant parfois tout un côté du corps et susceptibles de se déplacer, les troubles visuels (amblyopie, dyschromatopsie, achromatopsie, rétrécissement du champ visuel), l'hypéresthésie des zones hystérogènes qui sont le plus souvent la région des ovaires chez les petites filles, la région des fosses iliaques et le testicule chez les garçons, mais qui siègent parfois dans d'autres points du corps (Peugniez), les névralgies, les contractures pouvant simuler une affection articulaire, la catalepsie, un sommeil anormal, les paralysies paraissant et disparaissant rapidement ou se transportant brusquement d'un groupe musculaire à un autre, la toux hystérique, les spasmes les plus divers, parfois à forme rythmée ou s'accompagnant de cris ou d'aboiements, le tremblement hystérique qui a été observé par Perret (2) chez une petite fille de onze ans, etc.

Plusieurs des accidents observés chez les enfants et attribués aux chorées anomales appartiennent en réalité à l'hystérie; il en est de même de la grande danse de Saint-Guy (chorea major).

Nous citerons encore l'anurie, les troubles digestifs avec ballonnement du ventre, boulimie (Herz) ou anorexie invincible, et les troubles psychiques déjà mentionnés, auxquels peuvent s'ajouter le mutisme, les hallucinations, les terreurs nocturnes, le délire maniaque et les troubles de la mémoire. Ces derniers peuvent amener le phénomène de la double personnalité, comme Legrand du Saulle (3) en rapporte un exemple remarquable emprunté

(1) Peugniez, *Th. de Paris*, 1885.

(2) Perret, *Lyon médical*, 7 déc. 1890.

(3) Legrand du Saulle, Les hystériques, Paris, 1883, et Peugniez, *loc, cit.*, p. 38.

à Azam et relatif à un garçon de douze à treize ans qui présentait dès l'âge de cinq ans des accidents hystériques. Le somnambulisme est également fréquent chez les enfants, même en dehors de l'hystérie. Terminons en disant que les enfants hystériques sont susceptibles, comme les adultes, d'être hypnotisés.

DIAGNOSTIC. — Le diagnostic de l'hystérie chez l'enfant est généralement facile, pour peu qu'on soupçonne cette affection ; la présence réunie de quelques-uns des symptômes que nous venons de mentionner, suffira à l'établir. Les antécédents héréditaires, la constatation des stigmates propres à l'hystérie, les altérations du champ visuel ou de la perception des couleurs, l'examen sous l'éther ou le chloroforme en cas de contracture, etc., serviront à l'éclairer dans les cas douteux.

Les paralysies hystériques s'accompagnent parfois d'atrophies musculaires; on les distinguera des autres formes de paralysie infantile avec atrophie par la conservation des réactions électriques normales et par l'absence de fièvre au début.

Les hystériques peuvent simuler des accidents qu'ils n'éprouvent pas, mais le fait même de la simulation est souvent, comme nous l'avons dit, un symptôme d'hystérie, et un examen attentif prolongé suffira généralement à les démasquer (1).

Le diagnostic entre la crise de la grande hystérie et celle de l'épilepsie est parfois difficile ; l'absence d'élévation de la température, de morsure de la langue, d'évacuations involontaires, les attitudes passionnelles, si elles se montrent, le retour rapide à l'état normal, les phénomènes hystériques concomitants et, dans les cas douteux, l'inutilité de la médication bromurée feront admettre l'hystérie.

PRONOSTIC et TRAITEMENT. — Le pronostic de l'hystérie paraît être moins grave chez l'enfant que chez l'adulte, à la condition que cette affection soit combattue de

(1) Voir : L. Dufestel. Des maladies simulées chez les enfants. *Th. de Paris*, 1888.

bonne heure. Abandonnée à elle-même, elle risque de se perpétuer, de s'aggraver et d'empoisonner l'adolescence et l'âge adulte. Si la maladie est héréditaire, les chances de guérison sont moindres que si elle est survenue spontanément.

Nous n'énumérerons point ici les nombreuses médications préconisées soit contre la maladie en général, soit contre ses diverses manifestations ; on les trouvera décrites dans les nombreux traités relatifs à l'hystérie et elles ne présentent rien de spécial à l'enfance. Disons seulement que les pratiques hypnotiques doivent être proscrites surtout dans le jeune âge, car, loin d'apaiser la sensibilité nerveuse, elles ne feront que l'exalter.

C'est par les *moyens éducatifs*, agissant sur le caractère de l'enfant, que l'hystérie, qui est surtout une affection mentale, devra être combattue en premier lieu ; on devra lutter dès les premiers symptômes de la maladie et même chercher à prévenir celle-ci chez les sujets prédisposés. On fortifiera le corps de l'enfant par une bonne hygiène ; on s'efforcera de développer sa raison et son intelligence, et on s'opposera à tout ce qui peut exalter prématurément sa sensibilité nerveuse. C'est dire que les exercices du corps, l'*hydrothérapie*, etc., devront être recommandés, que les lectures romanesques devront être proscrites et surtout qu'on évitera avant tout de « gâter » l'enfant ou de céder à ses caprices. Si la maladie n'a pu être prévenue, l'*isolement* est un des moyens les plus généralement recommandés pour en combattre le développement.

ARTICLE XXI. — CHORÉE

ÉTIOLOGIE. — La chorée, sans être spéciale à l'enfance, est une maladie qui s'observe beaucoup plus fréquemment dans le jeune âge qu'à toute autre époque de la vie ; elle atteint le plus souvent les enfants *de six à quinze ans*. Au-dessous de cet âge elle devient moins commune ; sur 556 enfants choréiques, West n'en a trouvé que 43 au-dessous de six ans et 10 seulement au-dessous de quatre ans ; on a cependant rapporté quelques cas de chorée survenus dans le courant de la première année, ces faits sont exceptionnels.

La maladie est notablement plus fréquente chez les *filles* que chez les garçons; le tiers seulement des cas de chorée rapportés par Sée est relatif à des sujets du sexe masculin. Dans la statistique de West, on trouve 177 garçons pour 376 filles.

La chorée est plus commune dans les pays du Nord que dans les climats chauds; Gerhardt la considère comme plus fréquente au printemps et en hiver que dans le reste de l'année.

La chorée affecte de préférence les enfants d'un caractère bizarre et capricieux ou ceux qui ont un tempérament nerveux et une constitution délicate; de là sa prédominance chez les filles.

La chorée n'est pas épidémique; les épidémies célèbres mentionnées par les anciens auteurs se rapportent à la grande danse de Saint-Guy (*chorea major*), affection hystérique entièrement distincte de la chorée proprement dite (*chorea minor*) qui nous occupe ici. La chorée n'est pas non plus contagieuse, mais se développe quelquefois sous l'influence de l'imitation dans les agglomérations d'enfants.

La chorée est rarement, dans le jeune âge, une affection héréditaire; on l'observe cependant souvent dans les familles sujettes aux maladies nerveuses. La *chorée dite héréditaire* ne débute qu'exceptionnellement dans l'enfance.

Parmi les causes occasionnelles de la maladie, il faut mentionner les *impressions morales*, particulièrement la peur, dont l'action a été peut-être exagérée, mais qui paraît néanmoins évidente dans un assez grand nombre de cas. Elle est mentionnée dans 115 cas de danse de Saint-Guy sur 383 cas recueillis par divers auteurs.

Toutes les causes de débilitation favorisent le développement de la chorée; ainsi elle est souvent occasionnée par la *chlorose* spontanée ou survient sous l'influence de l'*anémie* consécutive aux maladies aiguës; c'est ainsi qu'on l'observe à la suite de la pneumonie, de la fièvre typhoïde, de la fièvre intermittente, des fièvres éruptives et particulièrement dans la convalescence de la *scarlatine*.

Nous avons déjà mentionné (art. *Rhumatisme*, p. 217) l'apparition de la chorée chez les enfants à la suite ou dans le cours du rhumatisme; la coïncidence de ces deux affections est assez fréquente pour que la chorée ait été regardée par quelques auteurs, particulièrement par Botrel (1), comme étant toujours une manifestation de la diathèse rhumatismale. Cette opinion, exprimée d'une façon aussi absolue, nous paraît exagérée, car bien souvent la chorée s'observe en dehors de tout phénomène morbide du côté des articulations ou du cœur, mais il n'en est pas moins vrai qu'elle est commune chez les enfants rhumatisants et qu'elle se développe assez souvent quelque temps après une attaque de rhumatisme articulaire, ou même pendant le cours de cette attaque. Des faits très nombreux rapportés principalement par les médecins anglais, et en France par Botrel, Sée (2), Trousseau et Roger (3), l'établissent d'une façon incontestable. D'après les chiffres recueillis par Roger et par West, la chorée est d'origine rhumatismale dans le tiers des cas, et Goodall (4) sur 251 choréiques en compte 71 qui avaient présenté antérieurement une attaque de rhumatisme incontestable.

Quelques auteurs, frappés de la coïncidence fréquente entre la chorée et les maladies du cœur, même en dehors de toute fluxion articulaire, considèrent les *lésions cardiaques* comme le point de départ de la chorée et expliquent ainsi la relation de cette maladie avec le rhumatisme. Pour les uns (Bright, E. Cyon), la chorée serait le résultat d'une action réflexe et aurait pour origine l'irritation des nerfs du cœur malade. Pour d'autres (Hughlings Jackson, Tuckwell, etc.), les accidents de la chorée seraient produits par de petites embolies cérébrales qui auraient leur point de départ dans l'endocarde ; cette dernière théorie se fonde sur la fréquence des végétations endocardiques chez les choréiques, et sur les lésions encéphaliques concomitantes constatées dans quelques autopsies, ainsi que sur le développement de paralysies et plus particulièrement d'hémiplégies dans le cours de la chorée. Ces arguments sont loin d'être concluants, car

(1) Botrel, *Th. de Paris*, 1850.
(2) G. Sée, *Mém. de l'Acad. de méd.*, 1850, XV, p. 373.
(3) Roger, *Arch. gén. de méd.*, Déc. 1866 et numéros suivants.
(4) Goodall, *Guy's Hosp. Rep.*, 1890, XXXII, p. 35.

dans la plupart des autopsies on n'a trouvé dans les centres nerveux ni embolies ni foyers de ramollissement, et il est peu vraisemblable qu'une affection dont l'invasion est en général graduelle et qui guérit habituellement sans laisser de traces, puisse avoir pour origine un ramollissement embolique. D'ailleurs la chorée, ayant été observée plusieurs fois dans le cours du rhumatisme, sans que le cœur fût malade (1) (Roger, Henoch), les théories cardiaques, même celle de l'action réflexe, sont évidemment insuffisantes; nous croyons plutôt à l'action directe de la diathèse rhumatismale sur les centres nerveux, action qui se manifeste chez les enfants sous forme de chorée à cause de la prédisposition du jeune âge pour cette affection. La chorée et les affections du cœur ne se rencontrent si souvent chez le même sujet que parce qu'elles peuvent être toutes deux l'expression du rhumatisme, même en l'absence de manifestations articulaires.

ANATOMIE PATHOLOGIQUE. — On ne connait encore aucune lésion constante à laquelle il soit possible de rapporter les phénomènes de la chorée ; celle qui a été observée le plus fréquemment est une congestion des centres nerveux. Dickinson, qui a pratiqué sept autopsies de chorée, a presque toujours rencontré une injection des vaisseaux encéphaliques et médullaires.

Les altérations les plus diverses ont été cependant constatées dans certains cas : hypertrophie de l'apophyse odontoïde, épanchements séreux dans les méninges, inflammation des tubercules quadrijumeaux, kystes, tubercules et concrétions crétacées dans le cerveau et le cervelet, ramollissement des hémisphères, embolies du cervelet (Klebs), des corps striés et des couches optiques, ramollissement et sclérose de la moelle, inflammation des artères cérébrales et de la substance nerveuse, altération des nerfs périphériques (Elischer); toutes ces lésions ont été

(1) Prior (*Berl. klin. Woch.*, 1886, 2), sur 92 cas de chorée observés à la clinique de Bonn, en compte 85 absolument exempts de lésions organiques du cœur ou de rhumatisme, et Osler (*Amer. Journ. of med. Sc.*, 1887, II, p. 371), sur 110 sujets ayant eu la chorée, en trouve 43 qui, deux ans après, présentaient un cœur normal.

rencontrées chez des malades qui avaient présenté pendant la vie des accidents choréiques ou choréiformes, mais aucune ne peut être rapportée directement à la chorée, puisque aucune n'est constante. Il en est de même des végétations endocardiques auxquelles Senhouse Kirkes, Ogle, etc., ont attribué une si grande importance; elles ont manqué dans un grand nombre d'autopsies. L'ignorance dans laquelle nous sommes quant aux lésions de la chorée, rend donc encore fort obscure la nature et le siège anatomique de cette affection.

DESCRIPTION. — **Début.** — La chorée s'annonce quelquefois par un changement dans le caractère et la santé générale ; l'enfant devient bizarre et irritable, ou bien il est abattu ; son sommeil est agité, son appétit est capricieux, ses digestions se font mal, souvent il est constipé (West). Dans quelques cas, il ressent des douleurs vagues dans les membres ou le long de la colonne vertébrale ; ces douleurs se manifestent surtout lorsqu'on presse sur les apophyses épineuses. Ces phénomènes précurseurs manquent dans un grand nombre de cas, et la maladie débute d'emblée par les troubles de la motilité.

Les mouvements choréiques sont quelquefois très légers et à peine perceptibles dans les premiers jours, ils ne se caractérisent que peu à peu ; d'autres fois ils revêtent rapidement toute leur intensité. Le plus souvent c'est dans le côté gauche et les membres supérieurs qu'on les observe en premier lieu, mais habituellement ils ne tardent pas à se généraliser.

Période d'état. — La *face* devient grimaçante, les paupières s'élèvent et s'abaissent, les yeux tournent en tous sens, la tête est très mobile, quelquefois l'enfant tire la langue, puis la rentre rapidement ; la parole est souvent embarrassée et, bien que l'intelligence soit conservée, le petit malade bégaye ou ne peut articuler que des monosyllabes ; quelquefois le visage présente une expression stupide ou s'anime d'un rire niais ; dans quelques cas on observe une toux convulsive qui simule les aboiements d'un chien.

Les *membres* sont agités de mouvements involontaires ; les mouvements volontaires sont entravés par des contractions saccadées et irrégulières, qui rendent très difficile leur accomplissement. L'enfant ne porte qu'avec beaucoup de difficulté un verre à sa bouche, quelquefois même il n'y peut réussir. Son écriture est très irrégulière, à cause de l'incoordination des mouvements des doigts : la main se porte en tous sens sur le corps. La marche est quelquefois très difficile, l'enfant a de la peine à la diriger, sa jambe traîne, son allure est vacillante, sautillante, et il lui est presque impossible de rester immobile lorsqu'il est debout.

L'intensité du désordre de la motilité varie beaucoup suivant les cas ; dans quelques chorées très légères on n'observe que des grimaces et quelques mouvements saccadés des membres supérieurs. D'autres fois, au contraire, l'agitation générale est extrême ; les mouvements désordonnés se suivent sans interruption, et l'enfant s'écorche par le frottement répété de son corps sur le lit. Chose remarquable, cette mobilité perpétuelle peut se prolonger assez longtemps sans causer une sensation notable de fatigue ; *elle s'interrompt en général pendant le sommeil.*

La contractilité électro-musculaire a paru exagérée dans les cas de chorée examinés à ce point de vue par quelques observateurs (Rosenthal, Benedikt).

La chorée atteint presque toujours les deux côtés du corps, mais l'agitation est souvent plus marquée d'un côté que de l'autre ; elle prédomine en général dans le côté gauche ; exceptionnellement la maladie est limitée à un seul côté (*hémichorée*). Augier (1) a vu chez une petite fille de cinq ans une hémichorée bien caractérisée occuper successivement les deux côtés du corps.

Ce ne sont habituellement que les muscles de la vie de relation qui sont affectés ; dans quelques cas cependant on observe des mouvements spasmodiques de la glotte (Romberg) ou quelques désordres dans les mouvements du cœur (*chorée du cœur*) caractérisés par des palpitations et quelquefois par un bruit de souffle. Ce dernier phénomène est dû peut-être à une contraction choréique des muscles papillaires, qui rétrécit les orifices valvulaires ; il se distingue du bruit de souffle lié à une phlegmasie

(1) Augier, *Journ. des Sc. méd. de Lille*, 4 janv. 1889.

cardiaque en ce qu'il disparaît avec les autres manifestations de la chorée.

La maladie se complique dans quelques cas de *phénomènes paralytiques* ; ce sont le plus souvent des paralysies incomplètes et passagères qui affectent les membres le plus fortement atteints par la chorée. Il s'agit alors non de l'affaiblissement musculaire plus ou moins marqué qui accompagne toujours la chorée, mais de vraies paralysies portant soit sur le bras et la jambe d'un côté (forme hémiplégique), soit sur un des bras (forme monoplégique), soit sur les membres inférieurs (forme paraplégique). Cette dernière forme est souvent liée à la chorée rhumatismale; nous en avons rapporté plus haut un exemple (p. 218), et Bouchaud (1) en a observé un cas relatif à une petite fille de trois ans et demi.

La paralysie précède parfois les mouvements choréiques; on observe alors la *chorée molle* (2), dans laquelle les membres sont flasques et inertes sans aucune tendance à la contracture et les réflexes tendineux sont abolis; l'enfant peut être réduit à l'immobilité; dans la plupart des cas, un examen attentif du malade permet de découvrir de légers mouvements choréiques qui, au premier abord, avaient passé inaperçus (Ollive). D'autres fois la paralysie survient dans le cours de la chorée, ou bien elle termine la maladie; c'est peut-être le cas le plus fréquent. Ces diverses paralysies, qui peuvent avoir parfois une durée assez longue, surtout quand elles surviennent vers la fin de la maladie, finissent toujours par guérir. Il est très important de ne pas les confondre avec les mouvements choréiformes qui accompagnent parfois l'hémiplégie infantile vraie (voir p. 406).

D'autres fois on observe des *troubles de la sensibilité;* l'hypéresthésie est plus commune que l'anesthésie. Dans quelques cas on a signalé une véritable *aphasie* (West). Meigs et Pepper mentionnent un cas où une rétention d'urine alternait avec les manifestations externes de la chorée.

(1) Bouchaud, *Rev. mens. des mal. de l'enf.*, déc. 1888 et janv. 1889.

(2) Voir: Wilks, *Brit. med. Journ.*, 23 avril 1881. — Ollive, *Th. de Paris*, 1883. — Cadet de Gassicourt, *Rev. mens. des malad. de l'enf.*, 1889, p. 433.

Les *facultés intellectuelles* peuvent conserver leur intégrité, mais le plus souvent elles sont momentanément affaiblies; l'enfant a de la peine à fixer son attention, il est distrait, paresseux, sa mémoire est diminuée, sa sensibilité morale s'altère; il devient capricieux, irritable, ou bien tombe dans la tristesse. L'intelligence se rétablit en général avec la guérison de la maladie, quelquefois cependant les enfants conservent après la chorée un état mental bizarre. Marcé (1) a signalé chez les choréiques l'existence d'*hallucinations* de la vue et plus rarement de l'ouïe qui se manifestent particulièrement au moment où l'enfant va s'endormir et peuvent lui causer une vive terreur. Cet accident annonce quelquefois l'invasion du *délire maniaque*. Cette complication, heureusement rare, mais très redoutée, de la chorée, peut survenir dès le début de la maladie, mais beaucoup plus souvent elle ne se manifeste qu'au bout de dix à quinze jours. C'est tantôt un délire incohérent, tantôt une manie véritable qui se rapporte aux mêmes objets que les hallucinations. Ce délire s'accompagne souvent d'une fièvre intense, et amène rapidement une terminaison fatale au milieu d'accidents ataxiques.

Il est rare que les fonctions de nutrition soient troublées dans le cours de la chorée; l'appétit est conservé, et les digestions se font régulièrement.

Durée. Terminaisons. — La durée de la maladie est en général *de six semaines à deux mois et demi;* elle est rarement plus courte, mais peut être beaucoup plus longue. Dans quelques cas la chorée ne disparaît jamais complètement; elle tend alors à se localiser sur quelques muscles et persiste souvent sous forme de tic de la face ou des yeux. Les muscles atteints peuvent finir à la longue par s'atrophier.

La chorée est très sujette aux *récidives;* son intensité s'affaiblit en général à chaque nouvelle apparition, et la maladie disparaît définitivement aux approches de l'âge adulte.

La terminaison de la chorée est très rarement fatale;

(1) Marcé, *Mém. de l'Acad. de méd.*, avril 1859. — Voir aussi : Breton, État mental dans la chorée, *Th. de Paris*, 1893.

les mouvements choréiques s'atténuent graduellement jusqu'à leur disparition ou bien la maladie devient chronique. Dans quelques cas cependant, au lieu de s'atténuer, l'agitation choréique devient extrême, les mouvements désordonnés sont incessants, les nuits se passent sans sommeil, la peau s'écorche, l'enfant ne cesse de crier, quelquefois il est pris de délire, et il finit par tomber dans un état de prostration complète qui se termine par la mort. D'autres fois l'enfant succombe à quelque complication; c'est ainsi qu'à la suite ou dans le cours de la chorée rhumatismale, l'enfant peut mourir d'une affection cardiaque.

Les fièvres éruptives ont en général une influence favorable sur la chorée; si elles surviennent dans la période de décroissance de la maladie, elles peuvent la juger.

Chorées anomales. — Les auteurs ont décrit à tort sous le nom de chorée quelques affections nerveuses bizarres, telles que les *chorées festinans, saltatoire, vibratoire, rotatoire, malléatoire*, etc., qui sont caractérisées par une tendance irrésistible du malade à courir en avant, à sauter, à tourner ou à faire osciller son corps. Ces affections sont plutôt des formes larvées de l'hystérie. L'une de ces formes, la *chorée électrique* qui se manifeste par des contractions spasmodiques et rythmiques de certains muscles du corps, analogues à celles que produisent les décharges électriques, a été observée quelquefois chez les enfants (Henoch, Bergeron [1], Cadet de Gassicourt, Bouchut [2], Tordeus [3]); elle s'accompagne souvent d'autres accidents nerveux et rentre alors dans la classe de chorées symptomatiques.

DIAGNOSTIC. — La chorée est une maladie facile à reconnaître; elle se distingue sans peine des *maladies convulsives* de l'enfance par la continuité des mouvements qui la caractérisent et par la nature spéciale de ceux-ci : ce

(1) Voir Berland, *Th. de Paris*, 1880. — Bezy, Un cas de maladie de Bergeron, *Bull. de la Soc. méd. de Toulouse*, fév. 1893.

(2) Bouchut, Clin. de l'Hôp. des enf. malades. Paris, 1884, p. 395.

(3) Tordeus, *Journ. de méd., de chir. et de pharm. de Bruxelles*, mars 1883.

sont des contractions irrégulières, désordonnées, qui n'ont aucun rapport avec les convulsions cloniques ou toniques ; elles ne s'accompagnent presque jamais de perte de connaissance. On devra se tenir en garde contre la *chorée simulée.*

On distinguera les *mouvements choréiformes symptomatiques* de lésions des centres nerveux de la chorée essentielle par leur localisation dans quelques muscles seulement ou dans un seul côté du corps, par leur longue durée, par l'existence concomitante de paralysies, de contractures, de troubles de l'intelligence, etc.

La persistance des mouvements pendant le repos, leur absence de but, la participation des muscles de la face et de la langue à l'incoordination de la motilité, l'absence de nystagmus, les commémoratifs, la marche de la maladie permettront de distiuguer la chorée de la *sclérose en plaques* (Marie) (1) ; cette dernière affection est du reste très rare dans l'enfance.

PRONOSTIC. — La chorée essentielle guérit le plus souvent ; cependant sa tendance aux récidives et sa longue durée peuvent en faire dans quelques cas une affection très pénible ; en outre, elle peut exercer une influence fâcheuse sur l'intelligence, retarder ses progrès ou même la compromettre d'une façon persistante. Enfin, dans quelques cas, les accidents choréiques revêtent une intensité telle qu'ils amènent une terminaison fatale ; sur 158 cas de chorée cités par Sée, 9 ont été mortels. Les symptômes les plus fâcheux pour le pronostic sont une agitation extrême et persistante et surtout le délire.

TRAITEMENT. — La chorée est une affection très rebelle à la thérapeutique, comme le témoigne le nombre considérable de médications proposées contre elle, sans qu'aucune ait donné des résultats assez satisfaisants pour être généralement adoptée. Quelques-unes cependant méritent d'être employées, au moins dans certains cas. Les indications varient suivant le degré d'intensité de la maladie.

(1) Marie, *Rev. de méd.* juillet 1883, p. 549.

Dans les chorées faibles qui ne sont caractérisées que par quelques grimaces, des clignements d'yeux, etc., telles qu'on les observe chez de jeunes garçons fatigués par un travail trop assidu, le repos et le séjour à la campagne constitueront le meilleur traitement. En général, toutes les fois que la chorée survient sous l'influence de la débilitation constitutionnelle, l'emploi des *toniques* est la première indication. On prescrira le fer, le quinquina, l'hydrothérapie, dans quelques cas l'huile de foie de morue et les bains sulfureux. La *gymnastique* sera un adjuvant utile de cette médication, soit pour fortifier l'enfant, soit pour l'obliger à coordonner ses mouvements; dans ce but, les exercices gymnastiques seront faits au son du tambour ou d'un instrument de musique. L'*arséniate de soude* souvent prescrit dans la chorée à la dose progressive de 2 à 15 milligrammes par jour paraît surtout agir comme les toniques par son action sur la nutrition.

Lorsque la maladie s'accompagne d'une agitation extrême, que l'enfant est en proie à un mouvement perpétuel, qu'il n'a plus un instant de repos, qu'il pousse des cris incessants et perd le sommeil, il faudra recourir aux narcotiques, à la *belladone* et surtout à l'*opium;* on sera souvent obligé de donner ce dernier à des doses assez élevées pour procurer un peu de repos et de sommeil au malade. Le *chloral* a été employé dans le même but avec succès, il doit être manié cependant avec précaution; à la dose de 3 grammes, il peut être dangereux pour un enfant. C'est aussi dans ces cas d'agitation extrême qu'on doit essayer les *inhalations d'éther* et de *chloroforme* pour produire un calme au moins momentané. En même temps on surveillera avec grand soin l'enfant pour l'empêcher de se blesser et on capitonnera son lit.

D'autres médications ont encore été proposées contre la chorée. Trousseau préconisait le *sulfate de strychnine*, qu'il administrait au début de la maladie à la dose de quelques milligrammes et portait progressivement jusqu'à 6 centigrammes; cet agent lui a donné quelques résultats favorables; Hammond, qui a prescrit aussi la strychnine à doses progressives dans 32 cas chez des enfants choréiques, déclare n'avoir jamais eu un échec; il estime que ce médicament abrège positivement la durée de la maladie et améliore l'état général ; il ne produit généralement son plein effet que lorsqu'il amène de légers spasmes au mollet et à la nuque. Hammond n'a du reste jamais été jusqu'aux doses énormes indiquées par Trousseau et ne paraît pas avoir dépassé celle de 1 centigramme de strychnine par jour. Nous estimons que vu les dangers que fait courir la strychnine, lorsqu'elle est donnée sans précaution, son administration doit être réservée aux cas où le malade peut être rigoureusement surveillé.

Legroux (1) et Wollner (2) ont tous deux récemment préconisé l'emploi de l'*antipyrine* dans la chorée et en ont obtenu de bons résultats dans des cas rebelles aux autres modes de traitement. Legroux prescrit l'antipyrine par prises de 0,50 et estime que la dose journalière pour être efficace doit atteindre 3 grammes ; l'action curative ne se fait sentir qu'au bout de cinq à six jours. Leroux (3) a constaté également que l'antipyrine diminue l'intensité de la chorée et en abrège la durée, pourvu qu'elle soit prescrite à la dose minimum de 3 grammes par jour ; l'effet thérapeutique n'a été obtenu dans plusieurs cas qu'aux doses de 4 à 6 grammes. Leroux insiste sur l'absence de toxicité de l'antipyrine chez l'enfant, qui serait bien tolérée même lorsqu'elle provoque des éruptions cutanées. Sans nier les avantages de ce médicament dans la chorée, confirmés par d'autres auteurs, nous redoutons de donner à dose élevée un agent qui a souvent produit des accidents sérieux et nous en avons obtenu de bons résultats à la dose de 1,50.

Le *tartre stibié* (Gillette), les *pulvérisations d'éther* le long de la colonne vertébrale (Lubelski), les *ventouses sèches* appliquées dans la même région (J. Simon), les *courants continus* (Benedikt), les *courants induits* (Bougarel), le *bromure de potassium*, le *sulfate d'aniline*, la *ciguë* (Harley), la teinture de *fève de Calabar* à la dose de 1 à 4 grammes par jour, l'*ésérine* (4) à la dose de 2 à 5 milligr. trois ou

(1) Legroux, *Bull. de l'Acad. de méd.*, 27 déc. 1887, et *Rev. mens. des mal. de l'enf.*, 1888, p. 97.

(2) Wollner, *Munch. med. Wochenschr.*, 1er fév. 1887.

(3) Leroux, *Rev. mens. des mal. de l'enf.*, 1891, pp. 251 et 344.

(4) Lodderstadt (*Berl. klin. Woch.*, 1888, n° 17) a observé des accidents graves d'intoxication chez une petite fille de neuf ans atteinte

quatre fois par jour (Bouchut), ou 1/2 à 2 milligr. en injections sous-cutanées (Riess), l'*hyoscyamine* à la dose de 2 milligr. (Oulmont), la *propylamine* à la dose de 1 gramme par jour (Pürkhauer), le *sulfate de zinc* (West), ont été également recommandés. Toutes ces médications compteraient des succès, mais il faut se souvenir, pour les apprécier à leur juste valeur, que la durée habituelle de la chorée est de six à dix semaines et que tout remède qui n'amène pas une guérison plus rapide ou ne diminue pas l'intensité des contractions choréiques ne peut être considéré comme efficace.

Dans la chorée électrique, la faradisation (Cadet de Gassicourt) et le tartre stibié (Bergeron) ont donné de bons résultats.

Article XXII. — TERREURS NOCTURNES

Certains enfants sont pris quelquefois pendant leur sommeil de terreurs subites qui les réveillent en sursaut et causent une vive frayeur à leur entourage ; cet accident, décrit déjà par Hesse en 1845, a été spécialement étudié dans ces dernières années par West, Sydney Ringer, Steiner et Debacker (1).

ÉTIOLOGIE. — Les terreurs nocturnes s'observent le plus souvent pendant les premières années de la seconde enfance ; West en a cependant vu un cas chez un enfant de onze mois. Elles atteignent de préférence les enfants doués d'une grande impressionnabilité nerveuse et surtout ceux qui le sont sous l'influence d'une prédisposition héréditaire (Ollivier) (2) ou sont nés de parents alcooliques. Hesse les considère comme une des formes de la manie transitoire, mais l'extrême rareté des maladies mentales dans le jeune âge et l'absence complète d'autres désordres intellectuels chez les enfants sujets aux terreurs nocturnes contredisent cette opinion. Pour West et Bouchut, l'ori-

de chorée, à la suite d'une injection d'un demi-milligramme de sulfate d'ésérine.

(1) Debacker, *Th. de Paris*, 1881.

(2) Ollivier, *Rev. mens. des mal. de l'enf.*, 1889, p. 351.

gine des terreurs réside habituellement dans les troubles de la digestion ; la constipation y prédisposerait particulièrement. Sidney Ringer et Debacker attribuent aussi une certaine importance étiologique au travail de la dentition et aux vers intestinaux. Pour Steiner, au contraire, ces causes n'ont pas l'importance qu'on leur a attribuée ; les terreurs nocturnes ne sont parfois accompagnées d'aucun dérangement dans les fonctions de la digestion et s'expliquent suffisamment par l'effet d'une surexcitation cérébrale chez des enfants d'un tempérament nerveux et d'une constitution délicate. Des récits effrayants sont souvent la cause occasionnelle de l'accident. La débilité amenée par le surmenage ou consécutive à une maladie aiguë, les troubles qui se manifestent au moment de l'établissement de la menstruation et de la puberté, la chloro-anémie, l'hystérie, l'épilepsie (J. Simon), le prurigo et l'onanisme paraissent être aussi l'origine d'hallucinations et de terreurs nocturnes vers la fin de la seconde enfance (Debacker).

DESCRIPTION. — Les terreurs nocturnes se manifestent en général au commencement de la nuit. Une à trois heures après s'être endormi, l'enfant se réveille en sursaut, pousse un cri d'angoisse et appelle ses parents. On le trouve assis sur son lit, le front couvert de sueur, pleurant, criant, se tordant les mains ; ses traits sont empreints de la terreur la plus vive ; il est étranger à tout ce qui se passe autour de lui, ne reconnait personne et parait dominé par une hallucination qui le terrifie : c'est un chien, un chat, un homme noir, un fantôme qu'il voit sur son lit. On ne peut réussir à le rassurer ; ses pleurs, ses sanglots continuent pendant un quart d'heure à vingt minutes, puis il se calme peu à peu et finit par reconnaître les gens qui l'entourent, mais il supplie qu'on ne le quitte pas et qu'on n'emporte pas la lumière, enfin il se rendort et repose tranquillement jusqu'au matin. Il est rare que les terreurs se répètent plusieurs fois dans la même nuit. La fin de l'accès est souvent marquée par une émission abondante d'urine. Le jour suivant, l'enfant est gai et dispos et ne garde aucun souvenir de ce qui s'est passé.

Quelquefois les mêmes accidents se reproduisent la nuit

suivante, mais le plus souvent ils n'apparaissent qu'à des intervalles plus ou moins éloignés. Les terreurs nocturnes ne se manifestent pas toujours avec la même intensité; parfois elles ne durent que quelques minutes, l'enfant se réveille subitement dans un état de grande anxiété, pousse quelques cris inintelligibles, puis se rendort presque aussitôt; d'autres fois, au contraire, l'agitation se prolonge pendant près d'une heure.

La disposition aux terreurs persiste quelquefois pendant plusieurs années et ne disparait qu'avec les progrès de l'âge.

PRONOSTIC. — Les terreurs nocturnes sont en général sans gravité; elles ne laissent après elles aucune suite fâcheuse; West considère cependant leur très grande répétition comme pouvant annoncer une affection grave du cerveau; elles seraient quelquefois un symptôme prodromique de la folie (Debacker).

TRAITEMENT. — C'est surtout par les moyens hygiéniques qu'on doit traiter les enfants sujets aux terreurs nocturnes; on cherchera à régulariser leurs digestions et à prévenir la constipation ; on interdira les repas tardifs; on évitera aussi tout ce qui pourrait agiter l'esprit des enfants, surtout au moment où ils vont se mettre au lit; les histoires de revenants et tous les récits effrayants seront rigoureusement proscrits. Il sera bon d'accoutumer dès le berceau les enfants à s'endormir sans lumière. Si les accidents se répètent avec une grande fréquence, on prescrira pour le soir une potion au bromure de potassium additionnée d'une faible dose de chloral, qui procurera un sommeil paisible (West); Ollivier recommande les bains tièdes dans le même but.

CHAPITRE III

MALADIES DE L'APPAREIL DIGESTIF

ARTICLE Ier — STOMATITES AIGUËS

Les inflammations aiguës de la muqueuse buccale sont souvent chez l'enfant l'expression locale d'une maladie générale, telle que la rougeole, la scarlatine, la varicelle, les oreillons ou la diphtérie. Nous ne nous occuperons dans cet article que des stomatites aiguës primitives.

ÉTIOLOGIE. — La stomatite est produite quelquefois chez l'enfant par l'introduction dans la bouche de substances irritantes ou de liquides trop chauds; Epstein considère les prétendus nettoyages de la bouche pratiqués sur les nouveau-nés par les gardes et les nourrices comme étant aussi une cause fréquente d'inflammation de cet organe. La stomatite survient souvent aussi sous l'influence du travail de la dentition. Les préparations mercurielles déterminent rarement la stomatite chez les jeunes sujets; nous avons observé cependant cet accident chez un enfant de deux ans et demi auquel on avait administré la dose énorme de 40 centigr. de calomel comme purgatif.

DESCRIPTION. — La stomatite simple siège tantôt sur toute l'étendue de la muqueuse buccale, tantôt seulement sur les gencives (*gingivite*), ou plus rarement sur la langue (*glossite*).

La muqueuse enflammée est sèche, luisante et présente des plaques disséminées ou un pointillé général d'un rouge vif (*stomatite érythémateuse*); elle est parfois légèrement tuméfiée. Le dos de la langue est chargé d'un enduit blanc jaunâtre épais; sur sa pointe et ses bords, les papilles sont rouges et saillantes. On observe parfois à la face interne des joues et des lèvres de petites ulcérations superficielles dues à la chute de l'épithélium; ces érosions, qui sont extrêmement douloureuses, se cicatrisent d'elles-mêmes au bout de peu de jours. Dans la stomatite qui survient sous l'influence du travail de la dentition, les gencives saignent facilement et se couvrent souvent de taches blanches dues à l'hypersécrétion épithéliale (*stomatite pultacée*); quelquefois, surtout dans le cours de la seconde dentition, il se forme de petits abcès sous la muqueuse gingivale.

Au début de la maladie, l'enfant éprouve une sensation de chaleur cuisante dans la bouche, quelquefois une vive douleur qui gêne la mastication. A la sécheresse succède bientôt une salivation plus ou moins abondante; l'haleine est fétide, les ganglions sous-maxillaires sont tuméfiés. Chez les nouveau-nés, l'allaitement peut être entravé par la douleur que produit la succion, l'enfant pousse des cris au moment de l'introduction du sein ou du biberon dans la bouche ou même les refuse complètement.

Le mouvement fébrile est en général très modéré, excepté pendant le travail de la dentition, où la stomatite s'accompagne parfois d'une fièvre vive.

Cette stomatite est en général de courte durée. Tous les symptômes disparaissent rapidement dès que la cause qui les a fait naître a cessé d'agir.

Comby (1) a décrit sous le nom de *stomatite impétigineuse* et Sevestre et Gastou (2) sous le nom de *stomatite diphtéroïde à staphylocoques* une inflammation de la bouche qui complique parfois la rougeole ou la coqueluche, mais qui peut survenir aussi spontanément, particulièrement chez des enfants débilités ou sujets à l'impétigo et au coryza chronique. Cette affection atteint d'abord et parfois exclusivement la face interne des lèvres, ou bien s'étend à d'autres points de la muqueuse buccale. Elle est caracté-

(1) Comby, *Rev. mens. des mal. de l'enf.*, 1888, p. 440.

(2) Sevestre et Gastou, *Soc. méd. des hop.*, 26 juin 1891. — Voir aussi : Poulain, *Th. de Paris*, 1892.

risée par la formation sur les lèvres, qui sont généralement tuméfiées, de plaques blanchâtres, d'apparence diphtérique, qui forment corps avec la muqueuse; l'éruption se fait pour ainsi dire en un seul temps et disparait en général au bout de sept à huit jours, laissant à sa place des croûtes noirâtres. Cette affection est sans gravité. Elle ne présente pas la localisation aux gencives et la chronicité qui caractérise la stomatite ulcéro-membraneuse et n'atteint pas les amygdales et le pharynx comme la diphtérie. L'examen bactériologique n'a fait constater dans les plaques que la présence du staphylococcus aureus. Cette affection paraît être de même nature que l'impétigo.

TRAITEMENT. — Le meilleur moyen de prévenir l'inflammation de la muqueuse buccale est de n'y pas toucher (Epstein). Le traitement de la maladie une fois déclarée est des plus simples : quelques lavages de la bouche avec un collutoire émollient; l'eau miellée ou gommée suffisent dans la plupart des cas. On pourra rendre ces liquides légèrement antiseptiques en les aditionnant de borax ou de benzoate de soude (voir l'article *Muguet*). Contre la stomatite diphtéroïde, Sevestre recommande les lavages à l'eau boriquée, des badigeonnages avec le naphtol camphré, une solution de choral et les insufflations de poudre d'iodoforme. Si la stomatite est survenue sous l'influence d'un embarras gastrique ou de quelque autre trouble de la santé, c'est avant tout contre l'état général que devra être dirigée la médication.

ARTICLE II. — STOMATITE ULCÉRO-MEMBRANEUSE

La stomatite ulcéro-membraneuse a été confondue soit avec la diphtérie, soit avec la gangrène de la bouche. Rilliet et Barthez, ainsi que Bergeron, qui a étudié la maladie chez l'adulte, l'ont nettement séparée de ces affections et lui ont donné le nom sous lequel nous la décrivons.

ÉTIOLOGIE. — La stomatite ulcéro-membraneuse est surtout fréquente chez les enfants de cinq à dix ans (Taupin) ; elle atteint plus souvent les garçons que les filles. Elle survient de préférence chez les enfants placés dans de mauvaises conditions hygiéniques, chez ceux qui sont pâles, chétifs, scrofuleux, rachitiques ou convalescents de maladies aiguës ; on l'observe souvent à la suite de l'entéro-colite, de la pneumonie, des fièvres éruptives ou de la fièvre typhoïde.

La stomatite ulcéro-membraneuse est *endémique* dans les asiles et hôpitaux d'enfants; sa contagiosité n'est pas établie d'une façon certaine, bien que Bergeron soit disposé à l'admettre, et les tentatives faites pour l'inoculer n'ont pas donné de résultats probants, mais elle peut survenir *épidémiquement* chez des enfants qui y sont prédisposés par une mauvaise hygiène.

Dans quelques cas, l'apparition de la stomatite ulcéro-membraneuse peut être occasionnée par une cause mécanique, telle que la carie d'une dent, la nécrose ou la fracture des maxillaires.

ANATOMIE PATHOLOGIQUE. — La stomatite ulcéro-membraneuse est caractérisée anatomiquement par des ulcérations de la muqueuse buccale recouvertes d'une matière grisâtre pultacée; cette dernière a été considérée tantôt comme une fausse membrane (Guersant et Blache), tantôt comme le produit d'une gangrène superficielle de la muqueuse (Taupin, Bergeron). Les recherches micrographiques ont fait reconnaître qu'elle est le résultat d'une inflammation de la muqueuse accompagnée d'une mortification très limitée des tissus ; on y a reconnu en effet la présence d'hématies, de globules de pus, de cellules épithéliales et de fibres réunies en faisceaux provenant de la muqueuse elle-même, ainsi que l'absence à peu près complète de fibrine (Robin). Frühwald (1) a constaté chez onze enfants atteints de stomatite ulcéreuse la présence dans les ulcérations d'un bacille qui lui a paru différent de tous les parasites de la bouche déjà décrits et dont la nature pathogène lui a été démontrée par l'inoculation de cultures de ce bacille faites sur les animaux.

DESCRIPTION. — La stomatite ulcéro-membraneuse

(1) Frühwald, *Jahrb. f. Kinderheilk.*, 1889, XXIV, p. 200.

s'annonce par une légère douleur au niveau des gencives; la muqueuse gingivale se tuméfie, prend une teinte violacée et saigne facilement. La mastication est un peu douloureuse, la salive devient plus abondante, la bouche exhale une odeur fétide; l'enfant ressent un malaise général plus ou moins marqué qui persiste pendant toute la durée de la maladie.

Bientôt la gencive se ramollit, devient fongueuse, saignante et se recouvre d'un enduit gris, jaunâtre, pultacé; sa partie tranchante s'érode, et les dents en partie déchaussées paraissent allongées. Quelquefois la maladie reste limitée aux gencives, mais habituellement elle se propage à la partie correspondante des lèvres et de la face interne des joues; elle y apparaît sous la forme de petites plaques jaunâtres, qui ne tardent pas à se réunir en une bande continue, saillante et inégale, constituée par un enduit pultacé très adhérent. Quand la lésion est plus avancée, ou quand, par le grattage, on parvient à enlever la plaque pultacée pseudo-membraneuse, on trouve la muqueuse sous-jacente d'une coloration lie de vin et creusée d'une ulcération irrégulière, déchiquetée, à fond grisâtre, à bords livides et sanguinolents, mais jamais indurés. L'ulcération est quelquefois très profonde et comprend une grande épaisseur de la gencive ou du tissus sous-muqueux de la joue. Il en existe en général plusieurs; leur nombre et leur étendue varient suivant l'intensité de la maladie. Les ulcérations des lèvres ont une forme arrondie, tandis que celles qui sont situées dans le repli gingivo-labial sont allongées; souvent plusieurs ulcérations se réunissent pour former une solution de continuité irrégulière; c'est le cas habituel à la face interne des joues. La maladie envahit souvent la langue, et nous l'avons vue débuter parfois par cet organe sous forme d'érosions superficielles peu étendues, dont le fond est recouvert d'un enduit blanc jaunâtre. Les ulcérations restent quelquefois limitées au bord de la langue qui correspond à la gencive malade; elles n'envahissent qu'exceptionnellement le voile du palais et les amygdales. Le plus souvent la stomatite reste limitée à un seul côté de la bouche.

Quelquefois les joues, lorsque leur face interne est

ulcérée, sont le siège d'un *gonflement œdémateux* assez étendu, mais qui n'est jamais induré comme dans le noma. Dans quelques cas les progrès de l'ulcération déterminent la *chute des dents* ou même une nécrose partielle de l'os maxillaire. Il est très rare que la maladie se transforme en une véritable gangrène de la bouche.

Les autres symptômes de la stomatite ulcéro-membraneuse varient suivant l'étendue des ulcérations. Le plus saillant de tous est la *fétidité de l'haleine,* qui est bien distincte de l'odeur gangréneuse du noma. Habituellement l'enfant laisse écouler de sa bouche une *salive abondante*, limpide ou sanguinolente. Quand les ulcérations sont très étendues, elles s'accompagnent d'une *douleur* assez marquée pour gêner la mastication. Le petit malade laisse sa bouche constamment ouverte afin d'éviter le frottement des parties excoriées. Les ganglions sous-maxillaires sont plus ou moins tuméfiés.

Les symptômes généraux sont rarement très marqués; on observe parfois un peu de fièvre au début; plus tard la maladie peut se compliquer d'un état saburral des voies digestives et d'une diarrhée remarquable par sa fétidité ; ces phénomènes dépendent évidemment d'une auto-intoxication par la déglutition des produits sécrétés à la surface des ulcères.

Lorsque la stomatite ulcéro-membraneuse est abandonnée à elle-même, elle passe facilement à l'état chronique et se prolonge pendant plusieurs mois sans présenter aucune tendance à la guérison spontanée. Sous l'influence d'un traitement convenable, au contraire, elle cède en général rapidement ; on voit alors les ulcères se déterger, leur coloration devenir plus vive, leur fond se couvrir de granulations, et la cicatrisation se faire en peu de temps ; elle peut cependant quelquefois être retardée par des rechutes

DIAGNOSTIC. — La stomatite ulcéro-membraneuse est une maladie facile à reconnaître. Elle se distingue des *aphtes* et du *muguet* par la présence d'ulcérations recouvertes d'une couche pultacée très adhérente et par la fétidité toute spéciale de l'haleine. La lenteur de sa marche, l'absence d'une escarre noirâtre et d'un gonflement induré des lèvres ou des joues empêcheront de la confondre avec la *gangrène de la bouche*. On la distinguera facilement aussi de la *diphtérie buccale* ; cette dernière maladie s'accompagne presque toujours d'une angine pseudo-membraneuse et ne présente pas d'ulcérations de la muqueuse buccale ; les fausses membranes sont moins adhérentes que l'exsudation pultacée de la stomatite ulcéro-membraneuse.

PRONOSTIC. — La stomatite ulcéro-membraneuse n'est pas une affection grave par elle-même, mais c'est une maladie souvent très désagréable qui, en se prolongeant, peut amener la chute des dents et une nécrose partielle du maxillaire par dénudation. Elle guérit très facilement lorsqu'elle est bien traitée, mais elle est très sujette à récidiver.

TRAITEMENT. — Le médicament spécifique de la stomatite ulcéro-membraneuse est le *chlorate de potasse*, qu'on prescrira à l'intérieur à la dose de 50 centigrammes à 2 grammes par jour dans un julep (voir p. 47). Après deux ou trois jours de ce traitement, les ulcérations commencent à se déterger, et au bout de huit à dix jours la guérison est complète. Dans le cas où la maladie résisterait à cette médication, on ordonnera des lavages de la bouche au borax, à l'acide borique (1/100), à l'acide salicylique (3/1000) ou au benzoate de soude (1/40). On a également recommandé de toucher les ulcérations avec un pinceau humecté d'une solution de *permanganate de potasse*. A ces moyens locaux on joindra un régime tonique, et on placera l'enfant dans les meilleures conditions possibles de nourriture et de logement.

ARTICLE III. — APHTES

Plusieurs maladies de la bouche ont été confondues sous la dénomination d'*aphtes*, de là une grande confusion dans les descriptions des anciens auteurs. On entend actuellement sous le nom d'aphtes une éruption vésiculeuse de la muqueuse buccale qui, pour les uns, est constituée par une inflammation des follicules de cette muqueuse, de là le nom de *stomatite folliculaire* sous lequel elle est quelquefois désignée, et qui, pour les autres, est un *herpès* de la muqueuse buccale.

ÉTIOLOGIE. — Les aphtes peuvent survenir à tout âge, mais ils se montrent surtout pendant les trois premières années de la vie ; sur 587 cas d'aphtes traités à la clinique de Monti (1), 464 appartenaient aux trois premières années, dont 250 à la seconde année. On les observe dans le cours des troubles gastro-intestinaux, mais souvent aussi ils apparaissent sans cause appréciable dans le cours d'une bonne santé. Pour Magitot, les aphtes sont une affection d'origine purement locale; ils reconnaissent pour cause la présence ou l'introduction dans la bouche de corps irritants, de là leur localisation chez les petits enfants sur la crête gingivale où les manœuvres de succion pendant l'allaitement portent principalement leur action et où se manifeste également l'irritation provenant de l'éruption des premières dents.

La contagiosité des aphtes n'est pas généralement admise; cependant Chaumier (2) a observé quatre cas dans lesquels la contagion lui a paru évidente, et Fraenkel (3), étudiant les aphtes au point de vue bactériologique, y a trouvé des micrococcus qui par la culture rappelaient le staphylococcus pyogenes citreus (Passet) et le staphylococcus flavus (Rosenbach); ce fait établirait, selon lui, la nature contagieuse de la maladie, qui appartiendrait à la classe des inflammations pseudodiphtériques.

Pour quelques auteurs (4), certaines éruptions aphteuses seraient déterminées par l'usage du lait de vaches atteintes de stomatite aphteuse, mais il s'agit très probablement dans ce cas d'une maladie différente de celle que nous décrivons ici, car l'éruption se manifeste alors non seulement sur les lèvres et la langue, mais parfois aussi sur d'autres parties du corps, et s'accompagne de quelques symptômes généraux (fièvre, etc.).

(1) Monti, *Henoch's Festschrift*, Berlin, 1890, p. 465.
(2) Chaumier, *Gaz. méd. de Paris*, 21 août 1886.
(3) Fraenkel, *Virch. Arch.*, CXIII, 1888.
(4) Voir : David, *Arch. gén. de méd.*, 1887, XX, 317. — Ollivier, *Rev. mens. des mal. de l'enf.*, 1892, p. 11.

Les aphtes dits de Bednar paraissent être provoqués par l'usage de laver avec un linge la bouche des nourrissons après les repas. C'est ce que confirme l'expérience de Baum (1) qui, ayant soumis régulièrement 40 nourrissons à cette toilette, vit se développer les aphtes de Bednar chez 32 d'entre eux, tandis que, chez 50 autres enfants dont la bouche ne fut pas nettoyée, un seul eut des aphtes. Garrigues (2) a obtenu un résultat analogue en répétant cette expérience.

Les aphtes récidivent fréquemment.

DESCRIPTION. — L'éruption aphteuse est caractérisée par la formation dans l'intérieur de la bouche de petites vésicules indurées, d'un gris jaunâtre, présentant des dimensions qui varient entre celles d'une tête d'épingle et celles d'une lentille. Ces vésicules sont entourées d'une auréole rouge ; si on vient à les déchirer avec une aiguille, on les trouve formées d'un exsudat jaunâtre recouvert d'une mince couche épithéliale ; cet exsudat présente une consistance butyreuse, il est constitué histologiquement par une accumulation de globules graisseux.

Abandonnée à elle-même, la vésicule aphteuse crève au bout de trois ou quatre jours ; quelquefois alors l'exsudat est immédiatement éliminé, et la muqueuse se répare; mais plus souvent il se forme autour du dépôt graisseux une petite ulcération ou une simple érosion qui croît en étendue et peut atteindre jusqu'à 1 centimètre de diamètre; elle se cicatrise cependant toujours sans laisser de traces.

Les aphtes peuvent siéger sur tous les points de la muqueuse buccale ; on les observe sur les lèvres, la langue, les gencives et le voile du palais; leur existence dans l'œsophage et la partie inférieure du tube digestif est très douteuse. L'éruption est toujours discrète; le nombre des vésicules dépasse rarement dix à vingt.

Bednar a décrit une variété d'aphtes spéciale aux nouveau-nés (*aphtes de Bednar*), qui a été appelée plus récem-

(1) Baum, *Berl. klin. Woch.*, 1892, nº 34.
(2) Garrigues, *Med. News*, 1er oct. 1892.

ment par Bohn *millet du palais*; ces aphtes sont constitués par deux grandes taches jaunes, aplaties, légèrement saillantes, situées de chaque côté du raphé du palais; elles sont revêtues d'une légère couche d'épithélium, qui peut se rompre; elles se transforment alors en ulcérations qui tantôt restent superficielles, tantôt deviennent assez profondes pour mettre à nu les os du palais; d'autres fois, au contraire, le contenu de ces aphtes se résorbe sans avoir suppuré. De petites tumeurs analogues se rencontrent quelquefois au niveau de l'angle postéro-inférieur du palais, un peu en avant du repli muqueux qui s'étend à l'os maxillaire inférieur (Moldenhauer). Ces aphtes paraissent avoir pour origine les petits *kystes épidermoïdes* (1) qui siègent si souvent chez les nouveau-nés à la voûte palatine et au voile du palais le long du raphé médian ou quelquefois sur le rebord alvéolaire supérieur.

L'éruption aphteuse peut s'accompagner, surtout chez les petits enfants, d'un léger mouvement fébrile et d'un peu de salivation. Les ulcérations sont quelquefois le siège d'une douleur assez vive pendant les mouvements de la mastication ou de succion et peuvent entraver l'allaitement. Chez les nouveau-nés, la maladie se complique parfois de muguet.

Lorsque les aphtes s'ulcèrent ou que plusieurs poussées aphteuses se succèdent, la maladie peut se prolonger pendant quelques semaines; sa terminaison est toujours favorable.

DIAGNOSTIC. — Le diagnostic des aphtes est facile; l'apparition dans la bouche de petites vésicules isolées, suivies d'ulcérations, est caractéristique. On les distinguera des vésicules et des ulcérations d'*herpès* qui peuvent se développer dans la bouche, soit par leurs dimensions plus grandes, soit parce qu'elles n'affectent pas la disposition en groupe, soit parce qu'elles ne s'accompagnent pas d'herpès labial ou guttural.

(1) Guyon et Thierry (*Arch. de Physiol.*, 1869, p. 368), qui ont fait une étude spéciale des kystes épidermoïdes des nouveau-nés, les ont rencontrés chez 84 enfants sur 100; quelquefois ils n'ont observé qu'un seul kyste, rarement plus de trois ou quatre. Ces kystes ne se retrouvent plus à partir du huitième mois.

La *stomatite impétigineuse*, ne pourra être prise pour la stomatite aphteuse, parce qu'elle coïncide habituellement avec l'impétigo facial et parce qu'elle n'atteint en général que la partie antérieure de la cavité buccale ; elle a cependant été aussi signalée exceptionnellement sur les gencives et la langue. On ne peut confondre l'exsudat jaunâtre des aphtes avec la production pultacée de la *stomatite ulcéro-membraneuse* ; en effet, dans cette dernière maladie, l'ulcération se montre d'emblée et débute presque toujours par la sertissure des dents. La confusion ne serait possible que dans les cas où la stomatite ulcéro-membraneuse débuterait par les bords de la langue ; la marche de la maladie éclairerait bientôt le diagnostic.

PRONOSTIC. — Les aphtes sont toujours une affection très bénigne ; la maladie, beaucoup plus sérieuse, décrite sous le nom d'*aphtes confluents* et qui s'observe surtout en Hollande, est très probablement une variété de diphtérie ou de gangrène buccale et ne doit point être confondue avec la maladie que nous décrivons ici.

TRAITEMENT. — Dans bien des cas, aucune médication n'est nécessaire ; les aphtes sont une simple indisposition, qui guérit spontanément ; si elle s'accompagne des signes d'un embarras gastrique, on prescrira un purgatif ou un vomitif ; en même temps on fera laver la bouche de l'enfant avec une solution légère de *borax* ou un collutoire émollient. On a recommandé, lorsque les ulcérations tardaient à se cicatriser, de les toucher avec le nitrate d'argent ; souvent ce moyen ne fait qu'irriter l'ulcère. Worms recommande, pour hâter la guérison, de dissoudre l'exsudat graisseux par l'application de quelques gouttes d'éther.

ARTICLE IV. — PERLÈCHE

Lemaistre (1) a décrit le premier, en 1886, sous le nom de *perlèche* une affection des commissures labiales qu'il a observée dans le Limousin, où elle est connue également

(1) J. Lemaistre. De la perlèche, du streptococcus plicatilis, *Journ. de la Soc. méd. de la Haute-Vienne*, 1886, p. 55, et Limoges, 1886.

sous le nom de *bridou*. Cette maladie, qui est très fréquente, avait été jusqu'alors oubliée dans les traités de pathologie à cause de son extrême bénignité.

ÉTIOLOGIE. — La perlèche est surtout commune chez les enfants qui fréquentent les écoles ; c'est particulièrement chez eux que Lemaistre l'a observée ; Comby (1) et Raymond (2) l'ont très souvent rencontrée chez les élèves des écoles primaires de Paris. Elle paraît être très contagieuse et se propager sous formes d'épidémies locales, grâce à l'habitude qu'ont les enfants de boire au même vase ou au goulot d'une même fontaine ou de s'essuyer la bouche au même linge. Lemaistre la considère comme engendrée par un microbe qu'il a trouvé sur les parties malades, ainsi que dans les eaux et les récipients suspects ; ce microbe donne par la culture des sphéro-bactéries et des streptocoques parfois en chaînettes et enchevetrés, d'où le nom de *streptococcus plicatilis* par lequel Lemaistre le désigne ; cet auteur ne l'a pas inoculé. Raymond a constamment rencontré dans les cas de perlèche le *staphylococcus cereus albus*, mais estime que cette affection peut être due également à d'autres microbes et n'a rien de spécifique.

DESCRIPTION. — La perlèche siège habituellement sur les deux commissures labiales, dont l'épithélium paraît macéré et est d'une teinte blanchâtre, comme s'il avait été cautérisé au nitrate d'argent; il se détache facilement. On observe parfois, au pli des commissures, des fissures plus ou moins profondes pouvant provoquer de la douleur et une légère hémorragie quand l'enfant ouvre largement la bouche. L'altération se propage peu sur la muqueuse buccale, mais s'étend à quelque distance sur la peau voisine, en sorte qu'elle peut être reconnue sans qu'il soit nécessaire de faire ouvrir la bouche. La perlèche est à peine douloureuse, ne gêne ni la mastication, ni la phonation, mais détermine une sensation de

(1) Comby, *Traité des maladies de l'enfance*, Paris, 1892, p. 379.
(2) Raymond, *Soc. de dermat. et de syph.*, 18 mai 1893, dans *Annales de dermat.*, 1893, p. 578.

cuisson qui porte l'enfant à se *pourlécher* constamment les commissures.

La maladie, abandonnée à elle-même, dure rarement plus de quinze jours à un mois ; cependant on l'a vue dans quelques cas persister pendant beaucoup plus longtemps, peut-être par suite d'inoculations successives; elle récidive facilement.

DIAGNOSTIC. — La perlèche ne peut guère être confondue qu'avec l'*herpès labial*, dont elle diffère par l'absence de vésicules et par son siège limité aux commissures, et avec les *plaques muqueuses*, dont on la distingue par son siège habituellement bilatéral, par la moindre profondeur des fissures qu'elle peut déterminer, par son caractère épidémique et par l'absence d'autres symptômes de syphilis.

TRAITEMENT. — Des soins de propreté concernant les vases, etc., où boivent les enfants constituent le traitement prophylactique de la perlèche. La maladie elle-même cédera également à des simples lavages, et on activera sa guérison par des attouchements avec l'alun, le sulfate de de cuivre ou l'acide lactique.

Article V. — **MUGUET**

Le muguet a été longtemps regardé comme une maladie analogue aux aphtes, puis comme une stomatite pseudomembraneuse; les recherches de Berg (1840), de Gruby (1842) et de Robin (1853) ont établi que le muguet est une affection d'origine parasitaire due au développement d'un champignon sur la muqueuse du tube digestif.

ÉTIOLOGIE. — Le muguet est une maladie fréquente dans la première enfance ; son apparition à cet âge n'a pas toujours la signification fâcheuse qu'elle a chez l'adulte, où elle ne survient que comme phénomène ultime chez des sujets épuisés par une longue maladie.

C'est généralement dans les premiers jours de la vie que se développe le muguet; ainsi, sur 403 nouveau-nés atteints de cette maladie, 394 avaient environ huit jours (Seux).

Le muguet atteint particulièrement les enfants mal

nourris ; on l'observe chez les nouveau-nés dont la nourrice a un lait de mauvaise qualité et chez ceux qui sont soumis trop tôt à l'allaitement artificiel ; mais il peut se montrer parfois chez de petits enfants dont l'état général est excellent. L'usage de substances féculentes, de boissons édulcorées avec la mélasse ou de la cassonade, paraît prédisposer à la maladie. Le muguet peut compliquer la plupart des affections de la première enfance et particulièrement l'entéro-colite. Il est surtout fréquent dans les mois les plus chauds de l'année. Il sévit *épidémiquement* dans les hôpitaux, dans les asiles d'enfants trouvés et en général partout où les enfants sont placés dans de mauvaises conditions hygiéniques.

Le muguet est une affection *contagieuse;* Berg, Natalis Guillot et Epstein ont transplanté le champignon qui le constitue d'un individu à un autre ; mais l'expérience ne réussit pas toujours : le muguet ne peut en effet se développer par contagion que chez les sujets prédisposés. Dans les agglomérations d'enfants, la maladie se propage probablement par les spores répandues dans l'air, mais elle se communique aussi par contagion directe ; ainsi plusieurs observateurs ont constaté la transmission du muguet au mamelon de la nourrice, qui peut à son tour transférer par cette voie la maladie à un nouveau nourrisson ; les cuillers et les biberons peuvent être aussi les agents de transmission du parasite.

La rareté de la déglutition chez le nouveau-né paraît être une circonstance prédisposante au développement du champignon.

ANATOMIE PATHOLOGIQUE. — Lorsqu'on examine au microscope les concrétions blanchâtres recueillies sur la muqueuse buccale d'un enfant atteint du muguet, on y reconnaît, au milieu d'un grand nombre de cellules épithéliales pavimenteuses, les spores et le mycélium d'un champignon que Robin a décrit sous le nom d'*oidïum albicans* (1). Le *mycélium* est formé de filaments tubuleux

(1) Quinquaud (*Arch. de Physiol.*, I, p. 295) sépare le champignon du muguet du genre oïdium et le place dans un genre nouveau pour lequel il propose le nom de *Syringospora* ; les naturalistes actuels l'appellent *Saccharomyces albicans.*

larges de 3 à 5 μ et longs de 500 à 600 μ, cloisonnés d'espace en espace, souvent étranglés au niveau des cloisons et ramifiés plusieurs fois ; ils sont formés de cellules allongées, articulées bout à bout ; ces cellules renferment quelques granulations moléculaires souvent agitées de mouvements browniens, et quelquefois d'autres cellules plus petites. Quand on peut séparer, au milieu des cellules épithéliales et des spores isolées, l'extrémité d'origine d'un filament, on constate en général que sa première cellule est le prolongement d'une spore dont elle provient par germination. A l'autre extrémité du filament ou de ses ramifications, on trouve une cellule plus grosse que les précédentes, de 5 à 7 μ, qui est probablement une spore prête à se détacher. Les *spores* sont sphériques ou un peu allongées, leur cavité renferme une fine poussière et souvent un ou deux granules doués du mouvement brownien ; un certain nombre de spores sont libres ; la plupart adhèrent fortement aux cellules épithéliales et quelquefois les recouvrent complètement (Robin). Transportées dans une solution fortement sucrée, ces spores prolifèrent avec une grande activité (Gravitz). Audry (1) a constaté par des cultures artificielles que le champignon du muguet présente, suivant le milieu ambiant, un polymorphisme remarquable, affectant tantôt l'aspect mycélique, tantôt l'aspect levure, tantôt enfin l'aspect myco-levure.

L'oïdium albicans paraît se développer dans l'interstice des cellules de l'épithélium buccal qu'il traverse en tous sens et peut pénétrer jusqu'au chorion de la muqueuse (Reubold). Quand les filaments du mycélium sont dans leur plein développement, ils s'entre-croisent avec les cellules épithéliales et les spores pour former un lacis très serré d'une consistance caséeuse qui est plus ou moins adhérent à la muqueuse lorsqu'il est jeune, et s'en détache plus facilement lorsqu'il est ancien.

Le liquide dans lequel baignent les concrétions parasitaires présente une *réaction acide* assez prononcée. Cette acescence du mucus buccal, sans être spéciale aux individus atteints de muguet, puisqu'elle peut s'observer chez les nouveau-nés bien portants, a été néanmoins consi-

(1) Audry, *Rev. de méd.*, 1887, p. 586.

dérée par beaucoup d'auteurs comme un des éléments importants de la propagation du champignon. Gubler, qui a le premier étudié ce sujet, est arrivé à la conclusion que la seule condition indispensable du développement de l'oïdium albicans est la présence constante d'un milieu imprégné de substances sucrées ou amylacées fermentescibles et par conséquent acidifiables ; l'acidité du mucus est un phénomène consécutif au développement du parasite, mais qui contribue, une fois produit, à la prospérité de la végétation cryptogamique.

La bouche est le siège le plus habituel du muguet ; on ne connaît aucun fait dans lequel le champignon existait sur un point quelconque du tube digestif, sans siéger en même temps sur la muqueuse bucale (Archambault). Le parasite se rencontre assez souvent aussi dans le pharynx ; Seux a remarqué qu'il s'arrête alors exactement sur la limite qui sépare l'arrière-gorge des fosses nasales, là où cesse l'épithélium pavimenteux du tube digestif. Le muguet s'étend assez fréquemment à l'œsophage, où il peut pénétrer en dissociant la muqueuse jusqu'aux fibres musculaires, mais il s'arrête en général au voisinage du cardia. Valentin (1) a signalé sa propagation à l'oreille moyenne chez une petite fille atteinte d'otorrhée.

La présence du muguet sur la muqueuse stomacale et sur toutes les muqueuses non pourvues d'un épithélium pavimenteux a donné lieu à de nombreuses discussions et a été longtemps mise en doute. Parrot a établi d'une manière irréfutable par des observations microscopiques l'existence du parasite sur la muqueuse de l'estomac, mais sous un aspect particulier qui l'a fait longtemps méconnaître. Le muguet de l'estomac se présente sous la forme de petites éminences, quelquefois visibles seulement à la loupe, et ne dépassant jamais la grosseur d'un grain de millet. Ces éminences sont acuminées ou déprimées en godet ; elles sont isolées ou confluentes et forment alors des plaques saillantes d'une étendue variable, d'un jaune-cire ou d'une coloration analogue à celle du reste de la muqueuse; jamais elles ne présentent la teinte blanche du muguet buccal. Ces plaques siègent de préférence sur les

(1) Valentin, *Arch. f. Ohrenheilk.*, 1888, XXVI, p. 81.

courbures de l'estomac, surtout au voisinage du cardia; elles sont très adhérentes à la muqueuse, dont elles ne peuvent être séparées par un simple raclage. Le microscope y fait constater l'existence d'un grand nombre de spores et de filaments en tout pareils à ceux de l'oïdium albicans. Les filaments pénètrent profondément dans le tissu muqueux jusqu'au niveau de la couche musculaire ; dans quelques cas, le parasite amène une destruction partielle de la muqueuse et devient l'origine de véritables *ulcères gastriques*. Valleix et Seux ont signalé le muguet dans l'intestin grêle et le gros intestin. Parrot a rencontré une fois dans le gros intestin des lésions analogues à celles qu'il a décrites dans l'estomac. Cet auteur estime que l'oïdium ne se développe dans la partie sous-diaphragmatique du tube digestif que dans les cas très graves, l'estomac et l'intestin étant alors incapables de réagir contre le parasite et de l'expulser.

Le muguet n'a presque jamais été rencontré sur les parties de la muqueuse respiratoire recouverte d'un épithélium à cils vibratiles; cependant Schmidt (1) l'a trouvé dans cinq autopsies d'enfants dans le larynx, la trachée et les bronches. On l'a rencontré sur l'épiglotte et les cordes vocales inférieures, d'où il peut se propager à la glotte et aux ventricules latéraux ; enfin Parrot l'a rencontré une fois dans l'intérieur d'une alvéole pulmonaire chez un nouveau-né de treize jours, et Birch Hirschfeld dans un foyer pneumonique chez un enfant de quatre ans.

La pénétration du muguet daus les vaisseaux sanguins (E. Wagner) et lymphatiques (Buhl) et la possibilité d'embolies cérébrales produites par l'oïdium (Zenker, Ribbert) sont admises par quelques auteurs, mais elles ne sont pas encore suffisamment démontrées.

Les *lésions viscérales* constatées chez les enfants morts dans le cours du muguet appartiennent aux maladies que compliquait le parasite ; ce sont le plus souvent celles de l'entéro-colite, de la broncho-pneumonie ou de la méningite.

DESCRIPTION. — **Début.** — Le muguet s'annonce par

(1) Schmidt, *Ziegler's Beitr. z. path. Anat.*, VIII, p. 173.

de la sécheresse de la muqueuse buccale, qui devient rouge et douloureuse ; les papilles linguales sont tuméfiées; ces symptômes correspondent à une production abondante de cellules épidermiques. Le cryptogame apparaît du premier au troisième jour sous la forme d'un semis de points blancs, semblable à un dépôt de givre ; ces taches sont disséminées sur la langue, les gencives, les lèvres et la face interne des joues ; suivant l'intensité de la maladie, elles restent isolées ou s'étendent rapidement ; dans les cas intenses, le muguet recouvre bientôt tout l'intérieur de la bouche et se propage au pharynx. Les concrétions du muguet présentent une consistance analogue à celle d'un fromage mou et une coloration d'un blanc éclatant qui, sous l'action de l'air, passe au jaune ou au brun. Les dépôts caséeux s'enlèvent avec facilité, surtout sur la langue, mais se reproduisent rapidement.

On peut distinguer dans la marche et les symptômes concomitants du muguet une forme légère et une forme grave.

Forme légère. — Lorsque la maladie est peu intense et que le dépôt cryptogamique est limité, les autres symptômes locaux sont souvent peu accusés ; cependant la bouche est sèche, l'introduction du doigt et de tout corps étranger y est douloureuse ; aussi l'enfant refuse-t-il le sein ou ne tarde-t-il pas à le quitter, s'il l'a pris ; il mâchonne continuellement et tire la langue comme pour expulser le corps étranger qui le gêne. La bouche n'exhale jamais une odeur fétide, comme dans les stomatites.

Le muguet s'accompagne habituellement de diarrhée ; les selles, d'abord jaunes, deviennent verdâtres et acides, le pourtour de l'anus rougit ; on observe quelquefois des coliques et une fièvre légère, mais ces symptômes ne sont point constants. Le catarrhe intestinal n'est pas une complication nécessaire du muguet, comme le pensait Valleix ; en effet, dans 115 cas mentionnés par Berg, les selles conservèrent 29 fois leur coloration normale pendant toute la durée de la maladie. Trousseau et Delpech ont également observé dans 14 cas de muguet sur 50 l'absence complète d'accidents gastro-intestinaux.

Dans les cas légers, le muguet a une courte durée. La muqueuse buccale se dépouille rapidement du dépôt cryptogamique, la guérison peut être complète dès le quatrième jour; elle survient en général du huitième au quinzième jour.

Forme grave. — Le muguet ne revêt guère la forme grave que dans les hôpitaux, les asiles d'enfants trouvés, ou chez les nouveau-nés déjà affaiblis par une alimentation vicieuse ou une maladie antérieure.

L'exsudat parasitaire est très abondant, il forme quelquefois une couche épaisse qui rend la déglutition difficile; dans quelques cas, même on observe une destruction partielle de la muqueuse buccale; Valleix a signalé, chez les enfants atteints de muguet, des ulcérations peu profondes qui siègent en général à la voûte palatine et précèdent quelquefois l'apparition du parasite ; ce ne sont peut-être que des altérations concomitantes de la maladie. Parrot a décrit sous le nom de *plaques ptérygoïdiennes* des lésions analogues de la voûte palatine qui existent souvent en même temps que le muguet sans en être une dépendance, mais qui, comme lui, se développent chez les enfants *athrepsiés*. C'est surtout dans la forme grave que le parasite se propage à l'œsophage, et c'est probablement la seule dans laquelle il atteigne l'estomac.

Les troubles gastro-intestinaux revêtent une grande intensité; l'enfant est pris d'une diarrhée abondante accompagnée de fièvre et de vomissements; on observe alors un érythème étendu aux fesses, aux parties génitales et à la face interne des cuisses. D'après Valleix, cet érythème précéderait même l'apparition du muguet; Trousseau et Delpech le considèrent au contraire comme consécutif à la diarrhée et l'attribuent à l'irritation produite sur la peau par les selles. Souvent aussi, on observe des ulcérations à la face interne des malléoles et des éruptions cutanées; ces accidents sont dus à la même cause que l'érythème des fesses, ainsi qu'à l'état cachectique de l'enfant. Le petit malade ne tarde pas en effet à s'affaiblir sous l'influence des troubles digestifs et peut succomber rapidement, quelquefois déjà le cinquième jour après l'apparition du muguet. D'autres fois la vie se prolonge pendant quelques semaines; l'enfant peut alors guérir, mais la maladie récidive facilement sous l'influence des mêmes causes.

DIAGNOSTIC. — Le muguet est toujours facile à reconnaître; la présence de petites concrétions blanchâtres, molles et peu adhérentes à la face interne de la bouche, est pathognomonique et ne permet pas de le confondre avec les *stomatites*.

Les fausses membranes de la *diphtérie buccale* se distinguent des concrétions du muguet, parce qu'elles sont d'un blanc moins éclatant, qu'elles sont plus résistantes, qu'elles ne se dissolvent pas lorsqu'on les agite dans l'eau, et surtout parce qu'elles ne présentent pas au microscope la structure caractéristique du muguet.

Les *kystes épidermoïdes* du palais (voir l'art. *Aphtes*, p. 518) se distinguent du muguet par leur siège très limité, leur petit nombre, leur adhérence et l'absence de toute rougeur de la muqueuse buccale (Archambault).

Il suffit d'un peu d'attention pour ne pas confondre avec les concrétions du muguet de petits grumeaux de lait restés dans la bouche; ces dépôts ne font que flotter à la surface de la muqueuse, et celle-ci est entièrement saine.

PRONOSTIC. — Le muguet n'est jamais grave par lui-même, lorsqu'il est simple et survient chez un enfant placé dans de bonnes conditions hygiéniques, mais, lorsqu'il se complique d'une diarrhée abondante ou sévit chez des enfants mal nourris ou entassés dans une salle d'hôpital, il annonce le plus souvent une terminaison fatale. Sur 140 malades atteints du muguet à l'hospice des Enfants trouvés de Paris, Baron en a perdu 109. Au contraire à la Charité de Marseille, où le muguet était rarement compliqué d'entérite et où les enfants étaient confiés à des nourrices, Seux n'a eu que 34 décès sur 632 cas.

Lorsque le muguet survient dans le cours d'une affection aiguë ou chronique de la seconde enfance, telle que la fièvre typhoïde ou la tuberculose, il est presque toujours d'un fâcheux pronostic.

TRAITEMENT. — Le traitement prophylactique du muguet consiste avant tout dans les soins hygiéniques; on doit autant que possible donner aux enfants une bonne nourrice. Dans les cas où l'on sera forcé de recourir à l'alimentation artificielle, celle-ci consistera uniquement en lait ; les substances amylacées, la cassonade, etc., seront proscrites. Niemeyer recommande dans tous les cas de nettoyer avec soin la bouche de l'enfant chaque fois qu'il aura tété, de peur que le lait resté sur les lèvres ne subisse au contact de l'air la fermentation lactique et ne développe une acidité favorable au développement du parasite ; il conseille dans le même but de ne pas laisser le nourrisson s'endormir au sein. Dans les hôpitaux et asiles où les nourrices sont souvent communes à plusieurs enfants, on veillera avec le plus grand soin à la propreté des mamelons et des biberons.

Le muguet une fois développé, c'est encore par des soins hygiéniques qu'on combattra les progrès du mal ; si l'enfant est allaité artificiellement, on lui donnera une nourrice ; si la nourrice est mauvaise, on la changera.

Le traitement local consistera en lotions émollientes ou boratées ; on badigeonnera plusieurs fois par jour la cavité buccale avec un mélange de *borax* et de miel rosat, parties égales, ou mieux, pour éviter l'introduction dans la bouche de matières sucrées fermentescibles, avec une solution de borax dans la glycérine. Gubler recommande pour combattre l'acidité du mucus buccal l'usage de l'*eau de Vichy* en collutoire ou à l'intérieur ; l'*eau de chaux* remplira le même but. Archambault conseille d'enlever le dépôt parasitaire avec un petit tampon de linge imbibé d'une solution alcaline. Tordeus préconise le *benzoate de soude* en solution à la dose de 3 à 5 grammes pour 30 grammes d'eau ; il nettoie toute la muqueuse buccale avec le doigt enveloppé d'un linge imbibé de cette solution, et il fait promener toutes les deux heures dans la bouche un pinceau imbibé du même liquide. Cette médication lui a toujours donné de bons résultats, ce qu'il attribue à l'alcalinité du benzoate de soude combinée à son action parasiticide. Si la maladie est rebelle à ce traitement et si l'enfant n'a pas encore de dents, on touchera l'intérieur de la bouche avec un pinceau imbibé d'une solution faible de *nitrate d'argent*.

Les accidents concomitants du muguet, tels que la diarrhée, les vomissements, l'érythème des fesses, seront combattus par les moyens appropriés.

Article VI. — GANGRÈNE DE LA BOUCHE

La gangrène de la bouche n'a été bien étudiée qu'au commencement du XVIIe siècle par Battus, médecin hollandais ; elle a reçu de van der Voorde le nom de *cancer aqueux* (*waterkanker*) sous lequel elle a été décrite par Ritcher. Elle a été désignée également sous le nom de *gangrène*, d'*ulcus noma*, de *stomacace* et de *stomatite gangréneuse*. Fréquente autrefois, elle est devenue actuellement rare, grâce aux progrès de l'hygiène hospitalière.

ÉTIOLOGIE. — La gangrène de la bouche s'observe presque toujours dans la seconde enfance ; elle est surtout fréquente entre trois et cinq ans, elle est rare après douze ans et avant deux ans. Billard en a rencontré cependant quelques exemples chez les nouveau-nés. Le noma paraît être surtout commun dans les pays à climat froid et humide ; on l'observe particulièrement au printemps et en automne. Sa contagiosité et sa nature parasitaire ne sont pas encore établies. Il peut récidiver.

La gangrène de la bouche atteint de préférence les enfants chétifs et débiles, ceux qui sont affaiblis par la misère, les privations, un logement insalubre ou un séjour prolongé dans un hôpital; elle ne survient jamais spontanément, mais est toujours *consécutive* à une autre maladie ; on l'a observée à la suite de la pneumonie, de la dysenterie, de la coqueluche, de la fièvre typhoïde, de la fièvre intermittente, de la variole, de la scarlatine, mais surtout de la *rougeole* : sur 98 cas de gangrène buccale recueillis par Tourdes, West, Rilliet et Barthez, 47 étaient consécutifs à la rougeole.

La gangrène de la bouche a été quelquefois provoquée par un traitement mercuriel; elle peut succéder exceptionnellement à la stomatite ulcéro-membraneuse.

ANATOMIE PATHOLOGIQUE. — La plupart des altérations produites par la gangrène buccale étant faciles à constater pendant la vie, elles seront décrites avec les symptômes de la maladie. A l'autopsie des enfants qui ont succombé, on trouve les tissus sous-jacents à la muqueuse malade plus ou moins altérés. Les muscles et le tissu cellulaire sont tantôt infiltrés de sérosité, tantôt transformés en putrilage gangréneux. Les os maxillaires sont quelquefois nécrosés dans une certaine étendue. Les petits vaisseaux sont oblitérés par thrombose secondaire, mais les grosses artères restent perméables au milieu des tissus sphacélés, comme le prouvent les recherches de Rilliet et Barthez et les injections pratiquées par Quinquaud et Rendu (1). Quant aux nerfs, leur névrilemme est infiltré comme les tissus ambiants, mais les fibres nerveuses ne sont pas altérées. Les ganglions lymphatiques ont été trouvés tuméfiés dans quelques cas.

Presque toujours les viscères sont le siège de quelque lésion appartenant aux complications de la maladie. La plus fréquente est la pneumonie ; quelquefois aussi l'intestin est enflammé ou ramolli. Enfin on trouve parfois d'autres parties du corps atteintes de gangrène ; d'après les recherches de Tourdes, les organes atteints de gangrène en même temps que la bouche sont par ordre de fréquence : les poumons, les organes génitaux, le pharynx, les extrémités des membres, l'œsophage et l'estomac.

DESCRIPTION. — La gangrène de la bouche s'annonce par une petite *ulcération* qui siège en général à la face interne de la joue ou sur la lèvre inférieure, beaucoup plus rarement sur la lèvre supérieure ; cette ulcération est indolente et peut passer d'abord inaperçue ; son fond est constitué par une couche grisâtre de derme mortifié qui ne tarde pas à se transformer en un putrilage gangréneux. Bientôt la mortification gagne en surface et s'étend à la muqueuse avoisinante. On observe en même temps du côté de la peau une *tuméfaction œdémateuse* qui siège au niveau de l'ulcération buccale ; quelquefois cette tuméfaction est le premier symptôme de la maladie et précède la modification de la muqueuse. Au bout d'un à deux jours, on sent au milieu des tissus œdématiés un *engorgement dur et profond* ; la peau devient à ce niveau tendue et luisante et se couvre quelquefois de marbrures violacées, au milieu desquelles on aperçoit une *tache noirâtre* ou

(1) Voir : Sostrat, *Th. de Paris*, 1872.

violet foncé constituée par la peau mortifiée. C'est en général du troisième au sixième jour que l'*escarre* est visible ; quelquefois son apparition est retardée jusqu'au neuvième jour. Elle se montre d'abord sous la forme d'une tache lenticulaire surmontée parfois d'une phlyctène, puis elle s'accroît rapidement. Elle est précédée dans son extension d'une zone de quelques millimètres de largeur, grisâtre, saignant facilement à sa partie interne, rouge et œdémateuse à sa partie externe (Bouley et Caillault).

La bouche est le siège d'une salivation abondante ; il s'en écoule un liquide d'abord limpide, puis mêlé de sang et de matières putrilagineuses ; des lambeaux gangrenés et à demi détachés pendent à l'intérieur de la bouche, et l'enfant les arrache avec ses doigts presque sans douleur ; l'haleine est horriblement fétide. Cette fétidité existe quelquefois dès le premier jour de la maladie.

Si la gangrène continue son cours, l'escarre s'étend sur la peau du visage ; elle dépasse quelquefois les dimensions d'une pièce de cinq francs ; on l'a vue dans quelques cas envahir le nez, les paupières, le menton, la peau du cou, mais elle se limite en général à un seul côté de la face. Elle progresse également dans l'intérieur de la bouche, détruit quelquefois une partie de la langue et des gencives ; les dents sont ébranlées et tombent ; parfois les maxillaires sont dénudés, s'exfolient partiellement ou même sont frappés de nécrose. Le plus souvent la mort survient avant que la mortification ait atteint ce degré. Si la vie de l'enfant se prolonge, il se fait un travail d'élimination autour de l'escarre ; les tissus mortifiés se détachent en laissant une large perte de substance qui permet de voir l'intérieur de la cavité buccale. Dans les cas les plus graves, les bords de la perte de substance continuent à se mortifier, et la gangrène étend ses ravages ; d'autres fois il se fait un travail de cicatrisation franche qui peut amener une occlusion plus ou moins complète de la plaie, souvent au prix d'une difformité hideuse du visage. Le travail de réparation produit parfois des adhérences vicieuses qui entravent d'une manière permanente les mouvements de la mâchoire ; dans quelques cas, un trajet fistuleux persiste au niveau des points où l'os s'est exfolié.

La gangrène de la bouche survenant presque toujours chez des sujets déjà épuisés par une affection antérieure, l'état général est habituellement fâcheux dès le début, mais le petit malade présente peu de réaction générale pendant l'évolution de la maladie. Le visage est pâle et empreint de tristesse, les paupières sont souvent infiltrées; néanmoins l'appétit persiste, et les forces se conservent, quelquefois au point que l'enfant peut jouer ou s'asseoir dans son lit pour prendre ses repas; la douleur est presque nulle, le pouls présente rarement une grande accélération; cependant l'enfant succombe habituellement au bout de huit à quinze jours sous l'influence d'un épuisement général, hâté souvent par une diarrhée colliquative qui paraît causée par l'absorption des matières putrides développées dans la bouche.

La mort survient dans la plupart des cas avant que la perforation de la bouche ait eu le temps de se faire. Quelquefois la terminaison fatale est amenée par une *complication*, le plus souvent par une broncho-pneumonie, une entérite ou par la gangrène d'un autre organe. Il est rare que l'enfant succombe à une hémorragie, ce qui s'explique par l'oblitération des petits vaisseaux qui accompagne la formation de l'escarre; Hueter a vu cependant une fille de quinze ans emportée par une hémorragie consécutive à la déchirure d'une artère de la face. Dans les cas favorables, l'enfant reste défiguré après la guérison ; quelquefois, cependant, on a vu l'escarre se limiter à la muqueuse et s'éliminer avant d'avoir atteint la surface cutanée.

DIAGNOSTIC. — La gangrène de la bouche présente des symptômes trop caractéristiques pour pouvoir être prise pour une autre maladie; son apparition chez des sujets déjà débilités par une maladie antérieure, surtout par la rougeole, ainsi que l'extension de l'escarre de dedans en dehors, rendront toute confusion impossible avec la *pustule maligne*. Le diagnostic avec la *stomatite ulcéro-membraneuse* a été indiqué à propos de cette maladie (voir p. 514).

PRONOSTIC. — La gangrène de la bouche est toujours une affection très grave; elle se termine par la mort dans les trois quarts des cas environ; elle est surtout redoutable lorsqu'elle sévit dans un hôpital et qu'elle atteint des enfants très jeunes ou déjà débilités. Sur 23 cas observés à l'hôpital Elisabeth par Woronichin (1), 20 eurent une issue fatale. Lorsqu'elle se complique d'une broncho-pneumonie, le pronostic peut être considéré comme absolument fatal.

TRAITEMENT. — Une bonne alimentation et des soins hygiéniques bien entendus sont les meilleurs moyens prophylactiques contre la gangrène de la bouche; on devra en général s'abstenir d'employer le calomel ou les autres mercuriaux chez les enfants atteints de rougeole, de crainte de favoriser chez eux l'apparition du noma.

La maladie une fois déclarée, les ressources de la thérapeutique sont très limitées. On a cherché à arrêter la propagation de la gangrène par la *cautérisation,* mais le plus souvent sans succès; néanmoins ce moyen, ayant réussi dans quelques cas, ne doit pas être négligé. On emploiera les *acides minéraux* ou le *fer rouge*, et on aura soin de détruire par le caustique toutes les parties malades jusqu'aux tissus sains; puis on s'assurera après l'élimination des escarres que les bords de la cicatrice ne sont pas de nouveau envahis par la gangrène, autrement il faudrait renouveler la cautérisation; il va sans dire que plus on agira de bonne heure, plus on aura de chances de guérison.

On combattra en même temps l'extrême fétidité de l'haleine et la putridité des liquides de la bouche par des lotions désinfectantes fréquemment répétées (acide phénique, acide salicylique, permanganate de potasse), ou par des applications locales de chlorure de chaux sec. On soutiendra les forces de l'enfant par une médication tonique énergique et une alimentation fortifiante.

Si la gangrène de la bouche laisse après elle des cicatrices difformes du nez ou une ankylose de la mâchoire, on pourra quelquefois y remédier par des opérations autoplastiques ou par la résection du maxillaire inférieur (opération d'Esmarch).

(1) Woronichin, *Jahrb. f. Kinderheilk.*, XXVI, 1887, p. 161.

Article VII. — DESQUAMATION EPITHÉLIALE DE LA LANGUE

Cette affection, déjà signalée pour la première fois par Rayer, puis par Moeller, Betz, Santlus Bergeron et Gubler, est surtout connue depuis le travail de Bridou (1872) et a reçu les noms assez divers de *pityriasis lingual* (Rayer et Betz), *excoriation linguale* (Moeller), *intertrigo de la langue* (Santlus), *état lichénoïde de la langue* (Gubler), *état tigré de la langue* (Bridou), *plaques fugitives et bénignes de la langue* (Caspary), *syphilis desquamative de la langue* (Parrot), *desquamation épithéliale de la langue* (Gautier), *exfoliation en plaques circulaires* (Unna) et *glossite exfoliatrice marginée* (Fournier et Lemonnier) (1). Nous adopterons le terme de desquamation épithéliale de la langue, qui, sans rien préjuger sur la nature encore inconnue de la maladie, en définit exactement le seul symptôme observé.

ÉTIOLOGIE. — La desquamation linguale peut se rencontrer à tout âge, mais elle a été surtout observée chez les enfants ; sur 65 cas dans lesquels l'époque approximative du début de cette affection a été notée, Gautier en compte 46 relatifs à des sujets âgés de moins de huit ans, dont 22 étaient encore dans la première année et 8 dans la seconde. Sur 44 cas de la forme marginée de la maladie observés par Guinon (2) à l'hospice des Enfants assistés de Paris, chez des sujets de un à six ans, 34 appartiennent aux trois premières années de la vie. Il en est de même de 22 cas sur 28 observés par Comby (3). Il est vrai que la maladie a été surtout recherchée dans les hôpitaux d'enfants, mais tous les auteurs qui se sont occupés de la desquamation linguale sont d'accord pour admettre sa plus grande fréquence dans le jeune âge, et nous pouvons ajouter, d'après les chiffres indiqués ci-dessus, que la maladie se montre très souvent dès la première

(1) Voir les indications bibliographiques sur ce sujet dans les travaux de Gautier, *Rev. méd. de la Suisse rom.*, oct. et nov. 1881, et de Lemonnier, *Th. de Paris*, 1883.

(2) Guinon, *Rev. mens. des mal. de l'enf.*, 1887, p. 385.

(3) Comby, *Rev. mens. des mal. de l'enf.*, 1888, p. 390.

enfance; nous croyons même que, dans quelques-uns des cas où elle n'a été observée que plus tard, elle remontait aux premières années de la vie, mais n'avait pas été remarquée plus tôt à cause de sa bénignité.

Quant au sexe, les faits signalés jusqu'ici indiquent une plus grande fréquence de la maladie chez les petites filles.

L'*hérédité* paraît jouer un rôle prédisposant; Gubler et Bridou ont tous deux observé la maladie chez plusieurs membres d'une même famille.

Quant aux *causes pathologiques*, la desquamation linguale a été surtout observée chez des enfants débilités, soit par une diathèse (scrofule, tuberculose, etc.), soit par une affection antérieure, particulièrement des voies digestives (embarras gastrique, entérite aiguë ou chronique). Unna l'a vue coïncider avec le travail de la dentition chez un de ses enfants; dans quelques cas, elle a paru liée à la présence de vers dans l'intestin. On l'a rarement rencontrée en même temps qu'une maladie de la peau.

La *syphilis héréditaire* a été indiquée par Parrot comme jouant un rôle capital dans l'étiologie de la desquamation linguale; cet auteur propose même pour cette affection le nom de « syphilis desquamative de la langue » ; il a trouvé des antécédents syphilitiques chez presque tous les sujets qu'il en a trouvés atteints à l'hospice des Enfants assistés, mais les faits observés par d'autres auteurs n'ont point confirmé cette opinion. Il n'y avait d'antécédents syphilitiques chez aucun des malades de Vanlair, de Gautier et de Comby; Unna, ainsi que Fournier, Vidal et Spillmann, cités par Lemonnier, ont également noté l'absence de syphilis dans plusieurs cas de desquamation linguale; 18 des 44 enfants observés par Guinon étaient certainement exempts de toute tare spécifique, et 13 seulement étaient manifestement syphilitiques; en outre, le traitement antisyphilitique a paru être sans action sur la maladie. On peut donc conclure que la syphilis prédispose à la desquamation linguale au même titre que d'autres affections débilitantes, mais qu'elle ne peut en être considérée comme la cause unique.

Quant à la cause déterminante de la desquamation linguale et à sa nature intime, nous sommes encore réduits aux hypothèses. Unna regarde la maladie comme le résultat d'une trophonévrose analogue à celle qu'il a vue déterminer une exfoliation en plaques circulaires sur la paume de la main ; pour Parrot, Fournier et Lemonnier, il s'agit d'une glossite, et pour Mibelli (1) d'un simple trouble dans le développement de l'épithélium lingual, qui présente une prolifération exagérée. Jusqu'ici les recherches des micrographes n'ont permis de constaté la présence d'aucun parasite spécial à cette affection.

DESCRIPTION. — La desquamation lingale présente dans son apparence et son évolution plusieurs variétés nettement définies par Gautier. Nous décrirons d'abord celle qui a été rencontrée le plus souvent dans les premières années de la vie, et qui a été surtout étudiée dans les hôpitaux d'enfants par Parrot, par Bridou et par Guinon; Gautier la désigne sous le nom de desquamation à contours festonnés, et Guinon sous celui de glossite exfoliatrice marginée.

Le plus souvent son début échappe à l'observation, car il ne se révèle par aucun symptôme fonctionnel, et c'est par hasard, en examinant la langue de l'enfant, qu'on la trouve atteinte de desquamation. On constate sur la surface de la muqueuse la présence d'une ou de plusieurs taches de forme circulaire ou ovalaire, ou figurant de simples arcs de cercle. Ces taches sont de dimensions très variables; elles présentent à leur centre une surface rouge, constituée par les papilles linguales dépouillées de leur épithélium et à leur périphérie un liséré festonné, parfois légèrement surélevé, à contours sinueux et large de quelques millimètres. Ce liséré est généralement blanc ; parfois il est grisâtre, bleuâtre (Unna) ou jaunâtre (Caspary). Il est constitué par l'épithélium lingual; le microscope y a démontré la présence de cellules embryonnaires ; on y trouve aussi des spores analogues à celles qu'on a constatées dans la bouche des individus sains, telles que celles du *lepthotrix buccalis*.

Si l'on suit pendant quelques jours la marche de ces taches, on les voit se modifier assez rapidement. Elles s'étendent à la surface de la langue; quelquefois leurs

(1) Mibelli, *Giorn. ital. del mal. ven.*, 1888, nº 4.

bords se confondent, ce qui produit les dessins les plus variés ; chaque tache se promène, pour ainsi dire, de la pointe à la base de la langue et disparaît peu à peu après huit ou dix jours, tandis que de nouvelles taches se sont formées sur la muqueuse ; on voit alors chacune de celles-ci débuter par l'apparition d'une petite plaque blanchâtre qui, dès le lendemain, est transformée en un anneau rouge, desquamé à sa partie centrale et présentant à sa partie périphérique un liséré festonné ; cette tache suit la même marche que les précédentes. La guérison paraît se faire par le ralentissement de la migration du liséré, dont la hauteur diminue jusqu'au nivellement complet ; la plaque s'efface alors, puis disparaît par reproduction épithéliale.

La desquamation dans cette variété siège le plus souvent sur la face supérieure de la langue, mais on l'a aussi observée sur la face inférieure.

Dans une seconde variété que Gautier désigne sous le nom de desquamation à découpures nettes ou géographiques, et qui a été aussi observée chez les enfants, mais moins souvent que la précédente, la langue présente sur la face supérieure, sur ses bords ou sur sa pointe, des dessins à contours sinueux nettement découpés et constitués, comme dans la forme précédente, par une portion de la muqueuse desquamée entourée d'un bord épithélial saillant et blanchâtre ; ces contours ont été souvent comparés aux dessins qui figurent les côtes dans les cartes géographiques. Ce qui distingue surtout cette forme de la précédente, c'est son évolution. Le travail de desquamation ne suit guère une marche progressivement envahissante, ne va pas des bords au centre, mais se fait sur place. Dans l'espace de trois à quatre semaines à partir du jour où la ligne de démarcation de la surface dénudée a paru le plus tranchée, on observe un nivellement lent et progressif du rebord épithélial, qui s'aplatit, tandis que la portion dépouillée reprend sa coloration normale et se met à niveau avec ses bords ; le sillon qui sépare les deux parties de la langue devient de moins en moins apparent, mais ne change pas de place. Le plus souvent le même phénomène se reproduit régulièrement au bout de quelques semaines, et on ne peut jamais examiner la langue du malade sans y trouver des découpures épithéliales à un degré plus ou moins avancé de leur évolution.

Il existe une troisième variété de desquamation linguale décrite par Gubler et Vanlair sous le nom de lichenoïde lingual. On trouve dans cette forme, comme dans la première, des plaques à bords festonnés et à marche serpigineuse, mais le début de la maladie est marqué par une prolifération épithéliale exagérée et générale de la muqueuse linguale; une couche uniforme, pseudo-membraneuse, précède l'exfoliation, qui se fait par petits filaments ou par lambeaux. Cette forme n'a guère été rencontrée que chez l'adulte; cependant on peut y rapporter un cas de Santlus relatif à un enfant de deux ans, chez lequel la maladie paraissait avoir débuté deux semaines après la naissance.

Quelle que soit la forme que présente la desquamation linguale, cette affection est toujours des plus bénignes, et mérite à peine le nom de maladie; jamais elle ne s'accompagne de réaction générale, ni de tuméfaction ganglionnaire, ni de fétidité de l'haleine; elle ne provoque aucune douleur locale. Les modifications que présente la surface de la langue constituent son unique symptôme.

La desquamation linguale affecte toujours chez les enfants une marche chronique; les alternatives de desquamation et de réparation de l'épithélium se reproduisent successivement pendant un temps très long; on a pu les suivre chez quelques sujets pendant plusieurs années. Il est difficile de fixer l'époque de la guérison définitive, cependant, comme le fait remarquer Gautier, le fait que la maladie est plus fréquente chez l'enfant que chez l'adulte indique qu'elle peut cesser complètement avec les progrès de l'âge. Guinon a vu plusieurs fois la desquamation marginée disparaître à la suite d'une affection fébrile intercurrente.

DIAGNOSTIC. — L'absence absolue de douleur, d'ulcération, de secrétion morbide à la surface de la langue, la marche chronique de l'affection, suffisent pour faire distinguer la desquamation de la langue des autres affections de la bouche, telles que les *aphtes*, le *muguet*, la *stomatite ulcéro-membraneuse*.

Les *plaques muqueuses* de la langue s'accompagnent généralement d'autres manifestations syphilitiques dans la bouche et sur la peau ; en outre, elles ont une apparence uniforme, d'un blanc mat, et ne présentent pas, comme la desquamation linguale, deux surfaces, l'une rouge, l'autre blanchâtre, séparées par une ligne de démarcation bien tranchée.

PRONOSTIC et TRAITEMENT. — La desquamation linguale est une affection absolument bénigne et qui n'occasionne aucun inconvénient pour les enfants qui en sont atteints, aussi ne nécessite-t-elle aucun traitement. D'ailleurs la plupart des médications tentées contre elle ont échoué ; Unna dit cependant s'être bien trouvé de l'emploi de l'alun et des préparations sulfureuses. La thérapeutique devra être uniquement dirigée contre la débilité générale ou les troubles digestifs, qui sont souvent la cause de la desquamation linguale.

Article VIII. — PHARYNGITE ET AMYGDALITE AIGUËS.

ÉTIOLOGIE. — L'inflammation aiguë des organes de la déglutition peut s'observer à toutes les périodes de l'enfance ; elle est plus fréquente après cinq ans qu'avant cet âge, elle est exceptionnelle chez les enfants à la mamelle. Elle peut être *primitive* ou *secondaire.*

L'*angine primitive* est le plus souvent causée par un refroidissement. Certaines formes d'angine simple paraissent se produire aussi sous une influence épidémique ou même contagieuse. Il n'est pas rare de voir plusieurs cas d'amygdalite se succéder dans une même maison sans qu'aucun revête la forme diphtérique ; nous en avons constaté plusieurs exemples. Il s'agit parfois alors de l'amygdalite infectieuse décrite par Bouchard et Kannenberg ; dans une petite épidémie d'amygdalite exsudative qui se manifesta par une soixantaine de cas dans une institution pour les enfants, Raven (1) attribua l'infection aux émanations d'un égout. Dans quelques cas où la contagion nous a paru évidente, la nature du contage est restée inconnue.

(1) Raveu, *Practitionner*, avril 1887.

On devra d'ailleurs être toujours sévère dans l'appréciation de ces faits et ne les admettre que quand la marche de la maladie aura permis d'exclure une diphtérie ayant débuté sans exsudation ou une scarlatine fruste.

Les microbes qui paraissent jouer un rôle important dans la pathogénie des angines simples, sont quelquefois les pneumocoques, mais la plupart appartiennent à la classe des streptocoques. Parmi ces derniers on trouve tantôt le streptocoque long (*streptococcus pyogenes*), qui se rencontre particulièrement dans les cas où l'on observe une fièvre vive, de la tuméfaction ganglionnaire et des symptômes nerveux, tantôt un streptocoque court, se présentant habituellement sous la forme de diplocoques isolés ou en chaînettes et facile à distinguer dans les cultures sur pomme de terre où il forme des colonies d'un blanc mat faisant une saillie notable. Signalé par D'Espine et de Marignac (1) dans un cas d'angine diphtéroïde, ce streptocoque a été retrouvé dans un grand nombre de cas d'angine simple par F. Marot (2) ; il est moins pathogène que le streptocoque long. Il a été rencontré aussi, comme ce dernier, dans la salive d'individus sains. Le staphylocoque pyogène a été trouvé parfois dans les cas d'angine phlegmoneuse (Sallard) (3).

L'*angine secondaire* s'observe dans le cours des fièvres éruptives, particulièrement dans la scarlatine, plus rarement dans l'érésipèle de la face, dans le rhumatisme et dans la fièvre typhoïde. Elle a été signalée aussi quelquefois dans le cours de la pneumonie.

DESCRIPTION. — La phlegmasie du pharynx et des amygdales peut rester limitée à la muqueuse ou bien s'étendre au tissu cellulaire sous-muqueux des amygdales ; de là deux variétés dans la maladie : l'*angine catarrhale* et l'*amygdalite phlegmoneuse*.

A. **Angine catarrhale.** — La maladie s'annonce quelquefois par des prodromes tels que du malaise, un léger

(1) D'Espine et de Marignac, *Arch. de méd. exp.*, 1892, p. 480, souche IV.
(2) F. Marot, *Th. de Paris*, 1893.
(3) Sallard, *Th. de Paris*, 1892, p. 121.

mouvement fébrile ou bien elle se manifeste d'emblée par une douleur dans le fond de la gorge. Cette douleur est surtout accusée pendant la déglutition ou lorsqu'on exerce une pression derrière l'angle de la mâchoire; chez les très jeunes enfants incapables de manifester autrement leurs sensations, elle se révèle par une grimace au moment où ils avalent.

L'examen du fond de la gorge fait constater dans cette région une rougeur diffuse qui s'étend à la luette, au voile du palais et aux amygdales; ces organes sont en même temps plus ou moins tuméfiés. Les deux amygdales sont en général enflammées simultanément et forment deux tumeurs saillantes dans le fond de la gorge; elles sont d'abord d'un rouge luisant, puis se recouvrent souvent de points blancs ou de concrétions d'un blanc jaunâtre de nature variable. Nous distinguerons à ce point de vue trois formes d'angine: herpétique, pultacée et diphtéroïde.

L'*angine herpétique* est caractérisée par une éruption de taches blanc jaunâtre disséminées, circonscrites; elles sont d'un jaune-chamois dès le second jour et irrégulières à leur pourtour qui est souvent en zigzags. On admet que ces taches succèdent à la rupture d'une vésicule; sans vouloir nier le début vésiculeux, nous ne l'avons observé qu'une fois chez les enfants. Ces taches confluent rarement; elles se détergent peu à peu et se terminent par des exulcérations légères de la muqueuse qui se comblent et guérissent, sans cicatrice apparente, en trois ou quatre jours. Cette forme d'angine s'accompagne volontiers au début d'une fièvre vive à ascension thermique brusque, rappelant celle de la pneumonie. Nous avons trouvé parfois dans les dépôts des microbes capsulés rappelant tout à fait le pneumocoque de Fraenkel. La chute brusque de la température rappelle le cycle pneumonique. Cette forme d'angine, dont les symptômes généraux du début peuvent paraître sérieux, est toujours bénigne. Parfois elle peut coïncider avec l'herpès labial.

L'*angine pultacée* ou *lacunaire* est tantôt primitive, tantôt secondaire (scarlatine). Elle est caractérisée par des amas d'un blanc très pur au début, disséminées sur les lacunes des amygdales enflammées. Ce dépôt n'est pas adhérent; il est formé presque exclusivement par des dépôts parasitaires, des débris de cellules épithéliales et de la graisse. Il devient crémeux au bout d'un ou deux jours et même demi-liquide, puriforme. Il forme alors des amas entourant en demi-lune la base des lacunes amygdaliennes. Il suffit de badigeonner l'amygdale pour l'enlever et le distinguer d'une fausse membrane. Le produit pultacé n'est donc qu'un épiphénomène de l'inflammation catarrhale des amygdales et de leurs cryptes.

L'*angine diphthéroïde* (couenneuse commune des auteurs français) est ou bien primitive ou bien consécutive à la forme pultacée. Elle est caractérisée par la présence de plaques en forme de membranes, tantôt uniques, tantôt multiples, mais ne tapissant jamais d'une façon uniforme toute l'étendue de l'amygdale, adhérentes, mais pourtant assez faciles à détacher de la muqueuse congestionnée sous-jacente, habituellement limitées aux lacunes de l'amygdale, pouvant exceptionnellement s'étendre à la luette ou aux piliers (Henoch, D'Espine). Ces fausses membranes ne peuvent être au début distinguées de l'exsudat diphtérique. Leur marche seule éclairera le diagnostic. En effet, au bout d'un ou deux jours au plus, loin de s'épaissir, elle se liquéfient, deviennent puriformes et cèdent rapidement soit à l'action du benzoate de soude, soit à celle du chlorate de potasse, d'où le renom usurpé de spécifiques contre la diphtérie accordé à ces médicaments.

Dans ces diverses formes d'angine, lorsque la tuméfaction gutturale est prononcée, la déglutition devient extrêmement douloureuse et difficile; le timbre de la voix est nasonné, la respiration est ronflante et sonore, l'haleine est fétide, mais jamais autant que dans les stomatites; les enfants d'un certain âge crachent quelquefois une salive spumeuse mêlée de mucus épaissi. Les ganglions cervicaux sont souvent engorgés.

Les symptômes généraux sont très variables. Dans l'angine légère qui est de beaucoup la plus fréquente, la fièvre est rarement très vive; on observe un peu de malaise, de l'anorexie, des symptômes d'embarras gastrique; la langue est rouge sur ses bords et recouverte sur sa face dorsale d'un enduit crémeux épais. Dans les cas plus intenses, l'enfant est pris d'agitation, quelquefois même de convulsions ou de délire. Chez quelques malades on observe une fièvre assez vive, sans que la douleur de la gorge soit très accusée ; aussi, toutes les fois qu'un enfant présente un mouvement fébrile, ne doit-on jamais négliger l'examen de l'arrière-bouche, lors même qu'aucun symptôme apparent n'attire l'attention de ce côté.

Les symptômes de l'angine catarrhale commencent en général à s'amender à partir du troisième ou du quatrième jour, et la guérison est complète du septième au dixième jour. Quelquefois les amygdales restent encore tuméfiées pendant un certain temps et chez les sujets prédisposés cette tuméfaction peut passer à l'état chronique. L'angine catarrhale récidive facilement.

B. **Amygdalite phlegmoneuse.** — Cette forme de la maladie succède à la précédente, ou bien l'angine est phlegmoneuse dès le début. Nous en distinguerons, avec Lasègue (1), deux variétés : l'une *intraamygdalienne*, l'autre *périamygdalienne*.

L'angine phlegmoneuse intraamygdalienne s'accompagne d'une réaction fébrile modérée et d'un gonflement limité à l'amygdale ; elle se termine par l'évacuation du pus au bout de quatre à six jours.

L'angine phlegmoneuse périamygdalienne, dans laquelle le pus se collecte derrière le pilier antérieur, s'annonce par une douleur très vive à la gorge ; la déglutition est horriblement pénible, la pression derrière l'angle de la mâchoire est intolérable, l'ouverture de la bouche est presque impossible et les masséters semblent spasmodiquement contractés ; parfois la respiration est très difficile, l'anxiété est grande, et on observe de véritables attaques de suffocation. Souvent la maladie s'accompagne de bourdonnements d'oreilles ou même d'une surdité passagère due à la propagation de la phlegmasie à la trompe d'Eustache. L'examen de l'arrière-gorge, qui est très pénible et doit être pratiqué rapidement, fait constater une tuméfaction et une rougeur intense des amygdales, une coloration sombre et violacée du voile du palais,

(1) Lasègue, *Traité des angines*, Paris, 1868.

ainsi qu'un gonflement œdémateux de la luette et des piliers.

La fièvre est très vive et peut s'accompagner de délire ou de convulsions. Des frissons répétés annoncent la suppuration des amygdales; les symptômes locaux diminuent alors d'intensité, et on trouve le pus disséminé en plusieurs petits abcès superficiels ou bien réuni en une seule poche; dans ce dernier cas, le toucher fait constater la présence d'une tumeur fluctuante dans l'une ou l'autre des amygdales ; il est rare que ces deux organes soient pris en même temps. Abandonné à lui-même, l'abcès s'ouvre le plus souvent spontanément dans la bouche, quelquefois dès le quatrième ou le cinquième jour, habituellement dans le cours de la seconde semaine ; l'enfant crache alors un flot de pus. Si l'ouverture de l'abcès a lieu pendant le sommeil, elle peut passer inaperçue, le liquide étant avalé. L'abcès, une fois vidé, se ferme rapidement, et l'enfant se rétablit en peu de temps. Dans quelques cas très exceptionnels, le contenu de l'abcès, au lieu de se vider par le pharynx, fuse dans le tissu cellulaire du cou et détermine un phlegmon diffus. Dans un cas observé par Henoch (1) et relatif à un enfant de dix-huit mois, un abcès développé sous l'amygdale gauche se vida par le conduit auditif externe du même côté ; l'enfant guérit.

DIAGNOSTIC. — La diagnostic de l'angine inflammatoire est en général facile ; il suffit pour l'établir d'explorer avec soin le fond de la gorge. On s'assurera qu'il n'existe pas en même temps d'éruption scarlatineuse. Le diagnostic différentiel avec l'*angine diphtérique* a été indiqué plus haut (voir p. 159).

PRONOSTIC. — Le pronostic de l'angine catarrhale est toujours bénin, celui de l'amygdalite phlegmoneuse l'est aussi le plus souvent ; néanmoins cette dernière affection peut se terminer exceptionnellement par la mort ; Rilliet et Barthez rapportent le cas d'une jeune fille de treize ans qui périt suffoquée le second jour de la maladie. Les symptômes qui doivent faire craindre une issue fatale

(1) Henoch, *Jahrb. f. Kinderheilk.*, XVII, 1881, p. 126.

sont : une fièvre très intense, une dyspnée extrême, une grande altération des traits, le délire ou les convulsions.

TRAITEMENT. — Il est ordinairement superflu de traiter activement l'*angine catarrhale*, cette maladie disparaissant toujours spontanément au bout de quelques jours. Des précautions contre le froid, une cravate de laine autour du cou suffiront dans bien des cas. Si cependant l'enfant éprouve une douleur vive dans la gorge, on prescrira un gargarisme émollient, auquel on ajoutera un peu d'alun ou de borax ; si le malade est encore trop jeune pour se gargariser, on portera directement le médicament sur les amygdales avec le doigt ou par l'insufflation à travers un petit tube formé d'une carte enroulée ; on fera en même temps envelopper le cou avec de la ouate imbibée d'un liniment calmant. Le benzoate de soude pris à l'intérieur à la dose de 1 à 4 gr. paraît, dans certains cas, avoir abrégé la durée de la maladie. En cas d'embarras gastrique, on ordonnera un *vomitif*. Si la fièvre est vive et s'accompagne de céphalalgie, on prescrira des compresses de Priessnitz.

Les moyens simples réussiront aussi plus souvent dans le cas *d'angine phlegmoneuse*, il est rare qu'on soit obligé de recourir à une médication énergique ; des gargarismes froids, des petits fragments de glace maintenus dans la bouche suffiront souvent pour calmer la douleur. Si les phénomènes phlegmasiques sont très intenses, on fera faire des frictions avec l'onguent napolitain belladoné, suivies de l'application d'un cataplasme, derrière l'angle de la mâchoire. On a proposé, dans le cas où la tuméfaction tonsillaire gênerait la respiration, des scarifications au bistouri sur les amygdales et la luette. L'abcès une fois formé, il suffit souvent de le toucher avec l'ongle pour provoquer sa rupture ; quelquefois il crève sous l'action d'un vomitif ; s'il s'attarde à s'ouvrir, on le ponctionnera avec un bistouri étroit entouré de diachylon jusqu'au voisinage de sa pointe.

ARTICLE IX. — HYPERTROPHIE DES AMYGDALES

ÉTIOLOGIE. — L'hypertrophie des amygdales est une affection assez commune dans la seconde enfance ;

Chapelle (1), examinant la gorge de 2,000 enfants des écoles de New-York, l'a constatée 270 fois ; elle est rare dans les premières années de la vie, Robert en a cependant observé des cas dès l'âge de six mois. C'est quelquefois une affection héréditaire ; elle peut se rencontrer chez les enfants d'une bonne constitution, mais atteint de préférence les scrofuleux, qui sont particulièrement prédisposés aux affections du système lymphatique.

L'hypertrophie des amygdales survient le plus souvent sans cause occasionnelle appréciable, quelquefois elle succède à des amygdalites répétées ; d'après West, elle serait dans certains cas consécutive à l'irritation produite par le travail de la dentition.

DESCRIPTION. — Lorsqu'on examine le fond de la gorge d'un enfant atteint d'hypertrophie tonsillaire, on trouve l'isthme du gosier obstrué par les deux amygdales qui atteignent parfois le volume d'une noix ; ces organes sont jaunâtres ou d'un rose pâle ; ils présentent quelquefois une teinte violacée livide. Les recherches anatomiques ont démontré que l'hyperplasie des tissus peut porter non seulement sur la muqueuse et les follicules lymphatiques des amygdales, mais encore sur le tissu cellulaire interstitiel de ces organes. La muqueuse, étalée par l'hypertrophie des tissus, devient lisse à sa surface, ses papilles ayant presque entièrement disparu ; la cavité des dépressions est réduite à de simples fentes (Cornil). Parfois cependant les cryptes sont élargis et renferment un liquide visqueux et blanchâtre, de petits calculs ou des débris d'aliments.

Les symptômes *fonctionnels* sont : une gêne plus ou moins grande de la déglutition, le nasonnement de la voix, quelquefois un affaiblissement de l'ouïe, qui peut aller jusqu'à la surdité, et une gêne constante de la respiration qui donne à l'enfant un facies tout particulier ; son visage exprime l'anxiété, et sa bouche est toujours largement ouverte, ce qui lui donne souvent l'air stupide. Quelques malades se plaignent d'un sentiment de nausée, d'autres éprouvent des accès de toux revenant périodiquement

(1) Chapelle, *Americ. Journ. of med. Sc.*, févr. 1889.

(Ruault) (1). Dans quelques cas exceptionnels, on observe une dyspnée assez intense pour menacer la vie ; West rapporte l'observation d'un jeune garçon atteint d'hypertrophie tonsillaire, qui souffrait d'une gêne persistante de la respiration et était pris en outre de temps à autre d'accès de suffocation qui dans un cas furent assez graves pour nécessiter la trachéotomie.

On a attribué à l'obstacle mécanique que les amygdales hypertrophiées apportent à la respiration des modifications persistantes dans la conformation de la poitrine. Dupuytren avait déjà signalé chez des enfants atteints de tuméfaction tonsillaire chronique une déformation du thorax, caractérisée par le rétrécissement de sa paroi antérieure et l'aplatissement des côtes ; cette transformation peut s'observer chez des enfants tout à fait exempts de rachitisme (Vidal). Pour Lambron, une dépression transversale de la poitrine au niveau de la réunion de ses deux tiers supérieurs avec le tiers inférieur serait caractéristique de l'hypertrophie amygdalienne. Une observation de Shaw rapportée par West semble prouver l'action du tirage habituel qui accompagne cette maladie, sur la conformation du thorax : un garçon atteint d'hypertrophie tonsillaire présentait à son entrée à l'hôpital une « poitrine de pigeon », mais, après l'excision des amygdales la saillie du sternum diminua peu à peu, et la poitrine reprit sa forme naturelle. D'après Robert, il faudrait rapporter aussi à la tuméfaction chronique des amygdales l'étroitesse des narines et de l'arcade dentaire, ainsi que la forme en ogive de la voûte palatine, qui coïncident souvent avec elle, mais il faut se rappeler que cette disposition est souvent congénitale ou peut tenir, ainsi que les déformations de la poitrine, à la présence de végétations adénoïdes dans le pharynx nasal (voir l'article suivant) qui accompagnent parfois l'hypertrophie des amygdales.

L'hypertrophie des amygdales a une marche essentiellement chronique, qui peut être interrompue par des poussées inflammatoires aiguës ou subaiguës, survenant sous l'influence de causes minimes, telles qu'un refroidissement ou l'introduction d'un corps étranger dans les orifices des

(1) Ruault, *Arch. de laryngol.*, 15 avril 1888.

cryptes. Ces poussées inflammatoires récidivent fréquemment et contribuent à augmenter la tuméfaction tonsillaire. L'hypertrophie des amygdales guérit rarement spontanément. Exceptionnellement cependant, on l'a vue disparaître à la suite d'une angine diphtérique (Simonena) (1) ou scarlatineuse (Corminas) (2).

PRONOSTIC. — L'hypertrophie des amygdales est en général une affection peu sérieuse ; il est très exceptionnel qu'elle mette la vie en danger, mais, lorsqu'elle atteint un certain degré, elle n'est pas indifférente par la gêne qu'elle apporte à la déglutition, à la respiration et au développement de l'enfant ; elle peut en outre être une cause de surdité, aussi, pour peu qu'elle soit considérable, réclame-t-elle un traitement actif.

TRAITEMENT. — Divers topiques ont été proposés contre l'hypertrophie des amygdales ; on a recommandé les applications d'alun, la cautérisation au nitrate d'argent, les gargarismes avec le jus de citron ou avec une eau sulfureuse naturelle, etc., mais ces moyens échouent le plus souvent et il est nécessaire de recourir à l'ablation des organes malades. On préférera toujours pour cette opération l'*amygdalotome* au bistouri boutonné, qui est d'un emploi très difficile chez les enfants. L'excision des amygdales est en général une opération sans gravité ; quelquefois cependant elle est suivie d'une hémorragie qui peut devenir sérieuse si elle n'est pas arrêtée à temps. On combattra cet accident en touchant la plaie avec un tampon de charpie imbibé de perchlorure de fer ou d'une solution d'antipyrine au cinquième (3) ou avec un petit fragment de glace ; une forte inspiration faite la bouche ouverte suffit quelquefois pour suspendre l'hémorragie. Si ces moyens échouent, on pratiquera la compression de la carotide, ou bien, ce qui vaut mieux, on comprimera directement l'amygdale au moyen d'une longue pince dont

(1) Simonena, *Rivista di Ciencias med. de Barcelona*, 25 février 1888.

(2) Corminas, *ibid.*, 10 mai 1888.

(3) Voir : de Saint-Germain, *Rev. mens. des mal. de l'enfance*, 1889, p. 361.

l'un des mors, garni d'amadou, sera appliqué sur la plaie tandis que l'autre sera placé à l'extérieur au point correspondant; les anneaux de la pince liés entre eux maintiendront la compression (Hatin). La ligature de la carotide primitive sera une dernière ressource.

La *cautérisation ignée* a été aussi appliquée avec avantage à la destruction des amygdales hypertrophiées (Krishaber, de Saint-Germain [1], Barette [2]); la pointe fine d'un thermocautère, portée au rouge sombre, est enfoncée à trois ou quatre reprises dans chaque amygdale; les escarres une fois tombées, si l'amygdale n'est pas détruite, on recommence de nouvelles cautérisations au bout de quelques jours; cinq à six séances suffisent pour détruire les amygdales les plus volumineuses. Un badigeonnage de ces organes à la cocaïne atténuera beaucoup la douleur de l'opération.

L'ablation des amygdales débarrasse rapidement le malade de l'obstacle qui le gênait, mais ne le met pas toujours à l'abri d'une récidive; c'est par les moyens généraux, tels que l'huile de foie de morue et les eaux sulfureuses, que l'on cherchera à prévenir la réapparition de la maladie.

ARTICLE X. — TUMEURS ADÉNOÏDES DU PHARYNX NASAL

L'inflammation chronique du tissu adénoïde de la partie postérieure et inférieure du pharynx n'est pas rare dans le jeune âge, surtout chez les enfants scrofuleux ou lymphatiques. Elle se manifeste par un sentiment de sécheresse au fond de la gorge, par une dysphagie généralement peu marquée et par une toux sèche et quinteuse qui peut être suivie de vomissements, comme Comby en a observé un exemple chez une petite fille; l'inspection du fond de la gorge fait constater sur la partie postérieure du pharynx la présence de granulations recouvertes de mucosités adhérentes ou mobiles. Cette *pharyngite chronique* ou *angine glanduleuse*, commune à l'âge adulte, ne présente

(1) De Saint-Germain, *Rev. mens. des mal. de l'enf.*, 1884, p. 520.

(2) Barette, *Rév. gén. de méd. et de thérap.*, 1888.

dans ses symptômes et ses indications thérapeutiques (1) rien qui soit particulier à l'enfance, et nous ne nous y arrêterons pas. Il n'en est pas de même de l'hypertrophie du tissu lymphoïde de la partie supérieure du pharynx, affection surtout fréquente dans le jeune âge et à laquelle cet article est consacré.

Cette dernière maladie n'est connue que depuis peu d'années. Signalée par Czermark en 1860, puis par Voltolini et par Lœwenberg en 1865, elle a été décrite pour la première fois comme entité morbide en 1868 par W. Meyer, de Copenhague (2), dont les recherches ont été confirmées depuis par celles de nombreux observateurs ; elle est surtout connue en France depuis les travaux de Lœwenberg (3) et la thèse de Chatellier (4).

ÉTIOLOGIE. — Les tumeurs adénoïdes du pharynx nasal se développent souvent sans qu'on puisse en déterminer l'origine ; elles peuvent se montrer chez des enfants absolument sains ; la scrofule, le lymphatisme, les suites de la rougeole et de la coqueluche, l'hérédité, qui sont les causes le plus souvent mentionnées par les auteurs, ne peuvent expliquer tous les cas.

C'est vers l'âge de sept à huit ans que la maladie est observée le plus habituellement, et elle est relativement rare

(1) Le meilleur traitement local de l'angine glanduleuse consiste à nettoyer le pharynx de ses mucosités à l'aide de gargarismes ou d'irrigations d'eau alcaline ou d'eau salée et à faire un badigeonnage sur la paroi postérieure du pharynx avec de la glycérine iodo-iodurée. Gerber recommande la formule suivante :

Iode.	0,10 à 0,25
Iodure de potassium . .	2,50
Glycérine	25,0
Essence de menthe . . .	2 à 3 gouttes.

Si l'affection est rebelle, on ordonnera une cure d'eau sulfureuse.

(2) W. Meyer, *Hospitaltidende*, 4 et 11 nov. 1868, et *Arch. f. Ohrenheilk.*, 1873, p. 241 et 1874, pp. 129 et 241.

(3) Lœwenberg, Les tumeurs adénoïdes du pharynx nasal, Paris, 1879.

(4) Chatellier, *Th. de Paris*, 1886. — Voir aussi : Lubet-Barbon. *Rev. mens. des mal. de l'enf.*, 1891, p. 499, et *Gaz. des hôp.*, 15 juin 1889 ; — Gougenheim, *ibid.*, 26 janv. 1892. — Raugé, *Sem méd.*, 3 juin 1893.

avant quatre ans ; cependant Chaumier (1) rapporte que sur 232 cas il en a observé 26 dans la première année, et Lubet-Barbon en a publié trois observations relatives à des enfants de un à six mois. On l'a assez souvent rencontrée jusqu'à 14 ans, mais elle paraît disparaître avec l'adolescence, ce qui peut être dû soit à ce que l'amygdale pharyngienne s'atrophie à cet âge, soit à ce que, grâce à l'élargissement de la cavité naso-pharyngienne, la tumeur ne produit plus de symptômes d'obstruction.

Elle parait être également fréquente dans les deux sexes.

ANATOMIE PATHOLOGIQUE. — Les tumeurs adénoïdes du pharynx nasal sont constituées anatomiquement par l'hypertrophie des follicules lymphoïdes qui, dans le jeune âge, tapissent sous forme d'arcs concentriques la paroi supérieure du pharynx et sa partie postérieure au voisinage de la trompe d'Eustache, où ils forment à l'état normal l'agglomération connue sous le nom de *glande de Luschka* ou d'*amygdale pharyngienne*. Cette hypertrophie, de même nature au point de vue histologique que celle des tonsilles, amène la formation d'excroissances muriformes, d'une couleur rosée plus pâle que celle de la muqueuse normale, qui, descendant comme des stalactites de la voûte du pharynx, ou proéminant comme des bourgeons des faces latérales de cet organe, viennent former une masse volumineuse en arrière de l'orifice postérieur des fosses nasales qu'elles obstruent, remplissent les cavités de Rosenmuller et compriment les trompes d'Eustache, amenant ainsi les divers accidents qui caractérisent la maladie.

Les tonsilles et les follicules de la partie inférieure du pharynx sont quelquefois hypertrophiés en même temps que l'amygdale pharyngienne, mais le plus souvent restent normaux.

SYMPTOMES et DIAGNOSTIC. — Les enfants atteints de végétations adénoïdes du pharynx nasal se reconnaissent à leur facies caractéristique; ne pouvant respirer par

(1) Chaumier, Mémoire présenté à l'Acad. de méd., cité dans le rapport d'Ollivier, *Rev. mens. des mal. de l'enf.*, 1891, p. 174.

le nez, ils ont la bouche habituellement entr'ouverte, leur mâchoire inférieure pend en découvrant plus ou moins la langue, tandis que la lèvre supérieure trop courte découvre les incisives supérieures ; leurs narines sont dilatées, leur respiration est bruyante et s'accélère dès qu'ils font un mouvement un peu étendu ou se livrent à quelque effort ; ils sont dans un état d'essoufflement, de tirage continu accompagné parfois d'une toux incessante ; ils ronflent en dormant, et leur sommeil est troublé par la dyspnée ; ils se réveillent parfois brusquement en proie à un accès de suffocation analogue à ceux de la laryngite striduleuse. Le nez est le siège d'un écoulement incessant, quoique peu abondant, qui irrite les narines et s'accumule à leur orifice sous forme de croûtes desséchées.

L'articulation des sons présente des troubles notables ; les nasales ne peuvent être prononcées, l'*m* et l'*n* sont remplacées par le *b* et le *d* (*baba* pour *maman*) ; ces défauts de langage persistent parfois après l'ablation des tumeurs, et il faut une éducation nouvelle pour corriger cette prononciation défectueuse (Cartaz) (1).

La déglutition et surtout l'action de téter sont souvent entravées, ce qui compromet l'alimentation ; le pharynx est desséché.

L'ouïe est habituellement compromise, et c'est souvent la *surdité*, qui est parfois le seul symptôme observé, qui amène les parents à consulter le médecin et fait découvrir la maladie. Cette surdité, qui chez les jeunes enfants peut passer longtemps inaperçue, contribue à retarder le développement du langage. Sous l'influence de l'obstruction des trompes, les accidents du côté de l'oreille peuvent devenir plus graves encore, et on observe alors une otite moyenne avec suppuration et perforation du tympan.

A ces symptômes, dont l'ensemble donne à l'enfant un aspect hébété, parfois même l'apparence d'un véritable idiot, peuvent se joindre un étiolement général dû à la difficulté de l'hématose, une pâleur extrême du visage, la céphalalgie, l'inaptitude au travail, l'incontinence d'urine (Kœrner) (2), etc.

(1) Cartaz, *Arch. de laryngol.*, 15 décembre 1887.

(2) Kœrner, *Centralbl. f. klin. Med.*, 1892, nº 23.

Mentionnons enfin les *déformations du maxillaire supérieur et de la cage thoracique* déjà signalées à propos de l'hypertrophie des amygdales (voir p. 548) et qui peuvent être dues également aux troubles respiratoires amenés par l'obstruction des fosses nasales.

L'origine de ces accidents peut rester longtemps méconnue si on n'en soupçonne pas la véritable cause.

Le diagnostic des tumeurs adénoïdes du pharynx peut se faire rarement par la rhinoscopie antérieure, la pituitaire hypertrophiée et déviée gênant l'examen et même l'introduction des instruments ; la rhinoscopie postérieure rend plus de services, mais est presque toujours impraticable chez les jeunes sujets ; si le miroir peut être introduit, on constate un abaissement apparent de la voûte du pharynx, qui paraît bosselée, et l'impossibilité d'apercevoir l'orifice postérieur des fosses nasales, masqué par les végétations. On devra se contenter le plus souvent de l'introduction du doigt dans le fond de la bouche qui fera constater l'existence, au-dessus du voile du palais, d'une masse molle, parfois friable et saignante, qui donne tantôt la sensation d'un paquet de vers de terre enroulés, tantôt celle de tumeurs plus fermes qu'on peut isoler exactement par le toucher. Cette exploration suffira le plus souvent au diagnostic.

PRONOSTIC. — Sans menacer directement la vie, les tumeurs adénoïdes du pharynx par les troubles qu'elles déterminent du côté des fonctions respiratoires et de l'ouïe, sont toujours une affection sérieuse qui peut amener un retard considérable dans le développement physique et même intellectuel de l'enfant ; aussi, bien que les accidents qu'elles provoquent aient généralement la tendance à s'atténuer, et même à disparaître, avec les progrès de l'âge, convient-il de leur opposer un traitement énergique aussitôt que leur présence a été reconnue.

TRAITEMENT. — Le seul traitement efficace est le traitement chirurgical dans le détail duquel nous n'avons pas à entrer : l'écrasement et la cautérisation au galvanocautère ont été successivement proposés, mais c'est l'ablation avec une curette tranchante montée sur un manche courbé ou avec des pinces auxquelles les spécialistes ont donné des formes variées, qui a donné le plus de succès. Cette opération nécessite généralement plusieurs séances; pour enlever toutes les tumeurs en une seule fois, on est obligé presque toujours d'anesthésier l'enfant.

Article XI. — GANGRÈNE DU PHARYNX

Bretonneau a le premier nettement séparé la gangrène du pharynx de l'angine diphtérique et a démontré son extrême rareté ; Rilliet et Barthez ont donné une description très complète de cette maladie chez les enfants.

ÉTIOLOGIE. — Trousseau (1) a décrit une forme primitive de la gangrène du pharynx qu'il a observée chez les adultes ; chez les enfants, la maladie est presque toujours *secondaire*, elle résulte d'un état de dépression générale de l'économie et survient dans les mêmes conditions que la gangrène de la bouche, qu'elle accompagne quelquefois ; il est extrêmement rare qu'elle succède à une angine inflammatoire primitive ; elle survient surtout dans le cours de la *scarlatine* (voir p. 35) et de la *rougeole* ; on l'a observée ainsi à la suite ou dans le cours de la fièvre typhoïde, de la coqueluche, de la dysenterie et de la tuberculose ; elle peut compliquer l'angine diphtérique, surtout lorsque celle-ci est secondaire.

La gangrène du pharynx sévit quelquefois *épidémiquement* (Becquerel) (2), elle succède alors presque toujours à la diphtérie (voir l'art. *Diphtérie*, p. 146).

Elle est plus fréquente chez les enfants au-dessous de six ans que chez les individus plus âgés ; elle atteint de préférence les sujets d'une constitution chétive.

ANATOMIE PATHOLOGIQUE. — Rilliet et Barthez décrivent deux formes de la gangrène du pharynx, l'une circonscrite, l'autre diffuse.

Quand elle est *circonscrite*, la gangrène se présente sous la forme de plaques rondes ou ovales déprimées, dont les

(1) Trousseau, Clin. méd., 3me éd., I, p. 349.
(2) Becquerel, *Gaz. méd. de Paris*, 1843, p. 687.

dimensions varient entre celles d'une lentille et celles d'une pièce d'un franc; ces plaques sont grises, noirâtres ou tout à fait noires; elles exhalent une odeur gangréneuse, leurs bords sont taillés à pic; elles sont formées par une escarre de la muqueuse qui s'étend au tissu sous-muqueux et laisse quelquefois à nu le tissu musculaire. Cette forme de la gangrène atteint généralement la partie la plus inférieure du pharynx; quelquefois on la rencontre à la face antérieure de l'organe dans l'angle rentrant du cartilage thyroïde; elle peut envahir aussi l'épiglotte et le larynx. Dans quelques cas elle siège sur une des amygdales, qui se transforme en un putrilage noirâtre et fétide. Les parties non sphacélées de la muqueuse pharyngée conservent leur aspect normal. Lorsque l'escarre tombe, elle laisse une perte de substance de la muqueuse, dont le fond est constitué par une ulcération parfois recouverte d'une fausse membrane grisâtre.

Dans la forme diffuse, qui est la plus fréquente, la gangrène envahit de larges surfaces ; son extension n'a rien de régulier, les limites de l'escarre sont peu marquées ; les amygdales, le voile du palais, les piliers, quelquefois l'épiglotte et une partie du larynx sont sphacélés. La mortification des tissus s'étend à une profondeur variable, elle peut aller jusqu'aux gros vaisseaux du cou et déterminer une hémorragie mortelle, comme Becquerel en a rapporté un exemple.

La gangrène du pharynx peut coïncider avec celle de la bouche, des poumons et de la vulve ; elle s'accompagne quelquefois d'œdème glottique et peut se compliquer, mais plus rarement que la gangrène de la bouche, d'une pneumonie.

SYMPTOMES. — Si la maladie frappe les amygdales, le voile du palais ou la partie postérieure de l'arrière-bouche, on trouve à l'examen de la bouche ces parties recouvertes d'une escarre gris noirâtre; mais, si la gangrène n'existe que par plaques disséminées à la partie inférieure du pharynx, elle échappe à l'exploration directe et ne se révèle que par l'odeur gangréneuse de l'haleine. Le plus souvent on n'observe ni douleur ni dysphagie, et les ganglions sous-maxillaires ne sont pas tuméfiés. Aux symptômes généraux de la maladie que complique la gangrène se joint une adynamie profonde ; la mort survient très rapidement, le plus souvent du second au sixième jour ; la guérison est tout à fait exceptionnelle.

DIAGNOSTIC. — La gangrène du pharynx reste souvent latente ; on devra penser à cette maladie lorsqu'un enfant présente, dans le cours ou à la suite d'une fièvre éruptive, d'une angine diphtérique ou d'une fièvre typhoïde, une odeur gangréneuse de l'haleine sans qu'on observe de *gangrène de la bouche*. Les phénomènes d'auscultation et l'absence des crachats fétides et sanguinolents la feront distinguer de la *gangrène pulmonaire*.

Lorsque les escarres sont visibles, la maladie est quelquefois difficile à distinguer au premier abord de l'*angine diphtérique*, qui peut s'accompagner d'une odeur presque aussi fétide de l'haleine, mais on se rappellera que dans l'angine, la maladie débute par une plaque blanchâtre qui ne revêt pas d'emblée l'apparence gangréneuse, que les ganglions sous-maxillaires sont presque toujours engorgés, enfin que, lorsqu'on enlève les fausses membranes, on ne constate sous elles aucune ulcération, à moins que les deux maladies ne coexistent.

PRONOSTIC. — La gangrène du pharynx est une affection des plus graves ; néanmoins la forme circonscrite n'est pas absolument incurable : on a trouvé dans quelques autopsies, à côté des escarres, des cicatrices d'ulcérations gangréneuses, et Kormann (1) a observé un cas de guérison chez une fille de quatorze ans ; la forme diffuse est presque toujours rapidement mortelle.

TRAITEMENT. — Lorsque les parties sphacélées sont accessibles à la vue, on pourra essayer de combattre la maladie par la cautérisation, comme dans les cas de gangrène de la bouche ; autrement on se bornera à prescrire des injections dans la gorge ou des gargarismes antiseptiques et on soutiendra les forces de l'enfant par un traitement tonique.

(1) Kormann, *Jahrb. f. Kinderheilk.*, 1881, XVI, p. 172.

ARTICLE XII — ABCÈS RÉTRO-PHARYNGIENS

Les abcès rétro-pharyngiens reconnaissent deux origines très différentes : les uns sont des abcès par congestion *symptomatiques* d'une carie des vertèbres cervicales, leur étude est du ressort de la chirurgie ; les autres sont des abcès *idiopathiques* développés à la suite d'une phlegmasie du tissu cellulaire de la région rétro-pharyngienne, ce sont les seuls dont il sera question dans cet article.

ÉTIOLOGIE. — Les abcès rétro-pharyngiens peuvent se rencontrer à toutes les périodes de la vie, mais ils sont surtout fréquents dans l'enfance et particulièrement dans la première année. Nous trouvons dans la monographie de Gautier (1), qui a réuni 89 cas d'abcès rétro-pharyngiens, 26 cas relatifs à des enfants au-dessous de un an, 9 relatifs à des sujets qui étaient dans leur seconde année, et 11 relatifs à des enfants entre deux et quinze ans. Sur 16 cas rapportés par Schmitz, 9 appartiennent à des sujets de six à sept mois.

Les abcès rétro-pharyngiens surviennent quelquefois sous l'influence d'une maladie générale, telle que la tuberculose et surtout la scrofule (Bokai) (2) ; ils ont été aussi observés à la suite ou dans le cours de la variole, de la rougeole, de la scarlatine, de la coqueluche, de l'angine diphtérique, de l'influenza (Fischer) (3), de l'érésipèle de la face. Bokai, qui a traité en vingt-sept ans à l'hôpital de Pesth 267 cas d'abcès rétro-pharyngiens, dont 179 étaient idiopathiques, attribue une certaine importance comme causes de la maladie aux affections de la bouche, de la gorge, des fosses nasales, ainsi qu'à l'eczéma du visage, de la nuque ou de la partie postérieure du cuir chevelu.

Le froid peut être quelquefois la cause déterminante de la maladie ; d'autres fois, c'est un traumatisme provoqué par la présence d'un corps étranger (fragments d'os, pièces

(1) V. Gautier, Des abcès rétro-pharyngiens idiopathiques. Genève, 1869.

(2) Bokai, *Jahrb. f. Kinderheilk.*, 1876, p. 109, et 1881, p. 95.

(3) Fischer, *Wien. med. Presse*, 1892, nº 30, p. 124.

de monnaie, etc.) dans le pharynx ou l'œsophage, ou bien, d'après Giraldès, l'ingestion de boissons trop chaudes.

Quelquefois les abcès rétro-pharyngiens sont la suite d'une inflammation suppurée d'un ganglion ou de quelque autre organe avoisinant le pharynx, et de l'extension de la collection purulente vers l'arrière-gorge.

Enfin dans la plupart des cas on ne peut assigner aucune cause externe à la maladie, qui doit être considérée comme *primitive*.

ANATOMIE PATHOLOGIQUE. — Les abcès rétro-pharyngiens siègent en général dans le tissu cellulaire compris entre les muscles constricteurs du pharynx et l'aponévrose prévertébrale ou même plus profondément encore, derrière cette aponévrose. D'après Gautier et Schmitz, ils prendraient parfois naissance dans les ganglions lymphatiques situés le long de la paroi postérieure du pharynx, ganglions qu'on trouve chez tous les enfants âgés de moins de trois ans. Bokai considère l'adénite rétro-pharyngienne comme le point de départ constant des abcès idiopathiques ; il l'a constatée dans 63 cas sur 267 cas d'abcès rétro-pharyngiens. Kormann (1) a trouvé, par l'inspection directe faite avec le doigt, les ganglions rétro-pharyngiens tuméfiés dans le cours du muguet, de la stomatite simple et ulcéreuse, de l'ozène et de la pharyngite chronique, des inflammations de l'oreille moyenne, de la scarlatine, de la rougeole et de l'angine diphtérique, mais il n'a vu qu'une seule fois cette adénite se terminer par un abcès.

Les dimensions des abcès rétro-pharyngiens varient entre celles d'une noisette et celles d'un œuf de poule. Ces abcès s'étendent souvent derrière la partie supérieure de l'œsophage, quelquefois même plus bas (*abcès rétro-œsophagiens*) ; ils se prolongent dans quelques cas jusqu'à la dernière vertèbre cervicale et dans le thorax, d'autres fois ils remontent derrière la partie supérieure du pharynx jusqu'à l'apophyse basilaire. Ils sont situés le plus souvent sur la ligne médiane, mais quelquefois proéminent un peu latéralement. Il est rare qu'il existe plus d'un

(1) Kormann, *Central-Zeit. der Kinderheilk.*, 1877-78, p. 67.

foyer purulent. Le pus est en général phlegmoneux et bien lié, parfois sanieux ou sanguinolent.

L'abcès s'ouvre rarement spontanément dans le pharynx ou l'œsophage ; le plus souvent l'enfant succombe avant que la collection purulente se soit évacuée au dehors ; quelquefois le pus fuse vers les parties déclives à travers le tissu cellulaire du cou, pénètre dans le médiastin ou dans la cavité pleurale et peut déterminer une pleurésie purulente ou une pneumonie. D'autres fois, il se porte en avant en contournant le larynx et apparaît sous la peau au-devant de l'os hyoïde. Dans certains cas la phlegmasie, surtout lorsqu'elle a été causée par l'introduction d'un corps étranger, revêt la forme d'un phlegmon diffus ou gangréneux, décolle les vaisseaux et les nerfs et produit des ravages étendus dans la région cervicale.

Les organes voisins du pharynx sont souvent enflammés ; ainsi l'on a vu dans quelques cas l'abcès rétro-pharyngien se compliquer d'un œdème de la glotte.

DESCRIPTION. — **Début.** La phlegmasie rétro-pharyngienne débute comme une angine inflammatoire simple ; la *rigidité du cou* est seulement plus prononcée que dans l'angine catarrhale. Chez les très jeunes enfants, le début de la maladie peut passer inaperçu et l'attention n'est attirée du côté du pharynx que lorsque le pus est déjà collecté. Lorsque l'abcès survient à la suite de la diphtérie ou de la scarlatine, ses prodromes sont souvent masqués par l'affection primitive.

Quelquefois on observe un temps d'arrêt dans la maladie entre les symptômes du début et l'apparition de l'abcès, mais ce fait est rare chez les enfants.

Signes fonctionnels. — La *dysphagie* est un des premiers signes qui révèlent l'existence d'une collection purulente dans le fond de la gorge ; elle est due soit à la douleur que provoquent les mouvements de la déglutition, soit à l'obstacle qu'oppose la tumeur au passage des aliments. Dans quelques cas l'enfant ne peut rien avaler ; si c'est un nourrisson, on le voit saisir le sein avec avidité, puis bientôt se renverser en arrière, tousser et rejeter le lait par le nez et la bouche (Gautier). Lorsque la maladie a une marche lente, la dysphagie, en entravant l'alimentation, peut devenir une des causes de la terminaison fatale.

La *dyspnée* est un des symptômes les plus constants de l'abcès ; elle ne fait défaut que lorsque la collection purulente est limitée à la partie supérieure du pharynx ; l'enfant respire alors facilement tant que la bouche est ouverte, mais la respiration par le nez est impossible ; à part ce cas exceptionnel, la dyspnée est généralement caractérisée par une respiration laborieuse, qui peut aller jusqu'à l'orthopnée et qui s'accompagne parfois d'un sifflement à l'inspiration ; une pression exercée sur le cou l'augmente ; le passage des aliments ou l'exploration du médecin suffisent parfois pour provoquer de violents accès de suffocation.

Quelquefois les enfants ne toussent pas, d'autres fois ils sont pris d'une *toux* sèche et sifflante ou bien forte et râlante, avec expectoration du pus ; dans quelque cas, la toux présente un timbre croupal, métallique. Elle s'accompagne parfois de vomissements.

La *voix* est généralement altérée ; elle est rauque, nasonnée, le son est affaibli et voilé ; l'aphonie peut devenir complète avec les progrès de la maladie. La bouche est remplie de mucosités spumeuses.

Les mouvements de la tête sont souvent très douloureux, de là une *rigidité du cou* extrême ; ce symptôme s'accompagne en général d'une projection de la tête en arrière ou de côté. Les mouvements de la mâchoire sont rarement entravés comme dans l'angine phlegmoneuse.

Le cou est quelquefois tuméfié, et le cartilage thyroïde, poussé en avant par la collection purulente, est douloureux à la pression. Les ganglions sous-maxillaires et cervicaux sont souvent engorgés et suppurent quelquefois.

Dans trois cas, Bokai a observé une paralysie faciale.

Signes physiques. — L'ensemble des symptômes fonctionnels peut faire soupçonner l'existence d'un abcès rétro-pharyngien, mais ne suffit pas à le faire reconnaître ; il faut pour cela explorer directement le pharynx par la *vue* et surtout par le *toucher*.

En général, par la simple inspection on aperçoit l'abcès qui fait saillie entre les piliers du voile du palais, sous la forme d'une tumeur plus ou moins bombée qui obstrue l'isthme du gosier; mais quelquefois la collection est située trop haut ou trop bas pour être aperçue facilement; sa présence peut être marquée par des mucosités ou même par de fausses membranes, si elle est survenue dans le cours d'une angine diphtérique; l'exploration est d'ailleurs très difficile à cause de la douleur qu'elle provoque et ne peut être prolongée longtemps.

Le toucher au contraire peut être fait très rapidement et donne toujours des renseignements certains sur l'existence d'un abcès. On le pratique en portant le doigt d'abord directement en arrière sur la colonne vertébrale, puis en haut vers les fosses nasales et en bas vers l'œsophage; ce rapide examen fait constater une tumeur plus ou moins dure et saillante, parfois fluctuante et toujours très sensible à la pression. En plaçant le doigt de l'autre main sur la partie correspondante de la région cervicale externe, on perçoit quelquefois de la fluctuation (Bokai); on peut la sentir aussi avec un seul doigt en déprimant doucement la tumeur jusqu'à ce qu'on perçoive un plan résistant; on retire alors très légèrement le doigt, et le pus refoulé, remplissant de nouveau la poche, vient presser le doigt qui se retire (de Saint-Germain) (1).

Symptômes généraux. — Lorsque la maladie est très aiguë, les symptômes généraux présentent souvent une grande intensité; le visage exprime une vive anxiété; il est tantôt pâle et livide, tantôt rouge et injecté, parfois bouffi et cyanosé; le pouls devient filiforme, la prostration est extrême; quelquefois, l'enfant est pris de vomissements, de syncopes et d'accidents nerveux, tels que de la céphalalgie, de l'agitation, du délire et des convulsions partielles ou générales (Gautier). Dans les cas chroniques, la maladie est apyrétique et ne se manifeste que par des symptômes locaux.

Marche, terminaisons. — Tantôt la maladie évolue rapidement, tantôt au contraire elle affecte une marche chronique. Dans ce dernier cas, la collection purulente ne se développe qu'avec une extrême lenteur; elle met des semaines ou même des mois à s'accroître. West rapporte le cas d'un enfant de huit ans chez lequel un abcès

(1) Cité par Mercier, *Rev. mens. des mal. de l'enf.*, 1883, p. 168.

situé derrière le pharynx ne se manifesta longtemps que par de la dysphagie et de la dyspnée et ne fut reconnu qu'au bout de six semaines par l'exploration du doigt. Dans un cas relatif à un enfant de seize mois rapporté par Dariste (1), la maladie eut une durée de cinq mois ; l'autopsie prouva que l'abcès ne provenait pas de la carie des vertèbres du cou. Les abcès d'origine traumatique ont une durée plus courte que ceux qui se développent spontanément.

Les abcès rétro-pharyngiens ne se terminent jamais favorablement si le pus n'est pas évacué au dehors; et la guérison succède très rarement à une ouverture spontanée de l'abcès. Celle-ci peut même amener une mort subite si le pus s'écoule dans la trachée (Bokai); ou si l'abcès amène la perforation de la carotide, comme Bokai et Szekeres en ont observé un cas chez un petit garçon de quatre ans, et Carmichaël chez un enfant de cinq semaines. Dans presque toutes les observations rapportées par les auteurs, l'enfant ne s'est rétabli que lorsque la collection a été ouverte artificiellement ; cette évacuation est généralement suivie d'un soulagement immédiat et d'une guérison rapide. Parfois on observe encore pendant quelques jours un léger sifflement à l'inspiration et une altération de la voix résultant de la tuméfaction des cordes vocales.

Lorsque l'abcès n'est pas ouvert en temps utile, la maladie se termine habituellement par la mort; quelquefois le petit malade succombe dans un accès de suffocation. Dans un cas rapporté par Allé (2), un enfant de six ans qui souffrait depuis quelques semaines d'un abcès rétro-pharyngien fut emporté subitement au moment où il avalait un morceau de pain. Plus souvent l'enfant s'éteint graduellement et meurt d'asphyxie ou d'inanition. Enfin, dans les cas de phlegmon rétro-pharyngien à forme diffuse, gangréneuse ou compliqué de fusées purulentes dans le médiastin ou la plèvre, la mort peut être amenée par la septicémie ou l'inflammation thoracique.

DIAGNOSTIC. — Le diagnostic des abcès rétro-pharyngiens est de la plus haute importance dans la pratique; on

(1) Dariste, *Bull. de la Soc. anat.*, 1836.
(2) Allé, *Œsterr. med. Wochenschr.*, 1841, n° 8.

peut dire que de lui dépend le salut du malade. Il est extrêmement facile, si le médecin, soupçonnant déjà la véritable nature de la maladie, porte son doigt dans le fond de la gorge, mais, si cette exploration est négligée, l'abcès risque fort d'être méconnu, et il l'a été souvent. Des abcès rétro-pharyngiens ont été pris pour une angine simple, pour le croup, pour une laryngite chronique, pour l'œdème de la glotte; dans quelques cas l'erreur a été plus grande encore: le praticien, trompé par l'intensité des symptômes généraux, a cru à une affection aiguë des méninges ou des poumons.

Les signes fonctionnels qui doivent faire présumer l'existence d'un abcès rétro-pharyngien sont principalement : la *douleur* occasionnée par les mouvements de la tête sur le cou, la *tuméfaction* générale de la région cervicale, la *projection en avant du cartilage thyroïde* et surtout la *dysphagie*, qui est plus prononcée que dans aucune autre affection angineuse. La présence de fausses membranes dans le fond de la gorge ne doit pas faire exclure d'emblée l'idée d'un abcès rétro-pharyngien, car on a vu la dipthérie coïncider avec cette affection ; de là le précepte d'explorer toujours le fond de la gorge avec le doigt dans le cas d'*angine couenneuse* ou de *croup*. Lorsque l'*œdème glottique* complique les abcès rétro-pharyngiens, il peut donner aussi lieu à une erreur de diagnostic ; au moment où le médecin introduit son doigt derrière la langue, il sent en premier lieu les replis ary-épiglottiques tuméfiés, et, s'il ne pousse pas plus loin son exploration, il peut croire que ce gonflement constitue toute la maladie.

Les *abcès par congestion* dus à la carie des vertèbres cervicales se distinguent des abcès idiopathiques situés derrière le pharynx par l'existence concomitante d'une déformation de la nuque et d'une gêne persistante des mouvements de la tête sur le cou ; ils ne sont jamais précédés par une angine inflammatoire.

PRONOSTIC. — Le pronostic des abcès rétro-pharyngiens est grave : sur 95 cas rassemblés par Gautier, la maladie s'est terminée 41 fois par la mort ; mais, dans cette affection plus peut-être que dans aucune autre, un diagnostic fait à temps suivi d'une thérapeutique rationnelle peut changer la terminaison. La statistique de Gautier est très frappante sous ce rapport. Dans tous les cas, au nombre de 25, où l'abcès a été méconnu, l'issue a été fatale, tandis que dans 66 cas où la maladie avait été reconnue, il n'y a eu que 16 décès, et sur ce nombre la mort survint 8 fois sans qu'aucune tentative d'incision eût été faite et 3 fois après une incision tardive ou incomplète ; 4 fois la maladie avait revêtu la forme diffuse et gangréneuse.

Pour Bokai, la maladie est d'autant plus grave que l'enfant est plus jeune, à cause des faibles dimensions du pharynx chez les petits enfants.

TRAITEMENT. — Tous les moyens médicaux employés contre les phlegmons et les abcès rétro-pharyngiens, tels que la saignée générale ou locale, les vomitifs, les purgatifs, les gargarismes, sont incapables d'amener à eux seuls la guérison ; ils peuvent tout au plus atténuer momentanément quelques symptômes. Gautier recommande cependant l'emploi au début de la maladie de *gargarismes froids* et de petits *morceaux de glace* avalés à courts intervalles, mais ce moyen est d'une application difficile chez les petits enfants.

Il y a indication urgente à *inciser* la tumeur aussitôt qu'on en a reconnu l'existence, il est inutile d'attendre qu'elle soit devenue fluctuante ; plus l'opération chirurgicale sera pratiquée de bonne heure, plus elle aura de chances de succès. De Saint-Germain recommande cependant, pour éviter de blesser les vaisseaux du cou, d'attendre pour inciser, à moins d'urgence extrême, que l'abcès se soit dirigé vers le raphé médian.

L'incision est faite habituellement du côté du pharynx de la façon suivante : la tête de l'enfant est maintenue solidement par un aide ; le chirurgien introduit d'abord l'indicateur de la main gauche, enveloppé d'un linge jusqu'au point culminant de l'abcès ; cette manœuvre doit être faite aussi rapidement que possible, car elle est extrêmement pénible et exaspère momentanément la dyspnée. Dès que le chirurgien s'est assuré du point où il doit faire son incision, il saisit le bistouri de la main droite et le pousse le long du bord droit de l'indicateur gauche jusqu'à la tumeur, dans laquelle il le plonge perpendiculairement d'avant en arrière ; les parois de l'abcès étant souvent épaissies, il enfonce l'instrument à une certaine profondeur en ayant soin de ne pas s'écarter de plus de trois ou quatre millimètres de la ligne médiane, afin d'éviter toute chance d'hémorragie. La ponction une fois faite, il agrandit légèrement l'incision en bas ou en haut suivant le siège de la tumeur. Le bistouri sera entouré d'un fil ou d'un morceau de diachylon jusque près de sa pointe. Dans quelques cas, on se servira d'un bistouri boutonné ou recourbé. Si l'introduction du doigt dans la bouche est impossible, on emploiera le *pharyngotome* de J.-L. Petit.

Abelin préfère l'emploi du trocart à celui du bistouri, dans la crainte que le pus, au moment où il s'échappe, ne se porte vers la trachée et ne suffoque le malade ; l'expérience prouve que cet accident est peu à redouter (1) ; on aura cependant soin d'incliner en bas la tête de l'enfant pour faciliter l'écoulement du pus dès que l'abcès sera ouvert. On ne se servira jamais du chloroforme pendant l'opération ; dans un cas rapporté par Giraldès, cet agent faillit déterminer la mort par asphyxie.

Il sera parfois nécessaire de recourir au bout de quelque temps à une seconde ponction, ou d'élargir la première incision si celle-ci était insuffisante. Quand l'abcès s'est vidé spontanément, on fera bien d'agrandir artificiellement son ouverture, pour peu que les accidents qu'il provoquait n'aient pas entièrement disparu. Si la suppuration est entretenue par la présence d'un corps étranger, on cherchera à enlever celui-ci.

Le traitement consécutif à l'opération est des plus simples. Dans la plupart de ces cas, les mouvements naturels de la déglutition suffiront à déterger le foyer purulent, qui se cicatrisera rapidement ; on recommandera cependant au malade de se gargariser de temps en temps avec de l'eau tiède boriquée, et chez les nouveau-nés on fera

(1) Bokai rapporte cependant deux exemples d'enfants qui tombèrent asphyxiés au moment de l'ouverture artificielle de l'abcès, et chez lesquels la vie ne put être ramenée qu'au moyen de la faradisation des nerfs du diaphragme ; et Témoin (*Rev. mens. des mal. de l'enf.*, 1887, p. 172) a vu deux cas où l'incision fut également suivie de phénomènes d'asphyxie. On évitera cet accident par l'incision externe.

des injections détersives. Il est très rare que des morceaux d'aliments s'introduisent dans les parties déclives de l'abcès.

L'*incision externe* a été employée plusieurs fois dans ces dernières années pour l'ouverture des abcès rétro-pharyngiens ; elle a l'inconvénient de laisser une cicatrice externe et de produire un traumatisme plus considérable que l'incision interne, mais elle permet l'emploi du pansement antiseptique, et l'évacuation du pus directement à l'extérieur. Burkardt (1), de Saint-Germain (2), Pollard (3), Phocas (4), l'ont pratiquée avec succès. L'incision a été faite tantôt sur le bord antérieur, tantôt sur le bord postérieur du sterno-mastoïdien ; l'opération, commencée avec le bistouri, peut être terminée avec la sonde cannelée, qui pénétrera dans le foyer, dont l'évacuation sera facilitée par l'introduction d'une pince dilatatrice et par le drainage. L'incision externe nous paraît devoir être un procédé d'exception réservé aux cas d'adénophlegmons avec suppuration se portant vers l'extérieur. Dans ces cas l'amygdale et le pilier antérieur sont souvent refoulés vers la ligne médiane, et une incision interne pourrait à la rigueur léser la carotide repoussée également vers la ligne médiane. Pour tous les autres abcès rétro-pharyngiens, l'incision interne nous paraît devoir rester la méthode de choix.

La *trachéotomie* a été proposée comme un moyen de traitement des abcès rétro-pharyngiens ; cette opération est le plus souvent inutile, puisque l'incision de la tumeur supprime beaucoup mieux et plus facilement l'obstacle à la respiration. Bokai (5) cite cependant un cas de lymphadénite rétropharyngienne qui s'était développée chez un enfant de huit mois dans le cours d'une otite moyenne suppurée, sans suppurer elle-même et qui nécessita la trachétomie; cette opération sauva la vie de l'enfant.

(1) Burkhardt, *Centralbl. f. Chir.*, 1888, p. 5.

(2) De Saint-Germain, *Rev. mens. des mal. de l'enf.*, 1888, p. 365.

(3) Pollard, *Lancet*, 13 février 1892.

(4) Phocas, *Sem. med.*, 24 décembre 1892.

(5) Bokai, *Pester med.-chir. Presse*, 1890, n° 43.

ARTICLE XIII. — DYSPEPSIE

On entend sous le nom de dyspepsie tous les troubles fonctionnels de la digestion qui ne sont liés à aucune altération organique appréciable. La dyspepsie s'observe chez les enfants tantôt sous une forme aiguë, l'*indigestion*, tantôt sous une forme chronique, la *dyspepsie habituelle*. Nous décrirons successivement ces affections dans la première et dans la seconde enfance.

I. **Première enfance.** — ÉTIOLOGIE. — La dyspepsie étant le point de départ de la grande majorité des maladies du premier âge, il est important de mettre en relief les facteurs primordiaux de cette chaîne pathologique qui aboutit si souvent à l'athrepsie, au rachitisme ou au choléra infantile. Ces facteurs sont au nombre de trois principaux : 1° la *faiblesse digestive congénitale* provenant soit de la santé débile des parents, des privations ou des maladies auxquelles la mère a été exposée pendant la grossesse, soit d'une naissance prématurée ou de maladies congénitales, telles que la syphilis ou la cachexie paludéenne ; 2° la *suralimentation*, dont l'action funeste est surtout à craindre dans les premiers mois de la vie; 3° l'*allaitement artificiel* ou *le sevrage prématuré*, qui sont responsables dans les trois quarts des cas de la mortalité infantile dans la première année (1).

Étudions maintenant de plus près les causes de la dyspepsie infantile; les unes sont *mécaniques*, les autres *chimiques*.

Parmi les causes mécaniques, nous citerons les repas trop copieux ou trop répétés qui finissent par amener une

(1) La statistique a démontré que la mortalité des enfants de 0 à 1 an varie dans des limites considérables, qu'elle est à son minimum dans les pays comme la Norvège ou l'Ecosse (10 à 11 0/0), où l'allaitement maternel est la règle, et qu'elle est à son maximum dans les pays comme la Bavière ou le Wurtemberg (31 à 36 0/0), où l'alimentation artificielle est habituelle. D'après Majer, la mortalité de la première année, qui est très élevée à Munich, se répartit comme suit, d'après le mode d'alimentation :

Allaitement au sein...... 15 0/0
Allaitement artificiel...... 85 0/0.

dilatation de l'estomac. La capacité de l'estomac est très petite chez les nouveau-nés, de 30 à 45 centimètres cubes environ; elle atteint de 153 à 160 centimètres cubes en moyenne au bout de quinze jours, et 740 centimètres cubes à deux ans (Beneke). La grosse tubérosité n'existepas dans les premiers mois, ou bien, quand elle existe, elle résulte d'une dilatation pathologique par distension mécanique. En outre, la musculature de l'estomac est peu développée à cet âge.

Parmi les causes chimiques de la dyspepsie du premier âge, on peut surtout citer la différence de composition entre le lait de vache et le lait de femme et l'impossibilité pour le nouveau-né de digérer les farineux.

On sait que dans le lait de vache, la caséine est deux fois plus abondante que dans le lait de femme (2 % à 2,8 % dans le lait de femme, 4 % à 5 % dans le lait de vache). Il faut ajouter que ces deux caséines diffèrent par leur mode de coagulation dans l'estomac : tandis que le lait de femme se caille en flocons mous et ténus faciles à attaquer pour le suc gastrique, le lait de vache se prend en caillots volumineux et denses. Voilà pourquoi la dyspepsie est si fréquente chez les enfants élevés au biberon.

La seconde cause chimique réside dans l'alimentation prématurée avec les farineux et l'incapacité de l'appareil digestif dans le jeune âge à transformer l'amidon en dextrine soluble et en sucre. Il résulte en effet des travaux de Zweifel (1) que le suc pancréatique ne commence à posséder un pouvoir saccharifiant notable qu'à la fin du troisième mois ; les glandes salivaires sont également peu développées chez les nouveau-nés, et ce n'est qu'à partir du onzième mois que la salive peut transformer la fécule avec la même énergie que chez l'adulte.

Les enfants élevés au sein sont moins exposés aux troubles digestifs que ceux qui sont élevés au biberon ; cependant, même chez eux, les indigestions ne sont pas très rares. Il n'est pas toujours facile d'en élucider les causes ; les plus fréquentes sont un écart de régime, surtout l'abus des alcooliques ou une violente émotion morale chez la

(1) Zweifel, Untersuchungen über den Verdauungsapparat der Neugeborenen. Berlin, 1874.

nourrice, une nouvelle grossesse pendant l'allaitement, un lait trop récent ou trop ancien, des tetées trop répétées à des heures irrégulières chez des enfants délicats, une dentition laborieuse ou l'invasion d'une maladie aiguë, etc.

DESCRIPTION. — **Indigestion.** — Les nouveau-nés et les enfants à la mamelle rejettent souvent après un repas copieux une partie du lait qu'ils ont bu ; cet accident est provoqué par l'ingestion d'une trop grande quantité de lait, par les secousses de la toux ou par le hoquet; la direction presque verticale de l'estomac dans le premier âge y prédispose. Cette *régurgitation* n'a aucune signification fâcheuse et ne provoque pas de réaction générale.

Dans l'indigestion proprement dite, au contraire, la face pâlit, les traits se contractent, l'enfant devient agité; il est pris souvent de légères convulsions, telles que de la raideur des doigts ou quelques mouvements de rotation du globe de l'œil; d'autres fois il est assoupi et prostré. L'indigestion peut se terminer rapidement par des vomissements abondants d'un lait caillé et acide, ou bien elle se prolonge ; le ventre devient alors dur, tendu, douloureux à la pression ; l'enfant est pris de coliques violentes et rend des selles liquides très fétides, jaunes ou vertes, remplies de grumeaux blancs de lait non digéré.

Dyspepsie habituelle. — Quand les causes de l'indigestion subsistent, les vomissements et la diarrhée, au lieu de cesser rapidement, se renouvellent pendant des jours ou des mois. Ces indigestions répétées retentissent bientôt sur l'état général. L'enfant *perd de son poids;* il se refroidit très facilement; son teint s'altère, ses chairs deviennent molles et flasques, son regard s'éteint. L'abdomen est habituellement ballonné et distendu par des gaz; de temps en temps surviennent de violentes coliques, accusées par les cris et la rétraction des jambes sur le ventre; les selles sont fréquentes, lientériques ou séro-muqueuses ; elles ont une odeur acide ou fétide. On n'observe généralement pas de fièvre. D'autres fois, c'est la *constipation* qui domine ; c'est le cas ordinaire chez les enfants rachitiques. Cette forme insidieuse peut se transformer très rapidement en un choléra infantile ou une entérite grave. Elle s'accompagne habituellement de flatulence et de coliques.

Les effets prochains ou éloignés de la dyspepsie sont nombreux. Parmi ces derniers, on peut ranger le *rachitisme* et l'*athrepsie;* parmi les premiers, la dilatation de l'estomac, la gastro-entérite aiguë ou chronique, le muguet, des éruptions cutanées diverses, des troubles de l'appareil respiratoire, et surtout des troubles nerveux, dont l'éclampsie est l'expression habituelle. Nous n'insisterons ici que sur ceux que nous n'avons pas décrits ailleurs.

La *dilatation de l'estomac* s'observe fréquemment chez les enfants atteints de dyspepsie. Moncorvo (1), qui a un des premiers signalé l'existence de cette affection chez les petits enfants, attribue un rôle pathogénique à la syphilis héréditaire et à l'intoxication palustre. Une alimentation défectueuse (lait de vache, bouillies alimentaires, etc.) ou trop abondante en est la cause principale, de là sa coïncidence fréquente avec le rachitisme (Comby) (2) qui est dû aux mêmes causes (voir l'art. *Rachitisme*, p. 262).

La dilatation de l'estomac se reconnaît à l'exagération du tympanisme stomacal, à un bruit de clapotement perçu en percutant légèrement la région de l'estomac, l'enfant étant dans le décubitus dorsal, les cuisses fléchies, et à l'augmentation de volume de l'épigastre, qui contraste avec la maigreur et le rétrécissement du thorax chez les enfants rachitiques. L'estomac descend habituellement jusqu'à l'ombilic. Dans les dilatations considérables, l'ombilic est abaissé par l'augmentation des dimensions de l'épigastre. L'administration de la potion de Rivière rendra plus évidente encore la saillie stomacale et l'exagération du tympanisme. Le clapotement est surtout perceptible chez les enfants qui ont dépassé l'âge de trois ans (R. Blache) (3). A ces signes physiques se joignent généralement de la boulimie, des alternatives de constipation et de diarrhée avec selles verdâtres, des éructations gazeuses, un sommeil agité. Si l'enfant vient à succomber, on trouve à l'autopsie, outre

(1) Moncorvo, Da la dilataçao do estomago, etc., Rio-de-Janeiro, 1880, et *Rev. mens. des mal. de l'enf.*, 1885, p. 323.

(2) Comby, *Arch. gén. de méd.*, 1884, XIV, pp. 148 et 317.

(3) R. Blache, *Rev. mens. des mal. de l'enf.*, 1886, p. 61.

l'augmentation de capacité de l'estomac, un épaississement général et l'hypérémie de la muqueuse de cet organe.

La dilatation de l'estomac peut n'être que relative et disparaître par l'effet d'une bonne hygiène alimentaire, à mesure que l'enfant grandit, mais elle peut aussi persister au delà de la première enfance. Ainsi Baginsky a trouvé, à l'autopsie d'un enfant de deux ans mort d'entérite chronique, un estomac énorme qui descendait jusqu'à l'ombilic et dont la paroi était tellement amincie, qu'elle se rompit pendant l'autopsie. Machon (1) rapporte un cas de dilatation de l'estomac constaté à l'autopsie d'un petit garçon de trois ans et demi, mal nourri dans son enfance et qui succomba à une tuberculose pulmonaire compliquée d'ulcérations tuberculeuses du pylore et du duodénum. Demme (2) a observé chez un garçon de six ans et demi une dilatation de l'estomac, dont la grosse tubérosité remplissait l'hypochondre gauche et dépassait en bas l'ombilic de 4 centimètres ; l'enfant souffrait de dyspepsie avec constipation depuis l'âge de deux ou trois mois, époque à laquelle on le nourrissait déjà de bouillies de farines. Le siphonage de l'estomac par la sonde se fit très facilement et amena une diminution aussi bien de la dilatation que des troubles dyspeptiques.

La relation entre la dyspepsie et certaines *dermatoses* est incontestable dans la première enfance. Cela est si vrai que l'on voit parfois disparaître chez un nourrisson un eczéma généralisé datant de plusieurs mois en changeant de nourrice. Les éruptions les plus habituelles sont l'eczéma simplex ou impétigineux, le strophulus et l'intertrigo ; elles s'observent souvent chez des petits enfants sujets à la flatulence et à la constipation, qui ont été nourris avec des farineux. L'*érythème des fesses* est parfois un des premiers signes de la dyspepsie intestinale; il est déterminé par l'action corrosive des matières fécales, due probablement à la présence d'acides dans les selles. Chez les enfants chétifs ou atrophiés par des diarrhées

(1) Machon, *Rev. méd. de la Suisse rom.*, 1887, p. 438.

(2) Demme, Dix-neuvième compte rendu de l'hôpital Jenner, Berne, 1882, p. 69.

chroniques, l'érythème se complique volontiers d'ulcérations plus ou moins profondes des fesses, des genoux, des malléoles et des talons.

Signalons enfin les complications respiratoires de la dyspepsie, telles que l'*asthme* et la *bronchite chronique*, qui sont produites par l'irritation gastro-intestinale et disparaissent avec elle. Henoch a observé chez un enfant de neuf mois, que l'on venait de sevrer, une attaque de dyspnée violente qui dura une semaine environ. Il a décrit ces phénomènes sous le nom d'*asthme dyspeptique*. Nous avons eu souvent l'occasion de constater chez les jeunes enfants dyspeptiques des troubles respiratoires mélangés à des signes d'irritation des bronches, tels que toux, râles ronflants et sibilants ; ces accidents augmentaient ou diminuaient en même temps que les accidents dyspeptiques dont ils étaient solidaires ; ils ne s'accompagnaient jamais de fièvre, autrement ils auraient pu souvent faire croire au début d'une grave affection thoracique. Les enfants chétifs ou nés avant terme y paraissent particulièrement enclins. La dilatation de l'estomac peut être une des causes des troubles respiratoires dans la dyspepsie, par la gêne qu'elle apporte dans les mouvements du thorax. Mentionnons aussi la *cyanose* survenant sans accidents pulmonaires, ni cardiaques, comme phénomène réflexe produit par la présence dans les voies digestives d'aliments mal digérés ; Tordeus (1) en a observé deux exemples chez des enfants de quelques semaines ; les accidents cédèrent à un simple changement de régime.

TRAITEMENT. — La meilleure *prophylaxie* de la dyspepsie consiste en une alimentation appropriée à l'âge et aux capacités digestives de l'enfant ; nous avons tracé ailleurs les règles qui doivent présider à l'alimentation des nouveau-nés (voir p. 9).

Pour le *traitement* proprement dit, l'indication causale l'emporte sur l'indication symptomatique ; il faut rechercher la cause des indigestions et la combattre.

Quand les matières fécales contiennent de la caséine non digérée, il faut augmenter le coupage du lait de vache

(1) Tordeus, *la Clinique*, 21 février 1889.

jusqu'à ce que les selles aient repris leur aspect homogène et leur couleur jaune-or. Il est parfois même avantageux de supprimer, pendant quelques jours, la caséine du lait et de la remplacer par de la crème fraîche, puis on y ajoute peu à peu du lait. Quand celui-ci a été stérilisé d'une façon complète, il est souvent inutile de le couper, car il forme dans l'estomac des caillots plus ténus que le lait qui n'a pas été porté pendant un temps assez long à 100° ; aussi est-il parfois bien supporté *pur* par des nouveaux-nés ou des enfants nés avant terme (1).

La qualité du lait de vache joue aussi un rôle important ; ainsi le lait des vaches nourries exclusivement aux fourrages secs, comme il est fourni par un certain nombre de *laiteries modèles*, est beaucoup mieux supporté par les bébés dyspeptiques que le lait ordinaire ; la composition chimique de ce lait se rapproche de celle du lait de femme par l'abaissement du chiffre de la caséine. Ce lait spécial suffit souvent à lui seul pour guérir la dyspepsie ; nous pouvons l'affirmer aujourd'hui après une expérience personnelle de plusieurs années (2).

Les farineux étant la cause la plus habituelle de la maladie, on les proscrira sévèrement dans les six premiers mois. Nous n'excluons pas de cette proscription les nombreuses préparations industrielles connues sous le nom de *farines lactées*, dont l'usage prématuré entraîne le plus souvent le rachitisme et parfois même l'éclampsie.

Lorsque le *sevrage* est suivi de dyspepsie, il faut revenir au régime lacté et remettre l'enfant au sein, si cela est encore possible. En cas d'indigestion par dentition laborieuse, on prescrira la diète pendant un ou deux jours. Si la dyspepsie est due simplement à la réclusion en chambre et se développe chez les enfants dont l'alimentation est irréprochable, un séjour à la campagne ou même une promenade quotidienne suffiront souvent pour dissiper les accidents.

Le traitement symptomatique est très simple.

Contre l'indigestion, on prescrira parties égales d'*eau*

(1) Voir Chavanne, *Sem. méd.*, 1892, p. 517.

(2) A. D'Espine, Les deux premières années d'un Dispensaire pour les maladies des enfants. *Rev. méd. de la Suisse rom.*, 1882, p. 195.

de chaux et d'*eau de cannelle*, à la dose d'une cuillerée à café toutes les dix minutes (Meigs et Pepper); on fera sur le ventre des fomentations chaudes avec une infusion de camomille; on réchauffera les jambes en les entourant de ouate et de taffetas gommé. S'il y a des coliques vives, si les selles sont fétides, on ordonnera une cuillerée à café de sirop de chicorée ou du mélange suivant:

Sirop de manne.	}	ãã 10,0
Sirop de gomme	}	
Huile de ricin.	}	

Le traitement *pharmaceutique* de la dyspepsie variera suivant les cas. Il suffira parfois de donner une cuillère à café d'*eau de Vichy* (source de la Grande-Grille ou source Lardy quand l'enfant est anémique) avant le repas pour rétablir les digestions languissantes. L'*eau de chaux* a été prescrite de tout temps dans les dyspepsie infantiles; on la donnera à la dose d'une cuiller à soupe pour 250 grammes de lait. D'autres fois, on se trouvera bien de recourir aux eupeptiques vrais, à l'*acide chlorhydrique* et à la *pepsine*. Ces médicaments pourront être prescrits isolément ou réunis dans une seule potion, comme par exemple dans la formule suivante:

Pepsine soluble	1,0
Ac. chlorhydr, dilué au 1/10.	0,30
Glycérine anglaise	10,0
Eau distillée.	60,0
Sirop de limon	30,0

Une cuillère à café un quart d'heure après les repas principaux (enfant de cinq mois à un an).

Le *lavage de l'estomac* a été préconisé et employé avec succès dans la première enfance par Epstein, Demme, Henoch, etc. Epstein (1) emploie dans ce but une sonde urétrale Nélaton du n° 8, 9 ou 10, à laquelle on adapte un tube et un entonnoir pour siphoner l'estomac. L'œil de la sonde doit être un peu élargi, et la sonde elle-même raccourcie. On calcule à peu près la distance qui sépare les lèvres du cardia en prenant sur l'enfant la

(1) Epstein, *Arch. für Kinderheilk.*, 1883, IV, p. 325.

distance de l'appendice xyphoïde au milieu du front. Cette distance mesurait 18 centimètres chez un enfant nouveau-né de 50 centimètres de longueur. L'auteur a pratiqué environ 400 lavages d'estomac chez des nouveau-nés de quelques jours à deux mois, sans avoir rencontré de difficulté opératoire, sans avoir jamais eu d'accident et avec le plus grand succès contre certaines dyspepsies graves de nature infectieuse. Ces lavages sont particulièrement indiqués dans les cas de dilatation stomacale, d'indigestion grave et de gastrite aiguë. Ils peuvent être faits avec l'eau bouillie pure ou additionnée de chlorure de sodium (5°/₀₀). Ehring recommande de terminer le lavage par l'introduction d'une solution antiseptique de benzoate de soude à 3 °/₀ dont on laisse le tiers ou le quart dans l'estomac en retirant la sonde (1).

Nous estimons cependant qu'on a beaucoup abusé du lavage de l'estomac chez l'enfant comme chez l'adulte. Cette pratique nous parait devoir être réservée dans le jeune âge aux cas d'intoxication gastrique aiguë. Pour les cas moins graves, nous considérons la vieille méthode du *vomitif* comme aussi efficace, pourvu qu'elle soit suivie d'une diète hydrique absolue de vingt-quatre heures, pendant lesquelles l'enfant ne boira que de l'infusion de camomille ou de l'eau de Vichy.

II. Seconde enfance. — ÉTIOLOGIE. — Les *indigestions* accidentelles sont fréquentes chez les enfants de deux à cinq ans; elles résultent presque toujours d'un écart de régime si commun à cet âge.

La *dyspepsie habituelle* est fréquente chez les enfants délicats, anémiques, rachitiques ou scrofuleux, chez ceux qui ont eu une dentition laborieuse ou chez ceux qui ont été sujets à l'entérite pendant leur première enfance. La disposition à la dyspepsie est parfois héréditaire et s'observe successivement chez plusieurs enfants d'une même famille.

(1) Les lavages de l'estomac, dans la première année, ont été employés sur une grande échelle en Allemagne dans les cliniques et policliniques d'enfants. Voir à ce sujet : E. Lorey, *Jahrb. f. Kinderheilk.*, XXVI, 1887, p. 44. — Epstein, *ibid.*, t. XXVII, 1888, p. 113. — Ehring, *ibid.*, p. 258.

Nous citerons comme causes occasionnelles fréquentes : l'onanisme; la fatigue scolaire due au travail intellectuel exagéré, l'irrégularité dans l'heure des repas, la gloutonnerie et l'abus des sucreries.

DESCRIPTION. — **Indigestion.** — L'indigestion se déclare peu d'heures après le repas. L'enfant est pris de malaise; il accuse de la céphalalgie et une douleur au creux de l'estomac; il est pâle et a des nausées. S'il peut parvenir à vomir, le malaise disparaît souvent promptement. Dans certains cas, au contraire, l'agitation augmente, la fièvre s'allume, les pommettes sont rouges et brûlantes, le pouls est très fréquent, le ventre se ballonne et devient douloureux à la pression. En présence de pareils symptômes, on peut craindre l'explosion d'une attaque d'éclampsie, surtout chez les enfants au-dessous de cinq ans. Tous ces accidents cèdent en général rapidement à un vomitif ou bien se terminent spontanément après une diarrhée lientérique abondante.

Dyspepsie. — Les enfants dyspeptiques frappent en général par leur absence de gaieté et d'entrain; leur teint est pâle, leurs chairs sont flasques, leurs formes sont grêles; ils présentent parfois, comme nous l'avons dit, de la dilatation de l'estomac; ils se plaignent continuellement de lassitude. Leur appétit est tantôt nul, tantôt exagéré, presque toujours bizarre et capricieux; il est très difficile de leur faire manger de la viande; chaque repas devient pour les parents un moment de lutte et d'appréhension. Les digestions sont souvent douloureuses; quelques enfants sont pris après le repas de crises de gastralgie qu'ils cherchent à apaiser en se roulant par terre ou en appuyant le creux de l'estomac contre un meuble; les vomissements sont rares; la constipation est opiniâtre ou alterne avec une diarrhée fétide et abondante. L'inaptitude intellectuelle est très grande; on observe souvent des maux de tête persistants. Le caractère des enfants est irritable et capricieux. Le sommeil est souvent agité; il est accompagné de cauchemars et de terreurs nocturnes (voir p. 506). Tous ces troubles, qui peuvent simuler une tuberculisation générale au début, disparaissent dès que l'on parvient à régulariser les digestions et à fortifier la constitution.

TRAITEMENT. — Le meilleur traitement de l'*indigestion*, même quand elle se complique d'éclampsie, est l'administration d'un émétо-cathartique, suivie d'une diète absolue pendant douze ou vingt-quatre heures. Si la prostration est grande, on ordonnera quelques gouttes d'alcool de menthe ou de liqueur-ammoniacale anisée dans un peu d'eau sucrée, et on réchauffera les extrémités par des linges chauds. Enfin, si les douleurs sont très vives, on appliquera sur l'abdomen un cataplasme de farine de lin arrosé de baume tranquille ou de laudanum.

La *dyspepsie habituelle* réclame un traitement général hygiénique ; le séjour à la campagne ou à la montagne en été, les bains de mer, l'hydrothérapie, la gymnastique; enfin l'usage des toniques tels que le fer et le quinquina en formeront la base. En même temps, on fera prendre après chaque repas une cuiller à soupe de *vin de pepsine*, additionné d'une quantité égale de *limonade chlorhydrique.*

Si la dyspepsie s'accompagne de crampes d'estomac et de constipation, on fera prendre à l'enfant dans la première cuillerée de soupe un des paquets suivants :

Magnésie calcinée...........	3,0
Laudanum de Sydenham.....	cinq gouttes

pour 15 paquets, 1 à 3 par jour (enfants de 5 à 15 ans)

et on ordonnera comme boisson de l'eau de Vals.

On secondera le traitement par un *régime sévère*, en proscrivant tous les aliments lourds et indigestes, en faisant faire à l'enfant des repas plus fréquents et moins copieux, et en lui interdisant de manger entre les repas.

ARTICLE XIV. — GASTRO-ENTÉRITE AIGUE SIMPLE

ÉTIOLOGIE. — L'entérite aiguë peut survenir à tout âge sous l'influence des causes les plus diverses ; nous ne nous occuperons que des diarrhées inflammatoires de la *première enfance*, qui seules méritent ici une description spéciale. La maladie est tantôt primitive, tantôt secondaire.

L'entérite aiguë *primitive* est surtout fréquente de six mois à deux ans, c'est-à-dire pendant la période de la *première dentition*, aussi a-t-on admis depuis longtemps une corrélation entre la diarrhée et l'éruption des dents ; quelques auteurs ont même considéré le catarrhe intestinal pendant la dentition comme un dérivatif physiologique providentiel destiné à atténuer l'irritation sympathique du cerveau. Tout en repoussant ces théories d'un autre âge, Trousseau a établi d'une manière évidente que la dentition prédispose aux catarrhes gastro-intestinaux ; il est des enfants qui, à chaque éruption dentaire, sont pris de diarrhée. Billard expliquait cette susceptibilité toute particulière de la muqueuse gastro-intestinale en admettant que le développement des dents coïncide avec une évolution des glandes et des follicules de toute la muqueuse gastro-intestinale. Quoi qu'il en soit, la dentition n'est dans la plupart des cas qu'une cause prédisposante, et la cause déterminante de l'entérite doit être cherchée ailleurs.

Toutes les causes de dyspepsie dans la première enfance peuvent déterminer une inflammation catarrhale du tube digestif ; l'enfant est atteint tôt ou tard d'entérite, quand il est soumis *à un régime qui n'est pas approprié à ses capacités digestives*, ainsi quand il n'est pas nourri exclusivement au lait jusqu'à l'âge de quatre ou cinq mois ou quand il reçoit un lait de mauvaise qualité, et surtout quand il est sevré prématurément (voir l'art. *Dyspepsie* p. 568).

L'influence des *chaleurs de l'été* sur l'apparition des catarrhes intestinaux chez les jeunes enfants est généralement reconnue, mais n'est pas interprétée par tous de la même manière : pour les uns, l'excès de chaleur est toxique en lui-même et exerce une action délétère spécifique sur l'appareil digestif ; pour d'autres, la chaleur n'agit qu'indirectement en favorisant le développement rapide de germes pathogènes dans le lait.

L'influence miasmatique joue peut être aussi un certain rôle; ainsi c'est surtout dans les quartiers populeux des grandes villes que l'entérite estivale sévit chez les petits enfants; la commission d'hygiène de la ville de Boston (1)

(1) The Sanitary Condition of Boston. *The Report of a Medical Commission*, Boston, 1875, p. 153.

a établi par des chiffres irréfutables qu'il faut la réunion de deux facteurs : une chaleur estivale excessive et une population urbaine très dense, pour déterminer une épidémie d'entérite infantile grave ; la cause de la maladie paraît résider dans la viciation de l'air par les émanations des fosses d'aisances sous l'influence de la chaleur.

L'entérite aiguë *secondaire* survient à la suite ou dans le cours de diverses maladies, principalement de la rougeole et de la broncho-pneumonie. Rilliet et Barthez ont démontré que l'apparition de ces catarrhes secondaires est souvent provoquée par l'emploi inconsidéré de certains médicaments, tels que l'émétique, le kermès ou les purgatifs salins.

ANATOMIE PATHOLOGIQUE. — Les autopsies d'entérites primitives sont rares et ne donnent pas des résultats uniformes ; tous les auteurs qui ont publié des recherches à ce sujet (Bouchut, Rilliet et Barthez, Lambl., etc.), affirment le désaccord qui existe souvent entre les symptômes observés et les lésions constatées, soit que les mêmes phénomènes cliniques se produisent sous l'influence de lésions très diverses, soit que dans quelques cas la maladie n'ait laissé aucune trace après la mort. Néanmoins, dans l'entérite aiguë grave, les lésions sont la règle ; elles ne sont pas en général réparties également sur toute la longueur du tube intestinal, mais ont pour siège de prédilection le *gros intestin* et parfois aussi la partie inférieure de l'intestin grêle.

On constate habituellement une *vascularisation* anormale de la muqueuse de l'intestin, qui tantôt est généralisée, tantôt se présente sous la forme d'arborisations ou d'auréoles rouges localisées au voisinage des follicules solitaires et des plaques de Peyer. La muqueuse elle-même est plus ou moins boursouflée et ramollie. Les cellules de la couche épithéliale sont gonflées ; plusieurs subissent la dégénérescence colloïde, d'autres se desquament et peuvent être retrouvées par petites agglomérations dans le liquide de l'intestin. Les follicules participent parfois à l'inflammation ; ils sont tuméfiés et font saillie à la surface de la muqueuse ; à un degré plus avancé, on peut les trouver abcédés ou ulcérés (Schwartze). On rencontre parfois un œdème du tissu cellulaire sous-muqueux au niveau du colon descendant et du rectum (Steiner).

Les ganglions mésentériques ne présentent le plus souvent aucune altération appréciable.

PHYSIOLOGIE PATHOLOGIQUE. — Les travaux de Koçh sur le bacille virgule du choléra asiatique et ceux de Bouchard sur l'auto-intoxication ont éclairé d'un nouveau jour la pathogénie de la gastro-entérite aiguë infantile. Cette affection est due aux produits irritants et toxiques qui résultent de fermentations microbiennes anomales, mais elle est encore mal connue au point de vue bactériologique ; il est probable que ses causes varient suivant la nature des fermentations produites par les divers saprophytes normaux ou accidentels de l'intestin.

La gastro-entérite infectieuse paraît être due, d'après les recherches bactériologiques récentes, à une augmentation de la virulence du *bacterium coli commune* qu'Escherich (1) a trouvé le premier, en 1885, dans les selles normales d'enfants nouveau-nés.

Ce microbe est le plus constant dans les selles et le plus important au point de vue physiologique. Il décompose énergiquement la glucose et la lactose, amenant la formation d'acide lactique avec dégagement d'acide carbonique et d'hydrogène, et forme de l'indol aux dépens des peptones. Au point de vue pathologique, il paraît jouer un rôle considérable dans les entérites. Dans les produits des entérites du premier âge en particulier, il existe en général en si grande abondance que nous l'y avons obtenu plusieurs fois d'emblée en culture pure. Sa virulence pour les animaux, pour le cobaye surtout, est alors singulièrement augmentée, et il est probablement le principal agent pathogène d'un grand nombre d'entérites aiguës de la première enfance (2), comme il paraît l'être également pour le choléra nostras de l'adulte. Il détermine une inflammation desquamative aiguë de l'intestin

(1) Escherich, Die Darmbacterien der Neugeborenen, Stuttgart, 1886.

(2) Voir : Lesage, *Soc. méd. des hôp.*, 22 janvier 1892. — Macaigne, *Th. de Paris*, 1892.

et probablement la formation d'une série de produits toxiques qui deviennent l'origine de troubles gastro-intestinaux graves, quand ils ne sont pas éliminés d'une manière suffisante par les reins (Gilbert, Roger). Son action ne se borne pas à l'intestin, mais il peut, en pénétrant dans le péritoine ou dans le canal cholédoque, être la cause d'inflammations suppuratives (Laruelle [1], Roux et Rodet [2]) et, par son introduction dans le torrent circulatoire, déterminer des inflammations secondaires dans divers organes, et en particulier une pneumonie infectieuse d'origine intestinale (Sevestre [3], Macé et Simon [4]).

DESCRIPTION. — **Début**. — L'entérite aiguë débute parfois brusquement dans le cours d'une bonne santé par des vomissements, de la fièvre et des coliques ; ordinairement elle est précédée pendant quelques jours ou quelques semaines de troubles dyspeptiques, tels que des vomissements, de la flatulence, des alternatives de constipation et de diarrhée, de la lientérie, etc. L'entérite une fois déclarée affecte tantôt une forme légère, tantôt une forme grave.

La **forme légère** est presque toujours primitive. Elle s'annonce souvent par des *symptômes fébriles* plus ou moins accentués, tels que la rougeur du visage, la fréquence du pouls, la chaleur de la peau, la soif et l'anorexie, mais ce sont les *symptômes abdominaux* qui attirent le plus l'attention. L'enfant souffre du ventre, comme le prouvent ses cris incessants, son agitation et la rétraction de ses jambes, qui sont pelotonnées sur le ventre; la pression sur l'abdomen, principalement au niveau de l'ombilic ou dans une des fosses iliaques, est douloureuse et provoque des cris violents. Les selles sont fréquentes, abondantes, liquides, habituellement encore jaunes au début, mais mélangées de mucus, de fragments de caséine non digérés et parfois de stries de sang; leur coloration passe facilement au vert (5).

(1) Laruelle, *la Cellule*, 1889, V, fasc. 1.

(2) Roux et Rodet, *Soc. des Sc. méd. de Lyon*, nov. 1889.

(3) Sevestre, *Soc. méd. des hôp.*, 14 janvier 1887.

(4) Macé et Simon, *Rev. de clin. et de thérap.*, déc. 1891.

(5) Pour Lesage (*Rev. de méd.*, déc. 1887 et janv. 1888), il existe deux sortes de diarrhée verte. Dans l'une la coloration est due au

Ces symptômes peuvent se prolonger pendant dix ou quinze jours; puis, sous l'influence d'une bonne hygiène ou d'un traitement convenable, la fièvre tombe, l'appétit renaît, les selles diminuent de fréquence et reprennent peu à peu leur aspect normal. Néanmoins, les enfants restent encore quelque temps faibles et languissants; l'entérite même la plus légère s'accompagne toujours d'une perte de poids assez considérable.

La **forme grave**, quand elle est primitive, ne s'observe guère que pendant les chaleurs de l'été; elle est souvent secondaire et survient de préférence chez les enfants débiles ou mal nourris. Elle débute en général comme la forme légère, mais s'en distingue bientôt par plusieurs caractères: la fièvre se montre presque toujours, et la température peut atteindre 39 à 40°, les urines sont rares, les selles deviennent plus fréquentes; elles peuvent atteindre le chiffre de quinze à vingt dans les vingt-quatre heures; elles changent de nature et deviennent tantôt brunes et fétides, tantôt verdâtres et acides, tantôt enfin décolorées et exhalant une odeur fade; dans ce dernier cas, l'entérite prend souvent la forme du choléra infantile.

Les matières sont âcres et irritantes; aussi, malgré tous les soins de propreté, on voit se développer un *érythème* sur les fesses et les membres inférieurs. La peau s'excorie facilement, et il se produit alors des ulcérations superficielles aux talons, aux malléoles et aux fesses.

Les conséquences de l'entérite grave sur la nutrition sont beaucoup plus sérieuses que celles de l'entérite légère. En quelques jours, les enfants peuvent être réduits au dernier degré de la faiblesse; les chairs deviennent flasques, les yeux s'excavent et s'entourent d'un cercle bleuâtre. Enfin la maladie peut se compliquer d'accidents cérébraux. Rilliet décrit deux formes d'entérite cérébrale. Dans la première, la *forme convulsive*, on observe des

mélange des matières fécales et de la bile; dans l'autre, elle est d'origine microbienne; elle résulterait de la présence d'un bacille chromogène que Lesage a cultivé, et qui, transporté sur le lapin, a produit la diarrhée verte. (Voir aussi : Hayem, *Bull. de l'Acad. de méd.*, 17 mai 1887.) Nous n'avons personnellement jamais constaté la présence de ce bacille.

attaques d'éclampsie, tantôt dès le début de la maladie, tantôt seulement dans le cours des accidents gastro-intestinaux. Dans la forme *méningée*, il y a une tendance à la constipation au début, avec impressionnabilité très grande au bruit et à la lumière; l'agitation alterne avec de l'assoupissement ; le pouls et la respiration sont parfois irréguliers ; bientôt cependant le ventre se ballonne, la diarrhée s'établit, et les symptômes nerveux se dissipent rapidement, tandis que l'affection intestinale suit son cours ordinaire, tel que nous l'avons décrit.

PRONOSTIC. — L'*entérite primitive* se termine presque toujours par la guérison, même dans la forme grave, à moins que les conditions hygiéniques ne soient déplorables ou que l'on soit au milieu des chaleurs de l'été ; souvent alors elle se transforme en choléra infantile. Dans quelques cas, l'entérite passe à l'état chronique.

L'*entérite secondaire* est presque toujours fatale dans les six premiers mois de la vie ; elle présente à tout âge une certaine gravité.

TRAITEMENT. — Une hygiène sévère dans l'alimentation des petits enfants et le séjour à la campagne sont les meilleurs moyens prophylactiques contre l'entérite pendant les chaleurs de l'été. La médication à employer contre les accidents eux-mêmes présente des indications diverses suivant les cas.

Le **régime** à instituer varie suivant la nature de l'allaitement. L'enfant est-il au sein, on proscrira tous les adjuvants du lait maternel, qui étaient donnés pendant l'état de santé, les tétées seront espacées, mais on ne suspendra pas tout à fait l'allaitement, comme le conseille Billard pour la période aiguë. L'enfant est-il élevé au biberon, on essayera, s'il en est temps encore, de le mettre au sein. Si cela n'est pas possible, on remplacera le lait de femme par le *lait stérilisé* (voir p. 10). Dans les entérites graves, on supprimera même entièrement le lait, qu'on remplacera pendant quelques jours par de l'eau d'orge, de l'eau albumineuse ou du bouillon de poulet.

Les **purgatifs** sont indiqués au début de l'entérite, dans tous les cas où la diarrhée s'accompagne de gaz fétides et de grumaux alimentaires non digérés.

René Blache (1) a préconisé l'emploi de l'*huile de ricin* à doses faibles et répétées pendant quatre ou cinq jours jusqu'à ce que les selles aient diminué et changé de caractère ; il associe l'huile au sirop de gomme par parties égales et prescrit chaque matin une cuillerée à café de ce mélange ; la dose quotidienne d'huile de ricin ne doit pas dépasser 1 gramme avant six mois et 3 grammes avant deux ans. A partir de l'âge de six mois, nous employons la formule déjà indiquée (p. 575).

On a vanté de tout temps le *calomel* dans le traitement de l'entérite, soit comme purgatif à la dose de 10 à 15 centigrammes, soit comme altérant à dose fractionnée (1 à 2 centigr. par jour, divisés en cinq paquets). West donne le mercure en nature associé à la craie préparée ; c'est l'*hydrargyrum cum creta* de la pharmacopée britannique, que West associe souvent à de petites doses de poudre de Dower. Notre expérience n'est pas favorable à l'emploi des *mercuriaux* et en particulier du calomel dans l'entérite aiguë, et en cela nous sommes d'accord avec deux auteurs d'une autorité considérable en pareille matière : Meigs et Pepper.

Les **opiacés** sont indiqués au bout de quelques jours, quand les selles deviennent fréquentes et très liquides, ou quand les évacuations s'accompagnent de coliques violentes. Il ne faut pas être trop craintif dans l'emploi de l'opium, mais en le donnant il faut surveiller attentivement son action, et dans ce but l'administrer en potion, de façon à fractionner suffisamment la dose, qui ne doit pas dépasser par jour une goutte de *laudanum* (voir p. 15) ou douze gouttes d'*élixir parégorique* du Codex (2) pour un enfant dans le cours de la première année. Cette dernière préparation, comme le fait remarquer avec justesse J. Simon (3), est plus maniable et plus agréable au goût

(1) R. Blache, *Journal de thérapeutique*, 1877.

(2) Un gramme d'élixir parégorique = un demi-centigramme d'extrait d'opium.

(3) J. Simon, Conférences thérapeutiques et cliniques sur les maladies des enfants, 2e édit., 1882, p. 28.

que le laudanum; elle doit lui être préférée, surtout quand il y a tendance au collapsus. En effet, le collapsus, qui survient dans les diarrhées graves n'est pas une contre-indication de l'opium ; il sera toujours facile à distinguer du *narcotisme* par la pâleur violacée du visage, par le refroidissement du nez et des extrémités, par l'absence de rougeur et de turgescence de la face, etc.

Le **sous-nitrate de bismuth** sera prescrit à la dose de 1 à 2 grammes par jour en suspension dans un julep gommeux, dans les cas de diarrhée abondante et rebelle.

Le **froid** à l'extérieur et à l'intérieur peut rendre des services dans des circonstances spéciales; ainsi, contre les vomissements répétés, Henoch recommande les boissons froides et même les pilules de glace. Nous employons de préférence contre les vomissements la *potion de Rivière*. Si l'entérite s'accompagne d'une réaction fébrile vive et d'accidents cérébraux, des compresses froides sur le ventre d'après la méthode de Priessnitz et un bain tiède amèneront rapidement une sédation.

L'**acide chlorhydrique** est un médicament très vanté par Henoch dans le traitement de l'entérite. Il paraît avoir réussi particulièrement contre les symptômes gastriques, tels que l'anorexie, la langue saburrale, les vomissements qui compliquent souvent l'entérite estivale. On le prescrit sous la forme de *limonade chlorhydrique* au 2/1000, à la dose de une à trois cuillers à café données de suite après chaque repas.

L'**acide lactique** a été préconisé par Hayem (1) dans les cas de diarrhée verte des nouveau-nés ; ce médicament est prescrit à la dose de 1 à 2 grammes dans une potion de 100,0 qui sera administrée par cuillerées à café toutes les demi-heures entre les tetées. L'acide lactique agirait d'après Hayem comme antiseptique du bacille de la diarrhée verte. Quoi qu'il en soit, nous nous en sommes bien trouvés dans d'autres formes de diarrhée infantile.

D'autres **antiseptiques**, tels que le *salicylate de bismuth*, le *thymol*, la *naphtaline*, le *salol*, le *benzonaphtol*, etc., ont été préconisés dans les troubles digestifs du premier âge. L'expérience n'a pas encore prononcé d'une

(1) Hayem, *Soc. méd. des hôp. de Paris*, 13 janvier 1888.

manière suffisante sur la valeur du salicylate de bismuth. Le thymol est irritant et est pris difficilement par les enfants. La naphtaline ne serait pas sans danger par son action sur les reins et sur l'œil, où elle favoriserait la formation de la cataracte (Panas, Magnus).

Le *salol*, recommandé d'abord par les médecins américains, ne paraît pas avoir donné dans la diarrhée infantile les succès qu'on en espérait. Il est prescrit dans un julep gommeux à la dose de 15 à 20 centigr. par jour pour la première année, de 25 à 50 pour la seconde. Moncorvo (1) n'a jamais observé de phénomènes toxiques déterminés par ce médicament; il se loue de son action désodorisante sur les selles et s'en est bien trouvé dans les cas de diarrhée d'origine malarienne. Nous préférerions comme désodorisant interne au salol, dont l'innocuité ne nous paraît pas très démontrée, le *benzonaphtol*, bien que l'action curative de ce médicament soit loin d'être encore établie. Il se prescrit à la dose journalière de 0,20 à 0,50 pour les enfants au-dessous de six mois, et de 0,60 à 0,80 jusqu'à un an, associé à une quantité égale de sucre. Cette dose est partagée en cinq prises (2).

Les **irrigations intestinales** ont été préconisées dans l'entérite aiguë par Baginsky (3) et Monti (4). Elles sont pratiquées à l'aide d'une sonde Nélaton n° 14 mise en relation par un ajutage et un tube de caoutchouc d'un à deux mètres avec un large entonnoir. L'irrigation est faite avec 300 à 500 grammes d'eau bouillie additionnée de 0,5 °/₀ de chlorure de sodium. La sonde pénètre facilement et assez haut, une fois que le rectum est plein d'eau. En cas d'acidité très marquée des selles, on peut ajouter à l'eau de lavage du bicarbonate de soude (5 °/₀); en cas de fétidité du benzoate de soude (3 à 5 °/₀) ou de l'acide borique (1 °/°). Ces grands lavages, faits une ou deux fois par jour par le médecin lui-même, sont d'une grande utilité quand l'entérite aiguë siège particulièrement dans le gros intestin. Ils suppriment parfois de suite et pour un temps assez long

(1) Moncorvo, *Rev. méd. des mal. de l'enf.*, 1890, p. 452.
(2) Voir Brück, *Pester med. chir. Presse*, 1892, n° 46.
(3) Baginsky, *Jahrb. f. Kinderheilk.*, Bd IX, p. 395.
(4) Monti, *Arch. f. Kinderheilk.*, Bd III, p. 161, 1883.

les coliques et les évacuations fétides. Ils sont sans danger et d'une exécution facile. Leur emploi devrait précéder l'emploi de médications plus compliquées.

Article XV. — ENTÉRITE CHOLÉRIFORME

L'entérite cholériforme (Trousseau, Rilliet et Barthez) présente des particularités remarquables dans ses symptômes, sa marche et ses terminaisons, qui la distinguent des autres catarrhes gastro-intestinaux ; cette maladie a été décrite tantôt sous le nom de *cholera infantum* (Rush, Dewees), tantôt sous celui de *cholérine* (Bourgeois) ou de *gastromalacie aiguë* (Fischer et Jæger).

ÉTIOLOGIE. — **Causes prédisposantes.** — Le choléra infantile est une affection spéciale à la première enfance; on ne l'observe guère après deux ans.

L'*état des fonctions digestives* joue un rôle important dans la prédisposition à cette maladie, qui se développe surtout chez des enfants rachitiques, dyspeptiques ou déjà atteints d'entérite aiguë ; ainsi on l'observe fréquemment au moment du sevrage, surtout lorsque celui-ci est prématuré. Parfois, néanmoins, elle peut atteindre des enfants robustes et bien portants; et présente chez eux tous les caractères d'un empoisonnement.

L'*influence saisonnière* paraît jouer aussi un rôle capital; bien que l'entérite cholériforme puisse se produire sporadiquement en toute saison, elle ne sévit épidémiquement que pendant les chaleurs de l'été. Elle est presque l'unique cause de la mortalité infantile excessive que présentent certaines grandes villes d'Europe ou d'Amérique pendant les mois de juillet et d'août. Le nombre des décès suit pas à pas et à quelques jours d'intervalle l'élévation thermique. C'est la chaleur élevée, sèche et continue qui paraît être la plus meurtrière ; à Londres, par exemple, chaque jour de pluie est suivi d'une légère diminution dans la mortalité des enfants.

Causes efficientes. — Nous ne connaissons pas encore d'une façon certaine la pathogénie du choléra infantile, mais l'hypothèse la plus probable consiste à admettre un empoisonnement dû aux ptomaïnes produites dans le lait par des fermentations anormales et, dans certains cas exceptionnels, à une infection miasmatique.

Les altérations secondaires du lait se produisent d'autant plus facilement qu'on s'éloigne plus du moment de la traite et que la température est plus élevée ; elles surviennent plus rapidement quand le temps est orageux. C'est surtout dans les biberons que le lait s'altère ; les téterelles à long tube de caoutchouc sont particulièrement dangereuses. H. Fauvel (1) a étudié à ce point de vue les biberons de quelques crèches de Paris et a constaté dans ces appareils, même quand ils avaient été lavés, une végétation cryptogamique à longs filaments et un grand nombre de bactéries; le lait du biberon était acide, à demi coagulé et d'une odeur nauséabonde; ses globules étaient déformés.

Il semble que, dans certaines épidémies de choléra infantile, l'eau employée pour le coupage du lait a été l'agent morbigène.

L'origine purement *miasmatique* du choléra infantile a été déjà admise par Rilliet ; elle est soutenue encore aujourd'hui par divers observateurs. Baginsky et Epstein ont vu la maladie se développer chez des enfants nourris au sein dans des hospices d'enfants trouvés. On s'explique ainsi la plus grande fréquence du choléra infantile dans les quartiers populeux et malsains des grandes villes, dans les habitations insalubres, telles que les caves de Berlin, où vivent entassées des familles de prolétaires (Baginsky, Schwabe), ou les quartiers de New-York, bâtis sur d'anciens marais et qui sont le principal foyer de toutes les épidémies.

ANATOMIE PATHOLOGIQUE. — Les autopsies des enfants morts du choléra infantile ont donné des résultats contradictoires. On peut distinguer trois catégories de faits. Le plus souvent la muqueuse digestive est pâle, anémiée, et ne présente aucune lésion appréciable, sauf une saillie anormale des follicules et des plaques de Peyer. Quelquefois la muqueuse du gros intestin est rouge et injectée, les plaques de Peyer présentent tous les signes

(1) Fauvel, *Bull. de l'Acad. de méd.*, 17 mai 1881.

d'une vive inflammation. Enfin, dans quelques cas rares, on constate un ramollissement gélatiniforme de la muqueuse stomacale ou de la muqueuse intestinale. Cette gastromalacie n'a pas dans la pathogénie du choléra infantile le rôle qu'on lui attribuait ; c'est une lésion qui peut exister en dehors de tout ramollissement cadavérique, mais qui paraît secondaire ; c'est la trace persistante de l'énorme transsudation séreuse dont la muqueuse gastro-intestinale a été le siège pendant la vie.

DESCRIPTION. — Le choléra infantile survient parfois, comme nous l'avons déjà indiqué, dans le cours d'une bonne santé, mais il est précédé le plus souvent de troubles dyspeptiques ou d'une entérite aiguë simple. Sa marche est parfois foudroyante dès le début. Le premier symptôme qui annonce l'invasion des accidents cholériformes est en général un changement dans le nombre et la nature des selles ; celles-ci se répètent coup sur coup, elles se *décolorent* et prennent le caractère séreux. Bientôt apparaissent des *vomissements*, d'abord alimentaires, puis séreux. La quantité de liquide que peut perdre un enfant en quelques heures est très considérable ; il en résulte une *soif inextinguible*, plus marquée que dans toute autre maladie de l'enfance (Rilliet et Barthez). L'urine est supprimée ou considérablement diminuée ; elle est louche et opalescente, sédimenteuse ; sa réaction est très acide. Elle contient de l'urée et de l'acide urique en excès, ainsi que de l'*albumine*, qui ne manque presque jamais, et qui, dans les cas graves, existe parfois en quantités considérables (Parrot). Les parois du ventre deviennent flasques ; elles se laissent pincer comme un chiffon (Romberg). C'est à la face surtout qu'apparaissent les changements les plus frappants ; le visage prend l'aspect sénile, les yeux s'excavent et s'entourent d'un cercle bleuâtre, le nez s'effile, le teint se plombe ; ce changement de la physionomie s'accentue d'heure en heure, à mesure que la maladie fait des progrès. L'amaigrissement devient également sensible sur les autres parties du corps.

Si la maladie n'est pas arrêtée dans sa marche fatale, *la chaleur du corps s'abaisse rapidement* ; le nez, la langue, les pieds et les mains sont froids ; parfois les extrémités prennent une teinte lie de vin ; cette cyanose peut s'étendre à tout le corps et simuler alors la cyanose d'origine cardiaque (Parrot). La peau et le tissu cellulaire sous-cutané deviennent durs et de consistance cireuse, surtout aux cuisses et aux mollets (Trousseau). Parrot et Widerhofer ont vu parfois cette induration se généraliser à la surface du tronc et de la face. Ce symptome est du reste rare ; il tient à l'énorme déperdition séreuse que subit l'enfant ; c'est un *sclérème symptomatique* bien distinct du sclérème idiopathique des nouveau-nés qui sera décrit plus loin.

L'enfant tombe bientôt dans un état de collapsus profond ; la fontanelle s'affaisse, et les os du crâne chevauchent les uns sur les autres ; c'est à cette période qu'apparaissent les symptômes cérébraux, qui sont dus à l'anémie du cerveau par déperdition et parfois aussi à une thrombose des sinus. Les symptômes d'*irritation* alternent avec ceux de *dépression ;* parmi les premiers, il faut mentionner une agitation extrême qui s'accompagne d'un cri plaintif continu, des convulsions le plus souvent partielles, telles que du strabisme divergent (Parrot), quelques grimaces des muscles de la face et un peu de raideur des extrémités; parmi les seconds, le coma, un sommeil léthargique qui, succédant à l'agitation, pourrait faire croire à un amendement des symptômes, mais qui est au contraire un signe absolument fatal. Parrot dit qu'il s'accompagne parfois de convulsions dont le premier ou le seul indice est la dilatation des pupilles habituellement rétrécies pendant le coma athrepsique. Le pouls devient misérable, et l'enfant s'éteint après deux ou trois jours de maladie ou est emporté subitement dans une attaque de convulsions.

Quand l'issue est favorable, une réaction salutaire s'établit; l'urine recommence à couler ; le pouls se relève graduellement ; les selles diminuent de fréquence et surtout reprennent peu à peu une coloration verte ou jaune ; elles restent encore très liquides pendant quelques jours. Le premier signe d'amélioration est la cessation des vomissements, quand elle coïncide avec le relèvement du pouls et l'élévation de la température périphérique, car on observe souvent la cessation des vomissements dans le collapsus qui précède la mort. L'amaigrissement, d'après les observations de Rilliet et Barthez, continue et atteint son maximum pendant la convalescence. La soif est un des derniers symptômes qui disparaissent. Le stade de réaction peut être interrompu par des complications graves, soit du côté des organes respiratoires (bronchite avec atélectasie, bronchopneumonie), soit du côté du tégument externe (furoncles et abcès dermiques, pemphigus cachectique, érésipèle, gangrène de la peau et du tissu cellulaire), maladies qui s'observent surtout dans les hospices d'Enfants trouvés, et qui emportent souvent le petit malade quand il a résisté à l'affection primitive.

Baginsky a observé quelquefois le passage au *choléra typhoïde* dû à une intoxication urémique. L'urine redevient rare, albumineuse. L'agitation cesse et est remplacée par un état soporeux. Les yeux à moitié ouverts se recouvrent d'une sécrétion purulente ; la cornée se trouble et s'infiltre. Parfois, elle peut se perforer, ce qui entraîne une fonte purulente de l'œil ; nous en avons observé un exemple. La fièvre se déclare (39° et au delà). Il survient parfois de l'œdème. L'enfant peut succomber dans le coma ou une attaque d'éclampsie. La guérison est exceptionnelle.

La *durée* de l'entérite cholériforme est difficile à préciser. Dans les cas mortels, elle est de deux à quatre jours environ ; la terminaison fatale est d'autant plus prompte que l'enfant est plus jeune. Dans les cas heureux, la durée de la maladie est plus longue ; il s'écoule presque toujours sept ou huit jours entre son début et le rétablissement complet de l'enfant.

DIAGNOSTIC. — Le *choléra infantile* présente un ensemble de symptômes si caractéristiques, qu'il est facile de le reconnaître dès le début. On ne le confondra ni avec la *péritonite* ni avec l'*invagination* ; dans le premier cas, le ventre est ballonné et douloureux à la pression ; dans le second, on observe des selles sanguines et glaireuses, ainsi que du ténesme qui n'existent jamais dans le choléra infantile.

Le *choléra asiatique* a été observé chez les petits enfants dans quelques grandes épidémies ; il n'était pas toujours facile à distinguer de l'entérite cholériforme et n'avait comme symptômes propres que les crampes des membres et les plaques violacées des joues. Le diagnostic ne pourra le plus souvent être établi d'une façon certaine que par la constatation de la présence du bacille virgule dans les déjections de l'enfant.

PRONOSTIC. — L'entérite cholériforme est une maladie redoutable ; c'est la plus meurtrière pour l'enfance dans les grandes villes. Rilliet et Barthez ont perdu les trois quarts de leurs malades ; cette proportion varie probablement suivant les circonstances et le moment où le médecin peut intervenir. Nous pouvons affirmer qu'habituellement la mortalité ne dépasse pas la moitié des cas.

Le pronostic est d'autant plus grave que les conditions hygiéniques sont plus mauvaises et que l'enfant est plus jeune. Dans le cours de la maladie, certains signes, tels qu'un refroidissement graduel qui dure plus de vingt-quatre heures, un arrêt subit des vomissements sans réaction générale, annoncent presque toujours une terminaison fatale. Nous n'avons jamais vu guérir des enfants atteints de symptômes cérébraux. On ne doit pas néanmoins perdre trop tôt tout espoir, car on a vu de véritables résurrections chez des enfants qui semblaient arrivés à leur dernière heure.

TRAITEMENT. — Tous les auteurs sont d'accord pour recommander pendant les deux ou trois jours de danger une *diète absolue*, c'est-à-dire la suppression de toute alimentation, excepté le lait d'une nourrice ou un peu de bouillon de poulet pris à de rares intervalles. Les boissons, loin d'être supprimées, devront être données d'une façon continue, mais par petites quantités à la fois, de façon à éviter les vomissements et à lutter contre la déshydratation des tissus. Nous donnons volontiers de l'eau qui a été bouillie, mélangée à une petite quantité de rhum ou d'alcool de mélisse ; la tisane au champagne glacé, le café noir étendu d'eau glacée et le thé froid sont également indiqués en pareil cas. Epstein recommande l'*eau albumineuse* filtrée (un blanc d'œuf battu dans 500 grammes d'eau bouillie et refroidie), à donner à la dose de 50 gr. toutes les deux heures. D'après notre expérience, la *diète hydrique* a du bon à la condition qu'on ne la continue pas trop longtemps et surtout qu'on n'hésite pas à remettre au sein un enfant sevré, si cela est possible, ou à le soutenir en lui donnant de temps en temps quelques cuillerées à café de lait de femme.

Contre les accidents cholériformes proprement dits, il faut un traitement prompt et énergique. Deux indications fondamentales se présentent : 1° arrêter, si possible, le flux gastro-intestinal ; 2° combattre le collapsus.

Parmi les nombreux médicaments préconisés contre la diarrhée cholériforme, le *nitrate d'argent*, l'*opium* et l'*ipécacuanha* paraissent être ceux qui méritent le plus de confiance pendant la période de danger.

Le nitrate d'argent peut être donné en potion ; Rilliet et Barthez prescrivent une potion contenant 1 à 3 centigrammes de nitrate d'argent dissous dans 60 grammes d'eau distillée et l'administrent par cuillerées à café toutes les heures pendant toute la durée des accidents.

L'opium, malgré les craintes exagérées de quelques praticiens, est une grande ressource dans une maladie aussi grave que le choléra infantile, au moins dans la seconde période, quand les autres médicaments ont échoué ; c'est notre médicament de réserve. On peut l'associer à l'acide chlorhydrique ou à l'acide lactique, suivant la formule suivante :

Elixir parégorique (Codex) . . .	X à XV gouttes.
Sucre de lait	ââ 5,0
Alcool de mélisse	
Ac. lactique	1,0 à 2,0
Infusion de thé.	100,0

Par cuill. à café toutes les demi-heures jusqu'à effet (à surveiller) pour un enfant de 6 à 14 mois.

Les *lavements d'ipécacuanha* ont été recommandés contre le choléra infantile (Chouppe) (1). Nous les avons employés nous-mêmes et en avons obtenu parfois d'excellents résultats. Ces lavements sont composés comme suit : Racine d'ipéca concassée : 5 grammes bouillis dans 100 grammes d'eau jusqu'à réduction à 50 grammes ; puis

(1) Chouppe, *Progrès médical*, 1873, p. 160.

seconde décoction dans 100 grammes d'eau avec les racines retirées de la première eau. Les deux liquides sont mélangés et divisés en deux lavements de 50 grammes qu'on administre le même jour à huit heures d'intervalle.

Dernièrement, on a espéré combattre efficacement le choléra infantile en le traitant comme une maladie zymotique, par les antiseptiques ; la plupart des médicaments antiputrides ont été essayés contre cette affection ; tels sont : la *créosote* (2 gouttes dans une potion de 80 gr. d'eau de canelle et 10 gr. de sirop de rhum), l'*acide phénique* (3 à 10 centigr. par jour en potion), le *benzoate de soude* (5 gr. en potion), le *benzoate de magnésie* (1,0 à 2,0 dans eau 100,0), le *benzonaphtol* (voir p. 587), le *salol* associé à l'oléosaccharure de canelle à la dose de 5 centigr. toutes les heures (1), la *résorcine* que nous avons employée souvent, suivant le conseil de Soltmann, à la dose de 10 à 40 centigr. par jour dans une potion tonique ; ce dernier médicament est bien toléré par les enfants et rend des services dans les dyspepsies flatulentes, mais est sans action sur le choléra infantile. C'est, croyons-nous, peine perdue d'employer les antiseptiques une fois que les symptômes graves ont éclaté ; on risque d'augmenter ainsi l'irritation du tube digestif, et on perd un temps précieux.

Nous trouvons du moins plus logique le mode de faire d'Epstein (2), qui, partant de l'idée que les accidents commencent par le haut du tube digestif, fait un *siphonage* complet de l'estomac au début de la maladie ; il attribue quelques succès à cette méthode de traitement. Il ne faut pas oublier néanmoins que le lavage de l'estomac n'est indiqué qu'au début et devient dangereux par son action déprimante dès que l'algidité commence.

Quant au *calomel* et au *sous-nitrate de bismuth*, souvent préconisés contre le choléra infantile, nous les proscrivons comme inutiles ; l'emploi du calomel n'est peut-être même pas sans danger.

Pour remplir la seconde indication, celle de combattre

(1) Droixhe a employé avec succès le salol à cette dose dans quatre cas de choléra infantile (*Journal d'accouchements*, 1890, p. 49).

(2) Epstein, *Prag. med. Woch.*, 1881, n° 33.

le collapsus et de relever les forces du petit malade, on a préconisé de nombreux médicaments. L'*alcool* à haute dose nous paraît le plus utile. Nous attribuons au *cognac* donné à la dose de 30 à 60 grammes par jour dans du thé ou de l'eau bouillie plusieurs cas de guérison du choléra infantile ; malheureusement, comme dans le choléra asiatique, la muqueuse digestive absorbe mal pendant la période algide de l'entérite cholériforme, aussi devra-t-on employer de préférence les révulsifs cutanés et les médicaments injectés sous la peau.

Les *bains sinapisés* nous ont rendu, comme à d'autres, des services signalés ; nous les préférons à l'enveloppement sinapisé, préconisé par Trousseau ; nous donnons des bains de moutarde chauds, de quelques minutes seulement, jusqu'à ce que la peau rougisse; l'enfant doit être massé pendant tout le temps du bain, puis douché rapidement à l'eau froide ; on l'essuie dans une flanelle chaude, et on enveloppe ensuite ses membres inférieurs et son ventre dans de l'ouate et du taffetas gommé. On peut augmenter encore l'action révulsive de cet enveloppement par une friction préalable avec le liniment térébenthiné ou le liniment de Rosen. En Angleterre, on emploie souvent des enveloppements excitants faits avec du *vin aromatique chaud* ; on entoure d'abord l'enfant d'une compresse trempée dans ce liquide et bien exprimée, puis on le roule dans une couverture de laine. Schoppe (1) préconise l'enveloppement du corps répété toutes les deux ou trois heures dans un drap humide chaud ou même froid, si l'état du système nerveux exige une puissante révulsion.

Quand la température s'abaisse et que l'algidité s'accompagne de collapsus, Soltmann et Wiederhofer conseillent les *injections sous-cutanées d'éther* (une injection d'une seringue de Pravaz, répétée de 1 à 4 fois dans les 24 heures). Soltmann dit avoir sauvé ainsi plusieurs fois des enfants à l'agonie.

L'*entéroclyse*, qui a été conseillée par Cantani pour combattre le choléra asiatique à la période algide, mérite d'être essayée dans le choléra infantile. On fera pénétrer plusieurs fois par jour, au moyen d'un tube de caoutchouc

(1) Schoppe, *Centralb. f. klin. Med.*, 1887, n° 20.

et d'un entonnoir, dans l'intestin, de deux à trois cents grammes d'eau bouillie à la température de 40° et contenant en solution 1 à 2 grammes de tannin. Ces irrigations auraient pour principal effet de restituer à l'organisme l'eau dont il a été privé par l'abondance des selles liquides (Rheiner).

Les *injections sous-cutanées d'eau salée*, préconisées par Weis (1), ont parfois aussi amené de véritables résurrections dans la période algide du choléra infantile ; elles sont sans inconvénient et doivent être essayées quand les boissons ne sont plus tolérées. Elles sont pratiquées avec une solution stérilisée de chlorure de sodium à 6 ‰ à 43°, auquel on peut ajouter 2 1/2 ‰ de carbonate de soude. L'eau est injectée sous la peau de la cuisse avec un trocart auquel est ajusté un long tube de caoutchouc muni d'un entonnoir, le tout soigneusement stérilisé. Demiéville (2) a ramené ainsi à la vie un enfant de quatre mois et demi qui était dans un état de collapsus grave et auquel il fit une injection d'environ 120 grammes de liquide sous la peau des deux cuisses suivie d'un massage centripète.

ARTICLE XVI. — ENTÉRITE CHRONIQUE

ÉTIOLOGIE. — L'entérite chronique survient en général sous l'action prolongée des mêmes causes que l'entérite aiguë, à laquelle elle succède souvent ; elle s'observe principalement dans les trois premières années de la vie. Elle est tantôt *primitive*, tantôt *secondaire*.

La forme *primitive* provient presque toujours d'écarts de régime pendant l'allaitement ou après le sevrage. La forme *secondaire* se développe surtout après la rougeole et la fièvre typhoïde.

ANATOMIE PATHOLOGIQUE. — Le *gros intestin* est le siège presque exclusif des lésions de l'entérite chronique; ces lésions s'étendent aussi quelquefois à la dernière partie de l'intestin grêle.

Le boursouflement, le ramollissement et l'hypérémie de

(1) Weis, *Wien. med. Presse*, 1888, n°s 44 à 46.
(2) Demiéville, *Rev. méd. de la Suisse rom.*, 1892 p. 54.

la muqueuse intestinale ne se rencontrent que dans les cas récents. Dans les cas anciens, la muqueuse est anémiée, tantôt épaissie, tantôt amincie, et offre des altérations plus ou moins profondes des glandes de Lieberkühn ou des follicules solitaires. Ces glandes se présentent d'abord sous la forme de petites saillies grisâtres du volume d'une tête d'épingle disséminées à la surface de la muqueuse ; elles sont aplaties et percées à leur centre d'un orifice plus ou moins dilaté, dont on peut faire suinter un mucus opaque. A un degré plus avancé, la muqueuse est parsemée d'érosions superficielles arrondies, qu'on ne voit bien qu'à l'éclairage oblique ; plus tard, ces érosions sont remplacées par de véritables *ulcères* arrondis ou sinueux, à bord décollés et à fond grisâtre, quelquefois pultacé (Legendre). Ces ulcérations, qui ont pour point de départ les follicules solitaires du gros intestin, peuvent s'étendre à tout le côlon, mais s'observent surtout dans le côlon descendant et le rectum. On a donné le nom d'*entérite folliculaire* à cette forme spéciale de l'inflammation intestinale, dans laquelle prédominent les ulcérations, lorsqu'elle est indépendante de la dysenterie.

Lambl et Weber ont constaté chez quelques malades une *dégénérescence amyloïde* pigmentée des villosités intestinales. Cette dégénérescence se développe de préférence dans la partie inférieure du tube digestif, dans l'iléon et le gros intestin. Elle commence par les artérioles de la muqueuse et s'étend de là à l'épithélium qui se desquame en laissant la muqueuse à nu ; les villosités intestinales disparaissent peu à peu, et la muqueuse prend un aspect uni et luisant. L'altération amyloïde de l'intestin coïncide habituellement avec celle du foie, de la rate et parfois des reins ; on l'observe principalement comme complication des diarrhées chroniques, dans le cours de l'entérite folliculaire, qu'elle rend alors incurable, ou bien dans le cours de cachexies générales, comme celle qui accompagne les suppurations osseuses prolongées.

Dans quelques cas exceptionnels d'entérite chronique, Legendre, ainsi que Rilliet et Barthez, n'ont trouvé aucune lésion sur la muqueuse de l'intestin.

Les *ganglions mésentériques* sont ordinairement sains, excepté dans l'entérite folliculaire, où ils sont habituellement hypertrophiés. Le *foie* subit presque toujours la dégénérescence graisseuse. Legendre a insisté avec raison sur la relation qui existe entre le foie gras et les diarrhées chroniques, indépendamment de toute tuberculose. Quelquefois, comme nous l'avons dit, le foie présente la dégénérescence amyloïde.

L'autopsie révèle en outre souvent des complications ultimes, telles qu'une *broncho-pneumonie* double ou une *thrombose des sinus.*

DESCRIPTION. — Quand l'entérite est chronique d'emblée, la *diarrhée* est pendant longtemps le seul symptôme par lequel elle se révèle. Pendant toute cette période, les enfants conservent leur embonpoint, leurs forces et leur gaieté, mais au bout d'un certain temps le tableau change : l'appétit se perd, l'enfant vomit souvent, son ventre se ballonne et devient douloureux par places. Le foie est augmenté de volume et dépasse d'un ou de plusieurs travers de doigt les fosses côtes. La diarrhée devient plus fréquente, plus liquide qu'au début ; les selles perdent leur aspect homogène ; tantôt elles sont vertes et acides et ressemblent à des épinards hachés, tantôt elles sont brunes, fétides, et renferment des grumeaux jaunes, blancs ou verts, tantôt enfin elles sont muco-purulentes et contiennent des stries de sang. La présence du pus et du sang est pathognomonique pour l'entérite folliculaire avec ulcérations du gros intestin ; l'*absence d'odeur fécale* des selles, qui est remplacée souvent par une odeur nauséabonde de fétidité ou de pourriture, serait aussi, d'après Widerhofer, un des signes caractéristiques de cette affection.

En même temps l'enfant maigrit et devient peu à peu *cachectique.* La peau prend un aspect terreux. Les membres et le thorax sont considérablement amaigris et contrastent avec l'abdomen, qui est au contraire fortement distendu par des gaz.

Chez les jeunes enfants, cette *atrophie infantile* peut atteindre des degrés effrayants sans être nécessairement fatale. On voit apparaître alors le *facies simien,* dû aux saillies du squelette qui ne sont plus recouvertes que par un tégument ridé. Le *muguet,* les *plaques ptérygoïdiennes* du palais (voir p. 527), l'*érythème des fesses et du pourtour de l'anus* sont des symptômes habituels de l'atrophie infantile due à l'entérite chronique.

Bouchaud a distingué diverses périodes dans l'atrophie de l'enfance. Dans une première période *latente*, la maladie n'est annoncée que par la perte de poids, qui est d'un dixième du poids normal. Dans la seconde période, l'enfant perd un sixième de son poids, l'*amaigrissement* domine ; dans la troisième période, dite *période d'excitation*, l'enfant perd un quart, et dans la quatrième période, ou période *léthargique*, qui termine la scène, il a perdu un tiers de son poids initial ; ces proportions ne sont évidemment que relatives.

Arrivée à la période atrophique, la maladie se termine en général fatalement, bien que sa marche soit quelquefois interrompue par des rémissions passagères. On voit apparaître un peu de bouffissure à la face, ou de l'œdème autour des malléoles, sans albuminurie concomitante. Les enfants s'affaiblissent tous les jours davantage ; ils réagissent mal contre les agents extérieurs et se refroidissent facilement. Ils présentent dans les derniers temps un état cérébral singulier, décrit par Marshall Hall sous le nom de *maladie hydrencéphaloïde* et qui simule souvent la méningite tuberculeuse (voir p. 352) ; il consiste en un assoupissement interrompu de temps en temps par des cris aigus et de légers mouvements convulsifs et paraît dû à l'anémie du cerveau. Le coma est précédé par une période d'excitation, de véritable délire qui, suivant Bouchaud, est le résultat de l'*inanition avancée* ; l'enfant pousse un cri continu d'abord strident, bruyant, puis plaintif et monotone et presque aphone. Les petits malades finissent par s'éteindre sans agonie dans le dernier degré du marasme, ou bien sont enlevés par quelque complication, telle qu'une pneumonie cachectique ou une thrombose des sinus.

DIAGNOSTIC. — L'entérite chronique simple ne peut être confondue qu'avec l'*entérite tuberculeuse*. Ces deux affections ont en effet une grande analogie dans leurs symptômes, mais la seconde coïncide habituellement avec d'autres manifestations tuberculeuses ; en outre, elles diffèrent par l'âge auquel elles se montrent de préférence.

L'entérite tuberculeuse se rencontre rarement avant deux ans et est surtout fréquente entre six et dix ans, tandis que l'entérite chronique est une maladie des premières années de la vie et devient rare après trois ans. Dans les cas douteux, on fera bien de rechercher si les selles contiennent des bacilles de la tuberculose.

PRONOSTIC. — Le pronostic de l'entérite chronique ne devient grave qu'à la période cachectique ou lorsque la diarrhée persiste après la suppression des causes ordinaires de la maladie, telles qu'une alimentation mauvaise, le froid ou le manque d'air. L'entérite chronique est une des maladies qui contribuent le plus à la mortalité effrayante des petits enfants dans les classes pauvres.

Les selles séreuses ou celles qui sont mousseuses et ont une coloration d'un vert épinard, sont d'un fâcheux pronostic. L'apparition de l'anasarque annonce presque toujours une terminaison fatale.

TRAITEMENT. — Le traitement de l'entérite chronique est avant tout hygiénique ; nous avons insisté ailleurs sur le régime qui convient aux enfants pendant l'allaitement.

Le *traitement pharmaceutique* de l'entérite chronique variera avec la durée de la maladie et les diverses indications qui se présenteront. Comme Rilliet et Barthez l'ont fort bien dit, il faut avoir dans le cours de cette maladie un arsenal assez varié de moyens à sa disposition et, une fois les indications nettement posées, savoir changer le remède sans modifier la médication.

Au début, les *évacuants* (manne, magnésie calcinée, huile de ricin) sont indiqués pour débarrasser l'intestin des gaz fétides qui le distendent et des grumeaux d'aliments non digérés qui l'irritent.

Le gros intestin étant le principal siège des lésions, de grands *lavements* d'eau froide rendront les plus grands services (Monti). Les irrigations intestinales à grande eau ont été recommandées par Baginsky dans l'entérite folliculaire, quand les selles contiennent du pus ou du sang. Nous préférons à l'eau froide l'emploi des lavements *émollients mucilagineux* ou des lavements d'*ipécacuanha* (voir p. 594) dans la période subaiguë douloureuse, et les lavements *astringents* dans la période chronique ulcéreuse. Widerhofer conseille le *tannin* (0,15 par lavement) et réserve le *nitrate d'argent* (0,05), ainsi que la liqueur de *perchlorure de fer* (trois à six gouttes par lavement), pour les cas d'entérite ulcéreuse avec selles purulentes ou sanguinolentes.

Quand la diarrhée se prolonge, le médecin a à sa disposition quatre classes de médicaments, qu'il doit adapter à chaque cas particulier, les *absorbants*, les *astringents*, les *narcotiques* et les *toniques excitants*.

1. Parmi les absorbants, les plus employés sont le *sous-nitrate de bismuth* (30 à 50 centigr. trois à quatre fois par jour) et la *craie préparée* (1 à 2 grammes par jour), qui doivent être pris au moment des repas; ils agissent probablement, comme le pensait Monneret, en formant une couche protectrice sur la muqueuse enflammée.

2. Parmi les astringents, nous signalerons le *sirop de ratanhia* (30 à 60 grammes par jour), l'*extrait de bois de campêche, le colombo* (1) qui paraît surtout indiqué dans le cas d'anorexie, enfin et surtout le *nitrate d'argent* en lavement (5 centigr. pour 500,0 d'eau bouillie, pour 4 lavements).

3. Il faut être sobre des narcotiques dans l'entérite chronique; on réservera l'emploi du *laudanum* pour les cas de coliques douloureuses ou de vomissements rebelles.

4. Les toniques et les stimulants formeront la base du traitement à la période cachectique. Le vin de quinquina, le rhum, l'élixir de Garus, le sirop magistral, la teinture de Bestucheff, les frictions stimulantes et les bains sulfureux ou salés seront les meilleurs adjuvants du traite-

(1) Gœlis recommande la formule suivante pour un enfant de deux ans :

Racine de colombo	2 grammes.
Racine de salep.........	60 centigr.
Eau de fontaine.........	90 grammes.
Sirop de camomille......	15 grammes.

Une cuillerée à dessert toutes les deux heures.

Zinnis (Traitement de la diarrhée chronique, Athènes, 1885) associe le colombo au bismuth (Bismuth, 3,0 dans 75,0 d'une infusion de 0,50 à 1,0 de Colombo).

ment antidiarrhéique. Un séjour à la campagne, au bord de la mer ou à la *montagne*, suffit parfois dans la belle saison pour stimuler l'appétit, favoriser l'assimilation et diminuer la diarrhée.

Article XVII. — DYSENTERIE

La dysenterie n'étant pas une affection très commune dans l'enfance et différant peu à cet âge de ce qu'elle est chez l'adulte, nous n'en donnerons qu'une description succincte.

ÉTIOLOGIE. — La dysenterie chez les enfants est plus fréquente avant cinq ans qu'après cet âge; c'est surtout chez les enfants de deux ans que Meigs et Pepper l'ont observée (7 fois sur 39 cas). D'après les mêmes observateurs, la maladie atteint plus souvent les garçons que les filles. Elle sévit surtout en automne après les étés chauds; elle *est plus commune à la campagne que dans les villes.* Une mauvaise nourriture, un lait acide, des fruits mal mûrs paraissent y prédisposer. La dysenterie est quelquefois une affection *secondaire;* elle survient surtout alors après la rougeole et la variole.

La dysenterie s'observe souvent sporadiquement chez les enfants (Jacobi), mais elle sévit surtout *épidémiquement;* la *contagion* joue aussi un rôle évident dans sa propagation. Constant en a observé plusieurs exemples dans une épidémie de dysenterie secondaire à l'hôpital des enfants de Paris; Rilliet et Barthez en rapportent aussi des cas. La transmission de la maladie paraît se faire directement par le contact des malades, ou indirectement par leurs déjections ou les linges qu'ils ont salis; une canule à lavement mal nettoyée peut être l'agent de la contagion. D'autres fois la dysenterie paraît se propager par l'air ou par l'eau infectée.

ANATOMIE PATHOLOGIQUE. — On rencontre à l'autopsie des enfants qui ont succombé à la dysenterie les mêmes lésions que chez l'adulte; la muqueuse du gros intestin est rouge, épaisse, ramollie et présente des ulcérations parfois recouvertes de fausses membranes; le tissu sous-muqueux est quelquefois parsemé d'ecchymoses; la cavité intestinale renferme un mucus sanguinolent, souvent aussi du pus, des débris pseudo-membraneux et des lambeaux sphacélés de la muqueuse. Dans quelques cas on a trouvé l'intestin perforé. Les ganglions mésentériques sont engorgés. Nous ne connaissons aucun fait dans lequel on ait rencontré une thrombose des veines mésaraïques et une hépatite suppurée chez des enfants morts dans nos climats à la suite de la dysenterie.

DESCRIPTION. — Les symptômes de la dysenterie se rapprochent beaucoup de ceux de l'entérite aiguë; ils en diffèrent cependant par une plus grande acuité et par la présence constante du sang dans les selles. La maladie débute par des épreintes, des coliques et des selles fréquentes; ces selles renferment les premiers jours des matières fécales; bientôt elles ne sont plus formées que par un mucus glaireux et sanguinolent et deviennent très peu abondantes; leur coloration est quelquefois d'un rouge foncé; habituellement elles sont rosées, ce qui les a fait comparer à de la lavure de chair; elles sont souvent mélangées de pus et de fausses membranes. Les enfants se plaignent de ténesme et d'une vive douleur à l'anus lorsqu'ils vont à la garde-robe; chez les plus jeunes la défécation s'accompagne de cris et d'agitation. Le nombre des selles varie avec l'intensité de la maladie; dans les cas légers, il ne dépasse pas quatre à huit par jour, mais dans les cas graves il peut atteindre trente et quarante dans les vingt-quatre heures; l'enfant éprouve alors un ténesme horriblement douloureux qui persiste dans l'intervalle des défécations. Dans quelques cas l'anus perd sa contractibilité; Rilliet a observé, chez un enfant de quatorze ans qui succomba dans la journée à la dysenterie, une paralysie du sphincter caractérisée par une dilatation permanente de l'orifice anal. Le ventre est habituellement tympanisé et douloureux, surtout au voisinage de l'ombilic.

Dans les cas légers, la fièvre est modérée ou fait complètement défaut; les symptômes s'amendent au bout de peu de jours, les selles reprennent leur aspect normal, e la durée totale de la maladie ne dépasse pas une semaine

Dans les cas plus intenses, la fièvre est vive, la peau est chaude et, si la maladie se prolonge, l'enfant maigrit rapidement ; bientôt épuisé par la fréquence et l'abondance des évacuations, il tombe dans le collapsus ; ses extrémités se refroidissent, son corps exhale une odeur cadavérique, et il succombe rapidement. Dans les cas où le malade guérit, la convalescence est longue, et on peut observer, comme suite de la maladie, le rétrécissement de l'intestin ou l'entérite chronique. Quelques auteurs ont signalé des paralysies des membres à la suite de dysenterie ; c'est ainsi que Perret (1) a observé une paralysie radiculaire supérieure du plexus brachial qui survint dans le décours d'une dysenterie grave chez une enfant de treize ans et qui guérit au bout de dix jours.

DIAGNOSTIC. — Le diagnostic de la dysenterie ne présente aucune difficulté ; l'aspect si spécial des selles et le ténesme sont pathognomoniques. Les *polypes du rectum*, qui ne sont pas rares chez les enfants, s'accompagnent quelquefois de ténesme et de selles sanglantes, mais les hémorragies ne se montrent en général qu'à intervalles irréguliers, et l'absence de symptômes généraux empêchera de confondre cette affection avec la dysenterie. Le diagnostic avec l'*invagination* sera indiqué à propos de cette maladie.

PRONOSTIC. — La dysenterie sporadique est généralement une affection bénigne ; quelquefois cependant elle peut avoir une issue fatale chez les enfants (Rilliet et Barthez). La dysenterie épidémique est fréquemment mortelle. Constant, ainsi que Rilliet et Barthez, ont vu succomber presque tous les enfants atteints de dysenterie secondaire qu'ils ont traités. Les symptômes les plus fâcheux pour le pronostic sont l'extrême fréquence et l'odeur cadavérique des selles, la petitesse du pouls et le refroidissement des extrémités.

TRAITEMENT. — C'est par des précautions hygiéniques, des soins extrêmes de propreté et en éloignant les enfants

(1) Perret, *Lyon médical*, 1er déc. 1889, p. 491.

des endroits infectés, qu'on les mettra à l'abri de la dysenterie en temps d'épidémie.

Dans les cas légers, le traitement de la dysenterie consistera dans l'usage de boissons adoucissantes et de petits lavements amidonnés, additionnés de quelques gouttes de *laudanum* (2 à 3 gouttes chez un enfant de deux ans). Henoch recommande des irrigations de l'intestin avec l'eau tiède ou une solution d'acide salicylique au millième. On fera bien de prescrire au début un purgatif léger pour nettoyer l'intestin des matières qu'il renferme.

Dans les cas plus graves, c'est toujours par la *médication purgative* qu'on commencera le traitement ; on ordonnera à l'enfant l'huile de ricin, le sulfate de soude, le sulfate de magnésie, ou mieux encore le calomel, qu'on prescrira à la dose de 10 à 15 centigrammes, administrée en une fois ou fractionnée en plusieurs prises qui seront données toutes les heures. Sous l'influence de ces moyens, les selles se modifient rapidement et deviennent franchement diarrhéiques ; le calomel leur donne une couleur verdâtre.

Si la dysenterie s'accompagne d'embarras gastrique, on fera bien d'administrer un vomitif ; on prescrira toujours dans ce cas l'*ipécacuanha* et jamais le tartre stibié. L'emploi de l'ipécacuanha a aussi été recommandé comme méthode générale dans le traitement de la dysenterie ; on l'administrera alors aux enfants par prises de 10 à 20 centigrammes répétées plusieurs fois dans la journée, ou bien en potion à la dose de un à deux grammes, infusé dans 200 grammes d'eau (*méthode brésilienne*). Delioux a proposé pour le traitement de la dysenterie des pilules dans lesquelles l'ipéca est associé au calomel et à l'opium.

L'*opium* rend également de grands services, surtout dans les cas où la maladie s'accompagne d'un ténesme très intense ; on l'emploie de préférence sous la forme de *poudre de Dower* ou de *laudanum* administré en lavement. Une ou deux *sangsues* appliquées à l'anus soulagent quelquefois aussi les petits malades, mais ce moyen ne doit être employé qu'avec précaution. Un bain tiède est souvent un bon moyen d'atténuer les douleurs qui accompagnent la défécation.

Dans un cas, qui était à la période aiguë, relatif à

un enfant de quatre ans dont l'état paraissait désespéré, Sorbets (1) a obtenu une amélioration rapide par l'emploi de lavements renfermant : nitrate d'argent, 5 centigr., eau, 500 gr., pour quatre lavements administrés dans la journée.

Lorsque la maladie traîne en longueur, on prescrira les astringents et les toniques à l'intérieur ; le sirop de ratanhia, la décoction de bois de campêche, le colombo, le tannin, seront particulièrement indiqués ; si la dysenterie passe à l'état chronique, on ordonnera des lavements destinés à agir sur la muqueuse ulcérée du gros intestin et composés de *nitrate d'argent* à la dose de 10 à 20 centigr. pour 100 grammes d'eau.

Dans les cas où la dysenterie prend une forme adynamique, on cherchera à ranimer les forces de l'enfant par l'alcool et le quinquina à hautes doses.

La diète ne doit jamais être absolue dans le cours de la dysenterie ; on nourrira le petit malade avec des bouillons ou du lait et on lui donnera comme boisson l'eau albumineuse ou la décoction blanche de Sydenham.

ARTICLE XVIII. — TYPHLITE ET PÉRITYPHLITE

ÉTIOLOGIE. — L'inflammation du cœcum et des tissus avoisinants n'est pas rare chez les enfants ; sur 38 cas de typhlite et de pérityphlite recueillis par Meigs et Pepper, 19 sont relatifs à des sujets au-dessous de quinze ans ; la plupart étaient des cas bénins, 5 seulement paraissaient consécutifs à une perforation du cœcum ou de son appendice. Sur 35 cas de pérityphlite constatés à l'autopsie par Volz, 11 étaient relatifs à des enfants, et sur 47 cas rapportés par Lewis, 6 appartenaient à des sujets âgés de moins de dix ans ; sur 1030 cas de pérityphlite à tout âge, Matterstock (2) en compte 12 jusqu'à cinq ans, 25 de cet âge à dix ans et 35 de onze à quinze ans. Betz a constaté la perforation de l'appendice iléo-cœcal chez un enfant de sept mois. Pour Balzer, la maladie est fréquente surtout après dix ans.

(1) Sorbets, *Gazette des hôpitaux*, 1880, p. 437.

(2) Matterstock, dans *Gerhardt's Handb. der Kinderkr.*, IV 2e partie p. 893, 1880.

Sur 73 observations de pérityphlite recueillies par Blatin (1), 8 cas sont compris entre dix et quinze ans et 2 se rapportent à des sujets plus jeunes, et Roux (2), rapportant 73 cas d'appendicite observés par lui, en mentionne 20 chez des sujets âgés de moins de seize ans, dont 15 entre six et quinze ans.

Les statistiques indiquent une plus grande fréquence de la maladie dans le sexe masculin. Sur les 75 cas de pérityphlite de Matterstock, on trouve 51 garçons et 21 filles.

Les causes déterminantes de la *typhlite simple* ou *stercorale*, qui est rare dans l'enfance, échappent souvent à l'observation; cette affection succède habituellement à une constipation prolongée.

La *pérityphlite* survient quelquefois spontanément, mais elle est le plus souvent le résultat d'une perforation du cœcum et surtout de l'appendice iléo-cœcal. Matterstock a trouvé 37 fois des perforations sur 49 autopsies d'enfants morts de pérityphlite. La perforation paraît déterminée le plus souvent par l'introduction dans l'appendice d'une *concrétion intestinale*; ces entérolithes ont été constatés à l'autopsie chez les enfants 8 fois sur 14 (Gerhardt); ils sont en général constitués par un noyau de matières fécales ou de mucus durci qui est entouré d'un dépôt calcaire ou phosphatique disposé en couches concentriques; leur forme et leurs dimensions rappellent celles d'un pépin de citron, d'un noyau de cerise ou d'un noyau de datte, avec lesquels il est facile de les confondre à un examen superficiel; ces concrétions peuvent se rencontrer dès l'âge le plus tendre, ainsi Hecker et Buhl ont rencontré un entérolithe constitué par du méconium dans l'intestin d'un nouveau-né. Quelquefois la perforation est occasionnée par la présence d'un *corps étranger*, tel qu'un noyau de fruit, un clou, etc. Il est douteux que les vers intestinaux puissent être la cause directe d'une perforation de l'appendice iléo-cœcal; lorsque ces animaux ont été trouvés dans le tissu péricœcal, ils avaient probable-

(1) Blatin, *Th. de Paris*, 1868.

(2) Roux, de Lausanne, *Rev. méd. de la Suisse rom.*, avril et mai 1890, sept. à nov. 1891 et janvier 1892.

-ment traversé les parois intestinales après la perforation. Les perforations du cœcum occasionnées par les ulcérations tuberculeuses (1) ou par celles de la fièvre typhoïde sont exceptionnelles chez les enfants.

ANATOMIE PATHOLOGIQUE. — Les lésions de la typhlite simple ne présentent rien de spécial chez les enfants.

La pérityphlite succède dans la très grande majorité des cas à une perforation, et c'est presque toujours l'*appendice iléo-cœcal* qui est le siège de celle-ci; sur 14 cas de pérityphlite dans l'enfance, on a constaté une seule fois une large perforation du cœcum (Henoch), dans tous les autres cas, c'était l'appendice iléo-cœcal qui présentait une ou plusieurs ouvertures (Gerhardt). Cette perforation est le plus souvent précédée d'une inflammation de l'appendice (*appendicite*) (2) due à la présence d'un corps étranger ou d'un calcul et qui se termine habituellement par une gangrène, cause de la perforation. Celle-ci se fait parfois dans la grande cavité péritonéale, où elle détermine une péritonite généralisée; plus souvent, l'appendicite ayant déterminé la formation d'adhérences péritonéales, c'est au milieu de ces adhérences qu'a lieu la perforation, et il en résulte une péritonite circonscrite; enfin l'appendice enflammé peut s'ouvrir dans le tissu cellulaire extrapéritonéal, et il se forme un abcès de la fosse iliaque.

SYMPTOMES. — La **typhlite** s'annonce parfois par un peu de diarrhée ou de constipation. Le plus souvent elle débute par une *douleur* plus ou moins vive qui reste fixée dans la fosse iliaque; cette douleur est exaspérée par la pression, la toux et les fortes aspirations; on sent à la palpation dans la même région, une *tumeur* résistante, en forme de boudin plus ou moins allongé, mate à la

(1) Demme (*Ber. des Jenner'schen Kinderspital pro* 1884. Berne, 1885, p. 43) a observé chez un garçon de neuf ans une pérityphlite mortelle résultant de la rupture d'une ulcération tuberculeuse du cœcum.

(2) Voir en particulier sur ce sujet : Fitz, *Amer. Journ. of. med. Sc.*, octobre 1886, p. 328, et *Bost. med. and chir. Journ.*, mai 1888.— Roux, *loc. cit.* — Talamon, Appendicite et pérityphlite, Paris 1892.

percussion. La constipation est habituelle; les vomissements sont fréquents. L'intensité de la fièvre varie suivant les cas.

Lorsque la maladie reste simple, sa durée est souvent assez courte, les accidents s'amendent au bout de deux ou trois jours ; d'autres fois ils persistent jusqu'au neuvième jour, et la région cœcale reste encore un peu douloureuse quelques semaines après la disparition de la tumeur.

La **pérityphlite** n'est que rarement précédée des symptômes de la typhlite; quelquefois l'enfant a ressenti quelque temps avant l'explosion de la maladie quelques douleurs peu intenses au niveau de l'appendice à la suite d'un repas copieux ou d'une marche prolongée ; le plus souvent l'ulcération du cœcum ou de son appendice passe inaperçue, et la perforation se révèle brusquement par une douleur à la région iliaque et quelquefois par un frisson, des vomissements et des symptômes passagers de péritonisme. La *douleur* est généralement très intense et s'exaspère par la moindre pression ou par les mouvements de de la cuisse sur le tronc ; quelquefois elle s'irradie dans le membre inférieur droit; l'enfant cherche à diminuer ses souffrances en se couchant sur le côté droit et en fléchissant la cuisse sur le bassin. On sent bientôt à la palpation profonde une tuméfaction *limitée*, habituellement ovoïde et allongée, parallèle au ligament de Poupart, à la moitié externe duquel elle est accolée; elle est de trop petite dimension pour pouvoir être confondue avec le boudin cœcal observé dans la typhlite, et, si le cœcum est vide, on peut reconnaître la présence de cet organe sonore à la percussion au-dessus et en dehors de la tumeur; ce n'est généralement que quand une collection purulente s'est formée qu'on constate à la palpation l'envahissement et l'infiltration des parois cœcales (Roux).

Dans quelques cas, il ne se forme point d'abcès ; la tumeur diminue au bout de quelques jours, et la maladie se termine par résolution. Si le pus s'est collecté, on peut sentir une fluctuation profonde ; l'abcès peut alors s'évacuer par l'intestin, ce qui est fréquent chez les enfants, ou se frayer un chemin jusque sous la peau de la paroi abdominale. Dans un cas observé par Labadie-Lagrave et

Ayrolles (1) et relatif à un garçon de six ans et demi, la collection purulente vint faire saillie à l'épigastre, où elle fut ouverte; l'enfant guérit. Dans un cas que nous avons traité, le pus fusa dans la région du rein et fut évacué par la ponction ; l'enfant guérit également. Mandach (2) a observé un fait analogue chez une fille de quatorze ans. Mais souvent, dans le jeune âge plus encore que chez l'adulte, soit que la perforation se fasse d'emblée dans la cavité péritonéale, soit qu'un abcès enkysté du péritoine s'ouvre dans cette cavité, soit que l'inflammation se propage du tissu cellulaire péricœcal à la séreuse, l'enfant est pris d'une *péritonite aiguë*. Cette complication s'annonce par l'extension de la douleur à toute la cavité abdominale, par des vomissements et par des symptômes de collapsus et d'hypothermie dans le cas de perforation d'emblée ou par le redoublement de la fièvre, si la péritonite succède à la rupture d'un abcès. Il est rare alors que la vie se prolonge au delà d'une semaine.

DIAGNOSTIC. — Le diagnostic de la typhlite et de la pérityphlite est en général facile chez les enfants ; l'*ovarite*, l'*entéralgie*, *les coliques hépatiques* et *néphrétiques*, avec lesquelles ces affections pourraient être confondues au début, sont très rares dans le jeune âge ; le diagnostic avec l'*invagination intestinale* sera indiqué à propos de cette maladie.

PRONOSTIC. — La typhlite guérit presque toujours, lorsqu'elle est simple.

La pérityphlite par perforation est le plus souvent suivie de mort, néanmoins son pronostic n'est pas nécessairement fatal ; sur 70 cas de pérityphlite de l'enfance recueillis par Matterstock, où la terminaison est mentionnée, il y a eu 21 guérisons et 49 morts. Les chiffres donnés par Labadie-Lagrave et Ayrolles sont plus favorables : sur 9 cas de pérityphlite et 8 de typhlite simple traités à l'Hôpital des Enfants de Paris, de 1876 à 1882, il

(1) Labadie-Lagrave et Ayrolles, *Rev. mens. des mal. de l'enf.*, 1883, p 443.

(2) Mandach, *Corresp. Bl. f. Schweizer Aerzte*, 1891, p. 329.

n'y a eu qu'une mort; il s'agissait probablement le plus souvent de pérityphlite idiopathique, dont le pronostic est beaucoup moins sérieux.

La guérison de la pérityphlite est souvent suivie de récidives.

TRAITEMENT. — **Typhlite stercorale.** — Les cataplasmes sur l'abdomen, les bains tièdes et les purgatifs légers rempliront les principales indications dans le cas de typhlite stercorale. Les *lavements* donnés tous les jours rendront également les plus grands services ; il faut qu'ils soient assez volumineux pour arriver au cœcum et débarrasser la muqueuse des matières dures et adhérentes qui résistent si souvent aux purgatifs. La quantité d'eau à injecter doit être en moyenne d'un litre à la fois dans la première enfance, et de deux litres dans la seconde enfance. Les lavements seront donnés dans le décubitus latéral, les cuisses fléchies sur le bassin. Nous avons vu disparaître après un seul lavement une tumeur de la fosse iliaque droite qui avait été prise pour une pérityphlite et qui avait résisté à des purgations répétées.

Appendicite perforatrice. — L'opium à haute dose est le seul médicament qui puisse donner quelque chances de guérison ; on y joindra l'application sur l'abdomen d'une vessie remplie de *glace* sur le point douloureux, et on fera placer dans la même région quelques *sangsues* dont le nombre dépendra des forces et de l'âge de l'enfant. On pourra y joindre, quand les morsures de sangsues seront cicatrisées, des onctions avec l'*onguent napolitain* faites très légèrement sans friction. On prescrira une diète rigoureuse, et *on s'abstiendra de purgatifs.* Si un abcès vient faire saillie sous la paroi abdominale, on se hâtera de l'ouvrir, et on le traitera par la méthode antiseptique.

Depuis quelques années, plusieurs chirurgiens estiment qu'on doit faire l'incision en cas d'appendicite perforatrice, aussitôt qu'on peut soupçonner la présence du pus; ils cherchent à prévenir ainsi les fusées purulentes dans le péritoine et, grâce à l'innocuité habituelle des opérations sur l'abdomen faites avec les précautions antiseptiques, ils pensent qu'il vaut mieux provoquer l'issue de l'abcès au dehors que de courir les chances de son évacuation par l'intestin ou la vessie. Cette opération consiste dans une incision parallèle au ligament de Poupart, suivie de la recherche et de l'ouverture du foyer purulent; on la trouvera décrite d'une façon détaillée dans les travaux cités de Roux, de Talamon, etc. Elle amène l'évacuation du foyer purulent et a donné de nombreux succès chez les enfants et même, bien qu'exceptionnellement, lorsqu'il existait une péritonite purulente généralisée. Dans un grand nombre de cas, elle a été terminée par la résection et la suture de l'appendice ou par la simple suture de cet organe déjà partiellement détruit par la gangrène ; de cette façon, on met l'enfant à l'abri de la récidive si fréquente de l'appendicite, mais ce complément de l'opération ne doit se pratiquer que quand la recherche de l'appendice est facile et n'exige pas une trop grande prolongation de l'intervention chirurgicale.

Quels que soient les succès donnés par l'incision précoce dans le traitement de l'appendicite, nous estimons qu'il ne faut pas trop se presser d'opérer dans les cas où la maladie a provoqué une péritonite circonscrite (1), tant que l'état général ne présente pas de symptômes inquiétants et que rien ne fait redouter la propagation de l'inflammation au péritoine voisin ; nous connaissons plusieurs cas relatifs à des enfants dans lesquels l'évacuation par l'intestin s'est faite sans accidents et a jugé la maladie.

En cas de pérityphlite récidivante, on a proposé la résection de l'appendice *à froid*, c'est-à-dire entre les poussées inflammatoires ; cette opération, qui a été pratiquée en particulier avec succès par Roux chez une petite fille de neuf ans après trois poussées de pérityphlite, est encore trop récente pour qu'on puisse en apprécier la valeur définitive.

Article XIX. — INVAGINATION.

Gorham (2) est le premier qui ait attiré l'attention sur la symptomatologie de l'invagination dans la première enfance (1838), mais c'est seulement depuis la mono-

(1) Voir à ce sujet : Perret, *Lyon médical*, 27 juin 1892.
(2) Gorham, *Guy's Hosp. Rep.*, 7 oct. 1883.

graphie de Rilliet (1852) (1) que l'anatomie pathologique et le diagnostic de cette affection sont bien connus ; les nombreuses observations publiées depuis lors n'ont fait que confirmer les conclusions du médecin genevois.

ÉTIOLOGIE. — L'invagination est plus fréquente dans les quatre premières années de la vie, particulièrement dans la première année, qu'à tout autre âge. Sur une quarantaine de cas recueillis par Ribbing (2), 19 appartiennent à la première année, 10 à la deuxième, 3 à des enfants plus âgés. Les garçons en sont beaucoup plus souvent atteints que les filles.

L'invagination survient ordinairement chez les enfants vigoureux et bien nourris, sans maladie préalable du tube digestif ; les cas dans lesquels elle a été précédée d'une constipation habituelle ou d'un flux intestinal prolongé, sont exceptionnels.

La vraie *cause prédisposante* de l'invagination dans la première enfance réside dans les particularités anatomiques que présente l'intestin à cet âge. L'adhérence lâche du cœcum à la fosse iliaque, parfois la présence d'un méso-cœcum et l'ampleur considérable du mésocôlon dans la première année, favorisent les déplacements du gros intestin ; l'absence de bosselures au cœcum, partant la moindre résistance musculaire des parois de cet organe et de la valvule iléo-cœcale, facilitent la pénétration de l'iléon dans le gros intestin (Rilliet).

Les *causes déterminantes* de l'accident ne sont pas toujours faciles à reconnaître. On a regardé comme telles : les efforts de toux, les mouvements exagérés communiqués au paquet intestinal en berçant les enfants ou en les faisant sauter, l'usage immodéré des purgatifs ou des suppositoires, des violences directes, etc. Rilliet rapporte l'observation d'un garçon de neuf ans chez lequel l'invagination paraît avoir été déterminée par un coup de pied dans le ventre.

(1) Rilliet, *Gaz. des hôp.*, janvier et février 1852.

(2) Ribbing, *Congr. internat. des sc. méd. de Copenhague*, 1884, sect. de Paediatrie. Copenhague, 1886, t. III, p. 86.

ANATOMIE PATHOLOGIQUE. — Dans la *première enfance*, c'est toujours dans le gros intestin que se fait l'invagination. C'est la dernière partie de l'intestin grêle qui fait hernie à travers la valvule de Bauhin ; elle forme le fil conducteur du boudin d'invagination et attire à sa suite le cœcum avec son appendice, le côlon ascendant, quelquefois même le côlon transverse. L'invagination est presque toujours descendante, l'invagination ascendante est exceptionnelle. Les invaginations dans l'intestin grêle ne sont jamais qu'un phénomène d'agonie.

A l'ouverture de l'abdomen, on trouve la fosse iliaque droite et le flanc droit remplis par les anses dilatées de l'intestin grêle; le côlon ascendant et parfois aussi le côlon transverse ont disparu; l'iléon vient s'aboucher à angle aigu avec le côlon descendant ou la partie gauche du côlon transverse. La *tumeur* formée par l'intussusception est située en général à gauche de l'ombilic et s'étend obliquement sous la forme d'un boudin brun rougeâtre de la région hypogastrique à la fosse iliaque gauche. Quand la mort survient après le quatrième jour, on trouve en général les surfaces séreuses du boudin accolées par des adhérences molles, qui rendent difficile le déroulement de l'intestin. Les anses intestinales environnantes sont parfois rouges et poisseuses, mais la péritonite générale est très rare.

Dans la *seconde enfance*, l'invagination siège tantôt dans le gros intestin, tantôt dans l'intestin grêle. La participation du gros intestin au boudin d'invagination est encore la règle jusqu'à l'âge de cinq ans; au-dessus de cet âge, c'est l'intestin grêle, comme chez l'adulte, qui est le siège ordinaire de l'intussusception. Leichtenstern (1) donne à l'appui de ce fait la statistique suivante : De deux à cinq ans : iléon 13 0/0, iléon et cœcum 49 0/0, côlon 25 0/0, iléon et côlon 13 0/0; de six à dix ans : iléon 28 0/0, iléon et cœcum 41 0/0.

La durée plus longue de la maladie dans la seconde enfance a permis d'étudier sur le cadavre ses terminaisons diverses; ainsi on a eu parfois l'occasion de constater la gangrène partielle ou complète du boudin d'invagination,

(1) Leichtenstern, *Prag. med. Vierteljahrschr.*, 1873, B. 3 et 4.

avec ou sans perforation des parois de l'intestin, dans quelques cas une cicatrisation véritable des parois de l'intestin après élimination de la partie invaginée et dans un cas une péritonite généralisée par rupture de la cicatrice.

DESCRIPTION. — **Première enfance.** — Le *début* de la maladie est toujours brusque. Au moment où l'accident se produit, l'enfant pousse des cris et agite avec violence ses bras et ses jambes ; sa face pâlit et ses traits se contractent, son pouls est petit et serré, ses extrémités sont froides. En même temps, il est pris de vomissements et de ténesme, il fait de violents efforts de défécation et rend des matières mêlées de quelques gouttes de sang. La fièvre est nulle, le ventre n'est ni tendu ni douloureux, de sorte qu'une fois la crise passée, il est difficile de se rendre compte de la nature du mal. Bientôt les coliques reparaissent, elles se renouvellent en général plusieurs fois dans le cours du premier jour ; les selles, qui contenaient encore au début des matières fécales, deviennent très peu abondantes et sont composées uniquement de mucus et de sang pur. Le second jour, les vomissements augmentent de fréquence et contiennent de la bile ; le ventre est tantôt flasque et indolent, tantôt développé et sensible à la pression.

La *palpation* révèle souvent alors la présence d'une tumeur facile à déplacer ; parfois on sent très nettement à gauche de l'ombilic un cordon dur qui s'étend obliquement vers la fosse iliaque gauche, d'autres fois c'est une masse mobile, donnant une sensation pâteuse, d'autres fois enfin le ventre est souple et ne révèle rien d'anormal. On peut constater dans certains cas la présence du boudin d'invagination par le *toucher rectal;* parfois même la partie invaginée descend jusqu'à l'anus et fait prolapsus au moment des épreintes de défécation (Mosengeil, Groos).

L'état général est encore satisfaisant, la réaction fébrile, lorsqu'elle existe, est très modérée. Dès le troisième jour, le tableau change ; des symptômes de *collapsus* apparaissent. Les yeux s'excavent et s'entourent d'un cercle bleuâtre, les extrémités se refroidissent. Les vomissements continuent, mais en diminuant de fréquence ; ils restent bilieux et ne prennent que très rarement le caractère stercoral (Rilliet, Groos); les selles sont toujours peu abondantes, très fréquentes et muco-sanguinolentes ; quelquefois elles cessent complètement et sont remplacées dès le second jour par une constipation opiniâtre. Le ventre peut rester jusqu'à la fin mou et pâteux (obs. de Rilliet) ; habituellement, néanmoins, il se ballonne un peu dans les derniers jours, mais il n'atteint jamais le degré de tension qu'on observe dans l'étranglement interne chez les enfants plus âgés ou chez l'adulte.

Parmi les *terminaisons*, la mort est de beaucoup la plus fréquente; elle survient en général du troisième au cinquième jour, quelquefois plus tôt (1); l'enfant meurt dans une prostration profonde ou bien au milieu d'un accès de convulsions. La guérison est malheureusement assez rare; dans un cas observé par Rilliet, l'invagination se réduisit spontanément. Dans un autre cas, Thomas (2) constata la réduction quelque temps après un massage opéré pendant un quart d'heure de bas en haut sur la tumeur et suivi de l'administration d'une petite quantité d'opium. Dans d'autres cas encore, l'invagination a pu être réduite artificiellement. Tous les symptômes inquiétants disparaissent alors rapidement, le cours des matières se rétablit, et au bout de peu de jours l'enfant est guéri. Quelquefois cependant la maladie récidive à bref délai. Ludwig (3) rapporte le cas d'une petite fille de huit mois chez laquelle l'invagination parut se reproduire 22 fois dans le cours d'un mois; l'enfant guérit néanmoins.

Seconde enfance. — On peut distinguer dans la seconde enfance deux formes cliniques de la maladie, dont l'une se rapproche de l'invagination dans la première enfance et l'autre de l'invagination chez l'adulte.

La *première forme* a une marche très rapide; elle s'observe surtout chez les enfants de deux à cinq ans. Elle débute brusquement, comme dans la première enfance, par de violentes coliques revenant par crises, par des vo-

(1) Hempel, *Ugeskrift for Læger*, 1855, in *Journ. f. Kinderkr.*, XLII, p. 332.

(2) Thomas, *Lancet*, 25 déc. 1886.

(3) Ludwig, *Berl. klin. Woch.*, 1er juillet 1878.

missements et par des selles sanguinolentes, dysentériformes; mais l'écoulement de sang est moins abondant et moins persistant. Le ventre se ballonne plus rapidement, et la tumeur est moins facile à percevoir que chez les enfants plus jeunes. Le collapsus apparaît rapidement, et les malades succombent au bout de trois à quatre jours.

La *seconde forme* se rencontre en général après quatre ans. La constipation est alors la règle; le ventre commence à se ballonner dès le début; les vomissements, qui étaient d'abord alimentaires et bilieux, deviennent souvent fécaloïdes. Quelquefois l'enfant meurt dans un état de collapsus profond au bout de cinq ou six jours. Le plus souvent il succombe à une péritonite généralisée au bout d'une semaine environ. Dans quelques cas, la péritonite n'éclate pas ou reste limitée, et l'enfant, après une semaine de constipation, évacue des selles fétides, formées de sang et de matières fécales, puis, le même jour ou le lendemain, il rend par l'anus une portion plus ou moins considérable d'intestin, constituée par le boudin d'invagination sphacélé. Après cette évacuation, la fièvre diminue, les coliques disparaissent, l'appétit renaît et, au bout de quelques semaines, l'enfant est à peu près guéri, mais le rétablissement complet est très lent; le petit malade conserve longtemps encore des coliques, des selles irrégulières, de l'amaigrissement et une grande difficulté à se redresser pour marcher (Rilliet). Quelquefois même, au moment où tout faisait espérer une guérison prochaine, la cicatrice se rompt, et l'enfant est emporté par une péritonite suraiguë.

Nous citons enfin un cas exceptionnel publié par Bock (1), qui ne rentre dans aucune des deux formes que nous avons admises. Il s'agit d'une invagination de l'intestin grêle et du côlon ascendant dans le côlon descendant chez un garçon de dix ans; cette invagination *n'oblitérait pas complètement la lumière de l'intestin*, de telle sorte que l'enfant continua à rendre des matières fécales pendant tout le cours de la maladie et n'eut pas de vomissements fécaloïdes. On put constater à deux reprises pendant la vie une tumeur dans la fosse iliaque gauche; le ventre

(1) Bock, *Jahrb. f. Kinderheilk.*, 1869, II, p. 431.

était peu météorisé, et le seul symptôme inquiétant était le retour fréquent des coliques. L'enfant, après des alternatives d'amélioration et d'aggravation, finit par succomber le vingt-sixième jour à une péritonite par perforation.

DIAGNOSTIC. — Dans la *première enfance*, le signe le plus caractéristique de l'invagination est une entérorragie survenant subitement après une crise de douleur et de vomissements, et suivie de symptômes de collapsus; le diagnostic de la maladie peut être alors posé, même en l'absence de tumeur perceptible par la palpation ou par le toucher rectal. Deux affections, la *dysenterie* et le *melaena des nouveau-nés*, sont aussi caractérisées par la présence du sang dans les selles, mais la première, rare dans la première enfance, ne débute jamais brusquement et ne s'accompagne pas de vomissements le premier jour, la seconde se juge dans les vingt-quatre heures et s'accompagne souvent d'autres hémorragies par l'ombilic, le nez ou la bouche. Les symptômes de collapsus et les vomissements rappellent au premier abord une attaque de *choléra infantile*, mais le caractère séreux des selles et l'absence de douleurs distinguent toujours nettement cette dernière affection de l'invagination.

Dans la *seconde enfance*, il n'est pas toujours facile de distinguer l'invagination des *obstructions intestinales* dues à une autre cause. Le diagnostic se fondera sur la fréquence plus grande de l'invagination à cet âge et sur la présence d'une tumeur mobile bien apparente siégeant en général à gauche de l'ombilic.

La *typhlite* et la *pérityphlite* se distinguent de l'invagination par une fièvre plus vive, une constipation moins opiniâtre, l'absence de sang dans les selles et la présence d'une tumeur bien définie dans la fosse iliaque droite.

La *péritonite* aiguë complique quelquefois l'invagination; elle s'en distingue par l'élévation considérable de la température et par une douleur vive généralisée à toute l'étendue du ventre.

PRONOSTIC. — Le pronostic de l'invagination est grave; dans la première enfance, il est absolument fatal, si l'on ne parvient pas à réduire l'intussusception. Sur 252 cas observés dans la première année, 49 seulement se terminèrent heureusement (Widerhofer). Dans la seconde enfance, il y a quelques chances de guérison spontanée par élimination du boudin d'invagination, mais même alors on peut craindre d'un moment à l'autre l'apparition d'une péritonite aiguë. Sur 162 cas observés entre deux et dix ans, 89 (soit plus de la moitié) ont guéri (Widerhofer).

TRAITEMENT. — La seule indication fondamentale consiste à rétablir le cours des matières. On a proposé dans ce but les *purgatifs* et la *saignée locale*; les premiers, qui rendent de si grands services dans l'obstruction intestinale, doivent être sévèrement proscrits dans l'invagination; ils augmentent les contractions péristaltiques de l'intestin et accroissent l'intussusception, au lieu de la diminuer. La *saignée locale* au niveau de la tumeur, qu'on a préconisée dans le but de dégager les anses invaginées et de faciliter leur réduction, paraît peu efficace et ne doit jamais être employée chez les petits enfants, parce qu'elle augmente le collapsus.

Le seule médication interne qui soit indiquée est l'emploi des *opiacés;* il faut administrer l'opium à haute dose, sous forme de *laudanum,* en surveillant son action et en proportionnant la dose à l'âge de l'enfant. Cet agent est le meilleur préventif contre la péritonite et parfois un remède efficace contre l'invagination elle-même; en tout cas, il facilite beaucoup l'action des moyens mécaniques, en même temps qu'il diminue les douleurs et les vomissements.

L'*insufflation* est, parmi les divers moyens mécaniques proposés pour réduire l'intestin invaginé, celui que nous mettons en première ligne. Il a donné chez les enfants de nombreux succès, mais il n'est indiqué qu'au début, avant qu'il se soit formé des adhérences entre les anses du boudin d'invagination, et même alors il ne réussit pas toujours. L'opération se pratique à l'aide d'un soufflet qu'on adapte au rectum soit directement, soit à l'aide d'une canule en gomme. Il suffit parfois de quelques insufflations vigoureusement poussées, pour que l'intestin se réduise. La réduction se fait alors avec bruit, et tous les accidents disparaissent comme par enchantement.

Dans un des cas observés par Wagner, la tumeur se reproduisit le matin suivant et put être de nouveau réduite par le soufflet; la guérison fut complète au bout de dix jours. Cousins s'est servi avec succès de la pompe stomacale comme insufflateur; il donne le conseil de pousser l'air très lentement, une insufflation trop précipitée ayant pour seul résultat de distendre l'S iliaque et de déterminer ainsi une sorte d'occlusion valvulaire qui empêche l'air d'arriver plus haut; la pression de l'air doit atteindre progressivement son maximum et doit y être maintenue pendant un certain temps, pour qu'elle s'exerce à la fois sur l'extrémité invaginée et la paroi invaginante. Wilks a chloroformé l'enfant avant d'insuffler; cette pratique nous paraît devoir être suivie, si l'insufflation sans chloroforme a été infructueuse. Lucas recommande en même temps que la chloroformisation l'*inversion* du corps. L'enfant chloroformé est tenu en l'air par les pieds, le dos tourné vers l'opérateur. On introduit alors la sonde rectale mise en rapport avec un soufflet. L'effet de l'insufflation est surveillé par la main d'un aide appliquée sur la tumeur.

Un mode de réduction qui se rapproche de l'insufflation est l'injection dans le rectum d'*eau de Seltz* ou d'un *mélange effervescent*. Laboulbène a obtenu plusieurs succès chez les adultes en poussant successivement par la canule les potions de Rivière n° 1 et n° 2 et en fermant ensuite hermétiquement l'ouverture anale, de facon à s'opposer à la sortie du gaz. Ce moyen très simple nous a réussi chez un enfant de quelques mois qui présentait tous les symptômes rationnels de l'invagination (constipation, selles peu abondantes et sanglantes, vomissements, coliques, début de collapsus, mais sans tumeur, ni tympanite); l'administration de ce *lavement forcé* a été bientôt suivie de selles normales, et les accidents n'ont pas reparu.

On a aussi préconisé les *douches ascendantes*, les lavements d'eau tiède, suivis, suivant le conseil de Monti, d'un lavement d'eau glacée, ainsi que le refoulement du paquet invaginé au moyen d'une *sonde porte-éponge* (Nissen), mais ces moyens ont échoué le plus souvent; le procédé de Nissen en particulier, qui a réussi deux fois entre les mains de son auteur, est d'un emploi difficile et limité.

Lorsque l'invagination se fait au voisinage de l'anus, elle peut être réduite au moyen du doigt ou d'une sonde.

L'électricité a été appliquée aussi au traitement de l'invagination. Bucquoy (1) cite trois cas relatifs à des enfants où cette affection céda à l'emploi de la faradisation; un des pôles de l'appareil était placé dans le rectum, tandis que l'autre était promené sur l'abdomen, particulièrement au niveau de la tumeur. Poupon (2) a traité avec succès par la galvanisation un enfant atteint d'invagination, il employa le *lavement électrique* préconisé par Boudet de Paris, procédé qui consiste à introduire jusqu'à l'S iliaque, par le rectum rempli d'eau salée, une grosse sonde élastique pourvue d'un mandrin métallique creux en rapport avec le pôle positif d'une pile; ce mandrin s'arrête à un centimètre de l'ouverture latérale de la sonde, pour éviter la production d'escarres; l'autre rhéophore est placé sur l'abdomen.

Le *lavage de l'estomac*, recommandé dans le traitement de l'occlusion intestinale chez l'adulte, paraît aussi avoir donné quelques succès dans l'invagination; en tous cas, il peut produire un soulagement momentané.

Nous avons parlé plus haut des tentatives de réduction de la tumeur par le massage au moment de l'accident, qui ont été parfois couronnées de succès.

Ces divers procédés ne sont applicables qu'au début de l'invagination; ils ont souvent échoué, et quelques-uns d'entre eux, particulièrement l'insufflation et les lavements forcés, ont plusieurs fois provoqué des accidents, lorsque l'intestin avait déjà contracté des adhérences; celles-ci peuvent survenir très rapidement et sans qu'il soit possible de s'en assurer; enfin la plupart de ces procédés sont sans effet quand l'invagination siège dans l'intestin grêle. Dans ces conditions, beaucoup de chirurgiens recommandent de pratiquer la *laparotomie*, et cela de bonne heure, pour qu'elle ait quelques chances de succès. D'après les chiffres recueillis par Aldibert (3), cette opération, faite sur un intestin irréductible, a été malheureuse dans 80 0/0

(1) Bucquoy, *Gaz. hebd.*, 1878, p. 125.
(2) Poupon, *France méd.*, 1885, p. 808.
(3) Aldibert, *Rev. mens. des mal. de l'enf.*, 1892, p. 16.

des cas, tandis qu'elle n'a donné que 38 0/0 d'insuccès quand l'intestin était réductible; cette dernière statistique se rapporte à des cas opérés après l'introduction de la méthode antiseptique qui diminue les dangers de l'intervention opératoire. La laparotomie ne doit cependant pas être tentée à la légère; elle nous semble devoir être réservée pour les cas où le diagnostic de l'invagination est assuré et quand les autres moyens de traitement ont échoué ou sont jugés impraticables ou dangereux; elle est particulièrement indiquée dans le très jeune âge, où on ne peut espérer la guérison par les seuls efforts de la nature.

Quant à l'*entérotomie*, elle ne doit être tentée que chez les enfants au-dessus de quatre ou cinq ans et doit être réservée pour les cas où les accidents liés à l'étranglement, tels que le tympanisme ou les vomissements, menacent directement la vie; l'opération est alors une pierre d'attente, qui facilite l'élimination naturelle du boudin d'invagination et diminue les chances de perforation.

Article XX. — CONSTIPATION.

Nous étudierons dans cet article toutes les causes qui arrêtent ou retardent le cours des matières fécales chez les enfants en dehors de l'invagination et des vices de conformation de l'intestin et de l'anus, et nous les passerons successivement en revue dans la première et dans la seconde enfance.

I. Première enfance. — La constipation est très fréquente dans les deux premières années de la vie, principalement chez les enfants qui sont élevés au biberon ou qui sont nourris prématurément avec des farineux.

Les dimensions relativement considérables de l'S iliaque et la grande courbe que cet organe décrit à droite chez les jeunes enfants, favorisent la stagnation et l'accumulation des matières fécales. Bohn regarde la constipation opiniâtre comme le premier signe précurseur du rachitisme ; il est plus rationnel de considérer la constipation et le rachitisme comme le résultat d'une alimentation vicieuse.

La constipation est souvent causée chez les petits enfants par la *fissure à l'anus* et la contracture douloureuse qui en est le symptôme caractéristique (Gautier) (1). D'après Kjellberg (2), la fissure anale n'est pas rare dans la première année, surtout dans les quatre premiers mois de la vie ; dans certains cas même, elle est congénitale et siège alors ordinairement au niveau du sphincter interne. La fissure à l'anus acquise siège toujours au niveau du sphincter externe.

Un nourrisson bien portant rend dans les vingt-quatre heures au moins deux ou trois selles jaunes, d'une consistance demi-liquide ; une seule selle par jour est déjà un indice de constipation. Quand les enfants n'ont de selles que tous les deux ou trois jours, les matières sont dures, sèches, souvent décolorées et parfois recouvertes de stries de sang provenant de la muqueuse excoriée. La défécation est alors pénible et difficile ; elle n'a lieu qu'après des efforts violents et répétés, pendant lesquels l'enfant s'agite, pousse des cris, devient bleu et présente même parfois de légers mouvements convulsifs ; la défécation se complique souvent de *prolapsus de la muqueuse rectale*. La constipation habituelle favorise aussi le développement des *hernies ombilicales*. Le ventre est habituellement dur, ballonné, et l'on peut sentir par la palpation de petites tumeurs bosselées formées par des scybales le long du côlon ascendant, du côlon transverse ou de l'S iliaque.

La santé générale de l'enfant peut rester longtemps parfaite ; cependant, surtout chez les enfants élevés au biberon, elle s'affecte au bout de quelque temps ; le teint perd sa fraîcheur, les chairs deviennent flasques. Le sommeil est agité et interrompu par des cris prolongés ; l'enfant a souvent dans la soirée ou dans la nuit un accès de fièvre éphémère ; il a des régurgitations fréquentes, parfois même des vomissements ; il éprouve de violentes coliques qui se traduisent par des cris et une rétraction des jambes sur le tronc. Si l'on ne combat pas à temps ces accidents, il est fréquent de voir la constipation remplacée par de la diarrhée ou même suivie d'une entérite grave.

Le *traitement* de la constipation chez les jeunes enfants

(1) V. Gautier, *Arch. des Sc. phys. et nat. de la Bibl. univ.*, juillet 1862.

(2) Kjellberg, *Nordiskt med. Arch.*, VIII, H. 4.

est presque exclusivement hygiénique. Quand on ne peut procurer à l'enfant une nourrice, il faut avoir soin d'alcaliniser le lait de vache qu'on lui donne. Dans quelques cas, le sevrage est le meilleur moyen de rétablir le cours régulier des selles. Il faut faire faire à l'enfant une promenade quotidienne au grand air et éviter autant que possible l'usage des farineux. Des *suppositoires* au savon, au beurre de cacao ou à la belladone, des *lavements*, et de temps à autre l'administration d'un purgatif léger, tel que le sirop de manne, le sirop de chicorée ou l'huile de ricin, suffiront le plus souvent pour entretenir la liberté du ventre. Bohn recommande contre la constipation habituelle deux moyens dont nous avons dans bien des occasions reconnu l'efficacité : c'est l'usage des *lavements froids* (deux à cinq par jour) et de l'*huile de foie de morue* (une à deux cuillères à café par jour).

Quand ces moyens simples ne réussissent pas et que les selles sont blanchâtres, on pourra prescrire le *podophyllin*, qui rend de si grands services contre la constipation chez l'adulte; sa dose efficace est de 1/2 centigramme pour la première enfance et de 1 à 2 centigrammes pour la seconde. On l'administre dans un sirop pour dissimuler sa saveur désagréable. Bouchut recommande la formule suivante :

Podophyllin	0,05
Sirop de guimauve.	95,0
Cognac.	5,0

Une à deux cuillerées à café tous les 3 ou 4 jours.

Kraus (1) préconise la *cascara sagrada* qui a l'avantage de provoquer des selles le plus souvent molles, très rarement diarrhéiques; il associe 10,0 de teinture de cascara à 10,0 de sirop simple qu'il fait prendre à la dose d'une cuillerée ou une demi-cuillerée à café par jour suivant l'âge de l'enfant.

Dans le cas de *prolapsus du rectum*, on emploiera les bains de siège froids, les applications de glace ou d'eau froide sur le fondement; on aura soin, au moment de la défécation, de soutenir le bord de l'anus avec les doigts,

(1) Kraus, *arch. f. AKinderheilk.*, 1891, XIII, p. 87.

afin d'empêcher la sortie de la muqueuse (Underwood). Si la muqueuse herniée ne rentre pas naturellement, il faut la réduire de suite avec le doigt coiffé d'un linge fin préalablement graissé (Bouchut).

Comme traitement curatif de cet accident, l'application sur l'anus d'un tampon maintenu par un bandage pendant vingt-quatre ou quarante-huit heures suffit souvent. On a préconisé également la strychnine administrée par la méthode endermique (Duchaussoy) ou en injections sous-cutanées (Foucher, Dolbeau, Henoch). Cet agent n'a pas toujours donné des résultats favorables et est d'un emploi dangereux. Vidal et Ferrand recommandent les injections sous-cutanées d'ergotine (1 à 2 grammes pour 5 à 30 grammes de véhicule). L'électricité paraît aussi avoir donné quelques succès (Duchesne). Dans les cas rebelles, on devra recourir à l'intervention chirurgicale (cautérisation, excision).

Contre la *fissure à l'anus*, Gautier s'est bien trouvé chez les petits enfants d'une pommade contenant 2,0 d'extrait de belladone et 2,0 d'extrait de ratanhia pour 30,0 d'axonge. Cette pommade sera appliquée avec le doigt au niveau de l'anus, ou bien, si ce traitement ne suffit pas, on en enduira une mèche qu'on introduira dans le rectum ; on réduira alors la dose d'extrait de belladone à 0,50. Dans les cas rebelles, on pratiquera la dilatation forcée de l'anus avec le petit doigt.

II. Seconde enfance. — La *constipation simple* survient dans la seconde enfance sous l'influence des mêmes causes que chez l'adulte : alimentation insuffisante ou indigeste, manque d'exercice, travaux intellectuels exagérés ou prématurés, irrégularité dans les heures des repas et de la défécation, etc. Les symptômes et le traitement de la constipation ne présentent rien de particulier à cet âge.

L'*occlusion intestinale* est très rare dans la seconde enfance, en dehors de l'invagination. On a cité quelques exemples d'obstruction par des masses fécales durcies, par les ascarides, par une tumeur carcinomateuse ou lymphatique, des cas d'étranglement par des brides péritonéales, l'appendice vermiforme, ou le diverticulum de

Meckel. Ce sont là des raretés pathologiques. Gerhardt a pu en rassembler neuf cas dans la littérature médicale, dont huit se rapportaient à des garçons ; la plupart des malades avaient plus de dix ans.

L'un de nous a eu l'occasion d'observer à l'hôpital Sainte-Eugénie un étranglement interne chez un jeune garçon de treize ans, qui était causé par un *rétrécissement fibreux* du rectum. L'enfant, qui avait toujours été vigoureux et bien portant, se plaignait depuis huit mois environ de constipation et de fausses envies d'aller à la selle. Peu à peu le ventre se ballonna, et l'enfant maigrit notablement. La constipation n'était devenue absolue et la tympanite considérable que dans les derniers jours qui précédèrent son entrée à l'hôpital. Trois jours après, l'enfant présentait tous les symptômes d'un étranglement interne; une tumeur appréciable dans la fosse iliaque gauche et la présence d'un bourrelet muqueux obturateur dans le rectum firent diagnostiquer une invagination du gros intestin ; on pratiqua l'entérotomie par le procédé de Nélaton ; l'enfant succomba à une péritonite dix jours après. A l'autopsie, on trouva que l'obstacle au cours des matières siégeait dans le rectum à 10 centimètres environ de l'anus et était dû à un rétrécissement fibreux annulaire des parois de l'intestin ; on ne put trouver aucune bride pour expliquer la constriction. Le siège de cette occlusion étant exactement le même que celui des rétrécissements congénitaux, il est probable que la lésion remontait à la vie fœtale et que l'anneau fibreux n'était devenu assez étroit pour gêner le passage des matières que dans la dernière année de la vie.

Wynne Foot (1) a observé, chez un garçon de 13 ans, un cas d'occlusion intestinale survenu à la suite d'excès de nourriture ; le tympanisme et le collapsus atteignirent à deux reprises, le onzième et le seizième jour des accidents, un degré si inquiétant, que l'on dut faire une ponction capillaire des anses dilatées au-dessus de l'ombilic. Après la première ponction, il y eut une rémission prolongée des accidents; après la seconde, le cours des matières se rétablit peu à peu, et l'enfant guérit.

(1) Wynne Foot, *Dublin. Journ. of med. Sc.*, avril 1876.

Article XXI. — VERS INTESTINAUX.

L'ascaride lombricoïde et *l'oxyure vermiculaire* sont les vers qui s'observent le plus souvent chez les enfants, et qui feront le sujet principal de cet article ; néanmoins tous les vers intestinaux ont été rencontrés également chez l'enfant.

Le *Tœnia armé (T. solium)*, le *Tœnia inerme (T. mediocanellata)*, le *Botriocéphale (B. latus)*, de l'ordre des Cestodes, s'observent quelquefois dans le jeune âge. Le tænia mediocanellata y est même devenu assez fréquent, à l'époque où la viande crue a été très usitée dans la thérapeutique de l'enfance. Betz a observé un tænia chez un enfant de dix mois. Armor (1) a vu un nouveau-né de cinq jours rendre un tænia solium entièrement développé ; ce fait est jusqu'ici unique dans la science. Ces vers ne sont point toujours solitaires. C'est ainsi que Favre, de Commentry (2), a observé un enfant de dix ans qui rendit dans l'espace de quatre mois huit tænia solium avec leurs têtes. L'histoire de ces parasites ne nous arrêtera pas ; les accidents généraux qu'ils peuvent occasionner sont les mêmes que ceux déterminés par les autres vers et seront décrits à propos des ascarides lombricoïdes (3). Insistons seulement sur ce que dans quelques cas des attaques d'épilepsie ont paru résulter de la présence du tænia ; nous en connaissons un exemple relatif à un collégien qui fut guéri par l'expulsion du ver. Les tænifuges employés chez l'adulte contre les Cestodes sont également applicables chez l'enfant ; la dose du remède seule doit varier. *L'écorce de racine de grenadier* à la dose de 15 à 40 grammes dans une potion sucrée et aromatisée, le *tannate de pellétiérine* (4) à la dose

(1) Armor, *New-York med. Journ.*, déc. 1871.

(2) Favre, *Gaz. méd. de Paris*, 8 sept. 1888.

(3) Le botriocéphale, et même les ascarides, paraissent avoir été particulièrement, chez des enfants, la cause de quelques cas d'anémie pernicieuse (Voir ci-dessus, p. 233).

(4) Dujardin-Beaumetz, Bérenger-Féraud et Laboulbène recommandent la plus grande prudence dans l'emploi de la pellétiérine chez l'enfant. Néanmoins Barthez et Sanné disent qu'on peut prescrire sans crainte ce médicament dans l'enfance à la dose de 0,20 à 0,40 de tannate de pellétiérine, soit 0,05 à 0,10 de de sulfate pellétiérine. Nous

de 20 centigrammes, la *semence de courges* mondée, dont on fait une pâte avec du sucre ou qu'on incorpore dans un looch, dans du lait ou du miel à la dose de 20 à 45 grammes, enfin l'*extrait éthéré de fougère mâle* (1) à la dose de 2 à 4 grammes en électuaire ou en émulsion avec l'oléo-saccharure de citron ou d'orange, sont les tænifuges que l'on peut recommander chez les enfants. Ils donnent en général de bons résultats, surtout lorsqu'on fait suivre leur administration de celle de l'huile de ricin.

Le *Tænia nana*, commun en Italie, a été observé par Mertens (2) chez un enfant de dix ans qui rendit 300 à 350 de ces vers après l'administration de la fougère mâle.

L'Anchylostome duodénal a été aussi rencontré dans le jeune âge, où il produit les accidents décrits chez l'adulte sous le nom d'anémie des mineurs ; il cède également au traitement par la fougère mâle (3).

Le *Trichocephalus dispar*, de l'ordre des Nématodes, peut se rencontrer à tout âge. Wrisberg l'a observé chez des enfants de deux ans ; sa présence dans l'intestin ne se révèle par aucun symptôme appréciable.

l'avons administré à la dose d'une cuillerée à café de la solution Tanret (0,06 de sulfate) avec un plein succès et sans inconvénients à un garçon de cinq ans environ.

(1) La fougère mâle a une action très variable suivant les conditions dans lesquelles on récolte le rhizôme. Ainsi, très active dans les Vosges et en Livonie, cette plante l'est moins dans le Jura et dans les Alpes ; moins efficace encore en Bretagne, elle a une action presque nulle en Normandie. Cela explique pourquoi la fougère échoue fréquemment dans le traitement du tænia et pourquoi on a observé dans d'autres cas, heureusement exceptionnels, des phénomènes d'intoxication. Des symptômes inquiétants d'empoisonnement (crampes, troubles intellectuels, tremblement, somnolence, coma) se sont manifestés après l'administration de 3,60 grammes d'extrait éthéré chez un enfant de sept ans (*Lancet*, 1882, II, p. 633), et de 4, 7, 10, et 17 grammes chez les adultes. L'empoisonnement s'est terminé par la mort chez un adulte après l'ingestion de 43 grammes et, chez un enfant de deux ans et demi, après 8 grammes (*Therap. Monatshefte*, III, 1889, p. 90) et chez un enfant de sept ans et demi qui avait pris 7,50 grammes d'extrait éthéré de fougère mâle en trois doses prises en deux heures (Hofmann, *Wien. med. Woch.*, 1890, n° 26).

(2) Mertens, *Berl. klin. Woch.*, 1891, n° 44 et 45.

(3) Voir : Evan Arslan, *Rev. mens. des mal. de l'enf.*, 1892, p. 555.

Ascaride lombricoïde. — HISTOIRE NATURELLE. — L'ascaride lombricoïde, connu aussi sous le nom de *lombric* et de *strongle*, est un annélide de l'ordre des Nématodes et de la famille des Ascaridiens. Son corps est cylindrique, atténué aux deux extrémités, blanc ou rougeâtre, et présente des stries transversales, ainsi que quatre lignes longitudinales opposées deux à deux. La tête n'est pas distincte du corps, elle est munie d'un orifice buccal entouré de trois valves convexes. Ces valves, dont l'une correspond au dos de l'animal et les deux autres au ventre, sont formées de chitine et présentent en dedans de leur bord libre de très fines dentelures qui servent à la mastication. L'intestin est droit, l'anus est presque terminal. Les deux sexes sont séparés. Le *mâle* est long de 15 à 17 centimètres ; sa queue, légèrement recourbée est munie de deux spicules ou pénis courts, coniques et un peu arqués. La *femelle* est plus longue et atteint 20 à 25 centimètres ; elle présente, vers le tiers antérieur du corps, un orifice vulvaire ; l'appareil génital est formé de deux longs tubes flottant autour de l'intestin, et s'abouchant l'un avec l'autre près de la vulve.

Les mâles sont moins nombreux que les femelles ; on ne trouve en général qu'un mâle pour trois ou quatre femelles.

La femelle pond annuellement un nombre d'œufs qui a été évalué à 50 ou 60 millions. Ces *œufs* sont longs de 75 μ, larges de 58 μ ; ils sont ovoïdes, blancs avant la ponte, et munis de deux enveloppes, l'une interne, lisse et solide, l'autre externe, transparente et mamelonnée, qui leur donne un aspect muriforme. Ces œufs ne se développent que longtemps après la ponte et par conséquent après avoir été expulsés du corps de l'enfant ; deux générations d'ascarides ne se succèdent jamais chez le même individu.

D'après les recherches de Davaine (1) et de Leuckart (2), la formation de l'embryon dure en général de cinq à six mois ; elle est accélérée par les chaleurs de l'été et reste stationnaire sous l'influence du froid. L'humidité paraît

(1) Davaine, *Traité des entozoaires*, 2e édit., Paris 1877.
(2) Leuckart, *Die menschlichen Parasiten*, Leipsig, 1863-1876.

une condition indispensable au développement de l'embryon, mais l'œuf peut se conserver intact très longtemps dans une atmosphère sèche. L'*embryon* une fois développé est cylindrique, long d'un quart à un tiers de millimètre; il reste enfermé dans l'œuf aussi longtemps qu'il ne se trouve pas dans des conditions favorables à son éclosion. Davaine estime qu'il peut vivre dans cet état pendant cinq ans au moins.

D'après le même observateur, l'embryon ne quitte l'œuf que lorsqu'il est porté dans l'intestin de l'homme ou d'un mammifère; il se développe alors librement dans la cavité intestinale ; Davaine a constaté ce phénomène sur un rat auquel il avait fait avaler des œufs d'ascarides. Il estime qu'il n'est nullement nécessaire que l'embryon, avant de se développer dans l'intestin de l'homme, traverse le corps d'un autre animal, comme on l'a observé pour d'autres espèces d'entozoaires. Une fois éclos dans l'intestin, l'embryon s'y développerait rapidement, car le ver n'est presque jamais expulsé au dehors avant d'avoir atteint toute sa taille. C'est presque toujours avec l'*eau* que les œufs s'introduiraient dans le corps de l'homme ; les rivières qui reçoivent les égouts, les puits dans lesquels se déversent les eaux de pluies après avoir délayé sur leur passage des excréments, contiennent une grande quantité d'œufs d'ascarides et contribueraient ainsi à propager le parasite. Une très forte chaleur tue l'embryon; aussi l'eau bouillie n'en renferme-t-elle jamais de vivants. Les filtres arrêtent l'œuf; c'est par ce dernier fait que Davaine explique pourquoi les lombrics sont beaucoup moins fréquents à Paris que dans les campagnes ; c'est depuis 1830, époque où l'usage de l'eau filtrée est devenu habituel dans cette capitale, qu'il n'y est plus fait mention d'épidémies vermineuses.

Leuckart ne partage pas les opinions de Davaine sur le développement et le mode de propagation des ascarides. La grande différence que présentent les dimensions de l'embryon et celles de l'animal adulte lui fait penser que le ver accomplit en dehors de l'intestin humain une phase de son évolution ; jamais on n'a rencontré dans les matières fécales ou dans l'intestin des embryons en voie de développement ; les plus petits ascarides observés dans ces conditions atteignent déjà une longueur de 20 millimètres. — Leuckart rapporte en outre les résultats négatifs des expériences de Mosler, qui avala lui-même et fit avaler à des enfants des œufs d'ascarides, sans déterminer dans aucun cas la présence de vers dans l'intestin, mais ces expériences sont contredites par celles d'Epstein (1), qui a réussi récemment à obtenir des ascarides chez trois enfants auxquels il avait fait avaler les œufs de ces vers.

ÉTIOLOGIE. — Quelle que soit la forme sous laquelle les ascarides arrivent dans l'intestin de l'homme, il est certain que ces animaux ne se développent pas indifféremment chez tous les individus. Certaines conditions d'âge, de tempérament et de santé paraissent indispensables à la prospérité du lombric. La *seconde enfance* est particulièrement sujette aux ascarides ; c'est vers l'âge de trois ans que les vers commencent à devenir communs. Il est bien rare qu'ils soient observés dans le cours de la première année, ce qu'on peut attribuer au mode d'alimentation des nouveau-nés ; d'après Guersant, on ne trouve à Paris qu'un ou deux enfants sur cent atteints de lombrics dans le premier âge, tandis que chez ceux de trois à dix ans, il y en a au moins un sur vingt. Les filles y paraissent un peu plus prédisposées que les garçons. Les ascarides se développent principalement chez les enfants faibles, lymphatiques et scrofuleux, et chez ceux qui reçoivent une mauvaise nourriture.

Les vers paraissent être plus fréquents chez les nègres que chez les blancs. On les trouve sous tous les climats ; ils sont très communs en Suède, en Hollande, aussi bien que dans les pays tropicaux ; un sol humide, le printemps, l'automne, passent pour être favorables à leur développement. Epstein les a rencontrés beaucoup plus souvent chez les enfants de la campagne des environs de Prague que chez ceux de cette ville. Davaine a fait, comme nous l'avons dit, la même remarque pour Paris. Les *pluies abondantes* sont, d'après ce dernier, une cause puissante de multiplication des lombrics ; les œufs sont alors entraînés en grande quantité dans les mares et les puits,

(1) Epstein, *Jahrb. f. Kinderheilk.*, 1892, XXIII, p. 287.

d'où ils passent avec les boissons dans le corps de l'homme. Sous l'influence de circonstances particulières et dans certaines localités, les ascarides se développent avec une telle abondance qu'ils constituent une véritable *endémo-épidémie*.

ANATOMIE PATHOLOGIQUE. — **Siège.** — L'intestin grêle est le séjour habituel des ascarides lombricoïdes, et il est probable que toutes les fois que ces animaux ont été trouvés dans d'autres organes, ils avaient émigré de l'intestin. Ils séjournent rarement dans le gros intestin ou l'estomac, dont ils sont généralement expulsés rapidement ; on les a rencontrés quelquefois dans l'œsophage, le pharynx, les voies pancréatiques, le canal cholédoque, la vésicule et les canaux biliaires. Dans quelques cas exceptionnels, les lombrics ont été trouvés en dehors des voies digestives, dans les narines, la trompe d'Eustache, les voies lacrymales, les voies respiratoires et la cavité péritonéale, où ils n'avaient pénétré souvent qu'après la mort. Enfin on les rencontre parfois dans l'intérieur du foie et dans les parois de l'abdomen, où ils siègent en général au milieu d'un abcès (*tumeurs vermineuses, abcès vermineux*).

Nombre. — Le nombre des ascarides est très variable ; il y en a rarement plus de six à huit en même temps dans l'intestin. Dans certains cas cependant, on les a observés en nombre prodigieux, par centaines et même davantage ; Petit, de Lyon, parle d'un jeune garçon qui rendit 2500 vers en cinq mois ; on trouva à l'autopsie l'intestin distendu par les lombrics disposés en pelotons volumineux ; Fauconneau-Dufresne (1) a observé un jeune garçon de douze ans qui, dans l'espace de trois ans, rendit plus de 5000 ascarides, soit par les selles, soit surtout par les vomissements.

Lésions anatomiques. — Le plus souvent, même lorsque les vers se trouvent en grand nombre dans l'intestin, cet organe ne présente aucune lésion appréciable ; parfois cependant leur présence s'accompagne d'une fine injection vasculaire de la muqueuse, semblable à celle de l'enté-

(1) Fauconneau-Dufresne, *Union méd.*, 1880, nº 62.

rite érythémateuse (Rilliet et Barthez). Dans quelques cas, la présence de masses considérables de vers a paru être la cause déterminante d'une *entérite* ou d'une *péritonite*.

On a accusé des lombrics de produire des lésions directes des parois intestinales et de provoquer ainsi des *hémorragies* et des *perforations*. Les migrations de ces animaux en dehors de leur siège habituel et surtout leur présence dans la cavité péritonéale et sous la peau de l'abdomen ont été invoquées à l'appui de cette opinion. Davaine, qui a soumis à un examen rigoureux toutes les observations connues de perforations intestinales attribuées aux vers, refuse à ces animaux la possibilité de détruire avec leurs dents les parois saines de l'intestin ou de les traverser en écartant les fibres de leur tissu ; il croit que les ascarides ne traversent jamais que des tissus déjà altérés ou perforés par une maladie antérieure. Les vers trouvés dans la cavité péritonéale y ont d'ailleurs presque toujours pénétré après la mort, autrement ils auraient déterminé une inflammation du péritoine dont on ne trouve le plus souvent aucune trace. Quelques faits (1) cependant semblent établir la possibilité de perforations intestinales par les vers, suivies de péritonite.

Quant aux *tumeurs vermineuses* développées sous la peau, ce sont en général des abcès secondaires qui se forment à la suite de quelque lésion de l'intestin ou des voies biliaires, telles que l'inflammation, l'ulcération ou la gangrène. Presque toujours ces abcès ont été trouvés au niveau des orifices herniaires consécutivement à une hernie étranglée ; chez les enfants, ils occupent en général le voisinage de l'ombilic, qui est le siège habituel des hernies dans le jeune âge. Ils renferment du pus et des matières intestinales en même temps que des vers, et, lorsqu'ils s'ouvrent au dehors, ils deviennent l'origine d'une fistule intestinale, ce qui prouve qu'ils sont en communication directe avec l'intestin et que les vers n'ont pas eu besoin de traverser les tissus pour y pénétrer. Quelquefois, cependant, on a rencontré des abcès vermi-

(1) Voir en particulier : Marcus, *Deutsch. Arch. f. klin. Med.* et *Jarhb. f. Kinderheilk.*, XVIII, p. 318 ; — Archambault, Communication à la Soc. de thérap., *Gaz. hebd.*, 23 mars 1883.

neux qui ne renfermaient que du pus et des vers et se cicatrisaient rapidement une fois vidés. Davaine ne peut expliquer la formation de ces derniers qu'en supposant que les lombrics sortis de l'intestin par une perforation antérieure de cet organe sont arrivés par un trajet très oblique sous la peau de l'abdomen, où ils ont déterminé la formation d'un abcès. Leuckart n'est pas aussi affirmatif que Davaine; il admet que les ascarides peuvent jouer un rôle dans la perforation de l'intestin hernié, grâce à la pression prolongée de leur tête contre la muqueuse; il en résulterait la formation d'un abcès qui, s'ouvrant dans la cavité de l'intestin, permettrait aux vers d'en sortir.

SYMPTOMES. — On a attribué à la présence des vers dans l'intestin un grand nombre de symptômes, tels que des douleurs pongitives, des coliques au niveau de l'ombilic, de la tuméfaction du ventre, des nausées, quelquefois des vomissements, de la diarrhée avec des selles glaireuses ou striées de sang, de la bouffissure du visage, une coloration bleuâtre des paupières, la dilatation des pupilles, des démangeaisons continuelles dans le nez, l'âcreté de l'haleine, la salivation, la boulimie ou l'anorexie, l'irrégularité du pouls, une toux sèche, de l'agitation et des terreurs nocturnes, des grincements de dents, des douleurs vagues dans les membres, de l'amaigrissement, etc. Ces phénomènes manquent dans la plupart des cas. Les vers ne donnent habituellement lieu à aucun désordre fonctionnel ou se manifestent tout au plus par quelques troubles dyspeptiques passagers.

Souvent le seul signe par lequel se révèle la présence des ascarides est l'expulsion d'un ou plusieurs vers par l'anus et beaucoup plus rarement par la bouche. En outre, *les selles renferment des œufs d'ascarides* reconnaissables au microscope. La très grande abondance des œufs dans les selles rend la constatation de leur présence très facile; chez une jeune fille, qui rendit sous l'influence de la santonine 22 lombrics, dont 13 femelles, Davaine put constater de 320 à 3000 œufs dans des parcelles de matières fécales de la grosseur d'un grain de blé. Chez un jeune garçon, les œufs étaient assez nombreux pour qu'il y en eût toujours au moins un sous le champ du microscope; ils disparurent complètement après l'expulsion d'un seul lombric.

ACCIDENTS et COMPLICATIONS. — Les anciens auteurs ont mis sûr le compte des vers les affections les plus diverses; mais un examen sérieux des faits permet de réduire considérablement le nombre des *maladies vermineuses*.

Ce sont principalement les *névroses* qui ont été attribuées à la présence des vers; dans quelques cas en effet ces affections ont paru céder aux vermifuges; on peut expliquer leur origine par une action réflexe dont le point de départ serait la muqueuse intestinale irritée par les entozoaires. Les plus fréquentes de ces névroses sympathiques seraient des convulsions épileptiformes, hystériformes et tétaniformes, des mouvements choréiques, l'aphonie, des désordres intellectuels, des paralysies diverses, le strabisme, la perversion d'un sens, etc. Guermonprez (1) en particulier a observé, chez un enfant atteint d'ascarides, des hallucinations, l'aphonie, des troubles intellectuels et visuels, etc.; ces accidents disparurent après l'expulsion d'un grand nombre d'ascarides. Jabez Hogg (2) a constaté un fait analogue chez un enfant de trois ans.

Mentionnons parmi les accidents tout à fait exceptionnels résultant de la présence des vers dans l'intestin l'*occlusion intestinale*. La possibilité d'un semblable accident, au moins dans le jeune âge, a paru longtemps douteuse; Galvagno Bordaroni (3) en cite cependant un exemple confirmé par l'autopsie; Stepp (4) en a également observé un cas relatif à un enfant de quatre ans, chez lequel il trouva à l'autopsie un peloton de 40 à 50 lombrics bouchant hermétiquement l'intestin immédiatement au-dessus de la valvule de Bauhin. Heidenreich (5) a pratiqué l'entéroto-

(1) Guermonprez, *Gaz. des hôp.*, 1880, n° 34.

(2) Jabez Hogg, *Brit. med. Journ.*, 21 juil. 1888.

(3) Galvagno Bordaroni, *Vermi et verminazione*, Plaisance, 1885.

(4) Stepp, *Münch. med. Woch.*, 1887, n° 51.

(5) Heidenreich, *Sem. méd.*, 1891, p. 347, et P. Simon, *Rev. méd. de l'Est*, 1892, p. 225.

mie chez un garçon de onze ans atteint d'une occlusion intestinale qui se trouva avoir été provoquée par un paquet d'ascarides.

Des désordres fonctionnels résultent quelquefois des migrations des ascarides en dehors de l'intestin grêle. Ces migrations sont surtout fréquentes après la mort, mais elles ont été parfois observées pendant la vie.

L'introduction des ascarides dans les *voies biliaires* et dans le tissu du *foie*, où ils peuvent devenir l'origine d'abcès, ne peut être reconnue d'une manière certaine pendant la vie ; très souvent même elle passe inaperçue. Quelquefois le malade présente les mêmes accidents que ceux qui sont déterminés par les calculs biliaires ou est pris des symptômes d'une hépatite suppurée. Dans quelques cas on a vu des abcès vermineux du foie s'ouvrir dans les poumons, les plèvres ou les bronches, ou venir faire saillie sous la peau et laisser échapper les vers au dehors au moment de leur ouverture.

La présence de lombrics dans l'*estomac* donne généralement lieu à des vomissements qui expulsent les parasites. Tonnellé a rapporté le cas d'un enfant qui faillit être suffoqué par un énorme paquet de vers accumulé dans l'œsophage et comprimant le canal aérien. Quand les vers arrivent jusque dans le pharynx, l'enfant les en retire quelquefois avec ses doigts ou les crache au dehors.

Lorsque les ascarides pénètrent dans les *voies aériennes*, ils peuvent y occasionner des accidents graves de suffocation. Davaine en a réuni quatorze exemples, dont huit sont relatifs à des enfants de quatre à dix ans ; sept fois l'accident se termina par la mort, une seule fois l'enfant, ayant expulsé le lombric dans un accès de toux, fut sauvé. L'origine de pareils accidents est très difficile à reconnaître ; les symptômes sont ceux des corps étrangers des voies aériennes, du croup ou de la laryngite striduleuse ; le début subit de la suffocation, la certitude qu'aucun corps étranger n'a pu être introduit de l'extérieur dans la glotte, la présence connue de vers dans l'intestin, sont les seuls éléments qui pourront mettre sur la voie du diagnostic.

Dagand (1) a retiré un lombric du *conduit auditif externe*

(1) Dagand, *Journ. de méd. et de chir. prat.*, 1883, p. 258.

d'un enfant de sept ans atteint de rougeole; l'extraction du ver avait été précédée de vives douleurs dans l'oreille.

Les lombrics traversent quelquefois des fistules intestinales accidentelles; on les a vus pénétrer dans la *vessie* par une fistule vésico-intestinale et sortir au dehors par l'urètre.

Les *tumeurs vermineuses*, qui siègent le plus souvent sous la peau de l'abdomen, peuvent être quelquefois reconnues avant leur ouverture à une sorte de crépitation qu'on y perçoit par la palpation et à une sensation de frémissement ou de picotement ressentie par le malade. Le plus souvent elles ne se distinguent en rien des abcès simples; elles se terminent toujours favorablement.

DIAGNOSTIC. — Le seul signe pathognomonique de la présence des vers dans l'intestin est l'existence de leurs œufs dans les matières fécales; on devra donc examiner les déjections au microscope toutes les fois qu'on soupçonnera chez un enfant la présence dans le tube digestif des lombrics; la disparition des œufs indiquera que l'expulsion des vers a été complète. Nous avons déjà indiqué la forme et les dimensions de ces œufs avant la ponte (p. 630); lorsqu'ils ont séjourné quelque temps dans l'intestin, leur membrane externe devient opaque, brune ou jaunâtre et masque presque complètement la membrane interne; ils sont alors mamelonnés, muriformes, jaunes ou bruns, longs de 76 μ et larges de 58 μ; il est impossible de les prendre pour ceux d'un autre ver intestinal de l'homme. On pourrait à la rigueur les confondre avec les spores de quelques cryptogames, mais celles-ci sont plus petites et ne se trouvent jamais dans les selles qu'accidentellement et en très petite quantité.

Dans quelques cas, des substances végétales mal digérées ont été prises pour des vers ou des fragments de vers; l'erreur ne peut subsister devant un examen un peu attentif; le moyen le plus prompt de s'assurer de la nature de ces matières, c'est de les brûler; l'odeur qui s'exhalera pendant la combustion indiquera immédiatement s'il s'agit d'une substance animale ou végétale (Guersant).

PRONOSTIC. — Les ascarides lombricoïdes constituent dans l'immense majorité des cas une affection très bénigne, au moins dans nos climats; bien souvent la présence des vers ne peut même être considérée comme une maladie. Les accidents que ces animaux peuvent produire par leurs migrations sont très exceptionnels; néanmoins, on devra toujours chercher à les expulser dès qu'on aura constaté leur présence.

Il est rare qu'un enfant soit atteint d'ascarides pendant plusieurs années de suite, deux générations de ces vers ne paraissant pas pouvoir se succéder chez le même individu, mais chez les enfants prédisposés la maladie récidive très facilement.

TRAITEMENT. — Des habitudes de propreté et l'usage d'une eau filtrée sont les meilleurs moyens prophylactiques contre les lombrics.

Les vermifuges ne doivent pas être administrés et répétés aveuglément toutes les fois qu'un enfant sera soupçonné par son entourage d'avoir des vers; ils ne seront donnés qu'en connaissance de cause; l'usage prolongé de ces remèdes serait plus fâcheux que la présence des parasites eux-mêmes.

Un grand nombre de médicaments ont été proposés contre les ascarides lombricoïdes; nous ne mentionnerons que les principaux. La *mousse de Corse* est souvent employée; elle se donne en poudre aux enfants à la dose de 4 à 16 grammes dans du lait très sucré; on prescrit également le *semen-contra* en poudre à la dose de 60 centigrammes à 1 gramme et plus, le *calomel*, etc. Le remède le plus sûr et le plus habituellement employé est la *santonine*, tirée du semen-contra (*Artemisia contra*); cette substance, que les enfants prennent facilement à cause de son insipidité, doit se prescrire à la dose maximale de 0,05 par jour chez les enfants au-dessous de deux ans; cette dose pourra être élevée jusqu'à 0,10 à partir de l'âge de cinq ans; elle sera au besoin répétée plusieurs jours de suite; son administration sera suivie de celle d'un léger purgatif, qui facilitera l'expulsion des vers. La santonine se donne souvent mêlée à du miel (1) ou sous

(1) D'après Lewin (*Berl. klin. Woch.*, 1883, nº 12) et Kaspari, la antonine doit être administrée dissoute dans l'huile; sous cette

forme de dragées ou de pastilles (les tablettes de Calloud en renferment 1 centigramme); elle doit être maniée avec précaution, car à une dose un peu élevée elle peut produire de la céphalalgie, des vertiges, des vomissements et de la xanthopsie; 125 milligrammes de santonine paraissent avoir déterminé des accidents toxiques chez un enfant de trois ans (Lohrmann) et 10 centigrammes chez un enfant de trois ans et demi (Laure) (1). On fera suivre l'expulsion des vers d'un traitement tonique.

Les accidents déterminés par les migrations des vers ne présentent pas d'indications spéciales. Les abcès vermineux seront traités comme les abcès simples. L'introduction d'un lombric dans les voies aériennes nécessitera une trachéotomie immédiate si l'animal n'a pu être enlevé de suite avec les doigts ou des pinces.

Oxyure vermiculaire. — HISTOIRE NATURELLE et ÉTIOLOGIE. — L'oxyure vermiculaire est un annélide de l'ordre des Nématodes, famille des Ascaridiens; son corps est cylindrique et d'une couleur blanche; sa tête est pourvue de deux renflements latéraux vésiculeux et d'une bouche trilabiée, ronde dans l'état de contraction, et triangulaire quand elle est saillante. Le *mâle* est long de 2^{mm},5 à 3^{mm},3, large de 0^{mm},16; sa queue est enroulée en spirale et présente une extrémité terminale en forme de cupule qui peut jouer le rôle de ventouse; le pénis est simple et recourbé en hameçon, l'anus est situé vers le milieu de la queue. La *femelle* est beaucoup plus longue que le mâle: elle atteint 9 à 10^{mm}, sa largeur est de 0^{mm},4 à 0^{mm},5; sa queue est longue et aiguë, l'anus est situé à sa base, le vagin s'ouvre à la partie antérieure du corps, l'utérus est biloculaire. Les *œufs* sont lisses, oblongs, non symétriques; leur longueur est de 53 μ et leur largeur de 28 μ. Les femelles sont beaucoup plus communes que les mâles; on ne trouve en général qu'un seul mâle pour neuf femelles (Leuckart).

forme elle ne serait pas absorbée dans l'estomac et pénétrerait tout entière dans l'intestin, où elle se trouverait en contact direct prolongé avec les vers. Grâce à la lenteur de son absorption, on éviterait ainsi les accidents d'intoxication.

(1) Laure, *Lyon méd.*, 6 févr. 1887, p. 197.

Les oxyures vermiculaires se développent souvent chez les enfants en nombre très considérable. Ils habitent le gros intestin, particulièrement le rectum, et n'ont presque jamais été rencontrés dans l'intestin grêle; ils sortent par l'anus, surtout le soir, et se répandent sur les replis du sphincter et sur les parties avoisinantes, ils arrivent quelquefois jusqu'à la vulve et au vagin, mais leurs migrations ne s'étendent jamais loin sur les parties sèches de la peau, sur lesquelles ils ne peuvent se mouvoir. Ils se nourrissent de matières fécales.

Les femelles déposent un grand nombre d'œufs dans le rectum et dans le voisinage de l'anus. Les œufs ne se développent probablement jamais sur place, comme l'admettait Küchenmeister. Leuckart, se fondant sur l'analogie qui doit exister entre l'oxyure et les autres vers intestinaux, estime que ces œufs doivent quitter l'individu sur lequel ils ont été pondus et être avalés de nouveau pour pouvoir se développer. Ils sont expulsés avec les matières fécales, puis se répandent sous forme de poussière dans l'atmosphère; ils peuvent alors tomber sur des fruits, des légumes, etc., qui sont mangés crus, et être ainsi réintroduits intacts dans le canal intestinal de l'homme. Leuckart et trois de ses élèves ayant avalé quelques œufs d'oxyures, ces parasites apparurent au bout de deux semaines dans les matières fécales de trois des expérimentateurs, et continuèrent à se montrer chez Leuckart jusqu'à la quatrième semaine; ils atteignaient déjà 6 à 7^{mm} de longueur. Leuckart admet qu'un individu malpropre atteint d'oxyures peut se réinfecter lui-même en se grattant le pourtour de l'anus, ou en portant sa main sur ses draps ou ses vêtements imprégnés des œufs du parasite; ses doigts se chargent alors de ces œufs, qu'il peut avaler sans s'en douter en portant la main à la bouche. Il est bien rare que les oxyures passent d'un individu à un autre, même lorsque deux enfants couchent ensemble, à cause du peu d'étendue de leurs migrations.

Les oxyures peuvent s'observer chez les sujets de tout âge, mais ils sont surtout communs chez les enfants; ils existent dans tous les pays et paraissent être plus abondants au printemps et en automne que dans les autres saisons.

SYMPTOMES. — Les oxyures passent rarement inaperçus pour peu qu'ils existent en nombre chez un individu. Leur présence se révèle en général par un *prurit* violent autour de l'anus, l'enfant se gratte continuellement; dans quelques cas, le prurit est d'une intensité extrême, s'accompagne de ténesme et arrache des cris au petit malade. Ce symptôme s'observe habituellement vers le soir, au moment où l'enfant se met au lit, et il correspond probablement au moment où les vers sortent du rectum ; il cesse en général au bout d'une heure ou deux pour reparaître le lendemain à la même heure, quelquefois avec une périodicité remarquable qui peut induire en erreur sur le diagnostic de la maladie (Cruveilhier).

Lorsqu'on examine la marge de l'anus, on la trouve en général saine, mais la muqueuse qui tapisse le sphincter est injectée, gonflée et enduite d'un mucus quelquefois sanguinolent; on découvre souvent des oxyures dans les plis du sphincter. Chez un garçon de treize ans atteint d'un eczéma du pli génito-crural et des parties voisines du scrotum et de la cuisse qui s'accompagnait d'un prurit intense, Michelson (1) découvrit, à l'examen microscopique des lamelles épidermiques de la région malade, une grande quantité d'œufs d'oxyures, dont quelques-uns renfermaient des embryons à divers degrés de développement.

L'examen des matières fécales y fait généralement constater la présence des vers; quelquefois les oxyures ne se montrent dans les selles qu'après l'emploi d'un vermifuge. On y reconnaît toujours au microscope un grand nombre de leurs œufs. Lorsque les oxyures sont nombreux, les matières fécales sont souvent liquides, enveloppées de mucosités et quelquefois striées de sang. Si les vers envahissent les parties génitales, ils peuvent occasionner chez les petites filles un écoulement muqueux de la vulve et du vagin, et ils provoquent en général une vive démangeaison qui pousse l'enfant à gratter ces organes et peut amener des habitudes de masturbation.

Dans quelques cas, les oxyures ont paru déterminer des affections nerveuses sympathiques plus ou moins graves;

(1) Michelson, *Berl. klin. Woch.*, 1877, p. 473.

on a attribué à leur présence, comme à celle du tænia et des ascarides, l'éclampsie, l'épilepsie, la chorée et des désordres intellectuels (Davaine). Souvent ils exercent une influence fâcheuse sur le caractère et la santé de l'enfant par l'irritation nerveuse répétée qu'ils déterminent.

Les oxyures constituent souvent une affection très rebelle à la thérapeutique et qui récidive facilement.

TRAITEMENT. — Parmi les nombreux remèdes qui ont été proposés contre les oxyures, la santonine, le calomel, les purgatifs, sont surtout indiqués; on joindra à ces moyens des frictions faites au pourtour de l'anus avec une petite quantité d'*onguent mercuriel simple*, afin de détruire les parasites lorsqu'ils sortent au dehors. Lallemand, de Montpellier, conseillait les *eaux sulfureuses* naturelles prises en boisson ou en lavements. Les *lavements* avec l'eau froide, additionnée d'une cuillère à café de sucre ou de glycérine neutre, ont été également employés avec avantage; mais, pour être efficaces, ces lavements doivent être répétés au moins pendant quinze jours, autrement les vers ne tardent pas à reparaître.

Cobbold (1) estime que les remèdes échouent souvent, parce qu'ils ne sont pas accompagnés d'un traitement hygiénique convenable et parce que les oxyures remontent quelquefois très haut dans le gros intestin, jusqu'au cœcum; cet auteur préconise les purgatifs salins répétés, suivis de grands lavements d'eau simple ou mélangée à une petite quantité d'éther chlorhydrique, de sulfate de fer, d'aloès ou d'asa fœtida; ces lavements seront continués pendant plusieurs jours. Monti recommande dans les cas rebelles de grands lavements d'un litre d'eau bouillie additionnée de 5 grammes de savon médicinal.

A la suite de ce traitement, il sera bon de prescrire les amers et de recommander des soins rigoureux de propreté.

ARTICLE XXII. — MALADIES DU FOIE.

La plupart des affections du foie étudiées chez l'adulte peuvent se rencontrer dans le jeune âge; quelques-unes

(1) Cobbold, *Brit. med. Journ.*, févr. 1874, p. 167.

cependant, telles que la lithiase biliaire, y sont très rares; en outre, en dehors de l'*ictère des nouveau-nés,* dont il sera question plus loin (voir le chapitre *Maladies des nouveau-nés*), ces affections ne présentent guère de caractères propres à l'enfance, aussi ne ferons-nous, pour la plupart, que les mentionner brièvement. Nous ne consacrerons d'articles spéciaux qu'à la *cirrhose* et aux *kystes hydatiques.*

L'**ictère** peut se produire dans la seconde enfance sous l'influence des mêmes causes que chez l'adulte. On l'a vu survenir exceptionnellement dans l'atrophie jaune aiguë du foie, à la suite de tumeurs hépatiques, dans l'empoisonnement par le phosphore (Lewin) (1) ou dans le cours des affections organiques du cœur, mais le plus souvent il est dû à un *catarrhe des voies biliaires.* Cet ictère s'observe parfois chez les enfants sous forme d'épidémies (Rehn) (2) et est probablement causé alors par une influence saisonnière ou contagieuse; Weissembach (3) cite le cas de quatre enfants d'une même famille qui furent successivement atteints d'ictère à huit jours de distance et transmirent la maladie à d'autres enfants. Nous pourrions citer d'autres faits analogues dont nous avons eu connaissance; il s'agissait toujours d'une affection bénigne. Les épidémies d'ictère grave rapportées par les anciens auteurs, telles que celle d'Essen en 1772, qui frappait particulièrement les enfants, étaient probablement des fièvres bilieuses.

Les symptômes de l'ictère catarrhal sont les mêmes que chez l'adulte : décoloration des selles, teinte jaune des téguments et de l'urine, anorexie, embarras gastrique, constipation, etc. Henoch n'a jamais observé chez l'enfant le *ralentissement du pouls,* qui se produit chez l'adulte sous l'influence de la cholémie. La maladie s'accompagne dans quelques cas de symptômes généraux, tels qu'une fièvre légère, d'hypertrophie de la rate, d'un peu d'albuminurie et constitue alors l'affection qui a été décrite sous les noms de *typhus hépatique* ou de *maladie de Weil.*

(1) Lewin, Studien über Phosphorvergiftung. *Virch. Arch.*, XXI, p. 306.

(2) Rehn, Eine Icterus-Epidémie. *Jahrb. f. Kinderheilk.*, N. F., 1869, III, p. 197.

(3) Weissembach, *Rev. méd. de la Suisse rom.*, 1892, p. 101

Le traitement de l'ictère catarrhal ne consistera habituellement que dans l'administration d'une eau *alcaline* (Vichy, Vals) à jeun et dans l'emploi judicieux de *purgatifs* légers (magnésie, manne, sulfate de soude) et, dans les cas présentant une certaine intensité, du *calomel* à doses fractionnées (0,01 à 0,02 par jour en 4 paquets ou pilules). Henoch considère l'*acide chlorhydrique* comme un des remèdes les plus efficaces contre la cholécystite catarrhale. On pourra l'administrer sous forme de limonade chlorhydrique (un petit verre après chaque repas). Les injections répétées d'eau froide ont aussi donné de bons résultats dans le traitement de l'ictère catarrhal chez les enfants (1).

L'**atrophie jaune aiguë du foie** est une affection très rare chez les enfants. Hyla Greves (2) en a cependant réuni 17 exemples dans la littérature, et nous en connaissons 4 publiés depuis. Siegenbeck van Heukolom (3) en a observé un chez un enfant de trois mois. La maladie offre les mêmes caractères et les mêmes lésions que chez l'adulte.

La **congestion du foie** aiguë ou chronique peut survenir, chez les enfants sous l'influence de causes diverses, telles qu'un empoisonnement par le phosphore, une fièvre infectieuse, surtout certaines fièvres intermittentes à forme pernicieuse, l'action prolongée d'une haute température etc.; mais c'est dans les affections du poumon et surtout dans celles du cœur, que la congestion hépatique a été le plus souvent rencontrée dans le jeune âge ; elle se traduit en général alors par une hypertrophie considérable de l'organe, et on trouve à l'autopsie l'altération décrite sous le nom de foie *muscade*.

L'**hépatite avec abcès** a été observée quelquefois chez les enfants à la suite de contusion du foie (Constant, Renaud, Lœschner), ou comme complication d'une phlébite

(1) Voir : Krull, *Berl. klin. Woch.*, 1877, n° 12 ; — Kraus, *Arch. f. Kinderheilk.*, 1886, VIII, p. 1.

(2) Hyla Greves, *Liverp. med. chir. Journ.*, 1884, n° 7.

(3) Siegenbeck van Heukolom, *Weekblatt van het Nederl. Tijdschr. voor Geneesk*, 1888, I, n° 7.

ombilicale et d'une pyléphlébite (Bernhard) (1) ; elle survient dans les pays tropicaux, soit spontanément, soit à la suite de la dysenterie, mais ces faits sont inconnus dans nos climats. Nous avons déjà indiqué la présence de vers intestinaux dans les conduits biliaires comme pouvant déterminer des abcès hépatiques. Les abcès du foie ne présentent dans leurs symptômes et leur traitement rien qui soit spécial à l'enfance.

La **dégénérescence amyloïde du foie** s'observe le plus souvent chez les enfants qui souffrent d'une suppuration prolongée, surtout d'une suppuration chronique des os ou des ganglions lymphatiques; elle est alors un des phénomènes ultimes de la scrofule grave. On la rencontre aussi quelquefois dans le cours de la tuberculisation pulmonaire chronique et de la syphilis, plus rarement dans la leucémie, l'entérite chronique ou dans la cachexie amenée par une fièvre typhoïde d'une durée anomale.

Sous l'influence de cette dégénérescence, qui se reconnaît à l'autopsie par la coloration spéciale que présentent les parties altérées sous l'action de l'eau iodée, le foie prend parfois des dimensions énormes; c'est ainsi que, dans un cas observé par Schüppel sur un enfant de dix ans, cet organe pesait près de 3 kilos. Les reins et la rate sont généralement atteints en même temps que le foie de l'altération amyloïde ; parfois la muqueuse intestinale présente aussi la même dégénérescence. (Voir l'art. *Entérite chronique*, p. 598.)

La maladie, survenant dans le cours d'une autre affection, présente peu de symptômes qui lui soient propres ; on devra la soupçonner quand, chez un enfant déjà cachectique, on observera une hypertrophie du foie accompagnée d'une hypertrophie de la rate et d'albuminurie abondante. Cette augmentation du foie frappe déjà souvent à la simple inspection, à côté de la maigreur générale de l'enfant, surtout quand il n'y a pas en même temps de l'ascite ou du météorisme. La palpation et la percussion font percevoir, dans la région du foie, une tumeur volumineuse, indolente à la pression. Ce symptôme est quel-

(1) Bernhard, *Jahrb. f. Kinderheilk.*, XXV, 1886.

quefois le seul que présente la maladie, mais on voit souvent celle-ci se compliquer de troubles dans les fonctions digestives et parfois d'ascite.

Sa durée est toujours longue et la mort survient en général sous l'influence de la cachexie générale ou de l'affection primitive qui a déterminé la dégénérescence du foie. Quelques faits cependant permettent d'admettre que la maladie, lorsqu'elle est encore peu développée, est parfois susceptible de guérison.

Le traitement de la dégénérescence amyloïde du foie se réduira à celui de la maladie primitive, dont elle n'est qu'une manifestation ultime. Le chlorydrate d'ammoniaque à la dose de 0gr,25 à 0gr,50, trois fois par jour, est préconisé par Budd, qui lui aurait dû un succès dans un cas qui avait résisté aux mercuriaux et à l'iodure de potassium.

Les **calculs biliaires** sont tout à fait exceptionnels dans l'enfance ; cependant quelques auteurs (Bouisson, Portal, Lieutaud, Cruveilhier, Bärenspung) en ont rencontré à l'autopsie de petits enfants et même de nouveau-nés. Frerichs mentionne le cas d'une petite fille de sept ans comme celui où il a trouvé ces calculs à l'âge le moins avancé ; quelques autres cas de la même affection ont été observés dans la seconde enfance. Le plus souvent, les calculs n'ont donné lieu chez les enfants à aucun symptôme pendant la vie ; Birch Hirschfeld mentionne cependant un cas de Lolatte (1) relatif à un enfant de quinze ans qui souffrait de coliques hépatiques; ces coliques furent accompagnées d'ictère et suivies de l'expulsion de plusieurs calculs avec les selles. J. Simon a observé un fait semblable chez un enfant de cinq à six ans, et Gibbons chez un enfant de douze ans. Mercat (2) rapporte deux cas de colique hépatique chez des sujets de dix à douze ans recueillis dans le service de Cadet de Gassicourt. Parrot a constaté la présence d'un calcul biliaire accompagné d'ictère chez un nouveau-né de douze jours, et Dunbar Walker (3) a vu un

(1) Lolatte, *Gaz. méd.*, 1834, II, n° 2.

(2) Mercat, *Thèse de Paris*, 1884.

(3) Dunbar Walker, *Brit. Journ.*, 1882, n° 1112.

enfant de trois mois qui, à l'âge d'un mois, avait présenté de l'ictère, rendre trois calculs biliaires, dont le plus gros pesait 2 grammes, après avoir éprouvé pendant quelques heures des symptômes de malaise et de douleur. V. Gautier, de Genève, nous a communiqué le cas d'une petite fille de huit ans qui rendit avec les selles une douzaine de calculs, dont les deux plus gros ne dépassaient pas le volume d'un grain de chenevis. Ces calculs furent expulsés à la suite de coliques violentes et répétées pendant deux jours avec vomissements, ictère et ralentissement du pouls. Cette enfant fut prise encore deux fois de crises de colique hépatique, mais moins intenses; elle cessa d'en avoir à la suite d'une cure aux eaux de Brides.

Nous avons déjà parlé des *tumeurs malignes* (p. 325) et des *altérations syphilitiques* du foie dans la syphilis héréditaire précoce (p. 300). Il sera question plus loin de la *tuberculose* de cet organe (p. 663).

Article XXIII. — CIRRHOSE DU FOIE.

La cirrhose du foie est une affection rare dans le jeune âge, moins cependant qu'on ne l'a cru longtemps, et on peut évaluer actuellement à plus de cent (1) le nombre de cas relatifs à l'enfance qui en ont été publiés. Nous en avons observé nous-mêmes six dont trois ont été vérifiés par l'autopsie. Sur 7000 enfants malades, West n'a rencontré que 4 fois la cirrhose. Toedten (2) l'a trouvée par contre 13 fois sur 889 autopsies faites en sept ans à l'Hôpital d'enfants de l'Université de Munich; elle avait passé inaperçue pendant la vie dans 40 0/0 des cas.

ÉTIOLOGIE. — La maladie a été observée plus fréquemment chez les garçons que chez les filles. Les deux tiers des cas de cirrhose hépatique infantile réunis par Palmer Howard (3) appartiennent au sexe masculin.

(1) Une des dernières statistiques, celle de W. Edwards (*Arch. of Paediatrics*, juil. 1890), arrive à cent cas, mais elle est maintenant dépassée.

(2) Toedten, Die Lebercirrhose im Kindesalter, Munich, 1892.

(3) P. Howard, *Amer. Journ. of med. Sc.*, oct. 1887, p. 350.

La majorité des cas a été rencontrée chez des sujets de six à quinze ans, et surtout de neuf à douze ans, mais la cirrhose peut être plus précoce ; on cite même des cas où elle était congénitale et était alors parfois liée à des anomalies des canaux biliaires.

Wunderlich (1) a observé la cirrhose hépatique chez deux sœurs de onze à douze ans chez lesquelles elle paraissait occasionnée par des habitudes alcooliques. Jollye (2) l'a aussi rencontrée chez un frère et une sœur de onze et dix ans, et l'attribua à l'influence de la rougeole ainsi qu'à l'abus de vinaigre.

L'*alcoolisme*, rare dans le jeune âge, ne joue qu'un rôle restreint dans l'étiologie de la cirrhose infantile ; il paraît cependant en avoir été la cause déterminante dans au moins 11 0/0 et probablement dans 17 0/0 des cas publiés. Une des observations de Toedten se rapporte à un enfant de vingt-et un mois qui buvait jusqu'à un litre et demi de bière par jour ! Le foie de l'enfant paraît être plus vulnérable à l'alcool que celui de l'adulte ; aussi la thérapeutique alcoolique ne doit-elle être employée que très passagèrement chez les jeunes sujets.

La *syphilis* est une des causes de la cirrhose hépatique chez les enfants ; dans sa forme héréditaire tardive, elle peut se localiser sur le foie et revêtir la forme d'une hépatite interstitielle diffuse impossible à distinguer cliniquement de la cirrhose non spécifique. Barthélemy (3) a publié huit observations de cette affection recueillies chez des enfants de cinq à treize ans avec cinq guérisons qui furent dues à ce que le traitement spécifique fut appliqué à temps et avec l'énergie voulue. Jollye n'admet la syphilis comme cause probable de la cirrhose infantile que dans 16 0/0 des cas. Nous croyons cette proportion trop faible ; les lésions hépatiques trouvées à l'autopsie sont très suspectes à ce point de vue dans un certain nombre de cas sans antécédents spécifiques connus (4).

(1) Wunderlich, *Arch. der Heilk.*, 1856.

(2) Jollye, *Brit. med. Journ.*, 1892, I, p. 858.

(3) Barthélemy, *Arch. gén. de méd.*, 1884, I, pp. 513 et 674.

(4) Voir un cas de Morel Lavallée, *Rev. mens. des mal. de l'enf.*, 1885, p. 166.

L'inefficacité du traitement antisyphilitique s'explique facilement quand la maladie est trop avancée ou se complique de dégénérescence amyloïde du foie. Peut-être aussi la syphilis du premier âge crée-t-elle seulement un terrain favorable à la cirrhose qui se développe dans la seconde enfance sous l'influence d'autres causes.

Les *fièvres éruptives*, la scarlatine et la rougeole principalement, peuvent s'accompagner d'une hépatite interstitielle aiguë qui dans quelques cas se transforme en cirrhose confirmée; aussi quelques auteurs (Laure et Honorat [1], Botkin, Henoch) admettent-ils une forme infectieuse de cette affection. Sur 100 cas de cirrhose infantile, W. Edwards a trouvé 25 fois une fièvre éruptive antérieure; dans d'autres cas, on a noté dans les antécédents la fièvre typhoïde, la coqueluche, la diphtérie, la fièvre intermittente, des brûlures étendues, etc. Il est difficile d'admettre sans réserve pour tous ces cas une relation de cause à effet, si l'on compare la rareté de la cirrhose à la fréquence des maladies infectieuses dans l'enfance.

La *tuberculose* peut donner lieu chez l'enfant, comme l'a démontré Hutinel (2), à une forme clinique de la cirrhose dont l'évolution est parfois assez lente; cette forme représente le 13 0/0 des cas dans la statistique d'Edwards. Dans deux cas observés par Pitt (3), la cirrhose compliquait une tuberculose abdominale.

Les *maladies du cœur* se compliquent parfois de cirrhose. Le foie muscade hypertrophié et induré a été signalé chez l'enfant par Gee (4), par Bouchut (5) et par Hanot et Parmentier (6).

La *cirrhose hypertrophique biliaire* a été observée à la suite de malformations des voies biliaires (Lotze [7], Mul-

(1) Laure et Honorat, *Rev. mens. des mal. de l'enf.*, 1887, pp. 97 et 159.

(2) Hutinel, *Bull. méd.*, 1889, p. 1595, et 1890, p. 33.

(3) Pitt, *Med. Times and Gaz.*, 26 déc. 1885.

(4) Gee, *St-Bartholomew's Hosp. Rep.*, 1871, VII, p. 144.

(5) Bouchut, *Clin. de l'hôp. des Enf. mal.*, 1884, p. 317.

(6) Hanot et Parmentier, *Arch. gén. de méd.*, 1890, II, p. 439.

(7) Lotze, *Berl. klin. Woch.*, 1876.

ler [1], Oliver [2], Freund [3], Gibbs [4]). Dans un cas de Bettelheim (5), le point de départ de la cirrhose paraissait être dans le canal cholédoque comprimé au niveau du hile du foie par deux gros ganglions.

Dans un certain nombre de cirrhoses de cause inconnue, la maladie s'accompagne d'une inflammation des séreuses (périhépatite, péritonite chronique simple, pleurésie, péricardite). Le mot de diathèse fibroïde, inventé pour de pareils cas par Burdon Sanderson (6), n'explique rien. Nous résumons ici un cas qui nous est personnel et qui rentre dans cette catégorie (7) : Un garçon de six ans et demi est pris d'une anémie sans cause connue suivie d'une ascite ; un engorgement temporaire des ganglions bronchiques ayant coïncidé avec le début de la maladie, on crut à une tuberculose. Le foie était dur, mais hypertrophié. Une première ponction fut pratiquée un mois après le début de l'ascite, et il en fut fait trente-six en tout pendant l'espace de deux années donnant chaque fois de deux à sept litres de liquide. Vers la fin de la maladie, il se fit un épanchement pleural qui nécessita deux fois la thoracentèse. L'enfant finit par succomber. On constata à l'autopsie l'absence complète de tuberculose et l'existence d'une cirrhose hypertrophique du foie, qui était accompagnée d'une périhépatite et d'une péritonite chronique caractérisée par de nombreuses adhérences entre les organes abdominaux ; la rate était hypertrophiée, et on trouva une symphyse totale du péricarde et de la plèvre gauche. Les voies biliaires étaient normales. L'enfant n'avait jamais présenté d'ictère. Les antécédents de famille et le résultat de l'autopsie permettaient d'exclure absolument l'influence de la syphilis ou de l'alcoolisme. L'enfant n'avait été atteint, en fait de ma-

(1) Muller, *Th. de Gœttingue*, 1884.

(2) Oliver, *Brit. med. Journ.*, 5 juin 1880.

(3) Freund, *Jahrb. f. Kinderheilk.*, 1875, IX, p. 178.

(4) Gibbs, *Trans. of the pathol. Soc. of. London*, XXXIV, 1882.

(5) Bettelheim, *D. Arch. f. klin Med.*, 1891, XLVIII, p. 438.

(6) Voir : *Dublin Journ. of med. Sc.*, 1877, p. 87 ; — Cayley, *Trans. of. the path. Soc. of London*, 1877, XXVII, p. 195.

(7) Voir : D'Espine, *Sem. méd.*, 1893, p. 380.

ladies infectieuses, que d'une pneumonie à l'âge de onze mois et d'une poussée d'eczéma quelques mois avant le début de l'ascite.

ANATOMIE PATHOLOGIQUE. — La plupart des cirrhoses dans l'enfance sont des cirrhoses mixtes se rapprochant de la cirrhose hypertrophique graisseuse de Sabourin. Le foie a été trouvé agrandi dans le plus grand nombre des autopsies (10 fois dans les 14 autopsies de Toedten). D'autres fois il était manifestement atrophié, mais contenait néanmoins de la graisse; dans un cas rapporté par Cazalis (1), relatif à un enfant de neuf ans, l'atrophie du foie était telle que les dimensions de cet organe ne dépassaient pas celles d'un poing d'adulte. On a quelquefois rencontré la cirrhose annulaire, principalement quand la maladie était due à l'alcoolisme.

La *cirrhose biliaire* avec foie hypertrophié et ictérique a été trouvée chez l'enfant, où elle présentait les mêmes caractères que chez l'adulte: cirrhose insulaire avec néoformation de canalicules biliaires. L'un de nous en a publié un cas typique (2) que nous reproduisons plus loin (voir l'art. *Ictère des nouveau-nés*) et Neumann (3) a observé un cas analogue, congénital, et probablement d'origine syphilitique. Nous avons trouvé cinq autres observations de cirrhoses biliaires primitives (Steffen [4], S. West [5], Gibbons [6], Hutton [7], Zehnpfenning [8]) et deux où la maladie était consécutive à une compression du canal cholédoque par des ganglions du hile (Duvernoy [9], Bettelheim [10]).

Les cas de *cirrhose tuberculeuse* appartiennent à la forme mixte graisseuse, constituée par une stéatose occupant

(1) Cazalis, *Bull. de la Soc. anat.*, 1874, p. 878.
(2) D'Espine, *Gaz. méd. de Paris*, 1880, nos 43 et 48.
(3) Neumann, *Berl. klin. Woch.*, 1893, p. 445.
(4) Steffen, *Jahrb. f. Kinderheilk.*, 1859, II, p. 211.
(5) S. West, *St-Bartholomew's Hosp. Rep.*, 1878, XIII, p. 221.
(6) Gibbons, *India med. Gaz.*, 1890, XXV, p. 119.
(7) Hutton, *Brit. med. Journ.*, 1883, I, p. 114.
(8) Zehnpfenning, *Th. de Bonn*, 1890.
(9) Duvernoy, *Bull. de la Soc. anat.*, 1879, p. 520.
(10) Bettelheim, *loc. cit.*

surtout la périphérie des lobules et une sclérose partant des espaces portes au milieu de laquelle on rencontre des granulations tuberculeuses (Hutinel).

Les cas de *cirrhose syphilitique* se distinguent parfois à l'autopsie de ceux des autres formes par la présence de profonds sillons fibreux qui donnent au foie un aspect cordé. On trouve souvent des cicatrices stellaires à la surface de l'organe et une répartition irrégulière des parties hypertrophiées et atrophiées dans les divers lobes. La périhépatite est toujours très caractérisée. On peut trouver un mélange de la forme scléreuse et de la forme gommeuse (Barthélemy).

SYMPTOMES. — La cirrhose du foie n'est souvent chez l'enfant qu'une trouvaille d'autopsie ; cette forme latente serait, d'après Toedten, la plus fréquente.

D'autres fois, les symptômes sont les mêmes que chez l'adulte ; ce sont le plus souvent, au début, des troubles digestifs, accompagnés parfois d'un peu d'ictère et d'épistaxis et suivis, quelquefois assez rapidement, de l'apparition de l'ascite. Dans d'autres cas, les seuls prodromes sont un affaiblissement général et les signes de l'anémie. L'ascite, l'hypertrophie du foie et de la rate, la formation du lacis veineux abdominal dans les cas de cirrhose atrophique, sont les phénomènes habituels de la période d'état. L'ictère ne se montre pas dans tous les cas ; il est tout à fait exceptionnel dans l'hépatite syphilitique tardive. Dans cette dernière forme, l'ascite fait rarement défaut, le foie est presque toujours hypertrophié, formant une tumeur considérable, parfois bosselée et inégale. L'atrophie et le développement du lacis veineux sont cependant mentionnés dans quelques cas de cirrhose syphilitique de l'enfance.

Vers la fin de la maladie surviennent des complications diverses : ce sont la pleurésie, l'œdème des jambes, des symptômes nerveux graves (coma, convulsions), quelquefois de l'albuminurie (1), ou bien on n'observe qu'un épuisement général s'accompagnant de fièvre et de diar-

(1) Stack (*The Practitionner*, mars 1892, p. 191) signale, sur 20 cas de cirrhose infantile, 7 cas où il existait de la néphrite aiguë constatée cliniquement et à l'autopsie.

rhée. Parfois l'enfant succombe à une maladie intercurrente. La cirrhose tuberculeuse, qui chez l'adulte (Pilliet, Lauth) peut se terminer rapidement par un état typhoïde rappelant les symptômes de l'ictère grave, aurait chez l'enfant, d'après Hutinel, une marche plus lente et d'apparence plus bénigne.

Dans la cirrhose biliaire, l'ictère est le symptôme prédominant; il se montre en général dès le début; l'ascite est rare, à moins que la maladie ne soit due à la formation de masses ganglionnaires dans le hile du foie, comprimant la veine-porte en même temps que les canaux biliaires. La diathèse hémorragique est très marquée vers la fin et peut être la cause de la mort (cas de Steffen et de D'Espine).

MARCHE et PRONOSTIC. — La cirrhose présente généralement une marche plus rapide chez l'enfant que chez l'adulte. La mort en est la terminaison habituelle, sauf dans les cas d'hépatite syphilitique soumis à temps au traitement spécifique. La durée de la maladie ne dépasse guère deux à trois ans et est habituellement plus courte; cependant, chez un enfant observé par Morel-Lavallée, elle s'étendit à quatre ans. Dans certains cas, la marche a été très rapide à partir du moment où les premiers symptômes morbides ont été constatés; elle a été de trois mois dans un cas de Cazalis, de deux mois et demi dans un cas de Petel, de quarante-cinq jours depuis le début de l'ascite chez un enfant observé par Grisey (1), de six semaines dans un cas de Legg (2). Il est probable que dans plusieurs de ces cas la période latente avait été beaucoup plus longue.

TRAITEMENT. — En présence d'une cirrhose infantile, on fera bien d'essayer du traitement antisyphilitique, lors même qu'aucun renseignement ne ferait soupçonner l'origine spécifique de la maladie. L'observation suivante de Delbet (3) en est la preuve : Un enfant de deux ans et quatre mois présente un état général alarmant, un foie énorme et un peu d'ascite. Le médecin de la famille affirme

(1) Grisey, *Thèse de Paris*, 1878.
(2) W. Legg, *St-Bartholomew's Hosp. Rep.*, 1877, XIII, p. 148.
(3) Delbet, *Bull. de la Soc. anat.*, 1892, p. 681.

que la syphilis est inadmissible. Delbet pratique une laparatomie exploratrice, suivie, à son grand étonnement, d'une amélioration rapide, puis d'une guérison apparente, mais, trois mois après l'opération, apparaissent des gommes sur le front et le cuir chevelu ; on institue alors seulement le traitement spécifique. Barthélemy cite cinq cas de guérison radicale de cirrhoses dues à la syphilis héréditaire tardive par le traitement mixte ; il recommande d'agir vite et fort ; on emploiera successivement les frictions mercurielles et l'iodure de potassium à la dose de 1 à 2 grammes par jour.

Dans la cirrhose alcoolique, on pourra, si l'on s'en rapporte aux observations faites sur l'adulte, espérer de guérir les cas récents par l'abstinence complète des boissons fermentées et le *régime lacté*. Ce régime sera prescrit, si possible, dans toutes les formes de la maladie.

Dans la cirrhose biliaire avec ictère, on a recommandé les traitements successifs par le *calomel*. L'action diurétique de ce médicament, pris à la dose de 0,15 à 0,30 dans la journée en trois ou quatre paquets, peut être avantageusement utilisée contre l'ascite. Le traitement sera suspendu au moindre signe d'irritation gingivale. On pourra donner le calomel trois jours de suite, puis ne le reprendre qu'après trois jours de repos et continuer ainsi jusqu'à ce que l'effet diurétique soit produit (1).

La paracentèse abdominale ne sera pratiquée qu'en cas d'urgence. Elle est souvent suivie d'une reproduction rapide de l'ascite et a paru dans quelques cas hâter la terminaison fatale, tandis que dans d'autres cas, elle a prolongé la vie.

ARTICLE XXIV. — KYSTES HYDATIQUES DU FOIE.

ÉTIOLOGIE. — Les kystes hydatiques du foie sont

(1) Bouchard (*Congrès de Besançon*, août 1893), qui préconise le traitement de la cirrhose par le calomel à doses faibles et fractionnées, ne dépasse pas volontiers, chez l'enfant, 0,01 par jour, divisé en quatre prises. Cette médication sera continuée d'une façon ininterrompue pendant six mois. Si elle détermine l'irritation des gencives, la dose sera encore diminuée de façon à ce que le traitement puisse se continuer sans interruption.

surtout communs entre vingt et quarante ans (Davaine), mais ils se rencontrent quelquefois aussi dans l'enfance. Pontou (1) a pu en rassembler 22 cas, et l'un de nous en a observé deux exemples à l'hôpital Sainte-Eugénie pendant l'année 1872. L'existence des kystes hydatiques du foie dans la première enfance est très problématique ; on a publié quelques cas de cette affection chez des enfants de quatre à huit ans ; à partir de huit ou neuf ans, la fréquence de la maladie augmente; un douzième des cas recueillis en Islande par Finsen (2) se rapporte à des enfants au-dessous de dix ans, un tiers des cas rapportés par Pontou (7 sur 21) appartient à des enfants de huit à neuf ans.

Le tænia, dont les œufs fournissent le scolex de l'échinocoque (*tænia echinococus*), habite surtout l'intestin du chien; Finsen explique la grande fréquence des kystes hydatiques chez les Islandais par leur vie en commun avec les chiens (20,000 chiens pour 70,000 âmes). Les enfants, qu'on laisse jouer avec ces animaux, sont donc tout particulièrement exposés aux hydatides.

ANATOMIE PATHOLOGIQUE. — Les kystes hydatiques observés dans le jeune âge sont en général uniloculaires ou présentent deux ou trois poches ; on n'a encore jamais rencontré chez les enfants la variété alvéolaire multiloculaire.

SYMPTOMES. — Les symptômes et la marche des kystes du foie ne diffèrent en rien chez l'enfant de ce qu'ils sont chez l'adulte; nous empruntons à Pontou un résumé des observations qu'il a recueillies.

Le *début* de la maladie est en général difficile à préciser. Le kyste reste quelquefois latent pendant des mois et même des années ou ne se revèle que de temps à autre par quelques douleurs sourdes dans l'hypochondre droit ou plus rarement par de l'ictère, de la fièvre et des douleurs aiguës qui se dissipent rapidement. Il ne détermine guère de troubles locaux ou généraux qu'à un moment

(1) Pontou, *Thèse de Paris*, 1867.
(2) Finsen, *Ugeskrift for Læger*, 3, 1867.

où, par son volume, il est déjà devenu accessible à l'exploration.

La tumeur occupe habituellement le lobe droit du foie et siège plus souvent à la face convexe de l'organe qu'à la face concave. Les symptômes observés dans ces deux cas sont assez différents. Les kystes de la *face convexe* ne s'accompagnent que de quelques troubles respiratoires, qui se bornent en général à un léger essoufflement; dans quelque cas, on peut observer une toux sèche et fréquente, une oppression marquée et des palpitations. Les kystes de la *face concave* déterminent souvent les accidents dus à la compression des canaux biliaires, de la veine porte, de la veine cave, du tube digestif, etc. Ainsi Pontou a noté dans les cas qu'il a observés un ictère intense, des symptômes d'embarras gastrique, le développement des veines sous-cutanées au niveau de l'hypochondre droit, parfois même de l'ascite. D'autres fois le kyste, après une période latente assez longue, détermine de l'amaigrissement et une coloration blanc mat de la peau et des muqueuses; des épistaxis répétées augmentent l'anémie et la faiblesse.

Les signes physiques auxquels on peut reconnaître la présence des kystes hydatiques sont en général plus faciles à percevoir chez l'enfant que chez l'adulte. Grâce à la laxité des côtes, ces kystes se révèlent souvent par une tumeur saillante à l'hypocondre; la minceur des parois abdominales rend plus aisée la palpation de cette tumeur et la perception du frémissement hydatique. Ce dernier signe a été constaté dans six cas sur vingt (Pontou).

Les kystes hydatiques du foie, abandonnés à eux-mêmes, entraînent tôt ou tard la mort; le seul cas de guérison spontanée que nous avons trouvé mentionné chez les enfants est celui de Bohn, relatif à un garçon de huit ans, chez lequel le kyste s'était vidé dans l'*intestin*. Habituellement ce mode de terminaison n'est pas favorable; il entraîne une diarrhée incoercible qui épuise le malade. Le kyste peut se rompre dans le péritoine et déterminer la mort par péritonite suraiguë (obs. de Lassus et De la Porte), ou bien s'ouvrir dans la cavité pleurale, dans les bronches, etc., comme chez l'adulte.

DIAGNOSTIC. — Le diagnostic de la maladie est facile, quand le kyste est assez considérable pour être accessible à l'exploration. On ne pourra alors le confondre ni avec l'*hypertrophie hépatique* des maladies du cœur, ni avec le *foie gras* qui dépasse parfois les fausses côtes chez les enfants tuberculeux ou atteints d'entérite chronique. Les *kystes congénitaux* de l'épiploon pourraient en imposer pour des kystes du foie, quand ils ont contracté des adhérences avec cet organe, comme Gerhardt en a vu quelques exemples; la ponction, dès qu'elle sera possible, lèvera tous les doutes; un liquide clair comme du cristal de roche, non albumineux, faiblement minéralisé, est pathognomonique pour les kystes hydatiques, lors même qu'il ne renfermerait pas de crochets d'échinocoques.

Quand le kyste proémine du côté du thorax ou communique avec la plèvre, il est pris presque toujours pour une *pleurésie purulente*. Le diagnostic n'est possible que si le kyste se vide par les bronches, et, même alors, la présence d'hydatides dans les crachats n'est pas toujours le signe d'un kyste du foie. Roger (1) a observé chez des enfants deux cas d'*hydatides du poumon et de la plèvre*, qui paraissaient s'y être développées primitivement; le foie semblait indemne dans les deux cas, et les symptômes rappelaient ceux de la pleurésie purulente ou de la phtisie pulmonaire; le premier malade, garçon de huit ans, se rétablit rapidement après deux vomiques de pus mélangé à des hydatides; la seconde, jeune fille de quinze ans, succomba à l'hecticité.

TRAITEMENT. — Le traitement des kystes hydatiques réclame toujours à un certain moment l'intervention chirurgicale. L'expérience a montré qu'il faut agir dès que la tumeur est accessible au trocart et ne pas attendre que la rupture devienne imminente. Dans les deux cas que nous avons observés, la ponction suivie de l'aspiration, avec l'appareil Potain s'est faite sans accident et a déterminé une guérison rapide. Murchison (2), qui été le pro-

(1) Roger, *Gaz. hebd.*, 1861, p. 677.

(2) Murchison, *Arch. gén. de méd.*, 1867, II, p. 127.

moteur des ponctions simples, a obtenu 17 guérisons sur 20 opérations ; il recommande d'employer un trocart capillaire et de maintenir le malade dans un état d'immobilité absolue durant les deux jours consécutifs à l'opération. Cette méthode doit avoir le pas sur toutes les autres au début, à moins que les symptômes présentés par l'enfant (douleurs vives au niveau du foie, frissons, fièvre hectique) ne fassent soupçonner la suppuration du kyste. Dans ce cas, il faut *ouvrir largement*, après avoir obtenu des adhérences solides entre le kyste et la paroi abdominale par l'application des caustiques suivant la méthode Récamier. Quel que soit d'ailleurs le mode opératoire employé, il faut empêcher la stagnation du pus dans le kyste et faciliter la sortie des hydatides par des injections désinfectantes fréquentes.

L'ouverture directe de la tumeur, faite avec toutes les précautions de la méthode antiseptique, a été également pratiquée dans ces derniers temps et a donné quelques succès.

Article XXV. — TUBERCULOSE DU TUBE DIGESTIF ET DE SES ANNEXES.

La généralisation des lésions est un des caractères particuliers à la tuberculose de l'enfance ; aussi est-il habituel de trouver des tubercules dans l'intestin, les ganglions mésentériques, le foie, la rate, etc., chez les enfants qui ont succombé à la phtisie pulmonaire. Nous ne mentionnerons ici que pour mémoire les deux seuls cas de *tuberculose bucco-pharyngée* signalés dans le jeune âge, l'un chez un enfant de quatre ans, l'autre chez un enfant de six ans (Spillmann) (1).

1. **Estomac.** — La tuberculose de l'estomac, qui est rare à tout âge, est cependant moins exceptionnelle chez les enfants que chez les adultes.

Rilliet et Barthez ont trouvé dans 20 cas des ulcérations tuberculeuses stomacales siégeant ordinairement le long de la grande courbure, et dont les dimensions variaient

(1) Spillmann, *Thèse d'agrég.*, Paris, 1878.

entre celles d'une lentille et celles d'un écu de cinq francs; excepté dans un seul cas, ces lésions ne s'étaient accompagnées pendant la vie ni de nausées ni de vomissements, ni de douleurs épigastriques. D'après Steiner, qui a observé huit cas de tuberculose stomacale, les signes de cette affection sont des douleurs épigastriques et des vomissements fréquents de substances alimentaires mêlées de stries de sang. Bignon rapporte le cas d'un enfant tuberculeux qui succomba à une hématémèse foudroyante; on trouva à l'autopsie une ulcération arrondie à la grande courbure qui siégeait au niveau des vaisseaux gastro-épiploïques et par laquelle le sang s'était épanché dans le tissu cellulaire sous-péritonéal; la muqueuse stomacale avoisinante était soulevée par plusieurs granulations tuberculeuses. Dans un cas observé par Cazin, et relatif à une petite fille de dix ans atteinte de scrofule ganglionnaire, on constata également une hématémèse abondante, une ulcération de l'estomac et des granulations tuberculeuses de la muqueuse de cet organe.

2. **Intestins.** — La tuberculose intestinale se rencontre à peu près chez le tiers des enfants tuberculeux (Steiner); elle coïncide presque toujours avec la tuberculose d'autres organes, tels que le péritoine, les ganglions mésentériques ou bronchiques, le foie, les poumons, etc.; il est extrêmement rare de voir la tuberculose se limiter exclusivement à l'intestin.

Le siège de prédilection des lésions tuberculeuses est l'intestin grêle, surtout l'iléon, parfois aussi la partie du cœcum qui avoisine la valvule de Bauhin. Les tubercules se déposent sous forme de *granulations demi-transparentes* dans le tissu sous-muqueux; en même temps les glandes intestinales sont le siège d'inflammations tuberculeuses qui donnent naissance à des foyers caséeux miliaires, puis à des *ulcérations*; celles-ci sont sinueuses, inégales, déchiquetées; elles s'étendent surtout perpendiculairement à l'axe de l'intestin et affectent ainsi une forme annulaire; leurs bords sont habituellement décollés, et leur fond se couvre de granulations demi-transparentes; celles-ci, en se caséifiant, contribuent à augmenter la profondeur de l'excavation. Ces ulcérations atteignent très rarement chez l'enfant les dimensions que l'on observe chez l'adulte. C'est ainsi que le type annulaire complet, avec rétrécissement consécutif de l'intestin, est tout à fait exceptionnel. Au contraire les lésions tuberculeuses des plaques de Peyer paraissent plus fréquentes chez l'enfant que chez l'adulte (Spillmann).

La *diarrhée* est le seul signe par lequel se révèle la tuberculose de l'intestin; son abondance est en raison directe du nombre et de l'étendue des ulcères ; cependant on ne peut conclure de ce qu'un enfant tuberculeux a des évacuations liquides à la présence d'ulcérations intestinales, car la diarrhée peut être liée à un simple catarrhe de la muqueuse. La constatation des bacilles tuberculeux dans les selles est au contraire un signe pathognomonique de l'entérite tuberculeuse.

Sur 63 enfants tuberculeux observés par Rilliet et Barthez, le dévoiement s'est déclaré dès le début dans la moitié des cas, à une époque également distante du début et de la terminaison fatale dans le tiers des cas ; dans le plus petit nombre des cas, la diarrhée n'est survenue qu'à la fin ou a manqué.

Le *traitement* de l'entérite tuberculeuse est celui de l'entérite chronique ; les opiacés et les astringents sont particulièrement indiqués.

3. **Ganglions mésentériques.** — On a confondu sous le nom de *carreau* des affections très différentes telles que le gros ventre des rachitiques, l'entérite chronique non tuberculeuse et la péritonite tuberculeuse; il faut réserver ce nom à la *phtisie mésentérique.*

Rilliet et Barthez ont constaté la tuberculisation des ganglions mésentériques chez la moitié des enfants tuberculeux qu'ils ont observés, mais cette lésion n'était avancée et prédominante que chez un seizième de ces enfants ; on voit donc que le carreau, contrairement à l'opinion vulgaire, n'est pas une maladie fréquente. Les garçons en sont plus souvent atteints que les filles ; rare avant trois ans et après douze ans, le carreau atteint son maximum de fréquence vers l'âge de cinq ans. Bednar a rencontré une fois la tuberculose mésentérique sans autre complication chez un enfant à la mamelle et

Noble (1) l'a observée chez un nouveau-né où elle se compliquait d'un abcès situé sous le diaphragme.

Les ganglions tuberculeux sont au début augmentés de volume, rouges à la coupe et parsemés de foyers caséeux miliaires qui ont été pris souvent pour des granulations tuberculeuses. A un stade plus avancé, toute la masse du ganglion se ramollit et prend une teinte blanchâtre qui lui donne l'aspect d'un marron dépouillé de son enveloppe. Parfois plusieurs masses ganglionnaires s'accolent et forment une tumeur bosselée qui peut atteindre le volume des deux poings. Les ganglions tuberculeux peuvent suppurer ou se crétacer ; parfois ils subissent la dégénérescence amyloïde (Steiner).

La tuberculose mésentérique s'accompagne presque toujours de tuberculose intestinale ; on voit souvent alors se dessiner sous la séreuse des vaisseaux lymphatiques noueux, moniliformes, blanchâtres, qui, partant des ulcérations de l'intestin, vont se rendre aux ganglions mésentériques ; ces vaisseaux sont distendus par de la matière tuberculeuse formée soit par de vraies granulations, soit par les produits d'une lymphangite caséeuse (Thaon). La tuberculose du mésentère est donc habituellement *secondaire* à celle de l'intestin, mais dans quelques cas on ne peut contester l'existence d'une tuberculose ganglionnaire *primitive*, qui est sous la dépendance directe de la diathèse. Le carreau coïncide au contraire rarement avec la tuberculose du péritoine (Rilliet et Barthez).

Les anciens auteurs (Baumes, Goy, Guersant) ont distingué un *carreau indolent* et un *carreau douloureux*. Cette dernière variété se rapporte à la péritonite tuberculeuse, qu'ils confondaient avec la phtisie mésentérique. Dans le carreau proprement dit, le ventre reste mou, indolent; il est rarement ballonné, il est en général facile à déprimer; la palpation fait sentir au niveau de l'ombilic et en avant de la colonne vertébrale une *tumeur* dure, bosselée, peu mobile, douloureuse au toucher , formée par l'agglomération des ganglions engorgés. Pour bien sentir cette tumeur, il faut saisir les parois du

(1) Noble, *Amer. journ. of med. Sc.*, juill. 1889, p. 29.

ventre entre les deux mains placées latéralement dans chaque flanc et les rapprocher peu à peu de la ligne médiane, jusqu'à ce qu'on soit arrivé sur la masse ganglionnaire, qui se trouve alors prise entre les deux mains (W. Jenner).

Le carreau n'a pas de symptômes qui lui soient propres, à part la tumeur abdominale. On a vu quelquefois la masse ganglionnaire déterminer de l'*ascite* et une *dilatation des veines abdominales*, parfois même de l'*œdème des membres inférieurs* par la compression de la veine cave (Rilliet et Barthez, Steiner). Tous les autres symptômes qui sont mentionnés par les auteurs, tels que l'amaigrissement, la diarrhée, la pâleur, etc., dépendent presque toujours d'autres localisations tuberculeuses ou de la diathèse elle-même. On a remarqué néanmoins que dans le carreau, plus que dans toute autre forme de la tuberculose, l'appétit, loin d'être amoindri, est parfois augmenté; cette *voracité* a d'ailleurs été observée aussi dans le rachitisme et le catarrhe chronique des intestins.

Certains auteurs admettent la curabilité du carreau; Rilliet et Barthez ont trouvé dans le mésentère d'un enfant une masse tuberculeuse considérable qui avait subi dans son entier la transformation crétacée. La gravité du mal dépend le plus souvent des autres localisations tuberculeuses concomitantes (intestins, poumons, bronches, etc.).

Le *traitement général* du carreau sera celui de la scrofule et de la tuberculose (voir p. 279 et 295); on insistera particulièrement sur l'emploi des eaux thermales bromo-iodurées, salines et sulfureuses (Lavey, Bex, Salins, Kreuznach, Nauheim). Quant au *traitement local*, on a préconisé les badigeonnages à la *teinture d'iode*, qui méritent d'être essayés.

4. **Foie.** — La tuberculisation du foie, si rare chez l'adulte, est commune chez les enfants tuberculeux, surtout de trois à cinq ans. Elle accompagne en général la tuberculisation pulmonaire subaiguë à forme pneumonique et la phtisie mésaraïco-intestinale. Le produit tuberculeux le plus fréquent est la *granulation;* on trouve souvent à l'intérieur du foie un semis de granulations grises demi-transparentes, parfois fibreuses, entourées

d'une auréole rougeâtre qui contraste avec la couleur jaune-chamois du reste de l'organe, qui est presque toujours en état de *dégénérescence graisseuse*. Parfois, mais plus rarement, on rencontre à l'intérieur du foie de grosses masses tuberculeuses, formées probablement par des granulations confluentes. Gaucher (1) a trouvé, chez un enfant atteint de tuberculose de divers organes, des tubercules des conduits biliaires, tandis que le foie lui-même n'en présentait pas. Nous avons parlé plus haut de la cirrhose hépatique à forme tuberculeuse.

La tuberculose du foie ne se révèle le plus souvent pendant la vie par aucun symptôme appréciable.

5. **Rate.** — La rate est chez l'enfant un des organes où les tubercules se développent le plus fréquemment et avec le plus d'abondance. C'est comme dans le foie, sous la forme de granulations, beaucoup plus rarement d'infiltration, que se présente la tuberculose dans la rate. Elle n'a d'ailleurs qu'un intérêt anatomo-pathologique.

Article XXVI. — PÉRITONITE AIGUË SIMPLE.

ÉTIOLOGIE. — La péritonite est plus rare dans la *seconde enfance* que chez le nouveau-né (voir le chapitre *Maladies des nouveau-nés*) ou que chez l'adulte. Elle est souvent secondaire et a été rencontrée surtout dans le cours de la *scarlatine*, où elle se développe tantôt pendant l'éruption, tantôt pendant la convalescence, et elle est souvent alors précédée d'une ascite (Rilliet et Barthez). Elle peut survenir aussi dans la *fièvre typhoïde*, même sans qu'il y ait de perforation intestinale (R. Pott). La péritonite reconnait parfois une origine *traumatique*, telle qu'une chute, un coup sur le ventre, ou bien une opération (ponction d'un kyste, herniotomie, gastro- ou entérotomie, etc). Curling (2) a vu chez un garçon de deux ans une péritonite générale succéder à la contusion d'un testicule retenu à l'anneau. La cause la plus fréquente de la péritonite, chez l'enfant comme chez l'adulte, est une

(1) Gaucher, *Progrès méd.*, 1880, n° 16.
(2) Curling, *Gaz. méd. de Paris*, 1844, p. 675.

lésion des viscères abdominaux, telle que la typhlite ou la pérityphlite, le cancer du rein, l'invagination et surtout la *perforation* de l'intestin. Rilliet et Barthez ont trouvé à l'autopsie d'une jeune fille de douze ans une péritonite circonscrite à la face inférieure du foie, qui avait été causée par une perforation de la vésicule biliaire.

La *péritonite idiopathique* est moins rare dans l'enfance que dans l'âge adulte; Duparcque (1) a décrit une péritonite essentielle, qu'il a observée particulièrement chez les jeunes filles de huit à onze ans, et qui éclate spontanément au milieu d'une bonne santé, sans autre cause appréciable qu'un refroidissement ou une indigestion; cette forme spontanée de la maladie a été observée par d'autres auteurs (Legendre, Rilliet, Marten, Gauderon). Pour Gauderon (2), qui a recueilli 25 observations de péritonite idiopathique, cette affection a été rencontrée chez des enfants de cinq à douze ans, vivant dans des collèges ou des pensionnats; 15 cas se rapportent à des filles, et 10 à des garçons. Gauderon attribue le développement de la maladie au refroidissement après un exercice immodéré. Legrand signale comme cause de la péritonite l'usage de boissons glacées et le décubitus à plat ventre sur la terre humide.

ANATOMIE PATHOLOGIQUE. — Les lésions de la péritonite chez l'enfant sont les mêmes que chez l'adulte.

Dans les *péritonites par perforation*, elles sont en général plus marquées au niveau de la perforation, et le liquide péritonéal est mélangé de matières intestinales ; parfois la péritonite se circonscrit, et les liquides épanchés sont séparés de la cavité péritonéale par une couche épaisse de fausses membranes (Rilliet et Barthez); c'est ce qui s'observe souvent à la suite de l'appendicite perforatrice (voir p. 609).

Dans les cas de *péritonite essentielle* signalés par Duparcque, l'épanchement péritonéal était purulent ou séro-purulent. L'inflammation est plus souvent généralisée à tout le péritoine, mais dans quelques cas elle peut rester circonscrite (Gauderon).

(1) Duparcque, *Ann. d'obst.*, 1842, I, p. 241.
(2) Gauderon, *Thèse de Paris*, 1876.

Dans la *péritonite scarlatineuse*, l'ascite précède parfois la péritonite, aussi trouve-t-on à l'autopsie un liquide séro-purulent abondant.

SYMPTOMES. — La **péritonite primitive essentielle** de la seconde enfance débute par une *douleur abdominale* très vive et limitée au début à l'un des flancs, à l'hypogastre ou au pourtour de l'ombilic. Cette douleur ne tarde pas à se généraliser dans tout l'abdomen; l'enfant reste alors immobile dans le décubitus dorsal, les cuisses fléchies sur le ventre, et les jambes fléchies sur les cuisses (Duparcque). La douleur persiste avec une intensité variable pendant toute la durée de la maladie; elle se ravive en général lorsque la péritonite se termine par suppuration et évacuation du pus par l'ombilic; si l'issue est fatale, elle peut diminuer ou disparaître dans les dernières heures de la vie (Gauderon).

Les *vomissements* manquent rarement; ils sont le plus souvent bilieux, quelquefois muqueux; fréquents au début, ils diminuent parfois pour reparaître au moment de la suppuration. La *constipation* et le *tympanisme* sont habituels, mais ce dernier symptôme peut être masqué au niveau des parties latérales du ventre par la présence d'un *épanchement dans la cavité abdominale*. Cet épanchement est quelquefois assez abondant pour donner la sensation du flot, et il détermine toujours une matité en général facile à déplacer en changeant la position du malade. La *fièvre*, généralement intense au début, est accompagnée de frissons répétés soit au moment de l'invasion de la maladie, soit lors de l'établissement de la suppuration.

Si rien n'arrête la marche ascendante de l'inflammation, on voit apparaître du délire, de la stupeur, et la mort survient du cinquième au neuvième jour, exceptionnellement dès le deuxième ou le troisième jour (Duparcque, Rilliet et Barthez).

La guérison est rare; cependant deux malades observés par Duparcque guérirent du huitième au dixième jour; chez une malade de Rilliet, le rétablissement fut complet au bout de trente-sept jours. Quand la péritonite guérit, c'est ordinairement par résorption; quelquefois la guérison a lieu par évacuation du pus au dehors; Rilliet en rapporte deux exemples empruntés aux auteurs. Dans deux observations rapportées par Marten (1) (chez une fille de dix ans et un garçon de cinq ans), la guérison eut lieu par évacuation du pus; dans un cas, l'évacuation fut spontanée, dans l'autre elle fut facilitée par une ponction pratiquée au sommet de la tumeur fluctuante qui s'était formée à l'ombilic; dans les deux cas, le liquide était séro-purulent, il n'avait ni odeur septique ni odeur fécale, ce qui démontre bien qu'on avait affaire à une péritonite aiguë idiopathique; la maladie était survenue sans cause appréciable et avait été générale d'emblée. Fürbringer (2) a observé un fait analogue chez une petite fille de cinq ans.

Cette terminaison par perforation a été signalée par Gauderon dans 8 cas sur 25. Le pus s'était alors frayé une issue à travers la cicatrice ombilicale. Gauderon explique cette terminaison spéciale à l'enfance : parce que, grâce à l'absence du *fascia ombilicalis* à cet âge, l'ombilic est le point le moins résistant de la paroi abdominale. Au moment où la perforation va se faire, l'ombilic devient rouge, empâté, douloureux à la pression ; il est saillant et semble distendu par une hernie, puis il se rompt et donne issue à un pus habituellement phlegmoneux et bien lié, présentant parfois une odeur stercorale évidente, et dont la quantité varie entre un et trois litres. La perforation spontanée survient en général du vingtième au trentième jour de la maladie; elle est habituellement suivie d'une amélioration notable dans l'état général. L'enfant, jusqu'alors miné par la fièvre et les vomissements, semble revenir à la vie; les douleurs diminuent, l'appétit reparaît, le ventre reprend peu à peu sa souplesse et son volume normal. Il se forme une fistule ombilicale qui se ferme quelquefois assez rapidement (dans un cas au bout de huit jours), mais qui peut aussi persister pendant plusieurs mois. Le plus souvent elle est oblitérée au bout d'un mois, mais déjà avant sa fermeture définitive l'enfant est en état de se lever et de marcher. Sur 10 cas de péritonite purulente avec issue du pus par l'ombilic, Gau-

(1) Marten, *Virch. Arch.*, 1861, XX, p. 530.
(2) Fürbringer, *Berl. klin. Woch.*, 8 nov. 1886.

deron a compté 8 guérisons et 2 morts. Dans un de ces derniers cas, il existait des perforations intestinales multiples (1).

La **péritonite par perforation**, lorsqu'elle est généralisée d'emblée, est remarquable par la soudaineté du début des accidents, par la décomposition rapide des traits, par la prompte apparition du hoquet et des vomissements et par le collapsus, qui amène la mort au bout de douze à vingt-quatre heures. La terminaison fatale est quelquefois précédée de convulsions (Rilliet et Barthez); la guérison sans intervention chirurgicale est tout à fait exceptionnelle.

DIAGNOSTIC. — Le diagnostic de la péritonite aiguë est ordinairement très simple; il ne présente de difficultés que dans les deux cas suivants :

1° Une péritonite suraiguë, comme celle qui succède à une perforation, peut être prise pour un *étranglement interne*, surtout si elle s'accompagne d'une constipation opiniâtre par paralysie de l'intestin. L'erreur a été commise par des médecins distingués; cependant le plus souvent, si l'on a affaire à une péritonite, l'élévation considérable de la température, les vomissements porracés et la douleur généralisée à tout le ventre lèveront bientôt tous les doutes.

2° La *pérityphlite* peut être confondue avec la péritonite; elle s'en distingue néanmoins par la localisation de la douleur à la fosse iliaque droite, par une tuméfaction ou un empâtement de cette région, parfois par la rétraction de la cuisse et toujours par une fièvre moins intense et des vomissements moins persistants. Le *phlegmon sous-péritonéal*, qui est ordinairement une terminaison de la pérityphlite, est beaucoup plus rare chez l'enfant que la péritonite idiopathique suppurée; il s'en distinguera par la présence d'une tumeur phlegmoneuse dans l'épaisseur des parois abdominales subsistant sous forme de plastron,

(1) Caussade (*Rev. mens. des mal. de l'enf.*, 1888, p. 350) rapporte le cas d'un petit garçon de douze ans traité dans le service de Cadet de Gassicourt pour une péritonite suppurée périhépatique, probablement de nature tuberculeuse, qui perfora le diaphragme et détermina une vomique. L'enfant guérit après une résection costale suivie de l'évacuation du foyer purulent pratiquée par Lannelongue.

même après l'évacuation du pus au dehors, par le siège de l'ouverture de l'abcès, qui a toujours lieu ailleurs qu'à l'ombilic, enfin par l'absence des signes caractéristiques de la péritonite, tels que les vomissements, le tympanisme, la douleur généralisée, le facies grippé (Gauderon).

PRONOSTIC. — La péritonite génératrice par perforation est presque toujours mortelle. La maladie est au contraire d'un pronostic relativement plus favorable chez l'enfant que chez l'adulte, quand elle est essentielle et primitive.

TRAITEMENT. — La péritonite primitive réclame un traitement énergique. Dès le début on appliquera *loco dolenti* un nombre de *sangsues* proportionné à l'âge de l'enfant et on placera une vessie de glace sur le ventre ; l'*opium* et le *calomel* seront administrés alternativement toutes les deux heures à doses fractionnées. Si le second jour la douleur abdominale n'a pas diminué, on couvrira le ventre d'une couche d'onguent mercuriel. Il faut s'abstenir de purgatifs, dans la crainte d'une perforation de l'intestin ; la constipation opiniâtre sera combattue par des lavements. Si la maladie tend à passer à l'état chronique et que la percussion révèle l'existence d'un exsudat, avec des douleurs sourdes persistantes, on placera sur le ventre un *large vésicatoire* ; si au contraire le tympanisme prédomine, on recouvrira tout l'abdomen d'une épaisse carapace de *collodion* élastique.

Dans les cas où l'épanchement est très abondant et vient faire saillie à l'ombilic, on donnera au pus une issue rapide. L'incision, faite avec toutes les précautions de la méthode antiseptique suivie de l'introduction d'un gros drain, nous paraît être le meilleur traitement à suivre en pareil cas. Bossart (1), qui l'a employée dans un cas de péritonite suppurée idiopathique relative à une petite fille de quatre ans, en a obtenu une prompte guérison.

Dans la péritonite par perforation, il faut agir promptement, malgré le peu de chances de succès, immobiliser l'intestin par des doses massives d'*opium*, faire observer une diète absolue, appliquer de la glace sur le ventre en per-

(1) Bossart, *Rev. méd. de la Suisse rom.*, 1885, p. 490.

manence, combattre le collapsus et les vomissements par du vin de Champagne frappé. Comme nous l'avons dit à propos de l'appendicité perforatrice, la laparotomie a été suivie, dans quelques cas, d'un résultat favorable.

ARTICLE XXVII. — PÉRITONITE TUBERCULEUSE.

La péritonite tuberculeuse peut être *aiguë* ou *chronique;* la première forme n'est qu'une des manifestations de la phtisie aiguë ; la péritonite chronique au contraire a une physionomie particulière ; c'est elle que nous avons surtout en vue dans cet article.

ÉTIOLOGIE. — La péritonite tuberculeuse est relativement fréquente dans l'enfance ; Rilliet et Barthez en ont recueilli 86 observations. Steiner, sur 800 enfants tuberculeux, a observé 92 fois une tuberculose du péritoine, avec ou sans inflammation concomitante.

Cette affection survient sous l'influence des mêmes causes que les autres formes de la tuberculose (voir l'art. *Tuberculose*, p. 287), mais elle ne s'observe presque jamais avant l'âge de six ans ; c'est de huit à dix ans qu'elle atteint sa plus grande fréquence.

ANATOMIE PATHOLOGIQUE. — La *forme aiguë* s'accompagne d'un épanchement ascitique clair souvent très abondant ; la séreuse est en même temps recouverte d'un semis de granulations grises, surtout nombreuses au niveau de la rate et sur la face convexe du foie, parfois aussi sur les anses de l'intestin grêle.

Dans la *forme chronique*, au contraire, l'épanchement est peu abondant et toujours purulent ou séro-purulent. La paroi abdominale adhère parfois intimement à l'épiploon et aux intestins (Grisolle); les anses intestinales, unies entre elles par de nombreuses adhérences, forment une seule masse recouverte d'une couche épaisse de fausses membranes jaune verdâtre qui la dérobent tout d'abord à la vue; ces fausses membranes contiennent dans leurs mailles du pus liquide ou caséeux et des tubercules miliaires jaunes ; parfois elles flottent librement dans la cavité péritonale sous la forme de masses caséeuses (Henoch). D'autres fois elles se présentent sous forme de plaques tuberculeuses épaisses pouvant atteindre trois ou quatre centimètres d'épaisseur, qui siègent tantôt entre les parois abdominales et les intestins, tantôt entre le foie et le diaphragme.

On trouve souvent un semis de petites granulations tuberculeuses grises ou jaunâtres sur les intestins, la rate et le foie ; le péritoine est épaissi à leur niveau et souvent coloré en noir par du *pigment* (Carswell, Lebert).

Les masses tuberculeuses du péritoine déterminent parfois la *perforation* de l'intestin ; il peut en résulter un écoulement du liquide péritonéal par le rectum (Henoch). L'épanchement des matières fécales dans la cavité péritonéale est en général empêché par les nombreuses adhérences qui se sont formées autour de la perforation. Rilliet et Barthez ont vu une communication directe s'établir par une double perforation entre des parties très éloignées du tube digestif, telles que la partie supérieure de l'intestin grêle et le côlon ascendant. Dans un cas observé par Lebert chez un garçon de huit ans, l'ulcération de l'intestin avait déterminé la formation d'un *anus contre nature* à deux travers de doigt de l'ombilic ; entre la peau et la fistule intestinale existait une espèce de poche présentant la forme d'un entonnoir dont la base se trouvait du côté de l'intestin. Henoch a observé chez un enfant, dans le cours d'une péritonite tuberculeuse, une perforation spontanée de l'ombilic, qui donna issue à du pus, puis à des matières fécales et à un lombric vivant.

L'*épiploon* est en général relié par des adhérences à l'intestin ou à la paroi abdominale ; il est parfois dur et fibreux, épaissi et tellement recroquevillé, qu'au premier abord il est difficile de le reconnaître. Le *mésentère* peut présenter une rétraction semblable, qui est due à l'infiltration plastique de nature fibreuse qui englobe les granulations et qui possède la même puissance rétractile que le tissu inodulaire (Thaon).

La péritonite tuberculeuse peut être *générale* ou *partielle*. D'après Rilliet et Barthez, la seconde variété est trois fois plus fréquente que la première et siège de préférence au niveau du foie, de la rate et du diaphragme ; parfois, mais plus rarement, elle est limitée au grand épiploon.

La péritonite tuberculeuse coïncide fréquemment avec la *phtisie intestinale* (ulcérations tuberculeuses de l'intestin), rarement au contraire avec la tuberculisation des autres viscères abdominaux ou des ganglions mésentériques. On trouve ordinairement, en même temps qu'elle, des tubercules disséminés dans les *poumons*, mais qui y sont en général peu abondants et s'accompagnent de lésions inflammatoires peu marquées et peu étendues ; parfois même tout l'effort de la diathèse se concentre sur le péritoine.

DESCRIPTION. — La péritonite tuberculeuse est en général une affection primitive qui se développe chez des enfants auparavant vigoureux et bien portants ; elle ne complique qu'exceptionnellement la phtisie pulmonaire aiguë ou chronique ; dans ce cas, elle est presque toujours limitée au voisinage de la rate ou du foie et ne s'accuse pendant la vie que par quelques douleurs dans les hypochondres.

Début. — Il est très exceptionnel de voir la péritonite tuberculeuse éclater brusquement et se manifester par des douleurs abdominales vives, des vomissements et de la fièvre. Ordinairement le début est lent et insidieux ; l'appétit se conserve, l'état général reste satisfaisant en apparence, mais les enfants se plaignent de coliques sourdes qui s'accompagnent d'une constipation opiniâtre alternant avec des débâcles diarrhéiques ; puis la diarrhée finit par prédominer et le ventre se ballonne.

Période d'état. — Quand la maladie est confirmée, le ventre proémine et prend une forme globuleuse ovalaire ; il donne au palper une sensation de *rénitence* caractéristique, qui est due au plan résistant formé par les anses intestinales soudées entre elles (Grisolle). Parfois, dans les premiers temps, la percussion permet de reconnaître à la partie inférieure de l'abdomen et dans les flancs une *zone de matité* due à l'épanchement péritonéal ; celui-ci est rarement assez abondant pour donner la sensation de flot ; le reste du ventre présente une *sonorité tympanique* exagérée, la peau est tendue, luisante, et se couvre d'un *lacis veineux* plus ou moins développé.

Plus tard, à mesure que l'épanchement se résorbe et que

les dépôts plastiques augmentent, la rénitence devient de plus en plus sensible. On sent en même temps sous le doigt de petits gargouillements très brefs, sortes de *cris intestinaux* (Guéneau de Mussy) produits par les gaz retenus dans les anses intestinales accolées. Dans les cas où l'épanchement est nul ou peu abondant, on perçoit parfois la sensation d'*amidon froissé*, due au frottement des fausses membranes péritonéales. Rien de plus irrégulier à cette période que la répartition des zones de sonorité et de matité dans l'abdomen ; elles dépendent de la distribution de l'épanchement et des fausses membranes.

A une période plus avancée de la maladie, le ventre perd peu à peu sa forme ovalaire régulière et se rétracte en partie ou en totalité ; cette période correspond à l'infiltration fibreuse de l'épliploon et du mésentère et aux adhérences qui s'établissent entre le paquet intestinal et la paroi abdominale antérieure. On sent parfois alors une bride oblique de gauche à droite et de haut en bas qui suit la ligne d'insertion du mésentère, ou bien des bosselures dures et inégales au niveau de l'ombilic formées par le pelotonnement de l'épiploon.

Les symptômes fonctionnels que présentent les petits malades sont très variables. La *douleur abdominale*, qui est toujours assez marquée au début, subsiste sous forme de coliques sourdes, mais n'est jamais très intense et est peu augmentée par la pression ; de temps à autre elle se réveille, devient lancinante et contusive ; ces exacerbations coïncident en général avec l'augmentation de volume du ventre produite par le tympanisme. La *diarrhée* devient habituelle pendant la période d'état. Les *vomissements* au contraire sont très rares, et l'appétit se conserve presque jusqu'à la fin. L'*amaigrissement* des membres et de la partie supérieure du corps, contraste avec le développement du ventre.

Quand une communication anormale s'établit entre des anses éloignées, la diarrhée devient *lientérique*, la digestion se faisant d'une manière insuffisante (Rilliet et Barthez). Lorsque l'épanchement péritonéal se fait jour par l'intestin, l'enfant rend tout à coup par l'anus une grande quantité de pus, en même temps que le ventre s'affaisse et perd sa sensibilité (Henoch).

Marche, terminaisons. — La marche de la péritonite tuberculeuse chronique est lentement progressive; elle est interrompue parfois par des *rémissions* momentanées, après lesquelles la maladie reprend son cours. L'enfant est miné par la fièvre hectique et les sueurs nocturnes; la cachexie devient de plus en plus évidente; dans les derniers temps, on voit souvent apparaître des taches de purpura et un œdème des membres inférieurs sans albuminurie. Dans quelques cas, comme nous l'avons dit, on a vu la maladie se terminer par une perforation au niveau de l'ombilic avec issue de matières fécales. Cette perforation est précédée de la formation d'une tumeur rouge et arrondie au niveau de l'ombilic. Hirschberg (1) en rapporte un exemple relatif à un enfant de un an et trois mois qui succomba deux jours après l'ouverture de la cavité péritonéale. Quelquefois la maladie se complique des symptômes d'une phtisie pulmonaire. Dans presque tous les cas, l'enfant ne tarde pas à succomber à l'épuisement général. La *durée* totale de la maladie est toujours de quelques mois. Le dénouement fatal peut être brusqué par une péritonite suraiguë due à une perforation intestinale.

DIAGNOSTIC. — La péritonite tuberculeuse est facile à reconnaître à sa période d'état par l'aspect ovalaire du ventre et la rénitence toute particulière que l'on sent à la palpation; ces deux caractères permettront toujours de la distinguer du *carreau* et du *tympanisme simple* qui accompagne si souvent le rachitisme et la dyspepsie.

Le diagnostic avec l'*ascite* n'est pas toujours facile, puisque dans la péritonite tuberculeuse l'épanchement peut être considérable et masquer pendant longtemps les plaques tuberculeuses ou le plan résistant formé par le paquet intestinal. Il faut se rappeler cependant que l'ascite chez les enfants est le plus souvent lié à une affection des reins ou du cœur; dans ce cas les symptômes concomitants éclaireront le diagnostic; la *cirrhose*, cause si fréquente d'ascite chez l'adulte, est rare chez l'enfant (voir p. 648). On peut donc dire avec Grisolle « qu'une ascite qui se développe lentement chez des enfants ou

(1) Hirschberg, *Arch. f., Kinderheilk.*, 1887, IX, p. 100.

des jeunes gens, qui a été précédée de douleurs abdominales, de vomissements et de diarrhée, est généralement l'effet d'une péritonite chronique ; l'exploration du ventre viendra presque toujours confirmer cette présomption. Dans aucune autre affection connue, on ne trouve cette *rénitence* tout à fait caractéristique. Le ventre, même lorsqu'il est le siège d'un épanchement, n'a pas la même forme qu'il a dans l'*ascite* ; il est ovale, saillant, peu développé à la partie inférieure ; il n'a pas la forme hémisphérique, la forme d'*outre* qu'il affecte dans les ascites qui sont symptomatiques de toute autre affection. »

Les mêmes signes permettront de distinguer la péritonite tuberculeuse de la péritonite chronique non tuberculeuse décrite aussi sous les noms d'*ascite essentielle* et de *péritonite exsudative chronique simple* (1) ; cette dernière maladie, dont les causes sont encore peu connues, a été plusieurs fois observée dans la seconde enfance, surtout chez les petites filles ; Wolff en aurait même rencontré plus de cent cas chez les enfants en quelques années, Rilliet et Barthez ne l'ont vue que deux fois ; mais Vierordt, sur 28 cas de cette affection qu'il a observés, en a trouvé 16 chez des enfants de deux ans et demi à seize ans. Cette maladie est caractérisée par le développement d'un épanchement séreux dans l'abdomen dont le volume augmente lentement, et s'accompagne souvent d'un mouvement fébrile peu intense ; la température dépasse rarement 39°. La maladie se termine presque toujours favorablement, par résorption de l'épanchement, après une durée que Galvagni fixe en moyenne à soixante-quinze jours, mais qui varie, suivant les cas, entre quelques semaines et quelques mois (Vierordt). Henoch (2) en rapporte un

(1) Consulter à ce sujet : Wolff, Sur une forme particulière de l'hydropisie ascite, *Hufeland Journ. der prakt. Heilk.*, mai 1828, p. 78 ; — Rilliet et Barthez, 2e édit., II, p. 205. — Galvagni, *Rivista clin. di Bologna*, 1869, nos 86 et suivants ; — Vierordt, Die einfache chronische Exsudativ-peritonitis, Tubingue, 1884 ; — Hirschberg, *Arch. f. Kinderheilk.*, IX, p. 114, 1887 ; — Henoch, *loc. cit.*, p. 548.

(2) Henoch, *Berl. klin. Woch*, 8 nov. 1886. — Le même auteur (Vorlesungen, p. 551) recommande dans les cas de péritonite chronique essentielle la ponction précoce, les badigeonnages avec le collodion iodoformé et les applications de compresses humides.

cas relatif à une fille de douze ans qui guérit après quatre ponctions successives. Elle ne pourra être confondue qu'au début avec la péritonite tuberculeuse; l'absence fréquente de douleurs abdominales, la marche régulière du développement et de la diminution du volume du ventre sans que jamais on sente les bosselures de la péritonite tuberculeuse, l'absence de symptômes de tuberculisation d'autres organes, la bénignité de la maladie la feront rapidement distinguer de la tuberculose du péritoine.

La péritonite tuberculeuse peut être simulée par une *tumeur maligne de l'abdomen*. Chez un garçon de cinq ans observé par Henoch, un médullo-sarcome des ganglions rétro-péritonéaux, qui avait rempli peu à peu tout l'hypogastre, avait déterminé pendant la vie les mêmes accidents qu'une tuberculose péritonéale. Rendu a observé le même fait chez un garçon de onze ans dans un cas où l'autopsie révéla la présence d'un lymphadénome de l'appendice iléo-cœcal généralisé aux ganglions mésentériques, au péritoine et aux reins. L'un de nous a eu l'occasion d'observer un cas analogue chez un garçon de douze ans; il s'agissait également d'un lymphadénome de l'intestin qui s'était propagé à la paroi abdominale et avait déterminé un épanchement purulent dans le péritoine(1). Le diagnostic en pareil cas sera à peu près impossible.

PRONOSTIC. — La péritonite tuberculeuse, avant qu'elle fût traitée chirurgicalement, était considérée comme presque toujours mortelle. Néanmoins, nous avons observé un cas de guérison sans opération chez une petite fille de six ans, atteinte en même temps d'un mal de Pott; aujourd'hui, après plus de dix ans, la guérison ne s'est pas démentie.

TRAITEMENT. — Le traitement général sera le même que celui de la tuberculose.

Le traitement local sera principalement dirigé contre la péritonite. « Après l'hygiène, dit Grisolle, on peut dire que « les agents les plus utiles dans le traitement de la périto-

(1) Ces deux dernières observations ont été publiées par E. Demange, Étude sur la lymphadénie. *Thèse de Paris*, 1874, pp. 73 et 75.

« nite chronique sont les *révulsifs*. On promènera sur les « diverses parties du ventre, surtout dans la région sous-« ombilicale, de larges vésicatoires qu'on multipliera plus « ou moins, et dans l'intervalle on donnera quelques *bains* « *sulfuro-alcalins*. ».

On combattra en outre les divers symptômes de la maladie au fur et à mesure qu'ils se présenteront. Contre la tympanite, on emploiera les cuirasses de *collodion* étendues sur l'abdomen et laissées en place jusqu'à ce qu'elles aient déterminé un affaissement marqué du ventre. Si l'ascite est très considérable, gêne la respiration, entrave les digestions, on évacuera le liquide au moyen de *ponctions* avec l'appareil Potain. La diarrhée sera combattue par les opiacés, par le sous-nitrate de bismuth, par l'usage de la viande crue, des vins généreux, etc.

La *laparotomie*, suivie du lavage du péritoine, appliquée par Kœnig au traitement de la péritonite tuberculeuse, a donné quelques succès chez les jeunes sujets ; Hartmann et Aldibert (1), résumant tous les cas connus où cette opération a été pratiquée chez les enfants, au nombre de 48, ne comptent que deux cas où la mort suivit immédiatement l'intervention chirurgicale ; dans 11 cas la guérison persistait au bout d'une année, et dans 6 d'entre eux la nature tuberculeuse de la péritonite avait été constatée par l'examen bactériologique. Ce n'est donc pas seulement dans les péritonites chroniques avec granulations fibreuses non tuberculeuses, comme Henoch (2) en a observé un exemple, que la laparotomie peut amener la guérison. L'opération ne doit être tentée que dans les cas où la tuberculose est principalement localisée dans le péritoine.

(1) Hartmann et Aldibert, *Annales de gynéc.*, 1892, p. 406.
(2) Henoch, *Soc. méd. de Berlin*, 16 nov. 1891.

CHAPITRE IV

MALADIES DU CŒUR

Les maladies du cœur, sans être aussi communes que plus tard, se rencontrent cependant assez souvent dans l'enfance ; leur étiologie et leurs terminaisons présentent à cet âge quelques particularités remarquables qui méritent d'être signalées ici. Nous serons très brefs sur les lésions, les symptômes et le traitement, qui sont les mêmes que chez l'adulte.

Article Ier. — PÉRICARDITE ET ENDOCARDITE.

Nous traiterons simultanément de la péricardite et de l'endocardite ; ces deux affections coïncident en effet très souvent et reconnaissent presque toujours les mêmes causes.

ÉTIOLOGIE. — On constate quelquefois l'inflammation des séreuses du cœur chez le *fœtus*. Rauchfuss, de Saint-Pétersbourg, a pu recueillir dans les auteurs ou dans sa pratique 237 cas d'endocardite développée avant la naissance, et Billard a constaté à l'autopsie d'un nouveau-né de deux jours des adhérences du péricarde qui témoignaient de l'existence d'une péricardite intra-utérine.

Chez l'enfant, c'est vers l'âge de six ans qu'on commence à rencontrer fréquemment l'endocardite et la péricardite, mais ces maladies peuvent survenir plus tôt. Bednar, qui a observé la péricardite chez le nouveau-né, dit qu'elle est beaucoup plus fréquente dans le premier mois que dans le reste de la première année (trente cas dans le premier mois, quatre dans le second, un dans le troisième, un dans le quatrième). Steffen a constaté quatre cas de péricardite dans la première année, et Racchi (1) rapporte un cas de péricardite séro-fibrineuse constatée à l'autopsie d'une petite fille de quatre mois atteinte de coqueluche. Les sujets qui sont affectés d'un vice de conformation du cœur y paraissent plus prédisposés que les autres enfants.

Les phlegmasies aiguës des séreuses cardiaques sont presque toujours *secondaires*; West, R. Blache (2) et Charron rapportent néanmoins chacun un exemple de péricardite primitive chez de jeunes sujets. Charron a également observé une endopéricardite mortelle probablement primitive chez une petite fille de cinq ans, qui avait été atteinte six semaines auparavant de brûlures étendues. Kerschensteiner (3) a observé une péricardite purulente d'origine traumatique chez un enfant de trois ans qui, à la suite d'une chute sur le côté gauche, avait été atteint d'une nécrose de la sixième côte avec abcès. Quelquefois ces affections surviennent dans le cours d'une *phlegmasie thoracique* par propagation de l'inflammation ; c'est ainsi qu'on a observé chez les enfants la péricardite comme complication de la pleurésie, de la médiastinite purulente (Henoch), de la pneumonie et de la phtisie pulmonaire ; dans ce dernier cas on a quelquefois signalé la présence de tubercules dans le péricarde. Dubarry (4) a constaté une péricardite purulente chez une enfant de quatre ans, due à la perforation de ganglions bronchiques tuberculeux dans le péricarde. D'autres fois, les maladies du cœur surviennent sous l'influence d'une affection générale ; on rencontre quelquefois l'endocardite dans le cours des *fièvres éruptives ;* la *pyémie*, particulièrement celle qui succède à la *phlébite ombilicale des nouveau-nés* (Weber) et à la *périostite phlegmoneuse diffuse*, peut se compliquer d'une péricardite purulente et d'abcès dans le tissu du cœur. Nous avons observé la péricardite dans le cours de la *tuberculose des ganglions bronchiques*. Martineau, Archambault et Bouchut ont rencontré l'endocardite chez les enfants comme complication de l'*érythème noueux*. La cause la plus

(1) Racchi, *Arch. di pat. inf.*, 1885, fasc. 4 et 5.
(2) Blache, *Thèse de Paris*, 1869.
(3) Kerchensteiner, *Bayer. ærtzl. Intelligenzblatt*, 1883, II, p. 91.
(4) Dubarry, *Rev. mens. des mal. de l'enf.*, 1888, p. 49.

fréquente des phlegmasies cardiaques dans le jeune âge est le *rhumatisme*; nous avons déjà dit ailleurs (p. 216) que cette maladie s'accompagne plus souvent encore chez l'enfant que chez l'adulte d'une endocardite et d'une péricardite, et c'est très probablement sous l'influence du rhumatisme que surviennent les complications cardiaques observées chez les enfants dans le cours de la *chorée* (voir p. 496) et peut-être aussi de la *scarlatine* (voir p. 39). L'endocardite dite idiopathique est souvent la première manifestation du rhumatisme qui peut être suivie plus tard d'une détermination articulaire ou musculaire.

ANATOMIE PATHOLOGIQUE. — La **péricardite** présente chez les enfants les mêmes lésions que chez l'adulte. Le *péricarde* est quelquefois épaissi et rugueux, et ses deux faces sont recouvertes de fausses membranes; il renferme en général une certaine quantité de sérosité qui ne dépasse pas habituellement 100 à 125 grammes, mais qui, dans quelques cas, est plus abondante; Roger a retiré par la paracentèse du péricarde 780 grammes de liquide chez une petite fille de douze ans. Le liquide est séreux ou séro-purulent; on l'a trouvé quelquefois coloré en rouge par l'hématine, et Billard a vu chez le nouveau-né le péricarde parsemé de taches ecchymotiques. Le *muscle cardiaque* est souvent infiltré de granulations graisseuses. La dilatation aiguë du cœur (Steffen) a été signalée dans le cours de phlegmasies des séreuses cardiaques chez les enfants; mais, comme nous l'avons déjà indiqué (p. 42), c'est surtout chez les sujets atteints de néphrite scarlatineuse qu'elle a été constatée.

L'**endocardite** siège habituellement dans le cœur gauche, sauf chez les nouveau-nés, où les lésions ont été presque toujours rencontrées dans le cœur droit. Les valvules sont vascularisées, épaissies, rugueuses ou recouvertes de végétations; il ne faut pas confondre ces dernières avec les petites tumeurs des valvules décrites par Parrot (1)

(1) Parrot (*Arch. de physiol.*, 1874, p. 538) a décrit de petits hématomes des valvules qui résulteraient d'un épanchement sanguin dans l'endocarde et qui s'observent généralement dans le premier mois de la vie; le sang qui les constitue se résorbe, tandis que leur

sous le nom d'*hémato-nodules*, et dont l'existence n'a rien de pathologique. La valvule mitrale est plus souvent altérée que les valvules aortiques.

Il est rare de rencontrer dans le jeune âge des *embolies* d'origine cardiaque; Vogel a néanmoins constaté la présence d'infarctus de la rate et des reins chez un petit garçon de huit ans mort d'endocardite; Wittmann a publié l'observation d'une petite fille de onze ans, qui succomba à l'oblitération de l'artère sylvienne gauche dans le cours d'une endocardite rhumatismale; cette enfant présentait en outre des infarctus de la rate et des reins, et des caillots obturateurs dans plusieurs artères; Heydloff a rapporté un fait analogue relatif à un garçon de onze ans; l'un de nous (1) a observé une hémiplégie, qui paraissait résulter d'une embolie cérébrale chez une petite fille de dix-huit mois atteinte d'une affection congénitale du cœur.

L'*endocardite ulcéreuse* est très rare dans l'enfance. Steffen, qui a pu en recueillir une vingtaine d'observations dans la littérature, n'en a trouvé que quatre chez des enfants au-dessous de dix ans. L'endocardite ulcéreuse ou maligne est toujours infectieuse et se complique habituellement d'embolies septiques dans la peau (taches purpuriques) et dans les viscères, et d'autres inflammations telles que la broncho-pneumonie, la pleurésie, la méningite cérébrospinale, la néphrite, etc. Dans les cas d'endocardite maligne observés chez les enfants, la maladie était tantôt idiopathique, tantôt secondaire à une ancienne endocardite à la pneumonie franche, à la scarlatine, etc.

périphérie devient le siège d'un travail de prolifération cellulaire qui donne lieu à la formation de petites nodosités (*hémato-nodules*) demi-transparentes, quelquefois rouges et adhérentes à la valvule et qui sont constituées par un tissu fibro-élastique. Ces nodosités ne peuvent être assimilées aux produits habituels de l'endocardite aiguë; leur surface n'est jamais dépolie, ni chagrinée, et elles ne sont ni molles ni friables; lorsqu'elles sont rouges, leur coloration est due à une résorption incomplète de l'hématome d'origine ou à l'imbibition cadavérique, mais jamais à une vascularisation d'origine inflammatoire. Pour Darier (*Arch. de physiol.*, 15 août 1888), la formation de ces hématomes paraît être en rapport avec le processus de régression des vaisseaux qui existent dans les valvules à la période fœtale.

(1) D'Espine, *Rev. méd. de la Suisse rom.*, 1883, p. 540.

SYMPTOMES et DIAGNOSTIC. — Les phlegmasies des séreuses du cœur survenant le plus souvent dans le cours d'une autre affection, peuvent passer inaperçues ; aussi est-il nécessaire, pour les reconnaître, de pratiquer fréquemment l'auscultation du cœur chez un enfant atteint de rhumatisme, de chorée, de scarlatine, de pleurésie, etc.

La *péricardite* se reconnaît à l'existence d'un bruit de frottement, ou, si l'épanchement est abondant, à l'éloignement des bruits du cœur, à l'augmentation de la matité cardiaque et à une voussure de la région précordiale qui peut être très considérable, grâce à la laxité des côtes dans le jeune âge. Quelquefois la main appliquée au niveau du cœur perçoit un frémissement cataire. L'enfant éprouve une dyspnée dont l'intensité est très variable suivant les cas, et une douleur en général peu intense. Rilliet et Barthez n'ont jamais observé de palpitations chez les enfants atteints de péricardite.

L'*endocardite* se révèle quelquefois par une augmentation de l'impulsion cardiaque ; le pouls est irrégulier et intermittent, l'enfant accuse des palpitations et parfois de la dyspnée. L'auscultation fait entendre au premier temps et à la pointe un souffle généralement doux ; plus rarement le souffle occupe les deux temps du cœur ou siège à la base de l'organe ; dans ce dernier cas, lorsque le bruit anormal accompagne le premier temps, il se distingue difficilement d'un *souffle anémique* ; sa persistance seule permettra de reconnaître son origine organique, mais la rareté des souffles anémiques dans le jeune âge (voir p. 236) permettra le plus souvent d'exclure ceux-ci.

Souvent la péricardite et l'endocardite se compliquent mutuellement ou se succèdent dans un court espace de temps ; il est très rare d'observer la péricardite sans endocardite ; ces affections s'accompagnent en général d'un mouvement fébrile plus ou moins intense. Le redoublement de la fièvre dans le cours du rhumatisme ou de quelque autre maladie est souvent le premier indice de l'invasion de la complication cardiaque.

TERMINAISONS et PRONOSTIC. — Il est assez rare que les phlegmasies des séreuses du cœur amènent à elles seules la mort chez les enfants ; Cadet de Gassicourt cite cependant le cas d'un garçon de 14 ans, enlevé en quelques jours par une péricardite aiguë avec épanchement abondant, survenue dans le cours d'un rhumatisme. C'est surtout par leurs suites que l'endocardite et la péricardite peuvent être redoutables. Souvent, en effet, elles deviennent l'origine d'une *affection organique du cœur* qui peut entraîner parfois rapidement la mort. Guersant a vu un enfant de onze ans succomber aux accidents de la cachexie cardiale un mois après le début d'une endocardite rhumatismale, et Bamberger rapporte le fait d'une petite fille de onze ans qui mourut au bout d'une année à la suite d'une péricardite sans endocardite, qui avait amené une adhérence totale du péricarde. Le plus souvent les troubles physiques occasionnés par les phlegmasies cardiaques persistent seuls pendant un certain temps ; la santé générale se maintient quelquefois dans un état satisfaisant pendant de longues années ; puis, sous l'influence d'une nouvelle poussée inflammatoire vers le cœur ou d'une maladie de quelque autre organe, apparaissent les désordres fonctionnels des affections organiques du cœur.

D'autres fois l'endo-péricardite guérit complètement sans laisser aucune trace ; cette heureuse terminaison, sans être la plus fréquente, s'observe cependant plus souvent dans l'enfance qu'à l'âge adulte ; il n'est pas très rare chez les jeunes sujets de voir disparaître entièrement les bruits de souffle consécutifs à une endocardite valvulaire qui avaient persisté pendant plusieurs jours ou même plusieurs mois ; René Blache, Roger, Cadet de Gassicourt, Henoch, ainsi que Meigs et Pepper, en citent des exemples remarquables. Dans l'endocardite consécutive à la scarlatine, cette disparition de toutes les traces de la phlegmasie peut même être considérée comme très fréquente ; nous avons pu en recueillir de nombreux exemples (1). Cette issue favorable de la maladie est due probablement à la résorption plus active des produits inflammatoires dans l'enfance et à l'intégrité du système vasculaire à cet âge, mais on ne doit plus l'espérer quand les signes de la lésion cardiaque ont persisté pendant plus de deux ans (Roger).

(1) Voir : Picot, *Th. de Paris*, 1872, p. 140.

TRAITEMENT. — Si une endo-péricardite survient chez un enfant vigoureux et s'accompagne d'une réaction fébrile vive, de douleur et de dyspnée, une application de sangues ou plutôt de ventouses scarifiées sur la région du cœur sera quelquefois indiquée ; on n'usera de ces moyens qu'avec précaution, car il faut être sobre d'*émissions sanguines* chez les enfants, surtout dans le cours du rhumatisme, qui prédispose déjà à l'anémie. On leur préférera dans la plupart des cas l'emploi de petits *vésicatoires* volants répétés suivant la méthode de Davies et des badigeonnages à la *teinture d'iode*. On cherchera en même temps à modérer l'action du cœur par les préparations de *digitale* (10 à 30 centigrammes de feuilles, infusés dans 120 grammes d'eau). On favorisera la résorption des produits inflammatoires accumulés dans la péricarde par l'usage des *diurétiques*, des *purgatifs* et des *altérants* (calomel, 0,20 centigr. en 4 paquets, frictions mercurielles sur la région précordiale). Chez les sujets faibles ou cachectiques, les *toniques* constitueront la première indication. On a fait plusieurs fois chez les enfants la *paracentèse du péricarde*, dans des cas où l'épanchement péricardique menaçait la vie par son abondance, mais cette pratique a été rarement couronnée de succès. Dans un cas de péricardite purulente observé par Rosenstein (1), et relatif à un garçon de dix ans, l'incision du péricarde, suivie du drainage, amena la guérison.

ARTICLE II. — AFFECTIONS ORGANIQUES DU CŒUR.

ÉTIOLOGIE. — Les affections organiques du cœur sont presque toujours consécutives dans le jeune âge à une *endo-péricardite aiguë*. La dégénérescence athéromateuse des artères, qui est souvent chez l'adulte une cause de maladie du cœur, est presque inconnue chez les enfants ; de là la fréquence moindre des altérations des valvules aortiques dans le jeune âge. Le *rachitisme*, lorsqu'il produit un rétrécissement considérable de la poitrine qui gêne la circulation, peut amener à la longue une hypertrophie du cœur.

(1) Rosenstein, *Berl. klin. Woch.*, 1881, n° 5.

Les affections organiques du cœur se rencontrent plus souvent chez les garçons que chez les filles, ce qu'il faut attribuer à la plus grande fréquence du rhumatisme dans le sexe masculin.

ANATOMIE PATHOLOGIQUE. — La plupart des lésions constatées chez l'adulte dans les affections organiques du cœur ont été trouvées chez les enfants; les plaques athéromateuses et calcaires de l'endocarde y sont cependant fort rares, bien que Taupin en ait rapporté un exemple et que Charon cite deux cas de plaques athéromateuses de l'aorte trouvées à l'autopsie chez des enfants de huit à neuf ans. Le plus souvent, l'altération consiste dans l'insuffisance et le rétrécissement mitral, quelquefois c'est un rétrécissement aortique; l'insuffisance aortique existe rarement sans une autre affection du cœur (R. Blache). Les lésions du cœur droit sont presque toujours le résultat d'une endocardite fœtale et s'observent rarement après la naissance; Bouillaud rapporte cependant un exemple de rétrécissement de l'orifice pulmonaire chez une petite fille de sept ans, et l'un de nous a eu l'occasion d'observer un cas analogue à l'hôpital des Enfants malades.

SYMPTOMES et MARCHE. — Les signes physiques des affections organiques du cœur, qui sont les mêmes à tout âge, sont perçus plus facilement chez les enfants que chez les adultes à cause des rapports plus immédiats qu'affecte le muscle cardiaque avec la paroi thoracique. Signalons seulement comme un fait spécial à l'enfance l'absence d'arythmie, même à la période de rupture de compensation, ce qui s'explique probablement par la plus grande résistance vitale de la fibre cardiaque infantile. La présence d'un souffle n'est pas toujours l'indice d'une lésion valvulaire. Nous avons constaté à l'autopsie d'un garçon de douze ans qui avait présenté tous les signes d'une affection mitrale, une adhérence de la partie antérieure du péricarde au cœur, sans lésions valvulaires susceptibles d'expliquer le souffle systolique à la pointe observé pendant la maladie.

Les troubles fonctionnels n'apparaissent quelquefois qu'à une époque assez tardive de la maladie. Grâce à l'hypertrophie du cœur et peut-être aussi à l'accroissement physiologique du centre circulatoire pendant l'enfance, il peut s'établir une compensation assez parfaite pour rétablir l'équilibre de la circulation et permettre au petit malade de vivre de longues années presque sans souffrance. Ce n'est qu'à la suite d'une émotion morale, d'un exercice violent, qu'il éprouve de la dyspnée ou des palpitations; les symptômes de l'asystolie, tels que les hydropisies, les congestions viscérales passives et la cachexie, n'apparaissent que fort tard ; ils se bornent quelquefois à une hypertrophie du foie. Les enfants atteints de lésions mitrales chroniques sont habituellement anémiques et sont très sujets aux épistaxis; l'abondance et la répétition de saignements de nez chez un enfant doit toujours éveiller l'attention du médecin et le porter à ausculter le cœur.

Les affections organiques du cœur se terminent le plus souvent par la mort. Parfois la maladie évolue plus rapidement que chez l'adulte, et l'enfant succombe au bout de quelques mois. D'autres fois au contraire, ce n'est que longtemps après la puberté que se manifestent les accidents graves. Dans quelques cas enfin on a vu tous les signes de la maladie disparaître et l'enfant guérir complètement; R. Blache en a rapporté un exemple remarquable relatif à un petit garçon de trois ans atteint d'insuffisance mitrale. Andrew a constaté la guérison de la même affection chez une petite fille de neuf ans qui en avait souffert pendant cinq ans; l'un de nous a observé un fait analogue chez une petite fille de onze ans (1) et Gerhardt a vu dispararaître chez un adulte les signes d'une insuffisance aortique constatée dans l'enfance. On peut chez les enfants, même lorsque la maladie est arrivée à un degré avancé, espérer une amélioration durable; c'est ainsi que nous avons vu un jeune garçon de douze ans, atteint d'insuffisance mitrale avec rétrécissement, revenir à un état de santé relativement satisfaisant après avoir présenté pendant des mois une anasarque généralisée avec ascite, œdème pulmonaire et tous les signes de l'insuffisance tricuspide.

(1) Voir : D'Espine, *Rev. méd. de la Suisse rom.*, 1892, p. 449.

Il est très rare de voir chez l'enfant les affections cardiaques se terminer par la mort subite.

TRAITEMENT. — Tant que la maladie ne se manifestera que par des signes physiques, on veillera simplement à ce que l'enfant évite tout exercice violent ou fatigant, et on soutiendra ses forces par une alimentation tonique. Une *hygiène* bien entendue contribuera pour une grande part à la prolongation de l'existence. Nous interdisons aux petits malades le séjour à de grandes altitudes et toutes les vocations qui nécessitent un exercice musculaire violent et prolongé. Nous insistons beaucoup sur l'action tonique des lavages froids faits chaque matin, sur l'usage du lait qui doit entrer toujours pour une part importante dans l'alimentation. Nous prescrivons pour combattre l'anémie les préparations *ferrugineuses*, qui nous ont donné, comme à Henoch, d'excellents résultats. Dès que le cœur paraît fatigué ou surmené, un repos absolu est de rigueur. Le bromure de sodium est le meilleur calmant de l'agitation cardiaque à cette période ; nous le faisons prendre dans la soirée à la dose d'un ou deux grammes, suivant l'âge, dans de l'eau de tilleul ou de fleurs d'oranger.

Dès qu'apparaîtront les accidents de l'asystolie, on prescrira le traitement usité en pareil cas (digitale, purgatifs, régime lacté), en proportionnant les doses des médicaments à l'âge de l'enfant. D'après Sée (1), la digitale ne doit être employée qu'avec une extrême circonspection, car, suivant lui, c'est un des remèdes que l'enfant tolère le moins, et on ne doit pas dépasser comme dose 0,03 de poudre prise en nature. L'intolérance se produit plus rapidement chez l'enfant que chez l'adulte, et il ne faut pas attendre le ralentissement du pouls pour suspendre l'emploi du médicament.

Moncorvo (2) a observé un amendement immédiat et parfois une cessation complète des phénomènes d'asystolie chez des enfants atteints de lésions mitrales en adminis-

(1) G. Sée, Du diagnostic et du traitement des maladies du cœur, Paris, 1879, p. 339.

(2) Moncorvo, *Union méd.*, 4, 7 et janvier 1890.

trant la *teinture de strophantus* (au 1/20 suivant la formule de Fraser) à des doses variant de 6 à 15 gouttes dans les vingt-quatre heures. Les effets du médicament persisteraient longtemps après la cessation du traitement et à ces doses ne provoqueraient pas de phénomènes toxiques.

Article III. — CYANOSE.

La cyanose est l'expression clinique habituelle des malformations congénitales du cœur.

ÉTIOLOGIE. — La cyanose s'observe plus souvent chez les garçons que chez les filles ; elle a été constatée parfois chez plusieurs enfants d'une même famille. Elle apparait en général dès les premiers jours ou les premiers mois de la vie ; quelquefois cependant elle ne se manifeste que dans la seconde enfance ou même à l'âge adulte. D'après une statistique de Smith portant sur 138 cas, la cyanose s'est montrée 97 fois dans la première semaine de la vie, 23 fois depuis cette époque jusqu'à la fin de la première année, 9 fois de un à cinq ans, 7 fois de cinq à vingt ans, 1 fois entre vingt et quarante ans, et 1 fois au delà de cet âge. Son apparition est déterminée quelquefois par un trouble momentané de la respiration ou de la circulation à la suite d'une chute, d'un mouvement brusque, d'un exercice violent, d'une attaque de convulsions ou d'une émotion morale vive.

ANATOMIE PATHOLOGIQUE. — Les altérations trouvées à l'autopsie des enfants morts de cyanose présentent une assez grande diversité, et il faudrait, pour les exposer toutes, faire l'histoire presque complète des vices de conformation du cœur; nous ne mentionnerons ici que les plus communes, ce sont : la *persistance du trou de Botal*, *l'ouverture de la cloison interventriculaire*, et *la persistance du canal artériel*; ces lésions sont tantôt isolées, tantôt réunies, et s'accompagnent habituellement d'un *rétrécissement* ou même de l'*oblitération complète de l'artère pulmonaire*. Sur 153 cas de malformation du cœur, Peacock a trouvé 74 fois un rétrécissement et 25 fois une oblitération de l'artère pulmonaire, soit, dans 64 0/0 des cas, une anomalie de cette artère. Cette proportion augmente considérablement, si l'on ne tient compte que des malformations cardiaques compatibles avec la vie; ainsi, sur 39 cas observés chez des sujets qui avaient dépassé la douzième année, Peacock a constaté 32 fois le rétrécissement pulmonaire, soit dans 82 0/0 des cas. Cette lésion domine donc toute l'histoire clinique de la cyanose congénitale.

Ajoutons qu'on trouve habituellement, dans les cas de communication interventriculaire, des *anomalies de situation des gros troncs artériels*, dont la plus commune est la communication de l'aorte avec les deux ventricules, grâce à la perforation ou au défaut du septum. Cette disposition entraîne forcément un mélange des deux sangs, qui ne résulte pas nécessairement de la simple communication des deux ventricules.

Signalons enfin une lésion qui se rattache plus ou moins directement à la vie fœtale, c'est le *rétrécissement de l'aorte* à la hauteur du canal artériel.

La cause de ces anomalies du cœur est obscure; elle tient tantôt à un simple arrêt de développement (Geoffroy Saint-Hilaire, Rokitansky), tantôt à une endocardite fœtale (Bouillaud, H. Meyer), tantôt enfin à un arrêt de développement et à une endocardite tardive qui se développe lentement après la naissance et prend son point de départ au niveau des orifices anomaux de communication (V. Dusch, Virchow). En pareil cas, l'endocardite peut s'étendre tantôt au cœur droit (artère pulmonaire ou valvule tricuspide), tantôt au cœur gauche (valvules sigmoïdes ou mitrale).

Chez les individus cyanosés on constate aussi le plus souvent une dilatation de l'oreille droite et une hypertrophie du ventricule droit; le poumon est ordinairement affaissé et gorgé d'un sang noir, il est quelquefois emphysémateux ou tuberculeux; le thymus est augmenté de volume, même chez les enfants d'un certain âge.

PATHOGÉNIE. — La cause principale de la cyanose congénitale est le mélange du sang rouge et du sang noir, qui résulte de la communication anormale entre les deux côtés du cœur; mais ce mélange ne sera suffisant pour déterminer la coloration bleue que s'il est favorisé par les obstacles que rencontre la petite circulation et particulièrement par le rétrécissement de l'artère pulmonaire. Cette théorie explique bien l'augmentation considérable de l'intensité de la cyanose chez les enfants, quand, sous l'influence d'efforts, de quintes de toux, etc., les cavités droites se déchargent plus largement dans les cavités gauches.

Quand la communication entre le cœur droit et le cœur gauche ne se fait que par un orifice étroit ou oblique, ou bien quand la pression est égale dans les deux côtés du cœur, le mélange des sangs ne se fait que difficilement et la cyanose n'apparaît que si la respiration et la circulation sont entravées par une cause accidentelle; dans quelques cas même, la cyanose peut manquer absolument, malgré la persistance du trou de Botal (1).

Gintrac avait donc raison en assignant comme cause à la cyanose congénitale la présence dans les artères de la grande circulation d'un sang non oxygéné, mais il n'a pas tenu assez compte de la part due aux difficultés mécaniques de l'hématose pulmonaire provenant du rétrécissement de l'artère pulmonaire (Louis). Ce rétrécissement ne peut, d'autre part, expliquer à lui seul les phénomènes de la cyanose congénitale, car la coloration bleue est très peu marquée ou manque complètement dans les cas de rétrécissement acquis sans communication entre les deux cœurs; on a d'ailleurs observé des cas de cyanose avec persistance du trou de Botal sans rétrécissement pulmonaire (Mackey, Samson).

DESCRIPTION. — **Signes fonctionnels.** — Le premier signe qui frappe l'attention chez un enfant atteint de cyanose, c'est l'*aspect de la peau;* celle-ci présente une teinte livide, bleuâtre, violacée ou même noirâtre ; cette coloration est surtout marquée aux narines, à la paupière supérieure, au lobule de l'oreille, aux lèvres et à la bouche, aux parties génitales et aux doigts; elle devient plus foncée pendant les efforts, les accès de toux, le travail de

(1) Voir en particulier un cas observé par Jules Simon : Cyanose blanche chez un enfant de trois mois (*Rev. mens. des mal. de l'enf.*, 1888, p. 151).

la digestion, etc., tandis que, sous l'influence du sommeil ou d'un repos prolongé, elle diminue ou disparaît même complètement.

Les autres symptômes de la maladie ne sont pas aussi constants et varient en intensité suivant les cas. Le visage est généralement tuméfié, les yeux sont proéminents, les conjonctives sont d'un bleu noirâtre. Les doigts offrent une conformation spéciale qui rappelle celle qu'on observe chez les phtisiques ; ils sont allongés et renflés au niveau de la dernière phalange, qui est arrondie comme l'extrémité d'une baguette de tambour ; les ongles sont longs, larges, épais, leur pulpe est violacée. La chaleur de la peau est presque toujours diminuée, les petits malades se plaignent d'un froid habituel. S'ils sont pris d'une affection fébrile, leur température s'élève peu.

La respiration est en général difficile et accélérée ; les nourrissons sont souvent obligés d'interrompre leur repas pour respirer par la bouche ; l'enfant ne peut dormir que la tête haute, il est sujet à de fréquents accès de dyspnée et de palpitations. Ces accès surviennent quelquefois périodiquement, ou bien ils sont provoqués par un effort ou une émotion morale ; ils sont quelquefois d'une grande violence, s'accompagnent de mouvements convulsifs dus à l'asphyxie et peuvent aller jusqu'à la syncope.

Le système musculaire est faible, l'enfant est mou, paresseux, incapable de faire un effort ; l'intelligence est lente, la céphalalgie fréquente. L'évolution des dents est quelquefois retardée. Le thorax est rétréci dans sa partie supérieure ; les veines sont dilatées. On observe souvent des épistaxis, des hémoptysies ou des hémorragies par les gencives.

L'œdème des membres inférieurs et les hydropisies sont relativement rares, car les communications entre les deux cœurs servent, dans les cas de rétrécissement pulmonaire congénital, de soupapes de sûreté qui empêchent la rétro-dilatation du système veineux.

Signes physiques. — On trouve presque toujours, à la percussion, le cœur augmenté de volume au niveau des cavités droites, tandis que parfois le ventricule gauche n'atteint pas son développement normal ; la palpation fait sentir souvent à la région précordiale un *frémissement* *cataire;* les battements cardiaques sont tumultueux, et on entend généralement, à l'auscultation, un *bruit de souffle systolique* très prononcé qui a son maximum à la base ou vers la partie moyenne du cœur et se propage le plus souvent de droite à gauche, dans la direction de l'artère pulmonaire; dans ce dernier cas, ce souffle est le signe du rétrécissement de cette artère. Le pouls est ordinairement petit, faible, irrégulier ou intermittent; il est quelquefois accéléré et présente jusqu'à 120 pulsations par minute.

Marche, terminaisons. — La maladie débute tantôt par la coloration bleue de la peau, tantôt par la faiblesse musculaire, tantôt par la dyspnée. Sa marche est quelquefois lente et graduelle; d'autres fois elle revêt rapidement toute son intensité. Sa terminaison est presque toujours fatale, l'enfant succombe à l'asphyxie ou à la syncope dans un espace de temps relativement assez court. Quelquefois cependant les symptômes de la maladie disparaissent pendant plusieurs années, et l'enfant arrive à l'âge adulte; on a vu des individus cyanosés atteindre cinquante et même soixante ans. D'après une statistique de Smith portant sur 186 cas de cyanose, la mort survint 67 fois dans le courant de la première année, 54 fois entre un et dix ans, 41 fois de dix à vingt ans, 20 fois de vingt à quarante ans et 4 fois au delà de cet âge.

DIAGNOSTIC. — Le diagnostic de la cyanose se fonde sur la précocité habituelle de son apparition, sur la coloration bleuâtre de la peau, sur la déformation caractéristique des doigts et sur l'existence d'un bruit de souffle au cœur; aucun de ces signes n'est pathognomonique, mais leur réunion empêchera de confondre la cyanose avec une affection organique du cœur d'origine accidentelle.

Le diagnostic de l'anomalie cardiaque est presque toujours aléatoire. Les caractères spéciaux assignées par divers auteurs, tels que Gerhardt, Samsom, à la persistance du trou de Botal, à la communication interventriculaire ou à la persistance du canal artériel ne sont pas assez sûrs pour mériter d'être rapportés. Nous avons indiqué plus haut à quels signes physiques probables on reconnaîtra l'anomalie la plus fréquente, le *rétrécissement pulmonaire.*

L'intensité de la cyanose permettra seulement d'affirmer une communication entre les deux cœurs ; si le bruit de souffle se propage nettement dans les carotides et que l'on puisse exclure un rétrécissement de l'aorte, on pourra admettre avec une grande probabilité que l'aorte communique avec les deux ventricules.

PRONOSTIC. — Le pronostic de la cyanose est grave ; sa terminaison est le plus souvent rapidement fatale. Les cas où la vie se prolonge le moins longtemps sont ceux où l'artère pulmonaire est entièrement oblitérée ; la durée de la vie est d'autant plus courte que la circulation est plus entravée (Peacock).

TRAITEMENT. — Le traitement de la cyanose ne peut être que palliatif. Le repos, les toniques et, dans le cas de dyspnée ou de palpitations, la digitale et les antispasmodiques rempliront les principales indications. Les inhalations d'oxygène pourront être utiles dans les attaques de dyspnée.

CHAPITRE V

MALADIES DE L'APPAREIL RESPIRATOIRE

ARTICLE Ier. — CORYZA.

Le coryza s'observe comme affection secondaire dans le cours de plusieurs maladies de l'enfance; c'est ainsi qu'on le rencontre au début de la *rougeole*, de la *coqueluche* et de la *grippe*; il est un des symptômes les plus constants de la *syphilis congénitale* (voir p. 309) et une manifestation fréquente de la *diphtérie* (voir p. 151). Il se présente aussi chez les enfants comme une affection idiopathique et revêt tantôt une *forme aiguë*, tantôt une *forme chronique*.

Coryza aigu. — ÉTIOLOGIE. — Le coryza aigu s'observe à toutes les périodes de l'enfance; il est le plus souvent occasionné par un refroidissement; ainsi il est fréquent chez les petits enfants qui ne sont pas suffisamment couverts ou habillés; il est quelquefois aussi déterminé par l'inspiration de vapeurs ou de poudres irritantes.

DESCRIPTION. — Le coryza est caractérisé au début par une sécheresse de la pituitaire, qui se manifeste par une sensation de chatouillement dans le nez et par des éternuements. Bientôt à la sécheresse succède une sécrétion plus ou moins abondante d'un liquide d'abord clair et filant, puis verdâtre et épais, qui par son abondance peut obstruer les fosses nasales et entraver la respiration. Chez les enfants à la mamelle, cette obstruction peut devenir un obstacle sérieux à l'allaitement, en forçant le nourrisson à quitter le sein à chaque instant pour respirer par la bouche; si le petit malade est déjà faible et digère mal, le coryza revêt alors une certaine gravité et peut même dans quelques cas entraîner la mort par inanition. Souvent aussi il entrave le sommeil chez les petits enfants qui ont l'habitude de ne respirer en dormant que par le nez (Kussmaul). Bouchut considère enfin comme une complication grave du coryza des nouveau-nés l'aspiration et le retrait de la langue qui se produisent sous l'influence des efforts de respiration par la bouche; cet accident pourrait entraver l'hématose et devenir ainsi une cause de mort.

En dehors du premier âge, le coryza aigu est toujours une affection bénigne; il est habituellement apyrétique, à moins qu'il ne s'accompagne de phénomènes inflammatoires du côté du larynx et des bronches. Sa durée dépasse rarement quelques jours.

DIAGNOSTIC. — Le diagnostic du coryza aigu ne présente aucune difficulté, mais on devra toujours s'assurer si la maladie est idiopathique ou symptomatique. Le *coryza syphilitique* se reconnaîtra en général aux symptômes concomitants de la maladie; il atteint presque toujours simultanément les deux narines. Le *coryza diphtérique* est caractérisé par la présence de fausses membranes dans les fosses nasales et dans la gorge; le liquide qui s'écoule des narines est âcre et irritant, il détermine facilement autour de l'orifice nasal des excoriations qui se couvrent souvent de fausses membranes.

TRAITEMENT. — Les moyens les plus simples, tels qu'un bain de pieds sinapisé, l'enveloppement de la tête dans un bonnet de flanelle et quelques précautions contre le froid suffiront le plus souvent dans une affection aussi bénigne que le coryza. Chez les nouveau-nés, on cherchera à tarir la sécrétion muqueuse en nettoyant fréquemment les fosses nasales avec un liquide légèrement astringent ou antiseptique, tel que la solution boriquée à 2 °/₀; Rilliet et Barthez proposent l'emploi du *nitrate d'argent* dans les cas graves.

On alimentera l'enfant à la cuillère aussi longtemps qu'il ne pourra pas teter. Bouchut recommande, dans les cas où l'obstruction des fosses nasales rend la respiration par le nez absolument impossible, l'introduction dans chaque narine d'un petit *tube d'argent* long de cinq centimètres.

Coryza chronique. — Cette maladie est constituée par une inflammation chronique de la pituitaire, ou bien elle est symptomatique d'une carie des os du nez ; dans ce dernier cas, elle est du ressort de la chirurgie, et ne nous occupera pas ici.

ÉTIOLOGIE. — Le coryza chronique simple s'observe surtout dans l'enfance et dans l'adolescence ; l'étroitesse congénitale des fosses nasales paraît être une des causes prédisposantes de la maladie (Duplay). Le coryza chronique atteint de préférence les sujets d'une constitution chétive et est souvent une des manifestations de la *scrofule*. Il est quelquefois consécutif à la rougeole et à l'angine diphtérique (Meigs et Pepper) ; il peut succéder au coryza aigu, mais il est le plus souvent chronique d'emblée.

DESCRIPTION. — La maladie n'affecte qu'une des fosses nasales ou bien s'étend aux deux en même temps ; elle est caractérisée par l'épaississement et le gonflement de la pituitaire. Cette membrane est le siège d'un écoulement plus ou moins abondant constitué par un mucus épais et verdâtre, ou bien elle est sèche et recouverte de croûtes qui obstruent partiellement l'ouverture des narines ; sous ces croûtes, on trouve la muqueuse rouge, violacée, vascularisée ou tomenteuse, et parfois excoriée superficiellement au niveau des orifices glandulaires. Au-dessous de l'orifice des narines, la peau est souvent irritée et est parfois le siège d'un impétigo ou d'un eczéma chronique. La lèvre supérieure est fréquemment tuméfiée et proéminente.

Les fosses nasales exhalent dans bien des cas une odeur repoussante (*ozène*). La respiration est un peu gênée ; elle est souvent bruyante et s'accompagne de ronflement pendant le sommeil. La bouche reste ouverte, la voix est nasonnée ; le sens de l'odorat est altéré ou même aboli. On observe souvent des *épistaxis*.

Le coryza chronique est très rebelle ; il récidive facilement et dans quelques cas se termine par l'ulcération de la pituitaire, suivie de carie des os du nez.

DIAGNOSTIC. — Le diagnostic du coryza est facile ; on recherchera, au moyen des commémoratifs, si la maladie a une origine scrofuleuse, et on s'assurera par l'exploration avec le stylet et le rhinoscope si le coryza n'est pas symptomatique d'une *carie osseuse*, d'un *polype* ou d'un *corps étranger*.

TRAITEMENT. — Dans le coryza scrofuleux, on instituera un traitement général, dont l'huile de foie de morue, le sirop d'iodure de fer et les toniques formeront la base. Le traitement local consistera en applications topiques diverses; les poudres d'alun, de tannin, etc., donnent rarement des résultats satisfaisants; les pulvérisations dans les fosses nasales d'eau additionnée de goudron, de benjoin ou de teinture d'iode méritent d'être recommandées. Le traitement par excellence du coryza chronique consiste dans les *douches nasales* faites d'après la méthode de Weber, c'est-à-dire de façon à ce que le liquide injecté par une des narines sorte par l'autre; pour cela le malade devra respirer par la bouche, de manière à ce que le voile du palais ferme en arrière les fosses nasales; l'irrigateur ordinaire est excellent pour cette opération, il faut seulement le munir d'un embout qui remplisse exactement la narine. On emploiera comme liquide d'injection une solution faible de sel marin, d'alun ou de tannin; dans le cas d'ozène, on se servira d'un liquide désinfectant, tel que l'acide borique ou l'acide salicylique.

ARTICLE II. — ÉPISTAXIS.

ÉTIOLOGIE. — L'épistaxis est tantôt idiopathique, tantôt symptomatique.

L'épistaxis *idiopathique* est rare dans la première enfance ; cette affection est commune surtout vers la fin de la seconde enfance : on l'observe souvent chez les jeunes garçons fatigués par les études et par le confinement dans les écoles. Les grandes chaleurs y prédisposent. La mauvaise habitude qu'ont certains enfants d'introduire les doigts dans le nez, est une cause fréquente d'épistaxis. Enfin les chutes, les coups si communs dans le jeune âge, les corps étrangers des fosses nasales, provoquent souvent des hémorragies par le nez. La maladie est plus fréquente chez les garçons que chez les filles. Cependant, chez ces dernières, l'épistaxis s'observe parfois au moment de l'établissement de la menstruation.

L'épistaxis *symptomatique* est tantôt un accident passager, comme dans la rougeole, dans la fièvre typhoïde, ou dans la coqueluche, tantôt un symptôme grave et persistant, comme dans la maladie de Werlhof, dans l'hémophilie, dans la diathèse hémorragique des nouveau-nés, dans les affections du cœur, dans la diphtérie et dans les fièvres éruptives hémorragiques.

SYMPTOMES et DIAGNOSTIC. — L'épistaxis s'annonce souvent ar de la céphalalgie ou par une sensation de chaleur la région frontale; le sang s'écoule au dehors en plu ou moins grande quantité, cependant l'hémorragie est en général peu abondante et de courte durée chez les jeunes sujets; Rilliet et Barthez n'ont jamais vu l'épistaxis entraîner la mort. Quelquefois néanmoins les pertes de sang, par leur répétition fréquente, peuvent être la cause d'un état anémique grave et persistant.

L'épistaxis se reconnait presque toujours immédiatement; dans certains cas cependant, le sang s'écoule du côté du pharynx et est rendu avec les crachats ou bien passe dans l'estomac et se retrouve dans les vomissements ou dans les selles. La maladie peut être alors méconnue, surtout chez les très jeunes enfants; elle peut être prise pour une hémoptysie, une hématémèse ou une entérorragie; la présence de quelques caillots à l'entrée des fosses nasales permettra néanmoins, dans la plupart des cas, de reconnaître la provenance de l'hémorragie.

L'épistaxis une fois constatée, on recherchera si elle est idiopathique ou symptomatique; le pronostic en dépend.

TRAITEMENT. — L'épistaxis s'arrête souvent d'elle-même et ne réclame aucun traitement; dans les cas où elle a été précédée de céphalalgie, de rougeur du visage, et reste modérée, elle est plutôt un phénomène favorable qu'on doit respecter. Si l'épistaxis est abondante, on cherchera d'abord à l'arrêter par les moyens les plus simples, tels que l'élévation des bras, des applications d'eau chaude, d'eau froide ou de glace sur le front, à la racine du nez ou sur la nuque, l'aspiration par le nez d'eau vinaigrée ou glacée, etc. Voillemier a réussi à arrêter une épistaxis opiniâtre chez un enfant en appliquant sur le front des compresses imbibées d'éther. Les injections d'eau chaude dans les fosses nasales ont aussi donné des succès (Barthez et Sanné). Barker recommande, comme un moyen presque infaillible de suspendre les hémorragies nasales et les autres hémorragies chez les enfants, les injections de teinture de benjoin composée.

Si ces moyens échouent, on recourra au *tamponnement antérieur*, fait au moyen d'un tampon d'ouate hygroscopique long et pointu, maintenu serré par quelques tours de fil que l'on coupe une fois le tampon introduit pour permettre à celui-ci de se dilater. Le tampon sera saupoudré d'alun ou mieux encore d'une *solution d'antipyrine au cinquième*. On fera tenir l'enfant assis la tête penchée en avant pour que le caillot se forme sur le tampon et que le sang ne coule pas dans le pharynx. Si l'hémorragie persiste néanmoins, on pratiquera le *tamponnement antéro-postérieur*, soit avec la sonde de Belloc, soit, ce qui est préférable, chez les enfants, avec une sonde molle n° 5 ou 10 dans l'œil de laquelle on fixera le fil attaché au tampon postérieur.

Dans le cas où l'épistaxis récidiverait fréquemment sous l'influence d'une constitution faible, ou à la suite de grandes fatigues, un régime léger et rafraîchissant, le repos, les toniques, les boissons acides, le sirop de ratanhia, seront indiqués. Si l'enfant présente des symptômes d'anémie, on recommandera les préparations ferrugineuses.

Article III. — LARYNGITES SIMPLES.

Nous décrivons sous le titre de laryngites simples les laryngites de l'enfance qui ne se compliquent ni de fausses membranes ni d'accidents spasmodiques. Ces maladies peuvent être divisées au point de vue de leur marche en *aiguë* et *chronique*, et, au point de vue de leur siège en *catarrhale* et *sous-muqueuse*.

ÉTIOLOGIE. — **Laryngite catarrhale aiguë.** — Cette affection se rencontre souvent dans l'enfance ; elle est tantôt primitive, tantôt secondaire.

La *laryngite primitive* s'observe à tout âge et est surtout fréquente chez les enfants au-dessous de cinq ans. Les garçons y sont plus sujets que les filles. Cette maladie survient particulièrement en hiver et au printemps et est le plus souvent occasionnée par un refroidissement ; quelquefois elle est provoquée par l'inspiration de vapeurs irritantes, par la présence d'un corps étranger ou par des cris trop prolongés.

La *laryngite secondaire* se développe quelquefois à la suite d'une bronchite ou d'un coryza par propagation d'inflammation ; elle est un des symptômes habituels de la rougeole et s'observe parfois aussi dans le cours de la variole et de la fièvre typhoïde.

Laryngite sous-muqueuse. — La laryngite sous-muqueuse, qui se manifeste toujours par un *œdème de la glotte*, est une affection trop rare dans l'enfance pour que nous en fassions ici une description complète. Sur 215 observations de laryngite œdémateuse rapportées par Sestier, 17 sont relatives à des enfants ; l'œdème de la glotte a été observé chez les jeunes sujets à la suite d'une angine, d'une laryngite catarrhale aiguë, d'un abcès rétro-pharyngien, dans le cours de la variole et de l'érésipèle de la face, du sclérème et de la phtisie pulmonaire. On l'a vu aussi se développer sous l'influence de l'hydropisie due à la néphrite scarlatineuse et dans le cours de la fièvre typhoïde à la suite d'une nécrose des cartilages du larynx.

Les auteurs anglais (Burges, Wallace, Jameson) ont décrit une forme primitive d'œdème glottique qui se développe à la suite de la *brûlure du larynx* ; cet accident s'observe quelquefois en Angleterre chez les enfants qu'on laisse imprudemment aspirer par le goulot le liquide brûlant d'une théière ; la brûlure est suivie immédiatement ou après quelques heures d'une dyspnée extrême qui peut entraîner rapidement la mort si on ne se hâte pas de pratiquer la trachéotomie.

Laryngite chronique. — La laryngite chronique est assez rare chez les enfants. Elle est tantôt primitive, tantôt consécutive à une laryngite aiguë. Elle coïncide quelquefois avec une pharyngite chronique. On l'observe parfois à la suite de la rougeole, de la coqueluche ou du croup sous forme d'un enrouement persistant. Elle peut être aussi, comme chez l'adulte, une des manifestations de la tuberculose et de la syphilis.

ANATOMIE PATHOLOGIQUE. — Chez les enfants qui ont succombé dans le cours d'une laryngite catarrhale, on trouve la face interne du larynx rouge et hypérémiée ; la rougeur est généralisée ou localisée dans certains points, les glandes sont augmentées de volume. La muqueuse est épaissie et ramollie par places et présente souvent, surtout dans les laryngites secondaires, des *ulcérations* qui siègent presque toujours sur les cordes vocales; ces ulcérations sont en général très petites, linéaires et peu profondes ; ce ne sont le plus souvent que de simples érosions. Dans quelques cas, cependant, elles offrent une certaine profondeur et peuvent mettre à nu les muscles et les cartilages ; leurs bords sont alors ramollis et d'un rouge violacé. Nous avons mentionné ailleurs (p. 54) les lésions observées dans les laryngites consécutives à la rougeole.

On a rarement l'occasion d'observer chez les enfants les lésions de la laryngite chronique primitive ; elles consisteraient suivant Meigs et Pepper dans un épaississement de la muqueuse du larynx.

DESCRIPTION. — **Laryngite aiguë.** — Rilliet et Barthez distinguent deux formes de laryngite aiguë chez les enfants : l'une de moyenne intensité qui peut être primitive ou secondaire, l'autre plus grave qui est presque toujours primitive.

Dans la *forme légère*, la maladie débute par un enrouement qui est suivi parfois rapidement d'une aphonie plus ou moins complète ; dans d'autres cas, l'aphonie est le premier symptôme observé. En même temps survient une toux rauque, mais sans dyspnée, à moins de complication bronchique ou pulmonaire. La fièvre est peu marquée ; dans les cas très légers, elle manque même complètement; la maladie n'est alors caractérisée que par une toux sèche et rauque revenant par quintes et par une altération de la voix qui ne se manifeste guère qu'au moment du cri ; ce symptôme est un peu plus accusé le soir que le matin. Lorsque la maladie est primitive, elle se termine toujours par la guérison ; quelquefois cependant elle passe à l'état chronique.

La *forme grave* peut débuter comme la forme légère ; habituellement, néanmoins, elle s'annonce par de l'agitation et une fièvre intense ; l'enfant est pris d'une toux rauque, sa voix s'altère, et on constate parfois de la rougeur du voile du palais. Tous les symptômes s'aggravent les jours suivants, la respiration devient pénible, elle s'accélère et s'accompagne d'un *râle laryngo-trachéal* très prononcé. Dans quelques cas, l'asphyxie paraît imminente, mais on observe très rarement de véritables accès de suffocation ; l'expectoration est nulle ou simplement muqueuse. Habituellement le larynx est douloureux à la pression, l'aphonie peut devenir complète, la fièvre est toujours vive, et le pouls très petit. Si les symptômes ne s'amendent pas, les traits s'altèrent profondément, la dyspnée augmente ; on observe parfois du délire ou des convulsions, et l'enfant peut succomber au bout de sept à huit jours ou même plus rapidement encore ; dans un cas observé par Jurine, la mort survint dès le premier jour de la maladie.

Lorsque la laryngite se termine favorablement, la fièvre et la dyspnée diminuent, le ronflement disparaît, l'expectoration devient plus abondante, et l'enfant guérit assez rapidement ; néanmoins la voix peut encore rester enrouée pendant un certain temps.

Laryngite chronique. — Meigs et Pepper décrivent une forme de laryngite chronique qu'ils ont observée chez des enfants exempts de toute affection pulmonaire et qui accompagne fréquemment l'*angine glanduleuse.* Elle est caractérisée par une toux rude et déchirante, qui présente quelquefois même un timbre croupal. Cette toux est fréquente le soir, elle est généralement augmentée par la position horizontale et persiste quelquefois pendant plusieurs heures de suite, lorsque l'enfant est couché. La maladie peut se prolonger pendant un temps fort long ; elle présente souvent des rémissions, mais récidive très facilement sous l'influence du moindre refroidissement.

DIAGNOSTIC. — La laryngite est quelquefois méconnue quand elle est secondaire ; lorsqu'elle est primitive, elle se reconnait habituellement à l'aphonie et à la raucité de la voix.

Le diagnostic différentiel entre la laryngite catarrhale grave et la *laryngite diphtérique* ou *croup* peut présenter de grandes difficultés ; cette dernière maladie se reconnait le plus souvent à l'existence d'une angine diphtérique concomitante et à l'expectoration de fausses membranes, mais ces deux signes peuvent manquer, et on a vu des enfants, qu'on croyait atteints d'une laryngite simple et qu'on avait néanmoins trachéotomisés à cause de l'intensité de la dyspnée, rendre des fausses membranes après l'opération. Les signes qui feront plutôt admettre une laryngite simple seront : une fièvre très vive, une douleur laryngée bien caractérisée et l'absence habituelle d'accès de suffocation.

La laryngite sous-muqueuse est souvent difficile à distinguer du croup ; son développement est cependant généralement plus rapide, en outre elle s'accompagne d'une dysphagie plus marquée (W. Stephenson), la toux est plus sonore ; enfin on peut, par l'introduction du doigt dans le pharynx, constater la tuméfaction des cordes vocales.

Le diagnostic avec la *laryngite striduleuse* sera indiqué à propos de cette affection.

PRONOSTIC. — La laryngite primitive est presque toujours une affection bénigne ; elle ne menace la vie que très exceptionnellement. La laryngite secondaire n'est grave que lorsqu'elle devient œdémateuse.

TRAITEMENT. — Le meilleur traitement de la *laryngite aiguë* consiste, dans les cas légers, à faire des inhalations de vapeurs émollientes et à donner un pédiluve sinapisé ; le cou sera enveloppé chaudement ; si la toux est fréquente et trouble le sommeil, on prescrira un narcotique léger. Dans les cas plus intenses, on fera au devant du cou des applications fréquentes avec une éponge imbibée d'eau chaude ou avec du papier sinapisé. Un vomitif sera indiqué lorsque la dyspnée est intense. Enfin, dans les cas désespérés, on fera la trachéotomie.

Contre la *laryngite chronique*, on recommandera l'usage de l'eau de goudron et des eaux sulfureuses en pulvérisation ou en boisson, et on fera faire des applications de teinture d'iode sur le devant du cou. L'enfant sera maintenu à l'abri du froid et ne sortira jamais le cou découvert.

Article IV. — LARYNGITE STRIDULEUSE.

La laryngite striduleuse a été longtemps confondue avec le croup proprement dit (*laryngite diphtérique*) ; elle a été décrite pour la première fois par Millar en 1769 et a été longtemps connue sous le nom d'*asthme aigu de Millar*. Wichmann l'a clairement séparée de la laryngite pseudomembraneuse ; depuis lors, elle a été décrite sous les noms d'*angine striduleuse* (Bretonneau), de *faux croup*, de *laryngite striduleuse* (Guersant) et de *laryngite spasmodique* (Rilliet et Barthez).

ÉTIOLOGIE. — **Causes prédisposantes.** — La laryngite striduleuse est une affection spéciale à l'enfance. La cause organique de cette maladie paraît être l'étroitesse de la fente glottique dans le jeune âge; sous l'influence d'une irritation catarrhale des cordes vocales, qui se complique probablement d'un élément nerveux spasmodique, le passage de l'air est tellement rétréci que l'enfant est pris de suffocation. La prédisposition à la maladie disparaît avec les progrès de l'âge ; la laryngite striduleuse est surtout fréquente entre deux et sept ans. Elle est plus commune chez les garçons que chez les filles; elle atteint aussi souvent les enfants qui sont vigoureux et bien portants que ceux qui sont chétifs et maladifs. La laryngite striduleuse est quelquefois héréditaire et peut s'observer chez plusieurs enfants de la même famille. La prédisposition individuelle est indéniable ; un enfant qui a été une fois atteint d'une attaque de faux croup y restera sujet pendant plusieurs années; les accès seront ramenés par les causes occasionnelles parfois les plus insignifiantes.

Causes occasionnelles. — La laryngite striduleuse se développe le plus souvent à la suite d'un refroidissement ;

elle paraît survenir quelquefois sous l'influence du travail de la dentition ; on l'a observée à la suite de pleurs et de cris prolongés qui avaient déterminé probablement une congestion des cordes vocales. Chez les jeunes enfants, elle est quelquefois un des symptômes initiaux des maladies qui frappent la muqueuse des voies respiratoires; c'est ainsi qu'on l'observe dans le premier stade de la rougeole, de la coqueluche et de la grippe.

DESCRIPTION. — L'apparition d'une attaque de laryngite striduleuse est souvent précédée d'une fièvre légère, de larmoiement, de coryza, d'enrouement ou de toux. Rilliet et Barthez ont observé ces phénomènes précurseurs dans 13 cas sur 15 ; leur durée varie entre quelques heures et un ou deux jours. Souvent néanmoins ils font défaut ou passent inaperçus, et la maladie débute subitement par un violent accès de suffocation au milieu des apparences d'une santé parfaite.

C'est habituellement pendant la nuit, souvent vers onze heures du soir, que survient l'attaque de laryngite striduleuse. L'enfant est éveillé en sursaut par des symptômes en apparence très alarmants ; il est pris d'une *toux rauque et sonore* qu'on a comparée à l'aboiement d'un chien ou au cri d'un coq ; la respiration est très laborieuse et s'accompagne d'un *sifflement aigu*. Quelquefois la suffocation paraît imminente ; l'enfant s'assied sur son lit dans un état d'angoisse extrême, son visage est rouge, congestionné, parfois d'une teinte violacée et livide; le pouls s'accélère, les muscles respiratoires sont violemment contractés, et chaque mouvement inspiratoire s'accompagne d'un tirage très prononcé. Dans quelques cas, les membres sont agités de mouvements convulsifs. La voix reste habituellement claire; quelquefois cependant elle est enrouée. L'accès présente une durée assez variable qui n'est souvent que de quelques minutes, mais qui parfois se prolonge pendant plusieurs heures avec de courtes rémissions; puis le calme renait, l'enfant se rendort et paraît entièrement rétabli.

La maladie se borne quelquefois à un seul accès ; plus souvent, un second accès en général moins intense que le premier reparaît dans la même nuit ou bien le lendemain dans la journée, plus rarement dans la nuit suivante; la crise est souvent alors déterminée par une émotion morale ou une irritation quelconque. Il est rare que les attaques se reproduisent pendant plus de deux ou trois jours de suite, mais, chez certains sujets prédisposés, la maladie récidive très facilement.

On observe parfois entre les attaques un peu de toux, une rougeur du fond de la gorge et une fièvre légère, mais ces symptômes sont peu accusés et disparaissent rapidement. Une fois les accès terminés, le rétablissement est complet.

L'intensité de la laryngite striduleuse varie suivant les cas; quelquefois la maladie n'est constituée que par un accès de toux rauque et aboyante sans sifflement; d'autres fois, au contraire, les accès sont de longue durée, ils s'accompagnent d'une fièvre vive et d'une dyspnée extrême qui ne disparait pas toujours complètement après la crise; la laryngite striduleuse se termine cependant presque toujours favorablement. Ce n'est que dans des cas très exceptionnels qu'elle se complique de nausées, de vomissements, d'un état de dépression extrême et que l'enfant succombe à l'asphyxie au milieu de la plus vive angoisse; dans ce cas, on a trouvé à l'autopsie la muqueuse laryngée ramollie ou même ulcérée. Cadet de Gassicourt (1) a vu dans un cas, chez une petite fille de cinq ans, les accès de laryngite striduleuse provoquer un emphysème généralisé.

DIAGNOSTIC. — La laryngite striduleuse est quelquefois prise pour un *vrai croup*; on évitera cette erreur en s'assurant tout d'abord que l'enfant ne présente pas les signes d'une angine diphtérique, mais cet examen ne suffit pas; il est des cas en effet où le croup survient d'emblée sans angine et ne s'accompagne pas de l'expectoration de fausses membranes; le diagnostic ne pourra se faire alors que d'après la marche de la maladie. Dans la laryngite striduleuse, l'invasion est plus brusque; le premier accès de suffocation survient presque toujours au milieu de la nuit, et les accès suivants n'augmentent pas en intensité;

(1) Cadet de Gassicourt, *Rev. mens. des mal. de l'enf.*, 1887, p. 49.

dans leur intervalle, l'enfant respire librement ; la toux conserve toujours un timbre sonore, et la voix est rarement altérée. Dans la laryngite diphtérique, au contraire, le début est souvent insidieux, la dyspnée devient plus intense à mesure que les accès se repètent, et elle ne *présente jamais de rémission complète* ; la toux devient rapidement sourde et étouffée, et la voix s'éteint.

La *laryngite aiguë* simple se distingue de la laryngite striduleuse par sa marche continue et par l'absence d'accès de suffocation.

Les accidents de l'*œdème glottique* se distinguent facilement de ceux du faux croup ; ils sont en général précédés des signes d'une affection chronique du larynx ou succèdent à une brûlure de cet organe ; quelquefois ils coïncident avec une anarsaque généralisée, comme on l'a observé à la suite de la scarlatine ; ils s'accompagnent d'une altération complète de la voix, d'une dyspnée qui ne disparaît pas complètement entre les accès et d'une tuméfaction des cordes vocales facile à constater par le toucher ; l'œdème de la glotte est d'ailleurs exceptionnel dans le jeune âge.

Il est rare qu'un *polype du larynx* siégeant au niveau des cordes vocales se révèle subitement par un accès de suffocation simulant une attaque de faux croup ; le développement des polypes s'accompagne en général d'une dyspnée continue et d'une altération habituelle de la voix qui fera soupçonner leur présence ; dans les cas douteux, le diagnostic s'éclairera par le toucher et l'examen laryngoscopique.

Nous avons indiqué plus haut les signes auxquels on reconnaît les *corps étrangers du larynx* (p. 161) et les *abcès rétropharyngiens* (p. 564), qui simulent quelquefois une laryngite striduleuse. Le diagnostic avec le *spasme de la glotte* a été indiqué à propos de cette affection (p. 473).

PRONOSTIC. — Le pronostic de la laryngite striduleuse est presque toujours favorable ; les cas mêmes les plus sérieux en apparence guérissent habituellement, lorsqu'ils sont exempts de complications ; sur 109 cas de faux croup observés par Meigs et Pepper, aucun ne s'est terminé par la mort, bien que 23 aient présenté une certaine gravité.

Quelques auteurs (Jurine, Vieusseux, Guersant, Trousseau) ont rapporté cependant quelques cas dont l'issue a été fatale.

TRAITEMENT. — La laryngite striduleuse guérissant le plus souvent spontanément, il est inutile de la combattre par des moyens énergiques ; on se contentera d'appliquer un sinapisme ou une éponge imbibée d'eau chaude sur le devant du cou et on prescrira un vomitif; les inhalations de vapeur chaude, un bain chaud, calment quelquefois rapidement les accidents (Meigs et Pepper); les auteurs allemands recommandent les cataplasmes froids sur le cou et les gargarismes d'eau glacée. Les antispasmodiques, les narcotiques, les vésicatoires et les sangsues à la région cervicale sont le plus souvent inutiles ; on ne recourra à la trachéotomie qu'à la dernière extrémité.

Article V. — BRONCHITE.

Nous décrivons sous ce titre l'inflammation de la trachée et des grosses bronches; la bronchite capillaire sera décrite avec la broncho-pneumonie, dont il est difficile de la séparer. La bronchite présente une *forme aiguë* et une *forme chronique.*

Bronchite aiguë. — ÉTIOLOGIE. — La bronchite aiguë est une affection commune à tout âge; elle est très fréquente chez les enfants et peut survenir dès le début de la vie; elle est tantôt *primitive,* tantôt *secondaire.*

La bronchite primitive succède le plus souvent à un *refroidissement;* les petits enfants trop légèrement vêtus ou qu'on expose sans précaution à l'impression du froid extérieur, y sont particulièrement sujets. La *travail de la dentition* s'accompagne souvent d'un état catarrhal qui peut se traduire par une inflammation de la trachée et des bronches. Les enfants rachitiques ou scrofuleux sont particulièrement prédisposés aux catarrhes bronchiques.

La bronchite se manifeste comme affection secondaire dans le cours de plusieurs maladies de l'enfance, particulièrement dans la *rougeole* et la *coqueluche :* elle complique fréquemment la *tuberculose pulmonaire.*

DESCRIPTION. — **Forme légère.** — La bronchite aiguë n'est souvent qu'un simple rhume caractérisé par une toux modérée qui s'accompagne de quelques râles disséminés dans le thorax. D'autres fois la maladie est plus accusée ; elle débute par une toux sèche et un peu douloureuse, qui s'observe principalement au réveil. Bientôt on entend à l'auscultation un ronchus trachéal ou quelques râles sibilants dans les deux poumons ; la respiration est fréquente, elle s'accompagne d'un stertor, tantôt sec et un peu ronflant, tantôt légèrement humide ; le plus souvent la voix et le cri sont naturels ; quelquefois cependant chez les très jeunes enfants le cri est éteint ou voilé, la reprise seule se fait entendre (Rilliet et Barthez). La fièvre est généralement modérée, souvent intermittente, et s'accompagne d'un peu d'abattement, surtout vers le soir. La maladie reste stationnaire ou augmente légèrement pendant quelques jours, puis la fièvre tombe, la toux devient plus grasse et s'accompagne chez les enfants âgés de plus de cinq ans d'une expectoration muqueuse transparente ou verdâtre, qui cesse bientôt ; le rétablissement se fait alors rapidement.

Forme grave. — Dans quelques cas, surtout dans la première enfance, la bronchite peut revêtir une certaine gravité ; la maladie débute alors par une toux violente très fréquente, fatigante et douloureuse, revenant souvent par quintes. On observe un mouvement fébrile intense qui redouble le soir, la température du corps dépasse 38°, le pouls présente 120 à 130 pulsations ; la peau est chaude et sèche, la respiration s'accélère notablement et s'accompagne d'un peu de dyspnée et d'agitation ; les yeux sont rouges et larmoyants, l'enfant perd l'appétit et, si c'est un nourrisson, il refuse le sein. L'auscultation fait entendre dans les deux poumons des râles ronflants et sibilants très abondants, mêlés quelquefois à du gros râle sous-crépitant qui prédomine à la base du thorax ; le bruit respiratoire entendu à distance a un timbre sec. Arrivée à ce degré, la bronchite se complique souvent d'*atélectasie pulmonaire*, chez les petits rachitiques surtout, ou bien elle s'étend aux petites bronches et aux poumons, et l'enfant succombe à un *catarrhe suffocant* ou à une *broncho-pneumonie ;* enfin dans quelques cas il est emporté par des *accidents céré-*

braux, il est pris alors d'une grande agitation suivie de prostration, puis de convulsions générales, le pouls devient faible, petit, inégal, et la mort arrive au bout de quelques heures (Rilliet et Barthez). Le plus souvent cependant la maladie se termine favorablement après une à trois semaines.

DIAGNOSTIC. — La bronchite aiguë est très difficile à distinguer de la *coqueluche* dans son premier stade ; souvent la marche seule de la maladie éclairera le diagnostic (V. p. 202).

PRONOSTIC. — La bronchite aiguë est le plus souvent une affection bénigne ; néanmoins chez les très jeunes enfants elle peut exceptionnellement se terminer par la mort. Chez les enfants prédisposés à la tuberculose, une bronchite aiguë marque souvent le début de la phtisie pulmonaire.

TRAITEMENT. — La bronchite aiguë guérit le plus souvent d'elle-même et ne réclame aucun traitement. Lorsqu'elle s'accompagne de fièvre, on ordonnera le repos au lit et l'infusion de fleurs pectorales en boisson ; on y joindra, suivant les cas, un looch avec 0,03 à 0,05 de kermès, une potion avec 5 à 8 gouttes de teinture de belladone et l'application d'un emplâtre révulsif ou un badigeonnage de teinture d'iode sur les parois thoraciques. Chez les très jeunes enfants, la médication vomitive sera souvent indiquée ; quelques cuillerées à café de *sirop d'ipécacuanha* données au réveil aideront l'enfant à se débarrasser des mucosités qui obstruent ses bronches.

La forme grave de la trachéo-bronchite aiguë réclame avant tout l'usage des révulsifs, des sinapismes ou mieux encore des *cataplasmes sinapisés* qui alterneront avec les frictions au liniment térébenthiné du Codex. Une seconde indication sera remplie par les *expectorants*, l'infusion d'ipéca (0,1 à 0,2 pour 60,0), de polygala senega (1,0 à 2,0 pour 60,0), l'acétate ou le benzoate d'ammoniaque et le kermès. Jurasz a préconisé les propriétés expectorantes de l'*apomorphine,* à la dose de 1 centigramme par jour pour la première année, de 2 centigrammes pour un enfant de trois ans, et de 5 centigrammes à partir de cinq ou six ans. Nous nous sommes bien trouvés de ce médicament dans les trachéo-bronchites à toux spasmodique, suffocante, quand la fièvre était peu marquée, mais nous n'avons jamais dépassé par jour la dose de 3 à 5 milligrammes de chlorhydrate d'apomorphine dans les deux premières années et de 1 centigramme chez les enfants plus âgés.

Bronchite chronique. — La bronchite chronique est rare dans le jeune âge; on observe cependant quelquefois, à la suite de la bronchite aiguë, un *catarrhe bronchique* persistant.

Steiner a observé chez les enfants une variété de bronchite chronique qu'il a décrite sous le nom de *bronchite catarrhale sèche*. Cette affection est caractérisée par une accélération de la respiration, par une difficulté extrême de l'expiration et par des accès de toux fréquents et très intenses qui ne sont suivis d'aucune expectoration. On ne constate à l'auscultation qu'une respiration rude et quelques râles secs. Cette maladie se prolonge pendant plusieurs mois et est presque entièrement apyrétique. Elle se termine presque toujours fatalement; l'enfant présente dans les derniers temps quelques signes de congestion passive de l'encéphale, et la mort est parfois précédée de convulsions partielles ou générales. Dans quelques autopsies on a remarqué, outre une tuméfaction très considérable de la muqueuse des bronches depuis leur bifurcation jusque dans leurs petites ramifications, de l'engorgement et de la rougeur des ganglions bronchiques qui présentaient dans quelques points la dégénérescence caséeuse; les poumons étaient par place emphysémateux ou atélectasiés. Cette affection n'est probablement qu'une forme de la tuberculisation des ganglions bronchiques qui sera décrite plus loin.

La *dilatation chronique des bronches* se rencontre aussi quelquefois dans l'enfance; Rilliet et Barthez en rapportent plusieurs exemples. Cette maladie est toujours consécutive soit à une pleurésie chronique, avec rétraction du thorax, soit à une pneumonie passée à l'état chronique, principalement à la broncho-pneumonie de la coqueluche.

On trouve à l'autopsie des enfants qui ont succombé à cette affection un élargissement du calibre des bronches, qui sont parfois dilatées jusqu'à leur terminaison; les parois de ces organes sont épaissies et inégales; elles crient sous le scalpel; la muqueuse est pâle, anémiée; les bronches dilatées sont entourées d'un tissu pulmonaire sclérosé et sont parfois soudées à la plèvre. La dilatation ampullaire des bronches simulant une caverne se rencontre rarement chez les enfants.

Les symptômes de la bronchectasie rappellent ceux de la phtisie pulmonaire, dont il est très difficile de la distinguer; on entend à l'auscultation une respiration bronchique ou même caverneuse et du retentissement de la voix; l'enfant tousse, il est pris quelquefois d'accès de suffocation suivis d'une expectoration très abondante muco-purulente. Les symptômes généraux sont ceux de la fièvre hectique; le petit malade maigrit, s'affaiblit et succombe au bout d'un temps plus ou moins long; dans un cas cité par Rilliet et Barthez, la mort survint au bout de quatre années.

La *bronchite pseudo-membraneuse chronique*, qui survient en dehors de la diphtérie, est rare dans le jeune âge; sur 43 cas de cette affection recueillis par P. Lucas Championnière (1), 2 seulement étaient relatifs à des sujets au-dessous de dix ans. Elle a été observée quelquefois chez des enfants chétifs ou atteints de phtisie pulmonaire. Nous en avons observé un cas chez un garçon de douze ou treize ans, emphysémateux à un haut degré et sujet depuis plusieurs années à l'asthme avec bronchite. Dans un accès plus violent que d'habitude, l'enfant rendit des cylindres ramifiés et ne fut soulagé que lorsque l'expectoration devint plus liquide. Cette affection a pour symptôme principal l'expectoration de cylindres pseudo-membraneux formés d'une substance colloïde muqueuse renfermant un grand nombre de cellules. Grancher et Championnière ont démontré que les cylindres ne renferment pas de fibrine vraie. La maladie s'accompagne souvent d'hémoptysies. Elle se termine quelquefois par la mort sous l'influence de la tuberculose pulmonaire concomitante ou à la suite d'un accès de suf-

(1) P. Lucas Championnière, *Thèse de Paris*, 1876.

focation déterminé par les fausses membranes; le plus souvent cependant elle guérit après une durée plus ou moins longue.

La bronchite chronique ne se complique qu'exceptionnellement chez les enfants d'asthme et d'emphysème pulmonaire.

Politzer a observé cependant cinq fois l'*asthme nerveux* chez les enfants à la suite d'un catarrhe des bronches; cet asthme se manifestait par des attaques de dyspnée qui présentaient une durée de huit à vingt heures, et s'accompagnaient de râles sibilants dans les poumons. Legendre (1) fait remarquer que ces attaques d'asthme chez les enfants atteints de bronchite surviennent surtout dans la première moitié de la nuit.

L'*emphysème pulmonaire* présente les mêmes symptômes que chez l'adulte; les parois du thorax sont distendues; la sonorité pulmonaire est exagérée, la respiration est ultrapuérile (Rilliet et Barthez), l'enfant est pris de temps en temps d'accès d'asthme, mais il est rare que la maladie s'établisse d'une façon définitive. Le plus souvent l'emphysème ne survient chez les enfants que comme complication d'une autre affection thoracique, avec laquelle il disparaît habituellement. Il est surtout fréquent à la suite des déformations rachitiques de la poitrine.

Les indications thérapeutiques que présentent les diverses formes de la bronchite chronique seront remplies par l'usage de l'huile de foie de morue, de l'eau de goudron, du sirop de térébenthine, de l'eucalyptus globulus (1 à 3 grammes de teinture par jour) et des eaux sulfureuses. Un hiver passé dans le Midi hâtera la guérison de la maladie.

Article VI. — BRONCHO-PNEUMONIE.

La broncho-pneumonie (*pneumonie catarrhale*, *pneumonie lobulaire*) n'a été nettement séparée chez l'enfant

(1) Legendre. Diagn. et trait. de l'asthme chez les enfants, *Union méd.*, 18 nov. et 16 déc 1888. — Voir aussi : Moncorvo De l'asthme dans l'enfance, Paris, 1888 ; — Bayet, Un cas d'asthme chez un enfant de 9 ans, *la Clinique*, 2 août 1888.

de la pneumonie franche (*pneumonie lobaire*) que depuis les travaux de Gerhard et Rufz, ainsi que de Rilliet et Barthez. Les anciens auteurs, tels que Boërhave et Sydenham, qu'on cite toujours à propos de la broncho-pneumonie, ont bien décrit une maladie analogue sous le nom de pneumonie bâtarde (*peripneumonia notha*), mais leur description est confuse et ne s'applique pas à la pneumonie infantile.

ÉTIOLOGIE. — La broncho-pneumonie est une des maladies les plus fréquentes de l'enfance ; elle appartient presque exclusivement aux premières années de la vie et devient rare après six ans.

C'est une maladie essentiellement *secondaire*; elle succède toujours à une inflammation des bronches, aussi survient-elle habituellement dans le cours de la bronchite simple ou des maladies générales qui s'accompagnent d'une congestion de la muqueuse aérienne. La *rougeole* et la *coqueluche* sont les maladies qui se compliquent le plus souvent de broncho-pneumonie; puis viennent, dans l'ordre de fréquence, la *bronchite*, la *grippe*, le *croup* et la *fièvre typhoïde*. Chez les nouveau-nés, la broncho-pneumonie est une complication terminale fréquente du *sclérème*, du *muguet*, de la *gastéro-entérite* et de l'*érésipèle*.

Les enfants *rachitiques*, ceux qui sont d'une constitution chétive ou affaiblis par des maladies antérieures, sont particulièrement prédisposés à la broncho-pneumonie. L'encombrement et la *viciation de l'air* qui en résulte sont parmi les causes prédisposantes les plus puissantes de la maladie (Bartels) ; de là sa fréquence dans les hôpitaux et hospices d'enfants et sa prédominance parmi les enfants de la classe pauvre. L'extension de l'inflammation des bronches au parenchyme pulmonaire est favorisée par le *décubitus dorsal* prolongé (Léger). L'action du froid sur le développement de la broncho-pneumonie n'est nullement prouvée.

Les microbes pathogènes de la broncho-pneumonie sont chez l'enfant, par ordre de fréquence, le streptocoque, le pneumocoque, les staphylocoques pyogènes et le bacille encapsulé de Friedlander. D'après Mosny (1), les formes

(1) Mosny, *Thèse de Paris*, 1891.

pseudo-lobaires de la maladie seraient dues au pneumocoque et les formes lobulaires au streptocoque.

ANATOMIE PATHOLOGIQUE. — Nous passerons successivement en revue les lésions *bronchiques* et les lésions *pulmonaires*.

A. **Lésions bronchiques.** — Les bronches présentent dans la grande majorité des cas des altérations inflammatoires qui s'étendent à tout l'arbre aérien et qui prédominent dans les bronches moyennes et capillaires. La muqueuse bronchique présente une *vascularisation* anormale ; au début, elle est recouverte d'un mucus clair, vitreux, aéré (Bartels), qui se transforme rapidement en un *muco-pus* épais, non aéré, qui vient sourdre sous forme de gouttelettes à la coupe des bronchioles.

Dans les cas subaigus ou chroniques, il est fréquent de constater des *dilatations bronchiques* cylindriques, remplies souvent de produits de sécrétion épaissis et jaunâtres. Il faut se rappeler dans l'appréciation de ces lésions que la languette du lobe supérieur gauche et le bord postérieur des lobes inférieurs sont parcourus dans l'état normal par des canaux bronchiques qui conservent presque jusqu'à la périphérie leur calibre primitif (Legendre) (1).

B. **Lésions pulmonaires.** — Parmi les lésions pulmonaires qu'on trouve à l'autopsie des enfants morts de broncho-pneumonie, les unes reconnaissent une origine purement *mécanique :* ce sont l'atélectasie et l'emphysème, les autres sont de nature *phlegmasique :* ce sont la congestion et l'induration, ainsi que les diverses terminaisons de l'inflammation telles que les abcès vésiculaires, la carnisation, etc.

L'atélectasie joue un rôle important dans la broncho-pneumonie infantile en restreignant souvent dans une grande étendue et en peu d'heures le champ de l'hématose. Elle se rencontre surtout chez les jeunes enfants et chez ceux qui sont affaiblis par la misère ou une maladie antérieure. Elle est due à l'affaissement du tissu pulmonaire privé d'air ; les parties atélectasiées présentent

(1) Legendre, Nouv. rech. sur les mal. du poumon, Paris, 1856.

l'aspect d'un poumon qui n'a pas encore respiré ; de là le nom d'*état fœtal* donné à cette lésion par Legendre, qui en a fait la meilleure description. « Lorsqu'on examine le tissu cellulaire ainsi affecté, dit-il, on le trouve privé d'air et ne crépitant plus à la pression. Il est charnu, compact, mais souple, flasque, d'une pesanteur spécifique plus grande que celle de l'eau, ce qui le fait plonger au fond de ce liquide. On distingue très bien à sa surface les interstices celluleux qui séparent les lobules. Sa couleur est en général d'un rouge violet; mais elle peut devenir noirâtre, quand le sang qui l'engorge est en plus grande abondance... Sa coupe est lisse, uniforme, nette. On distingue parfaitement la texture organique et les différents éléments qui entrent dans la composition du tissu. Enfin, *l'insufflation fait pénétrer l'air dans toutes les vésicules et rend à l'organe ses caractères physiologiques.* »

L'atélectasie siège de préférence dans les parties du poumon qui ont le moins d'épaisseur, ainsi au niveau de la circonférence inférieure du poumon et de la languette du bord supérieur gauche (Legendre), mais elle peut aussi s'étendre de bas en haut et d'arrière en avant sous la forme d'une bande continue sur la face postérieure des deux lobes inférieurs, à la partie interne du lobe moyen droit et à la face postérieure des lobes supérieurs (Ziemssen). D'autres fois, les parties atélectasiées sont disséminées irrégulièrement à la surface et dans l'épaisseur du poumon sous la forme de taches ou de plaques irrégulières, d'une coloration lie de vin, qui tranchent par leur niveau déprimé sur les parties aérées qui les entourent.

La pathogénie de l'atélectasie dans la broncho-pneumonie est complexe ; elle résulte du concours de deux facteurs principaux qui sont : 1° les *mucosités bronchiques*, qui forment dans les petites bronches un bouchon imperméable à l'air inspiré, mais qui laissent passer pendant l'expiration l'air emprisonné dans les alvéoles (Gairdner) ; on sait en effet que les forces expiratrices sont supérieures d'un tiers aux forces inspiratrices (Mendelsohn). Cette cause agit surtout dans les parties marginales du poumon ; 2° la *congestion pulmonaire* qui, en rétrécissant le calibre des alvéoles, peut à la longue chasser l'air des vésicules et déterminer leur affaissement (Rilliet et Barthez, Damaschino); c'est surtout à cette dernière cause qu'est due l'atélectasie qu'on rencontre dans les parties déclives du poumon, particulièrement au bord postérieur.

L'**emphysème** est une complication habituelle de la broncho-pneumonie; il se présente le plus souvent sous la forme *vésiculaire*, et est d'autant plus développé que l'atélectasie et les lésions inflammatoires du poumon sont plus étendues. Il occupe en général les parties supérieures et antérieures du poumon et tranche par son aspect boursouflé, sa coloration d'un blanc rosé et sa mollesse caractéristique sur les tissus enflammés avoisinants. Son origine est purement mécanique; il est dû tantôt à l'expiration forcée qui accompagne la toux, tantôt à la dilatation supplémentaire qui remplit le vide thoracique laissé par les parties affaissées. Plus rarement, on peut constater de l'*emphysème interlobulaire* qui se présente sous formes de bulles de quelques millimètres à 2 ou 3 centimètres de largeur; ces bulles sont situées soit dans le tissu cellulaire interlobulaire, soit sous la plèvre pulmonaire, qu'elles décollent graduellement (Damaschino); cet accident est dû à la rupture de quelques vésicules pulmonaires et est consécutif en général à de violentes quintes de toux.

Les **lésions inflammatoires** dans la pneumonie catarrhale ou lobulaire présentent un ensemble de caractères qui les distinguent complètement de celles de la pneumonie franche ou lobaire. Elles sont le plus souvent bilatérales et commencent toujours par les parties déclives, c'est-à-dire par la *face postérieure des lobes inférieurs;* de là elles s'étendent tantôt en avant dans l'épaisseur des lobes inférieurs et du lobe moyen droit, tantôt en haut dans la partie postéro-inférieure des lobes supérieurs. Cet envahissement est *irrégulier, diffus*, de telle sorte qu'on trouve, à côté de lobules infiltrés ou même purulents, des lobules normaux ou seulement hypérémiés; cette *bigarrure* des lésions est caractéristique de la pneumonie lobulaire. La solidification ou l'induration des poumons enflammés ne se fait jamais en masse, mais par noyaux circonscrits (*forme mamelonnée*) ou par la confluence de plusieurs infiltrations isolées (*forme pseudo-lobaire*). Le microscope démontre que l'infiltration alvéolaire est essentiellement *cellulaire*, formée d'épithélium et de leucocytes; il est tout à fait exceptionnel de trouver à la coupe du poumon des granulations saillantes et un véritable réseau fibrineux dans les vésicules, comme on l'observe dans la pneumonie franche; Damaschino (1) en a néanmoins publié un exemple irrécusable.

D'après Balzer, qui a examiné des broncho-pneumonies à la suite du croup, et Charcot, qui a eu sous les yeux des poumons de rougeole, de fièvre typhoïde, de coqueluche, la présence d'un réseau fibrineux serait la règle dans la portion du nodule hépatisé qui entoure immédiatement la bronche intra-lobulaire (*nodules péribronchiques*); quelquefois aussi on trouve des exsudats disséminés dans l'intérieur du lobule (*nodules erratiques*). La présence constante du nodule péribronchique, l'état plus avancé des lésions autour de la bronche capillaire qu'à la périphérie, où le tissu est seulement congestionné ou splénisé, indiquent clairement la marche suivie par l'inflammation, des bronches au parenchyme pulmonaire.

Examinons maintenant plus en détail les diverses apparences que revêtent les poumons, suivant l'époque à laquelle les enfants ont succombé; nous grouperons ces lésions suivant qu'elles correspondent aux *cas foudroyants*, aux *cas aigus* ou aux *cas subaigus* et *chroniques*.

1. **Cas foudroyants.** — Quand la mort survient peu de temps après le début des accidents broncho-pulmonaires, à la suite d'un *catarrhe suffocant*, les poumons présentent tous les signes de l'asphyxie; la plèvre est parsemée d'ecchymoses punctiformes. Le bord inférieur du poumon est affaissé, recroquevillé en dedans comme un morceau de drap; sa coupe est sèche, ce qui démontre qu'il est simplement atélectasié; les lobes supérieurs et la partie antérieure des lobes inférieurs sont gonflés et emphysémateux. Tout le reste du poumon présente une congestion intense (*engouement pulmonaire*) qui a son maximum à la face postérieure des lobes inférieurs. Extérieurement, les parties *engouées* sont d'un rouge noir foncé, leur surface est parfois inégale et parsemée de plaques déprimées d'une

(1) Damaschino, *Thèse de Paris*, 1867, p. 47.

couleur plus violacée, dues à l'affaissement du tissu pulmonaire ; en passant les doigts sur la face postérieure du poumon, on sent des bosselures profondes déterminées par un commencement d'infiltration du tissu pulmonaire (Bartels). L'insufflation est néanmoins partout possible, mais elle donne aux parties dilatées une coloration d'un rouge vif. La coupe des tissus engoués laisse écouler un sang noir abondant mélangé à des bulles d'air. Au microscope, on constate que la capacité des vésicules pulmonaires est rétrécie par des anses vasculaires formées par les capillaires variqueux qui entourent les travées alvéolaires ; les vésicules sont remplies de cellules épithéliales granuleuses, surtout dans les parties les plus résistantes du tissu pulmonaire.

2. **Cas aigus.** — Si la mort ne survient qu'au bout d'une ou deux semaines, comme on l'observe par exemple dans la broncho-pneumonie rubéolique, quelques fausses membranes molles récentes tapissent la base des poumons en arrière ou la partie inférieure du lobe moyen droit et attestent ainsi d'une manière irrécusable le caractère inflammatoire des lésions pulmonaires. La congestion s'est généralisée et s'est transformée par places en une véritable *induration* pulmonaire due à une infiltration cellulaire solide dans les alvéoles. Les parties indurées sont lourdes, compactes ; elles ne se modifient pas par l'insufflation. La coupe est lisse, non grenue ; elle présente au début une coloration *brun acajou* (Rilliet et Barthez), qui plus tard se veine de jaune et de gris, à mesure que les leucocytes prédominent dans le contenu alvéolaire ; tous les auteurs ont insisté sur cet aspect *granitique* ou *marbré* caractéristique que présente la coupe des parties indurées dans la broncho-pneumonie et qui est dû à l'envahissement irrégulier et progressif de l'inflammation dans les divers lobules, de sorte qu'on trouve côte à côte les trois degrés de la pneumonie. A mesure que les divers lobules de la masse indurée passent à la suppuration, à mesure aussi la consistance du tissu diminue ; la friabilité et la décoloration commencent en général au centre et s'étendent de là peu à peu à toute la masse indurée.

L'induration pulmonaire peut être *circonscrite* ou *diffuse*.

1° Dans la forme circonscrite (*forme mamelonnée*), les

deux lobes inférieurs du poumon sont augmentés de volume; leur surface est bosselée. A la coupe, on trouve disséminés au milieu du tissu pulmonaire un certain nombre de *noyaux* indurés bien limités, dont le volume peut varier entre celui d'un grain de chènevis et celui d'un œuf de pigeon; on en trouve depuis un seul dans tout un poumon, jusqu'à vingt, trente et plus (Rilliet et Barthez). Parfois les noyaux sont rouge noir; l'*apoplexie pulmonaire* se joint alors à la broncho-pneumonie, sans qu'il soit toujours possible de déterminer quelle est la lésion initiale. Chez un enfant qui avait succombé à une pneumonie mamelonnée à la suite du croup, nous avons trouvé dans l'épaisseur des noyaux apoplectiques une thrombose veineuse. D'autres fois, le centre de ces noyaux est ramolli et est d'un gris purulent ou bien est creusé de petites *vacuoles*, qui apparaissent très nettement, quand on plonge le poumon dans l'eau.

2° La forme diffuse (*forme pseudo-lobaire*) est un peu moins fréquente que la forme mamelonnée; l'induration présente les mêmes caractères physiques, mais, au lieu d'être circonscrite, elle s'étend en nappe dans une grande étendue des lobes inférieurs ou même les envahit tout entiers, elle atteint parfois aussi le lobe moyen, plus rarement les lobes supérieurs. Cette solidification en masse peut en imposer quelquefois pour une pneumonie lobaire, mais la structure du poumon est encore reconnaissable; la coupe est lisse et a un aspect marbré caractéristique. On peut rencontrer la forme pseudo-lobaire dans un poumon, tandis que la forme mamelonnée occupe l'autre poumon.

3. **Cas subaigus et chroniques.** — C'est dans le cas de mort tardive seulement qu'on peut étudier à côté des lésions déjà décrites les diverses terminaisons de l'inflammation, tels que les abcès pulmonaires, l'induration chronique et la caséification; ces lésions ont été particulièrement rencontrées dans les cas de broncho-pneumonie consécutive à la coqueluche.

Les *abcès pulmonaires* se présentent soit sous la forme de grains purulents, soit sous la forme de vacuoles. Les *grains purulents* sont jaunes ou gris; on les trouve en général au centre d'un noyau inflammatoire; ils sont gros comme une tête d'épingle et s'affaissent quand on les pique en laissant sourdre une gouttelette de pus. Ils sont entourés de deux zones concentriques de tissu pulmonaire, l'une interne jaunâtre et friable, l'autre externe rouge et plus consistante (Rilliet et Barthez). Les *vacuoles* présentent deux variétés; les unes sont profondes et se trouvent, comme les grains purulents, au centre des noyaux de pneumonie; elles sont dues à la fonte purulente du tissu pulmonaire enflammé; les autres sont situées sous la plèvre, qu'elles soulèvent sous forme de bulles; elles crèvent dès qu'on les pique et laissent écouler une certaine quantité de pus. Leurs parois sont lisses, et elles communiquent largement avec les bronches; cette dernière variété de vacuole est rare, elle est due probablement à la destruction emphysémateuse des cloisons d'un lobule et à l'accumulation du pus des bronches voisines dans cette cavité artificielle.

L'*induration chronique* est une terminaison rare de la broncho-pneumonie et s'observe surtout dans la forme mamelonnée (Damaschino); elle est toujours due à une prolifération du tissu conjonctif (*pneumonie interstitielle*), qui se traduit par un épaississement des cloisons interlobulaires. Elle peut s'accompagner d'une dilatation persistante des bronches.

La *caséification* ne s'observe que chez les enfants cachectiques ou scrofuleux; elle peut se manifester déjà au bout de quelques semaines (Ziemssen). Elle est plus fréquente dans la forme pseudo-lobaire que dans la forme mamelonnée. Les deux bords postérieurs du poumon, qui en sont le siège ordinaire, sont transformés en une masse solide homogène, d'un gris bleuâtre, imperméable à l'air; leur coupe est lisse, sèche, d'un blanc jaunâtre. Les lésions pulmonaires portent presque exclusivement sur le contenu des alvéoles qui sont remplies de cellules épithéliales granuleuses et d'une masse grenue d'apparence homogène. Dans toute l'étendue des tissus caséifiés on trouve les bronchioles et les alvéoles dilatées par un bouchon caséeux formé de cellules épithéliales granuleuses, desséchées et pressées les unes contre les autres; on peut souvent par la pression extraire ce bouchon en bloc sous la forme d'un petit cylindre (Bartels).

DESCRIPTION. — **Début.** — La broncho-pneumonie étant toujours une affection deutéropathique, le moment précis de son début est souvent difficile à fixer au milieu des symptômes bronchiques de la maladie primitive. Son invasion est insidieuse et progressive, et ne peut en général se reconnaître que par l'auscultation et par le thermomètre; les râles bronchiques deviennent à la fois plus nombreux et plus fins sous l'oreille; la température s'élève dans la soirée; cette élévation est d'autant plus notable que l'état antérieur s'accompagnait d'une fièvre moins marquée. Souvent aussi la toux change de caractère; ainsi, quand la broncho-pneumonie survient dans le cours d'une coqueluche, les quintes diminuent ou disparaissent et sont remplacées par une toux sèche, fréquente, douloureuse, avec expiration un peu forcée, qui suffit souvent pour fixer le médecin sur la présence d'une complication pulmonaire.

Dans quelques cas rares, au contraire, l'invasion est brusque et orageuse; elle peut s'accompagner de convulsions comme dans la pneumonie franche. C'est ce qu'on observe quelquefois dans les broncho-pneumonies morbilleuses.

La maladie, une fois déclarée, évolue sous deux formes assez différentes, l'une très rapide *suffocante* (*bronchite capillaire*, de Fauvel), l'autre plus lente à forme *inflammatoire* aiguë ou subaiguë (*forme lente congestive*, de Legendre); il y a naturellement des formes intermédiaires, mais on peut rapporter la plupart des cas à ces deux types.

Forme suffocante. — La broncho-pneumonie suraiguë est fréquente surtout au-dessous de deux ans; on l'observe parfois dans le croup après la trachéotomie ou bien au début de la rougeole. C'est sous cette forme aussi qu'apparaissent en général les complications pulmonaires chez les enfants rachitiques chez lesquels la déformation du thorax et la débilité générale paralysent rapidement les forces respiratoires.

La *dyspnée* est le symptôme dominant de la maladie et prend parfois des proportions inquiétantes dès le début. Le nombre des respirations augmente rapidement et atteint souvent en un ou deux jours le chiffre de 80. Les ailes du nez se dilatent; la toux est fréquente, l'inspiration est énergique, toute la cage thoracique y prend part; parfois même les enfants s'arc-boutent avec les bras aux barreaux de leur lit et soulèvent les épaules à chaque mouvement d'inspiration. Les secousses de toux sont très brèves et fréquentes.

L'exploration physique fait constater au début, outre les râles sibilants ou ronflants des grosses bronches, des *râles sous-crépitants* fins aux deux bases en arrière, avec une diminution considérable du murmure vésiculaire et parfois une légère submatité. Tantôt ces signes subsistent seuls pendant toute la durée de la maladie, tantôt, mais plus rarement, on voit apparaître du *souffle* et de la *matité* en un point limité du thorax; le souffle est parfois très mobile et peut disparaître sur un point pour reparaître dans un autre. Cette mobilité des signes physiques est caractéristique de la broncho-pneumonie; elle est probablement en rapport avec la mobilité de la congestion et de l'atélectasie pulmonaire.

La *fièvre* est vive, surtout dans la soirée. La peau est sèche et brûlante, la soif ardente, les yeux sont brillants et hagards. L'agitation est grande; elle augmente le soir avec la fièvre; quand la dyspnée est considérable, elle s'accompagne d'une angoisse inexprimable, et parfois de délire. L'assoupissement au contraire prédomine chez les très jeunes enfants, qui restent couchés sur le dos, la tête enfoncée dans les oreillers, et arrivent plus vite que les autres à la période asphyxique.

La maladie marche en général rapidement vers une terminaison funeste ou favorable et reste rarement stationnaire; dans ce dernier cas, elle se confond avec la forme inflammatoire que nous décrirons bientôt.

Quand la maladie suit une marche fatale, les symptômes de l'asphyxie deviennent de plus en plus évidents; les pommettes deviennent violacées, le visage est d'un blanc mat. L'enfant cherche encore à lutter par moments, il fait quelques violents efforts respiratoires, puis ne tarde pas à s'assoupir; la respiration devient alors très rapide et superficielle, elle s'accompagne parfois d'un râle bruyant qu'on entend à distance. La toux devient plus rare et moins énergique, le pouls filant et excessivement fréquent, le cri faible, le regard éteint; l'enfant tombe dans le coma ou est pris d'une attaque convulsive; d'autres fois il conserve sa connaissance jusqu'au dernier moment; souvent il se dresse en sursaut dans son lit, comme pour en sortir, puis retombe lourdement. La respiration devient toujours plus superficielle et imperceptible et s'arrête enfin; le regard devient fixe et profond, et le calme de la mort succède à l'anxiété et aux contorsions de l'agonie. La mort survient en général du cinquième au huitième jour, beaucoup plus rarement dans les trois premiers jours de la maladie.

Dans les cas au contraire où la maladie se termine par la guérison, la toux augmente de fréquence et d'énergie, le pouls se relève, la dyspnée diminue. Les enfants se rétablissent d'autant plus promptement que le début a été plus brusque. Rilliet et Barthez ont publié quelques observations de catarrhe suffocant chez de très jeunes enfants, dans lesquelles la maladie s'est terminée par la guérison dans l'espace de huit à dix jours, sous l'influence d'un traitement bien dirigé.

Forme inflammatoire. — Cette forme est caractérisée par la prédominance des symptômes fébriles; elle se rapproche plus que la précédente de la pneumonie franche, mais en diffère par sa marche irrégulière, interrompue par de fréquentes rémissions, ainsi que par sa durée indéterminée.

L'invasion est toujours marquée par une élévation considérable de la température et par l'augmentation du nombre des inspirations, dont le chiffre ne dépasse pas néanmoins 40 à 50 pendant toute la période d'état. Les pommettes sont rouges, le pouls est fréquent, plein et vibrant. L'*élévation de la température* est considérable pendant quelques jours, mais bientôt apparaissent de fortes rémissions matinales, et la fièvre conserve le type rémittent pendant une grande partie de la maladie; le niveau général de la courbe thermique peut s'élever et s'abaisser plusieurs fois de suite. On n'observe pas de défervescence vraie. Quand la terminaison est heureuse, la température ne revient que lentement à la normale; toute élévation ou toute chute subite du thermomètre est de mauvais augure. La dyspnée est moins marquée que dans la bronchite capillaire; la toux, sèche au début, devient grasse et humide; dans le cours de la coqueluche ou chez les enfants d'un certain âge, elle s'accompagne d'une expectoration de gros crachats nummulaires, purulents, non aérés.

L'exploration physique permet de constater au début, outre des râles sibilants et ronflants, des râles sous-crépitants qui diffèrent de ceux de la bronchite simple par leur plus grande finesse et leur abondance, ainsi que par leur prédominance à l'inspiration. C'est tout d'abord à la base et tantôt d'un seul côté, tantôt de deux côtés à la fois, que l'examen révèle l'existence d'une induration pulmonaire. La submatité, la diminution du bruit vésiculaire, le souffle et la bronchophonie, qui en sont les signes, s'étendent parfois progressivement de bas en haut, en général inégalement de chaque côté; d'autres fois ils trahissent, par leurs variations fréquentes et leur apparition dans des points différents du même côté du thorax, la mobilité de l'hypérémie pulmonaire (Damaschino). Le souffle peut faire d'ailleurs complètement défaut dans la forme mamelonnée, si les noyaux sont peu étendus et séparés de l'oreille par une lame de poumon sain; quand il est d'emblée très étendu et se développe à la fois dans les deux poumons, l'état devient rapidement grave.

La *marche* de la maladie est aiguë ou subaiguë. Dans le premier cas, sa durée est plus longue que dans la pneumonie franche; elle est d'une à deux semaines au maximum et est souvent interrompue par des *rémissions* suivies d'exacerbations fébriles qui correspondent à de nouvelles poussées inflammatoires dans les poumons (Ziemssen); on dirait un incendie mal éteint, dont la flamme se ranime chaque fois qu'elle trouve une issue ou un nouvel aliment.

Quand la maladie est subaiguë, sa durée peut être d'un à deux mois. C'est surtout à la suite de la coqueluche qu'on observe cette forme traînante. La fièvre est modérée, mais l'apathie du malade est extrême. La nutrition ne tarde pas à souffrir; l'enfant perd de son poids, la maigreur du tronc et des membres contraste avec la bouffissure du visage. La peau sèche et écailleuse se couvre parfois de pustules d'ecthyma, l'enfant en se grattant peut transformer cette éruption insignifiante en ulcérations rebelles qui siègent surtout au pourtour du nez et de la bouche

(Ziemssen). On voit quelquefois survenir des escarres au sacrum ; l'habitus extérieur rappelle celui de la phtisie.

La terminaison varie suivant les cas. La *mort* arrive tantôt par asphyxie lente au bout de deux ou trois semaines, tantôt par épuisement au bout d'un ou deux mois. Dans les cas favorables, la *guérison* ne survient que lentement ; l'amélioration est souvent interrompue par des rechutes ; les enfants restent faibles et irritables longtemps encore après la disparition de la fièvre. Le *passage à l'état chronique* (pneumonie interstitielle) a été observé dans quelques cas très rares ; quant à la transformation d'une broncho-pneumonie simple en broncho-pneumonie tuberculeuse, elle est très exceptionnelle et n'a été rencontrée que chez des sujets prédisposés à la tuberculose.

DIAGNOSTIC. — Au début, la broncho-pneumonie pourra être facilement méconnue et prise pour une *bronchite généralisée* ; l'examen de la température et l'auscultation seront alors des guides précieux pour le diagnostic.

Dans certaines formes aiguës à début brusque et à fièvre vive, on pourra hésiter dans les premiers jours entre une broncho-pneumonie et une *pneumonie franche* ; l'erreur sera facile si les renseignements font défaut, si l'enfant ne crache pas et si les signes de l'induration pulmonaire sont limités à un seul lobe ou à un seul côté (forme pseudo-lobaire). La rémittence de la fièvre, le siège de la matité et du souffle qui commencent à la base et remontent peu à peu jusqu'à l'épine de l'omoplate sans s'étendre en largeur du côté de l'aiselle (Ziemssen), l'absence de défervescence aux jours critiques, devront faire admettre une broncho-pneumonie.

La broncho-pneumonie subaiguë cachectique, qui succède à la coqueluche, ressemble parfois, à s'y méprendre, à une *tuberculose aiguë du poumon ;* le diagnostic est parfois impossible et ne pourra se fonder que sur des probabilités. La broncho-pneumonie simple étant beaucoup plus fréquente que la phtisie pulmonaire après la coqueluche, c'est la première maladie qu'on devra admettre tout d'abord, à moins qu'il n'y ait des antécédents fâcheux ou des signes concomitants de tuberculose du sommet ou des ganglions bronchiques ; la présence d'une anasarque sans albuminurie et d'une dyspnée intense, peu en rapport avec les signes de l'auscultation, fera au contraire admettre la tuberculose pulmonaire.

PRONOSTIC. — La broncho-pneumonie est une affection toujours sérieuse, mais dont la gravité est en raison inverse de l'*âge* du malade. Elle contribue pour une large part à la mortalité de la première enfance. Chez les nouveau-nés, en effet, elle est toujours mortelle ; après le troisième mois, la maladie est encore très grave, mais ne tue pas fatalement ; d'après Ziemssen, la mortalité serait de 50 °/₀ dans la première année. Bartels a perdu cependant tous ceux de ses malades qui étaient âgés de moins d'un an. A partir de la troisième année, les cas de mort sont beaucoup moins nombreux.

Les broncho-pneumonies qui succèdent à la *coqueluche* sont celles dont la mortalité est la plus élevée (50 °/₀). Celles qui succèdent à la *rougeole* sont, d'après Ziemssen, celles qui tuent le moins (33 °/₀) ; néanmoins celles qui éclatent avant la sortie de l'éruption et la flétrissent à son début sont presque toujours mortelles. La broncho-pneumonie qui succède au *croup* est presque toujours fatale quand elle se déclare dans les deux ou trois premiers jours après la trachéotomie ; elle offre plus de chances de guérison quand elle est plus tardive.

Il faut regarder comme des circonstances très *aggravantes* pour le pronostic : la débilité native ou déterminée par des maladies antérieures, le rachitisme, la succession de plusieurs maladies, telles que la coqueluche et la rougeole, et surtout le séjour à l'hôpital ou l'entassement dans des habitations mal aérées.

Certains symptômes sont les indices d'une mort prochaine ; tels sont : la somnolence, la pâleur plombée du visage avec la coloration violacée des pommettes et des lèvres, la petitesse et l'extrême fréquence du pouls, la cessation de la toux, le râle trachéal, les convulsions et le coma. Les symptômes de l'asphyxie sont d'un pronostic moins grave dans le catarrhe suffocant que dans la broncho-pneumonie à forme congestive et à marche lente.

TRAITEMENT. — Le traitement de la broncho-pneumonie est un des plus difficiles de la pathologie infantile.

Les indications principales qui surgissent dans le cours de cette redoutable maladie sont : 1° faciliter l'hématose par une bonne hygiène respiratoire; 2° combattre la fièvre et la phlegmasie pulmonaire; 3° désobstruer les bronches; 4° stimuler et soutenir les forces. L'importance de chacune d'elles variera suivant les formes et la période de la maladie, ajoutons aussi : suivant la nature du sujet; le médecin, semblable au pilote pendant les heures d'orage, doit savoir reconnaître à chaque moment d'où vient le danger et lutter jusqu'à la fin sans désespérer. Sa clairvoyance et sa persévérance seront souvent couronnées de succès.

1° Une bonne **hygiène respiratoire** est le point capital. L'enfant doit être placé dans la chambre la plus spacieuse de l'appartement, on proscrira en particulier les alcôves. L'air sera fréquemment renouvelé en ouvrant largement les fenêtres en été, en aérant la chambre à intervalles réguliers et en entretenant un bon feu dans la cheminée pendant la saison froide. Les coussins de plumes seront bannis et remplacés par des coussins de crin; ils seront disposés suivant un plan incliné, de façon à faciliter le jeu de la cage thoracique. La position de l'enfant sera fréquemment changée, surtout s'il s'agit d'un sujet au-dessous de trois ans, pour éviter autant que possible l'atélectasie pulmonaire par décubitus. Enfin, dans les formes dyspnéiques avec sécheresse des bronches, on entretiendra dans la chambre une atmosphère humide, en y projetant de la vapeur d'eau.

2° Pour combattre la fièvre et la congestion pulmonaire, le médecin a à sa disposition trois sortes d'agents : les *médicaments antipyrétiques*, les *réfrigérants externes* et les *révulsifs*.

Antipyrétiques. — Disons d'abord que certaines médications très vantées autrefois dans le traitement de la broncho-pneumonie, doivent être définitivement abandonnées comme inutiles ou dangereuses; ce sont les *émissions sanguines* et les contro-stimulants, tels que l'*émétique*. On peut en dire à peu près autant de l'infusion de *digitale*, donnée comme antipyrétique.

Le *salicylate de soude* est à notre avis un médicament

qu'on ne peut manier sans danger dans la broncho-pneumonie des jeunes enfants ; il abaisse bien la température, mais affaiblit en même temps l'énergie du cœur.

Nous sommes également peu partisans de l'emploi de l'*antipyrine* qui a été préconisée particulièrement contre la broncho-pneumonie morbilleuse. Ce médicament ne fait qu'abaisser momentanément la température, et son emploi prolongé peut exercer une action dépressive sur le cœur ; il a d'ailleurs plusieurs fois provoqué des symptômes d'intoxication à des doses relativement faibles.

L'*aconit* est un excellent sédatif cardio-vasculaire très employé dans les maladies fébriles de l'enfance, qui peut rendre quelques services dans les bronchites fébriles simples, mais dont l'action nous paraît insuffisante dans la pneumonie lobulaire. Ellis (1) préconise la teinture d'aconit de la Pharmacopée britannique (2) à la dose d'une demi-goutte à une goutte toutes les heures ou toutes les demi-heures jusqu'à effet; c'est la dose convenable pour un enfant de cinq ans.

Le *sulfate de quinine* est un bon antipyrétique, à la dose de 0,50 à 1,0 donnée en lavement dans la soirée, et pourra rendre à l'occasion quelques services, mais, après l'avoir beaucoup employé, nous devons reconnaître qu'il a peu d'action sur le processus pneumonique lui-même ; nous ne le donnons plus que comme tonique, à petites

(1) Ellis, Manuel pratique des maladies de l'enfance. Traduction française. Paris, 1884, p. 329.

(2) La teinture d'aconit de la Pharmacopée britannique est faite avec la *racine*, tandis que la teinture et l'alcoolature d'aconit du Codex sont préparées avec les *feuilles*. D'après Schroff et Patrouillard, l'activité des feuilles est à celle des racines comme 1 : 6. Oulmont a démontré que les tiges, les feuilles et les fleurs d'aconit ont une action incertaine et presque nulle, tandis que la racine est active (*Acad. de Méd.*, décembre 1875). Jules Simon emploie avec succès l'alcoolature de racines à la dose d'une goutte de deux en deux heures ; il a pu, chez un enfant de deux ans et demi, pousser la dose quotidienne jusqu'à 30 gouttes et, chez un enfant de quatre ans, jusqu'à 60 gouttes, en commençant par 10; ce sont des doses exceptionnelles, mais auxquelles il n'hésite pas à arriver en cas de besoin (*Conférences thérapeutiques sur les maladies des enfants*, Paris, 1882, 2e édit., p. 57).

doses fractionnées de 0,05 à 0,20, dans les formes prolongées et subaiguës de la broncho-pneumonie.

Réfrigérants. — La médication antipyrétique externe est celle qui mérite le plus de confiance pour combattre la fièvre des pneumonies infantiles ; c'est la seule qui puisse être continuée longtemps sans inconvénient.

Les *bains tièdes*, déjà si vantés par Rilliet et Barthez, sont souverains contre l'agitation et la dyspnée fébriles ; ils nous ont paru aussi agir d'une manière efficace contre la congestion pulmonaire qui joue un rôle considérable dans l'extension de la phlegmasie du poumon. Le soulagement éprouvé après le bain par l'enfant se traduit en général par la diminution du nombre des respirations et de l'angoise respiratoire, par la disparition des plaques rouges sur les pommettes et de l'agitation fébrile, et souvent aussi par un sommeil paisible. Ce bien-être, passager, il est vrai, est si réel que les parents, même les plus prévenus d'abord contre ce mode de faire, sont les premiers à en réclamer la répétition (1). Ce mieux temporaire peut être utilisé aussi avec fruit pour l'alimentation, qui est habituellement acceptée volontiers et bien tolérée après le bain. Les bains doivent être donnés à la température de 25° à 30° centig.; on devra parfois commencer par un bain un peu plus chaud de 32° à 35°. Leur durée variera de cinq à quinze minutes; elle dépendra de l'intensité de la fièvre et surtout de l'état subjectif de l'enfant. Il est rare qu'il y ait besoin de donner plus de deux ou trois bains dans les vingt-quatre heures ; souvent un seul suffit dans l'après-midi ou dans la soirée au moment de l'élévation thermique la plus grande.

Nous regardons les affusions froides, recommandées

(1) Nous sommes heureux de voir que les anciens préjugés contre les bains dans les affections pulmonaires fébriles de l'enfance tendent à disparaître. Cadet de Gassicourt recommande, comme nous, les bains tièdes dans son Traité clinique. Les nombreuses observations rapportées par M. P. Lacour (*Thèse de Paris*, 1884) et recueillies dans le service de Colrat, à Lyon, ne font que confirmer les avantages de l'hydrothérapie dans la broncho-pneumonie des enfants. Colrat a surtout employé le drap mouillé recouvert d'une couverture de laine et appliqué pendant plusieurs heures jusqu'à sudation.

après le bain par Jürgensen, comme inutiles et peut-être même dangereuses dans le très jeune âge, où le collapsus arrive facilement. Nous employons les *compresses réfrigérantes* dans les cas de fièvre tenace comme complément des bains tièdes et dans leur intervalle. Nous les préférons aux enveloppements complets dans un drap mouillé, préconisés par O. Wyss, parce qu'elles sont plus facilement acceptées et d'une application plus simple. La compresse sera trempée dans un mélange d'alcool camphré et d'eau froide dans la proportion de 1 à 4, puis tordue et appliquée sur le devant du tronc, sur la poitrine et le ventre ; elle sera recouverte, dans toute son étendue, de flanelle sèche et d'une feuille de taffetas gommé ou de gutta-percha laminée. La compresse sera renouvelée dès qu'elle sera chaude, c'est-à-dire tous les quarts d'heure dans les premiers moments, puis toutes les demi-heures ou toutes les heures à mesure que l'accalmie se manifeste. Nous avons soin, en même temps, d'envelopper les jambes dans des bottes d'ouate et de donner une cuillerée de vin de Porto, de façon à réchauffer les extrémités en même temps que l'on cherche à abaisser la température centrale. Parfois les compresses suffisent à elles seules à calmer l'agitation fébrile, surtout chez les très jeunes enfants, mais elles ne peuvent, dans d'autres cas, remplacer les bains, qui sont plus actifs contre la dyspnée et la congestion pulmonaire.

C'est à cette méthode, employée avec persévérance, que nous devons le plus de succès dans la forme fébrile, et c'est à elle que nous nous sommes arrêtés après avoir échoué avec la médication purement interne ; nous pouvons même affirmer que, lorsque nous n'avions pas affaire à un vrai foyer d'hépatisation, nous avons constaté souvent à l'auscultation une amélioration rapide dans l'état local des poumons quand nous avons employé ce mode de traitement.

Révulsifs. — C'est aux révulsifs cutanés qu'il faut s'adresser dans la forme suffocante, qui peut constituer toute la maladie ou bien se produire comme incident dans la forme fébrile.

Les *cataplasmes sinapisés* sont l'application la plus simple et suffisent parfois chez les très jeunes enfants. Les *bains sinapisés* ou les *fomentations au vinaigre chaud* pourront les remplacer, dans les cas plus graves. Enfin, les *ventouses sèches* rendront parfois quelques services dans la seconde enfance ; c'est la forme de révulsion préférée par Cadet de Gassicourt.

Les *vésicatoires volants* doivent être réservés pour la forme pneumonique avec hépatisation. Dans la forme congestive, leur action est trop lente, et l'agitation qu'ils déterminent chez les jeunes enfants n'est pas compensée par le bien qu'on en retire (Roger) ; ils ont d'ailleurs l'inconvénient d'empêcher toute autre intervention externe. Il nous a même semblé que la présence d'une forte fièvre contre-indique leur emploi même chez les enfants plus âgés, et qu'il faut les réserver pour les formes subaiguës ou chroniques de l'infiltration pulmonaire. C'est, en pareil cas, l'agent thérapeutique le plus efficace, et on peut l'employer sans crainte quand on prend les précautions que nous avons déjà indiquées (p. 12).

3° La désobstruction des bronches, qui constitue la troisième indication, peut être obtenue dans les cas pressants par les **vomitifs** et dans les cas ordinaires par les **expectorants** proprement dits:

L'*ipécacuana* sera toujours préféré au tartre stibié comme vomitif; sa dose efficace est de 0,30 à 0,90 suivant l'âge de l'enfant. On se trouvera bien parfois, dans les cas d'asphyxie par suffocation, de faire précéder l'administration du vomitif de stimulants énergiques; on voit alors des enfants qui ne répondaient plus aux émétiques, être repris de secousses vomitives et se débarrasser des mucosités bronchiques qui les asphyxiaient.

On a préconisé comme expectorants dans la broncho-pneumonie : le *kermès* (de 0,03 à 0,05 suivant l'âge dans un julep gommeux), le *chlorhydrate* et le *carbonate d'ammoniaque* (0,20 à 0,50 par jour pour un enfant au-dessous de cinq ans), l'*ammoniaque anisée* (10 à 25 gouttes deux ou trois fois par jour), le *benzoate de soude* (1,5 à 3,0 par jour dans un looch additionné de sirop de menthe), le *polygala sénéga* (1,0 à 3,0 par jour, dans une infusion). Nous donnons la préférence à ces trois derniers médicaments. Quant à l'*apomorphine*, nous avouons que nous n'oserions l'employer dans une maladie aussi grave que la broncho-pneumonie, par la crainte d'affaiblir la force du muscle cardiaque.

4° La quatrième indication sera remplie par les **stimulants** et les **toniques**.

Les stimulants sont des adjuvants indispensables des autres médications; ils ont pour but de soutenir et d'augmenter l'énergie des forces respiratoires. Le plus puissant est l'*alcool*, qu'on administre sous forme de rhum ou de vin de Porto, dans de l'eau sucrée ou du lait; il doit être donné largement et à doses rapprochées, toutes les fois que les symptômes de l'asphyxie se manifestent. Il faut se garder cependant d'employer l'alcool comme méthode générale de traitement dans la broncho-pneumonie et savoir réserver son action pour les cas où les forces respiratoires faiblissent. On a vanté également l'*eau camphrée* (60,0 dans une potion), le *musc* (0,30 à 0,50), la caféine (0,30 à 0,50). Nous préférons dans les cas urgents les injections sous-cutanées d'*éther rectifié* à la dose d'un tiers ou d'une demi-seringue de Pravaz, qu'on pourra répéter, s'il est besoin, plusieurs fois par jour. Ce moyen nous a permis de soutenir la vie dans un cas de suffocation imminente.

Les toniques deviennent l'indication principale dans la convalescence ou même pendant la période inflammatoire, quand les forces déclinent par la prolongation de la fièvre. Il faut soutenir les forces de l'enfant pendant toute la durée de la maladie par du lait de vache ou d'ânesse et par du bouillon américain; on pourra y joindre, dans la forme chronique, l'usage de la viande crue. Dans la convalescence, le quinquina, l'huile de foie de morue et l'iodure de fer seront indiqués chez les enfants très affaiblis ou prédisposés à la tuberculose. On conseillera en outre un changement d'air, tel qu'un séjour à la montagne ou au bord de la mer.

Article VII. — PNEUMONIE FRANCHE

La pneumonie franche, décrite aussi sous les noms de *pneumonie fibrineuse*, de *pneumonie lobaire* et de *pneumonie primitive*, se distingue de la broncho-pneumonie autant au point de vue clinique qu'au point de vue anatomique, comme l'indiquent les diverses dénominations que nous venons de rapporter.

Les tentatives faites pour confondre de nouveau ces deux entités morbides (Rautenberg), parce que les alvéoles pulmonaires renferment souvent un peu de fibrine dans la broncho-pneumonie, ont échoué. Les recherches bactériologiques ont prouvé que la pneumonie franche rentre dans la classe des maladies infectieuses. Il résulte des travaux de Frænkel (1886) que la pneumonie est due à l'action pathogène d'un microbe spécial, le pneumocoque (*Diplococcus pneumoniæ*), déjà décrit sous le nom de coccus lancéolé par Talamon en 1883, qui peut exister accidentellement dans la salive d'individus sains et qui, sous l'influence de causes encore mal définies, se fixe dans le poumon. On a constaté sa présence, non seulement dans les crachats pneumoniques, mais aussi dans l'exsudat pleural ou péricardique et dans celui d'endocardites ou de méningites survenues comme complications de la pneumonie franche. Dans le premier cas, il s'agit de l'extension de l'infection par contiguïté; dans le second cas, de la généralisation de l'infection microbienne par le sang (1).

ÉTIOLOGIE. — La pneumonie franche est la maladie aiguë la plus fréquente chez l'enfant, si l'on fait abstraction des fièvres éruptives. Elle s'observe chez lui surtout entre deux et six ans, mais elle est fréquente aussi dans les deux premières années de la vie. D'après Rilliet et Barthez, près de la moitié des enfants atteints de pneumonie ont moins de deux ans. Nous l'avons souvent observée à partir de l'âge de six à huit mois. Viti (2) en cite un cas chez un nouveau-né dont la mère venait de succomber à une pneumonie grippale; l'enfant mourut trente-six heures après, et on trouva à son autopsie, outre une pneumonie fibrineuse, une pleurésie, une péricardite, une péritonite et la rate hypertrophiée; la présence du pneumocoque

(1) Consulter : Netter, *Arch. de physiol.*, 15 août 1886 et *Arch. gén. de Méd.*, mars, avril et juillet 1887.

(2) Viti, *Arch. di Pediatria*, 1890, p. 188.

fut constatée dans le sang, la rate, le poumon et les exsudats.

La pneumonie reconnaît dans l'enfance les mêmes causes que chez l'adulte; c'est une maladie essentiellement *primitive;* elle survient habituellement chez des enfants vigoureux et en bonne santé; quand elle succède à une autre affection, il n'y a pas de lien pathologique appréciable entre les deux maladies.

Le refroidissement paraît être dans quelques cas la cause directe de la pneumonie; souvent la maladie éclate sans cause connue.

La *contagiosité* de la pneumonie franche, sans être encore définitivement admise, paraît prouvée dans quelques faits bien établis. C'est ainsi que Trosset (1) a observé une petite épidémie qui paraissait provenir d'un enfant atteint de pneumonie et qui atteignit huit autres enfants de deux à six ans, fréquentant le même asile. Les symptômes furent chez tous les petits malades ceux de la pneumonie franche.

Les récidives de la maladie ne sont pas rares; Ziemssen en a observé 19 sur 201 cas de pneumonie infantile (2).

ANATOMIE PATHOLOGIQUE. — **Lésions.** — La pneumonie franche a pour siège exclusif les alvéoles pulmonaires; ces organes sont remplis d'un tissu inflammatoire qui est essentiellement formé de fibrine, de leucocytes, souvent aussi d'un certain nombre de globules rouges et accessoirement seulement de cellules épithéliales. Le tout forme une masse solide qui donne à la coupe du tissu hépatisé l'aspect grenu. Les *granulations* de la pneumonie sont plus petites chez l'enfant que chez l'adulte; elles atteignent en moyenne 70 à 110 μ, tandis que chez l'adulte elles ont en moyenne de 130 à 170 μ (Damaschino). Le poumon hépatisé est augmenté de volume; on trouve parfois à sa surface l'empreinte des côtes (Ziemssen, Bednar).

La terminaison de la pneumonie par *résolution* est la règle chez les enfants; il est tout à fait exceptionnel de voir la maladie passer chez eux à l'état d'*hépatisation grise*.

(1) Trosset, *Lyon méd.*, 18 déc. 1887.

(2) Ziemssen, Pneumonie und Pleuritis im Kindesalter, Berlin, 1862.

ou d'*induration chronique*. Le cas de Damaschino, qui trouva à l'autopsie d'un enfant de trois ans, mort de pneumonie lobaire, tout un lobe transformé en une vaste poche purulente, est une rareté pathologique. La terminaison par *gangrène* est aussi très rare ; Ziemssen en rapporte cependant un cas relatif à une jeune fille rachitique ; nous en citons également un autre plus loin (p. 745).

Siège. — La pneumonie franche est chez l'enfant habituellement unilatérale et limitée à un seul lobe. Le *lobe supérieur* est plus souvent atteint que chez l'adulte. Sur 342 cas de pneumonie observés chez des enfants par divers auteurs, la maladie siégeait 147 fois au sommet, et 195 fois à la base du poumon.

La pneumonie *unilatérale* et *unilobaire* est à peu près aussi fréquente à gauche qu'à droite, avec cette différence que les pneumonies du *sommet* siègent habituellement à *droite* et les pneumonies de la *base* à *gauche*. Les pneumonies *doubles* et *multilobaires* sont environ huit fois moins fréquentes que les pneumonies d'un seul lobe.

Complications. — La complication la plus commune de la pneumonie franche est la *pleurésie*. On trouve presque toujours la sufarce du lobe hépatisé recouverte de fausses membranes jaunâtres. Quelquefois aussi, mais plus rarement, on constate un épanchement dans la plèvre ; celui-ci peut se former, non seulement dans les pneumonies de la base, mais aussi dans celles du sommet ; le liquide sécrété descend à la base et s'y accumule ; ce fait intéressant, qui avait été signalé chez l'adulte par Traube, a été observé chez les petits enfants par Ziemssen et par Damaschino. Chez les petits enfants, l'épanchement est fréquemment purulent.

La *péricardite* complique dans quelques cas rares la pneumonie lobaire *gauche* et coexiste alors toujours avec une pleurésie du même côté.

Les complications cérébrales de la pneumonie se traduisent à l'autopsie par des lésions appréciables ; Barthez et Sanné ont trouvé deux fois une *méningite cérébrale* simple. Weber a signalé deux fois la coïncidence de la pneumonie et d'une *méningite spinale* avec exsudat dans le tissu cellulaire sous-arachnoïdien.

DESCRIPTION. — **Forme ordinaire** — Le début de la pneumonie franche est marqué en général par un frisson, par des vomissements bilieux et souvent par des convulsions chez les plus jeunes enfants. Les petits malades présentent dès le premier jour un aspect fébrile très prononcé; leurs yeux sont brillants, leurs pommettes se couvrent de plaques rouges, qui sont parfois plus marquées d'un côté que de l'autre. Chez les plus jeunes, le corps tout entier peut être le siège d'une rougeur érythémateuse pareille au rash de la variole (Rilliet et Barthez). L'enfant est très accablé ou très agité. La peau est d'une chaleur âcre et mordicante ; dès les premières heures en effet le thermomètre révèle une élévation considérable de la température et se maintient aux environs de 40°. Parfois, surtout chez les enfants au-dessus de cinq ans, l'attention est attirée de suite du côté de la poitrine par les symptômes classiques de la pneumonie : point de côté violent, toux sèche et incomplète, respiration haletante, quelques crachats visqueux, rouillés ou striés de sang. Habituellement néanmoins, surtout chez les enfants au-dessous de quatre ou cinq ans, ces symptômes font défaut, et les seuls signes qui fassent soupçonner une affection thoracique sont la fréquence et le type abdominal exagéré de la respiration ; l'enfant *pousse du ventre*; souvent aussi les ailes du nez se dilatent.

Les signes physiques apparaissent plus ou moins vite suivant le siège de l'hépatisation. Dans la *pneumonie de la base*, la respiration devient indistincte en arrière et en bas dès le premier jour ; la matité se prononce le second jour, plus rarement seulement le troisième jour, et on entend sous l'oreille du souffle mêlé à des râles souscrépitants ; la voix et les râles sont retentissants, les vibrations thoraciques sont parfois augmentées. L'inflammation s'étend en général les jours suivants de bas en haut et d'arrière en avant, de sorte qu'à ce moment c'est dans l'aisselle qu'il faut chercher les râles les plus fins et le souffle naissant, tandis qu'en arrière le souffle a tantôt disparu et fait place à des râles humides, tantôt a persisté seul et est devenu tubaire. Dans la *pneumonie du sommet*, les signes physiques n'apparaissent que fort tard, rarement avant le troisième jour et parfois seulement le quatrième ou le cinquième jour. Ce n'est qu'à ce moment que, malgré une exploration journalière minutieuse, on parvient à entendre quelques bouffées de râles ou du souffle à l'inspiration dans la fosse sus-épineuse ou à la partie supérieure et externe de la fosse sous-épineuse ; ce jour-là la percussion ne révèle en général aucune différence dans la sonorité des deux côtés de la poitrine ; le lendemain, au contraire, on constate souvent une matité très marquée sous la clavicule et dans la fosse sus-épineuse avec du bruit skodique et un peu de voussure de la région ; en même temps on entend dans toute l'étendue du lobe supérieur un souffle intense. Dans d'autres cas, tous les signes physiques restent limités à la fosse sus-épineuse et disparaissent au bout d'un ou deux jours.

La marche de la pneumonie franche est caractéristique ; la température, après s'être élevée en quelques heures de deux ou trois degrés au-dessus de la normale, se maintient d'une manière uniforme entre 39°,8 et 41°, avec des variations diurnes inférieures à un demi-degré ; elle présente une légère rémission dans le cours du troisième jour. La défervescence véritable se déclare du cinquième au septième jour (en comptant comme jours les périodes successives de vingt-quatre heures qui se sont écoulées depuis le frisson initial), beaucoup plus rarement le neuvième, le onzième et même le treizième jour. Le premier indice de la crise est la moiteur des mains (Ziemssen). Quelques heures plus tard, une transpiration générale et abondante se déclare ; en même temps les joues prennent une teinte violacée, le visage est pâle et défait, le regard est éteint, et les enfants restent couchés sur le dos dans un état d'apathie et de prostration, qui alarme singulièrement leur entourage. On constate en même temps que le pouls, quoique petit et misérable, a perdu beaucoup de sa fréquence et que la température s'est abaissée en quelques heures de plusieurs degrés ; elle atteint la normale douze ou quinze heures après le début de la crise et tombe même pendant quelques heures au-dessous, surtout si le degré de la fièvre était très élevé; cette hypothermie persiste même parfois pendant un ou deux jours. La toux au contraire a beaucoup augmenté de fréquence et est devenue plus grasse ; l'auscultation fait entendre des râles de retour abondants et humides. La crise n'est pas toujours aussi brusque ; dans quelques cas la défervescence s'arrête subitement pendant quelques heures et peut n'être complète qu'au bout de vingt-quatre ou de trente-six heures (Ziemssen).

Une fois la crise terminée, la *convalescence* est très rapide; l'appétit renaît presque immédiatement et, au bout de deux ou trois jours, les enfants ont parfois déjà repris leur vie ordinaire. Les signes physiques de l'induration pulmonaire peuvent persister quelques jours après la chute de la fièvre; ainsi on peut trouver encore de la matité et du souffle pendant huit à dix jours. Ziemssen a observé dans certaines pneumonies du sommet une prolongation anormale de la fièvre et une résorption très lente de l'exsudat ; ces cas qui simulent à s'y méprendre certaines formes de tuberculose pulmonaire, sont tout à fait exceptionnels.

On observe parfois chez les enfants anémiques, à la suite de la pneumonie franche, de l'*anasarque sans albuminurie* ; c'est là un accident sans gravité qui disparaît rapidement à mesure que les forces se rétablissent ; il était fréquent à l'époque où l'on traitait la pneumonie par les saignées, mais il peut aussi apparaître spontanément en dehors de tout traitement spoliateur.

Forme abortive (1). — Dans cette forme, qui est très fréquente dans les deux ou trois premières années de la vie, la pneumonie, après avoir débuté aussi vivement que dans la forme ordinaire avec une température de 39°,5 à 40°,5, cesse brusquement le troisième jour, quelquefois même le second jour. On peut parfois constater, le premier ou le second jour, un souffle bien net et de la matité, en général au niveau de l'épine de l'omoplate ; le lendemain ces signes ont disparu. Nous avons observé une série de transitions entre ces cas et les pneumonies du sommet de cinq jours; nous n'hésitons donc pas à les considérer comme des formes abortives de la pneumonie franche, de même qu'on observe plus souvent chez l'enfant que chez

(1) Consultez en particulier : D'Espine, Contrib. à l'étude de la pneumonie franche infantile. *Rev. de méd.*, 1887, p. 97. — Urdariano, De la pneumonie rudimentaire chez les enfants, *Thèse de Genève*, 1888.

l'adulte les formes abortives de la fièvre typhoïde. Nous avons publié une observation de pneumonie congestive ou rudimentaire du sommet droit de huit jours de durée dans laquelle la présence du pneumococcus de Fraenkel dans les crachats ne laissait aucun doute sur le diagnostic. La même constatation a été faite par nous dans un cas de pneumonie abortive de trois jours chez un enfant de quatre ans.

La pneumonie abortive chez l'enfant a son siège de prédilection dans la fosse sus-épineuse droite, où elle s'accuse par de la submatité, l'absence de la respiration, de la bronchophonie et parfois même par un vrai souffle. La prédominance des symptômes fébriles, la présence assez fréquente au début de convulsions ou d'agitation nerveuse, le peu d'importance des signes fonctionnels (toux, dyspnée) rendent son diagnostic difficile ; on la prend habituellement pour une éclampsie ou pour une fièvre de dentition.

Forme rudimentaire à fièvre prolongée. — Nous avons observé, chez des enfants au-dessous de deux ans seulement, une forme de pneumonie caractérisée par une fièvre continue ou à rémissions peu accentuées, dans laquelle la défervescence ne se produit que tardivement, à la fin de la seconde ou de la troisième semaine. La toux et la dyspnée sont peu marquées; l'abattement au contraire est parfois très accentué et peut faire supposer l'existence d'une fièvre typhoïde. Le diagnostic avec cette dernière affection ne peut être établi que par un examen quotidien et minutieux de la poitrine, qui fera en général constater au sommet du poumon un espace mat dessinant les limites de cet organe et qui, partant de la fosse sus-épineuse, s'étend à la fosse sus-claviculaire et peut envahir à la fin de la maladie la fosse sous-claviculaire. L'auscultation fait rarement constater l'existence d'un véritable souffle; on n'entend le plus souvent que de la bronchophonie, une respiration indéterminée (broncho-vésiculaire) ou une simple disparition du murmure vésiculaire. Cette forme de pneumonie se termine habituellement par la guérison, si on évite de la traiter par une médication débilitante.

Forme cérébrale. — Rilliet et Barthez ont décrit sous le nom de pneumonie cérébrale la pneumonie du sommet qui se complique d'accidents nerveux graves ; ils en distinguent deux formes principales : la *forme éclamptique*, dans laquelle les convulsions sont le symptôme prédominant, et la *forme méningée*, qui est caractérisée surtout par le coma chez les enfants de deux à cinq ans et par le délire chez ceux de cinq à dix ans.

La forme éclamptique de la pneumonie est commune chez les petits enfants, surtout chez ceux qui souffrent du travail de la dentition. Il est fréquent d'observer des convulsions au début de toutes les formes de pneumonie dans la première enfance ; ces convulsions sont provoquées par l'élévation brusque de la température qui accompagne l'invasion de la maladie et en général se borne à une seule attaque. Dans la pneumonie éclamptique, elles se répètent ou bien elles n'apparaissent que du quatrième au sixième jour et alternent avec l'assoupissement ou même le coma ; dans quelques cas très rares enfin, elles ne se montrent que dans les derniers jours et amènent rapidement la mort. Les convulsions sont rarement généralisées, excepté au début ; elles restent limitées le plus souvent aux muscles de l'œil, de la nuque ou de la main. La pneumonie éclamptique, quoique très grave, peut se terminer parfois favorablement ; la défervescence s'effectue alors comme dans la pneumonie ordinaire.

La forme méningée s'accompagne au début de céphalalgie et de vomissements, parfois aussi de constipation. Le symptôme prédominant est l'*assoupissement*, qui n'est jamais aussi profond que dans la méningite vraie ; cet assoupissement, qui peut aller jusqu'au coma, cesse en général dès le quatrième ou le cinquième jour ; il ne disparaît parfois qu'au moment de la défervescence ; nous l'avons vu même dans un cas persister malgré la défervescence et se terminer par la mort ; on trouva à l'autopsie de l'œdème des méninges et de la vascularisation de l'écorce cérébrale. Le *délire* ne s'observe qu'à partir de l'âge de cinq ans ; il est rarement violent et furieux et se présente plutôt sous la forme de typhomanie ou d'hallucinations de la vue et de l'ouïe ; il disparait en général avec la fièvre et n'aggrave en rien le pronostic.

Aufrecht (1) rapporte deux cas d'*hémiplégie pneumonique*

(1) Aufrecht, *Arch. f. Kinderheilk.*, 1890, XI, p. 241.

gauche chez des enfants; dans les deux cas, l'hémiplégie apparut subitement dans le cours d'une inflammation du lobe supérieur droit. Dans le premier la paralysie persista trois jours après la défervescence ; il s'agissait évidemment de l'hémiplégie pneumonique vaso-motrice si bien décrite par Lépine. Dans le second, l'hémiplégie succéda aux convulsions du début de la pneumonie et disparut au bout de quelques heures.

Pneumonie multilobaire. — Quand la pneumonie s'étend à plusieurs lobes d'un même poumon, ou lorsqu'elle atteint successivement les deux poumons (*pneumonie double*), la fièvre augmente à chaque nouvelle extension de l'inflammation ; la crise est alors presque toujours retardée, et la défervescence n'a lieu que le neuvième, le onzième jour ou même plus tard. La pneumonie double se complique facilement d'œdème collatéral et peut entraîner la mort de l'enfant par asphyxie.

Pneumonie à rechutes. — Dans quelques cas rares, la phlegmasie des divers lobes est séparée par un intervalle apyrétique qui dure de quelques heures à un jour; Ziemssen a attiré l'attention sur cette forme curieuse de pneumonie, et nous en avons observé un exemple dans lequel l'intermittence simultanée des symptômes locaux et généraux a été frappante.

La rechute peut être due exceptionnellement à un retour de l'inflammation dans le même lobe. Tordeus (1) rapporte le cas d'un enfant de huit ans qui présenta deux attaques successives de pneumonie franche du lobe inférieur droit, séparées par un intervalle de dix jours d'apyrexie. La résolution avait été complète après la première attaque, qui dura cinq jours; la seconde, qui dura sept jours, se termina également par résolution.

Pleuro-pneumonie. — Lorsque la pneumonie se complique chez les enfants d'une pleurésie avec épanchement, les signes physiques de la maladie primitive sont généralement modifiés. Dans quelques cas, une absence presque complète du bruit respiratoire remplace la respiration bronchique; le plus souvent au contraire, le *souffle aug-*

(1) Tordeus, *Journ. de la Soc. des sc. méd. et nat.* de Bruxelles, 1888.

mente d'intensité, quelquefois même il prend un *timbre caverneux ;* si quelques râles de bronchite viennent se mêler au souffle, on croirait à s'y méprendre qu'il s'est formé une caverne dans le poumon. La bronchophonie est très augmentée ; la matité devient complète au niveau de l'épanchement. Ces signes s'observent principalement lorsque l'hépatisation pulmonaire compliquée de pleurésie siège à la partie postérieure du poumon.

La pleuro-pneumonie avec épanchement abondant s'accompagne d'une dyspnée plus marquée et d'une fièvre plus vive que la pneumonie simple ; la fièvre, au lieu de tomber subitement à l'un des jours critiques, persiste et se continue sous formes d'accès rémittents, principalement dans le cas de pleurésie purulente. Le pronostic de la pleuro-pneumonie est plus grave que celui de la pneumonie. Quand la maladie se complique de *péricardite*, la terminaison est souvent fatale.

DIAGNOSTIC. — Le diagnostic entre la pneumonie et la *pleurésie* sera indiqué à propos de cette dernière affection.

L'invasion rapide de la maladie, la fièvre élevée et continue, les vomissements et les convulsions qui en signalent parfois le début peuvent faire confondre dans les premiers jours la pneumonie franche avec une *fièvre éruptive*, surtout avec la variole ou avec une *fièvre typhoïde ;* l'erreur est d'autant plus facile que la pneumonie est plus centrale et se révèle plus tard à l'exploration physique. L'absence d'une part des signes prodromiques caractéristiques de ces fièvres, la présence d'autre part de la toux et de la rougeur des pommettes, la fréquence et le rythme spécial des respirations, permettront cependant de soupçonner la pneumonie. L'auscultation pratiquée avec soin, à intervalles rapprochés, lèvera tous les doutes dès le second jour dans les pneumonies de la base; mais, dans certaines pneumonies du sommet, elle ne fournira de signes au diagnostic que le quatrième ou le cinquième jour, parfois même plus tard. Nous avons vu dans une pneumonie du sommet droit un souffle manifeste et la matité n'apparaitre que le huitième jour. Dans ces cas douteux, c'est au niveau de l'épine de l'omoplate qu'il faut percuter et ausculter, surtout à droite. Il arrive souvent que le jour où l'exploration donne un résultat positif, l'enfant commence à tousser et la fièvre tombe. Ces cas passent souvent inaperçus ou grossissent le nombre des prétendues synoques ou des fièvres de dentition.

Les convulsions initiales de la pneumonie se distinguent de celle d'une attaque d'*éclampsie* idiopathique par l'élévation considérable de la température qui les accompagne.

La forme méningée de la pneumonie ne pourra être que difficilement confondue avec une *méningite* simple ou tuberculeuse; dans la pneumonie, le coma est toujours moins profond, et l'on ne constate ni paralysies ni contractures, enfin la céphalalgie n'est presque jamais aussi violente.

Le diagnostic de la pneumonie franche avec la *phtisie aiguë* à forme pneumonique offre parfois des difficultés insurmontables, les signes physiques pouvant être identiques dans les deux maladies. La marche de la température pourra seule fournir quelques indications; dans la tuberculose, le thermomètre atteint rarement 40° et peut varier d'un à deux degrés entre le soir et le matin; ce dernier fait ne s'observe jamais dans la pneumonie franche (Ziemssen). En outre, la persistance de la fièvre au delà du treizième jour, lorsqu'elle n'est pas expliquée par une pleurésie, doit faire craindre la phtisie aiguë. Néanmoins il faut se rappeler que certaines pneumonies franches du sommet évoluent très lentement; la période fébrile dépasse parfois deux semaines, et la résorption complète de l'exsudat peut se faire attendre un ou deux mois, tout en étant suivie d'un retour complet à la santé (Trousseau, Damaschino).

La *broncho-pneumonie* se distinguera dans la majorité des cas de la pneumonie franche par son étiologie, par sa marche lentement progressive, par la diffusion et la mobilité des signes stéthoscopiques, qui apparaissent aux deux bases en même temps, et par la courbe irrégulière de la température, qui ne se termine jamais par une défervescence brusque. Il est cependant des broncho-pneumonies à début en apparence brusque, à forme très fébrile, à hépatisation pseudo-lobaire, qui, en l'absence des renseignements précis, pourront être prises pour une pneumonie franche; il faut se guider alors sur l'état du poumon du côté opposé: s'il est le siège d'une bronchite intense ou d'une congestion pulmonaire, et si la dyspnée prédomine, on admettra plutôt une broncho-pneumonie.

PRONOSTIC. — La pneumonie franche guérit presque toujours chez l'enfant quand elle est simple, limitée à un seul poumon, et n'est pas soumise à une médication hyposthénisante. Ziemssen, sur 201 pneumonies de l'enfance, n'a perdu que 7 malades. Barthez (1) cite deux cas de mort sur 211 cas de pneumonie franche recueillis à l'hôpital Sainte-Eugénie; c'étaient deux pneumonies doubles.

Sur un nombre très considérable de cas de pneumonie franche qui ont passé sous nos yeux, nous ne nous rappelons avoir perdu que trois enfants, si nous faisons abstraction des cas compliqués de pleurésie purulente dans la première enfance. Le premier cas était une pneumonie cérébrale du sommet droit à forme méningée, chez un garçon de trois ans et demi; la température rectale se maintint pendant plusieurs jours à 41°; la défervescence ainsi que la résolution se firent le douzième jour, mais le coma, qui durait depuis le huitième jour, persista, et l'enfant s'éteignit le treizième jour. L'autopsie démontra la présence d'une hydroméningite de la convexité compliquant la pneumonie. Dans le second cas, il s'agissait d'une petite fille de deux ans, pour laquelle l'un de nous fut appelé en consultation le quatrième jour d'une pneumonie qui, après avoir solidifié tout le lobe inférieur du poumon gauche, venait d'envahir le lobe supérieur du même côté. Un grand vésicatoire avait été appliqué par le médecin traitant; malgré ce traitement énergique, le thermomètre marquait 41° le septième jour, et l'enfant était dans un état comateux, que les bains tièdes ne parvinrent pas à dissiper complètement; la malade succomba deux ou trois jours après, sans que l'on pût attribuer la mort à une complication spéciale. Dans le troisième cas, au contraire (2), la mort fut déterminée par une gangrène pulmonaire; il s'agissait d'une fillette de trois ans et demi qui succomba le onzième jour d'une pneumonie droite étendue aux deux tiers supérieurs du poumon. Le pronostic avait paru inquiétant dès le début à cause de l'élévation

(1) Barthez, *Bull. de l'Acad. de méd.*, 1862, t. XXVII, p. 676.
(2) Voir : D'Espine, *Rev. de méd.*, 1887, p. 104.

considérable de la température (40°,7), de l'extension de l'inflammation qui, partie du sommet, s'était propagée au lobe inférieur et à cause de la prostration des forces. La petite malade fut traitée par les bains et le salicylate de soude qui avait été prescrit pour remplacer la quinine, dont l'action était nulle. L'autopsie révéla trois foyers de gangrène pulmonaire dans le lobe supérieur hépatisé ; cette gangrène était due à la phlébite avec thrombose des veines pulmonaires correspondantes. L'âge des lésions vasculaires démontrait nettement que la propagation de l'inflammation s'était faite de dehors en dedans.

La pneumonie est plus grave dans la première que dans la seconde enfance ; les pneumonies du sommet chez les enfants de un à deux ans, surtout chez ceux qui souffrent d'une dentition laborieuse, sont dangereuses parce qu'elles se compliquent souvent d'accidents cérébraux (Rilliet et Barthez). Un second danger naît de la fréquence de la pleurésie purulente comme complication de la pneumonie dans le très jeune âge.

Mentionnons enfin quelques exemples de pneumonies à marche foudroyante, rapidement mortelles; Eichorst a vu un enfant de quatorze ans succomber en trente-six heures à une pneumonie franche ; Henoch a observé un cas analogue relatif à un enfant de quatre ans chez lequel la maladie ne dura que neuf heures, et Kissel (1), rapportant ces faits, y ajoute celui d'un garçon de dix ans qui succomba en trente-quatre heures à une pneumonie double à forme cérébrale.

Les symptômes les plus fâcheux pour le pronostic de la pneumonie sont : une forte dyspnée, une température très élevée et la continuation de la fièvre au delà du neuvième ou du onzième jour ; ce dernier signe doit faire craindre une complication (pleurésie, péricardite, hydroméningite).

TRAITEMENT. — On peut poser en principe que chez l'enfant toute médication active doit être proscrite dans la traitement de la pneumonie franche ; aussi la *saignée*, qui jouissait autrefois d'une grande faveur dans le traitement de cette maladie, a été presque définitivement bannie depuis les importants travaux de Barthez et de Ziemssen ;

(1) Kissel, *Vratch*, 1892, n° 51.

ces auteurs ont prouvé que les déplétions sanguines retardent la convalescence et exposent les enfants à certains accidents consécutifs, tels que le noma et l'anasarque. Il faut borner exclusivement l'emploi de la saignée générale aux cas très rares d'œdème collatéral étendu qui menace directement la vie en augmentant subitement la dyspnée. La saignée locale n'est indiquée que chez des enfants forts et vigoureux, qui souffrent d'un violent point de côté; dans ce cas, une ou deux ventouses scarifiées amènent un soulagement immédiat. L'*émétique* a un effet désastreux dans la pneumonie des enfants; il suffit pour s'en convaincre de lire des observations consciencieuses recueillies dans les services de maîtres tels que Legendre ou Roger, à un moment où la potion rasorienne était encore en vogue (1). Le *vésicatoire* est sans action aucune sur la marche locale de la pneumonie franche; il augmente inutilement l'agitation pendant la période fébrile et doit être réservé pour les cas où l'induration pulmonaire persiste après la chute de la fièvre.

Le traitement se bornera à l'expectation et à la médication des symptômes. Ainsi, dans les premiers jours, on combattra la fièvre par des *lavages froids* ou des *bains tièdes*, qui ont l'avantage de soulager l'enfant, de calmer le délire, de diminuer la stupeur et de procurer un sommeil paisible. Nous avons vu, dans un cas, l'état comateux disparaître après chaque bain, chez une petite fille de quatre ans atteinte d'une pneumonie cérébrale à forme typhoïde qui paraissait être d'une extrême gravité; les bains permirent d'atteindre le septième jour de la maladie, qui fut marqué par une défervescence brusque. Si les convulsions sont violentes et répétées, on accompagnera les bains d'*affusions froides* sur la tête et le haut du corps. Au moment de la crise, si la dyspnée est très violente, on facilitera l'expulsion de l'exsudat pneumonique par de faibles doses de *benzoate d'ammoniaque* (25 à 75 centigrammes), associées à la teinture de musc ou de castoréum (1,0 à 2,0). En cas de collapsus, on fera une injection sous-cutanée d'éther.

(1) Consulter particulièrement l'obs. III du mémoire de Legendre intitulé : *Nouvelles recherches sur quelques maladies du poumon*, 1846, p. 199, et l'obs. VI de la thèse de Damaschino, *loc. cit.*, p. 134.

Les *toniques* seront réservés pour la convalescence.

ARTICLE VIII. — GANGRÈNE PULMONAIRE

ÉTIOLOGIE. — La gangrène pulmonaire est une maladie rare à tout âge, mais qui paraît un peu plus fréquente chez l'enfant que chez l'adulte. Steiner en a observé à lui seul quarante cas. Elle peut survenir à toutes les périodes de l'enfance; ainsi, sur 34 cas rapportés dans la statistique de L. Atkins (1), 17 étaient relatifs à des enfants au-dessous de six ans et 17 à des enfants au-dessus de cet âge.

La gangrène du poumon est une maladie *toujours secondaire*; tantôt elle survient sous l'influence d'une maladie générale, tantôt elle est causée par une inflammation locale du poumon. Elle s'observe principalement chez les sujets faibles, chétifs ou affaiblis par une maladie antérieure; exceptionnellement on l'a vue survenir chez des enfants forts et vigoureux. Dans le premier cas, la cause générale prime la cause locale; dans le second cas, c'est l'inverse; dans la majorité des cas, on doit admettre l'action combinée de ces deux ordres de causes.

Parmi les maladies générales qui se compliquent de gangrène pulmonaire, il faut signaler au premier rang chez l'enfant la *rougeole* (Boudet, Rilliet et Barthez); la gangrène du poumon coïncide parfois alors avec le noma, la gangrène du pharynx ou la carie du rocher. Elle a été observée aussi dans le cours de la *tuberculisation chronique*, et surtout de la phtisie ganglionnaire (Steiner et Neureutter), de la *fièvre typhoïde*, etc., et plus généralement dans toutes les maladies qui s'accompagnent d'une prostration considérable des forces ou d'une cachexie marquée.

Parmi les maladies locales qui peuvent s'accompagner de gangrène pulmonaire chez l'enfant, il faut citer la *pneumonie franche* (nous en avons observé un exemple rapporté plus haut, p. 745), la *broncho-pneumonie* et la *dilatation des bronches*, exceptionnellement aussi l'*apoplexie pulmonaire* (Rilliet et Barthez), l'*embolie de l'artère pulmonaire* (Langenbeck, Sturges), la *thrombose* de cette artère (Wyss) et les *corps étrangers des bronches*, comme l'un de nous a eu l'occasion d'en observer un exemple.

(1) L. Atkins, *Thèse de Zurich*, 1872.

PATHOGÉNIE. — La pathogénie de la gangrène pulmonaire est souvent obscure. Les principaux agents qui concourent à la production de cette maladie sont : 1° du *côté des bronches*, la stagnation et la putréfaction des crachats dans les bronches dilatées (bronchite putride) ou dans les cavernes pulmonaires ; la présence d'un corps étranger dans les canaux aériens ; la pénétration dans les ramifications bronchiques de produits provenant d'un foyer gangréneux (Cohen) (1) ; 2° du *côté des vaisseaux*, leur compression par un exsudat phlegmasique, ou leur inflammation par propagation de voisinage, leur obstruction par un caillot (thrombose cachectique), la pénétration dans leurs ramifications d'embolies septiques (gangrène métastatique), enfin les hémorragies du poumon assez considérables pour détruire une partie du parenchyme de cet organe.

ANATOMIE PATHOLOGIQUE. — Laënnec distingue deux formes de gangrène pulmonaire : l'une *circonscrite*, dans laquelle l'escarre est nettement délimitée ; l'autre *diffuse*, dans laquelle la partie sphacélée se continue sans ligne de démarcation précise avec le tissu pulmonaire ambiant. La gangrène circonscrite est de beaucoup la plus fréquente chez l'enfant ; elle se présente tantôt sous la forme de stries verdâtres à odeur gangréneuse situées au centre de noyaux de broncho-pneumonie, tantôt sous la forme de petits abcès gangréneux multiples et disséminés dans le parenchyme pulmonaire au centre de noyaux inflammatoires ou autour de bronches dilatées. La gangrène diffuse s'étend en général à la plus grande partie d'un lobe ; celui-ci est creusé irrégulièrement d'une caverne à parois anfractueuses, dans laquelle pendent des débris de tissu pulmonaire sphacélé.

Le *siège* de la gangrène est très variable ; le lobe inférieur droit paraît un peu plus souvent frappé que les autres. Dans un cas relaté par Constant, les trois lobes du poumon droit étaient sphacélés dans leur totalité.

Quand le foyer gangréneux est près de la surface du poumon, la plèvre peut s'enflammer ou bien participer à la gangrène et se perforer ; il en résulte, suivant les circons-

(1) Cohen, *Thèse de Strasbourg*, 1876.

tances, un pyopneumothorax ou une pleurésie purulente enkystée. On a vu dans quelques cas la gangrène s'étendre au médiastin et à l'œsophage et déterminer même une communication anormale entre le foyer pulmonaire et l'œsophage.

SYMPTOMES et DIAGNOSTIC. — La gangrène pulmonaire peut passer complètement inaperçue pendant la vie. Rilliet et Barthez rapportent que presque toujours la maladie leur a échappé et que l'autopsie seule leur en a révélé l'existence. Les signes fonctionnels signalés par les auteurs, tels que la coloration terreuse du visage, la prostration des forces, la dyspnée, la toux, la faiblesse et la petitesse du pouls, la fièvre vive, l'inappétence, la diarrhée, n'ont rien de caractéristique et se confondent souvent avec les symptômes de la maladie primitive. Les signes physiques aussi sont très variables, suivant que la gangrène est disséminée ou localisée, suivant qu'elle s'accompagne ou non de la formation de cavernes ou bien qu'elle se complique de pleurésie et de pneumothorax. Dans quelques cas rares (Boudet, Wyss), le diagnostic a pu être fondé sur l'apparition du gargouillement, de la respiration amphorique et du tintement métallique dans des points où l'on avait constaté auparavant de la matité et du souffle.

Les seuls signes pathognomoniques sont ceux qui sont fournis par l'haleine et les crachats.

La *fétidité gangréneuse de l'haleine* est caractéristique quand il n'y a chez le petit malade ni noma ni gangrène du pharynx ; l'odeur en est moins fade et plus pénétrante que celle de la simple bronchite putride, qui se rencontre parfois dans les dilatations bronchiques. Ce signe important a été observé 26 fois dans les 31 cas recueillis par Atkins, mais dans 5 cas la présence concomitante de la stomatite ulcéro-membraneuse ou du noma diminuait la valeur de ce symptôme.

Les crachats manquent parfois chez les jeunes enfants ; ils sont cependant plus fréquents à cet âge dans la gangrène pulmonaire que dans les autres maladies de l'appareil respiratoire. On a souvent noté chez l'enfant une *expectoration grisâtre* ou *brunâtre fétide*, plus ou moins mélangée de pus ou d'un sérum mousseux; le microscope a permis d'y reconnaître dans quelques cas la présence de cristaux de palmitine et de stéarine, de gouttelettes de graisse (Steiner) et de débris d'alvéoles pulmonaires (Steffen). Traube a insisté sur la formation de trois couches distinctes dans l'expectoration de la gangrène pulmonaire : la supérieure, mousseuse, d'un jaune vert opaque; l'intermédiaire, transparente, séreuse; l'inférieure, épaisse, jaune verdâtre purulente. On trouve dans cette dernière couche des grains grisâtres putrides, de la grosseur d'un grain de semoule ou de chènevis dans lesquels Leyden et Jaffé ont signalé la présence de vibrions et d'un champignon spécial, le *leptothrix pulmonalis*, ainsi que des cristaux d'acides gras. Ces grains purulents ont été trouvés aussi dans la bronchite putride.

L'*hémoptysie* est également un symptôme caractéristique de la gangrène pulmonaire dans l'enfance, mais elle manque souvent; Rilliet et Barthez ne l'ont observée que 4 fois sur 16 cas; tantôt le sang est peu abondant et se présente sous formes de stries dans les crachats; tantôt il est battu avec l'expectoration, à laquelle il donne l'apparence d'une mousse aux framboises, tantôt enfin il est presque pur et très abondant.

MARCHE et PRONOSTIC. — La durée de la maladie est très variable; elle oscillerait, suivant Atkins, entre deux et vingt jours. La maladie décrite par les Anglais sous le nom de *gangrène intermittente* peut se prolonger pendant des mois avec des rémissions passagères ; elle ne se rapporte pas à la véritable gangrène du poumon, mais plutôt à la bronchite putride, à l'empyème avec fistule bronchique ou à la phtisie pulmonaire avec formation de cavernes.

La gangrène pulmonaire se termine presque toujours par la *mort*. Celle-ci peut être amenée par la dépression des forces et le collapsus ; elle est annoncée alors par la teinte livide et plombée de la face et la petitesse du pouls ; elle est accélérée parfois par une hémoptysie abondante ou la formation d'un pneumothorax.

La *guérison* est exceptionnelle; Rilliet et Barthez ne l'ont constatée qu'une fois ; il s'agissait d'une pneumonie du sommet, probablement gangréneuse, consécutive à une rougeole chez une petite fille de six ans; la fétidité de l'haleine disparut le quinzième jour, mais le rétablissement ne fut complet que vers le soixante-treizième jour. Dans un cas rapporté par Steffen (1), la guérison survint le quatorzième jour; le diagnostic de la gangrène pulmonaire se basait dans ce cas non seulement sur l'hémoptysie, la fétidité de l'haleine et de l'expectoration, mais encore sur la constatation de débris d'alvéoles dans les crachats. Lorsque la gangrène a été occasionnée par la présence d'un corps étranger dans les bronches, les chances favorables paraissent plus grandes (Kohts) (2) ; cependant le cas que nous avons observé eut une issue fatale.

TRAITEMENT. — La thérapeutique offre peu de ressources pour le traitement de la gangrène pulmonaire. Les inhalations d'*essence de térébenthine*, très vantées en pareil cas, méritent d'être essayées ; elles formaient la base du traitement dans le cas de guérison publié par Steffen ; on pourra donner en même temps la même essence à la dose de seize gouttes dans un julep gommeux de 100,0 ou la *teinture d'eucalyptus* (1,0 à 2,0) dans un looch. On ordonnera en outre un antiseptique interne, tel que le *salicylate de soude* (2 à 3 grammes par jour) ou le *sulfate de quinine* à haute dose (0,5 à 1,0 par jour) et surtout *l'hyposulfite de soude* à la dose de 1 à 2 grammes dans une potion de 120 grammes. Dans quelques cas on pourra tenter l'incision de la paroi thoracique suivie du drainage et favoriser ainsi l'élimination des escarres.

Un régime tonique et l'usage de vins généreux seront les adjuvants indispensables du traitement.

ARTICLE IX. — PLEURÉSIE.

ÉTIOLOGIE. — La **pleurésie primitive idiopathique** est presque inconnue dans la première enfance ; Vilcoq (3) a

(1) Steffen, Klinik der Kinderkrankheiten, II, p. 47.

(2) Kohts, art. GANGRÈNE PULMONAIRE, dans Gerhardt, *Handb. der Kinderkrank.*, III, 2e fasc., 1878, p. 852.

(3) Vilcoq, *Semaine médicale*, 1888.

cependant trouvé à l'autopsie de deux enfants nés avant terme les lésions de la pleurésie fibrineuse sèche sans altération concomitante, et Cadet de Gassicourt a observé une pleurésie séro-fibrineuse chez un enfant de onze mois ; elle ne devient fréquente qu'au-dessus de l'âge de six ans. Cette affection survient tantôt sans cause appréciable, tantôt sous l'influence d'un refroidissement ; elle atteint de préférence des enfants prédisposés au rhumatisme soit par leurs antécédents de famille, soit par leur constitution ; il n'est pas rare de voir une pleurésie de l'enfance suivie une ou plusieurs années après d'une attaque de rhumatisme articulaire aigu.

La **pleurésie secondaire** est beaucoup plus fréquente dans le jeune âge, c'est la seule qu'on observe chez les petits enfants ; elle survient tantôt comme complication d'une phlegmasie thoracique, tantôt sous l'influence d'une maladie générale. Dans le premier cas, elle est presque toujours consécutive à une *pneumonie franche* ou *catarrhale*. Chez les nouveau-nés la pleurésie, qui succède à une hépatisation pulmonaire, est presque toujours purulente. Les empyèmes chroniques qu'on rencontre assez fréquemment plus tard chez l'enfant, remontent souvent aussi à une pneumonie aiguë. Exceptionnellement on a vu la pleurésie purulente occasionnée chez un enfant par un traumatisme, la migration d'un abcès ossifluent ou rétro-pharyngien, etc. Parmi les maladies générales qui se compliquent de pleurésie, il faut citer avant tout la *scarlatine* ; sur 58 pleurésies secondaires, West en a observé 32 après la scarlatine ; elles sont le plus souvent purulentes. La pleurésie survient vers la seconde ou la troisième semaine de la maladie, elle se développe principalement dans le cours des scarlatines qui se compliquent d'anasarque et d'hydrothorax liés à une albuminurie brightique.

On a signalé exceptionnellement la pleurésie comme complication de la *rougeole* (Heyfelder), de la *coqueluche* (Jenner) ou de la *fièvre typhoïde* (Trousseau). La pleurésie purulente peut être chez les nouveau-nés une des manifestations de la *pyémie*.

La pleurésie est relativement fréquente chez les enfants dans le cours du *rhumatisme ;* elle siège alors le plus souvent à gauche quand elle est accompagnée d'une endopéricardite, et est toujours séreuse.

La *pleurésie tuberculeuse* est habituellement séreuse chez l'enfant comme chez l'adulte; elle peut se comporter comme une pleurésie idiopathique et guérir spontanément; l'enfant succombe en général plus tard à d'autres manifestations de la tuberculose. La pleurésie tuberculeuse s'accompagne presque toujours d'adénopathie bronchique, ce qui permet de la distinguer de la pleurésie séreuse idiopathique.

ANATOMIE PATHOLOGIQUE. — **Siège.** — Suivant Rilliet et Barthez, la pleurésie simple, dégagée de toute complication pulmonaire, est chez l'enfant plus fréquemment unilatérale que double et siège un peu plus souvent à droite qu'à gauche, tandis que la pleuro-pneumonie siège plus souvent à gauche qu'à droite. Ziemssen, sur 52 cas de pleurésies infantiles primitives ou secondaires, en a observé 4 doubles et 58 unilatérales, dont 22 à droite et 36 à gauche ; Simmonds, sur 175 cas de pleurésie purulente observés chez de jeunes sujets, compte 7 empyèmes doubles, 65 empyèmes droits et 103 empyèmes gauches.

Chez le nouveau-né, la pleurésie est souvent double, ce qu'il faut attribuer sans doute à son origine pyémique; ainsi, sur 14 cas de pleurésie des nouveau-nés observés par Hervieux, 8 étaient doubles et 6 unilatérales, dont 5 gauches et 1 droite.

Formes anatomiques. — Les caractères anatomiques de la pleurésie sont les mêmes chez l'enfant que chez l'adulte, mais la fréquence relative des diverses formes de la maladie diffère.

La *pleurésie sèche* complique très souvent la pneumonie lobaire ou la pneumonie catarrhale ; elle n'acquiert une importance clinique que dans la tuberculisation de la plèvre; nous en parlerons plus loin à propos de la phtisie pulmonaire.

La *pleurésie séreuse* est rare chez l'enfant avant l'âge de six ans. Ses caractères sont les mêmes que chez l'adulte.

La *pleurésie hémorragique* est très rare chez l'enfant. Hervieux a trouvé dans trois cas un épanchement pleurétique séro-sanguin chez le nouveau-né. La pleurésie hémorragique a été signalée aussi dans le cours de la maladie de Werlhof et de la rougeole hémorragique.

La *pleurésie purulente* au contraire est plus fréquente dans l'enfance qu'à toute autre époque de la vie et est beaucoup plus commune au-dessous de six ans qu'au-dessus de cet âge. Nous en avons même observé quelques cas chez le nouveau-né. *Presque tous les épanchements chroniques de la plèvre chez les enfants sont purulents ;* sur plus de 13,000 enfants qui ont passé dans l'espace de onze ans dans le service de Barthez, Verliac (1) n'a pas trouvé un seul cas de pleurésie séreuse chronique. Quand une pleurésie séreuse passe chez un enfant à l'état chronique sans devenir purulente, ce qui est très rare, il s'agit presque toujours d'un sujet tuberculeux. Sanné (2) rapporte le cas d'un garçon de treize ans mort cachectique après sept mois de maladie; il avait été atteint d'une pleurésie purement séreuse, qui avait nécessité cinq ponctions. L'autopsie fit constater une tuberculose des ganglions bronchiques.

Parmi les pleurésies aiguës, celles qui succèdent à la scarlatine, à la pyémie ou à la perforation de la plèvre, sont également presque toujours purulentes (3). Le pus contenu dans la cavité pleurale est tantôt épais et crémeux, tantôt séro-purulent et liquide ; il est habituellement inodore dans les épanchements qui ne communiquent pas avec l'air extérieur, mais prend rapidement une odeur infecte dans les pleurésies d'origine septique ou dans les empyèmes qui communiquent avec l'air extérieur, surtout quand la fistule thoracique ou bronchique est étroite et sinueuse. La quantité du pus contenue dans la plèvre peut

(1) Verliac, *Th. de Paris*, 1865.

(2) Barthez et Sanné, *loc. cit.*, I, p. 845.

(3) L'importante statistique de Simmonds (*Arch. f. klin Med.*, 1884, XXXIV, nos 5 et 6) relative à l'étiologie de la pleurésie purulente chez les enfants indique, pour 110 cas, 26 empyèmes spontanés et 84 secondaires, dont 31 avaient pour origine la pneumonie, 14 la scarlatine, 12 la tuberculose, 8 la rougeole, 6 le traumatisme, etc. La même statistique est une preuve de plus de la fréquence relative de la pleurésie purulente dans les premières années de la vie ; sur 250 cas d'empyèmes infantiles, 130 ont été observés avant l'âge de cinq ans.

être relativement plus considérable chez l'enfant que chez l'adulte à cause de la laxité et l'extensibilité plus grande des parois thoraciques. Dans les pleurésies récentes, la plèvre est vascularisée, rugueuse, recouverte d'une mince couche de fausses membranes ; c'est ce qu'on observe par exemple dans la pleurésie purulente des nouveau-nés (Hervieux). Dans les cas anciens au contraire, la plèvre est très épaissie, fibreuse et peu vasculaire ; le poumon est ratatiné, accolé à la colonne vertébrale et caché par les fausses membranes ; cependant, malgré son aspect carnifié, il se laisse plus facilement insuffler que chez l'adulte. La pleurésie purulente est presque toujours générale. Nous n'avons trouvé dans les auteurs que peu d'exemples d'empyèmes partiels. L'un est un cas de *pleurésie diaphragmatique* (1) enkystée. Un autre, observé par Bouvier, est un cas de pleurésie purulente *enkystée du sommet* consécutive à une gangrène pulmonaire ; la base du poumon adhérait fortement à la paroi thoracique ; la partie supérieure de la cavité pleurale, à partir du quatrième espace intercostal était, au contraire, distendue par un litre de pus circonscrit par des adhérences solides ; la thoracentèse, faite quelques jours avant la mort, était restée sans résultat ; elle avait été pratiquée au lieu d'élection, c'est-à-dire trop bas (2).

La pleurésie purulente est toujours d'origine microbienne. Les recherches de Netter (3) ont mis en évidence un fait bactériologique important au point de vue du pronostic, c'est que chez l'enfant le *pneumocoque* est l'agent infectieux le plus habituel des pleurésies purulentes ; de là la bénignité plus fréquente de cette affection dans le jeune âge. Les empyèmes à pneumocoques représentaient les 53 0/0 des cas relatifs au jeune âge examinés par Netter, les empyèmes à streptocoques seulement le 17 0/0 et les empyèmes putrides, dus aux microbes de la putréfaction, les 18 0/0. Chez l'adulte la proportion est renversée, les empyèmes à streptocoques représentent les 53 0/0 des cas ; ceux à pneumocoques, les 17 0/0 seulement. Les

(1) *Journ. f. Kinderkrankh.*, 1854, t. XXII, p. 412.

(2) Bouvier, *Bull. de la Soc. méd. des Hôpitaux*, Paris, 1864.

(3) Netter, *Soc. méd. des hôp.*, 16 mai 1890.

pleurésies à pneumocoques sont chez l'enfant le plus souvent métapneumoniques, mais parfois aussi primitives et purulentes d'emblée.

Lésions concomitantes. — La pleurésie purulente s'accompagne très rarement de tubercules pleuraux ou pulmonaires; cette proposition est plus vraie encore dans l'enfance que dans l'âge adulte. La pleurésie tuberculeuse par excellence dans l'enfance est la pleurésie sèche (voir l'art. *Tuberculose pulmonaire*) ; parfois la phtisie aiguë miliaire s'accompagne d'une pleurésie séreuse ; parfois enfin, comme nous l'avons dit, les enfants atteints de tuberculose des ganglions bronchiques peuvent être pris d'une pleurésie séreuse susceptible de guérison.

Bouvier rapporte un cas de *cancer du médiastin*, chez un enfant de huit mois, qui s'était compliqué d'un épanchement séreux assez abondant dans la plèvre; ce fait est tout à fait exceptionnel.

SYMPTOMES. — La seule forme de la pleurésie qui ait une importance clinique et que nous décrivions ici, est la pleurésie avec épanchement.

Symptômes fonctionnels. — Le début de la maladie est dans quelques cas très *aigu;* il est accompagné alors d'une élévation considérable de la température, de vomissements et de convulsions chez les jeunes enfants (Henoch, Ziemssen) ou de délire alternant avec de la stupeur chez les enfants plus âgés (Constant). Habituellement le début est *subaigu*, marqué par une réaction fébrile modérée et souvent, chez les enfants au-dessus de cinq ou six ans, par un point de côté. Dans quelques cas rares l'invasion de la pleurésie passe inaperçue, la maladie est chronique d'emblée. Les symptômes fonctionnels de la pleurésie sont en général moins accusés chez l'enfant que chez l'adulte. Le point de côté fait défaut, ou, s'il existait au début, il disparaît rapidement. La toux est nulle, à moins que la pleurésie ne se complique de catarrhe bronchique; la dyspnée n'attire l'attention que dans les épanchements très aigus ou dans ceux qui se compliquent d'un hydrothorax ou d'une autre phlegmasie thoracique (pneumonie, péricardite). On comprend qu'à cette période la maladie puisse être facilement méconnue, si l'on ne songe pas à explorer le thorax.

Signes physiques. — L'inspection, la palpation et surtout la percussion donnent dans le jeune âge des résultats beaucoup plus nets que l'auscultation. La minceur des parois thoraciques et leur résonnance remarquable au niveau du poumon sain permettent chez l'enfant de reconnaître par la percussion la présence de la moindre couche de liquide dans la cavité pleurale, pourvu qu'on percute avec beaucoup de douceur en appuyant légèrement sur le doigt plessimétrique ; on obtient ainsi dans les cas d'épanchement pleurétique la sensation d'une *matité absolue*, qui serait complètement masquée par la sonorité du poumon sous-jacent, si l'on percutait avec force. Cette matité s'observe d'abord à la base en arrière ; elle s'étend en haut et en avant, à mesure que l'épanchement s'accroît.

La *diminution des vibrations thoraciques*, qui est un signe si précieux chez l'adulte, est difficile à percevoir chez l'enfant ; ce signe n'est évident que dans les épanchements considérables.

L'auscultation révèle dès les premiers jours du *souffle* à la base. Dans les cas aigus, Rilliet et Barthez ont constaté la présence de ce signe à l'inspiration dès le premier, le deuxième ou le troisième jour de la maladie. Le souffle est perçu au début dans toute la hauteur du thorax, plus tard seulement aux environs de l'angle inférieur de l'omoplate ou de l'espace interscapulaire. Le *bruit de frottement* est rare chez l'enfant. La voix est *retentissante*, bourdonnante dans tous les points où le souffle est perçu, mais la véritable *égophonie* ne s'observe que rarement avant l'âge de sept ans ; elle est remarquable par sa courte durée, qui ne dépasse pas trois ou quatre jours (Rilliet et Barthez). Dans les pleurésies très abondantes, le bruit respiratoire peut disparaître, même en avant sous la clavicule.

Quand l'épanchement remplit les deux tiers ou les trois quarts du thorax, c'est-à-dire quand la matité remonte en avant jusqu'au quatrième ou jusqu'au troisième espace intercostal, la percussion dans l'espace sous-claviculaire révèle une élévation remarquable de la tonalité du son connue sous le nom de *bruit skodique*. Ce symptôme est très marqué dans les pleurésies de l'enfance. Il disparaît quand l'épanchement remplit toute la cavité thoracique ou quand il se résorbe. Il est dû à ce que le poumon encore aéré est refoulé en avant par l'épanchement.

La *dilatation thoracique* est très marquée chez l'enfant dans les grands épanchements. Quand ceux-ci siègent à gauche, on observe en même temps le déplacement du cœur à droite.

MARCHE et TERMINAISONS. — La marche et les terminaisons de la pleurésie dépendant avant tout de la nature de l'épanchement, nous étudierons séparément la pleurésie séreuse et la pleurésie purulente.

Pleurésie séreuse. — Cette maladie est toujours aiguë chez l'enfant. Dans l'immense majorité des cas, qu'elle soit idiopathique ou qu'elle survienne dans le cours d'une phlegmasie thoracique, c'est une affection bénigne, qui se termine rapidement par la guérison. La fièvre est parfois très vive au début; elle se modère pendant la période d'état, mais ne tombe souvent qu'au moment de la résorption de l'exsudat. L'épanchement se fait en général plus rapidement que chez l'adulte, il atteint son maximum au bout de huit à quinze jours; quand il est très abondant, il s'accompagne au moment de son apogée d'une dyspnée due à la compression des viscères thoraciques; mais, quelque grand que puisse être le refoulement du cœur et des gros vaisseaux, la mort par syncope est peu à craindre; nous ne connaissons aucun cas où elle ait été observée dans la pleurésie de l'enfance.

La guérison complète par résorption de l'épanchement est la règle dans la pleurésie primitive aiguë de l'enfance; elle survient au bout de sept à dix-huit jours de maladie (Rilliet et Barthez). La réapparition du murmure vésiculaire précède presque toujours la disparition de la matité. Elle s'accompagne parfois de râles ronflants, plus rarement d'un bruit de frottement.

Le passage à l'état chronique et à la purulence ne s'observe guère que chez les enfants au-dessous de quatre ou cinq ans ou bien dans les pleurésies qui surviennent sous l'influence d'une scarlatine.

Lebert a signalé la *dilatation des bronches* et la *gangrène pulmonaire* comme des terminaisons possibles de la pleurésie chez les enfants, mais ces complications sont extrêmement rares.

La terminaison par la mort est tout à fait exceptionnelle dans la pleurésie séreuse et n'a été observée que dans les cas compliqués d'endo-péricardite et de pneumonie, tels qu'ils peuvent se développer sous l'influence d'un rhumatisme articulaire suraigu.

Pleurésie purulente. — Cette forme de la pleurésie mérite, vu sa fréquence dans l'enfance, une description spéciale.

Parfois l'épanchement est purulent d'emblée ; c'est le cas habituel après les fièvres éruptives, ou dans le cours d'une infection pyémique ; ainsi, chez les nouveau-nés, l'empyème se forme très rapidement sous l'influence du puerpérisme infectieux (1). Chez les enfants à la mamelle, l'épanchement qui accompagne parfois la pneumonie est presque toujours purulent dès les premiers jours. L'un de nous a retiré par la thoracentèse 130 grammes d'un pus crémeux chez un nourrisson de sept mois et demi qui toussait et présentait une fièvre vive depuis une quinzaine de jours. L'autopsie démontra que la pleurésie compliquait une hépatisation lobaire. Dans un autre cas appartenant également à la première année, nous avons vu

(1) Heubner (*Jahrb. f. Kinderheilk.*, XXI, fasc. 1 et 2, 1885) a décrit une forme de pleurésie infectieuse, purulente d'emblée, dont il a observé cinq cas chez des enfants au-dessous de deux ans. La phlegmasie atteignait en même temps d'autres séreuses (péritoine, péricarde, méninges, séreuses articulaires). Elle débutait brusquement par une fièvre vive, de la toux, de la dyspnée, parfois des convulsions. La fièvre prenait bientôt un type rémittent, il survenait des vomissements et de la diarrhée, et l'enfant succombait dans le collapsus, après un temps variant de une à cinq semaines. A l'autopsie on trouvait des épanchements purulents de peu d'étendue enkystés dans la plèvre et les autres séreuses. Les organes respiratoires présentaient les lésions de la bronchite ou de l'œdème pulmonaire, jamais celles de la pneumonie franche. Pour Heubner, cette affection est due à la propagation d'une bactérie en forme de diplocoque qui proviendrait du lait.

l'aspiration du pus par l'appareil Potain suivie d'une notable amélioration des symptômes, puis quelque temps après d'une guérison complète sans nouvelle intervention.

Habituellement, la pleurésie purulente succède à la pleurésie séreuse ; la transformation se fait d'une façon lente et insidieuse. L'épanchement, au lieu de se résorber, reste stationnaire ou même augmente de volume. L'enfant maigrit et pâlit ; il perd complètement l'appétit ; la fièvre, qui avait diminué ou qui était tombée, reparaît sous forme d'accès rémittents avec exacerbations vespérales très élevées; l'enfant transpire abondamment pendant la nuit.

Enfin, dans quelques cas, le début de la pleurésie purulente passe inaperçu, et un empyème assez considérable peut se former sans fièvre vive et sans autre retentissement sur la santé générale qu'un amaigrissement progressif.

L'empyème chronique, arrivé à sa période d'état, se reconnaît habituellement à un élargissement considérable du diamètre de la poitrine du côté malade ; ce symptôme s'accompagne en général d'une dilatation des veines et plus rarement d'un œdème limité aux parois thoraciques. Le petit malade est très pâle ; il présente souvent de la bouffissure du visage et de l'œdème des malléoles; l'amaigrissement est considérable.

La matité est absolue dans toute l'étendue du côté malade, excepté parfois au voisinage de la clavicule. La pression et la percussion éveillent une douleur profonde (Verliac) ; le murmure vésiculaire a disparu et est remplacé soit par du souffle, soit par des *gargouillements* et des *bruits amphoriques*. Ces derniers phénomènes, qui peuvent faire croire à la présence d'une caverne, ne sont pas rares chez l'enfant dans le cours des empyèmes chroniques ; ils sont attribués par Rilliet et Barthez aux petites dimensions du thorax infantile qui facilitent la propagation des ondes sonores, et à la solidification du tissu pulmonaire comprimé qui entoure les gros troncs bronchiques. Du côté sain, la respiration est puérile et la sonorité exagérée.

Les enfants toussent peu et respirent assez facilement quand ils sont couchés sur le côté malade, mais ils sont pris de dyspnée et de quintes violentes si on les change brusquement de position ; aussi l'immobilité instinctive de leur attitude est-elle caractéristique. Les autres fonctions sont languissantes, leur jeu n'est cependant pas entravé et suffit momentanément à maintenir un état de choses compatible avec la vie.

La pleurésie purulente, abandonnée à elle-même, se termine rarement d'une manière favorable ; nous ne connaissons aucun exemple irréfutable de guérison par résorption spontanée de l'épanchement. Le plus souvent l'enfant succombe après un temps plus ou moins long aux progrès de la cachexie ou à l'infection putride ; la mort est amenée quelquefois par une dégénérescence amyloïde des reins et du foie, ou beaucoup plus rarement par une tuberculisation secondaire. Souvent la terminaison fatale est retardée par une évacuation spontanée du pus, qui peut même dans quelques cas amener une guérison complète. Le pus se fraye une issue au dehors, soit par les bronches, soit par la paroi thoracique ; exceptionnellement il fuse dans l'abdomen. Étudions successivement ces diverses terminaisons et les chances de guérisons qu'elles présentent.

L'*évacuation du pus par les bronches* est la terminaison spontanée la plus favorable chez l'enfant ; elle survient quelquefois dès le quinzième ou le vingtième jour après le début de la maladie, dans d'autres cas seulement au bout de deux ou trois mois ; le pus est rejeté de deux façons différentes : tantôt peu à peu sous la forme d'une expectoration purulente qui peut durer des mois, tantôt brusquement en quantité considérable, sous la forme de *vomique*.

Le premier mode d'évacuation est le plus fréquent ; la toux devient habituelle et s'accompagne, surtout au réveil, de l'expulsion de crachats purulents, nummulaires, opaques, non aérés et d'une odeur fétide. Les enfants très jeunes avalent souvent des crachats qui déterminent chez eux une diarrhée colliquative. Cette évacuation, parfois suffisante pour la guérison, peut se prolonger pendant des mois si elle n'est pas accélérée par une vomique ou par l'établissement d'une fistule thoracique.

Les *vomiques purulentes* surviennent tantôt subitement

au milieu du calme le plus complet, tantôt à la suite de quintes de toux violentes et prolongées; la quantité de liquide rendue en une seule fois est souvent très considérable. L'évacuation du pus est quelquefois suivie d'un pneumothorax habituellement circonscrit et sans gravité; le plus souvent elle amène un soulagement immédiat, et même dans certains cas une guérison complète; ainsi, dans une des observations de Heyfelder (1), l'enfant guérit après une seule vomique. Nous avons vu aussi plusieurs fois guérir radicalement par l'évacuation bronchique des enfants qui avaient présenté une récidive de l'empyème après une seule thoracentèse. Dans un de ces cas, les parents s'étant opposés formellement à une nouvelle intervention, nous avons pu constater plus tard la guérison spontanée de la maladie. Souvent néanmoins le soulagement n'est que passager; l'épanchement se reforme, et aux symptômes de l'hecticité se joignent ceux de l'infection putride qui se développent sous l'influence de la pénétration de l'air dans le foyer purulent et de la rétention du pus décomposé. L'haleine prend alors une odeur insupportable qui peut faire croire à une gangrène pulmonaire. Les fonctions digestives s'altèrent; on observe de l'anorexie, des nausées, des vomissements et de la diarrhée; les forces déclinent rapidement, la fièvre reprend une intensité nouvelle, elle s'accompagne de frissons répétés et de sueurs profuses. L'enfant prend l'aspect d'un phtisique à la troisième période, et la terminaison est alors le plus souvent fatale. Nous avons vu cependant une jeune fille de seize ans, arrivée à cet état en apparence désespéré, guérir rapidement à la suite de la pleurotomie et de lavages antiseptiques.

L'*évacuation du pus par la paroi thoracique* est précédée en général d'une période d'angoisse, de dyspnée et d'agitation pendant laquelle l'enfant cherche en vain une position confortable; la poitrine est très dilatée du côté malade; la peau devient luisante et se couvre d'un lacis veineux; bientôt, elle est soulevée par une tumeur fluctuante qui écarte les côtes et s'entoure d'un empâtement œdémateux et rougeâtre, dû à la pénétration du

(1) Heyfelder, *Arch. gén. de méd.*, 1839, p. 59.

pus dans le tissu cellulaire. La fluctuation de la tumeur devient en général très manifeste dans les jours qui précèdent sa rupture ; quand ce signe est douteux, il suffit, pour s'assurer de la présence du liquide, de placer un doigt à plat sur l'espace intercostal dilaté et de percuter avec l'autre main l'espace voisin ; on sent alors nettement sous le doigt la pression du liquide. Le siège d'élection de ces tumeurs fluctuantes est le voisinage du mamelon entre la quatrième et le sixième espace intercostal (Verliac). On les a observées quelquefois plus bas, très rarement plus haut sous la clavicule (Cruveilhier). Exceptionnellement on a constaté la présence de deux ou trois tumeurs. Dans les pleurésies gauches, elles sont parfois le siège de battements isochrones au pouls, d'où le nom d'*empyème pulsatile* qui leur a été donné par quelques auteurs (Aran, Owen Rees).

L'ouverture spontanée de l'abcès est toujours précédée d'un décollement assez considérable du tissu cellulaire sous-pleural et sous-cutané, ainsi que de la dénudation des côtes qui parfois se nécrosent et contribuent pour leur part à éterniser la suppuration ; on voit aussi dans certains cas se former un vaste phlegmon érésipélateux de la paroi thoracique à la suite de la fusée du pus sous la peau ; aussi les enfants succombent-ils souvent avant la rupture de l'abcès. La tumeur une fois ouverte, l'évacuation du pus se fait difficilement ; l'air pénètre avec bruit à chaque inspiration par la fistule thoracique, mais le liquide ne sort qu'incomplètement et devient très fétide. Les enfants succombent alors fatalement à l'infection putride, s'ils ne sont pas soumis à un traitement convenable.

L'*évacuation par l'abdomen* est tout à fait exceptionnelle et est habituellement fatale. Le pus fuse en général le long de la colonne vertébrale entre les piliers du diaphragme. Chez un enfant de huit ans observé par Krause, il avait passé au-devant du psoas et était venu faire saillie sous le ligament de Poupart ; l'enfant mourut quelques jours après l'ouverture de l'abcès. Dans un autre cas, le pus vint faire saillie à la région lombaire ; l'enfant succomba dans le marasme deux mois après l'ouverture de la collection purulente (Owen Rees) (1). Dans un cas relatif à un

(1) Owen Rees, *Gaz. hebd.*, 1858, p. 774.

enfant de dix-huit mois qui se termina favorablement, le pus fut évacué par l'ombilic (Willis) (1).

Il nous reste à étudier le *mécanisme de la guérison* de la pleurésie purulente, soit dans les cas rares où elle suit l'évacuation spontanée du pus, soit dans les cas beaucoup plus fréquents où elle est due à l'intervention chirurgicale.

Plus l'évacuation du pus est précoce et complète, plus les chances de guérison sont grandes. En effet, lorsque la collection est vidée de bonne heure, le poumon refoulé se dilate immédiatement, et le murmure vésiculaire reparait bientôt dans tous les points où l'épanchement l'avait masqué ou anéanti ; la matité seule persiste encore pendant un temps plus ou moins long. Quand l'évacuation est plus tardive et surtout quand elle se fait lentement, soit par une fistule bronchique étroite, soit par une fistule thoracique, le poumon reprend en général peu à peu ses fonctions, et cela plus souvent chez l'enfant que chez l'adulte ; mais à mesure que l'épanchement disparait et que le kyste pleural se rétrécit, les parois thoraciques sont attirées en dedans, et il en résulte la déformation décrite par Laënnec sous le nom de *rétrécissement thoracique*. La colonne vertébrale s'infléchit du côté malade et détermine à la région lombaire une courbure de compensation en sens inverse ; le côté malade contraste par son aspect squelettique et l'enfoncement des côtes avec le côté sain. Quand le rétrécissement thoracique atteint un degré considérable, les enfants ne peuvent marcher que pliés en deux. Si l'on explore à ce moment la poitrine, on trouve encore de la matité dans toute sa partie inférieure, la respiration s'entend à peu près partout, mais elle est faible dans certains points et rude dans d'autres, phénomène qui dépend de la persistance des adhérences et des fausses membranes. Dans les pleurésies gauches, le cœur ne revient que lentement à sa place et peut même rester dévié pendant des années. Les fistules thoraciques sont en général très lentes à se fermer quand elles sont spontanées ou consécutives à un empyème de nécessité; néanmoins, d'une façon générale, elles persistent chez l'enfant beaucoup moins souvent et moins longtemps que chez l'adulte. Le rétrécis-

(1) Willis, *Brit. med. Journ.*, 22 juillet 1893.

sement thoracique guérit spontanément dans l'immense majorité des cas au bout d'un ou deux ans.

DIAGNOSTIC. — **Pleurésie aiguë.** — Le diagnostic d'un épanchement pleurétique repose avant tout sur l'exploration physique ; si la matité est absolue, si les vibrations thoraciques manquent, si la poitrine est dilatée, le diagnostic s'impose de lui-même. Lorsque ces symptômes sont encore peu accusés et que la pleurésie s'accompagne d'une fièvre vive et de symptômes nerveux graves, elle pourra facilement être prise au début pour une *pneumonie franche* ; la présence de râles secs ou humides dans la poitrine ne peut pas suffire toujours pour faire admettre une pneumonie, car on rencontre fréquemment ces râles au début de la pleurésie (Verliac) ; la percussion seule peut trancher la question ; si elle révèle à la base du poumon une matité absolue dans une étendue même restreinte, on peut affirmer l'existence d'un épanchement. Dans le cas de pleuro-pneumonie, il est facile de méconnaître la présence de la pneumonie si l'épanchement est considérable ; la consonnance toute particulière du souffle et des râles, ainsi que l'élévation considérable et persistante de la température, suffiront cependant à la faire reconnaître, même en l'absence des crachats rouillés pathognomoniques.

Le diagnostic de la *nature* de la pleurésie est très difficile dans la forme aiguë ; on devra soupçonner la présence du pus dans les pleurésies suraiguës des nouveau-nés et dans les pleurésies consécutives à la scarlatine, au mal de Bright ou à la pyémie, et on devra craindre la transformation purulente d'une pleurésie séreuse, quand l'épanchement reste stationnaire au bout de deux ou trois semaines et quand la fièvre se réveille et devient rémittente. Dans les cas douteux, on s'assurera de la nature du liquide par une ponction avec la seringue de Pravaz soigneusement désinfectée.

Pleurésie chronique. — Les empyèmes chroniques sont souvent méconnus chez l'enfant, ou ils ne sont reconnus qu'à une période avancée de la maladie, parce qu'on néglige de faire un examen attentif de la poitrine. A part quelques maladies exceptionnelles, telles que les *hydatides* *pulmonaires* ou les *abcès par congestion* ayant fusé entre les espaces intercostaux, il est une seule affection qui simule à s'y méprendre l'empyème chronique, c'est la *tuberculisation lobaire* du poumon, telle qu'elle s'observe souvent chez les enfants de deux à six ans ; l'erreur a été commise même par les maîtres de la science. Les signes en apparence les plus caractéristiques de la pleurésie, tels que la dilatation du thorax, l'absence des vibrations thoraciques et du bruit respiratoire, la matité absolue, peuvent se retrouver dans la phtisie lobaire ; il faut se guider alors, en l'absence de tumeur fluctuante, sur la déviation du cœur dans les pleurésies gauches et sur un examen attentif du côté présumé sain. La présence persistante de râles, de souffle ou de matité dans un point quelconque de ce côté, feront pencher pour une phtisie pulmonaire. Il faudra tenir grand compte aussi, dans le diagnostic différentiel, des antécédents de famille et des commémoratifs ; enfin, dans les cas douteux, la ponction exploratrice sera formellement indiquée ; elle est innocente dans la phtisie, et, dans l'empyème, elle peut décider de la vie de l'enfant par les indications qu'elle fournit pour le traitement.

PRONOSTIC. — **La pleurésie séreuse** guérit toujours quand elle est simple ; la pleurésie idiopathique passe rarement à l'état chronique. Une statistique considérable empruntée à Barthez et Sanné démontre combien les suites de cette affection sont moins à redouter pour les enfants que pour les adultes : 245 pleurésies séreuses simples ou compliquées de bronchite ou de pneumonie chez les enfants n'ont donné que deux décès. Nous ne pouvons admettre avec quelques auteurs que la pleurésie séreuse simple soit chez les enfants dans la majorité des cas une manifestation de la tuberculose.

La **pleurésie purulente** est une maladie très grave ; elle ne guérit qu'exceptionnellement par les seuls efforts de la nature, mais, quand elle est reconnue et traitée à temps, elle guérit beaucoup plus souvent chez l'enfant que chez l'adulte. Dans une série de huit statistiques d'empyèmes infantiles relevées par A. de Finkelstein (1), la mortalité a

(1) A. de Finkelstein, *Thèse de Paris*, 1890.

oscillé entre 0 0/0 et 16 0/0, tandis que, d'après neuf statistiques rapportées par Schwartz (1), la mortalité chez l'adulte a varié entre 16,7 0/0 et 33 0/0. La guérison à la suite d'une vomique ou d'une seule ponction n'est pas très rare chez l'enfant; elle est exceptionnelle chez l'adulte. La prédominance des pleurésies à pneumocoques dans le jeune âge explique cette bénignité relative. Il faut faire une exception cependant pour les sujets au-dessous de deux ou trois ans, bien qu'on ait cité des cas de guérison même chez les enfants à la mamelle; nous en avons constaté personnellement un cas.

Le séjour à l'hôpital est défavorable à la guérison de l'empyème; ainsi West a perdu 15 enfants sur 34 auxquels il avait fait cette opération à l'hôpital, tandis qu'il a sauvé les 6 enfants qu'il a opérés en ville. D'après notre expérience personnelle, nous pouvons affirmer qu'en ville on peut sauver par l'opération même des enfants arrivés à un état avancé de marasme et qui paraissent être dans un état désespéré.

TRAITEMENT. — **Pleurésie aiguë.** — Si l'enfant ressent un point de côté violent, on combattra ce symptôme par l'application de quelques sinapismes ou même d'une ou deux ventouses scarifiées. Si la fièvre est vive, on choisira comme antipyrétique interne, de préférence aux autres, le *salicylate de soude* en proportionnant la dose à l'âge de l'enfant et à la force du cœur. Le *régime lacté* exclusif, une tisane diurétique (tisane de queues de cerises, un litre, avec 5 grammes de nitrate ou d'acétate de potasse) et un purgatif salin tous les deux ou trois jours, compléteront l'intervention médicale à la période aiguë. Si la résorption est lente et si la matité persiste, on prescrira des badigeonnages de teinture d'iode ou un vésicatoire qui sera pansé comme nous l'avons indiqué plus haut (p. 12). Le vésicatoire pourra être répété deux ou trois fois sans inconvénient ; mais il ne faut pas s'acharner au traitement local dès qu'on a la preuve par l'auscultation que l'épanchement a diminué. La matité peut persister longtemps encore. A

(1) Schwartz, *Beitr. zur klin. Chir.*, 1889.

cette période, l'indication est de faire suivre à l'enfant un traitement général préventif de la phtisie (séjour à la montagne, cure d'Eaux-Bonnes, du Mont-Dore ou d'Allevard, huile de foie de morue, nourriture reconstituante). On soumettra, pendant la convalescence, les enfants chétifs et scrofuleux à un traitement tonique, et on leur ordonnera une cure de bains sulfureux ou salins.

Ziemssen recommande la saignée dans les pleurésies secondaires très abondantes, qui se compliquent d'hydrothorax ou d'œdème pulmonaire du côté sain, lorsque l'enfant a de la peine à respirer, que le teint est violacé et le pouls filiforme ; la déplétion sanguine procure alors un soulagement immédiat et écarte parfois définitivement tout danger d'asphyxie ; Ziemssen en cite un exemple remarquable.

Il faut être sobre de la *thoracentèse* dans la pleurésie aiguë chez l'enfant et réserver cette opération pour les cas d'urgence où l'abondance de l'épanchement gêne considérablement la respiration et la circulation, et pour les cas purulents d'emblée qui s'accompagnent d'une fièvre intense et d'une prostration considérable des forces.

Pleurésie chronique. — Les épanchements purulents de la plèvre doivent être évacués dès que leur présence est reconnue. On essaiera d'abord une *simple ponction* suivie d'*aspiration*. L'aspirateur Potain est de tous les appareils usités en pareil cas celui que nous préférons. Une seule ponction suffira parfois pour guérir l'enfant. Habituellement néanmoins l'épanchement se reproduit en totalité ou en partie, et une seconde ponction devient nécessaire. Elle doit être pratiquée dès que le soulagement procuré par la première ponction a disparu et dès que les accidents généraux redeviennent inquiétants. Si les enfants sont chétifs, on augmentera beaucoup les chances de guérison après la ponction par un changement d'air ; la campagne est un adjuvant très utile en pareil cas.

Il ne faut recourir à l'*opération de l'empyème* chez l'enfant qu'en cas d'insuccès de la ponction simple, et s'il existe des symptômes généraux de résorption purulente, tels que fièvre hectique, anorexie, diarrhée, amaigrissement, mais il faudra pratiquer cette opération aussitôt qu'elle sera indiquée, car elle présente d'autant plus de chances de succès qu'elle est employée plus tôt.

L'opération de l'empyème sera pratiquée avec toutes les précautions de la *méthode antiseptique*. L'incision de la plèvre sera faite au lieu d'élection dans le cinquième ou le sixième espace intercostal, à peu près à égale distance du sternum et de la colonne vertébrale ; on ne s'inquiétera pas du siège de la tumeur en cas d'empyème de nécessité.

L'incision postérieure au niveau de l'angle inférieur de l'omoplate, qui a été pratiquée avec succès dans certains cas de pleurésie purulente chez l'adulte, nous paraît devoir être rejetée chez l'enfant, premièrement à cause de l'étroitesse en ce point de l'espace intercostal, qui rend difficile l'écoulement continu du pus, ensuite parce que c'est au lieu d'élection, c'est-à-dire sur la ligne de démarcation du lobe supérieur et du lobe inférieur, que le pus s'accumule en plus grande quantité. Il faut, avant d'opérer, s'assurer, dans les épanchements anciens, du degré de rétraction du diaphragme ; on y arrive facilement en délimitant par la percussion forte la limite supérieure du son stomacal ou intestinal, et on opérera à un bon travers de doigt au-dessus de cette limite.

Koenig a recommandé dans les épanchements anciens chez l'enfant l'opération d'Estländer, c'est-à-dire la résection d'une ou de plusieurs côtes, pour faciliter la sortie du pus et la rétraction du kyste pleural. Nous n'avons jamais eu besoin de recourir à cette opération, que nous considérons comme étant le plus souvent une mutilation inutile chez les enfants (1).

L'incision des parois thoraciques, qui doit avoir de 3 à 5 cent. de longueur, sera faite couche après couche avec le bistouri, qui doit toujours raser le bord supérieur

(1) Ollier (*Congrès français de chirurgie*, 3e session, Paris, 1888, p. 258) recommande de ne jamais faire que des excisions costales de très peu d'étendue chez les enfants ; grâce à l'élasticité des parois thoraciques dans le jeune âge, des résections considérables pourraient entraîner de graves désordres immédiats et dans la suite des courbures très accusées et irrémédiables de la colonne vertébrale. De Cérenville (*Rev. méd. de la Suisse rom.*, 1886, p. 462) a cependant, chez une petite fille de trois ans atteinte d'une

de la côte inférieure ; on ponctionnera la plèvre fluctuante avec le bistouri droit, et l'on agrandira l'incision pleurale avec le bistouri boutonné, suffisamment pour permettre l'introduction d'un large tube. Le pus sort alors en jet et l'air pénètre dans la plèvre.

On fixera ensuite dans la plaie un tube de caoutchouc aussi gros que possible, d'une longueur suffisante pour pénétrer dans la cavité de la plèvre et assez résistant pour maintenir la communication avec l'abcès pleural tout le temps nécessaire. L'orifice externe de ce tube est recouvert d'un pansement antiseptique formé de gaze iodoformée et de ouate salicylée qui devra être changé une ou deux fois par jour suivant l'abondance de l'écoulement. Le tube sera retiré et nettoyé au moment de chaque pansement.

Les *lavages* de la plèvre nous ont paru indispensables pour obtenir une chute complète de la fièvre ; nous admettons volontiers avec quelques auteurs qu'il ne faut pas en abuser, mais nous ne leur avons jamais trouvé d'inconvénients chez les enfants quand on les fait avec toutes les précautions voulues. La plèvre devra être lavée aussi souvent que cela sera nécessaire pour prévenir l'infection septique. Les lavages seront faits à l'aide d'une seringue dont l'extrémité s'adapte au tube de caoutchouc ; le liquide sera poussé sans force pour éviter de repousser le poumon qui tend rapidement à reprendre sa place dans l'empyème récent et pour ne pas déterminer une pression intrathoracique trop violente. Divers liquides (teinture d'iode, chloral, acide phénique) ont été employés pour les injections. On ne doit se servir de l'acide phénique qu'avec une grande prudence chez les jeunes sujets ; deux cas de mort chez les enfants, par intoxication phéniquée

pleurésie purulente déjà ancienne suivie après l'incision d'une fistule rebelle, réséqué d'abord 3,5 cent. de la septième côte ; l'opération n'ayant pas donné de résultat durable, il réséqua successivement cinq côtes, de la troisième à la septième, et obtint ainsi assez rapidement une guérison complète. D'autres auteurs ont également appliqué avec succès la résection costale au traitement de l'empyème infantile (voir : Bouveret, *Traité de l'empyème*, Paris, 1888, p. 630), mais cette opération ne doit jamais être faite qu'en cas d'insuccès bien constaté de la pleurotomie simple.

ont été signalés par Koenig (1); pour notre part, nous avons renoncé à cet agent. Nous préférons les lavages au *thymol* (1/1000), à l'*acide borique* (1/100) ou à l'*eau salée* (1/2 0/0). L'eau employée pour le lavage doit avoir été stérilisée préalablement et doit être injectée tiède.

Nous citerons à l'appui de cette méthode le cas suivant, traité par l'un de nous à l'hôpital de Genève, et où elle nous a donné un plein succès. Il s'agissait d'un enfant de seize mois, atteint d'une pleurésie purulente à la suite d'une pneumonie franche du poumon gauche. Une ponction fut pratiquée environ quinze jours après le début de la pleurésie et répétée cinq jours après; ces ponctions amenèrent, la première 150 grammes, la seconde 180 grammes d'un pus crémeux avec flocons pseudo-membraneux, qui empêchèrent de vider entièrement la plèvre. La reproduction rapide de l'épanchement et la persistance des symptômes généraux nous déterminèrent à une intervention plus radicale. L'empyème fut pratiqué au lieu d'élection quinze jours après la dernière thoracentèse; il donna issue à une quantité considérable de pus et à quelques fausses membranes. Le lavage de la plèvre fut fait avec le chloral à 2 0/00, et nous nous servîmes du thymol pour le pansement antiseptique. Pour les lavages suivants, répétés tous les jours, nous employâmes également le thymol. L'état général de l'enfant s'améliora promptement, le poumon reprit très rapidement ses fonctions et devint au bout de six semaines perméable à l'air dans toute son étendue; un trajet fistuleux persista pendant quelque temps au niveau de la plaie, mais il se ferma entièrement deux mois et demi après l'opération.

Les effets de l'opération radicale sur l'état général sont merveilleux, si l'on a soin de rendre impossible la stagnation du pus dans la plèvre; on voit alors, en un ou deux jours, la fièvre tomber, l'appétit renaître et la diarrhée diminuer. La faiblesse néanmoins est très grande, et le médecin doit mettre tous ses soins à soutenir l'enfant par les toniques (sirop magistral, extrait de quinquina), les vins généreux et une alimentation fortifiante.

(1) Koenig, 7me Congrès de la Soc. allemande de chir. *Deutsche Zeitschr. f. prakt. Med.*, 1878, nº 19.

Quand la fièvre reparaît, il faut en chercher presque toujours la cause dans un traitement local fautif; tel est le cas par exemple quand l'incision n'a pas été suffisante d'emblée et que la plaie en se rétrécissant autour de la sonde, rend les lavages difficiles et incomplets.

Quand le poumon ne reprend pas rapidement sa place et que la cavité pleurale tarde à se rétrécir, le meilleur procédé à employer est celui de L. Revilliod, connu sous le nom de *procédé de Genève*. Il consiste à introduire dans la plèvre un gros tube de caoutchouc à parois résistantes qui obstrue complètement l'orifice de la plaie et qui est mis en rapport par un ajutage de verre avec un second tube de caoutchouc muni d'un renflement en forme de poire; ce dernier est destiné à amorcer l'appareil, qui doit fonctionner comme un *siphon* et opérer une aspiration permanente sur le pus qui stagne dans la cavité thoracique. Le siphonage est établi après que l'air a été aspiré hors de la plèvre par la poire, le second tube plongeant dans un vase ou un flacon portatif rempli d'un liquide antiseptique et placé à un niveau inférieur à la plèvre; en élevant et abaissant le vase ou le flacon au-dessus de ce niveau, on lavera cette cavité (1). La guérison de fistules qui persistaient depuis longtemps a été rapidement obtenue par ce procédé, aussi bien chez l'enfant que chez l'adulte. Cette méthode si simple nous paraît rendre absolument superflue la résection costale dans le jeune âge.

Les accidents nerveux (*éclampsie pleurétique*) signalés pendant le traitement de l'empyème, particulièrement au moment des pansements, ont été plusieurs fois observés chez les enfants. De Cérenville (2), rassemblant 17 exemples de ces accidents avec indication de l'âge, en compte 2 entre un et dix ans et 5 entre dix et vingt ans. Il rapporte le cas d'un enfant de cinq ans, qui fut pris au moment du cathétérisme de la cavité thoracique de perte de connaissance et de convulsions toniques générales. Bouveret a recueilli quelques faits analogues relatifs à de jeunes

(1) Voir la description de ce procédé dans : Archavski, *Rev. méd. de la Suisse rom.*, 1891, nos 6 à 8, et *Th. de Genève*, 1891.

(2) De Cérenville, *Rev. méd. de la Suisse rom.*, 1888, pp. 1 et 65.

sujets; dans l'un, emprunté à von Dusch (1), une petite fille de onze ans succomba dans le coma après une crise de convulsions provoquée par l'introduction du tube de lavage dans la plèvre.

La guérison est beaucoup plus rapide après l'empyème chez l'enfant que chez l'adulte; l'écoulement purulent tarit, et la plaie se ferme au bout d'un mois ou six semaines en moyenne, quelquefois même beaucoup plus tôt (Heyfelder, Redenbacher). Les fistules thoraciques sont presque toujours dans l'enfance d'origine spontanée ou le résultat de l'ouverture d'une collection faisant saillie au dehors ; la plaie de l'empyème faite en temps utile se cicatrise au contraire dans la plupart des cas. Le poumon reprend de bonne heure chez l'enfant ses fonctions après l'opération ; en général, au bout de deux ou trois semaines, on peut entendre le murmure vésiculaire dans tout le côté malade.

Le rétrécissement thoracique est toujours assez prononcé après la thoracotomie, surtout lorsque l'opération a été faite tardivement. La difformité qui en résulte ne doit pas être traitée par les appareils orthopédiques: ceux-ci sont sans action sur le rétrécissement lui-même et sur la scoliose qui l'accompagne, et ils ont l'immense inconvénient de gêner le développement du thorax, tandis que, sous l'influence d'une *gymnastique* bien entendue, de la vie en plein air, des bains de mer, d'un régime fortifiant, etc., le rétrécissement diminue rapidement et disparaît complètement au bout d'un an ou deux.

Article X. — TUBERCULOSE PULMONAIRE.

Nous avons insisté ailleurs (voir l'art. *Tuberculose*, p. 285) sur la tendance qu'a la tuberculose dans l'enfance à se généraliser et à occuper à la fois un grand nombre d'organes. Il ne sera question dans cet article que des cas où les poumons sont le siège principal de l'infection.

ÉTIOLOGIE. — Les causes de la phtisie pulmonaire sont celles de la tuberculose en général. D'après Rilliet et Bar-

(1) Von Dusch, *Berl. klin. Woch.*, 1er sept. 1879.

chez, le poumon est d'autant moins souvent le premier organe envahi par les tubercules que l'enfant est plus jeune. Cependant des cavernes pulmonaires ont été rencontrées dès les premiers mois de la vie; Henoch en rapporte plusieurs exemples. Demme en a trouvé un à l'autopsie d'un enfant de douze jours. Ces faits sont néanmoins exceptionnels, mais à partir d'un an la phtisie pulmonaire devient plus commune.

Parmi les maladies qui prédisposent plus particulièrement à la tuberculisation des poumons, il faut mentionner la rougeole et la coqueluche, qui agissent en même temps sur les ganglions bronchiques, et le rétrécissement congénital de l'artère pulmonaire (voir p. 290).

ANATOMIE PATHOLOGIQUE. — **Lésions élémentaires.** — Les **granulations tuberculeuses** du poumon présentent trois variétés : la granulation simple. demi-transparente ou jaune par caséification, la granulation infiltrée (Thaon) et la granulation fibreuse ou granulation de Bayle. Les *granulations simples*, qui sont de beaucoup les plus fréquentes, sont tantôt isolées, tantôt réunies, et contribuent alors à la formation des *tubercules miliaires* (Laënnec). Les *granulations infiltrées* sont rares; nous les avons cependant constatées plusieurs fois chez les enfants. Les *granulations fibreuses* de Bayle sont plus fréquentes chez l'enfant que chez l'adulte ; on les rencontre surtout chez les sujets de deux à cinq ans morts dans un état de cachexie avancée, après de longues suppurations (tumeurs blanches, mal de Pott, etc.); elles forment quelquefois la lésion pulmonaire prédominante et se présentent sous la forme de grappes groupées autour d'une ramification bronchique ou bien sont disséminées irrégulièrement dans le parenchyme pulmonaire. Nous avons observé plusieurs fois cette disposition.

La **pneumonie tuberculeuse** est très fréquente chez l'enfant; elle accompagne presque toujours les granulations. La forme alvéolaire est beaucoup plus fréquente que la forme interstitielle ou fibreuse ; elle peut être lobaire ou lobulaire. Au début les alvéoles sont remplies tantôt de fibrine, tantôt seulement de cellules épithéliales et de leucocytes; tous ces éléments subissent rapidement la dégénérescence caséeuse. Les petites bronches sont toujours altérées en même temps que les alvéoles ; leur paroi devient caséeuse, leur lumière est oblitérée par du pus ou des cellules épithéliales caséeuses. La broncho-pneumonie caséeuse se présente très souvent chez l'enfant sous la forme de bouquets dus à l'injection des alvéoles et de la bronche principale d'un lobule par la matière caséeuse (Thaon).

Formes anatomiques. — La tuberculose pulmonaire peut affecter chez l'enfant trois formes principales : la *forme granulique*, la *forme pneumonique* et la *forme ordinaire*.

La **forme granulique** se rencontre à toutes les périodes de l'enfance dans le cours de la tuberculisation aiguë générale ; on trouve alors les deux poumons farcis de granulations demi-transparentes isolées, confluentes ou infiltrées ; le parenchyme pulmonaire lui-même est tantôt le siège d'une congestion intense, tantôt parfaitement sain. La forme granulique se rencontre quelquefois aussi dans la tuberculisation chronique où elle est représentée par des granulations simples ou fibreuses disséminées dans le parenchyme pulmonaire.

La **forme pneumonique** est la forme habituelle de la phtisie aiguë chez l'enfant, mais on l'observe quelquefois aussi dans la phtisie chronique, surtout chez les enfants de deux à six ans. Elle affecte volontiers la forme lobaire ou pseudo-lobaire et envahit rapidement une grande étendue du poumon, qu'elle convertit en une masse solide ; cette infiltration tuberculeuse est rouge, grise ou jaune, suivant l'âge de la pneumonie et la caséification plus ou moins avancée de ses produits. L'aspect du poumon tient au début le milieu entre celui de l'hépatisation lobaire et celui de l'infiltration grise demi-transparente, en se rapprochant tantôt de l'un, tantôt de l'autre (Rilliet et Barthez), puis toutes les parties malades passent à l'état d'*infiltration jaune ;* à cette époque, on peut encore reconnaître la coupe des bronchioles et le dessin formé par les divers lobules injectés de masse caséeuse, mais plus tard on ne trouve plus que d'énormes masses tuberculeuses homogènes, au milieu desquels le parenchyme pulmonaire n'est plus reconnaissable, et qui ne tardent pas à être éliminées en tout ou en partie par la fonte caséeuse ou purulente. Il se forme ainsi de vastes *cavernes* tapissées dans presque toute leur étendue par des fragments tuberculeux ramollis (Rilliet et Barthez). Dans certains cas, le poumon se creuse, comme une éponge, de nombreuses *cavernules* anfractueuses, allongées dans la direction des bronches ; ces cavités sont lisses, se continuent insensiblement avec la muqueuse bronchique et simulent parfois des dilatations bronchiques. Elles débutent par la fonte du tissu péribronchique devenu caséeux, et se prolongent sur toute la longueur des bronches (Thaon). Quand la forme pneumonique passe à l'état chronique, elle s'accompagne souvent de *plaques tuberculeuses de la plèvre*. Ces plaques sont quelquefois très épaisses et conservent l'empreinte des côtés (Rilliet et Barthez) ; elles coïncident également souvent avec la caséification des ganglions bronchiques.

La forme pneumonique est le plus souvent limitée à un seul poumon, qu'elle envahit dans sa totalité ou dans une très grande étendue; elle n'a pas, comme chez l'adulte, son siège d'élection au sommet et peut se rencontrer presque aussi souvent dans la partie moyenne ou à la base du poumon.

La **forme ordinaire** ressemble en tous points à la phtisie chronique de l'adulte, avec cette différence néanmoins que l'infiltration fibreuse y est beaucoup plus rare. Cette forme ne s'observe guère avant l'âge de sept ou huit ans. Elle envahit lentement et successivement le poumon du sommet à la base et s'accompagne, comme chez l'adulte, de la crétification de certaines parties et de la formation de cavernes; la seule particularité que signalent Rilliet et Barthez, est la présence dans les cavernes des enfants de brides formées par des ramifications vasculaires oblitérées ou perméables, mais jamais rompues.

L'unité de ces trois formes de tuberculose pulmonaire a reçu, comme nous l'avons déjà dit (p. 283), une nouvelle confirmation par la découverte de Koch; ainsi Baginsky (1) a trouvé des bacilles en grand nombre dans les poumons d'enfants morts tuberculeux à la suite de la rougeole, aussi bien dans les granulations miliaires pro-

(1) Baginsky, *Arch. für Kinderheilk.*, 1884, V, p. 81.

prement dites que dans les tissus infiltrés par la pneumonie tuberculeuse à ses divers stades.

DESCRIPTION. — Les formes anatomiques de la tuberculose pulmonaire que nous admettons avec les auteurs, correspondent chacune à une forme clinique bien distincte.

Phtisie aigue. — La **forme granulique** peut s'observer à tout âge; ainsi Hervieux l'a déjà constatée chez des enfants de onze à vingt-trois mois. Sa description se confond avec celle de la tuberculisation aiguë générale et n'a rien de spécial à l'enfance. La tuberculisation est tantôt primitive, tantôt secondaire à une maladie aiguë, à la rougeole surtout.

La maladie ressemble tout à fait dans sa marche et ses symptômes à une fièvre typhoïde, dont il est impossible parfois de la distinguer; les symptômes prédominants sont les symptômes fébriles : chaleur vive, agitation, langue sèche, lèvres fuligineuses, urines rares et chargées de sels, etc. Le tableau clinique varie suivant la prédominance des *symptômes abdominaux* (ballonnement du ventre, diarrhée, tuméfaction de la rate), des *symptômes thoraciques* (dypsnée, toux) ou des *symptômes cérébraux* (stupeur, coma, délire, convulsions, etc.). L'auscultation ne donne le plus souvent que des résultats négatifs, ou bien elle révèle la présence de râles ronflants et muqueux à la base des deux poumons. L'amaigrissement et la décomposition des traits sont très rapides.

La maladie suit habituellement une marche régulièrement croissante; il se produit parfois cependant des rémissions plus ou moins longues (Hutinel) (1). Elle se termine toujours par la mort après une durée qui varie entre seize et quatre-vingts jours (Rilliet et Barthez).

La **forme pneumonique** peut débuter comme une pneumonie franche, au milieu d'une santé parfaite ; habituellement, néanmoins, elle est consécutive à la rougeole et à la coqueluche et est précédée d'un dérangement de la santé

(1) Hutinel, *Rev. mens. des mal. de l'enf.*, 1890 p. 522.

caractérisé par de la pâleur, de l'amaigrissement et un peu d'anhélation.

La marche de la maladie ne diffère en rien dans les premiers jours de celle d'une pneumonie ou d'une broncho-pneumonie aiguë ; la fièvre est vive, la dyspnée est très marquée dès le début, la toux fréquente, et l'on voit se développer tous les signes d'une induration pulmonaire, qui débute tantôt à la base, tantôt au sommet, et peut s'étendre à tout un poumon. De l'autre côté la respiration peut être normale, ou bien l'auscultation révèle la présence de râles bronchiques disséminés. La fièvre subit des alternatives de rémissions et d'exacerbations, pendant lesquelles l'enfant maigrit à vue d'œil. Il succombe par asphyxie au bout d'un à deux mois, ou bien la maladie passe à l'état chronique.

La **forme suffocante** de la tuberculose aiguë est beaucoup plus rare chez l'enfant que chez l'adulte (Hutinel).

Phtisie chronique. — Chez les **enfants au-dessous de six ans**, la phtisie chronique affecte souvent une forme *latente* ; les premiers symptômes suspects apparaissent après une rougeole, une coqueluche, une dentition laborieuse, un sevrage prématuré, etc., ou bien au contraire au milieu d'une bonne santé. La *pâleur du visage* a été signalée à juste titre comme un des premiers indices de la tuberculisation chez les jeunes enfants (Rilliet et Barthez). A ce symptôme se joignent bientôt l'*amaigrissement*, la diminution des forces, ainsi que la perte de l'entrain et de la gaieté. L'*anasarque* sans albuminurie est un des signes les plus certains de la tuberculisation latente, quand elle ne peut être rapportée ni à une diarrhée, ni à une suppuration chronique ; elle se borne en général à la bouffissure des joues et à un œdème mou au pourtour des malléoles. Malgré ces indices de cachexie, *l'appétit est conservé* ; les enfants ont parfois même un appétit vorace. Néanmoins les forces déclinent de semaine en semaine ; les petits malades restent confinés dans leur lit, qu'ils n'ont plus la force de quitter ; leur peau devient brunâtre et rugueuse, et présente par places des écailles furfuracées ou des taches purpuriques ; parfois les lèvres s'ulcèrent et se recouvrent de croûtes brunâtres ou de fausses membranes ; il survient de la diarrhée et des sueurs profuses. Les symptômes thoraciques sont la plupart du temps peu accentués ; les enfants toussent, leur respiration est courte et rapide, mais souvent la percussion et l'auscultation ne permettent de reconnaître la présence d'aucune lésion pulmonaire ; quelquefois cependant on constate dans la dernière période de la maladie les signes d'une bronchite disséminée. Les facultés intellectuelles se conservent en général intactes jusqu'à la fin. La maigreur devient effrayante, et l'enfant finit par s'éteindre dans le dernier degré du marasme.

Dans d'autres cas au contraire qui appartiennent à la forme pneumonique passée à l'état chronique, les symptômes thoraciques sont plus accusés. La percussion révèle une matité absolue qui peut s'étendre à tout un côté du thorax ; celui-ci présente quelquefois en même temps un certain degré de dilatation, comme dans l'empyème chronique. Les *vibrations thoraciques* sont tantôt conservées, tantôt abolies, suivant que la tuberculose pulmonaire se complique ou non de plaques tuberculeuses de la plèvre. Les phénomènes stéthoscopiques qu'on constate dans toute l'étendue de la matité sont assez variables. Le plus habituel est l'*absence totale du murmure vésiculaire ;* on entend parfois aussi du souffle et des gargouillements. Ces phénomènes s'observent aussi souvent à la base qu'au sommet du poumon. Dans cette forme, la dyspnée et la toux sont plus marquées que dans la forme précédente ; les symptômes généraux et la terminaison sont les mêmes ; la durée de la maladie varie entre trois et huit mois.

Chez les **enfants au-dessus de six ans,** la phtisie chronique se rapproche de plus en plus du tableau classique qu'elle présente chez l'adulte.

Le début est toujours lent et insidieux, mais bientôt l'attention est attirée du côté de la poitrine par une toux sèche et des douleurs thoraciques qui changent souvent de siège. Comme chez l'adulte, c'est au sommet qu'apparaissent les premiers signes physiques de la tuberculisation, tels que la submatité, l'expiration prolongée et le retentissement exagéré de la voix. L'*hémoptysie*, qui est un des symptômes initiaux les plus habituels de la phtisie pulmonaire chez l'adulte, est moins fréquente chez l'enfant. Nous avons observé cependant chez un garçon de treize ans et demi des crachements de sang qui se répétèrent plusieurs fois dans le cours de la maladie et furent une des causes de la terminaison fatale. Quelques auteurs (Henoch, Steiner, Wyss) ont observé des hémoptysies, même chez des enfants de deux à six ans. Tous les autres symptômes étant les mêmes que chez l'adulte, nous ne les décrirons pas.

Quand la maladie reste limitée au sommet, quand elle ne s'accompagne d'aucune complication aiguë, telle qu'une pneumonie ou une pleurésie, elle peut être compatible avec un état de santé relativement satisfaisant ; nous avons vu chez des jeunes filles de huit à treize ans la phtisie rester stationnaire pendant plusieurs années sous l'influence d'une bonne hygiène ou d'un traitement approprié. Cette forme de la tuberculisation pulmonaire est la seule dont on puisse espérer la guérison ou l'amélioration. Malheureusement dans la plupart des cas, au bout d'un temps qui peut varier de sept mois à trois ou quatre ans, les enfants succombent soit à la cachexie, soit à une complication.

Parmi les complications terminales observées chez les enfants phtisiques, il faut citer le *pneumothorax*, qui est dû à la rupture d'une caverne ou d'une bulle emphysémateuse ; cet accident s'annonce le plus souvent par une violente douleur thoracique accompagnée d'une angoisse dyspnéique inexprimable, et l'enfant meurt asphyxié au bout d'un ou deux jours ; exceptionnellement cependant le petit malade se remet et ne succombe que plus tard à la cachexie.

La tuberculose du poumon peut être aussi compliquée par la présence de tubercules dans d'autres organes, tels que le péritoine ou l'encéphale.

DIAGNOSTIC. — **Phtisie aigue.** — La **phtisie granulique** ressemble tellement dans ses allures à la *fièvre typhoïd* que le diagnostic de ces deux maladies est parfois impossible; les taches lenticulaires qui sont le seul signe pathognomonique de la fièvre typhoïde peuvent manquer chez les enfants. Rilliet et Barthez déclarent que le diagnostic de la tuberculisation générale est un des plus difficiles problèmes de la pathologie de l'enfance; il ne peut être établi le plus souvent qu'à l'autopsie. On tiendra compte surtout, dans le diagnostic différentiel, du terrain sur lequel s'est développée la maladie: a-t-on affaire à un enfant vigoureux qui a été pris de fièvre au milieu d'une santé florissante, qui appartient à une famille exempte de scrofule ou de tuberculose, toutes les présomptions seront en faveur de la fièvre typhoïde; l'enfant est-il au contraire chétif ou scrofuleux, a-t-il des antécédents tuberculeux, la maladie est-elle consécutive à une rougeole ou à une coqueluche, ou a-t-elle été précédée d'une période plus ou moins longue de dépérissement, il faut craindre la tuberculose généralisée.

La **forme pneumonique** pourra être facilement prise au début pour une *pneumonie franche* ou une *broncho-pneumonie*. Ziemssen indique comme l'élément principal du diagnostic en pareil cas la marche de la température, qui dans la tuberculose présente des oscillations irrégulières et n'atteint jamais un degré aussi élevé que dans la pneumonie. On tiendra compte également des antécédents de santé de l'enfant et de ceux de ses parents.

Phtisie chronique. — Les éléments du diagnostic de la phtisie chronique sont les mêmes que chez les enfants âgés de plus de six ou sept ans que chez l'adulte. Nous renvoyons pour ce diagnostic aux traités généraux de pathologie.

Chez les jeunes enfants, le diagnostic de la tuberculisation chronique présente des difficultés toutes particulières qui sont parfois insurmontables. Ces difficultés proviennent de ce que la maladie ne se révèle souvent à l'exploration du poumon par aucun signe physique: la tuberculisation pulmonaire pourra être alors confondue avec toutes les *cachexies essentielles*, telles que celles de l'inanition, du rachitisme, des suppurations prolongées ou du catarrhe chronique des intestins. L'âge et les commémoratifs doivent être pris en considération dans ces cas difficiles; ainsi il faut se rappeler qu'au-dessous de de deux ans la tuberculose chronique est très rare et l'*atrophie, infantile* simple très fréquente. Il faut se rappeler aussi le précepte de Rilliet et Barthez: « Trop de réserve est préférable à trop de précipitation », et ne pas conclure trop vite à la tuberculose.

Nous avons déjà dit ailleurs que la forme pleuro-pneumonique chronique de la phtisie pulmonaire peut simuler la *pleurésie purulente* quand elle est limitée à un seul côté de la poitrine ; si le cas est ancien et date au moins de plusieurs mois, on recherchera avec soin si l'enfant n'a pas eu de vomique, d'expectoration purulente, ou si l'on peut découvrir de la fluctuation dans les espaces thoraciques dilatés ; ces signes, comme la présence d'un lacis veineux ou d'un œdème limité aux parois thoraciques, seraient pathognomoniques de la pleurésie purulente ; dans les cas douteux, on fera une ponction exploratrice.

PRONOSTIC. — Le pronostic de la phtisie aiguë est absolument fatal ; la seule forme de la phtisie chronique qui offre quelques chances de curabilité est celle qui s'observe chez les enfants d'un certain âge, lorsque la maladie se limite au sommet.

TRAITEMENT. — Nous avons insisté ailleurs sur le traitement général de la tuberculose (voir p. 295). Une bonne hygiène et l'administration de l'huile de foie de morue à haute dose en formeront la base.

La *créosote* est le médicament qui mérite, après l'huile de foie de morue, le plus de confiance dans le traitement de la phtisie pulmonaire. On la prescrira dès le début, si l'enfant ne présente pas de fièvre, à la dose de 0,15 à 0,25 par jour dans du vin ou une potion alcoolique. Revilliet (1) a proposé de la donner en lavement, et Blanchard (2) l'a employée avec succès sous cette forme chez cinq enfants ; il administre journellement, suivant l'âge et la tolérance du malade, 0,30 à 0,80 de créosote dissoute dans une cuillerée à soupe d'huile d'amandes douces, et émulsionnée avec un jaune d'œuf dans un lavement de 250,0 environ. Ce traitement exige une surveillance active et sera interrompu au moindre signe d'intolérance (urines noires, troubles digestifs, etc.)

(1) Revilliet, *Sem. méd.*, 1891, p. 265.
(2) Blanchard, *Rev. méd. de la Suisse rom.*, 1893, p. 615.

Dans le cours de la phtisie pulmonaire chronique, certaines indications symptomatiques peuvent se présenter. Ainsi, quand la toux est sèche et très pénible, ou qu'il existe de la dyspnée, on ordonnera les préparations opiacées ou belladonnées à faibles doses ; le *chlorhydrate d'apomorphine* a été également recommandé en pareil cas à la dose de 1 centigramme par jour dans une potion de 100 grammes.

Contre l'irritation bronchique, on prescrira les balsamiques, tel que le *sirop de tolu* ou les *pilules de Morton*. Le *sulfate de quinine* a peu d'action sur la fièvre tuberculeuse, contre laquelle on donnera l'*antipyrine* (0,50 à 1,0) ou l'*antifébrine* (0,05 à 0,15), administrés dès le début de l'accès fébrile. Les points pleurétiques seront combattus par des badigeonnages à la *teinture d'iode* ou par de *petits vésicatoires volants*.

La thérapeutique est impuissante contre les formes aiguës de la tuberculose pulmonaire.

ARTICLE XI. — TUBERCULOSE DES GANGLIONS BRONCHIQUES.

ÉTIOLOGIE. — La *phtisie bronchique*, c'est-à-dire la tuberculisation prépondérante ou exclusive des ganglions bronchiques, est une forme de la tuberculose spéciale au jeune âge. D'après Rilliet et Barthez, elle se rencontre à peu près également à toutes les périodes de l'enfance; elle coïncide en général avec la tuberculisation pulmonaire, mais dans certains cas (1 fois sur 8) elle peut être la seule manifestation de la diathèse. Son étiologie est la même que celle de la tuberculose en général ; cependant les auteurs sont d'accord pour signaler sa fréquence toute particulière après les maladies qui s'accompagnent d'irritation bronchique, telles que la rougeole et la coqueluche.

ANATOMIE PATHOLOGIQUE. — **Siège.** — La tuberculisation des ganglions peut frapper également les quatre principaux groupes de ganglions intra-thoraciques, c'est-à-dire les ganglions *trachéaux*, *bronchiques*, *cardiaques* et *pulmonaires*. On voit ces organes former de grosses masses qui siègent, les unes dans le médiastin antérieur au niveau de la première pièce du sternum, les autres dans le médiastin postérieur, où elles peuvent déformer les grosses bronches et comprimer les gros vaisseaux et les pneumogastriques.

Lésions élémentaires. — Rilliet et Barthez affirment que la lésion la plus fréquente dans la phtisie bronchique est l'infiltration tuberculeuse; mais il est facile de se convaincre, par l'examen attentif des ganglions, dans tous les cas de tuberculose thoracique, que l'infiltration n'est pas la lésion initiale; on trouve habituellement à côté des ganglions caséeux qui sont d'une couleur jaune uniforme, d'autres ganglions hypertrophiés, qui sont encore rouges et présentent à la coupe un semis de granulations grises demi-transparentes à côté de petits foyers miliaires caséeux d'origine inflammatoire; ces lésions, granulations et inflammations caséeuses, marchent de pair dans les ganglions comme dans le poumon; il est impossible de démontrer chez l'enfant quelle est la lésion primitive et quelle est la lésion consécutive; elles sont toutes deux l'expression de la même infection.

Marche des lésions. — A un stade plus avancé, il se forme dans les ganglions caséeux des *cavernes*, comme dans le poumon, ou bien toute la masse du ganglion suppure, tandis que la coque conjonctive résiste, et il se forme un véritable *kyste purulent*. Quelques ganglions peuvent subir la *transformation crétacée*.

On voit souvent les ganglions tuberculeux s'accoler et se fondre en une seule masse irrégulière, ou bien contracter des adhérences avec la plèvre, le poumon ou les bronches. Quand les kystes purulents sont entourés par le tissu du poumon, on pourrait les confondre au premier abord avec des cavernes pulmonaires. Ils peuvent ulcérer les organes voisins; le pus et la matière caséeuse se vident alors dans les bronches. Dans quelques cas exceptionnels, on a vu ces kystes s'ouvrir dans la plèvre, dans le péricarde, dans l'artère pulmonaire ou dans l'œsophage.

Les masses ganglionnaires tuberculeuses s'accolent parfois à des masses semblables développées dans les poumons ou dans la plèvre, et il peut en résulter que toutes les parties molles, de la paroi thoracique au hile du poumon, sont converties en un pont tuberculeux solide. Quand cette masse se ramollit et suppure, il se forme parfois des cavernes mixtes ganglio-pulmonaires, qui peuvent s'ouvrir soit dans les bronches, soit dans la cavité pleurale, et donner naissance alors à un pneumothorax (Rilliet et Barthez).

SYMPTÔMES. — La phtisie bronchique n'a pas une marche qui lui soit propre, et son histoire se confond avec celle de la phtisie pulmonaire, avec laquelle elle coïncide souvent. Elle ne peut être reconnue pendant la vie, que dans les cas où les masses ganglionnaires tuberculeuses viennent se mettre en rapport direct avec la paroi thoracique ou la colonne vertébrale ou bien déterminent des troubles fonctionnels par la compression des organes qui traversent le médiastin. Ces signes fonctionnels et physiques, qui permettent de diagnostiquer la tuberculisation des ganglions bronchiques, avaient déjà été entrevus par Leblond et Becker; leur description complète et leur interprétation rationnelle sont dues à Rilliet et Barthez.

Signes fonctionnels. — La *toux* est un symptôme constant dans la tuberculisation bronchique et affecte un caractère spécial: elle est sèche, quinteuse, fréquente, rauque, et s'accompagne parfois de gros ronchus qui s'entendent à distance; cette toux, qu'on a appelée *coqueluchoïde*, diffère pourtant de celle de la coqueluche, parce qu'elle ne se termine pas par une reprise et qu'elle est rarement suivie de vomissements. Dans quelques cas rares, on observe une *aphonie intermittente*. La *dyspnée* existe dans tous les cas de phtisie bronchique étendue; elle offre un caractère paroxystique très marqué et se présente habituellement sous la forme d'*accès d'asthme* qui peuvent se répéter plusieurs fois dans la même journée sous l'influence des excitations les plus minimes. L'enfant est pris alors presque subitement d'une oppression extrême; sa face devient violacée, ses lèvres bleuissent, son front se couvre d'une sueur visqueuse. Ces accès n'ont rien de régulier dans leur répétition; ils disparaissent parfois au bout de quelque temps, après avoir tourmenté l'enfant d'une manière inquiétante. On peut rapporter ces paroxysmes, ainsi que la toux coqueluchoïde, à la compression des pneumogastriques par les ganglions engorgés.

Les symptômes dus à la compression vasculaire sont beaucoup moins constants. Le plus fréquent est l'*œdème de la face,* qui commence aux paupières et peut s'étendre à tout le visage; il n'apparaît en général qu'à une époque avancée de la maladie; il peut tenir alors aussi bien à la cachexie tuberculeuse qu'à la compression de la veine cave. La *dilatation des veines du cou,* ainsi que la *cyanose* de la face, des lèvres et de la langue, n'ont été observées que rarement.

Des *hémoptysies foudroyantes terminales* peuvent survenir exceptionnellement dans le cours de la phtisie bronchique; elles sont dues alors soit à la compression des veines pulmonaires, soit à une perforation de l'artère pulmonaire (Rilliet et Barthez, Berton, Aldibert [1], Jeanselme [2]).

Signes physiques. — La percussion est habituellement de peu d'utilité dans le diagnostic de la phtisie bronchique. On ne peut constater une matité spéciale due aux tumeurs ganglionnaires intra-thoraciques qu'en deux points de la poitrine : en arrière, dans l'espace interscapulaire, et surtout en avant, au niveau du manubrium, entre les deux articulations sterno-claviculaires.

L'auscultation donne des résultats plus certains. En pratique, il faut distinguer les cas dans lesquels l'engorgement ganglionnaire autour de la racine des bronches est la seule lésion tuberculeuse et ceux, beaucoup plus fréquents, où une partie plus ou moins étendue du sommet du poumon a pris part à la tuberculisation par contiguïté. Dans le premier cas, le seul signe physique est la *bronchophonie* dans l'espace interscapulaire (plus fréquente à droite qu'à gauche). Dans le second cas, il s'y joint une matité bien nette dans la fosse sus-épineuse ou le triangle sus-claviculaire, du souffle et parfois des râles muqueux à timbre bronchique. Les ganglions agissent aussi comme agents conducteurs du son ; ils transmettent ainsi à l'oreille les bruits normaux qui se passent dans un point du poumon éloigné de la cage thoracique et semblent les exagérer

(1) Aldibert, *Rev. mens. des mal. de l'enf.*, 1891, p. 69.
(2) Jeanselme, *ibid.*, 1892, p. 57.

(Rilliet et Barthez). Ce phénomène est surtout marqué dans les cas où existent ces ponts tuberculeux solides, ganglio-pneumo-pleuraux, qui mettent directement l'oreille en contact avec les grosses bronches et permettent d'entendre, en divers points du thorax, des gargouillements, de la respiration soufflante ou caverneuse. Les ganglions font alors l'office de vrais résonnateurs.

Marche. — La tuberculose des ganglions bronchiques évolue souvent d'une façon latente, et son existence n'est révélée que par la constatation de ses signes physiques. Elle peut être le point de départ d'une éruption de granulations tuberculeuses dans les méninges, la plèvre, le poumon, etc., mais dans beaucoup de cas elle reste limitée; elle affecte alors une marche essentiellement chronique et peut même guérir quelquefois sous l'influence d'un traitement convenable. L'extension rapide de la tuberculisation aux parties avoisinantes du poumon a été observée fréquemment à la suite de maladies aiguës, telles que la rougeole, la bronchite aiguë, etc.

Quand les ganglions tuberculeux suppurent, ils peuvent, en s'ouvrant dans les bronches, déterminer la mort, soit immédiatement par suffocation, à la façon d'un corps étranger, soit au bout de quelque temps par tuberculisation rapide du poumon infecté. Des *hémoptysies foudroyantes* peuvent, comme nous l'avons dit, hâter la terminaison fatale.

DIAGNOSTIC. — Le diagnostic de la phtisie bronchique est le plus souvent possible. Il reposera surtout sur les signes physiques indiqués plus haut, sur le caractère coqueluchoïde de la toux, sur les accès d'asthme, sur l'alternance et l'intermittence des signes rationnels de la maladie, parfois enfin sur la présence concomitante de tumeurs ganglionnaires à la région du cou.

La phtisie bronchique peut, dans certains cas, simuler la *coqueluche* et est souvent méconnue quand elle lui succède. L'absence de la reprise dans la toux, l'apparition de la matité ou de bruits anormaux aux sommets des poumons, permettront cependant de reconnaître le plus souvent l'invasion de la tuberculisation des ganglions.

L'*asthme essentiel* est si rare chez les enfants, qu'on

pourra presque toujours l'exclure en présence d'attaques de dyspnée paroxystique.

Hodgkin, Wunderlich, Lambl, etc., ont observé chez les enfants quelques cas d'*adénie* qui s'était étendue aux ganglions intrathoraciques et avait déterminé des phénomènes de compression analogues à ceux de la phtisie bronchique. Il suffit de signaler la possibilité de pareils faits pour empêcher toute erreur, car la présence concomitante d'hypertrophies ganglionnaires au cou, aux aisselles, aux aines, l'hypertrophie fréquente du foie et de la rate, l'absence de cachexie tuberculeuse, permettront toujours de reconnaître l'adénie.

PRONOSTIC et TRAITEMENT. — Le pronostic de la *scrofule broncho-pulmonaire* reste toujours grave, malgré la tendance de la maladie à la chronicité et la possibilité d'une guérison radicale, parce qu'elle peut toujours à un moment donné devenir le point de départ d'une généralisation tuberculeuse.

L'*hygiène* est plus importante encore que la thérapeutique proprement dite dans le traitement de cette affection. Signalons ici seulement les résultats remarquables obtenus pour plusieurs enfants atteints de scrofule broncho-pulmonaire par une ou deux saisons à l'asile Dollfus à Cannes. Les petits malades ont tous bien supporté les fenêtres ouvertes et les bains de mer en hiver.

Les *badigeonnages iodés* à la racine des bronches, l'*iodure de fer*, l'*huile de foie de morue* et la *créosote* formeront la base du traitement pharmaceutique.

La dyspnée paroxystique réclame un traitement spécial; on cherchera à la calmer par des frictions répétées avec l'*extrait de belladone* ou par l'administration de cinq à six gouttes de teinture de belladone dans une potion de 120 grammes. On pourra, en cas d'insuccès de la belladone seule, unir celle-ci à l'opium (10 à 20 gouttes d'élixir parégorique du Codex dans la même potion, à donner par cuillerées à dessert jusqu'à effet calmant).

CHAPITRE VI

MALADIES DES ORGANES GÉNITO-URINAIRES

Article 1er. — MALADIES DES REINS.

Les maladies des reins sont assez communes dans l'enfance, mais la plupart d'entre elles présentent à cet âge les mêmes caractères que chez l'adulte ; nous renvoyons donc pour leur description complète aux traités généraux de pathologie. Nous indiquerons seulement dans cet article celles qui ont été rencontrées chez les jeunes sujets, et nous dirons quelques mots de celles qui sont spéciales à l'enfance.

Les **abcès périnéphrétiques** sont rares dans le jeune âge. D'après Hallé (1), ils ne commencent à être observés qu'à partir de dix ans ; cependant Lœb (2) en a rencontré un exemple chez un petit garçon de six ans; la maladie était consécutive à une chute et guérit complètement après l'incision de l'abcès. Rawdon (3) a trouvé un abcès autour du rein à l'autopsie d'un enfant de six ans qui était atteint de calcul vésical et succomba à la suite de l'opération de la taille. Gibney (4) a rapporté 28 observations de phlegmon périnéphrétique relatives à des enfants âgés de un an et demi à quinze ans, dont 13 garçons et 15 filles ; la maladie siégeait 14 fois à gauche, 14 fois à droite ; 8 fois elle résultait d'un traumatisme ; elle se ter-

(1) Hallé, Des phlegmons périnéphrétiques. Paris, 1863.
(2) Lœb, *Jahrb. f. Kinderheilk*, 1874, p. 197.
(3) Rawdon, *Brit. med. Journ.*, 1878, I, p. 152.
(4) Gibney, *Chicago med. Journ.*, 1880, n° 6.

mina toujours favorablement, 12 fois par résolution et le plus souvent par ouverture de l'abcès au dehors. L'incision de la collection purulente doit être faite le plus tôt possible.

La **néphrite interstitielle** se rencontre quelquefois chez le fœtus. Rayer en rapporte trois cas. Chez les enfants plus âgés, elle n'existe pas comme entité morbide aussi définie que chez l'adulte, mais elle se combine à la forme parenchymateuse dans les cas de maladie de Bright chronique. On peut lui rapporter plus spécialement l'hypertrophie du ventricule gauche, la tendance aux épistaxis et la polyurie.

La **néphrite parenchymateuse** aiguë ou chronique au contraire est commune dans l'enfance ; d'après Steiner et Neureutter, qui ont recueilli à l'hôpital des enfants de Prague 265 cas de maladie de Bright constatée à l'autopsie, cette affection est fréquente surtout dans le jeune âge entre deux et huit ans, mais elle peut se rencontrer déjà beaucoup plus tôt ; le plus jeune de leurs malades avait trois mois. Cahen a constaté la néphrite parenchymateuse dès les premiers jours de la vie ; Parrot attribue à l'urémie quelques-uns des accidents nerveux que présentent les nouveau-nés atteints d'*athrepsie infantile ;* il a observé chez ceux d'entre eux qui avaient succombé à la suite de ces accidents une dégénérescence graisseuse des tubuli du rein, une thrombose des veines rénales et des infarctus uriques.

La néphrite parenchymateuse est le plus souvent chez les enfants une affection *secondaire* et rentre alors dans la classe des néphrites infectieuses ; dans quelques cas cependant, elle paraît résulter directement de l'impression du froid humide (Rilliet et Barthez). Henoch l'a vue succéder, chez deux enfants de six et sept ans à des frictions avec le baume du Pérou. Signalons encore, comme cause très réelle de néphrite chronique dans la première enfance, l'*eczéma généralisé.* L'un de nous, M. D'Espine, a observé un cas de néphrite albumineuse, avec cylindres hyalins, leucocytes, globules rouges dans les urines et anasarque revenant à plusieurs reprises, qui s'est déclaré chez un enfant de deux ans atteint d'eczéma généralisé depuis l'âge de trois mois. Chaque poussée nouvelle du côté de la peau s'accompagnait d'une exacerbation du côté des reins. La néphrite n'a disparu qu'après deux ans de soins continus. Le bord de la mer et la chaleur paraissent avoir été dans ce cas les agents thérapeutiques les plus efficaces. L'enfant a pris également pendant plusieurs mois à l'*intérieur* deux gouttes d'ichthyol par jour; ce médicament a paru agir favorablement sur les accidents cutanés et gastriques. Hirschsprung (1) cite également deux cas d'enfants atteints d'eczéma chronique de la tête compliqué d'albuminurie et d'autres faits analogues ont été rapportés récemment (2).

Parmi les maladies qui se compliquent le plus souvent de néphrite parenchymateuse dans le jeune âge, il faut mentionner avant tout la *scarlatine*, puis la *rougeole* et la *variole*; ces affections déterminent en général une néphrite albumineuse aiguë qui peut dégénérer exceptionnellement en maladie de Bright chronique. La *diphtérie* s'accompagne souvent d'une albuminurie qui est presque toujours passagère (voir p. 153). Le même symptôme a été aussi observé dans le cours de la *fièvre typhoïde* chez les enfants (3). La néphrite a été exceptionnellement constatée comme complication de la *coqueluche* (Lokkenberg [4], Mettenheimer [5]); elle survient plus rarement encore chez les enfants comme une manifestation des *oreillons*. Nous avons dit plus haut (p. 109) qu'elle avait été quelquefois observée à la suite de la *varicelle*. Perl (6) a vu une néphrite aiguë survenir chez un enfant de vingt-trois mois le cinquième jour d'une *vaccination*. Les maladies chroniques de l'enfance, particulièrement la *tuberculose*, la *scrofule* et surtout les *suppurations osseuses chroniques* se compliquent souvent d'une albuminurie persistante liée à la dégénérescence amyloïde des reins. La *syphilis* serait quelquefois aussi une cause de néphrite parenchy-

(1) Hirschprung, *Jahrb. f. Kinderheilk.*, 1883, XIX, p. 417.

(2) Voir en particulier : Canali, *Arch. di pediatria*, mars 1891; — Felici, *ibid.*, mars 1892.

(3) Voir : A. Geier, *Th. d'Heidelberg*, 1888.

(4) Lokkenberg, *Vratch*, 1892, p. 1306.

(5) Mettenheimer, *Jahrb. f. Kinderheilk.*, 1891, XXXI, p. 379.

(6) Perl, *Berl. klin. Woch.*, 10 juillet 1893.

mateuse; Messenger Bradley (1) a constaté chez un enfant de quatre mois atteint d'un psoriasis d'origine syphilitique de l'œdème et des urines albumineuses chargées de cylindres granuleux épithéliaux; ces accidents disparurent sous l'action du calomel. La *malaria* est aussi une cause fréquente d'albuminurie dans l'enfance (2).

Nous ne décrirons pas ici les diverses variétés de néphrite; les symptômes de celle qui est la plus commune dans l'enfance, la néphrite scarlatineuse, ainsi que les accidents qu'elle détermine (hydropisies, encéphalopathie albuminurique) et leur traitement ont déjà été exposés à propos de la scarlatine (voir pp. 40 et 50). Les lésions le plus souvent constatées à l'autopsie sont celles des néphrites mixtes (voir p. 24).

L'*albuminurie* est un symptôme souvent méconnu chez les petits enfants, à cause de la difficulté de se procurer leur urine, aussi dans les cas douteux devra-t-on au besoin recourir au cathétérisme.

La présence de l'albumine dans l'urine des nouveau-nés n'est pas toujours le signe d'une dégénérescence grave des reins. Martin et Ruge (3) ont trouvé souvent chez les enfants pendant la première semaine de la vie une albuminurie passagère, sans que l'état général parût en être affecté; cette altération de la sécrétion urinaire, due probablement à une hypérémie passagère des reins, diminuait rapidement et disparaissait à partir du huitième jour; ce phénomène a paru moins fréquent à d'autres observateurs; il manquait absolument chez 60 nouveau-nés observés par A. Robin (4).

On peut observer également chez les enfants plus âgés une albuminurie passagère qui ne paraît liée à aucune altération du parenchyme rénal. Day (5) cite le cas d'un enfant chez lequel ce symptôme persista pendant deux

(1) Messenger Bradley, *Brit. Med. Journ.*, 1871, I, p. 116.
(2) Voir : Ferreira, *Rev. mens, des mal. de l'enf.*, 1893, p. 97.
(3) Martin et Ruge, *Zeitschr. f. Geburtshülf.*, 1875, I, nº 2.
(4) Parrot et A. Robin, *Arch. gén. de méd.*, 1876, XXVII, pp. 129 et 309.
(5) Day, *Brit. Med. Journ.*, 25 août 1877.

ans, sans que la santé semblât compromise. Leroux (1), sur 330 enfants, en apparence bien portants, de l'Hospice des enfants assistés de Paris, a constaté chez 19 d'entre eux, âgés de 6 à 15 ans, la présence d'une albuminurie le plus souvent légère et transitoire. Capitan (2), dans le même hospice, sur 97 enfants bien portants, âgés de 1 an 1/2 à 18 ans, a trouvé 38 fois de l'albumine dans les urines, mais dans une proportion le plus souvent insignifiante.

On observe quelquefois chez les petits enfants des **hémorragies rénales**, indépendamment de celles qui peuvent survenir sous l'influence d'une fièvre éruptive hémorragique du purpura, du cancer des reins ou des calculs rénaux. Ces hémorragies ont été particulièrement signalées dans le cours des affections chroniques de la peau. Monti a observé plusieurs fois des hématuries chez des nourrissons atteints de prurigo ou d'eczéma chronique et chez des enfants au-dessous de deux ans qui prenaient journellement des bains sulfureux d'une heure de durée pour des affections chroniques de la peau. Ces hémorragies disparaissaient peu à peu lorsqu'on cessait les bains.

Quant aux hémorragies rénales spéciales aux nouveau-nés, il en sera question plus loin (voir l'article *Hémorragie* dans le chapitre *Maladie des nouveau-nés*).

L'hémoglobinurie paroxystique, affection caractérisée par l'émission d'urines rouges teinte gelée de groseille, contenant de l'hémoglobine sans hématies, et revenant par accès irréguliers accompagnés de frissons, a été observée dès le premier âge ; Henoch l'a constatée chez des enfants de neuf mois et de deux ans et demi, et Reale (3) chez un enfant de vingt-deux mois. Comby (4), qui l'a observée chez deux petites filles, la considère comme plus fréquente dans la seconde enfance ; Rosenbach (5) en a constaté un cas chez un garçon de sept ans, Joseph (6) chez un garçon

(1) Leroux, *Rev. de méd.*, mars 1883, p. 202.
(2) Capitan, *Thèse de Paris*, 1883.
(3) Reale, *Gaz. delle Cliniche*, 10 janvier 1892.
(4) Comby, *loc. cit.*, p. 752.
(5) Rosenbach, *Berl. klin. Woch.*, 1880, n° 10 et 11.
(6) Joseph, *All. Wien. med. Zeit.*, 1889, n° 48.

de cinq ans, sujet en même temps à des tuméfactions passagères de la peau, Rinonapoli (1) chez un garçon de sept ans et demi où elle accompagnait des engelures suppurées et guérit avec elles, Hood (2) chez un garçon de quatorze ans où elle succéda à une néphrite aiguë.

Elle survient habituellement après un refroidissement, mais ce dernier ne paraît jouer que le rôle de cause occasionnelle, la maladie ayant été surtout rencontrée chez des sujets débilités par la malaria, la syphilis, etc. C'est ainsi que les deux petites filles observées par Comby présentaient les stigmates de la syphilis héréditaire, et que dans le cas de Reale la mère de l'enfant était syphilitique.

L'hémoglobinurie paroxystique se manifeste par accès durant rarement plus d'un jour, mais pouvant se reproduire à intervalles irréguliers pendant un temps très long. Elle se termine cependant le plus souvent favorablement.

On ne connaît encore aucun traitement efficace contre ces accès; la thérapeutique consistera dans l'emploi des toniques, de l'hydrothérapie, de l'huile de foie de morue, des préparations ferrugineuses; si la maladie paraît due à la syphilis ou à la malaria, on prescrira les médications spécifiques.

Les **calculs rénaux** se rencontrent quelquefois chez les enfants. Nous avons déjà mentionné les *infarctus uriques* des nouveau-nés (voir p. 5). Les calculs proprement dits ont été trouvés même chez le fœtus, et ils ne sont pas très rares dans les premières années de l'enfance; sur huit enfants atteints de cette affection, que Rilliet et Barthez ont observés à l'hôpital, cinq étaient âgés de un an à deux ans et demi. Les parents des enfants atteints de calculs sont souvent goutteux. Les calculs sont en général composés d'acide urique. Souvent la maladie reste latente, d'autres fois les enfants présentent les symptômes de la *gravelle* et de la *pyélite calculeuse* et sont pris de *coliques néphrétiques*. D'après Kjellberg (3), les *hématuries* passagères observées dans le jeune âge seraient souvent liées à une gravelle rénale.

(1) Rinonapoli, *Arch. di Pediatria*, novembre 1891.
(2) Hood, *Lancet*, 4 oct. 1890, p. 708.
(3) Kjellberg, *Oest. Jahrb. für Pædiatr.*, 1873, I, p. 49.

Le **cancer du rein** n'est pas rare dans le jeune âge. Nous avons indiqué plus haut (voir l'art. *Tumeurs malignes*, p. 324) que nous en avions trouvé mentionnés dans la littérature médicale 146 cas, dont 45 empruntés à Duzan (1) et et que Longstreet Taylor (2) en avait recueilli 144 cas.

Les tumeurs malignes des reins ont été surtout observées chez les enfants dans les premières années de la vie; Jacobi (3) a rencontré un sarcome du rein chez un fœtus, et Charon (4) un encéphaloïde rénal chez un enfant de cinq mois. D'après Kühn (5), le cancer du rein serait souvent une affection congénitale qui passerait inaperçue au moment de la naissance et qui ne se révélerait que dans les premières années de la vie. Sur 130 enfants atteints de tumeur maligne du rein, dont l'âge est indiqué, 20 % étaient dans la première année, 24 % dans la seconde, 17 % dans la troisième, 21 % dans la quatrième; 18 % seulement avaient un âge plus avancé (Taylor); dans les 45 cas rapportés par Duzan, un seul est relatif à un enfant de plus de dix ans.

La structure histologique de la tumeur est assez variable; le plus souvent c'est un *sarcome*. Sur 122 cas dans lesquels la nature du néoplasme est indiquée, on compte 72 sarcomes, 15 carcinomes et 35 tumeurs dont la structure n'est pas nettement définie (dont 17 encéphaloïdes et 3 fongus hématodes). Dans quelques cas de sarcome, on a trouvé dans la tumeur un noyau constitué par des fibres musculaires striées (*rhabdomyome*). Baginsky a trouvé à l'autopsie d'une petite fille de sept mois un sarcome rénal de la grosseur d'une tête d'enfant, flanqué d'un kyste renfermant la valeur de trois tasses d'un liquide brunâtre qui fut extrait par la ponction la veille de la

(1) Duzan, *Th. de Paris*, 1876.

(2) L. Taylor, *Americ. Journ. of. Med. Sc.*, XCIV, oct. 1887, p. 461. — L'auteur ne donnant pas l'indication bibliographique de ces cas, nous ignorons combien d'entre eux sont communs avec ceux que nous avons recueillis.

(3) Jacobi, *Congrès internat. des Sc. méd.*, 1884, Copenhague, 1885, III, Sect. de pédiatrie, p. 16.

(4) Charon, Contrib. à la pathol. de l'enfance, 2e édit., Bruxelles, 1881, p. 246.

(5) Kühn, *Deutsche Arch. f. klin. Med.*, 1875, XVI, p. 306.

mort de la petite malade. D'autres observateurs ont constaté également la présence de kystes hémorragiques ou plus rarement séreux dans ces tumeurs.

La maladie peut atteindre les deux reins à la fois, mais, dans ce cas, l'un de ces organes est toujours plus altéré que l'autre. Le néoplasme présente parfois un volume énorme ; Audain, d'Haïti (1), a rencontré à l'autopsie d'un petit nègre de dix mois un sarcome fasciculé du rein qui pesait près de 5 kilogrammes ; la plus grosse de ces tumeurs mentionnées par Jacobi pesait 18 kilos.

Le cancer du rein évolue quelquefois silencieusement. Comme nous l'avons déjà signalé à propos des autres tumeurs malignes dans le jeune âge, la cachexie cancéreuse ne se manifeste souvent que tardivement ; l'état général du petit malade se maintient bon jusqu'à une période avancée de la maladie, surtout dans les cas de sarcome. Parfois on observe un peu d'œdème et d'intumescence du ventre, et l'enfant éprouve des douleurs à la région lombaire. Dans quelques cas, on arrive à délimiter par la palpation une tumeur occupant l'un des flancs et s'enfonçant profondément dans la région lombaire ; cette tumeur, qui atteint quelquefois un développement énorme, s'étend longitudinalement ; elle est mate à la percussion et limitée en dedans par la sonorité du colon. Elle cause parfois des déplacements considérables dans les autres organes que renferme la cavité abdominale.

Ces signes permettront de distinguer le cancer du rein du *carreau*, avec lequel on est souvent tenté de le confondre au premier abord. Le diagnostic est facilité quand la tumeur s'accompagne de troubles dans la sécrétion urinaire, tels que des envies fréquentes d'uriner, et surtout de l'*hématurie*, qui est presque pathognomonique du cancer du rein dans l'enfance ; ce symptôme existait dans la moitié des cas de Taylor. On ne pourra alors confondre la maladie ni avec les tumeurs du foie, ni avec les kystes congénitaux du péritoine, ni avec les kystes dermoïdes de l'ovaire, qui ont été observés quelquefois chez les petites filles. La consistance inégale de la tumeur est également un signe important pour le diagnostic, qui sera confirmé

(1) Andain, *Union médicale*, 1875, n° 75.

au besoin par une ponction exploratrice ou un harponnage (Jacobi).

Le cancer du rein, lorsqu'il a acquis un certain développement, évolue rapidement et amène fatalement la mort de l'enfant au bout de quelques mois (1). Il peut s'accompagner du développement de cancers secondaires dans d'autres organes, comme Marc Sée (2) en a observé un exemple relatif à une petite fille de six ans chez laquelle un sarcome du rein droit fut suivi du développement de tumeurs analogues dans le foie et les poumons.

Le seul traitement indiqué est l'ablation de la tumeur, mais l'opération, lorsqu'elle a été tentée, a échoué le plus souvent; cependant, d'après Taylor, sur 25 cas où la néphrectomie a été pratiquée, on aurait obtenu dix guérisons qui, dans six cas, furent suivies d'une récidive mortelle dans les dix-huit mois consécutifs à l'opération. Brodeur (3) mentionne l'ablation d'un carcinome du rein chez un enfant de deux ans et demi qui mourut d'une récidive, et l'ablation de douze sarcomes, également chez de jeunes sujets, avec un succès au moins momentané dans la moitié des cas. Dans 25 cas opérés chez les enfants mentionnés par Fischer (4), la mort survint dans 20 cas au moins dans l'espace de quelques mois. On ne doit donc recourir au traitement chirurgical que lorsqu'un seul rein paraît atteint, que les autres organes n'ont pas été envahis par le cancer et que la cachexie est peu avancée.

La **dégénérescence kystique du rein** est une maladie congénitale, en général incompatible avec la vie ; souvent elle amène une distension énorme du ventre du fœtus et devient un obstacle à l'accouchement. On trouve à l'autopsie la substance du rein transformée en une multitude de kystes. D'après Virchow, cette affection résulterait de l'oblitération des canaux urinifères par des infarctus uriques ; Koster l'explique par une absence congénitale des calices et des bassinets.

(1) Dans 62 des cas de Taylor la durée moyenne de la maladie a été de sept mois et demi ; les extrêmes ont été six jours et huit ans.

(2) M. Sée, *Bull. de la Soc. anat. de Paris*, 1875.

(3) Brodeur, *Thèse de Paris*, 1886.

(4) Fischer, *D. Zeitschr. f. Chir.*, 1889, XXIX.

L'**hydronéphrose** est aussi une affection congénitale ; elle résulte d'un vice de conformation de l'appareil urinaire qui fait obstacle à l'expulsion de l'urine. Les calices et les bassinets distendus par ce liquide forment une tumeur volumineuse coiffée par le rein refoulé et aplati. Lorsque la maladie ne siège que d'un seul côté et ne s'accompagne pas d'autres vices de conformation, elle est compatible avec la vie, l'atrophie d'un des reins pouvant être compensée par l'hypertrophie de l'autre. L'hydronéphrose ne se révèle quelquefois que plusieurs mois ou même plusieurs années après la naissance ; on constate alors dans l'un des côtés de l'abdomen une tumeur volumineuse, indolente, et quelquefois nettement fluctuante lorsque ses parois ne sont pas trop distendues. L'état de l'enfant peut rester satisfaisant et l'urine ne présenter aucune altération. Le diagnostic de l'hydronéphrose est souvent impossible ; la maladie a été prise quelquefois pour une ascite, pour un kyste hydatique du foie, pour une tumeur de la rate, etc. Rayer cite le cas d'un jeune garçon atteint d'hydronéphrose congénitale qui vécut jusqu'à dix-sept ans sans qu'on eût soupçonné la nature de sa maladie ; celle-ci ne fut reconnue qu'à l'autopsie. La ponction exploratrice permettra quelquefois de faire le diagnostic. Les ponctions constituent également le traitement habituel de l'hydronéphrose ; Hillier a obtenu la guérison de la maladie par l'emploi répété du trocart chez un petit garçon de quatre ans. La néphrectomie a été quelquefois aussi pratiquée ; elle a donné un succès à Thornton (1) chez une petite fille de sept ans et a réussi également chez une petite fille de dix ans opérée par Deletrez (2).

ARTICLE II. — INCONTINENCE NOCTURNE D'URINE.

ÉTIOLOGIE. — L'incontinence nocturne d'urine s'observe particulièrement dans la seconde enfance entre trois et quatorze ans ; elle est plus commune chez les garçons que chez les filles et peut se rencontrer aussi bien

(1) Voir : Quénu, *Arch. gén. de méd.*, 1882, X, p. 71.
(2) Deletrez, *Bull. de l'Acad. de méd. de Belgique*, 22 févr. 1890.

chez les sujets vigoureux et d'une bonne constitution que chez les enfants chétifs et scrofuleux.

L'incontinence nocturne d'urine est souvent une affection *héréditaire;* on l'observe quelquefois dans les familles d'individus sujets à la spermatorrhée ou à l'épilepsie (Trousseau); elle peut être une des formes larvées de l'épilepsie (voir p. 485).

Les causes déterminantes de l'incontinence sont peu connues ; quelquefois cette infirmité ne résulte que de la paresse ou de la pusillanimité de l'enfant qui craint de se lever la nuit, mais habituellement elle est entièrement involontaire. Dans quelques cas, elle paraît résulter de l'*onanisme*, d'un *phimosis congénital* ou de la présence d'*oxyures* qui entretiennent de l'irritation à l'orifice de l'urètre. Nous avons signalé plus haut (p. 553) sa coïncidence avec la présence de tumeurs adénoïdes dans le pharynx nasal (1).

DESCRIPTION. — L'incontinence nocturne d'urine, comme son nom l'indique, ne se manifeste que la nuit ; il est cependant quelques enfants, surtout parmi ceux d'une constitution délicate, qui ont de la peine à retenir leurs urines même pendant le jour. En général c'est pendant les premières heures de la nuit ou vers le matin que l'enfant mouille son lit ; l'émission de l'urine passe souvent complètement inaperçue, quelquefois l'enfant rêve qu'il urine et sent qu'il se mouille. L'accident ne se répète pas en général toutes les nuits, parfois il se passe des semaines ou des mois avant qu'il reparaisse. La maladie cesse ordinairement avec les progrès de l'âge ; souvent elle disparaît aux approches de la puberté, quelquefois cependant elle se prolonge jusqu'à l'âge adulte. Les fièvres éruptives et la fièvre typhoïde suspendent souvent momentanément l'incontinence d'urine et dans quelques cas la font cesser complètement.

TRAITEMENT. — Les menaces et les châtiments ne peuvent guérir les enfants de l'incontinence d'urine que lorsque cet accident est le résultat de la paresse.

(1) Voir : Kœrner, *Centralbl. f. klin. Med.*, 1891, nº 23.

Les *moyens hygiéniques* réussissent rarement; on peut cependant les employer comme moyens adjuvants : ainsi on interdira aux enfants les boissons prises le soir, on cherchera à augmenter la tolérance de leur vessie en les accoutumant à retenir longtemps leurs urines pendant la journée, on les réveillera toutes les nuits pour les faire uriner en retardant chaque fois l'heure du réveil, jusqu'à ce qu'ils arrivent à passer toute la nuit sans accident.

Van Tienhoven (1), estimant que l'incontinence est due à la faiblesse du sphincter vésical irrité par la présence de l'urine dans la portion prostatique de l'urètre, recommande de faire dormir les enfants le siège élevé, afin que la vessie puisse se remplir notablement, avant que l'urine n'atteigne le col. Ce traitement lui a réussi le plus souvent, quand il était prolongé en moyenne pendant quarante-deux jours. Nous nous en sommes aussi bien trouvés dans quelques cas.

On prescrira à l'intérieur l'*ergotine*, la *noix vomique* et surtout la *belladone* qui a donné souvent des succès remarquables; on commencera par faire prendre chaque soir à l'enfant une pilule d'un demi à un centigramme d'extrait de belladone suivant l'âge, puis on augmentera progressivement la dose si cela est nécessaire, en en surveillant attentivement les effets (Trousseau). La médication par la belladone doit être continuée quelque temps après que les accidents ont entièrement cessé.

Gardez (2) préconise l'emploi de l'*antipyrine* administrée en plusieurs fois à la fin de la journée à la dose de 1,0 à 4,0, suivant l'âge et l'effet obtenu.

Dans les cas où l'incontinence est due à un excès de sensibilité de la muqueuse vésicale, le *chloral*, administré dans la soirée à la dose de 0,30 à 1 gr. suivant l'âge, nous a aussi donné de bons résultats.

L'*électricité* a été recommandée par Webster, Ultzmann, Hertzke, Guyon, dans le but d'exciter la contractilité du sphincter vésical; l'un des réophores est introduit dans le rectum ou dans le vagin, tandis que l'autre est appliqué sur le périnée ou à l'hypogastre. En cas d'insuccès, on

(1) Van Tienhoven, *Wien. med. Presse*, 1890, n° 3.
(2) Gardez, *Sem. méd.*, 1891, n° 36.

appliquera le pôle positif sur les lombes et on introduira dans l'urètre le pôle négatif sous la forme d'une bougie à boule métallique qu'on enfoncera jusqu'au sphincter. Rossbach a guéri ainsi une incontinence datant de vingt ans.

Dans le cas où l'incontinence est provoquée par l'étroitesse du prépuce ou par des oxyures, l'opération du phimosis ou l'expulsion des parasites seront indiquées. Nous avons vu un cas dans lequel l'opération du phimosis produisit une guérison immédiate. Si on soupçonne une épilepsie larvée, on prescrira le bromure de potassium, comme nous l'avons dit plus haut (p. 487).

Article III. — SPASME DE LA VESSIE.

Le spasme de la vessie est une maladie qui se rencontre quelquefois chez les petits enfants ; nous avons eu l'occasion d'en observer un exemple chez une petite fille de trois ans. Cette affection a été jusqu'ici peu étudiée, et nous nous conformerons principalement dans la description que nous allons en présenter à celle qui a été donnée par Bokai (1).

Le spasme de la vessie paraît résider particulièrement dans le sphincter vésical et consister dans une occlusion spasmodique de ce muscle qui rend la miction difficile et douloureuse.

ÉTIOLOGIE. — Le spasme vésical peut s'observer déjà chez les nouveau-nés; il est alors lié le plus souvent à la présence des *infarctus uriques* (voir p. 5). Ces produits s'accumulent quelquefois pendant les premiers jours de la vie en quantité plus ou moins considérable dans la vessie et déterminent au niveau du col une contraction réflexe et une occlusion spasmodique de cet organe, qui cède rapidement dès que la quantité d'urine sécrétée par le nouveau-né est assez considérable pour dissoudre ou entraîner au dehors les infarctus.

Le même accident survient quelquefois plus tard chez les nourrissons, principalement lorsque l'oxydation des subs-

(1) Bokai, dans : Gerhardt, *Handbuch der Kinderkrankheiten*, IV, 3me partie, 1878, p. 538.

tances azotées qui sont éliminées par les reins est insuffisante et que l'urine renferme un excès d'acide urique; aussi le spasme de la vessie s'observe-t-il surtout dans les catarrhes intestinaux intenses, dans les maladies des organes respiratoires, dans celles qui s'accompagnent d'une élévation considérable de la température et généralement dans toutes celles qui amènent une diminution dans la sécrétion de l'urine et une concentration de ce liquide L'accumulation de mucus dans la vessie, les calculs, la gravelle urique, peuvent aussi déterminer le spasme vésical ; cette affection a été observée également chez le petits enfants dans l'ictère catarrhal et au début du rachitisme.

Chez les enfants plus âgés, le spasme de la vessie paraît être le plus souvent déterminé par un refroidissement ; il survient en particulier chez les enfants qui ne portent pas de caleçons ou des caleçons trop légers ; dans le cas que nous avons observé, relatif à un enfant généralement très bien portant, qui souffrit à deux reprises, à quelques mois de distance, de difficulté extrême et de douleurs dans la miction, le refroidissement est la seule cause que nous ayons pu invoquer. Bokai indique comme pouvant occasionner la maladie, l'usage des petits fruits rouges qui déterminent aussi l'urticaire, et de quelques purgatifs, tels que les follicules de séné.

Le spasme de la vessie est quelquefois *symptomatique* d'une maladie étrangère aux organes urinaires ; la carie des vertèbres lombaires, la psoïtis, la pérityphlite, certaines affections du rectum, de l'anus ou de la vulve peuvent s'accompagner de douleurs et de difficulté dans la miction. Nous ne nous occuperons ici que du spasme idiopathique.

SYMPTOMES et DIAGNOSTIC. — Le spasme de la vessie est une affection très difficile à reconnaître chez les nouveau-nés. Le symptôme le plus apparent est une suspension momentanée de la miction qui s'accompagne de malaise, de cris et d'une agitation générale du corps et particulièrement des membres inférieurs. Ces phénomènes s'exagèrent lorsque l'enfant rend quelques gouttes d'urine. La présence dans les langes, à la suite de la miction, d'un dépôt de sable jaune rougeâtre provenant des infarctus uriques, confirmera le diagnostic.

Les enfants plus âgés rendent mieux compte du siège de leurs sensations ; ils ne se plaignent qu'au moment où ils sont pris d'un besoin pressant d'uriner ; alors ils s'agitent, pleurent, demandent le vase, mais souvent au dernier moment ils renoncent à uriner à cause des douleurs qu'ils éprouvent ; si cependant ils arrivent à vider leur vessie ou si celle-ci est évacuée artificiellement, tous les phénomènes morbides disparaissent pour revenir bientôt après; le sommeil est souvent troublé.

Le spasme vésical idiopathique est toujours une affection bénigne et généralement de courte durée, quelquefois il se borne à un seul accès. Dans le cas que nous avons observé, les accidents ne persistèrent pas au delà de un à deux jours. Lorsque la maladie se prolonge plus longtemps chez un enfant en apparence bien portant, on doit craindre qu'elle ne soit symptomatique d'un calcul du rein ou de la vessie.

TRAITEMENT. — Le spasme de la vessie guérit le plus souvent de lui-même. Chez les nouveau-nés il disparaît rapidement sous l'influence de l'augmentation de la nourriture liquide ; on pourra favoriser l'élimination des infarctus uriques en faisant prendre à l'enfant une eau légèrement alcaline.

Chez les sujets plus âgés, on cherchera à diminuer la sensibilité de la vessie au moyen d'applications chaudes sur le bas-ventre, et on rendra la miction beaucoup moins pénible en faisant uriner l'enfant dans un bain tiède. Dans le cas que nous avons traité, nous avons recouru avec succès à ce moyen, et nous avons fait appliquer des cataplasmes sur le ventre et une pommade belladonée au niveau de l'orifice urétral ; nous avons en outre fait porter à l'enfant des caleçons de flanelle, et les accidents ont rapidement cédé. Bokai recommande les suppositoires ou les lavements légèrement opiacés. Dans les cas rebelles on devra recourir au cathétérisme avec une sonde en gomme très mince. Lorsque l'urine est très chargée d'acide urique, on prescrira une eau minérale alcaline.

Article IV. — VULVO-VAGINITE.

ÉTIOLOGIE. — L'inflammation de la muqueuse de la vulve et de la portion inférieure du vagin s'observe quelquefois chez les petites filles. Cette affection peut se rencontrer dès les premiers mois de la vie ; d'après Rayer, sa plus grande fréquence correspond à l'époque de la seconde dentition ; pour R. Pott, elle est surtout commune dans les cinq premières années ; sur 44 petites filles atteintes de cette affection, cet auteur en compte 27 âgées de moins de 5 ans. La vulvite aphteuse a été surtout observée entre deux et cinq ans (Parrot) (1). Les jeunes filles de 12 à 15 ans sont souvent prises d'une leucorrhée passagère quelques mois avant l'apparition des premières règles (Descroizilles). On rencontre particulièrement la vulvo-vaginite chez les petites filles anémiques, lymphatiques ou scrofuleuses et chez celles qui vivent dans des conditions hygiéniques défavorables. Cette affection peut être *primitive* ou *secondaire*.

Une des causes les plus fréquentes de l'inflammation primitive de la muqueuse vulvaire chez les petites filles est le défaut de propreté, l'accumulation sur les parties génitales de matières sébacées, etc. ; la maladie est quelquefois déterminée par la présence des oxyures, par la masturbation ; enfin elle peut être le résultat d'un viol ou d'une tentative de viol.

La vulvo-vaginite des petites filles se manifeste quelquefois sous forme de petites épidémies limitées à un groupe d'enfants et qui paraissent dues à la *contagion*. C'est ainsi que Suchard (2) a observé chez des petites filles se baignant dans la même piscine une série de cas qui se déclarèrent quelques jours après l'arrivée d'une enfant atteinte de la maladie. Ollivier (3) a observé une épidémie analogue dans une salle d'hôpital ; la contagion se fit probablement par l'intermédiaire des infirmières et des éponges servant

(1) Parrot, *Rev. de méd.*, 1881, p. 177.
(2) Suchard, *Rev. mens. des mal. de l'enf.*, 1888, p. 265.
(3) Ollivier, *Bull. de l'Acad. de méd.*, 23 oct. 1888.

au lavage. Pott (1) admet qu'un grand nombre de vulvo-vaginites infantiles sont de nature blennorrhagique et sont souvent transmises aux enfants par la mère couchant dans le même lit. Widmark a constaté chez 8 enfants atteints de la maladie la présence du gonococcus de Neisser; dans plusieurs de ces cas les parents étaient atteints de blennorrhagie. Cséri, examinant 26 petites filles qui avaient présenté des symptômes de vulvo-vaginite à l'hôpital des enfants de Pest, trouva chez toutes le même microorganisme. Ces faits ont été confirmés depuis par un grand nombre d'observateurs. Cette question demande cependant encore de nouvelles recherches, car il nous semble douteux que tous ces cas fussent d'origine blennorrhagique, et l'on sait que la spécificité du gonococcus de Neisser a été mise en doute (2).

La vulvo-vaginite secondaire s'observe surtout dans la convalescence des fièvres éruptives et de la fièvre typhoïde, elle survient quelquefois aussi dans le cours de la diphtérie et s'accompagne alors d'une exsudation pseudo-membraneuse sur la muqueuse vulvaire. Elle est souvent provoquée par une éruption herpétique ou impétigineuse de la vulve. La vulvite aphteuse s'observe surtout dans le cours de la rougeole; sur 56 cas de cette affection observés par Parrot, 39 coïncidaient avec la rougeole.

DESCRIPTION. — Behrend décrit sous le nom de *vulvo-vaginite phlegmoneuse* une inflammation aiguë et profonde de la vulve qui se termine souvent par un abcès; cette affection est rare chez les petites filles et est du ressort de la chirurgie; nous ne nous occuperons ici que de la vulvo-vaginite *catarrhale* et de la vulvite *aphteuse*.

La **vulvo-vaginite catarrhale** débute souvent sans symptômes qui attirent l'attention, et la maladie n'est reconnue qu'à l'examen des linges; d'autres fois elle s'accompagne dès le début d'un prurit vulvaire plus ou moins intense ou d'une sensation de chaleur au niveau des grandes lèvres,

(1) Pott, *Jahrb. f. Kinderheilk.*, 1882, XIX, p. 71.

(2) Voir : Vibert et Bordas, *Bull. de l'Acad. de méd.*, 12 août 1890. — Eyraud, *Annales de dermat.*, 1890, p. 426.

qui s'exagère par la marche, les attouchements ou le passage de l'urine ; on constate alors au niveau des parties génitales un écoulement de matières jaunes ou verdâtres, épaisses et fétides, qui tachent le linge comme le muco-pus de la blennorrhagie et qui, lorsqu'elles ne sont pas enlevées, se dessèchent en formant une croûte adhérente sur les lèvres. La muqueuse vulvaire est généralement tuméfiée et d'un rouge plus ou moins vif ; elle présente quelquefois des excoriations superficielles.

Il est rare que la vulvite des petites filles détermine un engorgement des ganglions inguinaux ; Rocaz (1) a observé une *bartholinite* chez une petite fille de dix mois atteinte de vulvo-vaginite. Il est rare aussi que la maladie s'accompagne de symptômes généraux ; dans quelques cas, lorsque l'inflammation est vive, on observe un peu de fièvre et de l'anorexie.

Plusieurs observateurs (2) ont constaté récemment chez des petites filles atteintes de vulvo-vaginite à gonocoques l'existence du *rhumatisme blennorrhagique ;* cette affection a été même observée dans le jeune âge à la suite de l'ophtalmie blennorrhagique (3).

Dans quelques cas exceptionnels l'inflammation des organes génitaux s'est propagée au péritoine et a été chez les petites filles l'origine d'une *pelvi-péritonite* (Sänger) (4) ou même d'une *péritonite* mortelle (Wellander [5], Huber [6]).

La vulvo-vaginite dure en général de une à trois semaines. Chez les jeunes filles lymphatiques ou scrofuleuses, la maladie prend quelquefois une marche chronique et se prolonge pendant plusieurs mois ; les démangeaisons et la douleur cessent, la tuméfaction et la rougeur de la vulve diminuent ou disparaissent, mais il persiste un écoulement

(1) Rocaz, *Annales de la policl. de Bordeaux*, sept. 1893, p. 47.

(2) Voir en particulier : Koplick, *New-York med. Journ.*, 21 juin 1890 ; — Ollivier, *Méd. mod.*, 1891, p. 488 ; — Lop, *Gaz. des hôp.*, 1892, n° 42 ; — Cahen-Brach, *Jahrb. f. Kinderheilk.*, 1892, XXXIV, p. 400 ; — Guinon, *Rev. mens. des mal. de l'enf.*, 1893, p. 23.

(3) Voir : Cahen-Brach, *loc. cit.*

(4) Sänger, *Verhandl. der d. Gesellsch. f. Gynäk.*, 1888, p. 255.

(5) Cité par Sänger, *loc. cit.*

(6) Huber, *Arch. of Pediatr.*, 1889.

plus ou moins abondant (*leucorrhée des petites filles*) qui ne disparaît qu'à la longue.

La **vulvite aphteuse** (Parrot) débute par l'apparition de petites plaques arrondies blanchâtres, légèrement saillantes, de quelques millimètres de largeur, assez semblables aux aphtes de la bouche. Ces vésicules sont parfois confluentes, mais le plus souvent elles ne dépassent pas le nombre de six à quinze ; elles se montrent en premier lieu à la vulve, mais l'éruption peut s'étendre aux aines, au périnée et au pourtour de l'anus. Dans l'espace d'un à trois jours, ces taches se transforment en petits ulcères arrondis, à fond grisâtre ou jaunâtre, qui occasionnent souvent un prurit assez vif et une tuméfaction des parties avoisinantes. Les ulcérations qui succèdent à des groupes de vésicules, prennent quelquefois des dimensions considérables ; elles ne déterminent généralement pas d'adénite inguinale. Si elles sont négligées, elles s'étendent de plus en plus et peuvent devenir gangréneuses; elles sont probablement une des origines de la gangrène de la vulve observée dans la rougeole. Sous l'influence d'un traitement approprié, elles se cicatrisent généralement rapidement, surtout celles qui siègent à la vulve ; celles du pourtour de l'anus ont généralement une durée plus longue.

DIAGNOSTIC. — Le vulgo-vaginite des petites filles est toujours facile à reconnaître. Lorsqu'elle s'accompagne d'ulcérations des lèvres, on distinguera celles-ci du *chancre* par l'absence d'induration de leurs bords et des *plaques muqueuses de la vulve*, par l'absence d'accidents syphilitiques sur le reste du corps et par les antécédents. Dans les cas douteux, on laissera la maladie suivre son cours avant de porter un jugement définitif ; si elle cède rapidement à des soins de propreté et à quelques lotions astringentes, on a affaire à une vulvo-vaginite simple.

Il importe souvent au point de vue médico-légal de reconnaître la cause de l'inflammation vulvaire chez les petites filles, mais ce diagnostic présente parfois de grandes difficultés. Il est des cas où la vulvite consécutive à une tentative de viol ne présente aucun caractère qui permette de présumer son origine ; cependant le plus souvent elle s'accompagne d'ecchymoses et de déchirures des parties génitales externes, la vulve en particulier est anormalement dilatée. Quelquefois l'hymen est déchiré, et il y a chute de l'urètre ; il est alors certain que la maladie résulte de l'introduction d'un corps étranger dans le vagin. Si on constate, en outre, les signes évidents d'une maladie vénérienne, on peut affirmer le viol.

TRAITEMENT. — Lorsque la vulvo-vaginite catarrhale survient chez des enfants lymphatiques ou scrofuleux, on instituera un traitement général tonique et antiscrofuleux; l'huile de foie de morue, le sirop d'iodure de fer, les bains salins ou sulfureux en formeront la base. Si la maladie est occasionnée ou entretenue par la saleté, par les oxyures ou par des habitudes fâcheuses, ce seront ces causes qu'on devra combattre tout d'abord.

La médication topique consistera principalement dans l'*isolement des surfaces malades* au moyen d'un linge enduit d'un corps gras et en lotions *astringentes* à l'alun, au sulfate de zinc, etc. Dans les cas rebelles, on badigeonnera les parties malades avec une solution faible de *nitrate d'argent*. Parrot recommande, dans les cas de vulvite aphteuse, l'application sur la vulve d'une couche d'*iodoforme*, maintenue par un peu de charpie ; ce moyen amène une guérison rapide, comme nous avons eu souvent l'occasion de le constater. R. Pott conseille également l'iodoforme dans la vulvo-vaginite ; il introduit ce topique dans le vagin sous forme de petites bougies de la largeur d'un petit crayon et longues de 5 à 8 centimètres et les laisse à demeure derrière l'hymen ; dans la plupart des cas, l'introduction d'une seule bougie a suffi à guérir la maladie. Les lotions faites avec une solution à 1/5000 de *sublimé* sont indiquées quand la maladie s'accompagne d'un prurit violent. Dans les cas où l'affection est d'origine blennorhagique, Kassel (1) recommande les injections de sublimé au 1/2000. E. Monod et Rocaz (2) se sont mieux trouvés d'injections au *permanganate de potasse* en solution allant de 1/4000 à 4 0/00.

(1) Kassel, *Berl. klin Woch.*, 7 juillet 1893.
(2) *Annales de la policl. de Bordeaux,* sept. 1893, pp. 47 et 55.

On veillera dans tous les cas à ce que les enfants ne portent pas leurs doigts aux yeux, de peur de s'inoculer la maladie.

ARTICLE V. — GANGRÈNE DE LA VULVE.

ÉTIOLOGIE. — La gangrène de la vulve s'observe dans les mêmes conditions que celle de la bouche et coïncide parfois avec elle ; c'est toujours une affection secondaire, qui survient tantôt dans le cours des maladies chroniques de l'enfance, tantôt après la fièvre typhoïde, la scarlatine ou la variole, mais surtout à la suite de la *rougeole*. Nous avons indiqué dans l'article précédent que la gangrène avait parfois pour origine la vulvite aphteuse qui complique souvent cette dernière affection. Gee (1) a constaté à l'autopsie d'une petite fille de cinq ans la coïncidence d'une gangrène vulvaire avec des embolies du rein et du cerveau.

D'après Richter, la gangrène des parties génitales s'observe principalement entre un et trois ans et entre six et onze ans.

DESCRIPTION. — La gangrène de la vulve apparaît toujours chez des petites filles affaiblies par une maladie antérieure et présentant déjà un état général fâcheux, aussi son invasion peut-elle passer inaperçue au milieu des symptômes de l'affection primitive. Quelquefois elle s'annonce par un léger mouvement fébrile et de l'abattement ; les parties génitales deviennent le siège d'une vive démangeaison ; l'émission de l'urine est douloureuse, et on aperçoit à la face interne des grandes lèvres et sur les petites lèvres une tache peu étendue d'une coloration rouge pâle ; la muqueuse avoisinante est le siège d'un engorgement très dur. Au bout d'un ou deux jours, la tache prend une teinte grisâtre, puis noirâtre ; il se forme une escarre de la muqueuse, circonscrite par un cercle rougeâtre.

Si la gangrène continue sa marche, elle envahit toutes les lèvres et se propage au mont de Vénus, au périnée et jusqu'au pourtour de l'anus ; dans un cas observé par

(1) Gee, *Med. Times and Gaz.*, 7 avril 1877.

Rilliet et Barthez, les parties génitales externes étaient entièrement détruites, et la mortification des tissus s'étendait jusqu'à la partie supérieure des cuisses. L'escarre est quelquefois entourée d'une zone de tissus enflammés qui fournissent une suppuration sanieuse et fétide ; d'autres fois la gangrène est sèche, la plaque mortifiée se durcit et est arrachée par lambeaux par la petite malade. L'excrétion de l'urine est souvent très difficile ou même se supprime complètement ; le pouls est petit, misérable, une diarrhée colliquative s'établit ; les forces déclinent rapidement, et l'enfant succombe au bout de peu de jours à l'épuisement général. Fournier (1) cite le cas d'une petite fille de dix-huit mois qui succomba subitement dans le cours d'une gangrène de la vulve consécutive à un herpès de cet organe, sans que l'autopsie ait pu révéler la cause de la mort.

Lorsque la maladie suit une marche favorable, l'escarre se limite ; il se forme autour d'elle un travail d'élimination, les tissus sphacélés se détachent en laissant une perte de substance plus ou moins étendue, mais qui se répare en général rapidement ; la maladie laisse quelquefois comme trace de son passage une cicatrice difforme des parties génitales ; il est rare cependant que la gangrène de la vulve entraîne l'atrésie ou le rétrécissement du vagin.

DIAGNOSTIC. — La gangrène de la vulve se reconnaît en général facilement. La *vulvite diphtérique* s'en distingue par la présence de fausses membranes qui ne présentent jamais une coloration aussi foncée que l'escarre de la gangrène, la tuméfaction des parties enflammées est moins considérable et moins dure, et la maladie n'amène pas de perte de substance des tissus ; elle s'accompagne d'ailleurs presque toujours de manifestations diphtériques à la gorge ou dans d'autres organes.

PRONOSTIC. — La gangrène de la vulve se termine fatalement dans la majorité des cas ; son pronostic est cependant moins grave que celui des autres gangrènes de l'enfance ; il dépend principalement de l'état dans lequel

(1) Fournier, *Annales de dermat.*, 1893, p. 25.

se trouvait la petite malade au moment de l'invasion de la maladie.

TRAITEMENT. — Le traitement général sera avant tout reconstituant. On combattra les progrès locaux de la gangrène au moyen de *cautérisations*, comme nous l'avons indiqué à propos de la gangrène de la bouche (voir p. 534). Velpeau recommande l'emploi du cautère actuel qu'on promènera rougi à blanc tout autour de l'escarre, de manière à cerner profondément les parties mortifiées ; on transformera ainsi la maladie en une simple brûlure, qui guérira rapidement, si l'état général le permet ; il ne faut pas hésiter à employer ce moyen énergique dès la première apparition du mal. Guidi (1) rapporte un cas de gangrène très étendue de la vulve chez une petite fille de cinq ans qui, traitée par le cautère Paquelin, ainsi que par des lotions et des pulvérisations antiseptiques, étaient en pleine cicatrisation au bout de huit jours.

(1) Guidi, *Arch. di patologia inf.*, nov. 1885.

CHAPITRE VII

MALADIES DE LA PEAU

ARTICLE Ier. — APERÇU GÉNÉRAL.

Presque toutes les affections cutanées observées chez l'adulte peuvent se rencontrer dès les premières années de la vie ; cependant quelques-unes d'entre elles y sont assez rares, et un grand nombre ne présentent à cet âge aucun caractère spécial ; nous ne ferons donc que mentionner ou décrire très brièvement la plupart d'entre elles, en signalant seulement ce qu'elles présentent de particulier chez les jeunes sujets.

Nous ne consacrerons d'articles spéciaux qu'aux affections de la peau qui jouent un rôle important dans la pathologie de l'enfance ou qui s'observent plus particulièrement dans le jeune âge.

Les diverses variétés d'**érythème** sont communes chez les enfants ; la peau est délicate dans le jeune âge et subit très facilement l'influence du froid, de la chaleur ou des irritants externes ou internes ; de là la fréquence chez les enfants de l'*érythème pernio* et de l'*érythème solaire*. Les frictions mercurielles déterminent facilement chez eux une éruption caractérisée principalement par un érythème cutané parsemé de très petites vésicules (*hydrargyrie*). Les *exanthèmes sudoraux*, qui sont constitués par une rougeur de la peau souvent accompagnée d'une éruption miliaire, sont fréquents dans le cours des affections fébriles de l'enfance ou pendant les fortes chaleurs.

L'*érythème intertrigo* est très commun chez les petits enfants, surtout chez ceux qui sont chargés d'embonpoint.

Il se manifeste particulièrement aux plis du cou, entre les fesses, au niveau des parties génitales et entre les cuisses. Il est caractérisé par une rougeur vive de la peau accompagnée de démangeaisons ou d'une sensation de chaleur plus ou moins vive ; souvent il détermine des excoriations superficielles qui peuvent être le siège d'une sécrétion séro-purulente assez abondante. Lorsque la maladie est occasionnée ou entretenue par le contact de l'urine ou de matière fécales irritantes, comme on l'observe souvent chez les nourrissons atteints de diarrhée, elle se complique quelquefois de pustules d'ecthyma suivies d'ulcérations. L'intertrigo est généralement occasionné par le frottement des surfaces cutanées les unes contre les autres au niveau des plis de la peau. Il peut se transformer en eczéma, dont il n'est souvent qu'une variété. A part les causes locales d'irritations qui le produisent, il relève de causes générales qui lui sont communes avec l'eczéma.

Le traitement général est le même que celui de cette dernière affection. Le traitement local consistera principalement dans les soins de propreté, ainsi que dans l'isolement et la désinfection des surfaces suintantes. On y parviendra rapidement par des applications locales d'eau de sureau additionnée d'acide borique (4 °/₀), faites avec de la gaze hydrophile recouverte d'une étoffe imperméable (gutta-percha laminée) et fixée par quelques tours de bandes. Ces applications froides seront fréquemment renouvelées pendant les premières vingt-quatre heures. En général, au bout de ce temps, l'intertrigo a presque disparu ; il suffit alors, pour en prévenir le retour, de saupoudrer la peau avec le talc boriqué (talc, 4 parties; acide borique, 1 partie) ou la poudre de Salol (Bondet) et de préserver les parties souillées par les déjections en les graissant avec de la vaseline boriquée. On reviendra aux compresses humides si le suintement intertrigineux récidive. Ce traitement fort simple nous a toujours réussi quand il était fait proprement et avec intelligence. Les applications de poudres au contraire sont nuisibles au début ; elles forment au fond des plis de la peau, avec les produits de secrétion, un magma qui entretient l'irritation et la saleté.

Les diverses variétés d'*érythème polymorphe*, particulièrement l'*érythème noueux*, s'observent assez souvent chez les enfants, surtout à partir de l'âge de trois ans. L'apparition de cette dernière éruption est parfois précédée d'une période assez longue de malaise qui chez les jeunes sujets peut simuler les prodromes d'une méningite tuberculeuse. Boicesco (1) a décrit un érythème noueux d'origine palustre qui serait spécial à l'enfance et se distingue de l'érythème noueux vulgaire par sa guérison rapide sous l'influence du traitement quinique et parce qu'il est habituellement précédé d'accès fébriles à type intermittent.

L'urticaire est assez fréquente chez les enfants, surtout à partir de six à sept ans (Rilliet et Barthez), mais elle peut survenir beaucoup plus tôt. Henoch a observé chez un enfant de cinq mois une urticaire généralisée qui se déclara peu d'heures après l'application d'une sangsue à la poitrine ; Sirot (2) a rencontré un cas d'urticaire hémorragique chez une petite fille de deux ans et demi. La maladie reconnaît en général les mêmes causes que chez l'adulte, le plus souvent elle paraît être le résultat d'une alimentation vicieuse ou d'une autointoxication.

Parmi les accidents que l'urticaire peut déterminer chez les enfants, signalons les accès de suffocation pouvant simuler le croup et dus à la propagation de l'éruption au larynx ; nous avons eu connaissance d'un cas de cette nature relatif à un enfant de cinq ans, et Sevestre (3) rapporte un fait analogue concernant un enfant de quatre ans. Nous avons mentionné plus haut (p. 74) un cas d'urticaire géante observé chez un petit garçon à la suite de la rubéole.

Colcott Fox (4) a décrit une forme chronique de l'urticaire particulière aux enfants et se distinguant de celle des adultes par le développement au milieu de chaque plaque ortiée d'une lésion inflammatoire qui n'est le plus souvent qu'une papule, mais qui quelquefois devient une vésicule, une pustule ou une bulle, et qui persiste après

(1) Boicesco, *Arch. roumaines de méd. et de chir.*, 1889. — Voir aussi : Moncorvo, *Rev. mens. des mal. de l'enf.*, 1889, p. 537, et *Gaz. hebd.*, 1892, p. 281.

(2) Sirot, *Rev. mens. des mal. de l'enf.*, 1888, p. 218.

(3) Sevestre, *Soc. méd. des hôp.*, 3 juil. 1891.

(4) Colcott Fox, *Brit. Journ. of Dermat.*, mai et juin 1890.

la disparition de la plaque d'urticaire. Cette forme de la maladie s'observe principalement chez les petits enfants dont le système nerveux et la peau sont très excitables ; elle survient à la suite de troubles digestifs, de piqûres d'insectes, du contact avec des étoffes grossières, etc. ; elle succède parfois aussi à une fièvre éruptive. Cette affection dure parfois des mois et des années et peut être le premier stade du prurigo chronique d'Hebra.

On a décrit sous le nom d'**urticaire pigmentée** une maladie signalée pour la première fois par Nettleship (1) sous le nom d'*urticaire chronique laissant après elle des taches pigmentées* et qui paraît spéciale à la première enfance; en effet, dans 19 cas réunis par Colcott Fox (2), elle a toujours débuté dans les six premiers mois de la vie et quelquefois dès les premiers jours après la naissance. Beatty (3) en a cité depuis deux exemples qui ne se sont montrés qu'à onze et douze ans chez deux frères. Cette affection est assez rare, car P. Raymond (4), recueillant tous les cas publiés avant 1888, n'en a trouvé que vingt-neuf, auxquels nous pouvons en ajouter huit nouveaux (5).

L'urticaire pigmentée atteint plus souvent les garçons que les filles et se manifeste chez des enfants jusque-là parfaitement sains.

La maladie débute sans prodromes par une éruption de taches d'un rouge clair, de dimensions variables, pouvant atteindre plusieurs centimètres, sur lesquelles se développent bientôt des élevures très proéminentes, d'un rouge intense, ou parfois des papules blanches, analogues à celles de l'urticaire vulgaire. Au bout de quelques heures ou de quelques jours, l'éruption prend une coloration

(1) Nettleship, *Brit. Med. Journ.*, 18 sept. 1869.

(2) Colcott Fox, *Med. Chir. Transact.*, 1883, LXVI, p. 339.

(3) Beatty, *Dublin Journ. of. Med. Sc.*, 1884, p. 503.

(4) Raymond, *Thèse de Paris*, 1888.

(5) Deligny, *Union médicale*, 26 avril 1888. — Mibelli, *Lo Sperimentale*, avril 1888, p. 352.— Wickham et Thibault (2 cas), *Annales de dermat.*, 1888, p. 634.—Elsenberg, *Vierteljahrschr. f. Dermat. und. Syph.*, 1888, n° 3. — Doutrelepont, *Berl. klin Woch.*, 4 nov. 1889.— Stelwagon, *Amer. Journ. of. Med. Sc.*, déc. 1889, p. 594. — Feulard, *Annales de dermat.*, 1893, p. 861.

brune et devient moins proéminente; elle se décolore, laissant à sa place des plaques plus ou moins saillantes, d'une coloration le plus souvent jaunâtre, café au lait, rappelant les taches du pityriasis versicolor. Ces plaques, dont les dimensions varient de quelques millimètres à quelques centimètres, ont souvent la forme d'un pois ou d'un haricot; la peau paraît indurée à leur niveau; elles sont généralement plus foncées et plus étendues sur le tronc qu'à la tête et aux extrémités, et sous l'influence de la chaleur, des cris, du froid, elles se colorent vivement, deviennent parfois cyanotiques; elles se décolorent au contraire sous la pression du doigt; une friction à leur niveau peut ramener l'état urticant; sous l'influence de vives poussées, on voit se développer parfois de petites bulles. Dans quelques cas, l'état urticant fait défaut ou est très peu accusé (Wickham et Thibault), et l'éruption est purement maculeuse.

L'éruption peut occuper toutes les parties du corps; le plus souvent on l'observe sur le tronc, le ventre, le dos, les membres, parfois au cou, à la face, au cuir chevelu (Feulard) (1); elle est rare à la plante des pieds et à la paume des mains. Dans deux cas on l'a rencontrée dans la bouche, au voile du palais et au pharynx. Elle est parfois discrète, d'autres fois si confluente qu'il reste à peine entre les plaques des espaces non colorés, la peau est comme truitée ou tigrée par de larges taches brun foncé.

L'urticaire pigmentée procède par poussées successives qui se renouvellent souvent pendant des semaines, des mois et même des années; un trouble de la nutrition, une émotion morale, peuvent provoquer parfois leur apparition. Plus les poussées sont fréquentes, plus les plaques sont nombreuses. La maladie, une fois constituée par une série de poussées, ne progresse plus, mais peut persister pendant un temps fort long, puis peu à peu les poussées s'éloignent, la coloration des plaques diminue; c'est par les plaques des extrémités que l'amélioration paraît débuter. Ce n'est qu'après des années que la guérison peut être considérée comme complète; dans la plupart des cas cités, la maladie était encore en évolution.

(1) Feulard, *Annales de dermat.*, 1885, p. 155.

L'urticaire pigmentée ne laisse après la guérison d'autres traces de son passage que de petites cicatrices consécutives aux ulcérations qui résultent parfois de l'excoriation des bulles (P. Raymond). Pendant toute sa durée, elle ne parait affecter en aucune façon l'état général de l'enfant.

La nature de l'urticaire pigmentée est encore diversement interprétée, et il est douteux qu'elle soit la même que celle de l'urticaire ordinaire. Les recherches histologiques paraissent établir qu'elle est due à l'infiltration du derme par des cellules spéciales, les *Mastzellen* d'Ehrlich.

La plupart des agents thérapeutiques ont échoué contre cette affection. Raymond rapporte qu'on a obtenu, dans certains cas au moins, de bons résultats contre les poussées congestives par l'emploi de la belladone, de la valériane, du sulfate et du bromhydrate de quinine; contre les démangeaisons on prescrira des lotions avec une solution camphrée, chloroformée ou phéniquée. Burkley et Deligny ont employé avec avantage des onctions avec une pommade renfermant 4 grammes d'hydrate de chloral et 4 grammes de camphre pour 30 grammes d'axonge. L'action des bains chauds parait être plutôt nuisible.

Le **zona** (*herpes zoster*) s'observe assez souvent dans le jeune âge; d'après Bohn (1), il peut survenir même chez les nouveau-nés. Cet auteur, réunissant 175 cas de zona observés par lui et par Baerenspung, en compte 59 chez les enfants. La maladie affecte le plus souvent le trajet d'un des nerfs intercostaux, mais elle a été rencontrée également dans d'autres régions. Henoch a rapporté un cas de zona du membre supérieur chez une petite fille de dix-huit mois; l'un de nous a observé chez un petit garçon tuberculeux de treize ans et demi un zona qui s'étendit à toutes les branches antérieures du plexus cervical superficiel. Sur 86 cas de zona ophtalmique recueillis par A. Hybord (2), 7 sont relatifs à des sujets âgés de moins de dix ans. Lorsque le zona ne se manifeste que par un seul groupe d'herpès ou ne s'accompagne d'aucune névral-

(1) Bohn, dans Gerhadt, *Handbuch der Kinderkr.*, Nachtrag, 1883, p. 184.

(2) A Hybord, *Thèse de Paris*, 1872.

gie, ce qui est habituel chez les enfants (Mettenheimer [1], Comby [2]), il peut être facilement méconnu.

L'**érésipèle** n'est pas une affection fréquente dans la seconde enfance; Rilliet et Barthez n'ont pu en recueillir que neuf exemples à l'hôpital et un très petit nombre en ville, observés la plupart chez des jeunes filles voisines de l'âge de la puberté. L'érésipèle se montre généralement à la face; souvent il paraît être provoqué par une éruption impétigineuse du nez ou de la lèvre supérieure. Ses symptômes sont les mêmes que chez l'adulte; il provoque rarement une réaction fébrile vive et ne prend pas le plus souvent une grande extension; cependant on l'a vu dans quelques cas envahir toute la surface cutanée. Il se termine presque toujours favorablement. Descroizilles (3) a vu chez un garçon de quatorze ans un érésipèle du cuir chevelu et de la face se compliquer d'une endocardite.

L'*érésipèle des nouveau-nés* sera décrit plus loin (voir le chapitre *Maladies des nouveau-nés*).

L'**eczéma** proprement dit est commun dans l'enfance, principalement à la face et au cuir chevelu.

Rilliet et Barthez ont signalé, particulièrement chez les enfants à la mamelle, l'existence d'un eczéma généralisé débutant par le visage et envahissant toute la surface cutanée. Cette affection s'accompagne de vives démangeaisons qui, faisant perdre aux enfants le repos et le sommeil, entravent la nutrition; elle est souvent très rebelle; dans un cas, la maladie, qui avait débuté à l'âge de cinq mois, n'était pas encore guérie à quatorze ans. L'eczéma généralisé est souvent héréditaire, nous en avons observé plusieurs exemples. Il guérit avec l'âge, mais les récidives sont fréquentes. Nous avons déjà signalé, (pp. 791 et 794) les complications rénales (néphrite parenchymateuse, hématurie) qu'il peut présenter et qui sont relativement rares; il en est de même de la bronchite et de l'asthme, qui peuvent aussi l'accompagner.

Le traitement de l'eczéma généralisé de la première

(1) Mettenheimer, *Jahrb. f. Kinderheilk.*, 1888, XXVIII, fasc. 1.
(2) Comby, *Rev. mens. des mal. de l'enf.*, 1889, p. 487.
(3) Descroizilles, *Rev. mens. des mal. de l'enf.*, 1887, p. 529.

enfance nous a toujours paru difficile. Les règles les plus importantes à observer sont les suivantes :

1. L'eczéma provenant le plus souvent d'un vice dans la digestion, on recherchera, dans chaque cas particulier, quel est le point fautif dans l'alimentation du nouveau-né. Y a-t-il dilatation de l'estomac avec flatulence et tendance à la constipation, il faut diminuer la quantité de lait prise à chaque repas, que l'enfant soit au sein ou au biberon, et proscrire tout autre aliment que le lait. Si la nourrice peut être incriminée, il faut la changer. On assurera la liberté du ventre par de légers purgatifs ou des lavements.

2. Si, malgré une bonne hygiène, la maladie persiste, ce qui est souvent le cas dans l'eczéma héréditaire, on essayera, suivant les conseils d'Unna, l'*ichthyol*, donné quotidiennement à la dose de deux gouttes (soit six gouttes du mélange suivant : ichthyol, 2,0; eau de cannelle, 4,0, administrées en trois fois avant les repas).

3. Parfois le séjour au bord de la mer aura une heureuse influence et coïncidera avec la disparition de l'eczéma.

4. Chez des enfants d'un certain âge, on prescrira avec avantage l'*arsenic* à petites doses (une cuillerée à dessert deux fois par jour, après les repas, de la potion suivante : arséniate de soude, 0,01 ; sirop de gentiane, 100,0).

Le **lichen** est rare chez les enfants ; Rilliet et Barthez ont cependant observé chez eux le *lichen agrius* en même temps que l'éczéma. Le *strophulus*, qu'on peut considérer comme un lichen particulier à la première enfance, fera l'objet d'un article spécial.

Le **prurigo** simple atteint quelquefois les enfants sales et misérables ; il est caractérisé par une éruption de papules légèrement saillantes qui sont le siège d'une démangeaison plus ou moins vive. D'après Klemm, le prurigo s'observe chez les enfants, surtout entre deux et quatre ans, et ne s'accompagne pas d'un prurit aussi intense que chez l'adulte. Ce prurigo bénin (*prurigo mitis*) nous paraît devoir être rapproché de la maladie décrite par Hardy sous le nom de *strophulus prurigineux*, qui sévit particulièrement pendant les chaleurs de l'été chez les enfants placés dans de mauvaises conditions de nourriture et de logement. Il a une grande tendance à récidiver chez les petits scrofuleux et s'accompagne alors d'un épaississement lichénoïde de la peau, marqué surtout à la face externe des membres. Il est quelquefois l'origine d'un prurigo qui persiste toute la vie (*prurigo d'Hebra*).

L'usage externe d'une pommade au goudron, l'arsenic à l'intérieur, constituent le meilleur traitement du prurigo chez les jeunes sujets; une solution de chloral à 4 ou à 5 % dans la glycérine nous a paru le topique le plus efficace contre les démangeaisons; on peut l'employer pure ou mélangée d'eau, suivant l'âge et l'étendue de la surface malade; dans les cas où le prurit est très vif et limité à une région restreinte, on prescrira des lotions de sublimé. Jacquet recommande dans les cas de prurit chronique troublant le sommeil, qu'il soit dû au prurigo ou à l'urticaire, l'emploi de douches chaudes suivi d'un enveloppement ouaté. Les soins hygiéniques contribuent beaucoup aussi à la guérison de la maladie. Les bains de mer nous ont donné parfois d'excellents résultats dans les cas de prurigo récidivant de date ancienne.

La **gale** est une affection parasitaire qui se rencontre souvent chez les enfants vivant dans un milieu malpropre; elle se développe toujours par contagion et débute sur les parties exposées aux contacts extérieurs.

Chez les nouveau-nés confiés à des femmes atteintes de gale, l'acarus s'attaque en premier lieu aux pieds ou au bas des jambes qui sont en rapport avec les bras de la nourrice; plus tard, lorsque les cuisses et les fesses ne sont plus enveloppées de linges, c'est sur ces parties qu'on remarquera en premier lieu les sillons caractéristiques de la gale. Chez les enfants qui ne sont plus portés, la maladie débute en général par son lieu d'élection, c'est-à-dire entre les doigts. La gale se complique souvent d'éruptions secondaires, telles que d'eczéma et l'ecthyma. Elle peut provoquer en particulier chez les jeunes enfants des éruptions eczémateuses sur le tronc, tandis que les mains restent plus ou moins indemnes. Dans ce cas, la gale pourra être facilement méconnue; on la distinguera cependant de l'eczéma simple par l'intensité du prurit, la variété plus grande des lésions élémentaires de l'éruption (papules, vésicules, pustules), et surtout par la présence des sillons et la contagiosité de l'affection.

Le traitement consistera en bains sulfureux ou mieux en une friction prolongée de tout le corps avec la pommade d'Helmerich, précédée d'un bain savonneux. Les frictions avec le baume du Pérou, avec le styrax liquide additionné d'un quart d'huile et avec la pommade au naphtol (Kaposi) donnent également de bons résultats dans le traitement de la gale. Cette dernière préparation n'est pas exempte de danger chez les très jeunes enfants, surtout si la surface à frictionner est considérable. A cet âge, nous n'employons que le styrax, qui est moins irritant que la pommade d'Helmerich. Lorsque la maladie se complique d'éruptions secondaires, on traitera d'abord celles-ci par les bains et les applications émollientes.

Les diverses variétés d'**acné** sont rares chez les enfants et ne s'observent guère qu'aux approches de la puberté.

L'**ecthyma** se rencontre fréquemment dans le jeune âge On a décrit sous le nom d'*ecthyma infantile* une affection de la peau qui s'observe souvent dans la première enfance chez les sujets cachectiques et mal nourris ; l'irritation que le contact de l'urine et des matières fécales produit chez les enfants atteints d'entérite, est une des causes fréquentes de la maladie. L'ecthyma infantile est caractérisé par une éruption de pustules de dimensions assez variables qui dépassent quelquefois le diamètre d'une pièce de cinquante centimes ; ces pustules sont arrondies et entourées d'une auréole d'un rouge foncé ; leur contenu est formé par un pus séreux et souvent mélangé de sang. Elles se dessèchent rapidement et sont remplacées par des croûtes noirâtres et adhérentes, ou bien elles s'ouvrent et donnent naissance à des excoriations sanguinolentes ou à de véritables ulcérations qui peuvent simuler un chancre (Fournier [1], Feulard [2]) et qui laissent à leur suite une cica-

(1) Fournier, *Annales de dermat.*, 1890, p. 422.
(2) Feulard, *ibid.*, 1892, p. 41.

trice pigmentée. Ces pustules sont en général peu nombreuses ; elles s'observent quelquefois sur le cou, les membres supérieurs et le tronc, mais elles sont surtout fréquentes aux membres inférieurs. L'ecthyma infantile ne présente en lui-même aucune gravité, mais il est un indice fâcheux pour l'état général du petit malade. Les pustules seront traitées par des applications émollientes ; si elles s'ulcèrent, elles seront pansées avec l'acide borique ou le vin aromatique et, si elles tardent à se cicatriser, on les touchera légèrement avec le nitrate d'argent. Un traitement tonique et des soins de propreté sont les meilleurs prophylactiques de la maladie.

Le **rupia** peut se rencontrer quelquefois chez les enfants cachectiques ou scrofuleux, sous la même forme et dans les mêmes conditions que chez l'adulte. La plupart des auteurs décrivent sous le nom de *rupia escharotica* une affection de la peau propre à la première enfance et qui s'observe chez les sujets placés dans de mauvaises conditions hygiéniques. Cette maladie est caractérisée par des taches livides et légèrement saillantes, sur lesquelles s'élèvent des bulles aplaties entourées d'une aréole violacée et remplies d'un liquide séreux ou sanguinolent ; ces bulles sont suivies d'ulcérations à aspect gangréneux qui sécrètent un pus sanieux et fétide ; elles ont une marche extensive et ne se recouvrent pas de croûtes épaisses et saillantes, comme celles du rupia des adultes ; aussi Bazin considère-t-il le rupia escharotica comme une forme du pemphigus. La maladie siège généralement sur la peau du cou, de la poitrine, de l'abdomen, sur le scrotum ou les extrémités inférieures ; elle procède par poussées successives qui prolongent sa durée ; elle est habituellement douloureuse et s'accompagne de fièvre et d'insomnie ; souvent elle se termine par la mort. Dans les cas favorables, la cicatrisation des ulcères est toujours très lente. Le traitement doit être avant tout tonique et reconstituant ; les ulcérations seront pansées avec l'eau de Goulard, le vin aromatique ou l'acide borique.

Le **pityriasis** s'observe assez souvent chez les enfants ; il siège habituellement au cuir chevelu. Cette maladie est caractérisée par la formation sur l'épiderme d'un grand nombre de petites écailles furfuracées qui se détachent facilement ; elle est sans aucune gravité et ne réclame comme traitement que des onctions locales faites avec de l'huile ou tout autre corps gras ; dans les cas rebelles, on emploiera une pommade au soufre ou à l'huile de bouleau et l'arsenic à l'*intérieur*.

Le *pityriasis versicolor*, affection parasitaire déterminée par un champignon, le *microsporum furfur*, et caractérisée par la présence de taches cutanées d'une couleur café au lait, se rencontre rarement dans le jeune âge ; il cède toujours à quelques bains sulfureux ou à une lotion de sublimé.

Le **psoriasis** est rare chez les jeunes sujets ; il s'observe cependant quelquefois dans la seconde enfance sous la forme de *psoriasis guttata* ; il est souvent alors héréditaire. Le *psoriasis inveterata* est presque inconnu dans le jeune âge.

Le **lupus**, dont la nature tuberculeuse a été établie par la constatation du bacille tuberculeux dans les tissus atteints par cette affection, s'observe quelquefois chez les enfants scrofuleux, mais il revêt rarement chez eux la forme ulcéreuse.

Le *lupus hypertrophique* est la forme de la maladie la plus communément observée dans le jeune âge. Cette affection se manifeste presque toujours au visage ; elle débute par la formation dans l'épaisseur de la peau de tubercules peu saillants, indolents, et d'une coloration rougeâtre ; ces tubercules, en général assez nombreux, s'étendent peu à peu et peuvent occuper toute la face. La peau et le tissu cellulaire sous-jacent deviennent le siège d'un engorgement général ; le visage présente alors une bouffissure caractéristique et est parsemé de taches rougeâtres mêlées de quelques points blancs dus à la résorption de tubercules qui se cicatrisent sans s'ulcérer (Cazenave) ; les lèvres sont généralement gonflées. Quelquefois le lupus se propage au pavillon de l'oreille ou bien il se complique d'ectropion, d'épiphora, d'oblitération des narines ; il en résulte un aspect hideux de la face. Le lupus hypertrophique est en général une affection de longue durée, qui peut persister pendant toute la vie.

Besnier (1) a observé un cas de *lupus tuberculeux disséminé* sur un grand nombre de points de la surface cutanée chez une petite fille de quatre ans qui avait été atteinte de rougeole trois mois auparavant, et Philippson (2) a constaté une éruption analogue chez deux enfants à la suite de la scarlatine.

Le traitement général du lupus est celui de la scrofule. Le traitement local consiste en frictions locales avec la teinture d'iode ou avec la pommade à l'iodure de soufre (axonge, 30 grammes, iodure de soufre, 1 gramme) ou à l'iodure de mercure (axonge, 30 grammes, protoiodure de mercure, 1 gramme), ou en applications de compresses imbibées d'une solution de sublimé au millième (Doutrelepont) (3). La scarification linéaire (Vidal), qui a donné des succès, est abandonnée aujourd'hui par crainte de l'infection du sang par le bacille. Dans les cas rebelles, on devra recourir au raclage avec la cuillière de Bruns suivi de la cautérisation au fer rouge ou au chlorure de zinc. Besnier a préconisé l'ignipuncture, qui peut être rendue indolore par l'emploi de la cocaïne.

L'impétigo rodens (*scrofulide pustuleuse*) n'est probablement qu'une forme du lupus, assez fréquente chez les enfants atteints de scrofule grave. Il débute par une éruption de petites pustules agminées qui se montrent au visage, le plus souvent au voisinage du nez, quelquefois même dans l'intérieur des narines. Ces pustules se transforment rapidement en croûtes quelquefois blanches ou jaunâtres, mais le plus souvent noirâtres et colorées par du sang. Lorsque les croûtes se détachent ou sont arrachées, on trouve au-dessous d'elles des ulcérations plus ou moins étendues, peu profondes, à bords irréguliers, à fond rouge pâle et blafard, sécrétant un liquide ichoreux. L'impétigo rodens ne s'accompagne ni de douleurs ni de démangeaisons. Sa durée est générale-

(1) Besnier, *Annales de dermat.*, 1889, p. 32.
(2) Philippson, *Berl. klin. Woch.*, 1892, p. 358.
(3) Doutrelepont, *Monatshefte f. prakt. Dermatol.*, 1884, n° 1.

ment assez longue. La guérison succède quelquefois directement à la chute des croûtes ; on trouve alors au-dessous de celles-ci une cicatrice toute formée, d'une teinte violacée, mais qui pâlit peu à peu ; d'autres fois, au contraire, les ulcérations prennent une marche envahissante, détruisent sur une certaine étendue les parties molles de la face et pénètrent jusqu'aux os, qu'elles respectent cependant presque toujours. La maladie ne guérit alors qu'en laissant au visage des cicatrices difformes.

L'impétigo rodens est souvent difficile à distinguer de la *syphilide pustulo-crustacée* ; les antécédents, les symptômes concomitants et les effets d'un traitement antisyphilitique éclaireront mieux le diagnostic que l'aspect des lésions ; cependant, dans l'impétigo rodens les pustules et les cicatrices présentent en général une teinte bleuâtre assez différente de la coloration cuivrée des tubercules syphilitiques.

Le traitement général a été indiqué à propos de la scrofule ; les applications de teinture d'iode ou de poudre d'iodoforme constituent le meilleur traitement local.

Le *strophulus*, l'*impétigo*, le *pemphigus*, les *teignes* et l'*ichthyose* seront décrits dans les articles spéciaux. (Pour la *dermatite exfoliatrice des nouveau-nés*, voir le chapitre *Maladies des nouveau-nés*.)

Article II. — STROPHULUS.

ÉTIOLOGIE. — Le strophulus s'observe particulièrement dans les deux premières années de la vie ; sa limite extrême est l'âge de cinq ans (Sanné) (1) ; il survient le plus souvent sous l'influence du travail de la dentition, de là le nom de *feux de dents* qui lui a été souvent donné ; on rencontre assez fréquemment des enfants qui sont pris d'une poussée de strophulus à chaque éruption de dents (Hardy). Les troubles digestifs, particulièrement ceux qui sont liés à la dilatation de l'estomac, prédisposent à cette affection.

(1) Sanné, Art. Strophulus du *Dict. encycl. des sc. méd.*, 1883.

DESCRIPTION. — Le strophulus est caractérisé par une éruption de papules plus ou moins confluentes, mais toujours distinctes ; ces papules ont le volume d'une tète d'épingle ou d'un gros grain de millet ; elles sont tantôt blanches, tantôt d'un rouge vif et s'accompagnent souvent d'un prurit assez intense qui porte l'enfant à se gratter continuellement et même à s'écorcher.

On peut distinguer avec Bateman plusieurs variétés de strophulus : dans le *strophulus intertinctus*, les papules sont éparses et entremêlées de taches érythémateuses non saillantes ; dans le *strophulus confertus*, elles sont confluentes ; dans le *strophulus volaticus*, elles sont d'un rouge vif, disposées par petits groupes peu nombreux et disparaissent rapidement ; dans le *strophulus albidus*, elles sont blanches, et quelquefois entourées d'une légère aréole inflammatoire ; dans le *strophulus candidus*, elles sont plus larges et sans aréole à leur base (1). Le siège de l'éruption est variable, tantôt c'est la face, tantôt le tronc ou les membres ; quelquefois les papules forment des groupes disséminés sur divers points de la peau.

Chaque poussée de strophulus dure de deux à dix jours, mais il peut en survenir plusieurs fois de nouvelles se succédant à intervalles rapprochés. La maladie ne s'accompagne pas en général de symptômes généraux ; quelquefois cependant on observe un léger mouvement fébrile ou quelques signes d'embarras gastrique.

Dans quelques cas exceptionnels, la maladie, prenant une forme chronique, paraît pouvoir se transformer, comme l'urticaire, avec laquelle elle présente quelque ressemblance, en prurigo chronique d'Hebra (Gebert) (2).

(1) Nous avons rapporté plus haut (p. 110) le cas d'un enfant à la mamelle qui présenta une éruption caractérisée par des papules surmontées de petites vésicules qui simulaient celles du début de la varicelle. Cette éruption, qui s'accompagnait de prurit, se prolongea pendant tout le temps de la sortie des premières incisives ; elle nous paraît devoir être rapprochée du strophulus, de l'affection décrite par Rilliet et Barthez sous le nom d'*herpès disséminé* (*loc. cit.*, t. II, p. 73), qui accompagne également le travail de la dentition, ainsi que de la *varicelle persistante* d'Hutchinson.

(2) Gebert, *Arch. f. Kinderheilk.*, 1891, XIII, p. 185.

DIAGNOSTIC. — Le diagnostic du strophulus est facile : la maladie ne peut guère être confondue qu'avec la *gale*; elle s'en distinguera par sa courte durée, par l'absence de sillons à la surface de l'épiderme, et par son siège : l'éruption n'est pas limitée au début et aux membres inférieurs comme la gale des petits enfants.

TRAITEMENT. — On prescrira quelques bains émollients ou légèrement alcalins et la poudre d'amidon en application locale pour calmer le prurit. Si l'éruption est liée à la dyspepsie, le traitement général aura plus d'importance que le traitement local ; il sera avant tout hygiénique et on recourra aux moyens préconisés contre les troubles de la digestion (voir p. 573).

Article III. — IMPÉTIGO.

ÉTIOLOGIE. — L'impétigo est une affection très commune dans le jeune âge, surtout avant cinq ans ; elle peut se montrer dès les premiers mois de la vie. Bazin envisage l'impétigo des enfants comme une des premières manifestations de la scrofule et en fait une scrofulide bénigne ; cependant cette maladie s'observe très souvent chez des sujets d'une constitution vigoureuse et qui ne sont atteints dans la suite d'aucune affection scrofuleuse. Bohn fait remarquer que c'est surtout chez les enfants gras qu'on observe l'impétigo et considère le développement du tissu adipeux dans le jeune âge comme prédisposant à cette affection.

Les causes occasionnelles de l'impétigo échappent souvent ; quelquefois la maladie parait résulter d'un trouble dans la digestion (1) ou dans l'allaitement de l'enfant, de là le nom de *croûte de lait* donné vulgairement à l'impétigo des nourrissons. Le travail de la dentition, la malpropreté et les irritants extérieurs, tels que certains emplâtres ou pommades, les poux, les favus ou la vaccination (Meigs et Pepper), sont quelquefois la cause déterminante de l'éruption.

(1) Consultez à ce sujet : Séjournet, *Rev. mens. des mal. de l'enf.*, mars à mai 1889.

L'impétigo ne passait pas naguère pour être habituellement contagieux ; un grand nombre d'auteurs soutiennent actuellement sa contagiosité. Tilbury Fox (1), Kaposi, Stelwagon (2), etc., sont disposés à admettre deux variétés de la maladie : l'une non transmissible, survenant principalement chez les enfants lymphatiques et scrofuleux ; l'autre, l'*impetigo contagiosa*, s'observant surtout au printemps et atteignant en même temps plusieurs enfants d'un même pensionnat, etc. Zit (3) a observé 40 cas de cette forme contagieuse, dont 29 chez les enfants ; dans un cas la maladie fut transmise par un changement de chapeau. L'impétigo a été souvent inoculé avec succès par Tilbury Fox. Vidal (4) a réussi dans la moitié des cas à réinoculer l'impétigo sur le sujet qui le portait. Leroux (5), sur 750 cas d'impétigo aigus ou chroniques chez les enfants, traités au dispensaire de Furtado-Heine, a nettement constaté l'origine contagieuse pour 220 cas et, sur 120 inoculations, a obtenu 79 résultats positifs. Il est probable que toutes les formes de cette affection sont contagieuses et que la contagion se fait par l'incubation de microbes pyogènes d'origine quelconque (Dubreuilh) (6).

DESCRIPTION. — L'impétigo débute en général par l'apparition sur la peau de taches rouges disposées irrégulièrement ou réunies entre elles, et qui sont le siège de démangeaisons; bientôt sur ce fond érythémateux se montrent de petites vésico-pustules, formant habituellement des groupes plus ou moins étendus, et renfermant un liquide d'abord louche, puis opaque et purulent. Ces pustules se rompent et s'affaissent au bout de deux ou trois jours; leur contenu s'écoule au dehors et se dessèche presque aussitôt pour former à la surface de la peau des

(1) Tilbury Fox, Skin diseases, Londres, 1873, n° 223.

(2) Stelwagon, *Philadelphia med. Times*, 22 sept. 1883.

(3) Zit, *Arch. f. Kinderheilk.*, 1887, VIII, fasc. 3.

(4) Vidal, *Congrès international des Sc. méd.*, 5me session. Genève, 1878, p. 241, et *Annales de dermat. et de syph.*, 1877-78, p. 329.

(5) Leroux, *Acad. de méd.*, 25 oct. 1892, dans : *Sem. méd.*, 1892, p. 423.

(6) Dubreuilh, *Annales de dermat.*, 1890, p. 289.

croûtes adhérentes. Ces croûtes sont quelquefois d'un beau jaune (*melitagra flavescens*), mais chez les enfants elles présentent le plus souvent une coloration verdâtre ou noirâtre ; elles sont en général sèches, rugueuses, et s'accroissent en épaisseur par une exhalation continue qui se fait à leur face interne. Si elles se détachent, soit spontanément, soit artificiellement, elles laissent à nu une surface excoriée, rouge, enflammée, douloureuse et secrétant un liquide purulent ou séro-purulent qui ne tarde pas à se concréter pour former de nouvelles croûtes. Sur les limites de la peau malade, on trouve en général quelques pustules disséminées non encore rompues (Bazin). Cette période d'exhalation de la maladie qui, dans les cas aigus, n'est que de quinze jours à un mois, se prolonge dans les cas chroniques pendant des mois ou même des années, puis la sécrétion purulente diminue peu à peu et finit par tarir, les croûtes deviennent moins épaisses, moins adhérentes et tombent enfin pour ne plus renaître ; on observe à leur place des taches rougeâtres qui disparaissent au bout de quelque temps, sans laisser de trace cicatricielle, qu'elle qu'ait été la durée de la maladie.

L'impétigo s'accompagne en général d'un prurit plus ou moins vif et qui est peu marqué, d'après Bazin, lorsque la maladie est d'origine scrofuleuse. Il ne provoque presque jamais de symptômes généraux et est compatible avec une santé du reste parfaite.

L'impétigo peut s'observer sur toutes les parties du corps, mais il atteint le plus souvent chez les enfants la face et le cuir chevelu.

L'*impétigo de la face* s'observe particulièrement chez les petits enfants ; il se montre en général sous la forme de plaques arrondies ou ovalaires plus ou moins bien circonscrites (*impetigo figurata*), qui restent quelquefois limitées à une joue, au front ou aux paupières, où elles peuvent s'accompagner de blépharite ciliaire. Parfois aussi la maladie peut se compliquer de kératite, de coryza, d'otorrhée ou de stomatite (1). Souvent les plaques d'impétigo occupent

(1) Nous avons mentionné plus haut (p. 510) l'existence d'une *stomatite impétigineuse* (Comby, Sevestre et Gastou), qui peut accompagner l'impétigo et paraît être provoquée par les mêmes micro-organismes, particulièrement par le staphylococcus pyogenes

la partie postérieure du pavillon de l'oreille, la commissure des lèvres ou l'entrée des narines, où elles forment des croûtes épaisses. D'autres fois l'impétigo s'étend à la plus grande partie de la face, qu'il recouvre d'un masque hideux (*impetigo larvalis*) formé de croûtes fétides, d'un jaune brun, irrégulières, rugueuses, et qui se fissurent par places sous l'influence des mouvements du visage ; quelquefois ces croûtes sont colorées en noir par du sang, lorsque l'enfant les a grattées ou a cherché à les arracher. Cette forme de la maladie est souvent d'une assez longue durée et récidive facilement.

L'*impétigo du cuir chevelu* se présente aussi sous la forme de plaques disséminées, ou bien il occupe une large étendue.

Dans le premier cas (*impetigo granulata*), les pustules forment de petites masses confluentes, qui ne tardent pas à se dessécher et à se transformer en couches brunâtres très adhérentes qui emprisonnent un certain nombre de cheveux ; il s'en détache de petites écailles sèches, friables, irrégulières, qui restent dans la chevelure et lui donnent un aspect sordide. Cette variété d'impétigo s'accompagne souvent de la présence de *poux*.

Lorsque l'impétigo est généralisé sur le cuir chevelu, celui-ci est recouvert d'une calotte épaisse et chagrinée, exhalant une odeur fade qui peut devenir à la longue horriblement fétide. Un liquide visqueux est sécrété par les surfaces atteintes ; il colle les cheveux et s'écoule sur la peau du front et de la partie postérieure des oreilles où il ne tarde pas à inoculer la maladie. Le cuir chevelu est parfois alors le siège d'*abcès sous-cutanés ;* les ganglions cervicaux sont engorgés et suppurent dans quelques cas. Lorsque les croûtes se sont desséchées, la partie superficielle peut se détacher et laisse alors à nu une couche plus profonde d'un jaune clair qui ressemble aux croûtes du favus. L'impétigo généralisé du cuir chevelu est une des formes les plus chroniques de la maladie. La guérison est quelquefois suivie d'une *alopécie* partielle, mais qui n'est pas incurable.

aureus. Signalons en même temps la coïncidence souvent observée entre l'impétigo et certaines inflammations purulentes des doigts qui paraissent reconnaître la même origine.

DIAGNOSTIC. — L'impétigo est une maladie facile à reconnaître ; elle se distingue de l'*eczéma proprement dit* par son élément initial, qui est une vésico-pustule purulente d'emblée au lieu d'être une vésicule transparente, et par ses croûtes qui sont plus épaisses et plus rugueuses que celles de l'eczéma.

L'impétigo se distingue de la scrofulide pustuleuse (*impetigo rodens*) par sa marche plus rapide, par l'extension généralement plus grande des croûtes, par le prurit qui l'accompagne, et surtout par l'absence complète d'ulcérations de la peau ou de cicatrices après la chute des croûtes.

Le diagnostic avec le *favus* sera indiqué à propos de cette affection.

PRONOSTIC. — L'impétigo n'est pas une maladie grave, il ne compromet jamais la vie de l'enfant, mais c'est une affection pénible et repoussante, souvent rebelle au traitement et très sujette à récidiver.

TRAITEMENT. — D'après un préjugé ancien et très répandu, il serait dangereux de traiter l'impétigo des enfants, et un grand nombre d'accidents ont été attribués à ce qu'on a appelé la *rétrocession des gourmes*. L'expérience des contemporains est peu favorable à cette opinion ; on voit souvent une maladie intercurrente faire disparaître momentanément une éruption impétigineuse, mais cette disparition est l'effet et non la cause de la complication ; dans certains cas cependant la guérison d'un impétigo du cuir chevelu a paru être suivie d'une altération générale de la santé, d'une affection du cerveau ou d'une inflammation oculaire ; on fera donc quelquefois bien, lorsque l'impétigo est très étendu, de ne pas attaquer en même temps toutes les surfaces malades par les topiques. Rilliet et Barthez estiment qu'il vaut mieux respecter les gourmes dans les cas suivants : 1° lorsqu'elles succèdent à une ophtalmie opiniâtre et que celle-ci s'amende évidemment à la suite de l'éruption ; 2° lorsqu'après quelques jours de traitement on voit s'établir une ophtalmie ; 3° lorsque le développement de l'éruption, chez un enfant délicat et très jeune, coïncide avec une amélioration sensible de la santé générale ; 4° lorsque la diminution de la sécrétion inflammatoire est suivie de symptômes généraux, quelque légers qu'ils soient.

Le traitement de l'impétigo consiste tout d'abord à combattre l'élément inflammatoire ; on emploiera dans ce but les *cataplasmes de fécule* ou les *bains locaux émollients*; quand la région le permettra ; sous l'influence de ces moyens, les croûtes se détacheront, et, dans les cas aigüs, la maladie disparaîtra rapidement.

Lorsque l'impétigo est chronique, on cherchera à agir sur les surfaces malades au moyen d'applications topiques, telles qu'une *pommade à l'oxyde de zinc*, au *tanin*, au *calomel*, à l'*acide borique* (3 grammes pour 15 grammes de vaseline), ou à l'*acide salicylique* (une partie d'acide dissous dans l'alcool pour 50 parties d'onguent). On pourra pour donner plus de consistance à la pommade substituer la lanoline à l'axonge ou à la vaseline. Ces divers agents ne devront pas être employés d'une manière intempestive ; quelquefois ils ne font qu'irriter davantage la peau et entretiennent la maladie au lieu de la combattre.

Le *naphtol*, préconisé par Kaposi (1), ne sera prescrit contre l'impétigo des enfants qu'en solution très étendue (1 0/0 ou même 1/2 0/0), ou en pommade (2 à 3 0/0), et ne sera jamais appliqué en même temps sur une large surface à cause des accidents d'intoxication qu'il peut provoquer. Dans les cas très rebelles , on emploiera l'*huile de cade* ou des *cautérisations* avec une solution étendue de nitrate d'argent ; les *douches de vapeur* simples ou médicamenteuses sont également indiquées lorsque les autres moyens ont échoué ; Bazin recommande particulièrement les douches sulfureuses ou sulfo-alcalines.

L'*enveloppement* des parties malades *dans un tissu imperméable*, tel qu'une toile de caoutchouc, donne également d'excellents résultats dans le traitement de l'impétigo ; il est malheureusement d'un emploi difficile lorsque la maladie siège à la face ; dans l'impétigo du cuir chevelu, l'application d'un serre-tête en toile gommée amènera souvent une prompte amélioration (2).

(1) Kaposi, *Wien. med. Woch.*, 1882, p. 30.

(2) On devra s'assurer, si l'on emploie une toile de caoutchouc,

Lorsque la maladie siège dans cette dernière région, on fera couper les cheveux très courts avant d'appliquer aucun topique; si la maladie se complique de la présence de poux, on se débarrassera de ces parasites en saupoudrant la tête de poudre de staphisaigre ou en faisant sur le cuir chevelu une friction avec l'onguent gris ou mieux encore avec la teinture de cévadille.

Comme traitement général, les *purgatifs* légers sont d'un emploi utile au début de la maladie. Lorsque l'impétigo parait être survenu sous l'influence de la scrofule, on prescrira *l'huile de foie de morue* et le *sirop d'iodure de fer;* dans les cas rebelles, on se trouvera souvent bien de l'administration de l'*arsenic* sous la forme d'arséniate de soude à la dose de 1/2 à 1 milligramme par jour au début, qu'on pourra porter dans la suite jusqu'à 2 à 6 milligrammes, suivant l'âge de l'enfant; enfin on recommandera les eaux minérales, particulièrement les *eaux sulfureuses* des Pyrénées, celles d'Uriage, dans l'Isère, ou celles de Schinznach en Suisse pour hâter la guérison de l'impétigo chronique.

Article IV. — PEMPHIGUS.

Le *pemphigus chronique* à forme bulleuse ou foliacée n'est pas commun dans l'enfance et ne présente à cet âge aucun caractère spécial; le *pemphigus aigu* est au contraire assez fréquent chez les petits enfants où il a été décrit sous le nom de *pemphigus des nouveau-nés*. Cette dernière affection présente deux variétés, l'une *maligne*, qui est presque toujours symptomatique de la syphilis héréditaire et qui a été décrite à propos de cette maladie (voir p. 306), l'autre généralement *bénigne*, qui est une affection idiopathique; c'est la seule dont nous nous occuperons ici.

ÉTIOLOGIE. — Le pemphigus aigu idiopathique s'ob-

que celle-ci ait été bien lessivée, autrement on s'exposerait à des accidents d'intoxication par le sulfure de carbone, comme J. Simon (*Rev. mens. des mal. de l'enf.*, 1884, p. 507) en a observé un exemple chez un enfant de cinq mois.

serve le plus souvent dans les premiers jours de la vie ; ainsi dans l'épidémie décrite par Besnier et Homolle (1), la maladie débutait de trois à six jours après la naissance. On la rencontre cependant quelquefois dans la seconde enfance ; L. Secretan (2) l'a observée chez une petite fille de six ans, Badaloni (3) chez une enfant de douze ans et Senator (4) chez une fille de seize ans.

Le pemphigus aigu sévit le plus souvent sous forme d'*épidémies* dans les maternités ou chez les sages-femmes ; des épidémies de pemphigus aigu des nouveau-nés ont été signalées particulièrement dans ces dernières années par Hervieux, Besnier et Homolle à Paris, par Klemm et Ahlfeld à Leipzig, par Koch à Wiesbaden, etc. La *contagiosité* de la maladie paraît assez bien établie ; ainsi plusieurs fois le pemphigus est resté limité à la clientèle d'une seule sage-femme (Koch, Palmer), et des faits positifs de transmission de l'éruption du nourrisson à sa nourrice ont été signalés (Koch, Mettenheimer [5], Salvage [6]) ; cependant, sur 150 cas de pemphigus des nouveau-nés, Hervieux ne cite pas un seul cas de contagion. Vidal (7) a réussi à inoculer le pemphigus idiopathique d'un nouveau-né à un de ses élèves ; quatre jours après la piqûre, une bulle de pemphigus très nette apparut ; l'auto-inoculation même réussit, et Vidal a pu ainsi arriver à produire sur la même personne une bulle de troisième génération. Colrat (8) a obtenu par l'auto-inoculation des résultats analogues. Cette contagiosité est due probablement à un microorganisme ; cependant Vidal et Déjerine ont trouvé dans le liquide des bulles une bactérie, et Colrat un microcoque dont l'inoculation aux animaux n'a pas donné de résultats bien certains ; les

(1) Besnier et Homolle, *Union médicale*, 1874, nos 138 et 139.
(2) L. Secretan, *Rev. méd. de la Suisse romande*, févr. 1882, p. 152.
(3) Badaloni, *Morgagni*, juillet 1883, p. 445.
(4) Senator, *Deutsche med. Woch.*, 1886, no 1.
(5) Mettenheimer, *Jahrb. für. Kinderheilk.*, 1873, 3me fasc.
(6) Salvage, *Lancet*, 19 avril 1890.
(7) Vidal, *Soc. de Biol.* Séance du 24 juin 1874.
(8) Colrat, *Rev. de méd.*, 1884, p. 935.

recherches de Strelitz (1) et celles d'Almquist (2) paraissent avoir eu plus de succès. Ce dernier a trouvé dans le contenu des bulles un microcoque arrondi ressemblant au staphylocoque doré et reproduisant par inoculation la maladie.

D'après Dohrn, le pemphigus peut être le résultat d'une irritation mécanique de la peau du nouveau-né, telle que l'application du forceps ou une friction trop vive après la naissance.

Dans quelques cas le pemphigus aigu est survenu en même temps que la *rougeole ;* Steiner a observé ce fait chez quatre sœurs; Klüpfel, Henoch et Ripley ont signalé des cas analogues.

DESCRIPTION. — Le pemphigus aigu s'annonce quelquefois par un mouvement fébrile qui dure d'un à deux jours, cependant le plus souvent la maladie est apyrétique pendant toute sa durée. L'éruption apparaît sous la forme de bulles remplies d'un liquide limpide, incolore ou légèrement grisâtre, et dont la base est entourée le plus souvent d'une auréole rouge. Leurs dimensions sont très variables; les unes sont très petites et ressemblent aux vésicules de la varicelle, les autres sont quelquefois plus larges qu'une pièce de deux francs; on peut observer des bulles de toutes les dimensions sur le même individu. Ces bulles crèvent en général assez rapidement et sont remplacées par des croûtes minces, foliacées, qui tombent bientôt en laissant sur la peau des taches rouges ou violacées. Lorsque la maladie atteint des enfants d'un certain âge, le nombre de ces bulles ne dépasse pas habituellement trois à six, mais chez les nouveau-nés l'éruption est souvent beaucoup plus abondante. Elle se montre principalement sur le ventre, aux cuisses, au cou et sur la face ; dans l'épidémie décrite par Besnier et Homolle, on observa des bulles sur tous les points de la surface cutanée, sauf à la plante des pieds et à la paume des mains. Klemm a vu dans quelques cas l'érup-

(1) Strelitz, *Arch. f. Kinderheilk.*, 1889, XI, p. 7, et 1892, XV, p. 101.
(2) Almquist, *Zeitschr. f. Hyg.*, X, févr. 1891.

tion s'étendre à la conjonctive et à la muqueuse buccale.

La maladie a en général une marche rapide, bien qu'elle présente souvent plusieurs poussées éruptives successives. Dans les cas mentionnés par Besnier et Homolle, la durée maximum du pemphigus fut de seize jours. Dans l'épidémie observée par Klemm, la guérison survenait au bout de huit à douze jours, sauf dans quelques cas exceptionnels où les bulles furent suivies d'ulcérations; celles-ci persistèrent alors quelques semaines.

Le pemphigus aigu des enfants ne s'accompagne presque jamais d'accidents généraux; ce n'est que dans les cas ulcéreux qu'on observe de l'amaigrissement et de la diarrhée (Klemm).

DIAGNOSTIC. — Le pemphigus aigu présente des caractères trop tranchés pour pouvoir être méconnu; on distinguera le pemphigus bénin des nouveau-nés du *pemphigus syphilitique* par l'absence des signes d'une cachexie avancée et des autres symptômes concomitants de la syphilis héréditaire; en outre, dans le pemphigus bénin, l'éruption ne s'observe pas habituellement sur la paume des mains et la plante des pieds, qui sont le siège le plus commun du pemphigus syphilitique.

PRONOSTIC. — Le pemphigus aigu des enfants est le plus souvent une maladie très légère. Dans quelques cas cependant, il peut se terminer fatalement. Besnier et Homolle ont perdu un de leurs petits malades, qui succomba après vingt-quatre heures de maladie; toute la surface cutanée s'était dénudée dans ce court espace de temps; à l'autopsie, les viscères furent trouvés presque absolument sains. Dans une épidémie observée par Behrend, cinq enfants, chez lesquels l'épiderme avait été également détaché sur tout le corps, succombèrent; Palmer a eu aussi plusieurs cas de mort; Zechmeister, sur 28 malades, en a perdu 6.

TRAITEMENT. — Le traitement du pemphigus aigu des enfants se bornera dans la majorité des cas à l'expectation; on fera bien cependant, pour hâter la guérison de l'éruption, de saupoudrer les parties malades avec de la poudre d'amidon ou de lycopode ; si les bulles sont suivies d'excoriations de la peau, on prescrira un liniment huileux. Dans un cas observé par J. Simon, le traitement consista en lotions faites avec une solution faible d'alun et dans l'application de poudres isolantes. Zechmeister a employé, outre les soins de propreté, des pansements avec la ouate iodoformée ou salicylée. Si l'enfant présente quelques symptômes de dépérissement, on cherchera à y remédier par un traitement hygiénique (aération, lait d'une bonne nourrice) et, s'il est déjà d'un certain âge, par les préparations de fer et de quinquina.

Article V. — TEIGNES.

On désigne communément sous le nom de *teignes* les affections de la peau déterminées par le développement d'un champignon à la base des poils. Ces maladies sont surtout fréquentes chez les enfants.

On admet généralement trois variétés de teignes : la *teigne faveuse* ou *favus*, déterminée par l'*Achorion Schoenleinii;* la *teigne tonsurante*, déterminée par le *Trichophyton tonsurans*, que nous décrirons avec les autres affections dues au même parasite sous le nom de *trichophytie*, et la *pelade*, habituellement mise au nombre des teignes, bien que son origine parasitaire ne soit pas établie d'une façon aussi certaine.

Favus. — ÉTIOLOGIE. — Le favus peut s'observer chez les individus de tout âge, mais il atteint de préférence les jeunes sujets ; d'après Rilliet et Barthez, il est surtout fréquent entre six et neuf ans ; les garçons y sont un peu plus prédisposés que les filles, ce qui tient probablement à ce que leur genre de vie les expose davantage aux affections contagieuses. D'après Horand (1), le favus est beaucoup plus commun dans les campagnes que dans les grandes villes. Sa fréquence tend à diminuer notablement (Feulard) (2). La maladie atteint surtout les enfants lymphatiques et scrofuleux (Bazin).

(1) Horand, *Annales de dermat.*, 1875-76, n° 4.
(2) Feulard, *Th. de Paris*, 1886.

La *contagion* est la seule cause déterminante du favus; la transmission du parasite peut avoir lieu par contact direct, mais le plus souvent elle s'exerce par l'intermédiaire d'un peigne ou d'un objet quelconque sur lequel les spores de l'achorion se sont déposées, ou même par l'air chargé des fines poussières provenant des croûtes faviques. La saleté et surtout la négligence dans les soins de propreté de la chevelure favorisent la contagion ; il est très rare d'observer la teigne faveuse chez des enfants propres et bien tenus. Pour Aubert (1), les plaies du cuir chevelu seraient parfois la porte d'entrée du parasite. Le favus est inoculable artificiellement (Bazin, Deffis). Il peut aussi se transmettre des animaux à l'homme et vice versa ; le fait a été constaté pour le rat, la souris, le lapin et le chat ; le favus de la souris serait même indirectement la principale origine du favus de l'homme (2).

ANATOMIE PATHOLOGIQUE. — La lésion caractéristique du favus est une croûte qui présente, au moins pendant une période de son existence, la forme d'un *godet*. Les croûtes faviques siègent le plus habituellement au cuir chevelu, mais elles peuvent s'observer sur toutes les parties du corps garnies de poils et à la base des ongles. Elles se développent entre la couche cornée de l'épiderme et le réseau de Malpighi et se creusent des dépressions plus ou moins profondes dans le derme.

La nature véritable des croûtes faviques a été longtemps ignorée ; ce n'est qu'après les travaux de Schoenlein (1839), confirmés depuis par ceux de Lebert et de Robin, qu'on sait qu'elles sont essentiellement formées par un champignon. Lorsqu'on examine au microscope un godet développé depuis peu de temps, on constate à sa surface l'existence d'une mince couche épidermique ; plus tard, cette couche a disparu, et on ne trouve plus qu'une enveloppe d'un jaune-soufre renfermant une matière homogène, finement granuleuse, et recouvrant une masse plus ou moins épaisse, constituée par l'*Achorion Schoenleinii*. Ce

(1) Aubert, *Annales de dermat.*, 1881, p. 289.

(2) Voir : Busquet, *Annales de dermat.*, 1892, p. 916 ; — Gillot, *Union méd.*, 2 mars 1893.

parasite présente : 1° un *mycélium* composé de filaments simples ou ramifiés ; 2° un *réceptacle* formé de tubes généralement simples, isolés ou accolés entre eux, larges de 3 μ ; quelques-uns de ces tubes paraissent vides, les autres renferment des spores placées bout à bout, ce qui leur donne un aspect cloisonné ; 3° des *spores* ou *gonidies* qui se présentent sous la forme de granulations blanches, ovalaires ou arrondies, quelquefois irrégulières ; leurs dimensions varient entre 3 et 11 μ. Ces spores sont constituées par une substance fortement réfringente, au centre de laquelle on distingue parfois une ou deux granulations. Souvent elles se réunissent en filaments ramifiés, et leur forme tend à devenir rectangulaire par l'aplatissement de leurs facettes. Il s'établit ainsi des formes de transition entre les spores et les filaments du mycélium. Le procédé le plus simple pour reconnaître la constitution de la croûte favique consiste à prendre, avec la pointe d'une épingle ou d'une lancette, un peu de la poussière dont elle est formée, de la dissoudre dans l'ammoniaque ou la soude caustique et de l'examiner avec un grossissement de 200 à 300 diamètres.

Des cultures pures du champignon du favus ont été faites par Grawitz, Nicolaier, et Quincke (1). Ce dernier a reconnu deux variétés différentes de champignons dans le favus humain qui correspondraient à deux variétés de la maladie : le *favus vulgaire* et le *favus herpétique*, mais les recherches subséquentes de nombreux observateurs n'ont pas confirmé cette distinction (2). Ces cultures ne réussissent bien que dans un milieu légèrement alcalin et à la température de 30° cent. Nous avons vu dans ces conditions les champignons se développer sur le sérum sanguin ou sur l'agar peptonisé sous forme de godets jaune-soufre aussi caractéristiques que ceux du cuir chevelu.

Le mode de développement du champignon et les rapports qu'il affecte avec les poils ne sont pas encore bien

(1) Quincke, *Monatsbl. f. prakt. Dermatol.*, 1889, VIII, n° 2.

(2) Voir en particulier : Elsenberg, *Arch. f. Dermat.*, 1889 ; — Pick, Ergænzungshefte zu *Arch. f. Dermat.*, 1891, n° 1, p. 57 ; — Kral, *ibid.*, p. 79 ; — Mibelli, *Riforma medica*, 9 avril 1891 ; — Sabrazès, *Arch. clin. de Bordeaux*, 1893, p. 261.

éclaircis; on admet généralement que les spores venues du dehors et tombées dans la gaine qui entoure la base des poils, se développent dans ce canal et pénètrent dans ses parois. D'après Rémy, l'achorion ne se propagerait qu'entre les couches de l'épiderme et ne pénétrerait que très rarement dans l'intérieur des cheveux ; l'atrophie et les altérations de ceux-ci ne seraient que le résultat de la pression mécanique que le parasite exerce sur leur base. D'après Bazin, dont l'opinion est confirmée par les travaux de Kaposi et de Balzer, le poil lui-même serait envahi au bout d'un certain temps par la végétation cryptogamique, qui le pénétrerait soit directement, soit par sa racine. Une fois développé dans l'épiderme de la gaine des poils, l'achorion y prend une rapide extension et vient bientôt faire saillie au dehors, où il détermine l'éruption caractéristique de la maladie. Pendant et après la formation du godet, le derme qui entoure le cheveu s'irrite, s'ulcère quelquefois, et le mycélium pénètre dans cette membrane, où il peut déterminer de la suppuration. Plus tard, la partie envahie du derme se résorbe, et c'est probablement à cette résorption que sont dues les cicatrices qu'on trouve parfois sous les godets et qui sont le siège d'une alopécie définitive (Renaut, Balzer).

DESCRIPTION. — Le favus s'annonce par du *prurit* et par l'apparition de *plaques érythémateuses* sur le cuir chevelu. Ces plaques sont quelquefois bien circonscrites et de forme circulaire ; le plus souvent elles sont diffuses et étendues sur de larges surfaces ; elles sont le siège d'une desquamation furfuracée plus ou moins abondante, et les écailles qui s'en détachent présentent déjà au microscope tous les caractères de l'achorion. Les cheveux implantés à leur surface perdent leur aspect luisant, ils deviennent secs et cassants.

Bientôt on voit apparaître au niveau de ces plaques de petits points jaunâtres déprimés à leur centre, qui grandissent rapidement et atteignent ou dépassent quelquefois les dimensions d'un pois ; ils forment alors des croûtes d'un jaune-soufre en forme de *godet* et sont généralement traversés à leur centre d'un ou plus rarement de plusieurs poils ; au début, ces godets sont enchâssés entre deux lamelles d'épiderme, mais la lamelle supérieure cède bientôt à la pression, se déchire, et le parasite se développe en liberté à la surface de la peau.

L'éruption du favus peut présenter quelques variétés dans sa disposition. Quelquefois les godets sont isolés et indépendants les uns des autres (*favus urcéolaire, Tinea lupinosa*), d'autres fois ils se réunissent et forment de larges plaques qui peuvent s'étendre à tout le cuir chevelu (*favus scutiforme*); celui-ci est alors recouvert d'une incrustation d'un jaune fauve offrant à sa surface une multitude de dépressions en godet et comparable à des rayons de miel ; cette surface exhale une odeur fétide caractéristique, qu'on a comparée à celle de la souris ou de l'urine de chat. Souvent la partie supérieure des godets se détache, et il ne reste sur le cuir chevelu qu'une croûte sans forme déterminée, lézardée de toutes parts et percée de loin en loin par quelques cheveux grêles et cassants. Dans la variété décrite sous les noms de *favus nummulaire* et de *favus en cercle*, l'éruption parasitaire se dispose en cercles sur le front et le cuir chevelu ; elle est plus abondante à la périphérie qu'au centre de la plaque circulaire. Bazin a décrit comme une forme spéciale le *favus squarreux*, qui est caractérisé par des croûtes décolorées, blanchâtres, inégales, semblables à du vieux plâtre ; cette forme n'est que le résultat des progrès de la maladie et peut être considérée comme son dernier terme (Hardy).

Lorsqu'on provoque artificiellement la chute des croûtes, on trouve au-dessous d'elles la peau rouge, inégale et déprimée en alvéoles ; bientôt, si la maladie est récente, ces dépressions disparaissent, et le cuir chevelu présente une surface parfaitement lisse, d'une teinte violacée, mais qui ne tarde pas à se recouvrir d'une nouvelle poussée de godets généralement précédée par une petite éruption de *pustules miliaires* à l'orifice des follicules pileux (Lailler).

Sous l'influence des progrès du parasite, les cheveux s'altèrent de plus en plus, leur couleur primitive disparaît, ils présentent une teinte gris cendré, un aspect terne et sont inégaux en diamètre dans les différents points de leur tige ; leur racine même est amincie, et le bouton qui la termine, au lieu de se trouver dans l'axe du poil, forme avec lui un angle obtus (Lailler). Les cheveux s'arrachent avec la plus grande facilité, et quelquefois tombent spontanément avec leur racine et leur bulbe; dans quelques cas, ils se brisent au niveau des croûtes. Le cuir chevelu se dépouille ainsi peu à peu, et, si la maladie se prolonge, elle amène une alopécie partielle ou générale; les cheveux qui persistent sont grisâtres, secs et lanugineux comme ceux des nègres.

Le favus se développe quelquefois en dehors du cuir chevelu; on peut le rencontrer sur toutes les parties du corps où il y a des poils: aux sourcils, au nez, sur le genou, etc.; Descroizilles (1) l'a observé sur les deux épaules d'un enfant, qui présentait la même maladie à la base des cheveux; Lebert a constaté la présence d'un godet sur le gland, et Bazin en a observé un dans la même région, où il était traversé d'un poil rudimentaire. Legludic (2) a vu un enfant de quatorze ans couvert d'un favus squarreux généralisé sur les parties glabres du corps. Quelquefois aussi la maladie se développe à la base des ongles; les enfants peuvent s'inoculer le parasite en ce point en se grattant la tête; il est aussi fréquent d'observer le favus onguéal chez les épileurs. Dans toutes ces régions, la maladie se reconnaît à ses godets jaune-soufre. Parfois elle produit sur la peau des éruptions vésiculeuses ou squameuses rappelant celles de l'herpès circiné (Koebner); Dubreuilh et Sabrazès (3) en rapportent quatre exemples relatifs à des enfants, mais ces éruptions sont beaucoup plus rares que les éruptions analogues dues au tricophyton; elles se distinguent de celles-ci, parce qu'elles affectent la forme de plaques dont le centre ne présente pas, comme dans l'herpès circiné, de régression dans l'éruption, les lésions sont aussi accusées au centre qu'à la périphérie de la plaque.

Le favus s'accompagne en général d'un *prurit* qui peut être assez intense et force l'enfant à se gratter continuellement; en outre, le parasite amène, quelquefois dès le début, le développement d'éruptions concomitantes, telles

(1) Descroizilles, *Rev. mens. des mal. de l'enf.*, 1884, p. 234.

(2) Legludic, *Bull. de la Soc. méd. d'Angers*, 1891, 2e semestre, p. 69.

(3) Dubreuilh et Sabrazès, *Annales de dermat.*, 1892, p. 498.

que l'*impétigo* ou l'*ecthyma*, qui rendent souvent difficile le diagnostic de la maladie primitive. Dans quelques cas, le favus se complique d'*abcès du cuir chevelu* ou d'*engorgements* et d'*abcès ganglionnaires* à la région cervicale, mais il ne détermine jamais par lui-même de symptômes généraux et est compatible avec une santé parfaite.

Lorsque la teigne faveuse est abandonnée à elle-même, sa durée est généralement très longue ; le parasite envahit successivement toute l'étendue du cuir chevelu et ne disparaît que quand tous les bulbes pileux sont détruits et atrophiés ; la maladie laisse alors après elle une alopécie incurable et quelquefois de véritables cicatrices sur le cuir chevelu.

Le favus développé sur les parties de la peau non pourvues de cheveux présente en général une marche plus rapide que celui du cuir chevelu et avorte souvent spontanément.

DIAGNOSTIC. — Les croûtes faviques ont une forme tellement spéciale qu'il est presque impossible de confondre la teigne faveuse avec une autre affection de la peau, lorsque les godets sont bien caractérisés. Ce n'est que lorsque les croûtes ont perdu avec le temps leur forme primitive ou lorsqu'elles s'accompagnent d'une éruption secondaire, que le diagnostic peut présenter des difficultés ; dans ce cas, l'examen microscopique permettra toujours de reconnaître la maladie ; en outre, lorsque la tête a été nettoyée, la rougeur à la fois intense et nettement limitée des espaces malades et l'état dissocié des fibres des cheveux qui sont pénétrés d'air, permettent de la soupçonner à première vue (Aubert) (1). La présence du favus en dehors du cuir chevelu ou chez les personnes qui vivent dans l'entourage du malade, viendra, le cas échéant, confirmer le diagnostic.

Le diagnostic différentiel du favus et des autres teignes sera indiqué à propos de ces affections. Nous venons d'indiquer les signes qui permettent de distinguer le favus de l'*impétigo chronique du cuir chevelu ;* ajoutons que, dans ce dernier, les croûtes sont moins sèches et plus foncées que dans le favus, les cheveux sont collés entre eux

(1) Aubert, *Annales de dermat.*, 1881, p. 34.

et résistent à la traction de la pince ; lorsque les croûtes sont tombées, on trouve au-dessous d'elles des surfaces rouges et irrégulières, sans inégalité de la peau, tandis que dans le favus on rencontre des dépressions nettement limitées, d'une coloration plus foncée, et recouvertes d'une légère couche épidermique.

PRONOSTIC. — Le favus ne menace jamais la vie ; quelquefois cependant il détermine à la longue un véritable étiolement du petit malade ; en outre, c'est une affection pénible et repoussante qui, lorsqu'elle est négligée, amène une alopécie incurable ; au contraire, lorsqu'elle est traitée à temps, elle peut guérir complètement ; les cheveux se développent de nouveau avec leur abondance et leur vitalité normales.

TRAITEMENT. — La propreté du cuir chevelu et l'isolement des teigneux sont les seuls moyens prophylactiques contre les teignes.

Le favus étant une maladie essentiellement locale, c'est presque uniquement par des moyens topiques qu'elle doit être combattue ; on fera bien cependant d'instituer un traitement général tonique ou antiscrofuleux pour les enfants chez lesquels de mauvaises conditions hygiéniques ou une constitution lymphatique ont favorisé le développement de la maladie.

Le traitement local consiste à enlever les cheveux malades et à détruire le champignon au moyen d'agents parasiticides. Le procédé barbare de la *calotte*, qui consistait à arracher en une seule fois tous les cheveux, est maintenant entièrement abandonné dans la thérapeutique des teignes, et on emploie de préférence l'*épilation méthodique*, telle qu'elle a été instituée par Bazin à l'hôpital Saint-Louis, à Paris. On commence d'abord par ramollir et enlever les croûtes de favus et d'impétigo qui recouvrent la tête, au moyen de cataplasmes, de bains ou de lotions émollientes ; Kaposi emploie dans ce but les onctions avec un corps gras, puis au bout de cinq ou six jours, le cuir chevelu étant bien nettoyé, on coupe les cheveux jusqu'à deux ou trois centimètres de leur base et on commence l'épilation. Bazin conseille, pour faciliter cette opération, de frictionner les surfaces que l'on veut épiler avec l'huile de cade, mais il est douteux que ce moyen soit de quelque utilité. On se servira, pour l'épilation, de pinces à mors larges, et on aura soin de n'arracher qu'un ou deux cheveux à la fois pour éviter de les briser; la traction se fera toujours dans la direction de l'axe. Les cheveux doivent être arrachés sur toute l'étendue des surfaces malades, mais cette opération peut se pratiquer en plusieurs séances ; on épilera chaque jour trois à quatre centimètres carrés, et on fera suivre chaque épilation d'une lotion avec une solution de sublimé (sublimé, 1 gramme ; eau, 500 grammes ; alcool, q. s.), d'acide phénique ou de teinture d'iode ; le liquide sera appliqué sur les parties malades au moyen d'une éponge ou d'une brosse, et cette application sera répétée tous les jours, matin et soir, pendant une semaine, en même temps qu'on continuera l'épilation. On terminera le traitement par l'application d'une pommade à base de soufre (soufre, 2 grammes ; axonge, 30 grammes) ou de mercure (turbith minéral, 0,50 à 1,0 ; axonge, 20 grammes).

Ce traitement employé à temps est généralement suivi d'une rapide guérison ; les cheveux repoussent de nouveau, quelquefois avec une coloration plus foncée qu'auparavant. Assez souvent cependant une seule épilation ne suffit pas ; au bout de cinq à six semaines, les cheveux redeviennent secs et cassants, et il survient une nouvelle poussée de godets ; on renouvellera alors l'épilation et les lotions parasiticides aussi longtemps qu'on n'aura pas obtenu une cure radicale de la maladie. En général, trois à cinq épilations espacées sont nécessaires ; on arrive ainsi à faire disparaître entièrement la maladie dans un délai qui, d'ordinaire, ne dépasse pas six mois (Lailler). Ce n'est que lorsque deux mois se seront écoulés sans réapparition du favus, qu'on pourra considérer l'enfant comme entièrement guéri.

Trichophytie. — Les recherches des dermatologistes modernes, particulièrement celles de Bazin, ont établi que le champignon connu sous le nom de *Trichophyton tonsurans* (Malmsten) est l'origine des affections connues sous les noms d'*herpès tonsurant* ou *teigne tonsurante*, d'*herpès circiné* et de *sycosis*. Nous ne décrirons ici que la teigne tonsurante et l'herpès circiné. Quant au sycosis, c'est presque toujours une maladie de la barbe dont l'étude n'appartient pas à la pathologie de l'enfance; l'affection sycosiforme du cuir chevelu décrite sous les noms de *Kerion Celsi* ou de *teigne disséminée* a été cependant souvent rencontrée chez les jeunes filles par C. Pellizzari; Dubreuilh (1) l'a observée chez une petite fille de dix ans, et nous avons eu récemment l'occasion d'en voir un cas chez un petit garçon à la clinique de Lesser, à Berne. Cette forme de la trichophytie est caractérisée par la présence sur le cuir chevelu de squames plus ou moins nombreuses, souvent traversées par un cheveu; dans quelques points, ces squames se réunissent en formant des îlots coniques, au milieu desquels se trouve un petit paquet de cheveux infiltrés de spores et se brisant à la moindre traction.

ÉTIOLOGIE. — L'herpès circiné et la teigne tonsurante se rencontrent souvent dans le jeune âge; d'après Hardy, cette dernière affection ne s'observe guère que chez les enfants; la teigne tonsurante, à l'inverse du favus, est plus commune dans les villes que dans les campagnes (Horand). La malpropreté prédispose à la trichophytie. La seule cause déterminante est la *contagion*, qui s'exerce de la même façon que pour le favus; souvent elle résulte d'un contact direct, ainsi l'herpès circiné peut être occasionné chez un enfant par le baiser d'un individu atteint de sycosis; le parasite peut se transmettre aussi au moyen d'un peigne ou de tout autre objet; dans les pensionnats les changements de coiffures entre les élèves sont quelquefois la cause de la propagation de la teigne tonsurante.

Le trichophyton est inoculable chez l'homme (Deffis), et il résulte des expériences faites sur lui-même par Bouchard (1), qu'il suffit d'une dizaine de jours pour qu'une éruption érythémateuse apparaisse au point où

(1) Dubreuilh, *Annales de la policl. de Bordeaux*, 1891, nº 5, p. 279.

(2) Bouchard, Etudes expérimentales sur l'identité de l'herpès circiné et de l'herpès tonsurant, Lyon, 1860.

a été déposée la matière infectée par le parasite. Le trichophyton peut se communiquer aussi par inoculation ou contagion au chat et au chien (Vincent) (1) ; il a été observé chez le cheval et chez le bœuf (Horand).

ANATOMIE PATHOLOGIQUE. — Dans la trichophytie, le parasite se développe particulièrement aux dépens des poils qui sont plus désorganisés que dans toutes les autres espèces de teignes (Bazin). Si l'on examine au microscope un cheveu arraché sur une plaque de *teigne tonsurante*, on trouve que sa racine, au lieu d'être arrondie comme à l'état normal, est aplatie, tronquée, ou quelquefois même détruite; le cheveu est coudé et renflé en certains points, où il semble comme éclaté et où il se brise avec la plus grande facilité; sa cassure apparaît comme dentelée et formant un petit balai; il est pénétré jusque dans ses parties profondes par des spores disposées en séries linéaires ou en groupes, et qui dissocient ses fibres longitudinales; on trouve également des spores dans les squames et les poussières qui s'attachent aux cheveux. Dans l'*herpès circiné*, les poils sont moins altérés et se brisent moins facilement que dans l'herpès tonsurant.

La trichophytie s'attaque aussi quelquefois aux ongles. Horand en a observé cinq exemples chez les enfants. Dans ce cas, l'ongle est dissocié et réduit à l'état d'une lame papyracée, les raclures de cet organe, examinées au microscope, sont pénétrées par le parasite.

Le trichophyton tonsurans est constitué par : 1° un *mycélium* en général peu abondant et qui a souvent échappé aux observateurs; il est formé par des tubes cylindriques courbés et ramifiés en fourche; 2° des *réceptacles* ou *sporophores*, qui sont des tubes analogues aux précédents, en partie vides, en partie remplis de sporules; celles-ci sont souvent placées bout à bout et donnent au tube un aspect cloisonné; 3° des *spores* transparentes et incolores, globuleuses, arrondies, ovoïdes ou allongées, quelquefois irrégulières; elles ont 4 μ de largeur et présentent quelquefois jusqu'à 10 μ de longueur. La trichophytie est celle de toutes les affections parasitaires où l'on rencontre le

(1) Vincent, *Thèse de Paris*, 1874.

plus de spores. Le trichophyton a été isolé et cultivé à l'état pur, dans les mêmes conditions que l'achorion par Grawitz, par Duclaux (1) et par Verujski (2). Des inoculations de cultures à l'homme ont reproduit la trichophytie.

Les recherches de Neere (3) et de Fürthmann ont conduit ces observateurs à admettre quatre espèces de tricophyton. Sabouraud (4) admet aussi plusieurs variétés de ce champignon, dont deux seraient les causes ordinaires de la teigne humaine. La première, le *trichophyton à petites spores*, n'envahit probablement jamais les régions glabres; c'est celui qu'on trouve habituellement dans les teignes tondantes de l'enfance, et auquel sont dues presque toujours les formes rebelles de cette affection. Il se reconnaît à l'examen microscopique du cheveu malade, qui est rempli de spores dépassant son enveloppe externe, à laquelle elles font une gaine; ces spores ont 2 à 3 μ de diamètre, le mycélium n'est pas visible. La seconde variété, le *trichophyton à grosses spores*, qui n'est peut-être pas une espèce unique, a été constaté par Sabouraud dans 35 0/0 des cas des teignes tondantes de l'enfance; ces cas étaient habituellement bénins; c'est à cette variété que sont toujours dus l'herpès circiné et le *Kerion Celsi*. Le *Trichophyton megalosporon* se reconnaît à ses spores de 7 à 8 μ de diamètre, à ce qu'il ne végète pas hors du cheveu et à ce que son mycélium est toujours visible. Nous avons personnellement observé un cas qui paraît se rapporter à cette forme; il s'agissait d'un enfant porteur d'un herpès circiné de la nuque qui s'était étendu au cuir chevelu; celui-ci était le siège de nombreux anneaux de teigne tondante; la prompte guérison de celle-ci fut une preuve de la bénignité de cette affection quand elle a la même origine que l'herpès circiné.

DESCRIPTION. — **Herpès circiné.** — L'herpès circiné

(1) Duclaux, *C. R. de la Soc. de Biol.*, 16 janvier 1886.

(2) Verujski, *Annales de l'Institut Pasteur*, 24 août 1887.

(3) Neere, Congrès de Halle (1891), dans *Annales de dermat.*, 1892, p. 61.

(4) Sabouraud, *Annales de dermat.*, 1892, p. 1061, et 1893, p. 116 et suivantes.

débute par l'apparition d'une ou plusieurs taches rouges, isolées, arrondies, légèrement saillantes, surmontées par de petites écailles blanches; ces taches s'accroissent excentriquement et, à mesure qu'elles s'étendent, leur partie centrale se guérit, en sorte qu'elles se présentent au bout de peu de jours sous la forme d'anneaux généralement arrondis, quelquefois irréguliers, de dimensions très variables qui s'agrandissent continuellement. On trouve quelquefois sur le cercle érythémateux de petites vésicules transparentes ou purulentes, mais ce phénomène n'est pas constant (Hardy) ; les poils de duvet développés au niveau des points malades de la peau s'arrachent aisément, mais ne se brisent pas ; le microscope y fait reconnaître, ainsi que dans les squames de la peau, la présence du trichophyton. L'herpès circiné s'accompagne en général d'une démangeaison légère ou d'une sensation de cuisson ; il ne provoque jamais de symptômes généraux.

L'herpès circiné peut siéger sur toutes les parties de la peau recouvertes de poils de duvet; il s'observe particulièrement au visage, au cou et en général sur les parties découvertes, qui sont les plus exposées à la contagion. Il est fréquent de voir les enfants atteints de teigne tonsurante ou d'herpès circiné à la tête s'inoculer la maladie au dos de la main.

Parfois la trichophytie se cantonne exclusivement au dos de la main ou à la plante des pieds où elle peut facilement être confondue avec d'autres affections (Djellaledin-Moukhtar) (1).

L'herpès circiné guérit le plus souvent spontanément au bout d'une à deux semaines; lorsque les plaques sont nombreuses et que l'enfant se réinocule plusieurs fois de suite la maladie, sa durée peut se prolonger pendant quelques mois.

Teigne tonsurante. — La teigne tonsurante s'annonce en général par un *prurit* plus ou moins intense, qui persiste pendant toute la durée de la maladie, et par l'apparition de points ou de plaques arrondies qui sont le siège d'une *desquamation furfuracée* et font une légère saillie

(1) Djellaledin-Moukhtar, *Annales de dermat.*, 1892, p. 885.

au-dessus des parties voisines; très souvent aussi on observe une poussée de *vésicules herpétiques* sur le cuir chevelu; ces vésicules n'ont quelquefois qu'une durée éphémère; elles sont en général disposées circulairement et s'étendent excentriquement. Les cheveux deviennent rougeâtres, fauves, gris cendré; ils sont ternes, secs, friables et se cassent quand on veut les arracher.

A une période plus avancée, ils se brisent spontanément à un demi-centimètre environ de leur base et sont entourés d'une gaîne blanchâtre formée par le parasite. On voit alors apparaître sur le cuir chevelu une ou plusieurs plaques, ordinairement rondes, ressemblant à une *tonsure;* la peau présente à ce niveau un état granuleux caractéristique; elle est comme boursouflée, d'une teinte bleu ardoisé, quelquefois masquée par des squames pulvérulentes. On aperçoit parfois sur le bord des plaques des vésicules d'herpès; le parasite peut aussi provoquer une éruption pustuleuse suivie de la formation de croûtes semblables à celles de l'impétigo. Des éruptions secondaires analogues sont souvent déterminées par le grattage, l'épilation ou l'application de topiques irritants. Lorsque les plaques siègent sur la limite du cuir chevelu et de la peau du front, elles présentent sur cette dernière l'aspect de l'herpès circiné.

La teigne tonsurante est une affection beaucoup plus persistante que l'herpès circiné. Souvent les plaques se multiplient et s'étendent indéfiniment aux dépens des parties saines du cuir chevelu et amènent une calvitie plus ou moins complète, mais qui, d'après Lailler, ne serait pas incurable. Souvent, cependant, la maladie s'arrête d'elle-même, ou bien la suppuration des follicules pileux provoque la destruction du parasite.

DIAGNOSTIC. — Les affections déterminées par le trichophyton se reconnaissent en général facilement; elles peuvent cependant simuler au début un *pityriasis simple,* un *eczéma sec* ou une *syphilide circinée;* quelquefois aussi elles sont masquées par le développement d'éruptions secondaires; le microscope permettra toujours de faire le diagnostic dans ces cas difficiles. La coïncidence de l'herpès circiné et de la teigne tonsurante, lorsqu'elle existe, est également caractéristique de la trichophytie. Le *favus* se distingue de la teigne tonsurante par l'aspect si spécial de ses godets; lorsque les croûtes ont été enlevées, les teignes se reconnaîtront encore aux altérations des poils; dans l'herpès tonsurant, les cheveux se brisent lorsqu'on cherche à les arracher; dans le favus, au contraire, ils sont plus résistants et s'enlèvent facilement tout entiers. Dyce Duckworth et Behrend (1) ont signalé le fait qu'en humectant avec du chloroforme les cheveux trichophytiques, ceux-ci prennent, après l'évaporation du chloroforme, une teinte blanc crayeux. Cette réaction, paraissant être absolument particulière au trichophyton, pourra être utilement employée pour le diagnostic.

PRONOSTIC. — Le pronostic de l'herpès circiné ne présente aucune gravité. La teigne tonsurante est plus rebelle au traitement que le *favus*, mais finit toujours par guérir, même spontanément (Lailler) (2). Elle n'exerce aucune influence fâcheuse sur la santé générale.

TRAITEMENT. — Le traitement de l'herpès circiné consiste en frictions sur les surfaces malades avec une *pommade mercurielle* ou *sulfo-alcaline* (axonge, 30,0; soufre, 1,50; carbonate de potasse, 0,50), ou dans un badigeonnage avec la *teinture d'iode*. Ces moyens amènent le plus souvent une guérison rapide; l'arrachement des poils de duvet malades est presque impossible, mais est tout à fait superflu.

La teigne tonsurante est habituellement traitée comme la teigne faveuse. L'épilation avec la pince est souvent difficile au début de la maladie, les cheveux se brisant quand on les tire, et les tronçons ne pouvant être saisis solidement; on se contente alors d'arracher les poils en raclant les surfaces malades avec un peigne fin (Horand). L'épilation est suivie des lotions déjà indiquées à propos du favus.

Besnier (3) recommande de tenir les cheveux courts et

(1) Behrend, *Vierteljahrschr. f. Dermat. und Syph.*, 1884.
(2) Lailler, *Annales de dermat.*, 1889, p. 958.
(3) Voir : Brocq, *Annales de dermat.*, 1890, p. 151.

de ne pas les raser, de peur de favoriser les auto-inoculations, puis d'épiler dans une largeur de 6 à 8 millimètres autour des plaques malades; on racle ensuite avec la curette les cheveux cassés et les détritus qui couvrent les plaques, mais avec douceur, sans provoquer d'hémorragie; ce raclage est facilité en enduisant la surface malade d'un corps gras; si le cuir chevelu est irrité, on le lavera tous les jours au savon ou avec un jaune d'œuf et de l'eau de son; enfin on recouvrira les plaques de rondelles d'emplâtre de Vigo. Lailler et Hallopeau (1) se servent de vaseline iodée à 1 %, dont le cuir chevelu est enduit tous les jours, après avoir été lavé avec du savon et un mélange d'alcool camphré (125,0), d'essence de térébenthine (5,0) et d'ammoniaque (5,0).

Quelques auteurs, frappés des insuccès qui suivent souvent l'épilation et désirant éviter aux malades les douleurs que provoque cette petite opération, ont cherché à combattre la maladie au moyen de frictions irritantes qui, déterminant l'inflammation du bulbe pileux, détruiraient et entraîneraient au dehors le trichophyton.

Ladreit de Lacharrière (2) a proposé dans ce but l'*huile de croton tiglium*, dont il fait faire des frictions sur les places malades. Ce traitement, qui a donné des succès, est aujourd'hui abandonné parce que l'inflammation du cuir chevelu, qu'il provoque peut amener une alopécie incurable.

Tilbury Fox (2) prescrit au début de la teigne des applications d'acide acétique ou mieux d'une pommade composée d'iode (8 grammes) et d'huile de goudron (30 grammes). Dans les cas plus anciens, il considère les simples vésicants du cuir chevelu comme insuffisants et emploie diverses substances parasiticides, telles que le sulfate de cuivre, le mercure et l'acide phénique, etc., qui amènent une inflammation suppurative du cuir chevelu et l'élimination des cheveux malades.

Lespiau (4) a obtenu plusieurs succès dans le traitement

(1) Voir : Brocq, *loc. cit.*, p. 150.

(2) Ladreit de la Charrière, *Bull. de thérapeutique*, 15 août 1876, et *Union médicale*, 5 janvier 1884.

(3) Tilbury Fox, *Lancet*, 27 octobre 1877.

(4) Lespiau, *Soc. méd. des Hôp.*, 26 mai 1876.

de la trichophytie au moyen de badigeonnages répétés deux fois par jour avec le glycérolé de teinture d'iode et de tannin (tannin, 1 gramme ; teinture d'iode, 10 grammes ; glycérine, 20 grammes).

Unna (1) se sert de la *chrysarobine* de la façon suivante : il fait d'abord couper les cheveux, puis enduire de colle de zinc la peau du front, des tempes et de l'occiput pour la préserver de l'action irritante du médicament ; il fait ensuite badigeonner le cuir chevelu avec une pommade composée de 5,0 à 10,0 de chrysarobine, 5,0 d'ichtyol, 2,0 d'acide salicylique pour 100,0 de cérat simple. On recouvre alors le cuir chevelu d'un tissu imperméable (toile cirée, gutta-percha, etc.) qu'on fixe sur ses bords avec la colle de zinc pour avoir une occlusion parfaite ; le tout est maintenu par des bandes de tarlatane et un bonnet. Chaque jour celui-ci est enlevé, l'enveloppe imperméable est fendue d'un côté et soulevée, puis refermée après l'application d'une nouvelle couche de pommade. Le quatrième jour, la pommade à la chrysarobine est enlevée et remplacée par une pommade à l'ichtyol à 5 % qu'on applique une fois par jour pendant les trois derniers jours de la semaine. On renouvelle ensuite entièrement le pansement et, après un lavage, on procède à une nouvelle série d'applications des mêmes pommades. On continue ainsi de semaine en semaine jusqu'à l'entière guérison, qui serait généralement obtenue, d'après Unna, au bout de quatre semaines. Ce traitement n'a pas toujours donné les mêmes succès qu'à son auteur ; c'est ainsi que Marianelli (2) ne l'a vu réussir que dans un cas sur quinze. Pour von Sehlen (3), qui en a obtenu de meilleurs résultats, ce n'est pas à la chrysarobine, mais à l'acide salicylique et à l'ichtyol qu'il faut attribuer la guérison de la maladie.

Quel que soit le traitement employé, la ténacité extrême de la teigne tonsurante obligera à tenir les enfants longtemps en observation avant de pouvoir certifier leur guérison définitive.

(1) Unna, *Monatsh. f. prakt. Dermat.*, 1891, n° 12.

(2) Marianelli, *Giorn. ital. delle malat. ven. e delle pelle*, 1890, p. 359.

(3) Von Sehlen, *Congrès de Halle*, dans *Annales de dermat.*, 1892, p. 61.

Pelade. — La pelade (*Area Celsi*, *Alopecia areata*, *Porrigo decalvans*) est une affection dont la nature est encore discutée. Gruby signala sur les plaques de pelade un champignon, analogue à celui des teignes, qu'il décrivit sous le nom de *Microsporon Audouini* et qu'il considéra comme étant la cause de la maladie. Ce champignon n'a pas été retrouvé par la plupart des observateurs ; aussi Hutchinson, Cazenave, Baerensprung, Rindfleisch, Horand, etc., nient-ils la nature parasitaire de la pelade, qu'ils estiment être le résultat d'un trouble nutritif de la peau ; Bazin, au contraire, maintenant l'origine microphytique de cette affection, a continué à la ranger parmi les teignes. Courrèges, Malassez, Thin, Eichhorst, von Sehlen, Majocchi, Pelizzari, etc., ont signalé l'existence de microorganismes d'apparences diverses, au niveau des plaques de pelade, sans avoir pu établir la spécificité de ces parasites. Vaillard et Vincent (1) ont constaté à la surface des cheveux la présence de microcoques à grains petits et réguliers, tantôt isolés, tantôt géminés et groupés sans ordre, qu'ils ont pu cultiver et inoculer aux animaux de façon à reproduire la maladie et qui leur ont paru être le véritable agent de la pelade. D'autres auteurs (Joseph, Mibelli, Pontoppidan, etc.) ont vu des alopécies partielles analogues à celle de la pelade succéder à la destruction accidentelle ou expérimentale des nerfs se rendant au cuir chevelu. La question de la nature de la pelade est donc encore pendante; il est probable qu'il existe deux maladies différentes d'origine, confondues sous la même dénomination, l'une due à un parasite, l'autre résultant d'une trophonévrose.

Étiologie. — La pelade peut se développer à tout âge, mais est particulièrement fréquente chez les enfants de six à douze ans. On ne lui connaît pas de causes prédisposantes. Sa *contagiosité* est niée par quelques auteurs, particulièrement par Hebra et en général par tous les partisans de la nature trophonévrotique de la maladie ; mais

(1) Vaillard et Vincent, *Arch. de méd. et de pharm. militaires*, 1891, p. 369.

il existe un trop grand nombre de faits bien observés, dans lesquels la transmission de la pelade par contagion a paru évidente, pour que celle-ci puisse être niée ; ces faits établissent que la contagion s'exerce soit par contact immédiat, soit par l'intermédiaire des peignes, des coiffures, etc. D'autre part, cette contagiosité est beaucoup moins marquée que pour les teignes proprement dites, et on peut citer un grand nombre de cas où elle ne s'est pas manifestée, malgré les circonstances les plus favorables en apparence (1).

ANATOMIE PATHOLOGIQUE. — Les cheveux des sujets atteints de pelade sont atrophiés ; le poil est grêle, sa racine est effilée, amincie ; le bulbe est infiltré de leucocytes (Giovannini) (2); souvent son extrémité libre présente l'aspect d'un balai, avec des fentes remplies d'air qui offrent à l'examen microscopique l'apparence de taches noires (Behrend). Il se laisse arracher sans résistance et entraîne rarement avec lui sa gaine épidermique. Parfois sur les mêmes plaques, à côté des cheveux simplement atrophiés, on en trouve d'autres cassés au ras de la peau (pelade à cheveux fragiles de Besnier, pelade pseudo-tondante de Lallier). Les parasites signalés dans la pelade ont été généralement trouvés dans les couches épidermiques entourant le poil et non dans le poil lui-même. C'est uniquement dans la gaine épithéliale interne du follicule pileux qu'évolue le microcoque découvert par Vaillart et Vincent ; ce microbe, en altérant le follicule, prive le poil de ses moyens d'attache et de nutrition et entraîne ainsi sa mort et sa chute rapide.

DESCRIPTION. — La pelade débute par un point quelconque du cuir chevelu ; le plus souvent une seule place est attaquée d'abord ; parfois la maladie commence sur plusieurs points à la fois ou bien on voit se succéder plusieurs plaques à de courts intervalles. Les places

(1) Consulter à ce sujet : *Bull. de l'Acad. de méd.*, séances du 6 nov., 20 et 27 déc. 1887, 26 juin et 31 juillet 1888 : communications de Ollivier, Hardy, Leloir et Besnier.

(2) Giovannini, *Annales de dermat.*, 1891, p. 921.

atteintes sont le plus souvent disséminées sans ordre apparent; dans quelques cas cependant elles ont paru symétriques.

Sur ces points, les cheveux tombent en se détachant de leurs follicules et laissent à leur base une petite surface dénudée qui s'étend rapidement par la chute de nouveaux poils. Il se forme ainsi un certain nombre de places chauves limitées par une chevelure normale ou même exubérante. La peau, à l'endroit malade, se présente comme une plaque entièrement glabre, d'une blancheur remarquable, parsemée de petits points qui sont les orifices des follicules pileux. Il est très rare que ces plaques fassent saillie, le plus souvent elles sont au même niveau que la peau avoisinante; dans les cas anciens, elles sont parfois un peu déprimées (Hebra). Il est exceptionnel qu'elles soient le siège de prurit.

Autour des plaques, les cheveux s'arrachent facilement et tombent d'eux-mêmes ou sous l'influence du peigne; les espaces chauves s'agrandissent rapidement et arrivent ainsi à se rejoindre. Larges d'un centimètre, quand on les aperçoit pour la première fois, les plaques atteignent souvent les dimensions d'une pièce de cinq francs; de forme arrondie ou ovalaire quand elles sont isolées, elles peuvent prendre par leur réunion les formes les plus irrégulières et les plus variées. Si la maladie étend ses ravages, des espaces considérables du cuir chevelu sont entièrement dénudés.

Arrivée à un certain degré, souvent après plusieurs semaines ou plusieurs mois, la pelade présente en général un temps d'arrêt. Les cheveux cessent de tomber autour des plaques; celles-ci se recouvrent d'un fin duvet de poils follets qui peuvent tomber plusieurs fois de suite; des poils plus vigoureux finissent par s'y développer; peu à peu la chevelure se reproduit aussi belle et aussi fournie qu'auparavant; quelquefois les nouveaux cheveux présentent une teinte un peu plus foncée que ceux qui les avoisinent.

La réparation peut se faire sur un point, tandis que de nouvelles plaques, généralement moins étendues que les premières, se forment ailleurs; aussi la maladie présente-t-elle souvent une très longue durée, qui peut s'étendre à plusieurs années.

Exceptionnellement la pelade prend une extension telle que non seulement tout le cuir chevelu est entièrement dépouillé, mais que les sourcils et les autres poils du corps peuvent tomber entièrement. Les lésions des ongles dans la pelade, signalées par quelques auteurs, sont beaucoup plus rares que dans les autres teignes.

La guérison complète est la terminaison de beaucoup la plus habituelle, quelle qu'ait été l'extension de la maladie. Quelquefois cependant il ne se reproduit que des poils follets ou bien les plaques ne se recouvrent jamais entièrement de cheveux. La terminaison par alopécie complète et définitive est très rare.

La pelade peut récidiver même après plusieurs années de guérison complète.

DIAGNOSTIC. — La pelade est généralement facile à reconnaître des autres teignes. Dans l'*herpès tonsurant*, la peau des surfaces dénudées présente une coloration bleuâtre ardoisée et est recouverte de points noirâtres dus aux poils cassés, au lieu d'être décolorée et entièrement dépouillée comme dans la pelade ; dans le *favus*, on observe généralement des godets, et les poils des surfaces malades ne sont pas tous détruits.

Le *vitiligo* diffère de la pelade par son origine, qui est le plus souvent congénitale, par l'aspect des poils qui, lors même qu'ils sont décolorés, conservent leur longueur et leur épaisseur ordinaires, et par la pigmentation anormale de la peau au voisinage des plaques blanches qui caractérisent la maladie. Feulard (1) a signalé un cas de coïncidence du vitiligo et de la pelade chez une petite fille de douze ans ; la pelade guérit.

PRONOSTIC. — La pelade n'est grave que par les ravages qu'elle peut produire dans la chevelure ; elle ne provoque presque jamais d'altération dans la santé. Cependant, d'après Hardy, lorsqu'elle s'étend à toute la surface cutanée, on observe quelquefois un arrêt dans le développement de l'enfant et un amaigrissement plus ou moins considérable.

(1) Feulard, *Annales de dermat.*, 1892, p. 842, et 1893, p. 31.

TRAITEMENT. — Le traitement antiparasiticide est moins efficace contre la pelade que contre le favus ou la trichophytie. Nous avons vu souvent les lotions au sublimé échouer entièrement. Dans un cas, néanmoins, les frictions quotidiennes à l'*huile de foie de morue phéniquée* (1 °/o) ont été suivies de guérison au bout de six mois. Vaillard et Vincent recommandent de frotter journellement les plaques et le cuir chevelu avec une solution d'acide phénique ou avec l'essence de térébenthine; on peut alterner les deux substances ; dans l'intervalle des frictions, on maintiendra sur les plaques un linge imbibé de ces médicaments. Hallopeau (1). s'est bien trouvé dans un cas de l'action parasiticide de l'essence de Wintergreen.

Les frictions avec une substance excitante (alcool) ou irritante (teinture d'iode, teinture de cantharide) donnent souvent de meilleurs résultats. L'emploi de vésicatoires appliqués successivement à quelques jours de distance au niveau des plaques a paru en particulier hâter la guérison de la maladie (Besnier) (2). Nous avons vu ce traitement suivi très rapidement de la guérison chez un petit garçon atteint d'une seule plaque de pelade et traité dès le début.

Afin d'empêcher l'enfant atteint de pelade de propager la maladie, on lui tiendra les cheveux courts, et on lui fera porter une perruque ou un bonnet.

ARTICLE VI. — ICHTYOSE.

ÉTIOLOGIE. — L'ichtyose est une maladie qui débute le plus souvent dans la première enfance; elle se développe parfois dans la vie intra-utérine, et l'enfant vient au monde le corps couvert d'écailles; d'autres fois la maladie n'apparaît que vers le troisième mois de la vie et prend tout son développement dans le cours de la première année. Dans quelques cas enfin, elle ne survient que dans la seconde enfance ou même à l'âge adulte. Elle est plus fréquente chez les garçons que chez les filles. L'ichtyose est souvent une maladie héréditaire; elle peut atteindre,

(1) Hallopeau, *Bull. de la Soc. de thérap.*, 22 mars 1893, p. 56, et *Annales de dermat.*, 1893, p. 618.

(2) Voir : Schachmann, *Annales de dermat.*, 1887, p. 178.

comme l'un de nous l'a observé, plusieurs membres d'une même famille ; Heulz (1) l'a rencontrée simultanément chez deux sœurs jumelles et leur frère. Ses causes déterminantes sont inconnues.

DESCRIPTION. — L'ichtyose est caractérisée par la formation incessante à la surface de la peau d'écailles épidermiques sèches, légèrement imbriquées ou juxtaposées, tantôt minces, fines et transparentes, tantôt opaques, dures et parfois d'une consistance cornée (Bazin). La peau est le siège d'une exfoliation continuelle, elle est rude et chagrinée au toucher. L'ichtyose s'étend le plus souvent à toute la surface cutanée, mais elle est particulièrement développée sur les parties sèches de la peau. La production épidermique est très peu abondante sur les régions qui sont le siège d'une sécrétion sudorale abondante, telles que les aisselles, les aines, les parties génitales, la plante des pieds, la paume des mains, etc. Le visage en est le plus souvent exempt. La production des squames diminue pendant les chaleurs de l'été et peut même disparaître à ce moment pour reprendre de plus belle en hiver.

L'ichtyose présente des variétés assez nombreuses ; dans sa forme la plus commune, elle est caractérisée par des squames larges, minces, juxtaposées, soulevées et détachées sur leurs bords ; ces squames sont terminées par des lignes qui se rencontrent sous les angles les plus variés, et elles sont comme cassées au niveau des plicatures du derme. D'autres fois, les squames sont dures et épaisses, et présentent un reflet argenté comme des écailles de poisson (*icthyose nacrée*) ; quelquefois, au lieu de se détacher et de tomber, elles s'épaississent considérablement, et la peau se recouvre de productions cornées ou même de véritables piquants (*ichtyose cornée* ou *hystrix*). Kaposi (2) a vu le corps d'une petite fille de six ans recouvert par places d'excroissances d'un demi à un et demi centimètre rappelant les plumes d'un oiseau.

L'ichtyose ne provoque aucune démangeaison et ne

(1) Heulz, *Annales de dermat.*, 1888, p. 237.

(2) Kaposi, *Soc. de méd. de Vienne*, 25 nov. 1892, dans : *Annales de dermat.*, 1893 ; p. 30.

détermine jamais de symptômes généraux ; c'est plutôt une difformité de la peau qu'une véritable maladie. Lorsqu'elle est congénitale, elle persiste souvent pendant toute la vie ; lorsqu'elle est accidentelle, elle disparait quelquefois complètement, mais elle est toujours de longue durée.

TRAITEMENT. — L'ichtyose est rebelle à toute thérapeutique. Les bains alcalins répétés et les frictions à la glycérine neutre constituent le meilleur traitement palliatif.

CHAPITRE VIII

MALADIES DES NOUVEAU-NÉS

ARTICLE Ier. — ICTÈRE.

Les anciens auteurs confondaient sous le nom d'*ictère des nouveau-nés* deux états différents : l'un déterminé par la décoloration jaunâtre de la peau qui succède physiologiquement à la congestion sanguine des premiers jours, l'autre qui est dû à la présence du pigment biliaire dans les capillaires de la peau ; ce dernier mérite seul le nom d'ictère. On peut en distinguer deux formes, l'une *idiopathique*, qui est toujours bénigne, l'autre *symptomatique*, qui est presque toujours mortelle.

L'ictère idiopathique est très fréquent dans les maternités et les hospices d'Enfants trouvés. A Vienne, Kehrer (1) l'a observé 474 fois sur 690 nouveau-nés et Porak (2), à l'hôpital Cochin, 198 fois sur 248 nouveau-nés, mais dans trois cas seulement il trouva un ictère assez intense pour se traduire par la coloration verte de l'urine. On observe parfois aussi en ville, quoique moins souvent, une légère coloration ictérique chez des nouveau-nés placés dans de bonnes conditions hygiéniques.

Les conditions étiologiques qui paraissent jouer un rôle pathogénique important sont : 1° *la compression prolongée du tronc pendant l'accouchement* (primipares, présentations du siège); ainsi l'ictère est assez fréquent chez les enfants qui naissent asphyxiés ; 2° *l'état des forces*. D'après

(1) Kehrer, *Œster. Jahrb. f. Pæd.*, 1871, II, p. 71.
(2) Porak, *Revue mens. de méd. et de chir.*, mai-août 1878.

Kehrer, l'ictère serait six fois plus fréquent chez les enfants débiles et nés avant terme que chez les enfants vigoureux. Epstein a trouvé que l'ictère est beaucoup plus intense et 17 fois plus fréquent chez les enfants nés avant terme que chez les enfants à terme.

Hofmeier (1) a observé que, chez les nouveau-nés ictériques, la perte de poids des premiers jours est plus considérable et que l'augmentation de poids est plus tardive que chez les enfants non ictériques. Les troubles de la nutrition, qui seraient pour cet auteur une des causes les plus importantes de l'ictère, pourraient être aussi bien une conséquence de cette affection.

Les auteurs ne sont pas d'accord sur la pathogénie de l'ictère idiopathique des nouveau-nés. Virchow, appuyé sur une autopsie, regarde cette affection comme un ictère catarrhal dû à la présence d'un bouchon muqueux dans le canal cholédoque ; d'autres observateurs au contraire (Burdach, Leyden, Kehrer) n'ont jamais trouvé de catarrhe des voies biliaires. L'opinion de P. Frank, qui attribuait l'ictère des nouveau-nés à la rétention du méconium, est contredite par les faits.

Est-ce dans les changements que la naissance détermine dans la circulation hépatique qu'il faut chercher la cause de l'ictère? C'est l'opinion de Frerichs, qui l'explique par la diminution subite de tension que subissent les capillaires du foie par l'interruption de la circulation ombilicale ; mais, sans compter que les nombreuses anastomoses entre la veine ombilicale et le système porte doivent atténuer singulièrement la portée de ce changement, on ne peut y voir la cause efficiente de l'ictère des nouveau-nés, puisque dans cette hypothèse ce phénomène devrait toujours exister. Nous pensons plutôt avec Hewitt que l'ictère est le résultat de la stase veineuse, due à la gêne de la circulation pulmonaire, quand la respiration se développe lentement et que le poumon est atélectasié, ce qui est fréquent chez les enfants débiles et nés avant terme, ou chez ceux qui naissent avec les symptômes de l'asphyxie. Peut-être aussi faut-il attribuer un rôle important à la congestion irritative du foie, produite par une

(1) Hofmeier, *Zeitschr. f. Geburtsh. und Gynäk.*, 1882, VIII, n° 2.

longue compression de cet organe pendant un accouchement laborieux. En tous cas, sans pouvoir affirmer que l'ictère vulgaire des nouveau-nés soit dû toujours à la même cause, on peut admettre que, cliniquement, il présente les mêmes caractères que l'ictère par congestion hépatique active ou passive. Ainsi il est fréquent de voir, avec le foie muscade des maladies du cœur, les mêmes variétés dans les symptômes de l'ictère, depuis la teinte légèrement jaunâtre des téguments jusqu'à la teinte jaune foncé des conjonctives; comme dans l'ictère bénin des nouveau-nés, il est rare de pouvoir constater la présence du pigment biliaire dans l'urine, et les selles restent colorées par la bile; l'ictère disparaît dès que la tension diminue dans le cœur droit et dans le cœur gauche. En faveur de cette similitude clinique, on peut citer encore la constatation directe faite par Birch Hirschfeld d'un œdème de la capsule de Glisson avec stase veineuse, à l'autopsie d'enfants nouveau-nés ictériques qui avaient succombé peu de temps après la naissance sous l'influence de causes accidentelles. C'est là une bonne preuve de l'origine hépatogène de l'ictère bénin des nouveau-nés.

Nous ne mentionnons point ici la théorie de l'origine hématogène de l'ictère qui, déjà indiquée par Billard, a été encore appliquée récemment à l'ictère des nouveau-nés. Cette théorie ne repose sur aucune base expérimentale solide et peut s'appliquer seulement aux cas de faux ictère, c'est-à-dire de décoloration jaunâtre de la teinte ecchymotique cutanée du premier jour ou aux cas de dissolution du sang (*maladie bronzée hématique*, voir p. 880).

L'ictère idiopathique apparaît quelques heures après la naissance, mais la coloration jaune ne devient bien marquée à la peau et aux conjonctives que le deuxième ou le troisième jour. Il est très rare de voir des enfants naître ictériques; Bednar en a cependant observé un cas. La teinte jaune augmente en intensité pendant quelques jours sans être jamais très accusée et disparaît peu à peu du huitième au dixième jour; dans quelques cas cependant, elle persiste pendant deux ou trois semaines; dans d'autres cas plus rares encore, elle diminue au bout de trois ou quatre jours pour reparaître bientôt après avec une nouvelle intensité. Les selles restent habituellement colorées, l'urine renferme rarement une quantité notable de pigment biliaire. Hofmeier a constaté une augmentation de la quantité d'urée dans l'ictère des nouveau-nés ; ce fait, déjà signalé chez l'adulte dans l'ictère par congestion hépatique, est regardé par Murchison, Brouardel, etc., comme une preuve de la fonction uréopoïétique des cellules hépatiques.

L'ictère idiopathique est une maladie essentiellement bénigne, qui disparaît spontanément et altère fort peu la santé générale.

L'ictère symptomatique reconnaît chez le nouveau-né trois causes bien différentes : les vices de conformation des voies biliaires, l'infection purulente d'origine puerpérale et l'hépatite interstitielle avec inflammation des canalicules biliaires.

1° Les *vices de conformation des voies biliaires*, qui s'annoncent par de l'ictère, portent tantôt sur le canal cystique seul qui est converti en un cordon fibreux (deux cas de Kœstlin) (1), tantôt sur le canal cholédoque seul (Lhommeau, Donop, Hennig), tantôt sur tous les conduits du hile du foie qui sont oblitérés (Virchow, Binz), tantôt à la fois sur la vésicule qui est rudimentaire et sur les gros canaux biliaires qui font complètement défaut (Romberg et Henoch, Freund). Ces anomalies de développement se reproduisent parfois successivement chez plusieurs enfants d'une même famille (Binz, Pearson). Le foie présente souvent les traces d'une maladie fœtale, tantôt d'une cirrhose (Sappey et Robin, Freund), tantôt d'une périhépatite, qui peut être d'origine syphilitique. Quand la veine porte est comprise dans le tissu conjonctif inodulaire, les intestins sont le siège d'une forte congestion, la rate est grosse, les ganglions mésentériques sont engorgés et le péritoine renferme parfois de la sérosité.

Quand il y a oblitération des voies biliaires, l'ictère se déclare en général peu d'heures après la naissance et acquiert rapidement une intensité considérable ; les téguments prennent une teinte jaune vert foncé, l'urine fortement chargée de pigment biliaire tache les langes en brun

(1) Kœstlin, *Würtemb. Corr. Bl.*, n° 14, 1862.

verdâtre; les selles, au contraire, sont entièrement décolorées; elles deviennent souvent fétides quand la vie se prolonge; ces deux caractères distinguent nettement l'ictère dû aux vices de conformation des voies biliaires de l'ictère bénin idiopathique. On n'observe ni fièvre ni ralentissement notable du pouls. Bientôt le ventre se ballonne, et il survient des vomissements; le foie, recouvert par les anses intestinales, est difficile à sentir à la palpation. Dès le second jour, le pouls est petit et rapide; l'enfant décline visiblement; il est somnolent ou est pris de convulsions et succombe en général dans la première semaine. Parfois, néanmoins, la vie se prolonge pendant deux ou trois mois; les enfants sont alors très émaciés; dans un cas rapporté par West, le ventre était distendu par un épanchement ascitique. Dans quelques cas la terminaison fatale est amenée par une *hémorragie intestinale* ou *ombilicale*, complication fréquente des vices de conformation du foie (Grandidier) (1).

Quand le *canal cystique* seul est oblitéré, l'ictère n'apparait que fort tard; ainsi l'un des enfants observés par Kœstlin ne devint ictérique qu'au bout de six mois. Le ballonnement du ventre fait complètement défaut, les selles restent colorées, mais les malades maigrissent et finissent par succomber à la cachexie ou à une complication (érésipèle, pneumonie).

2° L'*ictère pyémique* complique souvent la phlébite ombilicale suppurée; il n'est qu'une des formes du puerpérisme infectieux des nouveau-nés (voir l'art. *Péritonite des nouveau-nés*, p. 884) et se distingue nettement des autres ictères symptomatiques par l'élévation constante de la température et par sa coïncidence avec d'autres manifestations infectieuses, telles que la péritonite, la méningite ou la pleurésie suppurées, ainsi qu'avec le puerpérisme infectieux de la mère. Ritter et Klebs ont fréquemment observé en pareil cas des hémorragies cutanées, muqueuses ou viscérales qui étaient des manifestations de la dissolution du sang. C'est dans cette forme pyémique de l'ictère que l'on rencontre souvent la dégénérescence aiguë du foie, du cœur, et des reins, dont Buhl et Hecker (2) ont

(1) Grandidier, *Journ. f. Kinderkr.*, 1859, XXXII, 384.

(2) Buhl, Die acute Fettdegeneration der Neugeborenen; — Hec-

cherché, à tort selon nous, à faire une entité morbide sous le nom de *dégénérescence graisseuse aiguë des nouveau-nés.*

3° La troisième forme de l'ictère grave des nouveau-nés est liée à des *altérations profondes du parenchyme hépatique;* elle est encore peu étudiée; nous donnons ici comme pierre d'attente le résumé d'un cas (1) que l'un de nous a eu l'occasion d'observer:

Les parents du petit malade ne présentent aucune trace de syphilis, la mère a été atteinte de scorbut; de ses trois premiers enfants, l'un est mort en bas âge, les deux autres paraissent sains et vigoureux. La plus jeune a présenté de l'ictère dans les premiers jours de la vie; depuis lors, elle a souvent eu des bosses sanguines et a souffert d'une altération des gencives qui paraît avoir été de nature scorbutique.

Notre malade, gros garçon venu à terme après un accouchement facile, est atteint dès sa naissance d'un ictère bien caractérisé, qui augmente et se généralise les jours suivants, non seulement à la peau, mais à toutes les muqueuses. Les selles sont naturelles, nettement colorées par les principes de la bile. L'urine est très foncée et présente à l'analyse du pigment et des acides biliaires, ainsi qu'une très faible proportion d'albumine. L'enfant est nourri par sa mère et prospère pendant les premiers jours; il ne présente sur le corps aucune trace d'éruption syphilitique.

A partir du neuvième jour, le tableau change; des hémorragies surviennent de divers côtés, sous la peau, par l'ombilic, par l'intestin. La rate est très volumineuse, le foie déborde les fausses côtes; le ventre est souple, pas d'ascite. Aucune élévation de la température rectale, qui s'abaisse au contraire au-dessous de la normale dans les derniers jours. L'enfant s'étiole et s'affaiblit peu à peu, et succombe le vingt-troisième jour à une crise de convulsions.

L'autopsie fait constater une altération profonde du tissu

ker et Buhl, *Klinik der Geburtskunde*, I, 1861, p. 296. — Hecker, *Monatschr. f. Geburtskunde*, XXIX, p. 321.

(1) A. D'Espine, *Bull. de la Soc. méd. de la Suisse romande*, 1879, p. 279, et *Gaz. méd. de Paris*, 1880, nos 43 et 48.

hépatique, qui paraît avoir été le point de départ de tous les accidents. Les grands canaux biliaires sont parfaitement perméables, sans bouchon; la vésicule biliaire renferme une bile foncée et poisseuse. Le foie est augmenté de volume. Son tissu, d'une coloration vert olive, présente au microscope une prolifération abondante de jeunes cellules le long de la capsule de Glisson et dans les espaces interlobulaires, qui sont par places notablement agrandis. Cette néoformation se continue sous forme de guirlandes élégantes autour des cellules hépatiques dans l'intérieur des lobules; les cellules sont en grande partie conservées et contiennent des blocs de pigment biliaire. Les petits canalicules biliaires sont épaissis et remplis de cellules épithéliales; le peu d'altération de leur paroi permet de supposer que les lésions qu'ils présentent sont consécutives à l'hépatite interstitielle. Nulle part on ne constate de gommes miliaires.

La veine ombilicale ne présente aucune altération; elle n'est oblitérée que dans le dernier tiers de son parcours. La rate est énorme, son tissu est dur, mais offre son aspect normal. Le cœur présente à sa pointe une large ecchymose qui pénètre dans l'intérieur du muscle; ce foyer hémorragique est entouré d'une infiltration de jeunes cellules tout à fait semblable à celle du foie. Le tissu sous-muqueux de l'intestin grêle présente également par place de petits foyers microscopiques de prolifération. Les reins sont un peu gros, très ictériques; on y observe quelques ecchymoses disséminées et une prolifération cellulaire autour des artères qui donnent naissance aux *vasa recta*. Les poumons, qui ne présentent à l'œil nu que quelques ecchymoses, offrent au microscope les altérations de la pneumonie interstitielle. L'humérus est fendu, et, examiné, il ne présente aucune lésion. Les autres organes sont sains, aucun signe de maladie infectieuse, nulle trace de bactéries, de micrococcus dans le sang. Pas de vice de conformation.

Il est impossible, en face de ces lésions, de ne pas penser à un cas de syphilis congénitale, bien que l'enquête relative aux parents ait été complètement négative et que l'enfant n'ait présenté aucun indice qui confirmât ce diagnostic. Le point de départ de toutes les lésions paraît avoir été la cirrhose hypertrophique du foie avec inflammation des canalicules biliaires. Nous attendons de nouvelles observations avant d'oser affirmer que les lésions multiples que nous avons constatées dans ce cas puissent se rencontrer en dehors de toute influence syphilitique (1). Signalons en même temps l'absence complète chez notre malade de dégénérescence graisseuse du foie, des reins et du cœur, qui coïncide souvent, d'après Hecker, avec l'ictèr grave des nouveau-nés.

Article II. — HÉMORRAGIES.

Les hémorragies chez le nouveau-né sont relativement rares, mais ont attiré depuis longtemps l'attention par les dangers qu'elles font courir à la vie de l'enfant ou par la gravité de l'état général dont elles sont l'expression.

Nous n'avons point en vue ici les hémorragies accidentelles ou traumatiques, telles que les hémorragies internes dues au traumatisme obstétrical ou celles qui accompagnent souvent l'opération de la circoncision, telle que la pratiquent les rabbins, et nous ne faisons que mentionner les cas très rares d'hémorragies observées à la suite d'une lésion quelconque, chez les enfants appartenant à des familles hémophiliques.

Ainsi délimitées, les hémorragies des nouveau-nés reconnaissent pour cause tantôt une lésion locale, tantôt une diathèse hémorragique, tantôt enfin elles relèvent à la fois de causes locales et générales.

Elles ont pour siège, par ordre de fréquence : 1° l'ombilic; 2° la peau et les orifices cutanés ; 3° le tube digestif (estomac et intestin) ; 4° les organes génito-urinaires. Nous décrirons successivement l'omphalorragie, le melæna, les hémorragies rénales et vulvaires, sans nous arrêter aux hémorragies cutanées, qui ne sont presque toujours qu'une manifestation concomitante de l'omphalorragie ou du melæna.

1. **Omphalorragie.** — ÉTIOLOGIE. — L'hémorragie par l'ombilic peut être due tantôt à une gène dans le méca-

(1) Neumann (*Berl. klin. Woch.*, 1893, p. 445) a rapporté récemment un cas analogue dans lequel l'origine syphilitique était probable. (Voir aussi l'art. *Cirrhose du foie*, p. 652.)

nisme respiratoire quand le cordon ombilical n'est pas lié ou que la ligature est incomplète, tantôt à un trouble de la circulation hépatique (pyléphlébite), tantôt à un empoisonnement du sang (pyémie, syphilis, diathèse hémorragique); parfois, comme dans les cas de syphilis du foie, ces deux dernières causes se trouvent réunies.

La *ligature du cordon* n'est pas indispensable à l'hémostase ombilicale après la naissance; la nature y a pourvu par deux mécanismes très simples : pour la veine ombilicale, par l'aspiration que produit la dilatation de la cage thoracique sur le sang veineux; pour les artères ombilicales, par leur occlusion, grâce à la rétraction qui, à l'état normal, est de beaucoup supérieure à la tension artérielle. Il est actuellement démontré que, dans les cas d'arrachement du cordon au ras de l'ombilic, comme dans ceux où on avait omis volontairement la ligature du cordon sectionné, il ne se produit pas d'omphalorragie, pourvu qu'on ait soin d'assurer le libre exercice de la respiration (Depaul, Kleinwächter).

Par contre, la gêne de la respiration causée par l'asphyxie, par des tentatives criminelles, par la faiblesse congénitale, par un maillot trop serré ou bien par l'augmentation subite de la tension artérielle, due aux efforts et aux cris continuels du nouveau-né, sont les causes ordinaires de l'omphalorragie mécanique, lorsqu'elle est rendue possible par l'absence de ligature du cordon ou par une ligature mal faite. Si l'on ne s'aperçoit pas à temps de l'accident, l'hémorragie peut être rapidement mortelle. Elle se produit le plus souvent peu de temps après la naissance, aussi l'accoucheur doit-il toujours lier l'ombilic et ne jamais négliger de s'assurer avant son départ que le cordon est étanche (1).

(1) Dans les cas de cordon gras et volumineux (sarcomphale), Tarnier (*Progrès méd.*, 17 janv. 1880) recommande un procédé de ligature avec un fil élastique, dit *procédé de l'allumette* : « Au point, dit-il, où l'on veut faire une ligature, on applique sur le cordon et parallèlement à sa longueur le bois d'une allumette. On comprend alors dans la ligature le cordon et l'allumette ; cette dernière maintient le cordon rigide, et, de plus, sa surface n'étant pas glissante, le fil élastique reste fixé sur elle et n'a aucune tendance à s'échapper. Lorsque le nœud a été fait, on prend entre le pouce et l'index les deux bouts de l'allumette; en exerçant une pression sur

Les *omphalorragies dyscrasiques* sont relativement plus communes que celles qui sont dues à l'absence de ligature du cordon; elles sont néanmoins assez rares; Roger n'en a vu qu'un seul cas sur 10,000 enfants observés à l'hôpital des Enfants assistés de Paris. Leur fréquence paraît être plus grande en Allemagne; ainsi Gerhardt estime qu'elles s'observent en moyenne une fois sur 5,000 nouveau-nés, et Ritter von Rittershain a pu en recueillir en six ans (1866-1871), à l'hospice des Enfants trouvés de Prague, 132 cas sur 13,000 nouveau-nés, soit une proportion de 14,6 ‰.

L'hémorragie ombilicale a été observée aussi bien chez les enfants vigoureux et bien portants que chez ceux qui étaient chétifs. La fréquence de cet accident dans les maternités est due au rôle que joue dans sa production la *septicémie puerpérale*. C'est en effet cette affection qu'il faut signaler en première ligne dans l'étiologie de la *diathèse hémorragique temporaire;* l'omphalorragie peut survenir sous son influence, qu'il y ait ou qu'il n'y ait pas de phlébite ombilicale, et c'est à l'infection elle-même qu'il faudrait rapporter le plus souvent l'accident ; c'est ainsi que Orth (1) a trouvé dans le sang et les foyers hémorragiques de nombreux micrococcus (mycosis septique), et que Klebs (2) a constaté dans tous les vaisseaux des enfants morts d'hémorragie ombilicale des bactéries de grande taille, assez nombreuses pour les oblitérer.

Nous avons déjà mentionné (p. 312) la *syphilis* comme une des causes de l'omphalorragie. D'après Weber, cette affection agirait par l'intermédiaire des lésions hépatiques spécifiques (pyléphlébite, cirrhose périvasculaire), qui faciliteraient le reflux du sang par la veine ombilicale ou entraîneraient la diathèse hémorragique par l'atrophie aiguë des cellules hépatiques. La forme hémorragique de la syphilis est du reste relativement rare.

Les *maladies* et les *vices de conformation de foie* sont, comme nous l'avons déjà indiqué plus haut (p. 866), très

le centre avec les pouces, on la brise en son milieu; il suffit alors de tirer doucement pour dégager chacun des deux morceaux de bois de dessous le caoutchouc et la ligature élastique est définitivement fixée sur le cordon. »

(1) Orth, *Arch. f. Heilk.*, 1872, 2e et 3e fascicules.

(2) Klebs, *Oester. Jahrb. f. Pæd.*, 1874, II, p. 151.

souvent accompagnées d'omphalorragie, ainsi que d'hémorragies par la peau ou les muqueuses. L'ictère coïncide fréquemment avec l'omphalorragie ; il a été trouvé 84 fois sur 200 cas d'hémorragie ombilicale d'après Grandidier (1). Ce fait suffit pour démontrer l'importance de cette cause d'hémorragie chez le nouveau-né ; il s'agit de vrais ictères graves.

En dehors de ces causes incontestables, certains auteurs admettent encore comme pouvant prédisposer les enfants aux hémorragies ombilicales, les troubles dans la nutrition chez la mère pendant la grossesse (Hecker) ; c'est ainsi que l'abus des alcalins a été incriminé par Minot, et celui des boissons aqueuses par Jenkins. En tout cas, on ne peut nier que la misère physiologique primitive ou consécutive à des vomissements incoercibles n'ait été observée assez souvent chez les mères des nouveau-nés atteints de diathèse hémorragique.

ANATOMIE PATHOLOGIQUE. — Le *siège* de l'hémorragie ombilicale n'est pas toujours facile à déterminer. Le plus souvent l'hémorragie est capillaire, parenchymateuse; dans quelques cas, le sang est fourni par les artères ou par la veine ombilicale. Dans un cas publié par Ray (2), les deux artères ombilicales non rétractées et la veine ombilicale venaient s'ouvrir dans une cavité commune, d'où suintait le sang.

Les lésions internes constatées à l'autopsie dépendent de la cause première de l'omphalorragie. En dehors de celles que nous avons déjà énumérées, mentionnons la *dégénérescence graisseuse aiguë* du foie, du cœur et des reins, décrite par Hecker et Buhl, qui peut être la conséquence soit de l'anémie aiguë, soit de l'infection pyémique (voir p. 866.)

SYMPTOMES. — Le *début* de l'hémorragie ombilicale de cause interne a lieu le plus souvent sans que rien ait pu faire craindre cet accident ; parfois néanmoins il est précédé par l'apparition de l'ictère ; tel a été le cas dans 44 cas sur 220 d'après Grandidier.

(1) Grandidier, *Journ. f. Kinderkr.*, 1859, XXXII, p. 380.
(2) Ray, *Arch. gén. de méd.*, 1849, t. XXI, p. 177.

C'est en général après la chute du cordon que le premier écoulement se manifeste; il se montre souvent le septième jour, en moyenne du cinquième au dixième jour. Dans quelques cas, le sang apparaît dès les premiers jours, c'est-à-dire avant la chute du cordon ou en même temps qu'elle. Grandidier a vu l'hémorragie commencer 44 fois avant la chute du cordon, 28 fois en même temps, 86 fois après elle.

L'hémorragie débute souvent la nuit; la première perte est en général peu abondante, de sorte qu'on ne s'en aperçoit que par hasard le matin en changeant les langes de l'enfant.

Dans les cas rares d'hémorragie artérielle, la perte peut être rapide et très abondante, et on voit parfois le sang sourdre en jet. Le plus souvent, c'est un suintement goutte à goutte de toute la surface de la cicatrice ombilicale ou du tubercule fongueux qui la remplace dans les jours qui suivent la naissance; quelquefois le sang provient aussi des ulcérations qui peuvent se former autour de l'ombilic.

Cet écoulement s'arrête dans quelques cas sous l'influence d'un traitement hémostatique, plus rarement spontanément, mais alors il ne tarde pas à se renouveler, quoi qu'on fasse, et amène la mort de l'enfant par épuisement au bout d'un temps qui varie entre quelques heures et une ou deux semaines.

Les symptômes concomitants les plus fréquents sont les hémorragies par d'autres voies et l'ictère.

Sur 220 cas d'omphalorragie (Grandidier), 90 étaient accompagnés d'autres hémorragies; les plus fréquentes étaient des *ecchymoses* spontanées provoquées par la moindre pression, puis les hémorragies stomacales et intestinales; on a vu aussi le sang sourdre du nez, des oreilles ou de la vulve. La généralisation des hémorragies est en général d'un très fâcheux pronostic; celui-ci est d'autant plus grave que ces hémorragies multiples apparaissent plus tôt; on les a vues parfois précéder l'omphalorragie.

L'*ictère* est le plus souvent très foncé, et dans ce cas le sang qui s'écoule prend un reflet verdâtre; les linges présentent des taches rouges entourées d'une auréole jaunâtre. Quand l'ictère résulte d'un obstacle à l'écoulement de la bile, les selles sont blanches, argileuses et fétides; quand il est dû à la polycholie, comme c'est le cas dans l'infection septique, les selles sont colorées en jaune, fréquentes et liquides.

PRONOSTIC. — Le pronostic de l'omphalorragie simple, non dyscrasique, dépend de la quantité du sang perdu avant que l'on s'en soit aperçu ; celui des hémorragies dyscrasiques est très grave. Grandidier, dans les cas qu'il a relevés, constate une mortalité de 83 %. D'après Gerhardt, les omphalorragies compliquées d'autres hémorragies ne donnent que 5,55 % de guérison.

La guérison n'a été spontanée que dans 3 cas; dans les 35 autres cas de guérison publiés, elle a été due à l'intervention chirurgicale.

TRAITEMENT. — On a préconisé beaucoup de moyens pour arrêter l'omphalorragie; la ligature immédiate n'est applicable qu'aux cas très rares où l'hémorragie est artérielle. La *ligature en masse* du tubercule ombilical a été proposée par Paul Dubois; elle consiste à enfoncer deux épingles en croix à travers les diverses couches de l'ombilic et à faire une suture entortillée. Elle a donné 9 succès sur 28 cas publiés. La *cautérisation* échoue presque toujours et n'est pas sans danger.

Reste la *compression*, qui, pour être efficace, doit être très prolongée et peut être associée à l'emploi des styptiques, tels que le perchlorure de fer ou le tanin ; elle a donné quelques succès. Dans les premiers moments, la compression peut être faite avec les doigts en saisissant l'ombilic entre le pouce et l'index. On peut substituer ensuite au doigt une boule fortement pressée d'ouate perchlorurée et la recouvrir d'une épaisse couche de collodion (Debout); on applique sur ce bouchon quelques rondelles d'amadou, et l'on maintient le tout à l'aide d'une bande. Sims a imaginé pour remplacer la compression digitale une petite pince serre-fine, pour presser l'un contre l'autre les deux bords de l'anneau ombilical. Dans un cas, cette pince resta seize jours en place et arrêta définitivement l'hémorragie.

Pour combattre la faiblesse et l'anémie, il sera absolument nécessaire de nourrir l'enfant au lait et de lui faire prendre toutes les demi-heures de l'eau additionnée de rhum ou de cognac et d'un peu de sirop d'éther.

2. **Melæna.** — ÉTIOLOGIE. — Le melæna des nouveau-nés est une affection relativement rare, qui s'observe surtout dans les maternités et les hospices d'Enfants trouvés. Hecker, à Munich, en a observé 8 cas sur 4,000 nouveau-nés, c'est-à-dire environ un cas sur cinq cents. Contrairement à ce qu'on observe pour les hémorragies ombilicales, les hémorragies gastro-intestinales sont plus fréquentes chez les filles que chez les garçons.

Les hémorragies gastro-intestinales se reproduisent sous l'influence de causes très diverses; elles sont tantôt *idiopathiques*, tantôt *symptomatiques* d'une lésion du tube digestif ou d'une maladie générale.

Les hémorragies gastro-intestinales *idiopathiques* se produisent en dehors de toute lésion de la muqueuse digestive ou d'une diathèse hémorragique. Leur pathogénie est encore obscure. Billard, qui en a recueilli quinze observations, les décrit sous le nom d'hémorragies passives. Kiwisch signale la ligature prématurée du cordon comme une cause importante de ces accidents auxquels il donne le nom d'*apoplexie abdominale*; Bouchut pense également qu'il faut les attribuer à une compression prolongée du cordon à la suite d'un accouchement laborieux. L'autopsie révèle souvent une injection générale de la muqueuse gastro-intestinale et une pléthore de tous les viscères abdominaux (Billard). Porak (1), par contre, a observé des hémorragies par l'intestin et le vagin et des hématémèses à la suite de la ligature tardive du cordon et les attribue à une augmentation de pression dans le système circulatoire sous l'influence du surplus de sang que reçoit le nouveau-né, surplus qu'il est facile de démontrer par la balance. La compression des centres nerveux au moment de l'accouchement et les lésions traumatiques qui en résulteraient dans les centres vaso-moteurs, pourraient être aussi la cause du melæna, comme cela résulte d'un cas observé par Pomorski (2), dans lequel cet auteur a observé des hémorragies dans le cerveau en même

(1) Porak, *Rev. mens. de méd. et de chir.*, 1878.

(2) Pomorski, *Deutsche med. Woch.*, 1888, n° 37, et *Arch. f. Kinderheilk.*, 1892, XIV, p. 165.

temps que dans les poumons chez un enfant accouché par le forceps. Des expériences sur les animaux faites par Pomorski lui ont paru confirmer cette opinion. La question demande encore de nouvelles recherches.

Le melæna des nouveau-nés peut être symptomatique d'*ulcérations de l'estomac* ou du *duodénum*. Billard, qui a publié les premières observations d'ulcérations de l'estomac chez les nouveau-nés, rapporte celles-ci à la gastrite folliculeuse, et signale le vomissement de matières brunâtres ou sanguinolentes comme un des signes de cette maladie; d'après les cas qu'il a recueillis, les enfants seraient d'autant plus exposés aux ulcérations de l'estomac qu'ils sont plus rapprochés de la naissance. Cruveilhier a figuré dans son Atlas d'anatomie pathologique des ulcérations de l'estomac chez des nouveau-nés; dans un cas (fig. 6), on avait observé des vomissements noirs, et l'estomac contenait du sang altéré. Depuis lors, plusieurs faits semblables ont été publiés par Carteaux, par Hecker, par Spiegelberg; l'ulcération siégeait tantôt dans l'estomac, tantôt dans le duodénum. Ces lésions ont été attribuées soit à une dégénérescence graisseuse aiguë des vaisseaux (Steiner), soit à une oblitération fœtale du conduit des glandes gastro-duodénales suivie d'inflammation (Bohn), soit à des embolies qui proviendraient d'un thrombus de la veine ombilicale ou du canal artériel, formé sous l'influence de l'asphyxie (Landau). Des expériences faites par Epstein semblent démontrer la réalité de ce dernier facteur; en suspendant la respiration chez des animaux, cet auteur a pu déterminer des hémorragies de la muqueuse intestinale. L'asphyxie et l'atélectasie pulmonaire peuvent donc déterminer des hémorragies gastro-intestinales par congestion mécanique.

La présence d'ulcérations n'est d'ailleurs point habituelle dans le melæna; ainsi Kling (1), qui a eu l'occasion de faire six autopsies de nouveau-nés ayant succombé à une hémorragie gastro-intestinale, n'a constaté que dans deux cas des ulcères de l'estomac et du duodénum; dans les autres cas, il fallait admettre comme cause de la maladie une hémorragie capillaire ou veineuse. Sur 25 autopsies

(1) Kling, *Thèse de Munich*, 1875.

rapportées par Dusser (1), les ulcérations manquaient dans 12 cas.

Le melæna n'est parfois, comme l'omphalorragie, que l'expression de la *diathèse hémorragique temporaire* (Grandidier, Ritter); dans ce cas, il est presque toujours accompagné d'hémorragies par d'autres voies, surtout par l'ombilic. Ces accidents ont été observés surtout dans les maternités, chez les enfants chétifs, nés avant terme ou mal nourris dans les premiers jours de leur existence (Rilliet).

Le melæna, de même que l'omphalorragie, peut être le résultat de l'*infection microbienne,* soit directe, soit due à l'action des toxines secrétées par les microbes; ainsi Neumann (2) a retiré du sang du cœur et de la rate, chez des nouveau-nés ayant succombé au melæna, le *bacille pyocyanique*, dont l'action sur les hémorragies a été établie par les expériences de Charrin (3) sur les animaux. Dans un autre cas de diathèse hémorragique des nouveau-nés, Neumann a trouvé le *streptocoque* et le *staphylocoque pyogènes*, qui lui ont paru être les agents de l'infection.

SYMPTOMES. — Le melæna survient en général brusquement, sans phénomènes précurseurs, le plus souvent du premier au troisième jour de la vie. Il est plus fréquent de voir la maladie débuter par l'hémorragie intestinale que par l'hématémèse, sauf dans les cas d'ulcérations, où l'hématémèse paraît avoir été le premier phénomène (Spiegelberg). Dans les cas publiés par Kling, il y a eu dans un cas hématémèse seule, dans neuf cas hématémèse et entérorragie, et dans sept cas entérorragie seule. Au début, le sang des selles peut être altéré, noirâtre et mélangé au méconium (Hecker), mais bientôt il est rendu pur et en très grande quantité; les selles se succèdent à intervalles rapprochés, les enfants nagent dans le liquide, leurs linges en sont imbibés (Rilliet). Le plus souvent apparaissent aussi les vomissements de sang, qui peuvent être fréquents et abondants. L'hémorragie atteint en géné-

(1) Dusser, *Thèse de Paris*, 1890.

(2) Neumann, *Arch. f. Kinderheilk.*, 1891, XII, p. 54, et XIII, p. 211.

(3) Charrin, La maladie pyocyanique, Paris, 1889.

ral son maximum dans les premières vingt-quatre heures, et la maladie se juge alors en bien ou en mal; elle se prolonge dans quelques cas rares jusqu'au cinquième ou même jusqu'au dixième jour. L'état général est grave; les enfants perdent de leur poids dès le début (Ritter); les chairs deviennent flasques, les téguments prennent une teinte blanc de cire, le cordon se dessèche, la température s'abaisse notablement.

Quand la maladie est symptomatique d'une diathèse hémorragique, les accidents apparaissent plus tardivement; ils débutent habituellement par une *hémorragie ombilicale* et s'accompagnent bientôt d'autres hémorragies par la peau ou par les muqueuses.

TERMINAISONS et PRONOSTIC. — Le melæna des nouveau-nés est toujours une affection sérieuse; néanmoins le pronostic est relativement favorable dans les hémorragies idiopathiques; il est au contraire très grave, quand le melæna est symptomatique d'une ulcération gastro-duodénale ou d'une diathèse hémorragique; il est désespéré, quand la maladie se complique d'accidents pyémiques. Kling a perdu 6 enfants sur 17; il s'agissait dans presque tous les cas de melæna idiopathique. Dans 23 cas résumés par Rilliet, l'issue a été funeste 11 fois; la mort est survenue neuf fois rapidement et deux fois à la longue par épuisement. D'après Silbermann, la mortalité générale du melæna serait de 56 0/0; Ritter n'a eu que 24 0/0 de guérisons dans les hémorragies constitutionnelles des nouveau-nés prises en bloc.

Dans quelques cas, on a vu des enfants se remettre après avoir été dans un état très alarmant; ainsi Rilliet a publié une double observation presque unique dans la science. Deux jumeaux furent atteints simultanément de melæna peu de temps après leur naissance; l'amaigrissement, le refroidissement, la pâleur effrayante, la petitesse du pouls, tout indiquait une fin prochaine; les deux enfants se remirent néanmoins sous l'influence d'un traitement énergique et jouirent plus tard d'une bonne santé. Le rétablissement n'est pas toujours aussi complet; trois enfants dont Rahn-Escher a rapporté l'histoire sont restés chétifs et d'une constitution délicate.

DIAGNOSTIC. — Le melæna est en général facile à reconnaître ; néanmoins, avant de conclure à une hémorragie gastro-intestinale, il faut rechercher si le sang ne provient pas d'une plaie de la bouche, d'une épistaxis ou d'une gerçure du sein de la nourrice ; cette dernière cause de *faux melæna*, déjà signalée par Hesse, n'est pas rare.

Le melæna étant reconnu, il est difficile de savoir s'il est idiopathique ou symptomatique, car on ne possède jusqu'à présent aucun signe certain qui permette de reconnaître la présence des ulcérations gastro-intestinales chez le nouveau-né.

TRAITEMENT. — Le traitement du melæna doit être prompt et énergique. L'anatomie pathologique ayant démontré que le siège de l'hémorragie est toujours situé dans l'estomac ou la partie la plus élevée de l'intestin grêle, on évitera les lavements ; on administrera par la bouche alternativement le *perchlorure de fer* (trois à cinq gouttes toutes les dix minutes dans de l'eau sucrée) et une potion à *l'extrait de ratanhia* (2 à 4 grammes), ou bien l'*huile de térébenthine* à la dose de cinq à six gouttes toutes les heures dans un looch. On emploiera en outre la glace à l'intérieur. On frictionnera et on réchauffera les extrémités, et on soutiendra les forces par l'usage du rhum ou du vin de Porto à haute dose et par une potion au *musc*. On aura soin de faire respirer à l'enfant un air vif et fréquemment renouvelé ; on lui tiendra la tête basse. Dans un cas relatif à un enfant de deux jours qui guérit après une hémorragie abondante par la bouche et l'anus, Tross (1) a employé simultanément des injections de camphre et d'ergotine à la dose de 0,03 à 0,05 de chacun, répétées deux ou trois fois par jour, l'application d'une vessie de glace sur l'estomac, le perchlorure de fer à l'intérieur et l'alimentation avec du lait glacé. Rémy (2) s'est bien trouvé dans un cas de bains chauds à 38°.

3. **Hémorragies rénales.** — Parrot (3) et Hutinel ont trouvé à l'autopsie de nouveau-nés, morts d'athrepsie

(1) Tross, *Deutsche med. Woch.*, 1888, n° 22.
(2) Rémy, *Rev. méd. de l'Est*, 15 oct. 1890.
(3) Parrot, L'athrepsie, Paris, 1877, p. 352.

aiguë, une thrombose des veines rénales, tantôt unilatérale (surtout à gauche), tantôt bilatérale. Cette lésion, déjà parfaitement décrite en 1859 par Beckmann (1), paraît être un accident préagonique, n'ayant guère qu'un intérêt anatomo-pathologique.

Il n'en est pas de même d'une maladie spéciale aux premiers jours de la vie et qui a été observée endémiquement dans quelques maternités. Cette affection, presque toujours mortelle, a pour symptôme essentiel l'émission d'urines sanglantes dont la coloration est tantôt produite par une véritable hématurie, tantôt seulement par une hémoglobinurie. Entrevue pour la première fois en 1871 par O. Pollak (2), cette maladie avait été rapportée à tort par lui à la thrombose des veines rénales, qui coïncide souvent avec elle ; c'est à Laroyenne et Charrin (3) que revient l'honneur d'en avoir donné en 1873 la première description complète sous le nom *maladie bronzée-hématique* et d'en avoir reconnu le caractère infectieux, endémo-épidémique. Presque en même temps, Parrot (4) en obervait deux cas, et lui donna le nom bizarre de *tubulhématie rénale*. En 1875, Bigelow (5) observa chez les nouveau-nés de l'institut de Boston une maladie épidémique qui paraît, avec quelques variantes, rentrer dans le même cadre que l'affection décrite par les auteurs précédents. Enfin, en 1879, Winckel (6), qui en avait observé 24 cas à la maternité de Dresde, crut à une maladie nouvelle et la décrivit comme telle sous le nom de *cyanose ictérique pernicieuse sans fièvre avec hémoglobinurie*.

Tous les observateurs insistent sur le fait que cette maladie apparaît dans les premiers jours qui suivent la naissance; sur les 14 cas de Charrin, 13 ont commencé du

(1) Beckmann, *Verhandl. der med.-physik. Gesellsch. zu Würtzburg*, 1859, IX, p. 201.

(2) O. Pollak, *Wien. med. Presse*, 1871, p. 458.

(3) Laroyenne et Charrin, Maladie bronzée hématique des nouveau-nés, *Association française pour l'avancement des sciences*, séance du 28 août 1873, — Charrin, *Thèse de Paris*, 1873.

(4) Parrot, *Arch. de physiol.*, 1873, V, p. 512.

(5) Bigelow, *Boston med. and surg. Journ.*, 11 mars 1875.

(6) Winckel, *Veroeffentlich. der pædiatrischen Section der Gesellsch. f. Heilk.*, Berlin, 24 et 25 avril 1879.

sixième au quatorzième jour (1). Tous décrivent comme un de ses caractères essentiels la teinte violacée cyanotique des extrémités et des muqueuses, qui est mélangée à une teinte jaune ictérique ; celle-ci passe peu à peu du jaune au brun et même au noir, d'où les noms de *maladie bronzée* (Charrin), d'*ictère noir* (Liouville), de *cyanose ictérique* (Winckel), qui lui ont été donnés; Charrin compare le teint de ses petits malades à celui d'un mulâtre. Néanmoins la maladie n'est pas un ictère dans le sens propre du mot; Winckel et Parrot insistent sur l'absence de la réaction du pigment biliaire dans l'urine; Charrin dit que les conjonctives avaient à peine une teinte subictérique, le sang obtenu par la piqûre était foncé, poisseux, conservait, malgré son exposition à l'air, une couleur noir marron tachant en sépia, et contenait un grand nombre d'hématies altérées ; Winckel n'a pu trouver dans certains cas un seul globule rouge normal dans le sang du cœur; ce liquide était dans un état de dissolution complète qui lui donnait un aspect sirupeux ; Malassez a constaté dans le sang des malades de Parrot une aglobulie considérable, et Parrot attribue la teinte bronzée de la peau à la matière colorante des globules dissous qui imbibe les tissus. D'ailleurs les selles sont bilieuses, presque noires, ce qui exclut l'idée d'un obstacle au cours de la bile. L'urine est d'un brun-acajou ou noirâtre et forme sur les langes une tache rose encroûtée par un dépôt pulvérulent noirâtre. Dans les cas de Charrin, cette tache avait toujours une auréole sanglante. Dans les observations de Pollak et de Parrot, on trouvait soit dans le sang, soit dans le dépôt urinaire, un grand nombre de globules rouges avec des dépôts noirs amorphes; dans celles de Winckel, il n'y avait pas d'éléments figurés, mais l'urine présentait les réactions caractéristiques de l'hémoglobine, comme on les observe dans certaines intoxications (chlorate de potasse, hydrogène arsénié, etc.) qui entraînent la dissolution des hématies dans le sang.

A côté de ces deux symptômes essentiels, coloration

(1) Hirschprung (*Congrès internat. des Sc. méd. de Copenhague* en 1884, Sect. de Pédiatrie, p. 12) a cité cependant, postérieurement au travail de Charrin, deux cas d'hémoglobinurie avec cyanose qu'il a observés chez des enfants de cinq et huit mois.

violet bronzé et hématurie ou hémoglobinurie, on observe chez les petits malades soit des symptômes athrepsiques (diarrhée, muguet, etc.), soit des symptômes nerveux qui rappellent ceux de l'encéphalopathie urémique décrite par Parrot chez les nouveau-nés; ce sont tantôt l'assoupissement et le coma qui prédominent (Charrin), tantôt les convulsions (Parrot, Winckel).

La maladie peut être foudroyante et déterminer la mort dans les vingt-quatre heures, comme dans un cas observé par Sandner (1) et relatif à un enfant de quatre jours, ou bien elle est aiguë et suit une marche progressive de trois à quatre jours, exceptionnellement enfin elle est subaiguë et peut alors durer de quatre à sept jours. La mort en est la terminaison habituelle. Pollak n'a observé que 2 guérisons sur 12 cas, Charrin 1 sur 14, et Winckel 1 sur 24.

Les lésions constatées à l'autopsie sont variables; les plus constantes sont celles du sang et des reins. Le sang est poisseux, couleur chocolat. Pollak, Parrot et Winckel insistent sur la coloration noirâtre de la substance médullaire des reins; les deux derniers décrivent des stries noires dans les pyramides, qui sont évidemment dues au pigment sanguin. D'après Parrot, les tubes droits surtout sont gorgés d'hématies disposées en cylindres concentriques (d'où le nom de *tubulhématie*). Charrin a observé la même disposition. La thrombose rénale paraît être un phénomène accessoire et a été observée seulement par Pollak.

L'étiologie de la maladie est encore obscure ; Winckel a pu s'assurer par l'analyse chimique et spectrale qu'il ne s'agissait pas dans les cas qu'il a observés d'une intoxication par le chlorate de potasse, l'arsenic, le phosphore ou des gaz délétères.

La thérapeutique a été jusqu'ici impuissante à modifier la marche de la maladie.

4. **Hémorragies vulvaires** (2). — L'écoulement de sang par la vulve peu de temps après la naissance est assez rare ;

(1) Sandner, *Münch. med. Woch.*, 1886, nº 24.

(2) Consulter à ce sujet : Billard, Mal. des nouveau-nés; — Boivin et Dugès, Traité pratique des maladies de l'utérus ; — Richelot,

il a été cependant observé quelquefois dans la première semaine, du quatrième au cinquième jour surtout. Il paraît se rattacher aux mêmes causes que l'apoplexie intestinale, c'est-à-dire aux troubles de la circulation sous l'influence d'une gêne de la respiration ou d'une disposition anormale du cœur ou des gros vaisseaux. A l'appui de cette dernière hypothèse, on peut citer un cas observé par Pinard (1) dans lequel l'hémorragie vulvaire débuta le second jour et dura huit jours, en diminuant progressivement, chez une petite fille atteinte de cyanose congénitale.

Le sang provenait de l'utérus dans les observations de Billard; cet auteur a trouvé des caillots sanguins dans la cavité même de la matrice. Erœss a constaté à l'autopsie d'une petite fille morte, à quatre jours, de faiblesse congénitale et qui présenta le dernier jour un écoulement muqueux et sanguin par les parties génitales, un état congestif de la muqueuse utérine avec quelques petits foyers hémorragiques sous-muqueux ; le péritoine qui recouvre le fond de la matrice était également congestionné.

Nous ne parlons point ici des écoulements sanguins par la vulve qui peuvent accompagner quelquefois l'hémorragie ombilicale ou le purpura dans la diathèse hémorragique temporaire.

L'hémorragie vulvaire est quelquefois précédée ou suivie d'une leucorrhée blanchâtre et séreuse, qui paraît être déterminée par la congestion utérine. Elle n'est jamais assez abondante pour inspirer des craintes au point de vue de l'anémie. Les organes génitaux externes sont souvent tuméfiés. L'écoulement de sang dure en moyenne deux jours ; quelquefois il se prolonge pendant un septénaire. Une fois arrêté, il ne se reproduit jamais. Le nom de *menstruation précoce* que lui donnaient les anciens était donc inexact.

Le pronostic est toujours favorable, à moins que l'hémorragie survienne chez un enfant atteint de faiblesse congénitale.

Société médico-pratique de Paris, 1846, Discussion : Cerise, Blatin ; — Cullingworth, *Brit. med. Journ.*, oct. 1875 ; — Wachsmuth, *Thèse de Gœttingue*, 1876, p. 514 ; — V. Gautier, *Rev. méd. de la Suisse rom.*, 1884, p. 504 ; — Erœss, *Arch. f. Kinderheilk.*, 1891, XIII, p. 172.

(1) Voir : Ribemont, *Th. d'agrég.*, Paris, 1880, p. 88.

Le traitement doit agir contre la congestion ; des bains tièdes suffiront le plus souvent. Chez un enfant très affaibli, Busey (1) recourut à l'emploi du cognac et de l'extrait fluide d'hydrastis canadensis (quatre gouttes toutes les quatre heures à l'intérieur) ; l'hémorragie cessa au bout de trente-six heures.

Article III. — PÉRITONITE.

ÉTIOLOGIE. — La péritonite peut se développer chez le *fœtus* dans les derniers mois de la vie intra-utérine (Simpson, Weber). Tantôt elle entraîne la mort du produit dans le ventre de sa mère (Morgagni), tantôt elle détermine des vices de conformation du tube digestif (Dohrn) ou des voies biliaires, qui amènent la mort peu de temps après la naissance.

Les causes de la péritonite fœtale sont le plus souvent inconnues. Dans un cas unique dans la science publié par Breslau, la maladie avait été causée par une perforation de l'intestin à la réunion du côlon ascendant et du côlon transverse. Dans quelques cas, elle paraît avoir une origine syphilitique (voir p. 301).

Chez le *nouveau-né*, la péritonite est plus fréquente qu'à toute autre époque de l'enfance ; elle est, comme la péritonite des femmes en couches, due à l'infection et constitue une des formes cliniques de la *septicémie puerpérale*. Elle sévit épidémiquement dans certaines maternités en même temps que la fièvre puerpérale des accouchées. Le nouveau-né est surtout exposé à l'infection dans les deux premières semaines de la vie, mais on a vu aussi la péritonite infectieuse frapper le fœtus dans le sein maternel (Lorain) (2):

Que l'infection provienne du sang maternel, des parties génitales de la mère au moment de l'accouchement ou de l'air vicié des maternités, elle se transmet toujours au péritoine par la plaie ombilicale, tantôt par l'intermédiaire de la phlébite ou de la lymphangite, tantôt directement par les lymphatiques, sans déterminer d'inflam-

(1) Busey, *Amer. Journ. of Obst.*, 1889, XIII, n° 5.
(2) Lorain, *Thèse de Paris*, 1855.

mation sur son passage. En un mot, les choses se passent comme dans la septicémie des accouchées, la plaie ombilicale jouant le même rôle que la plaie utérine.

La péritonite des nouveau-nés peut être exceptionnellement déterminée par le rétrécissement ou l'atrésie du tube intestinal (rectale ou duodénale).

ANATOMIE PATHOLOGIQUE. — Les cadavres des enfants morts de péritonite infectieuse entrent très rapidement en décomposition ; le ventre est ballonné. A l'ouverture de l'abdomen, on trouve rarement une injection vive du péritoine. La séreuse est recouverte d'un épanchement purulent parfois assez abondant, mais qui souvent est peu considérable. Buhl a constaté une lymphangite suppurée du tissu cellulaire sous-péritonéal. Le foie est énorme, congestionné et souvent coloré en jaune par la bile ; la rate est augmentée de volume et diffluente ; on rencontre souvent aussi la pneumonie hypostatique, parfois la pleurésie ou la méningite purulentes ; les lésions sont, en un mot, celles de la septicémie puerpérale, qui peut se compliquer de la dégénérescence graisseuse aiguë décrite par Buhl et Hecker (voir p. 866).

SYMPTOMES. — La péritonite des nouveau-nés débute en général le troisième jour, quelquefois dès le premier jour de la vie ou bien seulement dans la seconde semaine. Elle s'annonce habituellement par une légère altération des traits, par une diarrhée verte accompagnée de coliques et par des vomissements d'abord alimentaires, puis bilieux. Ces vomissements bilieux jaunes ou verts sont très caractéristiques et ont été signalés par Lorain dans la plupart des cas de péritonite infantile ; aussi la teinte jaune qu'ils laissent sur les commissures labiales ou à l'orifice des narines, suffit-elle à établir le diagnostic en l'absence de renseignements précis (Quinquaud) (1). La température s'élève rapidement à 40° ou 41° et peut même atteindre 42°,5 (Quinquaud) ; le poids du nouveau-né diminue graduellement jusqu'à la mort.

Pendant la période d'état, le ventre se ballonne et paraît très douloureux, car le moindre attouchement

(1) Quinquaud, *Thèse de Paris*, 1872.

détermine des cris violents. L'épanchement péritonéal est parfois assez notable pour être reconnu par la percussion ; Lorain a souvent constaté sa présence dans la *tunique vaginale ;* le canal inguinal en effet est ordinairement ouvert chez le nouveau-né ; cet épanchement vaginal ne se trouve le plus souvent que du côté droit (neuf fois sur dix) ; il est facile à constater, surtout pendant les cris de l'enfant; il s'accompagne parfois d'œdème du scrotum (Quinquaud).

L'enfant, qui jusqu'alors avait continué à teter, refuse le sein ; il est d'abord très agité, puis tombe dans la stupeur. Sa bouche reste ouverte, sa langue se dessèche ; la face et les extrémités se cyanosent, des mouvements convulsifs apparaissent aux yeux et dans les muscles du visage, la figure prend l'aspect hippocratique, et l'enfant succombe après quatre ou cinq jours d'une fièvre ardente.

Parmi les nombreux accidents qui peuvent compliquer la péritonite et qui relèvent, comme elle, de l'infection septique, il faut signaler: l'*ictère*, que Lorain a observé 13 fois sur 30 cas; les *hémorragies ombilicales* et *intestinales* qui peuvent dépendre autant de l'altération du sang que de la présence d'une pyléphlébite; les *phlegmasies purulentes* des articulations, de la plèvre, etc.; le *phlegmon*, la *gangrène* et l'*érysipèle de l'ombilic,* qui sont dus à l'action locale du poison septique au lieu de sa pénétration ; dans certaines épidémies, les plaques de gangrène se généralisent et s'étendent aux membres inférieurs.

DIAGNOSTIC. — Le diagnostic de la péritonite des nouveau-nés est toujours facile dans les cas où cette affection règne épidémiquement. Les vomissements bilieux, l'élévation considérable de la température, suffiraient à caractériser la maladie dans les cas douteux.

PRONOSTIC. — La péritonite des nouveau-nés, une fois développée, se termine fatalement par la mort après une durée qui est en général de deux à cinq jours, mais qui dans quelques cas ne dépasse pas vingt-quatre heures ; Thore et Lorain ont perdu tous leurs malades. D'après quelques faits rapportés par Quinquaud, la guérison du puerpérisme infectieux ne serait pas impossible quand l'infection n'est que légère.

TRAITEMENT. — La thérapeutique est à peu près sans ressource dans une affection aussi grave, mais on pourra prévenir parfois l'infection puerpérale chez les nouveau-nés dans une maternité où elle règne épidémiquement, par un traitement prophylactique convenable consistant en un pansement strictement antiseptique de la plaie ombilicale et par l'éloignement de l'enfant du foyer infectieux. La maladie une fois déclarée, c'est à la quinine et aux alcooliques qu'on devra recourir, mais sans grand espoir de succès.

ARTICLE IV. — ÉRYSIPÈLE.

ÉTIOLOGIE. — C'est surtout pendant les deux premières semaines de la vie que les nouveau-nés sont sujets à l'érysipèle; la maladie est généralement consécutive à une solution de continuité de la peau ; le plus souvent elle apparaît au voisinage de l'ulcération ombilicale qui résulte de la chute du cordon ou d'une plaie occasionnée par le forceps. Plus tard, on la voit se développer sous l'influence d'un traumatisme quelconque ou de la vaccination (voir p. 96).

L'érysipèle des nouveau-nés est une forme fréquente du *puerpérisme infectieux* (Lorain, Quinquaud), aussi coïncide-t-il souvent avec d'autres affections dues à la même cause, telles que la phlébite ombilicale et la péritonite purulente, et l'observe-t-on en général en même temps que les épidémies de fièvre puerpérale ; il est très rare que la maladie sévisse en dehors des hôpitaux ou des asiles d'enfants trouvés.

Lebedeff (1) a constaté un érysipèle au moment de la naissance chez un enfant dont la mère présentait la même affection ; Kaltenbach et Runge ont observé des faits analogues. Toujon (2) a vu un nouveau-né succomber à une lymphangite à forme érysipélateuse, il attribua la maladie à ce que l'enfant avait été infecté par sa mère atteinte d'un panaris anthracoïde.

DESCRIPTION. — L'érysipèle se développe le plus souvent chez les nouveau-nés au voisinage de l'ombilic ; il

(1) Lebedeff, *Zeitschr. f. Geburtshülf. und Gynäk.*, 1886, XII.
(2) Toujon, *Annales d'obstétrique*, juin 1893, p. 568.

apparait sous la forme d'une plaque d'abord d'un rouge brillant, puis d'une teinte pourprée qui s'étend à la surface de la peau ; les tissus sous-jacents sont indurés, mais ne présentent pas une tuméfaction notable ; la rougeur se propage bientôt aux parties voisines, gagne les organes génitaux, quelquefois la peau du thorax et des membres inférieurs. Dans quelques cas, le tissu cellulaire sous-cutané s'enflamme, l'érysipèle devient phlegmoneux ; d'autres fois la peau est frappée de *gangrène* (1) ; elle prend alors une teinte livide et se couvre de phlyctènes, bientôt suivies d'escarres qui se détachent par lambeaux lorsque la vie du petit malade se prolonge.

Les symptômes généraux n'apparaissent qu'après l'érythème cutané ; l'enfant est pris d'une fièvre intense, il pâlit, il est agité et accuse par ses cris une vive douleur lorsqu'on touche les parties enflammées ; souvent sa peau prend une coloration ictérique ; bientôt il tombe dans un abattement extrême, il est pris de vomissements et de diarrhée et succombe à l'épuisement, quelquefois au milieu d'une attaque de convulsions. La terminaison fatale est la règle chez les enfants au-dessous de quinze jours, surtout lorsque la maladie revêt la forme gangréneuse ; la mort est souvent hâtée par une complication, telle que la péritonite ou quelque autre accident infectieux.

DIAGNOSTIC. — Le diagnostic de l'érysipèle est facile; la rougeur de la peau, qui est limitée par un bord légèrement saillant, la marche ambulante de l'inflammation, la gravité des symptômes généraux, suffisent pour caractériser la maladie.

PRONOSTIC. — L'érysipèle des nouveau-nés est toujours d'un fâcheux pronostic ; il est presque toujours mortel chez les enfants mal nourris et privés de nourrice, dans les hôpitaux et asiles encombrés et surtout lorsqu'il sévit épidémiquement ; il peut guérir au contraire dans les circonstances

(1) Dans quelques cas, la gangrène de l'ombilic survient primitivement sans avoir été précédée d'érysipèle. H. Bergeron (*Th. de Paris*, 1866) en a observé quelques exemples remarquables dans une épidémie qui sévit dans le service d'accouchement de l'hôpital Necker. Meynet (*Th. de Paris*, 1857) a également observé à Lyon deux épidémies de gangrène de l'ombilic chez les nouveau-nés.

inverses. Les signes les plus fâcheux pour le pronostic sont l'intensité de la fièvre, la diarrhée, les vomissements et l'apparition de plaques gangréneuses sur la peau enflammée.

TRAITEMENT. — Plusieurs méthodes de traitement ont été préconisées contre l'érysipèle des nouveau-nés ; les bains de sublimé, les onctions avec une pommade mercurielle, les cataplasmes chauds ou froids, les cautérisations, les vésicatoires, ont été employés pour limiter l'inflammation, mais le plus souvent sans succès. Le mieux est de chercher à prévenir l'explosion de la maladie en plaçant l'enfant dans de bonnes conditions hygiéniques et en l'éloignant des foyers d'infection ; si la chose est impossible, on se bornera à panser antiseptiquement la plaie ombilicale. Une fois l'érysipèle déclaré, on cherchera à soutenir les forces du petit malade en prescrivant le rhum ou le cognac à hautes doses. On fera en même temps sur les parties enflammées des applications avec des compresses imbibées d'eau de sureau additionnée de 4 % d'acide borique ou avec une pommade composée de parties égales de vaseline et d'ichtyol ou de thiol, pour limiter l'extension de l'inflammation.

La cautérisation a donné de bons résultats dans les cas de gangrène de l'ombilic, surtout quand elle était appliquée au début de l'affection (Meynet).

ARTICLE V. — DERMATITE EXFOLIATRICE DES NOUVEAU-NÉS.

La dermatite exfoliatrice des nouveau-nés est une maladie encore peu connue. Ritter (1), qui l'a décrite le premier, déclare cependant en avoir observé 297 cas, de 1868 à 1878, à l'hôpital des Enfants trouvés de Prague. Mentionnée depuis par Behrend (2), qui en a rencontré deux cas, par Kaposi (3), Bohn (4), Caspary (5), elle a été l'objet d'un

(1) Ritter von Rittershain, *Centralzeit. f. Kinderheilk.*, 1878-1879, n° 1.

(2) Behrend, *Vierteljahrschr. f. Dermat. und Syph.*, 1879, II, 2.

(3) Kaposi, Pathologie et traitement des maladies de la peau, 2e édition française, Paris, 1891, I, p. 821.

(4) Bohn, dans Gerhardt, *Handb. der Kinderkr.*, 1883, Nachtrag, p. 205.

(5) Caspary, *Vierteljahrsch. f. Dermat und Syph.*, 1884. nos 1 et 2.

travail d'Elliot (1), qui en rapporte deux observations. Cette maladie semble être fort rare en France ; le seul cas, à notre connaissance, qui en ait été publié, est celui de Raymond et Barbe (2), qui nous paraît en être un exemple authentique, bien que le diagnostic des auteurs ait été contesté à la Société de dermatologie. Nous ne l'avons personnellement jamais observée.

La maladie débute rarement avant la fin de la première semaine, le plus souvent entre la seconde et la septième semaine de la vie. Son apparition est quelquefois précédée par une sécheresse particulière de la peau, qui succède à la desquamation physiologique que présente l'épiderme du nouveau-né. Elle se manifeste d'abord par une hypérémie cutanée caractérisée par le développement rapide d'une rougeur diffuse ; celle-ci se montre le plus souvent en premier lieu à la partie inférieure de la face, au-dessous de la bouche, mais peut aussi commencer sur un autre point du corps. Parfois la rougeur apparaît simultanément sur toute l'étendue de la peau qui, dans tous les cas, ne tarde pas à être rapidement envahie. Les extrémités sont généralement atteintes les dernières. Dans quelques cas, la maladie ne présente toute son intensité que sur une surface limitée et reste peu marquée ailleurs. La muqueuse de la bouche et celle du nez sont quelquefois envahies ; il se forme alors des fissures au niveau des commissures labiales qui peuvent, en gênant les mouvements de succion, entraver l'allaitement de l'enfant. Les follicules du palais sont généralement ulcérés. La conjonctive est le plus souvent atteinte. Dans un des cas rapportés par Elliot, l'inflammation de cette membrane s'était compliquée de la perforation des deux cornées.

La coloration de la peau est d'un rouge pourpre, plus ou moins intense suivant les cas ; l'hypérémie cutanée paraît s'accompagner d'un prurit aigu. Le tissu cellulaire sous-cutané est un peu tuméfié, ce qui au visage gêne souvent l'ouverture des paupières. L'épiderme commence bientôt à s'exfolier sur les surfaces atteintes les premières. Quelquefois l'exfoliation est absolument sèche, comme dans les deux cas observés par Elliot ; l'épiderme légère-

(1) Elliot, *Amer. Journ. of med. sc.*, janvier 1888, p. 1.

(2) Raymond et Barbe, *Soc. de dermat.*, janvier 1892, dans *Annales de dermat.*, 1892, p. 38.

ment épaissi, ridé, se fissure alors en lambeaux de toutes dimensions, dont les bords se détachent et s'enlèvent facilement, découvrant une mince couche d'épiderme de nouvelle formation. D'autres fois on voit apparaître sous l'épiderme de fines vésicules miliaires qui se dessèchent et sont suivies d'une desquamation semblable à celle que nous venons de décrire. Dans d'autres cas enfin, la couche cornée qui recouvre les surfaces rougies de la peau est soulevée par de larges bulles de forme irrégulière, analogues à celles du pemphigus, remplies d'un liquide séreux qui devient bientôt séro-purulent. Ces bulles sont surtout nombreuses et confluentes au visage et au cou, plus discrètes sur le reste du corps. Bientôt elles crèvent, se dessèchent et se desquament ; le grattage et les frottements amènent, particulièrement au tronc, dans les aisselles, dans les plis articulaires, la production d'excoriations humides. S'il s'est formé des vésicules dans le conduit auditif externe, on observe à ce moment de l'otorrhée.

Quand les parties ainsi atteintes sont entièrement exfoliées, l'épiderme se reproduit plus ou moins rapidement. La peau reprend sa coloration normale, plus tard aux membres que sur le reste du corps ; elle reste quelque temps squameuse et facile à irriter. La période aiguë de la maladie présente en général une durée de huit à dix jours, mais ce n'est qu'au bout de trois à quatre semaines que l'enveloppe cutanée a retrouvé toute son intégrité. On observe parfois, dans les dix jours qui suivent la guérison, des récidives qui sont le plus souvent bénignes.

La dermatite exfoliatrice des nouveau-nés peut évoluer sans que l'état général en paraisse affecté. Les fonctions digestives s'effectuent alors normalement ; l'enfant ne perd pas de son poids, il peut même augmenter et ne présente pas de fièvre. D'autres fois, on observe des complications intestinales ou pulmonaires, ou bien la peau devient le siège de furoncles ou d'inflammations phlegmoneuses qui se compliquent de septicémie ou de gangrène, et la mort survient rapidement. Ritter a perdu près de la moitié de ses petits malades, ce qui peut s'expliquer par les conditions fâcheuses auxquelles ceux-ci étaient soumis dans un asile d'enfants trouvés.

La dermatite exfoliatrice se distingue de l'*érysipèle des*

nouveau-nés par l'absence de fièvre, à moins de complications, et par son extension plus grande en surface; de l'*eczéma généralisé*, par la minceur des croûtes et par la facilité avec laquelle celles-ci se détachent; du *pemphigus des nouveau-nés*, dans les cas où la maladie s'accompagne de bulles, par la rougeur diffuse qui précède l'éruption de celles-ci. La maladie dont la dermatite exfoliatrice se rapproche le plus, est le *pemphigus foliacé*, dont elle peut être considérée comme une forme aiguë.

La nature et la cause de la maladie étant inconnues, le traitement, à part les prescriptions relatives à l'alimentation et à une bonne hygiène, sera purement symptomatique. On préservera la peau de l'enfant de toute excoriation pendant la période d'exfoliation, en évitant la pression des vêtements et en recouvrant les parties malades de ouate enduite d'une huile ou d'un onguent antiseptique.

Article VI. — ABCÈS MULTIPLES DES NOURRISSONS.

Les abcès du tissu cellulaire sous-cutané sont particulièrement fréquents dans la première enfance. En dehors des cas où ils sont l'expression d'une affection générale, telle que la scrofule, la syphilis, une fièvre éruptive, le puerpérisme infectieux, l'érysipèle, il n'est pas rare de rencontrer, dans la première année, des abcès survenant sous la peau chez des enfants le plus souvent chétifs et mal nourris, mais jouissant parfois aussi d'une bonne santé.

Ces abcès sont généralement multiples; ils siègent de préférence là où le tissu adipeux est peu abondant, au cuir chevelu, aux talons, aux coudes, ou dans les points particulièrement exposés aux frottements (Roulland) (1); on les observe aussi aux cuisses, au pourtour de l'anus, sur les parois de l'abdomen, au devant du cou (Vilcoq) (2), etc. Ils apparaissent sous la forme de petites tumeurs fluctuantes, de volume variable, renfermant une quantité parfois assez considérable de pus, et guérissent rapidement à la

(1) Roulland, *Annales de gynécol.*, févr. 1888.
(2) Vilcoq, *Rev. mens. des mal. de l'enf.*, 1889, p. 63.

suite d'une incision ou de leur ouverture spontanée, mais on les voit souvent récidiver sur un autre point du corps.

L'origine de ces abcès est difficile à expliquer; ce ne sont pas des furoncles, car ils ne renferment aucun bourbillon. Escherich (1) pense qu'ils sont dus à l'inflammation des glandes sébacées quand ils sont superficiels, et des glandes sudoripares quand ils sont plus profonds ; l'introduction dans ces glandes du staphylococcus albus ou aureus paraît être la cause de la suppuration. C'est à la même conclusion qu'est arrivé Longard (2) à la suite d'essais de culture et d'expérimentation sur les animaux ; il a constaté l'existence des mêmes microbes dans le pus provenant des abcès des glandes sudoripares chez les petits enfants et a reproduit la maladie chez le lapin par l'inoculation des cultures.

Le traitement de ces abcès consistera dans l'incision précoce suivie d'un lavage de la cavité avec une solution d'acide salicylique à 3 ‰ et d'un pansement antiseptique. On cherchera à prévenir les récidives par des lotions avec une solution boriquée et par des soins minutieux de propreté du corps et des vêtements. Nous préférons ces moyens aux bains de sublimé préconisés par Escherich (3) et Longard, qui nous semblent présenter plus de danger que d'avantage quand les abcès sont nombreux.

Article VII. — SCLÉRÈME.

Nous décrivons sous le nom de *sclérème* une affection du premier âge connue également sous le nom d'*œdème des nouveau-nés*, et très différente de la *sclérodermie*, qui est une maladie rare dans l'enfance, bien que quelques exemples en aient été cités.

ÉTIOLOGIE. — Le sclérème est une affection qui se rencontre presque exclusivement chez les nouveau-nés; Billard et Suckling ont tous les deux observé un cas de sclérème congénital. La maladie survient le plus souvent dans les premiers jours qui suivent la naissance. Valleix (3) ne l'a jamais vue débuter après le troisième jour; Isam-

(1) Escherich, *Münch. med. Woch.*, 1886, nos 51 et 52.
(2) Longard, *Arch. f. Kinderheilk.*, 1887, VIII, p. 369.
(3) Valleix, *Clin. des mal. des enf. nouveau-nés*, 1838, p. 601.

bert (1) a rapporté cependant une observation de sclérème avec œdème qui se développa chez un enfant de treize mois, et Barlow (2) cite un cas analogue relatif à un garçon de trois ans et demi, mais ces faits sont très exceptionnels. La maladie est plus fréquente chez les garçons que chez les filles.

Le sclérème atteint presque toujours les enfants mal vêtus, mal nourris, et surtout ceux qui naissent avant terme ou dans un état de débilité extrême; il s'observe principalement dans les hôpitaux et les asiles d'enfants trouvés. Le *froid* est considéré comme une des causes déterminantes du sclérème; les statistiques de Billard et Bouchut établissent que la maladie est plus fréquente en hiver que dans les mois chauds de l'année, mais elle peut néanmoins s'observer en toute saison.

ANATOMIE PATHOLOGIQUE. — Les téguments présentent une dureté remarquable chez les enfants qui ont succombé au sclérème. Si l'on fait une incision à travers la peau et le tissu cellulaire sous-cutané, il sort en général par cette ouverture une quantité assez abondante d'un liquide légèrement visqueux et jaunâtre. D'après Valleix, l'infiltration cellulaire sous-cutanée est un phénomène constant dans la maladie, de là le nom d'œdème des nouveau-nés qu'il lui avait donné. Cependant on observe quelquefois chez les petits enfants un sclérème sans œdème; cette forme de la maladie se rencontre surtout chez les sujets déjà épuisés par une maladie antérieure, telle que la pneumonie ou l'entérite (Clementovski (3), Parrot, voir p. 591). Le tissu adipeux sous-cutané est en général d'une coloration rouge, plus ou moins vive; il se présente sous la forme de grains séparés par des lamelles de tissu cellulaire remplies de sérosité; l'infiltration s'étend parfois aux interstices des muscles, mais y est généralement peu abondante. Dans les points où le tissu adipeux n'est pas œdématié, la peau semble collée aux parties sous-jacentes, et les lobules de graisse sont serrés les uns contre les autres. Dans un cas observé par Ballantyne (4), la peau et le

(1) Isambert, *Gaz. hebd.*, 1863, p. 840.
(2) Barlow, *Obstetric. Journal of Great Britain*, 1876, p. 451.
(3) Clementovski, *Oester. Jahrb. f. Pæd.*, 1873, I, p. 1.
(4) Ballantyne, *Brit. med. Journ.*, 21 févr. 1890.

tissu graisseux sous-cutané paraissaient épaissis par une néo-formation de tissu cellulaire.

Les organes internes présentent des lésions assez diverses. Le cerveau est généralement congestionné ; dans un cas observé par Clementovski, la substance corticale des hémisphères était le siège d'une hypérémie intense qui lui donnait une coloration rouge foncé. Le tissu cérébral et les méninges sont quelquefois gorgés de sérosité. Les organes thoraciques présentent en général des lésions analogues, les plèvres et le péricarde renferment un liquide séreux ; le poumon est œdématié, il est congestionné surtout à sa base, et on y rencontre fréquemment des foyers apoplectiques (Hervieux) (1). Très souvent aussi il est le siège d'une *atélectasie* plus ou moins étendue ; d'après West, cette dernière lésion se rencontre dans le sclérème beaucoup plus souvent que la pneumonie, avec laquelle elle a été confondue. Le cœur est fréquemment en état de dégénérescence graisseuse. Dumas (2) a constaté dans un cas une thrombose des deux veines fémorales. Le péritoine est quelquefois le siège de suffusions sanguines et d'un épanchement séreux. Le tissu du foie, de la rate et des reins est graisseux et ramolli. Ballantyne a trouvé dans un cas les lésions de la néphrite aiguë.

La *pathogénie* du sclérème est encore obscure ; il est probable que sous, l'influence de la faiblesse congénitale de l'enfant et du développement incomplet des poumons qui en est la conséquence, la respiration se fait mal ; de là une gêne dans la circulation et une diminution dans la chaleur animale, qui se traduisent par des épanchements séreux et une coagulation partielle de la graisse à la face interne de la peau. On sait que la graisse du nouveau-né est plus riche que celle de l'adulte en acide palmitique et en acide stéarique, ce qui la rend plus coagulable. Suivant quelques auteurs, l'endurcissement des téguments est le phénomène primitif, et l'œdème sous-cutané serait le résultat de la gêne qu'éprouve la circulation capillaire de la peau.

DESCRIPTION. — Le sclérème survenant généralement chez des enfants déjà chétifs et atteints d'un épuisement

(1) Hervieux, *Gaz. hebd.*, 1863, p. 489.

(2) Dumas, *Annales de gynéc.*, déc. 1887 et janv. 1888.

précoce, le début de la maladie peut passer inaperçu.

Le premier symptôme qui frappe l'attention est l'endurcissement de la peau ; ce phénomène se manifeste d'abord dans un point limité de l'enveloppe cutanée, le plus souvent au niveau du mollet; de là il s'étend au pied, à la cuisse, puis au reste du corps. Dans quelques cas, il se montre en premier lieu au visage. Les parties indurées conservent parfois au début leur coloration normale ; habituellement elles sont d'une teinte violette plus ou moins foncée, surtout aux extrémités et à la face; les lèvres sont cyanosées; quelquefois le corps tout entier est d'un rouge foncé ou présente des taches violacées séparées par des intervalles plus clairs (Valleix). Plus tard, la peau prend une teinte cireuse ou jaune terne qui s'étend aux sclérotiques. Sa consistance est dure et résistante, elle se laisse difficilement plisser; cependant, lorsqu'on exerce sur elle une forte pression avec le doigt, elle en garde quelques instants l'empreinte ; elle présente en général un certain degré de tuméfaction déterminée par l'œdème. Ce phénomène est surtout sensible sur le dos du pied, qui offre quelquefois l'aspect d'un vrai bourrelet; parfois aussi les paupières sont gonflées au point de devenir demi-transparentes (Valleix). Les membres conservent leur mobilité les premiers jours, mais les mouvements des lèvres sont entravés par la raideur des téguments; la succion devient impossible. Lorsque le sclérème est généralisé, le corps acquiert dans quelques cas une raideur telle qu'on peut le soulever d'une seule pièce. La sensibilité de la peau est conservée.

La température du corps décroît rapidement ; ce symptôme apparaît en général dès le début de la maladie. La peau est froide au toucher, particulièrement au niveau des surfaces durcies. La diminution de la chaleur animale atteint un degré qu'elle ne présente dans aucune autre maladie; ainsi, chez 29 enfants affectés de sclérème, observés par Roger (1), le thermomètre placé dans l'aisselle descendit 19 fois au-dessous de 33° et 7 fois au-dessous de 26°; chez un des petits malades, il tomba jusqu'à 22°. Parrot a constaté dans un cas une température rectale de 21°,8. Le corps résiste à tous les moyens employés pour le réchauffer ; l'explosion d'une pneumonie ne suffit

(1) Roger, *Rech. clin. sur les mal. de l'enf.*, Paris, 1872, I, p. 405.

même pas à ramener la température à la normale (Gerhardt). Malgré cette diminution extrême de la température, la vie de l'enfant peut se prolonger encore pendant quelques jours. Le refroidissement s'accroît en général avec les progrès de la maladie ; dans quelques cas cependant, le thermomètre présente des oscillations diverses ou même une légère élévation dans les derniers jours de la vie (Roger).

Le pouls et la respiration se ralentissent en raison directe de l'abaissement de la température ; Roger n'a constaté dans un cas que soixante pulsations, chiffre très peu élevé pour un nouveau-né ; chez un de ses petits malades, le chiffre des respirations était tombé à quatorze. Les mouvements respiratoires sont généralement embarrassés, les inspirations sont pénibles, courtes et séparées par des intervalles pendant lesquels le thorax reste immobile, quelquefois elles sont presque imperceptibles. Le cri a un timbre aigu, mais très faible et souvent étouffé. L'enfant est plongé dans un état d'engourdissement général, les paupières sont constamment fermées, même dans les cas où elles ne sont pas œdématiées ; l'appétit est nul, la langue est froide. Le petit malade s'éteint en général progressivement et succombe sans agonie pénible.

La mort survient habituellement au bout de trois à cinq jours, parfois cependant on l'a vue tarder jusqu'au vingtième jour. Dans les cas rares où la maladie tend vers la guérison, la circulation et la respiration se raniment peu à peu, le corps se réchauffe, l'appétit renaît, l'induration des tissus diminue, puis disparaît, l'allaitement redevient possible, et les forces se rétablissent ; quelquefois néanmoins cette marche favorable s'arrête au bout de peu de jours, et l'enfant succombe à l'affaiblissement général ou à une complication.

DIAGNOSTIC. — L'endurcissement des téguments et l'abaissement de la température sont des symptômes pathognomoniques, qui ne permettent de confondre le sclérème avec aucune autre maladie. Dans l'*érysipèle des nouveau-nés,* on peut observer aussi une infiltration et une induration de la peau et du tissu cellulaire, mais ces phénomènes sont généralement localisés à une partie de la peau ; ils s'accompagnent d'ailleurs de douleur, de fièvre avec élévation de la température, symptômes qui n'existent jamais dans le sclérème.

PRONOSTIC. — Le sclérème est toujours une affection grave ; les cas de guérison sont rares. La faiblesse extrême de l'enfant au moment où il est pris de la maladie, la généralisation de l'induration à toute l'enveloppe cutanée et l'abaissement extrême de la température sont les indices les plus fâcheux pour le pronostic. Dans les cas où la tuméfaction reste partielle, on peut espérer la guérison ; nous en avons observé plusieurs exemples.

TRAITEMENT. — Le traitement du sclérème sera surtout dirigé contre le refroidissement du corps ; on pratiquera sur la peau des frictions excitantes, et on y appliquera des sachets de sable chaud ; on plongera l'enfant dans un bain d'eau chaude ou dans un bain de vapeur ; on le maintiendra jnsqu'à son entière guérison dans la couveuse de Tarnier. Malheureusement ces moyens échouent le plus souvent, le corps perd presque immédiatement la chaleur qui lui a été communiquée artificiellement. Roger conseille, pour les cas où l'abaissement de la température n'est pas encore très considérable, des affusions froides ou des frictions sur les membres avec de la glace, dans le but de provoquer une réaction favorable. Une alimentation aussi riche que possible, des vins généreux, le cognac administré par la bouche ou en lavement, nous paraissent également indiqués pour ranimer la vitalité de l'enfant.

Legroux (1) a préconisé la *massage* méthodique comme un procédé de traitement du sclérème des nouveau-nés ; le massage facilite la résorption de l'œdème et active les mouvements respiratoires ; il a donné quelques succès, mais il doit être combiné avec les moyens déjà indiqués. Il en est de même de l'exposition de l'enfant sur des vapeurs de benjoin, traitement qui donne parfois de bons résultats (Depaul).

(1) Legroux, *Bull. de la Soc. méd. des hôp.*, 1855, nº 14.

ARTICLE VIII. — TÉTANOS.

ÉTIOLOGIE. — L'étiologie du tétanos des nouveau-nés est la même que celle du tétanos traumatique, qui est dû à l'infection des plaies en suppuration par le bacille de Nicolaier. Peiper (1) a réussi à déterminer un tétanos expérimental chez les souris en inoculant à ces animaux des fragments de tissus provenant de l'ombilic d'un nouveau-né tétanique. Kitasato (2) a pu même retirer le bacille tétanique de la sécrétion sanguinolente de l'ombilic et le cultiver à l'état pur. Il faut donc admettre comme la cause efficiente de la maladie l'infection de la plaie ombilicale par les impuretés provenant d'un sol tétanifère ou de plaies tétaniques. Le seul cas que nous en ayons observé à Genève est celui d'un enfant né dans une cabane de chiffonnier.

L'infection de l'air avait paru dans plusieurs cas être la cause d'épidémies de tétanos des nouveau-nés. Ainsi à Westmannoé, sur la côte méridionale de l'Islande, plus de la moitié des enfants qui venaient au monde dans les misérables huttes enfumées des pêcheurs, succombaient à ce redoutable fléau entre le cinquième et le douzième jour après leur naissance; la maladie disparut dès qu'on eut purifié l'air des habitations et installé de bonnes maternités (Schleissner). Le tétanos a été observé aussi de temps à autre dans de grandes maternités (Copenhague, Pétersbourg, Dublin). Il y a soixante ans, près de 1/6 des enfants nés dans la maternité de Dublin succombaient au trismus dans la quinzaine qui suivait la naissance; des mesures efficaces ayant été prises pour ventiler l'hôpital, la mortalité des nouveau-nés tomba à 1/20, puis à 1/60, et sur ce nombre le tétanos ne figurait dans la mortalité que pour 1/9 (West). Keber (3) a signalé une épidémie de tétanos des nouveau-nés survenue dans la clientèle d'une sage-femme à Elbing dans le Holstein; la maladie avait été attribuée à l'administration de bains trop chauds aux

(1) Peiper, *D. Arch. f. klin. Med.*, 1891, XLVII, nos 1 et 2.
(2) Voir : Baginsky, *Deutsche med. Woch.*, 1891, n° 7. et *Berl. klin. Woch*, 1891, n° 7.
(3) K er, *Monatschr. f. Geburtsk.*, 1868.

enfants ; il y eut plus probablement transmission de la maladie.

Le tétanos des nouveau-nés est une affection très rare dans nos climats ; elle sévit principalement soit dans le nord de l'Europe, soit dans les pays chauds (Cayenne, Java, Ceylan), où elle atteint de préférence les enfants de la race noire.

ANATOMIE PATHOLOGIQUE. — Parmi les résultats assez discordants donnés par les autopsies des enfants morts de tétanos, il faut relever néanmoins la fréquence de la congestion médullaire et des extravasations sanguines à la face externe de la dure-mère rachidienne ; ces lésions sont peut-être dues à l'infection ou plus probablement consécutives aux convulsions.

DESCRIPTION. — La maladie éclate habituellement le premier ou le second jour après la naissance, plus rarement après le quatrième jour, exceptionnellement après le neuvième jour. Sur 93 cas de trismus des nouveau-nés observés de 1863 à 1872 à la maternité de Copenhague, un seul éclata le douzième jour (Stadfeldt) (1).

Le début est annoncé par des cris continuels d'un timbre plus sourd que le cri naturel. L'enfant saisit encore le mamelon, mais il l'abandonne bientôt, ne pouvant réussir à téter. Bientôt la mâchoire inférieure se raidit, la bouche reste entr'ouverte, le carré du menton forme un relief très apparent et prend la dureté du bois, les lèvres sont immobiles, les mouvements de la langue deviennent de plus en plus difficiles ; la déglutition n'est possible qu'au début ou dans les cas légers.

La contracture ne tarde pas à s'étendre aux muscles du dos et des extrémités ; le malheureux petit être présente alors la rigidité d'une barre de fer incurvée en arrière (*opisthotonos*). La contracture offre moins de rémittence que chez l'adulte.

La coloration de la peau passe du rouge au violet. On observe de la fièvre dès le début ; la température, qui dépasse 40° dès les premières heures, peut atteindre dans les derniers moments 43° et même 44°. Néanmoins,

(1) Stadfeldt, *Archiv. der Tocologie*, juillet 1874.

dans les cas légers, Monti (1) a constaté l'absence de fièvre et d'élévation de température. Dans un cas qui se termina favorablement, après une durée de 28 jours, Hryntschak (2) a même vu la température anale s'abaisser jusqu'à 35°,3.

La mort arrive parfois au bout de quelques heures ou d'un jour ; elle ne survient presque jamais au delà du quatrième ou du cinquième jour de la maladie.

La guérison est exceptionnelle et ne s'observe que dans les cas tardifs qui ont débuté trois ou cinq jours après la naissance. On ne peut espérer une terminaison favorable que si la vie se prolonge au delà du sixième jour de la maladie et si la température reste peu élevée (Monti).

PRONOSTIC et TRAITEMENT. — Hüttenbrenner (3), distinguait deux variétés de tétanos chez les nouveau-nés : l'une *infectieuse*, à marche rapide, à température très élevée, qui est probablement l'expression symptomatique d'une intoxication du sang ; l'autre *réflexe*, à durée plus longue, à température normale ou inférieure à 39°, due très vraisemblablement, suivant lui, à une excitation nerveuse périphérique. La première est presque absolument fatale ; la seconde laisse plus de chances favorables, et c'est à elle qu'il faudrait rapporter presque tous les cas de guérison publiés. Si l'on rapproche ce fait de la diversité des médications employées dans les cas heureux et de la rareté de la guérison en général, on en concluera qu'il n'existe pas de spécifique contre le tétanos, et que la thérapeutique en est réduite à la médecine des symptômes.

On a cité des cas de guérison du tétanos des nouveau-nés par l'huile de térébenthine (Byrd), par la fève de Calabar (Kirchstetter), par le chloral, par l'atropine, par le cannabis indica, par le sulfonal, etc.

L'*extrait de fève de Calabar* a été administré à l'intérieur et en injections sous-cutanées. C'est ce dernier mode qui paraît préférable. La dose pour chaque injection varie de 5 milligrammes à 1 centigramme ; s'il n'y a pas de détente musculaire au bout de dix ou quinze minutes, on

(1) Monti, *Jahrb. f. Kinderheilk.*, 1869, II, p. 298.
(2) Hryntschak, *Arch. f. Kinderheilk.*, 1883, IV, p. 35.
(3) Hüttenbrenner, *Jahrb. f. Kinderheilk.*, 1873, VII, p. 40.

répète l'injection jusqu'à ce qu'on observe une amélioration et, quand on a obtenu une rémission, on ne renouvelle l'injection qu'à la réapparition des convulsions toniques. Monti (1) a vu survenir la guérison dans un cas après une dose totale de 40 centigrammes répartie sur huit jours, dans un second cas dès le premier jour après deux injections de 1 centigramme chacune. Par contre, Ingerslev a employé cette médication sans résultat chez quatre enfants atteints de trismus et qui succombèrent tous dans les vingt-quatre heures.

Le *chloral* a tantôt réussi (1 cas d'Auchenthaler, 3 cas de Monti, 2 cas d'Hüttenbrenner, 1 cas de Hryntschak), tantôt échoué (8 cas de Steiner, 1 cas d'Ingerslev, 1 cas d'Hüttenbrenner, etc.), et l'on peut se demander, avec Steiner, si dans les cas de guérison la terminaison n'eût pas été la même sans le chloral ; on ne peut nier néanmoins que ce médicament ne diminue la contracture dans un court espace de temps. Il devra être donné à doses fractionnées de 5 à 10 centigrammes par le rectum et non par le nez, l'irritation de la muqueuse nasale pouvant augmenter momentanément les convulsions toniques. Dans le cas de Hryntschak la dose journalière fut portée jusqu'à 1 gramme.

Le *cannabis indica* (Bouchut) peut être donné à l'intérieur sous forme d'extrait alcoolique étendu d'eau, à la dose de 5 à 8 centigrammes toutes les deux heures.

Le *sulfonal* a été administré par Bérenyi (2) à l'intérieur et en lavement à la dose de 0,20 à un nouveau-né qui guérit après six jours de traitement; il avait pris en tout 10 grammes du médicament, sans avoir éprouvé de somnolence ou d'autre inconvénient de la médication.

Le traitement de Bacelli contre le tétanos des adultes, consistant dans l'injection sous-cutanée d'acide phénique au 2 %, a donné un succès dans le tétanos des nouveau-nés (3).

Les injections de *sérum antitoxique* proposées par Tizzoni et Cattani ont donné également un succès entre les

(1) Monti, *Jahrb f. Kinderheilk.*, 1869, II, p. 298.
(2) Bérenyi, *Pest. med. chir. Presse*, 1891, n° 3.
(3) Voir : Comby, *Traité des mal. de l'enf.*, Paris, 1893, p. 182.

mains de ces auteurs (1), mais ont été sans action dans un cas où elles ont été essayées par Kitasato (2).

L'inanition sera combattue par l'injection forcée de lait par la bouche ou par le nez.

La meilleure *prophylaxie* du tétanos des nouveau-nés consistera dans un pansement antiseptique, mais non irritant, de la plaie ombilicale, dans une aération convenable et dans la préservation des nourrissons contre l'impression du froid. Les enfants atteints de tétanos dans une maternité doivent être isolés avec soin des autres nourrissons. Baumes (3) rapporte que beaucoup de nègres à Cayenne sont parvenus à soustraire leurs enfants au tétanos en oignant leur corps d'une substance huileuse pendant les neuf jours qui suivent la naissance.

(1) Voir : Comby, *Traité des mal. de l'enf.*, Paris, 1893, p. 182.

(2) Voir : Baginsky, *loc. cit.*

(3) Baumes. Traité des convulsions de l'enfance, Paris, 1802, p. 361.

FIN

MEMORIAL THÉRAPEUTIQUE (1)

Acétate d'ammoniaque (stimulant diffusible). *Fièvres éruptives, adynamie, collapsus,* 1,0 à 3,0 en potion.

Acétate de potasse. *Hydropisies, néphrite scarlatineuse,* 1,0 à 5,0 dans 300,0 de tisane diurétique (queues de cerises, chiendent).

Acide arsénieux. *Malaria, dermatoses chroniques, anémie, pseudo-leucémie, chorée.* A prendre sous forme de liqueur de Fowler dans une potion après les repas. Dose journalière : 2 à 10 gouttes (1 à 5 milligrammes d'acide arsénieux). On augmentera progressivement les doses en surveillant attentivement. Les traitements arsénicaux doivent être suspendus pendant quelque temps après deux ou trois semaines de durée.

Acide borique (antiseptique). U. E. (2) 4 % en solution aqueuse, *plaies, eczéma suintant;* en poudre, *otorrhées.*

Acide chlorhydrique. *Dyspepsie* (Officinal D = 1,17). 4 à 6 gouttes dans un julep gommeux de 100,0. Une cuill. à dessert ou à soupe après les repas.

Acide gallique (astringent). *Maladie de Bright,* 0,20 à 0,75.

Poudre contre la néphrite (Cantani).

Ac. gallique	5,0
Tannate de quinine	1,0

Diviser en 20 paquets, 1 à 3 par jour.

Acide lactique. *Dyspepsie du premier âge, diarrhée verte* (Hayem), 1,0 à 2,0 pour 100,0, une cuill. à café ou à dessert toutes les heures ou même tous les quarts d'heure dans les cas graves.

Acide salicylique. U. E. 3 ‰ pour désinfecter les *plaies* et les *abcès* après incision. Pour irrigations dans la gorge contre la *diphtérie,* 1,5 à 2 ‰. (Employer un litre par jour, v. p. 169.)

(1) Toutes les doses sont calculées *pro die* et, sauf indication spéciale, pour un enfant de cinq à six ans.

(2) U. E. = usage externe.

Alcool. Stimulant précieux dès la première enfance pour toutes les maladies aiguës, avec ou sans fièvre, s'accompagnant d'adynamie ou de collapsus, *diarrhées, broncho-pneumonies infantiles.* Rhum, cognac 20,0 à 100,0 dans de l'eau. Un vin généreux est préférable quand il y a tendance hémorragique.

Ammoniaque (stimulant diffusible). Liqueur ammoniacale anisée, 5 à 25 gouttes dans une potion. *Indigestion, broncho-pneumonie.*

Antipyrine. Antifébrile, *Fièvre tuberculeuse, érysipèle, rhumatisme;* antispasmodique, *Coqueluche, chorée.*

0 à 6 mois	0,05 à 0,10
6 mois à 1 an	0,10 à 0,20
1 à 4 ans	0,20 à 0,30
4 à 6 ans	0,30 à 0,50
Depuis 7 ans	1,0 à 3,0

Fractionner les doses, en les donnant dans une potion alcoolisée, par cuillerées à bouche. *Surveiller* toujours l'effet, qui varie suivant les individus. Ne pas dépasser 3,0 chez les enfants.

Apomorphine, Chlorhydrate d'—. 0,002 à 0,01 comme expectorant dans une potion additionnée de rhum et de 2 gouttes d'ac. chlorhydrique; par cuill. à café jusqu'à effet calmant, *Bronchite sèche, toux spasmodique, laryngite striduleuse* (v. p. 710).

Belladone (calmant). *Coqueluche, bronchite, incontinence d'urine,* Extrait, 0,01 à 0,03 en potion. Teinture 5 à 10 gouttes en potion. Sirop de, — 5,0 à 10,0 (pas avant cinq ans). 5,0 de ce sirop contiennent 0,012 d'extrait alcoolique de belladone (Codex).

Potion (Cadet de Gassicourt)

Sirop de belladone	50,0
— tolu	150,0

Une cuill. à café par jour, en deux fois pour les très jeunes enfants.

Poudre contre la coqueluche (Trousseau).

Poudre de racine de belladone	0,25
Sucre en poudre	5,0

Diviser en 25 paquets. 1 à 6 par jour.

U. E. — Pommade : Extrait, 1,0 ; axonge, 15,0 gr.

Benzoate de soude. *Coqueluche, bronchites, broncho-pneumonie,* 1,0 à 3,0 dans un julep additionné d'alcool de mélisse.

Potion

Benzoate de soude	1,0
Infusion de polygala	1,0 : 80,0
Alcool de mélisse	2,0
Sirop de tolu	20,0

par cuill. à dessert toutes les deux heures.

Collutoire dans le *muguet,* en solution, 2,0 à 5,0 : 30,0 glycérine.

Bismuth. Sous-nitrate de —, *Diarrhée, dyspepsie*, 0,50 à 1,0 en poudre ou suspendu dans une potion.

Potion contre la diarrhée chronique.

Décoct. blanche de Sydenham	80,0
S.-nitr. de bismuth	1,0
Sirop de coing........................	20,0

par cuill. à café toutes les deux heures.

Borax. *Stomatites.* En collutoire, 3,0 à 5,0 ; 30,0 glycérine.

Bromure de potassium (antispasmodique). *Convulsions, épilepsie*, 0,25 à 2,0 dans une potion.

Caféine. *Hydropisie par maladie du cœur.* Citrate de caféine, 0,20 à 0,50 dans une potion de 100,0 additionnée de sirop de rhum. — *Paralysie du cœur* (diphtérie, fièvres), injections sous-cutanées. (voir p. 167). — *Coqueluche.* Valérianate de caféine 1,25, sucre 3,0. Diviser en 25 paquets ; 2 à 6 par jour (Descroizilles).

Calomel (altérant). Fractionner les doses. *Méningites*, 0,03 à 0,10, en trois doses. — *Syphilis héréditaire*, 0,01 à 0,05 en trois doses. — *Cirrhose du foie*, 0,005 à 0,01 en trois doses. — *Diarrhée du premier âge*, 0,01 à 0,05 comme désinfectant en une seule dose, suivie d'un purgatif léger : scammonée ou huile de ricin.

U. E. — *Pommade au calomel, contre l'eczéma.*

Calomel..................................	0,15
Vaseline..................................	15,0

Camphre (stimulant diffusible). Eau camphrée, 30,0 à 60,0 dans une potion. *Choléra infantile, bronchite capillaire.*

Potion stimulante

Looch	ãã 30,0
Eau camphrée	
Alcool de mélisse........................	5,0
Sirop de quinquina.......................	25,0
Teinture de musc........................	2,0

par cuill. à café toutes les heures dans la *bronchite capillaire* avec collapsus.

Carbonate d'ammoniaque (stimulant diffusible). 0,10 à 0,60 en potion. *Bronchite, croup, laryngites.*

Chaux. Eau de — 50,0 à 100,0 par litre pour couper le lait. *Dyspepsie.*

Chloral. Hydrate de —, *Convulsions, incontinence d'urine, insomnie, tétanos.* Mieux supporté que l'opium par les enfants. Vu son action locale irritante, doit être donné à dose réfractée dans une potion additionnée de sirop de menthe ; on le donne aussi en lavement.

Doses *pro die :*

0-6 mois	0,05 à 0,20
6 mois à 2 ans	0,15 à 0,50
2 à 6 ans	0,25 à 1,0
7 à 12 ans	1,0 à 2,0

U. E. (antiseptique) en solution à 1 ou 2 %. *Gangrène de la bouche, diphtérie, pleurésie purulente.*

Lotion contre le prurigo

Glycérine neutre	100
Chloral	1,0 — 2,0

Chlorate de potasse. *Stomatites, angines,* 0, 50 à 2 gr. Éviter les hautes doses (voir p. 17).

Citrate de magnésie, 15,0 à 30,0 comme purgatif dans la seconde enfance, dans une limonade gazeuse.

Codéine (calmant). Sirop de —, 5,0 à 10,0 dans une potion, dans la *bronchite quinteuse.* 5,0 de ce sirop = codéine, 0,01 (Codex). Ne pas l'employer au-dessous de cinq ans.

Créosote. *Scrofule broncho-pulmonaire,* 0,10 à 0, 20.

Potion contre la phtisie

Vin de Xérès	150,0
Créosote	1,0

Une cuill. à dessert deux fois par jour dans de l'eau sucrée après le repas

Lavements (Voir p. 783).

Huile d'amandes douce	100,0
Créosote	0,50

Une cuill. à soupe pour un lavement.

Cubèbe. Extrait oléorésineux de —, 1,0 à 3,0.

Potion contre le croup

Ext. de cubèbe	1,0 — 3,0
Carb. d'ammoniaque	0,40
Sirop de polygala	30,0
Looch blanc	70,0

Une cuill. à café toutes les heures ou toutes les deux heures.

Digitale (tonique cardio-vasculaire). Feuilles de —, 0,05 à 0,25 en infusion dans : eau 100,0, additionnée d'alcool de mélisse ; en macération, même dose.

Élixir parégorique du Codex. *Diarrhée* (voir p. 585), 5 à 15 gouttes en potion.

Ergotine. *Hémorragies, incontinence d'urine,* 1,0 à 2,0 par jour dans un julep, ou en injections hypodermiques d'un tiers ou d'une demi-seringue d'une solution de 1,0 dans : eau 15,0, glycérine 15,0.

Éther sulfurique. 5 à 10 gouttes en potion ; en injections sous-cutanées d'un tiers ou d'une demi-seringue de Pravaz (*collapsus*). U. E. Ether 30,0, camphre 10,0, liniment dans *érysipèle des nouveau-nés* (Descroizilles).

Eucalyptus (antipyrétique, antiputride des voies respiratoires). *Fièvres infantiles, phtisie et gangrène pulmonaires.* Tisane d'—, feuilles 20,0 pour un litre, édulcorée avec sirop de tolu 100,0. Teinture d'—, 1,0 à 2,0 en potion.

Fenouil. Eau de —, 60,0 comme excipient dans les potions contre la dyspepsie.

Fer. La meilleure préparation dans l'*anémie* des enfants est le tartrate ferrico-potassique (voir p. 238). Perchlorure de —, 5 à 20 gouttes dans la *néphrite albumineuse* et la *diphtérie*. Contre l'anémie aiguë (après épistaxis abondantes), teinture de Bestucheff, 10 gouttes deux à cinq fois par jour, dans de l'eau de mélisse.

Potion contre la diphtérie (Aubrun).

Solut. de perchl. de fer............	20 gouttes.
Eau..............................	125,0
Sirop d'écorce d'orange amère	q. s.

Une cuill. à café toutes les cinq minutes pendant le jour, tous les quarts d'heure la nuit, suivie d'une cuillerée de lait.

Potion contre le rachitisme

Sirop au lacto-phosphate de chaux......	00,0
Pyrophosph. de fer citro-ammoniacal...	1,0
Eau q. s. pour dissoudre le sel de fer..	

Une à trois cuill. à dessert par jour.

Fougère mâle. *Tænia, bothriocéphale.* Extrait et poudre ãã, 1,0 à 2,0 dans un électuaire (v. p. 629, note 1).

Gentiane. Vin de — (apéritif), 1 cuill. à dessert à 2 cuill. à soupe.

Grenadier. Ecorce de racine de — (anthelmintique), 15,0 à 30,0. Décoction dans : Eau, 250,0 à 500,0.

Huile de foie de morue. 1 cuill. à café à 2 cuill. à soupe par jour, pure ou associée au sirop de quinquina, parties égales. *Rachitisme, scrofule, tuberculose.*

Ichtyol. A l'intérieur, contre *eczéma généralisé, néphrite chronique.*

Ichtyol.....................	2,0
Eau de canelle........................	4,0
	(Unna.)

Trois gouttes deux à quatre fois par jour dans de l'eau vineuse avant les repas.

A l'extérieur, contre les *brûlures*, l'*érysipèle*, le *psoriasis*, l'*eczéma sec chronique*, en pommade, de 10 à 50 °/o.

Iodoforme U. E., en poudre sur les ulcères scrofuleux et syphilitiques.

Iodure de fer. *Anémie, scrofule,* 0,05 à 0,50. Sirop de — ; le sirop contient, par cuill. à bouche, 0,10 d'*iodure de fer* (Codex). Chocolat à l'iodure de fer, tablettes contenant 0,05 trois à dix par jour. Faire croquer le chocolat sans pain (Maurin).

Iodure de potassium (altérant), 0,10 à 1,50 en potion. *Syphilis, asthme, méningite.*

Ipécacuanha, en lavement dans *entérite* (voir p. 594), comme vomitif 0,15—1,0. Sirop d'—, par cuill. à café toutes les cinq minutes jusqu'à effet vomitif, dans la première enfance ; ne pas dépasser 5 à 6 cuill.

Jusquiame. Sirop de —, 10,0 à 20,0 dans une potion contre *bronchite quinteuse* (seconde enfance).

Magnésie calcinée. *Dyspepsie acide avec constipation.*

Magnésie calcinée	60,0
Oléosaccharure de fenouil	25,0
Poudre de rhubarbe	15,0

Une pointe de couteau dans une cuill. à soupe d'eau de camomille.

Manne (purgatif léger), 10,0 à 60,0 en solution dans du lait chaud.

Mousse de Corse (anthelmintique), 4,0 à 16,0 dans du lait très sucré, contre les *ascarides*.

Musc. *Fièvres ataxiques, broncho-pneumonie, spasme de la glotte*, 0,02 à 0,50 en potion ou à doses réfractées. La teinture s'emploie à doses cinq fois plus fortes.

Noix vomique, Teint. de —; 5 à 10 gouttes dans une potion pour exciter l'appétit. Poudre de —, 0,005 à 0,02. *Incontinence d'urine.*

Oxymel scillitique (diurétique, expectorant) *Anasarque sans néphrite, bronchite* avec expectoration difficile dans le cours de la coqueluche, 10,0 à 20,0 en potion. Pas au-dessous de quatre ans.

Quinine. Sulfate de — à l'intérieur, en granules argentés de 1 centigr. (miel, q. s.) ou en potion (bisulfate), dans infusion de café et sirop d'écorces d'oranges amères āā. En lavement chez les petits enfants, 0,20 à 0,50.

Fièvre typhoïde. Doses suivant l'âge, à donner dans la soirée :

0-1 an	0,05 à 0,15
1-2 ans	0,10 à 0,20
2-3 ans	0,15 à 0,25
3-4 ans	0,20 à 0,30
4-7 ans	0,25 à 0,40
7-10 ans	0,30 à 0,60
10-15 ans	0,50 à 1,00

Fièvre intermittente, à dose réfractée dans l'intervalle des accès (p. 133).

Résorcine. *Dyspepsie de la première année*, en potion, 0,10 à 0,20 dans la première année.

Potion contre la coqueluche

Résorcine pure	1,0
Vin de Malaga	80,0
Eau de mélisse	20,0
Ac. chlorhydr.	2 gouttes.

Une cuill. à dessert, deux à quatre fois par jour, avant les repas, suivant l'âge.

Ricin. Huile de — (purgatif), 5,0 à 20,0, suivant l'âge.

Potion (R. Blache)

Sirop de gomme	30,0
Huile de ricin	5,0 — 10,0

par cuill. à café. *Constipation, diarrhée, dyspepsie* de la première enfance.

Salicylate de soude, 1,0 à 3,0 en potion contre le *rhumatisme*. Seconde enfance (V. p. 222).

Santonine, 0,005 à 0,05, suivant l'âge, en poudre ou mêlée à l'huile d'amandes douces, contre les *ascarides* (V. p. 639).

Strychnine. Sulfate de —, 0,001 à 0,005 (à surveiller), *paralysie spinale, chorée, incontinence d'urine.* En injections sous-cutanées de 0,001, *paralysie diphtéritique* (V. p. 171).

Thiol. En badigeonnage sur les surfaces couvertes d'érysipèle ou sur les brûlures au premier et second degré, après nettoyage de la surface brûlée.

Zinc. Oxyde de —, en pommade à 10 %. *Affections chroniques de la peau.*

INDEX ALPHABÉTIQUE

ERRATA

Page 553, note 2, *au lieu de* : 1892, *lisez* : 1891.
Page 676, note, *au lieu de* : DEMAUGE, *lisez* : DEMANGE.

TOURS. — IMP. E. ARRAULT ET Cie, 6, RUE DE LA PRÉFECTURE.

GALLOIS. 1,200 formules. 1 vol. in-18, cart. 3 fr. 50
GAUTIER (A.). Sophistication des vins. 1 vol. in-18. 6 fr.
GUBLER. Commentaires du Codex. 1 vol. in-8. 16 fr.
JAMMES. Aide-mémoire de pharmacie chimique. 1 vol. in-18, avec fig., cart. 3 fr.
— Aide-mémoire de pharmacie galénique. 1 v. in-18. 3 fr.
— Aide-mémoire de matière médicale. 1 vol. in-18. 3 fr.
— Aide-mémoire d'essais et de dosages des médicaments. 1 vol. in-18, avec fig., cart. 3 fr.
JEANNEL. Formulaire officinal. 1 vol. in-18. 6 fr. 50
LEFERT (Paul). Aide-mémoire d'hygiène et de médecine légale. 1 vol. in-18, cart. 3 fr.
— Aide-mémoire de thérapeutique. 1 vol. in-18, cart. 3 fr.
— Aide-mémoire de pharmacologie et de matière médicale. 1 vol. in-18, cart. 3 fr.
LEVY (Michel). Hygiène. 2 vol. in-8. 20 fr.
MACÉ. Les substances alimentaires étudiées au microscope. 1 vol. in-8, avec fig. et pl. 14 fr.
MANQUAT (A.). Traité de thérapeutique, de matière médicale et de pharmacologie, 2e édition. 2 vol. in-8. 20 fr.
MORACHE. Hygiène militaire. 1 vol. in-8, avec 173 fig. 15 fr.
NORSTROM. Formulaire du massage. 1 vol. in-18, cart. 3 fr.
NOTHNAGEL, ROSSBACH et BOUCHARD (Ch.). Matière médicale et thérapeutique. 1 vol. in-8. 16 fr.
SOUBEIRAN. Dictionnaire des falsifications. 1 v. in-8. 14 fr.
TARDIEU (A.). Médecine légale. 9 vol. in-8. 51 fr.
VIBERT. Médecine légale. 3e édit., 1 vol. in-18, cart. 8 fr.

Cinquième examen.

Clinique interne, Clinique externe et Clinique obstétricale, Anatomie pathologique.

BONNET et PETIT. Traité de gynécologie. 1 vol. in-8, 29 fig. col. 15 fr.
CHURCHILL. Maladies des femmes. 1 vol. in-8. 18 fr.
COYNE. Anatomie pathologique. 1 vol. in-8, avec fig. 14 fr.
CRUVEILHIER (J.). Anatomie pathologique. 5 vol. in-8. 35 fr.
DESPRÉS. Chirurgie journalière. 1 vol. in-8. 12 fr.
EMMET. Pratique des maladies des femmes. 1 vol. in-8. 15 fr.
GUYON (Félix). Voies urinaires. 2 vol. in-8. 25 fr.
LABOULBÈNE. Anatomie pathologique. 1 vol. in-8, cart. 20 fr.
LEFERT (Paul). Aide-mémoire d'anatomie pathologique et d'histologie pathologique. 1 vol. in-18, cart. 3 fr.
— Aide-mémoire de clinique médicale. 1 v. in-18, cart. 3 fr.
— Aide-mémoire de clinique chirurgicale. 1 vol. 3 fr.
MAURIAC. Maladies vénériennes. 2 vol. gr. in-8. 38 fr.
RINDFLEISCH. Histologie pathologique. 1 vol. in-8. 15 fr.
RICHELOT. Clinique chirurgicale. 2 vol. in-8. 30 fr.
TROUSSEAU et PETER. Clinique médicale. 3 vol. in-8. 32 fr.

www.ingramcontent.com/pod-product-compliance
Ingram Content Group UK Ltd.
Pitfield, Milton Keynes, MK11 3LW, UK
UKHW031042260726
13965UKWH00006B/13